Ramfjord/Ash
Individuell optimale Okklusion

Individuell optimale Okklusion

Sigurd Ramfjord, L.D.S., M.S., Ph.D.
Professor Emeritus, Department of Periodontics
University of Michigan, School of Dentistry
Ann Arbor, Michigan

Major M. Ash, B.S., D.D.S., M.S.
Professor Emeritus, Department of Occlusion
University of Michigan, School of Dentistry
Ann Arbor, Michigan

Deutsche Übersetzung:
Dr. J. Schmid, Ilanz, Schweiz
Prof. Dr. N. P. Lang, Bern, Schweiz
Prof. Dr. Ch. Stohler, Aun Arbor,Michigan, USA

Quintessenz Verlags-GmbH
Berlin, Chicago, London, São Paulo und Tokio

Titel der englischsprachigen Originalausgabe „Occlusion“ Copyright © 1983 by W. B. Saunders Company, Philadelphia, Pa. 19105
Übersetzt und bearbeitet nach der 3. englischsprachigen Ausgabe

Die Deutsche Bibliothek – CIP-Einheitsaufnahme

Ramfjord, Sigurd P.:
Individuell optimale Okklusion / Sigurd Ramfjord ; Major M. Ash. Dt. Übers.: J. Schmid ... – Berlin ; Chicago ; London ; São Paulo ; Tokio ; Quintessenz-Verl.-GmbH, 1992
Einheitssacht.: Occlusion ⟨dt.⟩
ISBN 3-87652-631-0
NE: Ash, Major M.:

quintessenz bibliothek

Gesamtherstellung: Kösel GmbH & Co., Kempten
Printed in Germany
ISBN 3-87652-631-0

Vorwort zur Übersetzung der 3. Auflage Ramfjord/Ash „Okklusion“

Wenn ein Werk erst nach 10 Jahren übersetzt wird, so ist das ein Zeichen dafür, daß dieses Werk jetzt zu einem klassischen Lehrbuch geworden ist und dadurch nach wie vor klinische Relevanz genießt. Andererseits liegt ein derart gut fundiertes Buch vor, dessen Konzepte nicht durch „Trends des Augenblicks“ umgeworfen werden können.

Das vorliegende Werk mit dem deutschen Titel „Individuell optimale Okklusion“ stellt ein Lehrbuch zur Bißfunktionslehre, zur Okklusion und Artikulation, sowie zur Diagnose, Ätiologie und Behandlung der Funktionsstörungen ersten Ranges dar. Durch die Übersetzung erhält der Praktiker sowie Studierende der Zahnmedizin nach vielen Jahren wiederum ein gut dokumentiertes Nachschlagewerk und Lehrbuch dieses sonst so schwierig erfaßbaren Gebietes.

Die erste Ausgabe des Lehrbuches von Ramfjord/Ash wurde ebenfalls ins Deutsche übersetzt und erschien im Jahre 1968. Die Übersetzung besorgte der berühmte Berliner Zahnarzt Dr. W. Drum. Nicht nur das Lehrbuch „Occlusion“, sondern auch dessen Übersetzung, wurden zum Bestseller und waren vom Unterricht auf dem Gebiete der Funktionslehre nicht mehr wegzudenken. Es folgten Übersetzungen ins Italienische, Japanische und Spanische. Die bereits 1971 erschienene zweite englische Ausgabe blieb für den deutschen Sprachbereich leider unübersetzt. Dagegen wurde sie ins Französische, Spanische und Japanische übersetzt.

1983 revidierten Ramfjord/Ash ihr „Occlusion“ Lehrbuch grundlegend und paßten es nicht nur der klinischen Entwicklung, sondern auch der neuesten Erkenntnis aus der Forschung der Neurophysiologie an. Obwohl in den letzten 10 Jahren die Wissenschaft auf dem Gebiet der Okklusionslehre nicht stillgestanden ist, gibt es kaum wesentliche Erkenntnisse, die gegenwärtig eine vollständige Überarbeitung dieser dritten Ausgabe erfordern würde. Dieses Lehrbuch ist für Praktiker, Studierende aber auch für den Lehrkörper und klinischen Forscher, welche ein Interesse an der Physiologie und den Funktionsstörungen des mastikatorischen Systems bekunden, bestimmt.

Die Übersetzung wurde mehrmals überarbeitet, so daß sie sich jetzt aus einem Guß präsentieren sollte. Während die Kapitel der Anatomie und Neurophysiologie von Prof. Dr. Christian Stohler, dem Nachfolger von Prof. Ash an der Universität Michigan, übersetzt wurden, besorgte Dr. Jürg Schmid, ein früherer Oberassistent der Klinik für Kronen und Brückenprothetik der Universität Bern mit seinen hervorragenden fachlichen und Deutschkenntnissen den großen Teil der übrigen Übersetzung zusammen mit dem Unterzeichnenden.

Die beiden Proffessoren Sigurd Ramfjord und Major Ash sind heute Emeriti der University of Michigan, School of Dentistry in Ann Arbor, Michigan, USA. Der Unterzeichnende hatte das Vergnügen während 3 Jahren diese hervorragenden Kliniker als akademische Lehrer kennenzulernen. Ihr Unterricht, der stets auf wissenschaftlichen Erkenntnissen baute, war einzigartig und ist im vorliegenden Buch auf didaktisch geschickte Art wiedergegeben. Die Übersetzung war für alle Übersetzer ein Vergnügen und eine Verpflichtung unseren Studierenden gegenüber.

Bern, im August 1992 N. P. Lang

Vorwort der 3. englischsprachigen Ausgabe

Die wissenschaftliche Grundlage für das Verständnis der Okklusion wird stets eng mit dem jeweiligen Erkenntnisstand der Neurophysiologie verbunden sein. Doch sind die großen Fortschritte, die die Neurophysiologie in den letzten zwei Jahrzehnten gemacht hat, für praktizierende Zahnärzte wie für Hochschullehrer der Zahnheilkunde nicht immer ohne weiteres zugänglich. Eine ganze Reihe irriger Konzepte und Verfahren, die jeder wissenschaftlichen Basis entbehren, hätte vermieden werden können, wenn bei ihrer Formulierung die Grundsätze der Neurophysiologie der Okklusion zugrundegelegt worden wären. Besondere Verwirrung stiften das Thema Schmerz und das komplexe Zusammenspiel zwischen peripherem Nervensystem und Zentralnervensystem.

In dieser neuen Auflage wurde der Versuch unternommen, aktuelle und zeitgemäße Erklärungen für die wichtigsten neurophysiologischen Phänomene zu liefern, die mit der funktionellen und parafunktionellen Okklusion zusammenhängen. Wir verfolgen damit das Ziel, dem ernsthaft an der Okklusion Interessierten die Möglichkeit zu geben, grundlegende biologische Prinzipien auf die Konzepte und Verfahren in der Zahnmedizin zu übertragen, ohne sich selbst mit der sehr umfangreichen und komplexen Fachliteratur vertraut machen zu müssen. Wir geben aber auch die nötigen Hinweise, wo – falls diese gewünscht werden – vertiefende Ausführungen zu finden sind.

Das gesamte Werk wurde auf der Grundlage unserer in jahrelanger Unterrichtstätigkeit gewonnenen Erfahrungen neu gegliedert und aktualisiert. Die umfangreiche Literatur zum Thema Funktionsstörungen wurde gesichtet und in unsere eigenen Erkenntnisse aus Forschung und Praxis integriert. Wie schon immer sehen wir unsere Aufgabe darin, mit Hilfe der einfachst möglichen und kostengünstigsten Verfahren den am besten dokumentierten Langzeitnutzen zu erzielen. Vor allem aber möchten wir Patienten mit Okklusionsproblemen als *Patienten* behandeln und nicht irgendwelche Konzepte und Maßnahmen, die angeblich irgendwelchen Nutzen haben sollen, Menschen aufdrängen, bei denen die Okklusionsverhältnisse durchaus noch im Rahmen ihrer Adaptionsfähigkeit liegen, um eine beschwerdefreie Funktion zu erreichen.

Nur relativ wenige der vielen tausend Forscher, deren Arbeit zum Fortschritt in der Wissenschaft von Okklusion und Neurophysiologie beigetragen hat, konnten hier berücksichtigt werden. Die angegebenen Literaturhinweise schließen Originalarbeiten und Übersichtsartikel ein, aber auch solche Arbeiten, die breit angelegte Informationen und umfassende Bibliographien enthalten und in denen der Leser präzise Auskünfte zu ausgewählten Themen findet.

Die vorliegende Ausgabe von Okklusion wurde wie die früheren für praktizierende Zahnärzte, Studenten, Hochschullehrer und Forscher geschrieben, denen das Interesse an der Physiologie und an Funktionsstörungen des Kauapparats gemeinsam ist.

Sigurd P. Ramfjord
Major M. Ash, Jr.

Inhaltsverzeichnis

Erster Teil

Anatomie und Physiologie des Kausystems

Das Kausystem ist eine funktionelle Einheit und setzt sich aus folgenden Teilen zusammen:

- Zähne und Zahnhalteapparat,
- Kiefer und Kiefergelenke,
- Kaumuskeln,
- Lippen und Zunge mit ihren Muskeln,
- Gefäß- und Nervenversorgung dieser Strukturen.

Die funktionelle Aktivität dieses Systems wird durch die Muskeln gewährleistet, die ihrerseits durch nervöse Impulse gesteuert werden. Kiefer und Kiefergelenke mit ihren Bändern sowie Zähne und Zahnhalteapparat sind passive Strukturen.
Um die Gesundheit und Funktion des Kausystems zu erhalten, ist ein Gleichgewicht zwischen diesen strukturellen Komponenten sehr wichtig. Die Adaptation an die funktionellen Abnutzungen (kompensatorische Zahneruption, mesiale Kippung, Anpassung der Okklusion) zeigt, wie wichtig es ist, daß dieses System nicht aus dem Gleichgewicht gebracht wird. Der Kauapparat ist für eine ganz bestimmte Funktion angelegt. Seine gute Verfassung hängt wesentlich von der Größe und Frequenz funktioneller Stimuli ab. Nur so ist eine ge-

sunde Entwicklung und Resistenz gegen Verletzungen gewährleistet.
Welche Komponente dieses Systems die wichtigste ist, soll dahingestellt bleiben; die Stimuli, die funktionellen Bewegungen, die Morphologie und die Gesundheit der einzelnen Bestandteile beeinflussen einander jedoch gegenseitig. Dabei ist auch zu bedenken, daß das Kausystem anatomisch und physiologisch als Teil des ganzen Körpers angesehen werden muß; deshalb kann es nicht für sich allein analysiert oder behandelt werden.
Das Zusammenspiel und das Funktionieren so vieler Komponenten wird erst durch das zentrale und periphere Nervensystem ermöglicht. Deshalb ist eine kurze Darstellung der neuroanatomischen und neurophysiologischen Zusammenhänge notwendig, wenn man die Kaufunktion verstehen will. Allerdings gibt es auf diesem Gebiet noch immer viele Unklarheiten.
Viele Konzepte der neuromuskulären Aspekte des Kausystems basieren auf Studien von Spinalreflexen, Muskeln und Rezeptorsystemen anderer Bereiche des Körpers. Im allgemeinen vermitteln aber diese Studien einen guten Einblick in Mechanismen des mastikatorischen Systems.
Im folgenden wird vor allem auch auf die Anatomie und Physiologie der Kaumuskeln eingegangen. Das autonome Nervensystem und die Gesichtsmuskeln mit ihrer Nervenversorgung wurden dabei außer acht gelassen.

Kapitel 1

Die funktionelle Anatomie des Kausystems

Das Gebiß des Erwachsenen

Angle[3] definierte die Okklusion als die normale Relation der durch die Zähne definierten Ebene bei geschlossenen Kiefern. Er klassifizierte die Okklusion auf der von ihm angenommenen optimalen morphologischen Relation von Oberkiefer- und Unterkieferzähnen.
Wenn man im Wörterbuch nachschaut, so bezeichnet *Okklusion* einen Schließakt. In der Zahnmedizin wird das Wort *Okklusion* sowohl im statischen Sinn für den morphologischen Zahnkontakt als auch im funktionellen Sinn für die verschiedenen Bewegungsabläufe gebraucht. Zusätzlich hat das Wort *Okklusion* oft auch eine ästhetische Bedeutung, wobei kein direkter Zusammenhang mit der Funktion der Zähne besteht.

Die normale Okklusion

Abbildung 1-1 zeigt eine orthodontisch *normale* oder *Angle-Klasse-I*-Okklusion. Als Anhaltspunkt haben die ersten Molaren zu dienen. Der mesiobukkale Höcker des ersten Unterkiefermolaren soll zwischen dem zweiten Prämolaren und dem ersten Molaren des Oberkiefers okkludieren. Darüber hinaus gibt es keine weiteren Angaben für die Definition der normalen Okklusion.
Orthodontische Lehrbücher[25] beschreiben die normale Okklusion oft als „imaginäre Idealokklusion", die in unserer Zivilisation selten vorkommt. Sie stellt ein Behandlungsziel dar, das mit den 138 Kontakten der 32 Zähne schwer zu erreichen ist[32]. Im vorliegenden Buch basiert das Konzept der idealen Okklusion eher auf neuromuskulären als auf okklusalen Voraussetzungen. Gewisse morphologische Gegebenheiten sind aber für das gute Funktionieren und die Stabilität der Okklusion nicht außer acht zu lassen; sie sind für die Gesundheit, Funktion und Ästhetik des mastikatorischen Systems verantwortlich und sollen deshalb noch vor der Physiologie der Okklusion besprochen werden.

Die funktionelle okklusale Anatomie

Höckersteilheit, führende Höcker, Führungsflächen und Kondylenbahn

Die Höckersteilheit wird durch den Winkel zwischen dem Höckerabhang und der Okklusionsebene bestimmt (bei normaler Okklusion). Die bukkalen Höcker im Oberkiefer und die lingualen Höcker im Unterkiefer werden *führende Höcker* genannt; die von der Fossa zu diesen Höckern ansteigenden Flächen werden als *Führungsflächen* bezeichnet, da sie die tragenden Höcker bei Exkursionen führen können. Führungsflächen sind also die palatinalen Abhänge der bukkalen Höcker der Oberkieferseitenzähne und die bukkalen Abhänge der lingualen Höcker der Unterkieferseitenzähne.
Die *Kondylenbahn* bestimmt den Weg, den die Kondylen bei funktionellen Bewegungen zurücklegen. Der Kondylenbahnwinkel wird zwischen Kondylenbahn und der

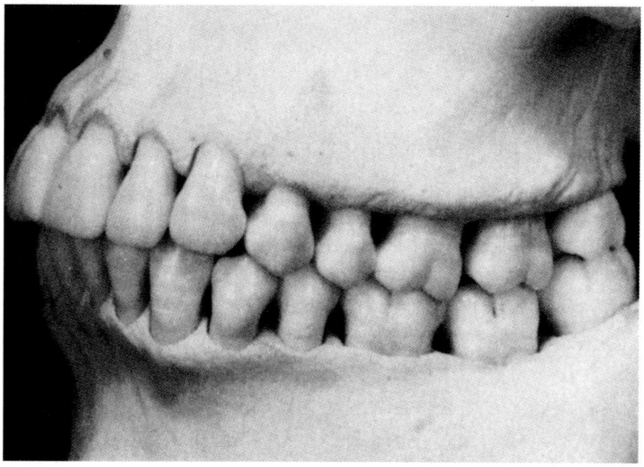

Abb. 1-1 Okklusion der *Angle*-Klasse I.

Frankfurter Horizontalen (Tragus-Orbitale) ausgedrückt.

Imaginäre Okklusionsebenen und Kurven

Die *Okklusionsebene* ist eine imaginäre Ebene, die durch die Schneidekanten der zentralen Unterkieferinzisiven und die distobukkalen Höcker der zweiten Unterkiefermolaren definiert ist.
Die *Spee-Kurve* wird durch die okklusale Oberfläche der Zähne bestimmt und verbindet die bukkalen Höckerspitzen der vorderen Unterkieferzähne mit den bukkalen Höckern der hinteren Unterkieferzähne. In der Prothetik wird sie kompensatorische Kurve genannt.
Ein Frontalschnitt durch die Höckerspitzen der Molaren läßt die *Wilson-Kurve* erkennen (Abb. 1-2). Diese Kurve verändert sich von den vorderen zu den hinteren Molaren, ebenso mit der zunehmenden Abrasion der Zähne. Im Bereich der ersten Molaren ist sie im nicht abgenutzten Gebiß bei den *Unterkieferzähnen* konkav, im Verlauf der Abnutzung kann sie jedoch konvex werden.
Verlängert man die *Spee*-Kurve und die *Wilson*-Kurve nach inzisal, so ergibt sich die *Monson-Kurve*[54].

Auf solche imaginären Okklusionsebenen wird in der zahnärztlichen Sprache nicht sehr oft Bezug genommen, da sie anatomische Gegebenheiten darstellen, die in der Funktion nur selten von Bedeutung sind.

Okklusion der Frontzähne

In der IK-Stellung (maximale Interkuspidation) haben die Frontzähne nur leichten oder gar keinen Kontakt[10]. Die palatinalen Flächen der Oberkieferfrontzähne führen die Unterkieferfrontzähne bei Öffnungs- und Protrusionsbewegungen.
Der sogenannte „overjet" (horizontaler Überbiß) wird von der Labialfläche der zentralen Unterkieferschneidezähne zur Schneidekante des zentralen Oberkieferfrontzahnes gemessen. Weisen die Oberkieferfrontzähne Abrasionen auf, so wird bis zum labialen Teil der abgenutzten Fläche gemessen.
Der „overbite" (vertikaler Überbiß) wird von der Schneidekante des zentralen Unterkieferfrontzahnes zur Schneidekante des zentralen Oberkieferfrontzahnes in der Längsachse der Zähne gemessen. Overjet sowie overbite nehmen mit dem Alter durch die Abnutzung der Zähne (Attrition) ab.
Als Faustregel kann aufgestellt werden, daß der vertikale Überbiß ein Drittel der

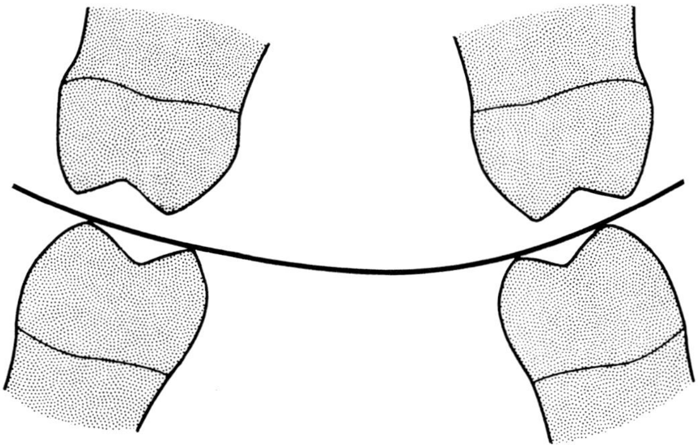

Abb. 1-2 *Wilson*-Kurve.

Zahnlänge des Unterkieferinzisiven nicht überschreiten soll[32]. Dies ist jedoch als Maßstab für eine Bewertung der Okklusion bedeutungslos.

Okklusion der tragenden Höcker

In der maximalen Interkuspidation (centric occlusion) befinden sich die bukkalen Höcker der Unterkieferseitenzähne normalerweise in den zentralen Fossae der Oberkieferseitenzähne; die palatinalen Höcker der Oberkieferseitenzähne dagegen befinden sich in den zentralen Fossae der Unterkieferseitenzähne. Diese Höcker werden tragende Höcker genannt (Abb. 1-3). Bei einem nicht abgenutzten Gebiß befinden sich diese Kontakte nicht genau an den Höckerspitzen und auch nicht im tiefsten Teil der Fossae (Abb. 1-4). Die Kontaktpunkte werden zentrische Stops genannt, sie halten die Zähne in einer stabilen Position. Die tragenden Höcker haben auch zu den antagonistischen Schrägflächen einen Kontakt, im idealen Fall einen bukkalen und einen lingualen. Zusätzlich können tragende Höcker mesial oder distal mit marginalen Randwülsten und Dreieckswülsten einen Kontakt haben (Abb. 1-5); es gibt dann drei Kontakte *(Tripodisierung)*. Diese Kontaktrelationen ändern sich mit der Abrasion der Zähne, die tragenden Höcker befinden sich dann tiefer in den antagonistischen Fossae (Abb 1-6), und eine eventuelle Tripodisierung ist weniger deutlich festzustellen. Im Endeffekt sind dann mehrere Kontaktflächen vorhanden, die keine eindeutige IK-Stellung mehr ergeben.

Hanau- und Thielemann-Formeln

Die anatomischen Beziehungen zwischen den soeben dargestellten Führungsebenen wurden klassisch in der sogenannten *Hanau-Quint* oder *Thielemann-Formel* ausgedrückt:

Harmonische Okklusion =

$$\frac{\text{Kondylenführung} \times \text{Frontzahnführung}}{\text{Höckergröße} \times \textit{Spee}\text{-Kurve} \times \text{Okklusionsebene}}$$

Diese Formel darf nicht mathematisch interpretiert werden. Zwischen Kondylenbahnwinkel und Frontzahnführung besteht in der natürlichen Bezahnung überhaupt keine Korrelation. Diese alten Regeln müssen vorsichtig ausgelegt werden. Sie haben heute weder für die natürliche Bezahnung noch für die Prothesenokklusion irgendeine Bedeutung.

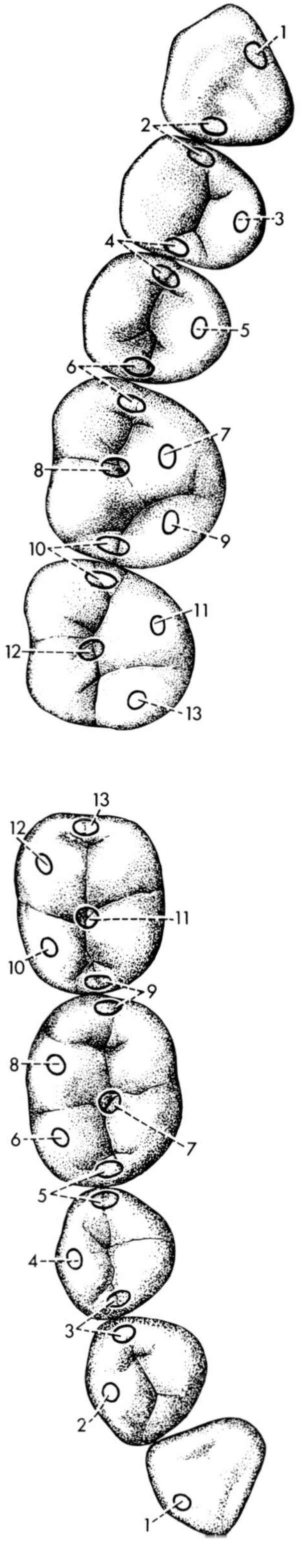

Abb. 1-3 Lage der zentrischen Stops. Im Oberkiefer sind die palatinalen Höcker der Molaren und Prämolaren die tragenden Höcker, im Unterkiefer sind es die bukkalen Höcker. Die Lage der zentrischen Stops in der Okklusionsfläche kann individuell variieren. Wie die Höcker, Fossae und Randwülste des Oberkiefers mit denjenigen des Unterkiefers korrespondieren, ist aus der Numerierung ersichtlich. Hier ist die sogenannte „normale“ Okklusion dargestellt. Es muß aber betont werden, daß die Stabilität der Okklusion ungleich wichtiger ist als die Erfüllung gewisser Gesetzmäßigkeiten. Sehr selten entspricht die Natur dem hier aufgezeigten Ideal. Oft befinden sich zentrische Stops in den Fossae anstatt auf den marginalen Randwülsten.

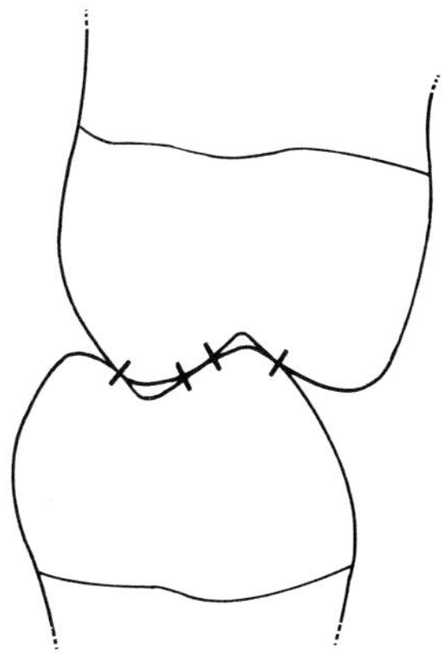

Abb. 1-4 Schematische Darstellung der Kontaktverhältnisse für die tragenden Höcker.

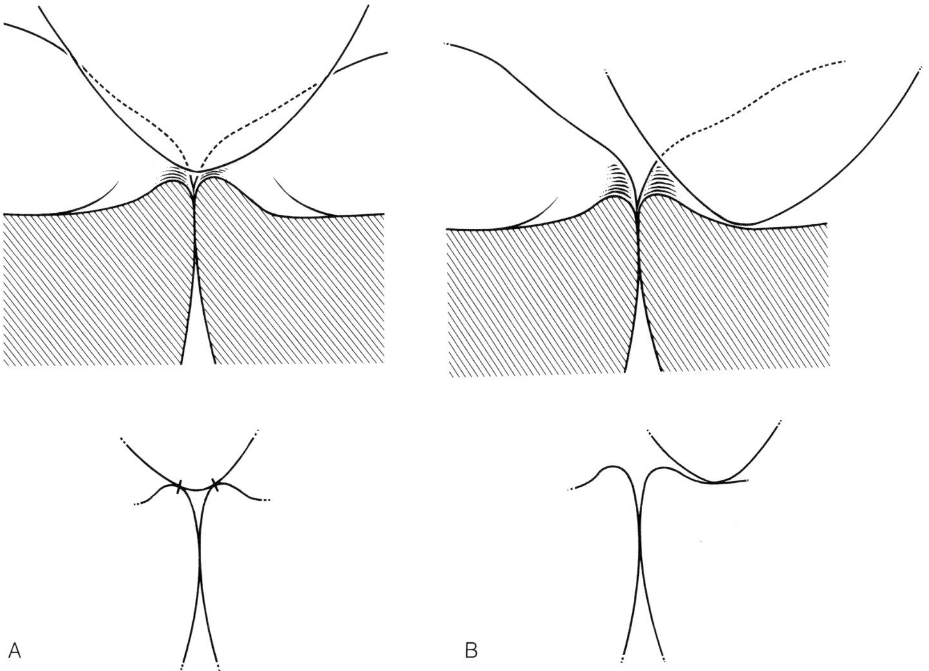

A

B

Abb. 1-5 Kontakte tragender Höcker. A: Auf den marginalen Randwülsten. B: In der Fossa.

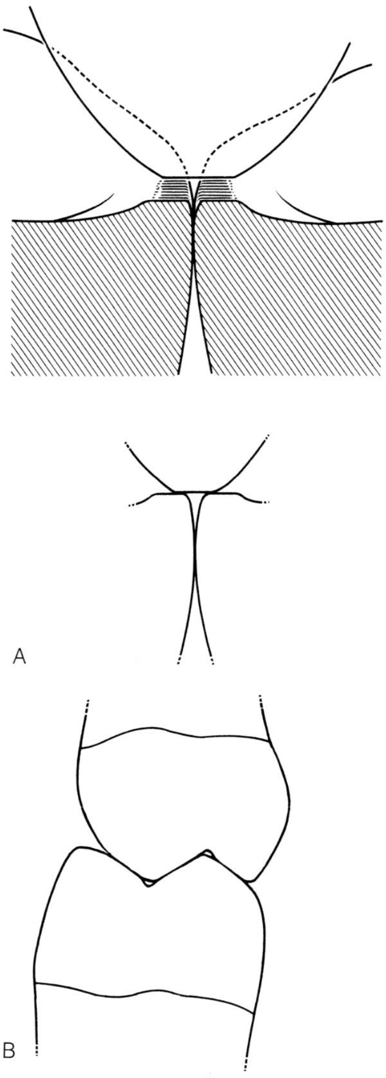

Abb. 1-6 Durch funktionelle Abnutzung können sich die Kontaktverhältnisse ändern.

Funktionelle Anatomie des Kiefergelenks

Das menschliche Kiefergelenk ist eine komplexe *ginglymoarthrodiale* Verbindung (Scharnier- und Gleitgelenk) des Oberkiefers zum Schädel, die eine beschränkte *Diarthrose* (freie Bewegung) des Unterkiefers zuläßt. Der *Discus articularis* liegt zwischen dem Kondylus und der Fossa glenoidalis (Abb. 1-7). Die Gelenkoberfläche des Os temporale hat einen hinteren konkaven Teil *(Fossa glenoidalis)* und einen vorderen konvexen Teil *(Tuberculum articulare)*. Der mediale und laterale Anteil des Gelenks wird durch die Fissura squa-

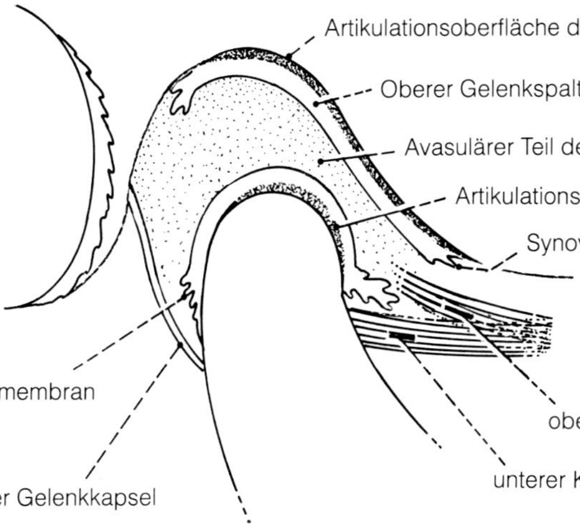

Abb. 1-7 Schematische Darstellung des Kiefergelenks.

motympanica und die Fissura petrosquamosa oder petrotympanica gebildet[49, 74]. Das Gelenk wird von einer ligamentösen Kapsel eingeschlossen, die am Kondylenhals und am Rand der artikulären Oberfläche des Os temporale befestigt ist[46].

Der mandibuläre Kondylus *(Capitulum mandibulae)* hat eine nahezu zylindrische Form und mißt etwa 20 mm in der mediolateralen und etwa 10 mm in der anterioposterioren Richtung. Diese Maße können individuell ganz unterschiedlich sein[58]. Der Kondylus ist an dem rechtwinklig aufsteigenden Unterkieferast befestigt und weicht um ca. 10–30° von der Frontalebene ab. Der Winkel zwischen der Längsachse des Kondylus und der Horizontalebene ist individuell verschieden, oft variiert er auch von der einen zur anderen Seite derselben Person; deshalb sind standardisierte Röntgenaufnahmen für die Interpretation des Gelenkspalts häufig wertlos. Die knöcherne Oberfläche des Kondylus und der Gelenkpfanne besteht aus dichter Kortikalis, welche ihrerseits mit dichtem knorpelähnlichem Bindegewebe überzogen ist. Die Zahl dieser Bindegewebszellen erhöht sich mit zunehmender Belastung des Gelenks (Abb. 1-8).

Der Discus articularis ist eine bikonkave, ovale Struktur, die zwischen Kondylus und Os temporale liegt. Er besteht aus kollagenem Bindegewebe, das avaskulär ist und im Zentrum keine Nervenfasern aufweist[80]. Peripher sind aber Bindegewebsfasern und Nerven vorhanden[2]. Die Dicke des Diskus beträgt in der Mitte 1 mm und an der Peripherie 2–3 mm[28]. Lateral ist er mit dem Hals des Kondylus verwachsen (Abb. 1-9), die übrigen Diskusränder, mit Ausnahme des vorderen Randes, setzen an der Gelenkkapsel oder an der Synovialmembran an, die den unteren vom oberen Gelenkraum trennt. Mit ein paar kleineren Sehnen ist der Diskus mit dem M. pterygoideus lateralis verbunden. Der hintere Teil des Diskus liegt genau in der Fossa glenoidalis und ist vom Kondylus durch den unteren Gelenkraum getrennt. Der Raum distal des Diskus ist nur mit losem Bindegewebe gefüllt, das viele Gefäße und Nervenendigungen aufweist. Deshalb kann der Kondylus aus anatomischen Gründen normalerweise nicht weit nach oben und hin-

A

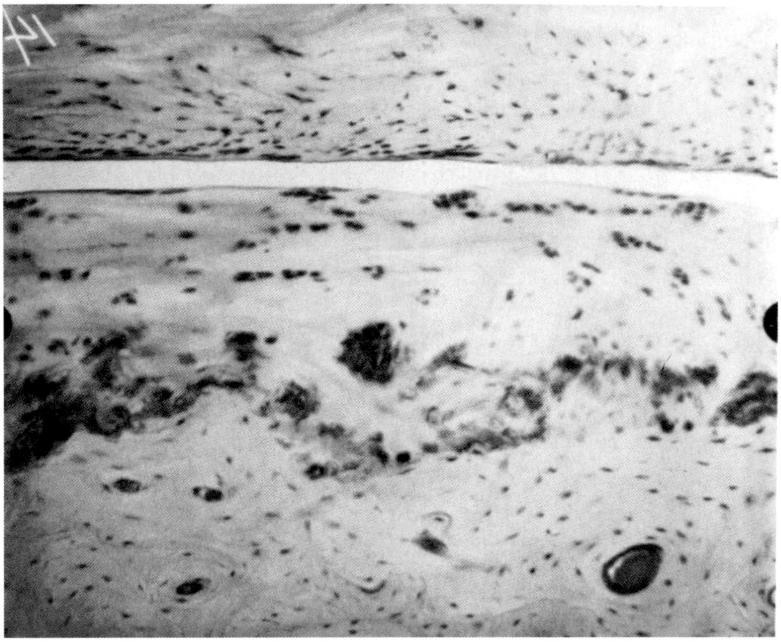

B

Abb. 1-8 Schnitt durch das Kiefergelenk eines Rhesusaffen mit normaler Okklusion. A: Diskus. B: Kondylus.

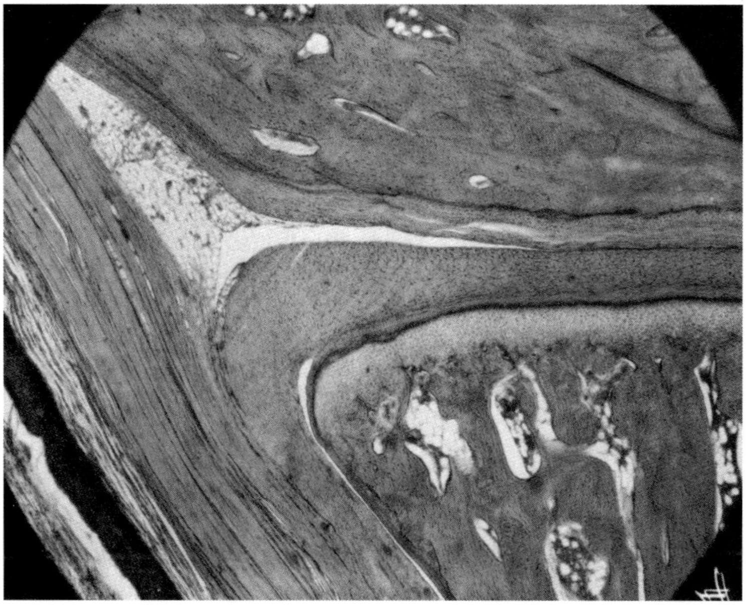

Abb. 1-9 Frontalschnitt durch das Kiefergelenk eines ausgewachsenen Rhesusaffen. Der Diskus ist nicht mit dem Ligament des Kiefergelenks verwachsen.

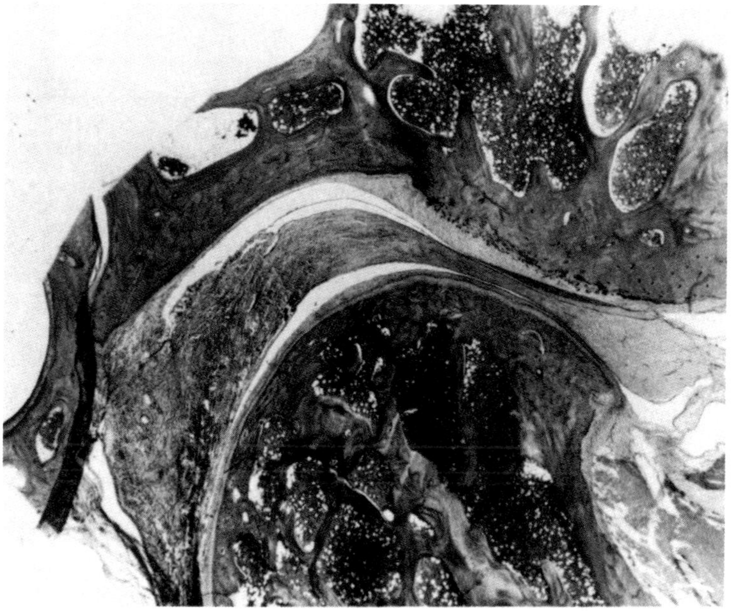

Abb. 1-10 Sagittalschnitt durch das Kiefergelenk eines ausgewachsenen Rhesusaffen. Beide Gelenkräume sind erweitert.

ten geführt werden; nur eine Verschiebung nach hinten unten ist bei gewissen dysfunktionellen Störungen des Kiefergelenks möglich. Sowohl der obere als auch der untere Gelenkraum ist von Synovialzellen ausgekleidet, die ihrerseits mit den flachen Bindegewebszellen, die die Gelenkoberfläche bedecken, verschmolzen sind. In den peripheren Anteilen des Gelenks kann eine Anhäufung von Synovialgewebe beobachtet werden; die Synovialzellen sind dort zylinderförmig und enthalten eine Flüssigkeit, die die Gelenkoberfläche schmiert und am Metabolismus der avaskulären Anteile des Gelenks beteiligt ist. Die glatte Gelenkoberfläche erscheint im Elektronenmikroskop gefurcht und unregelmäßig. Diese Unregelmäßigkeiten wie auch die Inkongruenz der Gelenkoberfläche ermöglichen eine „Schmierung" während der funktionellen Bewegung[39, 85]. Bis jetzt war es unmöglich, Synovialflüssigkeit aus dem Gelenk zu entnehmen. Dies bedeutet, daß die Gelenkräume normalerweise zusammengefallen sind[82]; sie können aber durch die Injektion von Luft erweitert werden. Auch in histologischen Schnitten erscheint der Gelenkspalt erweitert, da das umliegende Gewebe durch die Fixation schrumpft (Abb. 1-10). Im Gelenkraum sind auch Makrophagen zu finden; sie haben die Aufgabe, Zelltrümmer und metabolische Produkte zu eliminieren.

Die Ligamente des Kiefergelenks bestehen aus dem Ligamentum temporomandibulare und den akzessorischen Ligamenten (Ligamentum sphenomandibulare und Ligamentum stylomandibulare) (Abb. 1-11). Das Ligamentum temporomandibulare erstreckt sich von der Basis des Processus zygomaticus des Os temporale nach schräg unten zum Hals des Kieferköpfchens. Es bedeckt das Ligament, das den Diskus mit dem Kondylenhals verbindet. Der Kondylus kann sich zusammen mit dem Diskus unter dem Ligamentum tem-

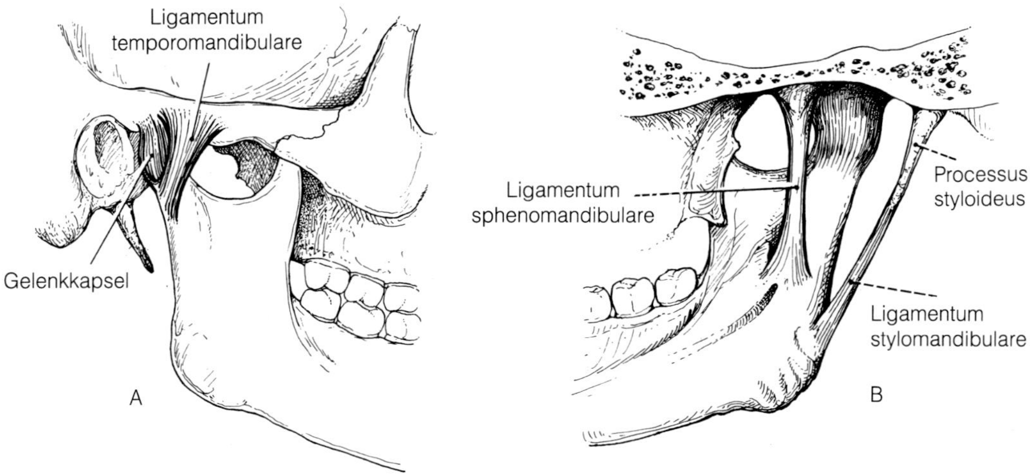

Abb. 1-11 Darstellung der verschiedenen Bänder des Kiefergelenks. A: Die laterale Ansicht zeigt das Ligamentum temporomandibulare und das Gelenkkapselband. B: Von mesial sieht man das Ligamentum sphenomandibulare und das Ligamentum stylomandibulare.

poromandibulare bewegen (Abb. 1-9). Zwischen dem Knochen und diesem Ligament befindet sich in der Gelenkregion noch Bindegewebe, das eine gewisse Flexibilität des Gelenks ermöglicht (Abb. 1-9). Das Ligamentum sphenomandibulare verbindet die Spina des Os sphenoidale mit der Lingula des Unterkiefers, das Ligamentum stylomandibulare den Processus styloideus mit dem hinteren Rand des aufsteigenden Ramus und dem Kieferwinkel. Anatomisch gesehen sind keine definierten anterioren und posterioren Ligamente zwischen Kondylus und Os temporale anzutreffen; dieser Raum wird von losem Bindegewebe eingenommen, das die Synovialräume umgibt.

Die Ligamente bestimmen zu einem Teil die Grenzbewegungen des Unterkiefers. Die Faserrichtung des medialen und lateralen Anteils des Ligamentum temporomandibulare läßt den Schluß zu, daß die Fasern vor allem Bewegungen nach hinten begrenzen[1, 61]. Die fibröse Gelenkkapsel wie auch Teile des Ligamentum temporomandibulare setzen wahrscheinlich den lateralen Bewegungen bei der maximalen Kieferöffnung Grenzen. Bei normaler Öffnung mit Protrusion sind Lateralbewegungen aber eingeschränkt durch den Kontakt des aufsteigenden Kieferastes mit den Oberkiefermolaren; deshalb sind sogar bei fehlendem Kondylus die Lateralbewegungen begrenzt. Es wird daher bezweifelt, daß die Ligamente bei normaler Funktion als mechanische Begrenzung für den Unterkiefer angesehen werden müssen. Es wurde aber schon postuliert, daß diese Ligamente die Grenzbewegungen posterior einschränken und daß die RK-Position des Unterkiefers also eine „ligamentöse Position" darstellt[17]. Diese Annahme wird andernorts aber widerlegt[73].

Die Rolle der Gelenkrezeptoren und Muskeln für die Begrenzung der Lateralbewegungen ist nicht bekannt. Es besteht aber Grund zur Annahme, daß sensorische Rezeptoren in der Gelenkkapsel den motorischen Nukleus des Nervus trigeminus beeinflussen und so die Aktivität der Kaumuskeln steuern[43, 44, 45]. Die Innervation des Ligamentum temporomandibulare laterale wird durch den Nervus trigeminus gewährleistet. Im Kiefergelenk werden – wie auch in anderen Gelenken – vier verschiedene Arten von Nervenendigungen gefunden; ihre spezifische Funktion ist aber nicht klar erwiesen. Die freien Nervenendigungen sind Schmerzrezeptoren. Den Ligamenten und ihren Rezeptoren wird große Bedeutung für die Führung der Muskeln und für den Lagesinn des Unterkiefers beigemessen.

Adaptive Mechanismen des Kiefergelenks beim Erwachsenen

Welche morphologischen Veränderungen das Kiefergelenk aufgrund der okklusalen Verschiebungen durchmacht, ist ein umstrittenes Thema[12, 14, 29, 53, 79, 84]. Alle Knochen machen eine innere Restrukturierung durch, die auch beim Unterkiefer und beim Os temporale stattfindet[12, 18, 19, 52]. Diese Remodellierung soll von den pathologischen Gelenkveränderungen unterschieden werden (s. Kap. 8).
Aus deduktiven Studien, die auf Autopsieergebnissen basieren, lassen sich keine Ursache-Wirkungs-Beziehungen ableiten. Es können höchstens spekulative und hypothetische Vergleiche angestellt werden, die das funktionelle Remodellieren des Gelenks veranschaulichen. In der besten Langzeitstudie am Tier, von *McNamara* am Rhesus-Affen durchgeführt[52], wurde mit Vitalfarbstoffen die Veränderung der Knochenmorphologie studiert. Sogar nach bedeutenden Veränderungen der Okklusion konnten im Knochen keine adaptiven morphologischen Veränderungen festgestellt werden. Bei sehr jungen Tieren jedoch konnten unter ähnlichen Bedingungen adaptive Veränderungen mehrfach nachgewiesen werden[5, 15, 16, 21, 30].

In einer großen Anzahl von experimentellen Studien wurden die Veränderungen des Kiefergelenks am Rhesus-Affen untersucht, und zwar:

- Veränderung der okklusalen Relation[48],
- unilaterale Funktion[70],
- anteriore[36, 68], posteriore[69] oder laterale[13] Verlagerung des Unterkiefers,
- Vergrößerung[67] oder Verkleinerung[41] in der vertikalen Dimension.

Dabei konnten vorübergehende traumatische Veränderungen, aber keine funktionelle Adaptation der Gelenkoberfläche beobachtet werden. In einer Studie mit ^3H Prolin als Knochenmarker konnte gezeigt werden, daß die physiologische Knochenremodellation von Okklusionsveränderungen in keiner Weise beeinflußt wird[13]. Starke okklusale Kräfte jedoch führten zu Knochenapposition im Bereich des Kondylenhalses (Abb. 1-12).
Auch bei kieferorthopädischen Behandlungen der *Angle*-Klasse II konnte nachgewiesen werden, daß die dadurch erfolgten Knochenveränderungen eher im Processus alveolaris als im Kiefergelenk zu finden sind[11].
Lindblom hat festgestellt, daß bei einer großen Gruppe von Patienten mit funktionellen Störungen die Steilheit der Kondylenbahn mit zunehmendem Alter abnimmt[49]; bei der Kontrollgruppe ohne funktionelle Störungen konnten diese Beobachtungen nicht gemacht werden. Er konnte auch keine Korrelation zwischen Okklusionstyp und Anatomie des Kiefergelenks feststellen.
Deshalb kann allgemein gesagt werden, daß Veränderungen im Kiefergelenk eher auf pathologische als auf physiologische Prozesse zurückzuführen sind.
In allen Studien über okklusale Dysharmonien und Kiefergelenkmorphologie wurde die Bedeutung des parodontalen okklusalen Traumas mit dadurch bedingten Zahnverschiebungen dargelegt. Die Anpassung an die Dysharmonie erfolgt demnach durch eine Verschiebung von Zähnen und eine Veränderung der Okklusion und nicht etwa des Kiefergelenks[13, 36, 84]. Auch in Langzeitstudien am Menschen konnte nach Änderung der Okklusion keine Adaptation des Kiefergelenks nachgewiesen

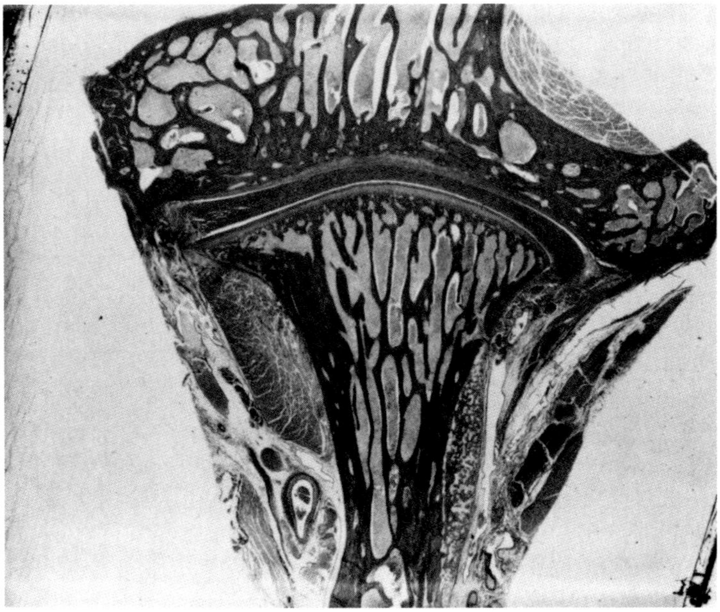

Abb. 1-12 Frontaler Abschnitt des Kiefergelenks eines erwachsenen Rhesusäffchens. Der Unterkiefer ist nach lateral disloziert. Rechts am Kondylenhals hat sich neue Knochensubstanz gebildet.

werden[31, 75]. Daher wurde vermutet, daß eventuelle Adaptationen durch das Bindegewebe und nicht durch den Knochen erfolgt[6]; im avaskulären Bindegewebe ist dies sicher nur beschränkt der Fall.
Der Kliniker kann aus diesen Forschungsergebnissen schließen, daß die Okklusion so gestaltet werden muß, daß sie mit dem Kiefergelenk harmoniert. Darüber hinaus geben die Kiefergelenke Aufschluß über die Diagnose und eventuell über die Behandlung der Okklusion.

Positionen des Kondylus bei verschiedenen Kieferbewegungen

Die ersten Studien zur Erforschung der Funktion des Kiefergelenks wurden mit Hilfsmitteln wie Markierungsstiften, Gesichtsbogen, Pantographen, Wachs- und Gipsschablonen sowie verschiedenen Artikulatoren durchgeführt. Röntgenologische und photographische Registriermethoden wurden mehrere Jahre lang angewandt[22, 35, 61]. Weiterentwicklungen der Röntgentechnik enthalten Bildverstärkung, Kinefluorographie, Zephalometrie, Tomographie, Kymographie, Laminographie und andere Methoden[9, 23, 47, 49]. Zahlreiche Beschreibungen der Funktionsweise des Kiefergelenks wurden durch diese Methoden möglich. Es gibt aber immer noch Differenzen über einige Aspekte der Gelenkfunktion[50, 59]. Meistens wird das Gelenk nicht im Zusammenhang mit anderen für die Funktion bedeutenden Strukturen gesehen[42], deshalb beschränkt sich die nachfolgende Darstellung auf die grundlegenden Positionen und Bewegungsabläufe des Kondylus.
Befindet sich der Unterkiefer in der maximalen Interkuspidation (centric occlusion, IK), so berührt der Kondylus den Discus

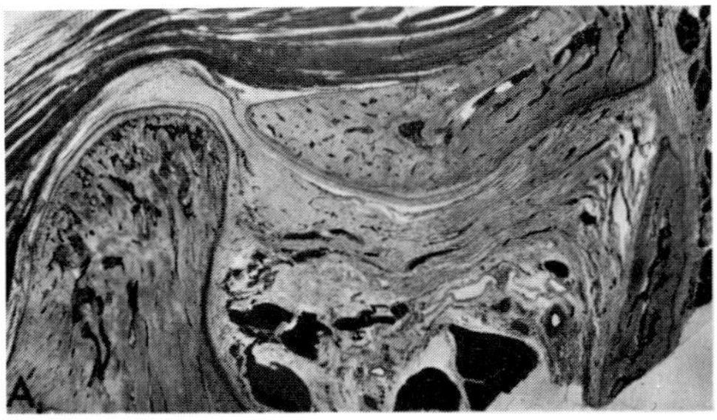

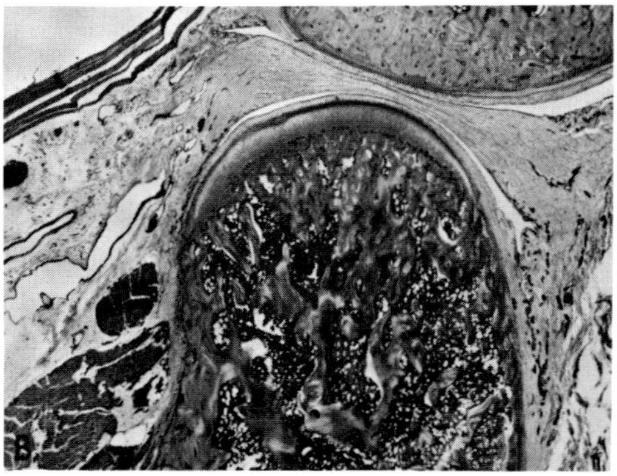

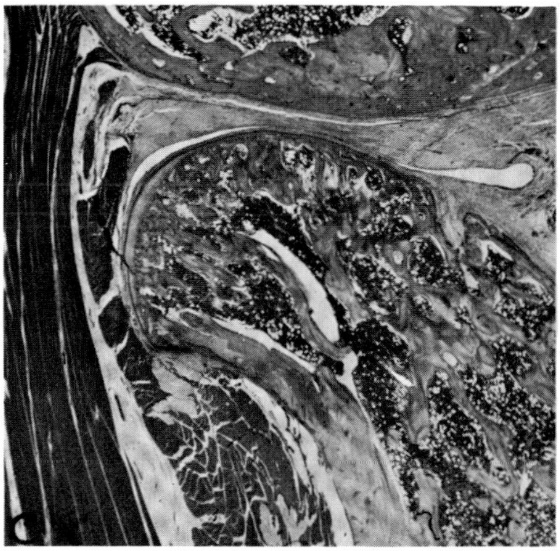

Abb. 1-13 A, B: Im oberen Hohlraum (Fossa glenoidalis-Diskus) des Kiefergelenks gleitet beim Öffnungszyklus der Diskus mit dem Kondylus; der Diskus scheint dem Kondylus fast auf dem gesamten Weg nach vorn zu folgen, wenn der Mund weit geöffnet wird. C: Beim extrem weiten Öffnen des Mundes kommt es zu funktionellen Kontakten auf der distalen Seite des Kondylus, und sein lateraler Anteil berührt den hinteren Teil des M. masseter (erwachsenes Rhesusäffchen).

articularis, der den hinteren Teil des Tuberculum und die Fossa glenoidalis bedeckt. Während der gleitenden okklusalen Bewegung berühren sich Kondylus, Diskus und der posteriore Anteil des Tuberculum. Auch während der Öffnungsbewegungen ist ein gleitender Kontakt zwischen den erwähnten Strukturen gewährleistet[46]. Die Bewegung im unteren Anteil des Gelenks (Kondylus/Diskus) ist scharnierartig, im oberen Gelenkteil (Fossa glenoidalis/Diskus) findet ein Gleiten nach vorn statt. Der Diskus folgt dem Kondylus bei weiten Öffnungen nach vorn (Abb. 1-13A und B). Bei der extremen Öffnung berührt der distale Anteil des Kondylus das Tuberculum articulare (Abb. 1-13C), während der laterale Anteil des Kondylus den posterioren Teil des Musculus masseter berührt[66].

Beim Kauen von harter Nahrung kann der Kondylus auf der Arbeitsseite den Kontakt zur Fossa glenoidalis verlieren; er wird aber durch das neuromuskuläre System zurückgeführt. Einige Autoren glauben, daß der Kontakt immer aufrechterhalten wird[74].

Während des Kauens können drei verschiedene Bewegungsabläufe unterschieden werden:

1. reine Scharnierbewegung des Unterkiefers,
2. gleitende Bewegung mit Aufrechterhalten des Kontakts der funktionellen Einheit,
3. körperliche oder translatorische Bewegung des Unterkiefers mit leichtem Kontakt der funktionellen Einheit.

Daß ein Kieferschluß von der Ruhelage des Unterkiefers zum Okklusionskontakt meist keine Scharnierachsenbewegung ist, wurde schon mehrfach gezeigt[57]. Kinefluoroskopische Aufzeichnungen des kondylären Bewegungsablaufs lassen vermu-

ten, daß der Arbeitskondylus unter Belastung eine Zickzackbewegung durchführt[9]. Wenn dies durch zukünftige Studien bestätigt werden kann, muß das klassische Konzept von der Rotation und dem Gleiten des Kondylus revidiert werden.
Eine Scharnierachsenbewegung kann theoretisch aus verschiedenen protrudierten Stellungen des Unterkiefers erfolgen. Im allgemeinen bezieht man sich jedoch auf die statische Scharnierachsenbewegung mit der Mandibula in der RK-Stellung. Die Öffnungsbewegung in dieser Position kann nur eine Öffnung von 20–25 mm erreichen; der posteriore Anteil des Musculus temporalis hält den Unterkiefer während solcher Bewegungen zurück. Der gleiche Bewegungsablauf kann auch durch die richtige Manipulation des Kiefers durch einen Kliniker erfolgen, wenn die Kiefer-, Gesichts- und Halsmuskeln entspannt und keine Schmerzen vorhanden sind.
Bei lateralen Exkursionen des Unterkiefers scheint der Kondylus der Arbeitsseite in die Richtung der Bewegung zu rotieren, zusätzlich findet noch eine leichte Lateralverschiebung des Kondylus statt, die *Bennett-Bewegung (Bennett movement)* genannt wird. Die *Bennett*-Bewegung hat Komponenten in der Frontal- und Sagittalebene[7]. Der Winkel, der durch die Sagittalebene und den Weg des vorrückenden Kondylus während der Lateralbewegungen (Horizontalebene) des Unterkiefers gebildet wird, wird *Bennett-Winkel* genannt[14].
Die eben beschriebenen Bewegungsabläufe stellen nur einen Teil der funktionellen und nichtfunktionellen Bewegungsabläufe des Unterkiefers dar. Die verschiedenen Arten von Positionen und funktionellen Bewegungen des Unterkiefers werden durch die folgenden anatomischen Gegebenheiten beeinflußt:

- Kondylenbahn,
- Zahnkontakte, Okklusion,
- Bänder,
- Muskeln und ihre neuromuskulären Mechanismen.

Unter normalen Umständen wird das Kiefergelenk bei Leerbewegungen nur wenig belastet. Dies hat aber zur Voraussetzung, daß die Okklusion, der physiologische Muskeltonus und die neuromuskulären Mechanismen miteinander harmonieren. Auch beim Kauen harter Nahrung wird das Kiefergelenk durch die neuromuskulären Kontrollmechanismen und durch die Koordination der funktionellen Bewegungen vor allzu großer Belastung wirksam geschützt. Die größte Belastung tritt auf der Balanceseite (Nicht-Arbeitsseite) auf. Wird der normale Muskeltonus einmal erhöht, was durch okklusale Veränderungen, Schmerzen oder Nervosität geschehen kann, so können sich daraus traumatische Veränderungen ergeben. Das Kiefergelenk wurde auch schon mit einer Maschine verglichen, die ihre Funktion so lange erfüllt, als alle beweglichen Teile gut ausgewuchtet und geschmiert sind. Ähnlich können dysfunktionelle Bewegungen des Unterkiefers einen verheerenden Einfluß auf das Kiefergelenk haben.

Die Kaumuskeln

Früher wurde die Funktion der Muskeln aufgrund von Autopsiematerial bestimmt. Aus dem Ursprung und dem Ansatz der verschiedenen Muskeln wurde ihre Funktion interpretiert. Die Muskelfunktion wurde auch durch direkte elektrische Stimulation von Muskeln und Nerven analysiert. Auch klinische Beobachtungen während und nach chirurgischen Eingriffen und Unfällen wurden dazu verwandt.
Obwohl ältere Studien über die Muskelfunktion wertvolle Informationen geliefert haben[35, 51, 83], haben doch erste neuere elektromyographische Methoden auf diesem Gebiet wesentliche Fortschritte ge-

bracht[18, 33, 56, 64]. Durch sie sind erst die neuromuskulären Beziehungen und der Synergismus verschiedener Muskeln deutlich geworden. Elektromyographische Methoden zeigen aber nur die absolute Muskelaktivität an, quantitative Angaben lassen sich dafür leider nicht machen. Immerhin kann mit diesen Methoden der Zusammenhang zwischen Okklusion, Muskelverspannung und psychischem Streß gezeigt werden[55, 60, 65]. Auch wurde nachgewiesen, daß die Kaubewegungen komplexer sind, als früher angenommen wurde, und daß daran sehr viele Muskeln beteiligt sind[17, 34, 57, 61, 63]. Die Studien der Unterkieferbewegungen haben von den Verbesserungen auf jedem der schon erwähnten Gebiete profitiert[8, 26, 40, 49, 62, 84]. Auch nach dem heutigen Wissensstand ist es nicht möglich, eine vollständige Funktionsanalyse aller Muskeln, die am Kauakt beteiligt sind, zu liefern, da dies wegen der großen Zahl synergischer und antagonistischer Aktivitäten zu komplex wäre. Elektromyographische Studien und direkte Messungen am Nucleus mesencephaticus haben aber viel zum Wissen auf diesem Gebiet beigetragen.

Einem einzelnen Muskel kann nie eine bestimmte Funktion allein aufgrund seines Ursprungs und Ansatzes zugeschrieben werden. Die anatomischen Gegebenheiten lassen aber für die Diagnose von Myalgien und Kiefergelenkstörungen einige Schlüsse zu.

Die Muskeln

Der Musculus temporalis

Der M. temporalis hat einen breiten Ursprung an der lateralen Fläche des Schädels und erstreckt sich weiter nach vorn bis zum lateralen Rand der Crista supraorbitalis (Abb. 1-14A). Sein Ursprung ist am Processus coronoideus und am vorderen Rand des aufsteigenden Unterkieferastes. Der M. temporalis hat drei unabhängige funktionelle Komponenten, die in der Richtung der Muskelfasern wirken. Der vordere Anteil des Muskels verläuft in vertikaler, der mittlere Anteil in schräger und der hintere Anteil in fast horizontaler Richtung auf den Unterkiefer zu. Die Innervation erfolgt durch die drei Äste des Nervus temporalis, der ein Ast des Nervus trigeminus ist. So läßt sich erklären, daß der M. temporalis bei verschiedenen Bewegungen des Unterkiefers so arbeitet, als bestehe er aus drei verschiedenen Teilen (Abb. 1-14B).

Der M. temporalis ist der wichtigste Schließmuskel des Unterkiefers. Er reagiert empfindlicher auf okklusale Interferenzen als jeder andere Kaumuskel. Die vorderen Fasern kontrahieren beim Kieferschluß etwas vor den übrigen Fasern. Bei lateralen Exkursionen des Unterkiefers sind die hinteren Fasern der einen Seite aktiv; an einer bilateralen Retraktion des Unterkiefers aus einer protrudierten Position sind alle Fasern des M. temporalis beteiligt. In der Ruhelage des Unterkiefers ist in allen Teilen des Muskels der gleiche Tonus vorhanden, solange keine Funktionsstörungen vorliegen. Stärkeres Zubeißen bewirkt die isometrische Kontraktion aller Fasern, unabhängig davon, ob okklusale Interferenzen vorhanden sind oder nicht.

Der Musculus masseter

Der M. masseter hat eine fast rechteckige Form und besteht aus zwei Anteilen, die sich vom Arcus zygomaticus zum Kieferwinkel erstrecken. Der breite Ansatz am Unterkiefer erstreckt sich von der Gegend des zweiten Molaren bis zum unteren Drittel des aufsteigenden Unterkieferastes (Abb. 1-14C).

Der M. masseter ist ebenfalls ein Schließmuskel, er hilft aber auch bei der Protraktion und beim Zusammenbeißen aus dieser Position. Auch bei extremen Lateralbewegungen des Unterkiefers ist er aktiv. Man nimmt an, daß der M. masseter vor

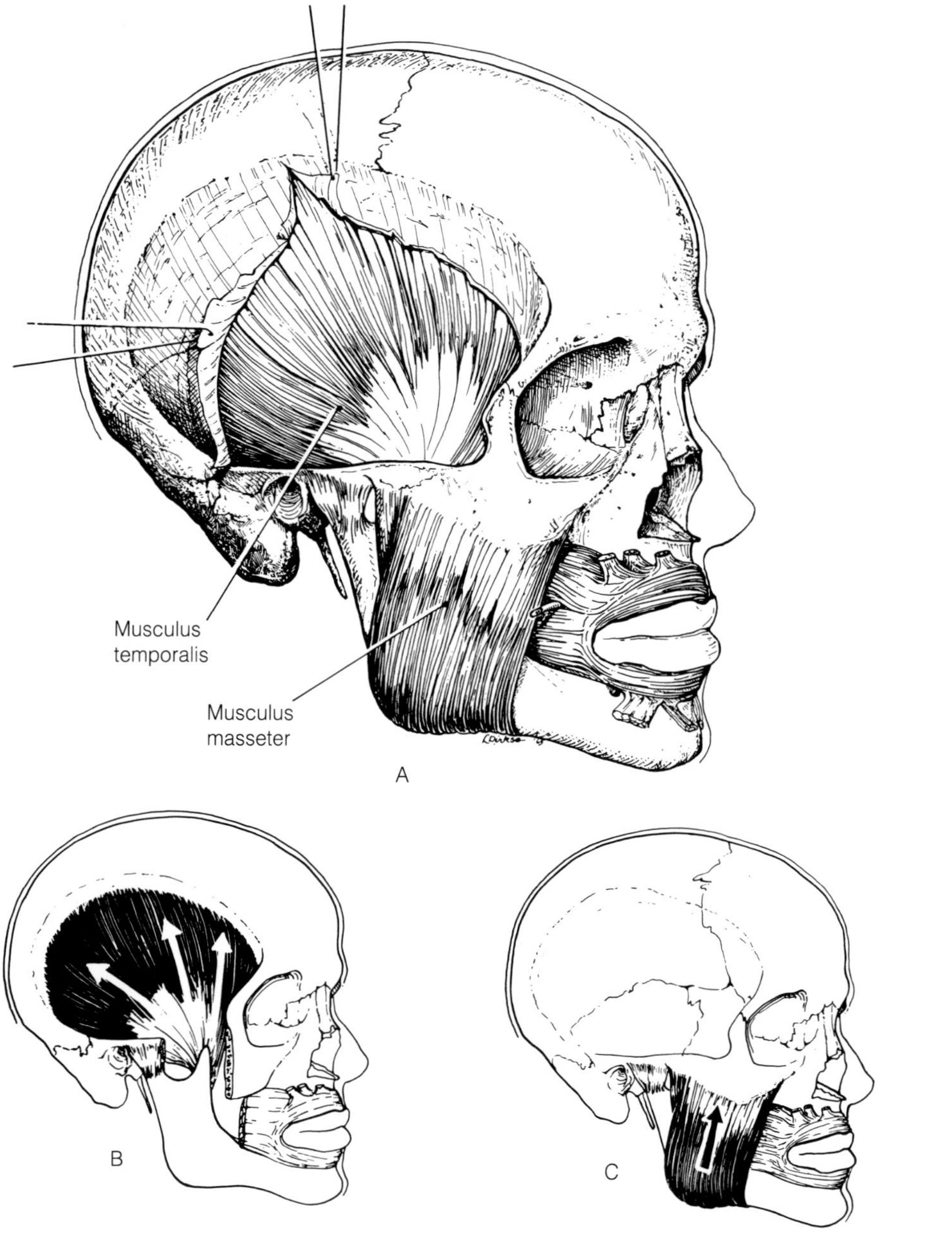

Abb. 1-14 Anatomische Merkmale des M. temporalis und des M. masseter. A: Die Fascia temporalis wurde zurückgezogen, um den breiten Ansatz des M. temporalis darzustellen. Der mediale Anteil des M. masseter ist distal des lateralen Schenkels gerade noch sichtbar. B: Die verschieden gerichteten Anteile des M. temporalis dienen zur Führung des Kiefergelenks. C: Ursprung und Ansatz des M. masseter sind optimal für das Heben des Unterkiefers angelegt. Derselbe Muskel ist auch an der Protraktion des Unterkiefers beteiligt. Es ist nicht möglich, dem M. temporalis, dem M. masseter und den übrigen Kaumuskeln jeweils eine einzelne oder hauptsächliche Funktion zuzuschreiben, da sie alle eine ganz komplexe Funktion haben.

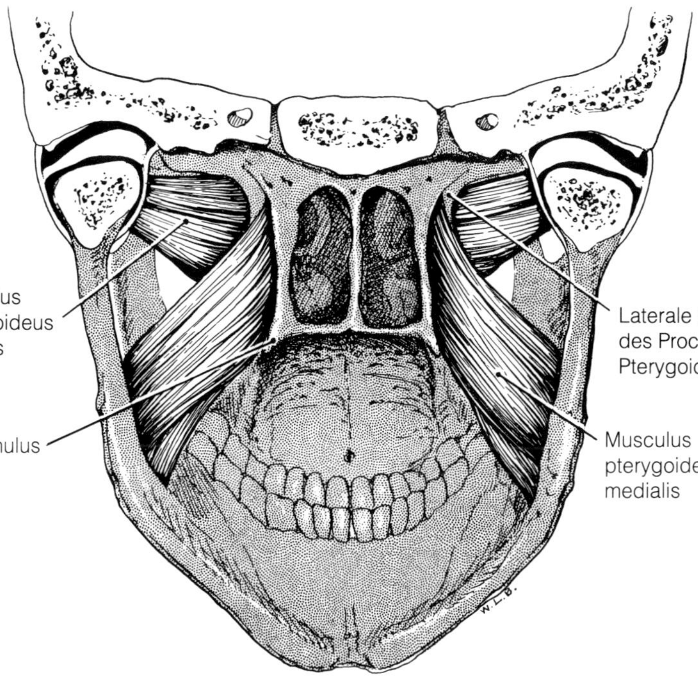

Abb. 1-15 Schematische Darstellung des M. pterygoideus medialis und lateralis. Der M. pterygoideus medialis ist hauptsächlich ein Schließmuskel. Während des Kauens ist er aber auch an Lateralbewegungen des Unterkiefers beteiligt. Der M. pterygoideus lateralis bewegt bei Öffnungs- und Lateralbewegungen den Kondylus sowie auch den Discus articularis.

allem am kräftigen Kauen beteiligt ist, im Gegensatz dazu der M. temporalis mehr verantwortlich ist für die Führung des Unterkiefers.

Der Musculus pterygoideus medialis (internus)

Der M. pterygoideus medialis ist ein rechteckiger Muskel, der in der Fossa pterygoidea entspringt und an der medialen Fläche des Unterkieferwinkels ansetzt. Von seinem Ursprung verläuft der Muskel nach hinten unten zu seinem Ansatz (Abb. 1-15 und 1-16). Dieser Muskel nimmt am Schließen des Unterkiefers und an den lateralen Exkursionen beim Kauen teil. Der M. pterygoideus medialis ist außerdem bei der Protraktion des Unterkiefers sehr aktiv, bei kombinierter Protrusion und Lateralbewegungen ist die Aktivität des M. pterygoideus medialis größer als die des M. temporalis.

Der Musculus pterygoideus lateralis (externus)

Der M. pterygoideus lateralis hat zwei Ursprünge: Ein Kopf des Muskels entspringt an der äußeren Fläche der lateralen Platte des Processus pterygoideus, ein kleinerer und höher gelegener Kopf entspringt aus dem großen Flügel des Os sphenoidale. Beide Teile vereinigen sich vor dem Kiefergelenk in Kondylushöhe (Abb. 1-15 und 1-16). Der Hauptansatz des M. pterygoideus lateralis liegt vorn am Hals des Kondylus. Einige Muskelfasern setzen auch an

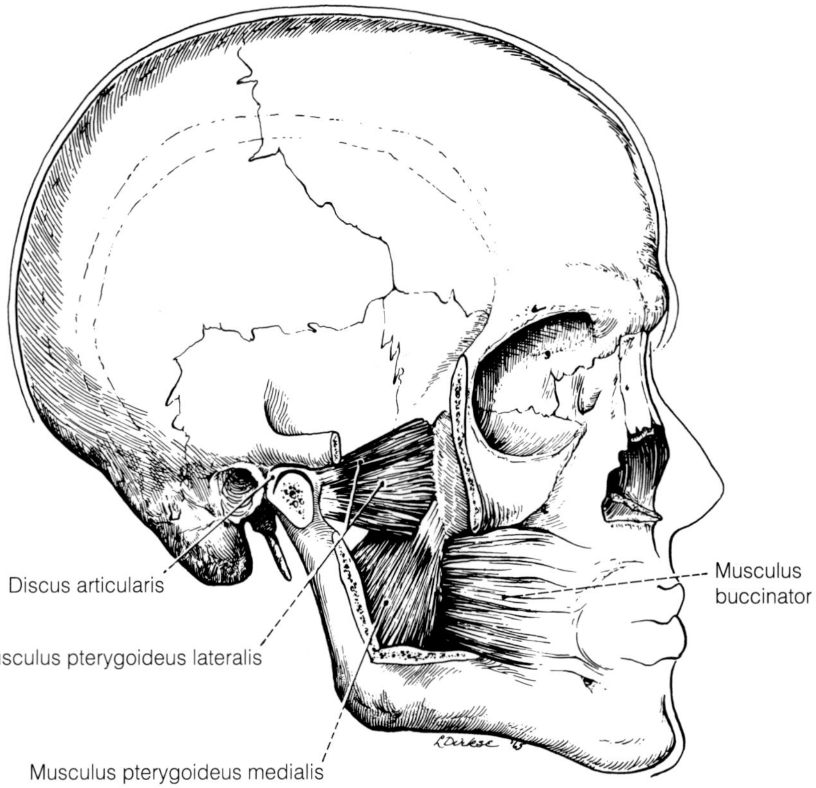

Abb. 1-16 Der M. pterygoideus lateralis setzt an der vorderen Fläche des Kondylus an, einige Fasern führen auch in den Discus articularis. Sein Ursprung liegt im lateralen Anteil des Os pterygoideum und des Os sphenoideum. Der M. pterygoideus medialis entspringt in der Fossa pterygoidea und setzt medial im Bereich des Kieferwinkels an.

der Gelenkkapsel und an der vorderen Fläche des Discus articularis an. Der obere Anteil des Muskels verläuft in horizontaler Richtung, der untere Anteil verläuft nach oben und nach der Seite zum Kondylus. Die Hauptfunktion des M. pterygoideus lateralis ist die Protraktion des Kondylus und des Diskus. Letzterer ist ja medial und lateral am Hals des Kondylus befestigt und folgt diesem bei größeren Bewegungen[42]. Bei der normalen Kieferöffnung werden diese Muskeln früher als alle anderen Muskeln aktiv. Der M. pterygoideus lateralis ist also bei Protraktion, Öffnungsbewegungen und lateralen Exkursionen des Unterkiefers beteiligt und wird durch den M. masseter, den M. pterygoideus medialis und Teile des M. temporalis unterstützt.

Der Musculus digastricus (vorderer Anteil)

Der vordere Anteil des M. digastricus setzt am unteren Rand der Mandibula in der Höhe der Mittellinie an. Diese Sehne zwischen vorderem und hinterem Teil des Muskels setzt durch die Fascia cervicalis hindurch am Os hyoideum an. Der Muskel wird durch einen Ast des N. mylohyoideus (Ast des N. trigeminus) versorgt.

Der vordere Teil des M. digastricus ist ein Kieferöffner, wobei er von den anderen suprahyoidalen Muskeln und dem M. pterygoideus lateralis unterstützt wird. Vor allem am Ende der Unterkieferöffnung wird der M. digastricus aktiv, für die initiale Öffnung ist jedoch der M. pterygoideus lateralis verantwortlich.

Der Musculus geniohyoideus

Dieser Muskel hat seinen Ursprung lingual der Mandibula am Processus mylohyoideus und verläuft von dort nach hinten unten zum Os hyoideum. Seine Funktion ist ähnlich der des vorderen Anteils des M. digastricus. Die Musculi geniohyoidei heben das Os hyoideum während des Schluckens an.

Die Funktion der Muskeln und die Unterkieferbewegungen

Es wurden schon viele Anstrengungen unternommen, die Funktion der Muskeln während der Unterkieferbewegungen und während der Ruhelage zu beschreiben. Die meisten Unterkieferbewegungen müssen in Relation zum Oberkiefer gesehen werden; sie werden Protraktion, Retraktion, laterale Exkursion, Öffnen und Schließen genannt. Dabei lassen sich große Unterschiede zwischen funktionellen und nichtfunktionellen Bewegungen des Unterkiefers feststellen. Jede Art von okklusaler Interferenz kann zu abnormaler Muskelaktivität führen, sei es daß der Unterkiefer sich in der Ruhelage befindet oder gerade funktionelle Bewegungen ausführt. Bei Patienten mit Malokklusionen verlaufen die Muskelkontraktionen des öfteren asynchron; abnormale Muskelaktivität führt zu typischen Unterkieferbewegungsmustern.

Die Öffnungsbewegung des Unterkiefers

Während der Öffnungsbewegungen sind die lateralen Pterygoideusmuskeln initial und auch anschließend aktiv; kurz darauf werden sie vom M. digastricus unterstützt. Bei der Öffnung gegen einen Widerstand (isometrische Kontraktion) arbeiten aber diese Muskeln synchron.

Bei der kombinierten Protraktion mit Öffnung findet man Aktivität in den medialen und lateralen Pterygoideusmuskeln, im M. masseter und manchmal in den vorderen Fasern des M. temporalis. Die Musculi suprahyoidei und infrahyoidei stabilisieren das Zungenbein während des Schluckens und Sprechens. Die Teilnahme passiver Muskeln an bestimmten Bewegungen soll auch in Erwägung gezogen werden: Der M. temporalis und der M. masseter z. B. werden im letzten Stadium der weiten Öffnung sehr aktiv, indem sie die Öffnungsbewegung stoppen. Die passiven Muskeln bleiben nicht in Ruhe und haben synergistische und führende Funktionen. Alle diese komplexen Bewegungsabläufe werden durch das Zentralnervensystem gesteuert.

Die Schließbewegung des Unterkiefers

Während des Schließens sind der M. pterygoideus, der M. temporalis und der M. masseter gleichzeitig aktiv. Solche koordinierten Bewegungen der drei Muskeln werden zusätzlich durch Reflexe kontrolliert, um okklusale Interferenzen zu vermeiden. Während der kombinierten Protrusions- und Schließbewegungen des Unterkiefers ist der M. pterygoideus medialis vor dem M. masseter aktiv, wobei auch an solchen Bewegungen der M. pterygoideus lateralis teilnimmt. Bei forciertem Schließen kontrahieren auch die meisten Gesichts- und Halsmuskeln.

Die Unterkieferbewegungen nach lateral

Die lateralen Unterkieferbewegungen werden durch ipsilaterale Kontraktion des hinteren und mittleren Anteils des M. temporalis und kontralaterale Kontraktion des M. pterygoideus lateralis und medialis sowie des vorderen Anteils des M. temporalis bewirkt. Bei normalen Bewegungen mit minimaler Separierung der Seitenzähne ist entweder der Masseter- oder der Temporalismuskel aktiv, in diesem Fall wirken diese Muskeln ausnahmsweise antagonistisch[37]. Eingeleitet werden laterale Bewegungen vom M. pterygoideus lateralis und medialis; der M. masseter, der M. temporalis anterior und der M. suprahyoideus werden später aktiv.

Protrusions- und Retrusionsbewegungen

Die Protrusion des Unterkiefers wird durch den M. pterygoideus lateralis und medialis simultan eingeleitet. Die Retrusion geschieht durch die Kontraktion der mittleren und hinteren Anteile des M. temporalis und der suprahyoidalen Muskeln.

Zusammenfassung

Mit Hilfe der Elektromyographie läßt sich die komplexe Aktivität der Gesichts- und Halsmuskeln gut studieren. Sogar an sehr einfachen Bewegungen sind immer mehrere Muskeln beteiligt. Leider kann dabei nicht zwischen isometrischen und isotonischen Kontraktionen unterschieden werden.

Kürzlich konnte gezeigt werden, daß Öffnungsbewegungen nicht nur auf den Unterkiefer beschränkt sind, sondern daß der ganze Kopf dabei ein wenig nach hinten geneigt ist[4].

Ruhelage des Unterkiefers

Die neuromuskulären Mechanismen tragen sehr viel zum Verstehen der Ruheposition des Unterkiefers bei. Dabei hat die Ruheposition je nach Interpretation auch eine große klinische Bedeutung.

Ruheposition des Unterkiefers

Oft wurde beschrieben, daß die *Ruhelage* des Unterkiefers von der Länge der Muskeln während der Inaktivität abhänge. Der Ausdruck *physiologische Ruhelage* wurde für den Zustand mit minimalem Muskeltonus verwandt, der gerade die Schwerkraft, die auf den Unterkiefer einwirkt, aufhebt. Ruhelagen des Körpers sind aber nicht einfach das Ergebnis bestimmter Muskellängen; sie werden auch von anderen komplexen Faktoren beeinflußt, z. B. vom fusimotorischen System und von Funktionen der retikulären Formation. Eine andere Theorie besagt, daß die klinische Ruheposition des Unterkiefers durch die elastischen Eigenschaften der Kaumuskeln und des übrigen Gewebes gewährleistet ist[86]. Außerdem konnte bei inaktiven Kaumuskeln während der Ruhephase keine Aktivität festgestellt werden[87]. Die *Ruheposition* des Unterkiefers in der Zahnmedizin bezeichnet nur eine von vielen möglichen Ruhelagen, nämlich diejenige, bei der eine Person aufrecht sitzt oder steht und geradeaus vor sich hin blickt.

Klinisch bestimmte Ruheposition

Es wird allgemein angenommen, daß die klinisch bestimmte Ruheposition relativ stabil ist. Sie kann aber durch altersbedingte Veränderungen, Malokklusion[71] und Zahnverlust[76] beeinflußt werden. Die meisten Definitionen der Ruhelage in der vertikalen Dimension geben an, daß ein Gleichgewicht zwischen Öffnungs- und Schließmuskeln vorhanden sein muß; die Ruhelage sagt aber noch nichts über die Harmonie der Muskeln aus[17].

In der klinisch bestimmten Ruheposition beträgt der interokklusale Abstand ungefähr 1,7 mm; in der elektromyographisch bestimmten Ruheposition werden jedoch 3,29 mm mit einem Streubereich von 11 mm angegeben. Die elektromyographisch bestimmte Ruheposition basiert auf minimaler Muskelaktivität[24]. Für verschiedene Muskeln (M. temporalis, M. masseter, M. digastricus) gibt es eher einen Ruhebereich als eine bestimmte Ruheposition.

Die klinisch gefundene Ruheposition ist oft nicht diejenige mit minimaler Muskelaktivität, d. h., daß in der klinischen Ruheposition die Muskeln selber nicht ruhen, sondern teilweise aktiv sind. Die elektromyographisch bestimmte Ruheposition scheint zu einem guten Teil vom psychischen Zustand, von Schmerzen und von okklusalen Interferenzen abzuhängen; auch exterozeptive und propriozeptive Signale an das neuromuskuläre System scheinen sehr wichtig zu sein. Diese Signale kommen vom Kiefergelenk, von den Kaumuskeln, Lippen, Wangen, der Parodontalmembran (während okklusaler Kontakte) und von der Zunge. Sie beeinflussen die Ruheposition und die dazugehörigen Reflexe.

Die elektromyographisch bestimmte Ruhelage

Das Entfernen okklusaler Interferenzen bewirkt, daß klinische Ruhelage und elektromyographisch bestimmte Ruhelage relativ übereinstimmen. Dabei können aber Gelenkschmerzen oder Myalgien von Gesichts- und Kiefermuskeln die elektromyographischen Ergebnisse beeinflussen.
Bei Patienten mit okklusalen Interferenzen muß der Unterkiefer über die klinische Ruheposition hinaus geöffnet werden, um eine elektromyographisch bestimmbare Ruhelage der Muskeln zu erhalten[24]. Ist der Interokklusalraum verringert, so lösen okklusale Interferenzen viel eher eine Muskelverspannung aus. Ein vergrößerter Interokklusalraum erhöht die Toleranz gegenüber okklusalen Interferenzen; in Extremfällen kann sich dann die klinische Ruheposition verändern, ohne daß sich die Ruheaktivität der Muskeln ändert[77]. Manchmal ist es unmöglich, elektromyographisch eine Ruheposition des Unterkiefers zu bestimmen, bevor ein okklusales Einschleifen durchgeführt wurde. Daraus läßt sich schließen, daß Hirnstammechanismen und exterozeptive und propriozeptive Eindrücke auf die elektromyographisch bestimmbare Ruheposition oder den Ruhebereich einen wesentlichen Einfluß haben; die klinische Ruheposition wird jedoch von anderen Faktoren bestimmt.

Die fusimotorische Aktivität

Die afferente Entladung einer Muskelspindel hängt sowohl von der Dehnung eines Muskels wie auch von den Impulsen der fusimotorischen Fasern ab. *Hunt* zeigte, daß die fusimotorische Aktivität die afferente Antwort der Spindel auf eine äußere Streckung steigert[37]. Man hat auch festgestellt, daß eine Reizung der Formatio reticularis im Hirnstamm gewisse Aktivitäten der Muskeln erhöht. Das retikuläre System arbeitet eng mit dem fusimotorischen System zusammen und verändert so die Aktivität der alpha-Motoneurone und den Ruhetonus der Muskeln[72]. Die Reizschwelle von fusimotorischen Neuronen ist niedriger als die von Motoneuronen[38], wobei die fusimotorischen Fasern eine Impulsentladung der Muskelspindeln bewirken können, ohne daß eine externe Muskelstreckung vorliegt. Dabei wird die Sensitivität der Muskelspindel so weit erhöht, daß die Frequenz der afferenten Entladungen wesentlich vergrößert wird.
Eine Veränderung in der Muskelaktivität während der Ruheposition kann also unabhängig sein von der tatsächlichen Streckung der Kaumuskeln innerhalb des Ruhebereichs. Die Ursache einer solchen Aktivität können Einflüsse aus dem Zentralnervensystem sein, die durch das fusimotorische System oder andere Impulse ausgeübt werden. Solche Impulse entstehen durch okklusale Interferenzen oder allgemeine Schmerzen. Diese Aktivitäten sind unabhängig vom myostatischen Reflex und von der klinischen Ruheposition des Unterkiefers.
Diese Erklärungen machen deutlich, wie komplex die Neurophysiologie der Unter-

kieferposition ist und welche Wechselbeziehungen zwischen den verschiedenen Teilen des mastikatorischen Systems und dem Zentralnervensystem bestehen.

Der interokklusale Zwischenraum in der klinischen Ruheposition

Ein wichtiger Faktor zur Definition der klinischen Ruheposition des Unterkiefers ist der interokklusale Zwischenraum oder „freeway space“. Dieser Zwischenraum liegt zwischen den Okklusalflächen der Oberkiefer- und Unterkieferzähne, wenn der Muskeltonus die Schwerkraft, die auf den Unterkiefer wirkt, gerade aufhebt. Die Größe ist von der Okklusion und von der Hypo- oder Hypertonizität der Kaumuskeln abhängig. Im Frontzahnbereich beträgt der interokklusale Zwischenraum 1–2 mm, er kann auch größer sein (8–10 mm), ohne daß dies nachteilige Folgen für die Gesundheit oder Funktion des Kausystems hätte.

Ruhelage des Unterkiefers und interokklusaler Abstand können durch Anheben[20] oder Verringern[78] der vertikalen Dimension verändert werden. Man kann sich leicht vorstellen, daß ein Anheben des Bisses einen konstanten Reiz auf den Streckreflex des M. masseter, des M. temporalis und des M. pterygoideus medialis ausübt. Dadurch entsteht ein Muskeltonus, der den zur Aufhebung der Schwerkraft nötigen Tonus weit übersteigt.

Ist ein überdurchschnittlich großer interokklusaler Zwischenraum vorhanden, so hat man oft von einem „abgesunkenen Biß“ gesprochen und umfangreiche prothetische Behandlungen eingeleitet. Dies ist heute nicht mehr zu verantworten, da der einzelne Patient keinen Durchschnittswerten entsprechen muß, um gesund zu sein.

Literatur

1. Aarstad, T.
The Capsular Ligaments of the Temporomandibular Joint and Retrusion Facets of the Dentition in Relationship to Mandibular Movements (tr. by Helga Christie). Oslo, Acad. Forlag., 1954.

2. Agerberg, G., Carlson, G. E., und Hassler, O.
Vascularization of the temporomandibular disk. Odont. Tidsk., 77: 451, 1968.

3. Angle, E. H.
Malocclusion of the Teeth. 7th ed. Philadelphia, S. S. White Dental Manufacturing Company, 1907.

4. Bauer, F.
Are opening movements restricted to movements performed by the lower jaw? Tandlaegebladet, 9: 423, 1964.

5. Baume, L. J., und Derichsweiler, H.
Is the condylar growth center responsive to orthodontic therapy? An experimental study in Macaca mulatta. Oral Surg., 14: 347, 1961.

6. Bean, L. R., Omnell, K. A., und Oberg, T.
Comparison between radiologic observations and microscopic tissue changes in temporomandibular joints. Dent. Maxo. Fac. Radiol., 6: 90, 1977.

7. Bennett, N. G.
A contribution to the study of the movements of the mandible. Odont. Sec. Roy. Soc. Med. Trans., 1: 77, 1908.

8. Berry, H. M., Jr., und Hofmann, F. A.
Cineradiographic observations of the temporomandibular joint function. J. Prosthet. Dent., 9: 21, 1959.

9. Berry, H. M., Jr., und Hofmann, F. A.
Cineradiographic analysis of temporomandibular joint physiology. J. Prosthet. Dent., 14: 174, 1964.

10. Beyron, H. L.
Occlusal relations and mastication in Australian aborigines. Acta Odont. Scandinav., 22: 597, 1964.

11. Björk, A.
The principle of the Andresen method of orthodontic treatment. Am. J. Orthod., 37: 437, 1951.

12. Blackwood, H. J. J.
Adaptive changes in the mandibular joint with function. Dent. Clin. North Am., 10: 559, 1966.

13. Blankenship, J. R., und Ramfjord, S.
Lateral displacement of the mandible in rhesus monkeys. J. Oral Rehabil., 3: 88, 1976.

14. Boucher, C. O. (Ed.)
Current Dental Terminology. St. Louis, The C. V. Mosby Company, 1963.

15. Breitner, C.
Experimentelle Veränderungen der mesiodistalen Beziehungen der oberen und unteren Zahnreihen I und II. Ztschr. f. Stomatol., 28: 134, 620, Heft 2 und 7, 1930.

16. Breitner, C.
Further investigations of bone changes resulting from experimental orthodontic treatment. Am J. Orthod., 27: 605, 1941.

17. Brill, N., et al.
Mandibular positions and mandibular movements. Br. Dent. J., 106: 391, 1959.

18. Carlsöö, S.
Nervous coordination and mechanical function of the mandibular elevators. Acta Odont. Scandinav., 10: Suppl. 11, 1952.

19. Carlsson, G. E., und Oberg, T.
Remodelling of the temporomandibular joint. In Zarb, G. A., und Carlsson, G. E.: Temporomandibular Joint. Function and Dysfunction. St. Louis, The C. V. Mosby Company, 1979.

20. Christensen, J.
Effect of occlusion-raising procedures on the chewing system. Dent. Pract., 20: 233, 1970.

21. Derichsweiler, H.
Experimentelle Tieruntersuchungen über Veränderungen des Kiefergelenkes bei Bißlagenänderungen. Fortschr. d. Kieferorth., 19: 30, 1958.

22. Ferrein, M.
Sur le mouvement des deux machoires pour l'ouverture de la bouche; et sur les causes de leurs mouvement. Men. Acad. Roy. Sci., Paris, pp. 509–552, 1748.

23. Gibbs, C. H., et al.
Functional movement of the mandible, J. Prosthet. Dent., 26: 604, 1971.

24. Garnick, J. J., und Ramfjord, S. P.
Rest position. J. Prosthet. Dent., 12: 895, 1962.

25. Graber, T. M., und Swain, B. F.
Current Orthodontic Concepts and Techniques. 2nd ed. Philadelphia, W. B. Saunders Company, 1975.

26. Granger, E. R.
Functional relations of the stomatognathic system. J. Am. Dent. A., 48: 638, 1954.

27. Hanau, R. L.
Articulation defined, analyzed, and formulated. J. Am. Dent. A., 8: 1694, 1926.

28. Hansson, T., et al.
Thickness of the soft tissue layers and the articular disk in the temporomandibular joint. Acta Odont. Scandinav., 35: 77, 1977.

29. Häupl, K., und Psansky, R.
Experimentelle Untersuchungen über Gelenktransformation bei Verwendung der Methoden der Funktionskieferorthopädie. Deutsche Zahn-, Mund-, u. Kieferh., 6: 439, 1939.

30. Häupl, K., und Stellmach, R.
Mikroskopische Befunde bei einem Fall von Transformation der Kiefergelenke und allgemeine einschlägige Erläuterungen. Deutsche Zahn-, Mund- u. Kieferh., 30: 324, 1959.

31. Hedegard, B., und Lundberg, M.
The temporomandibular joint in patients with immediate upper dentures. Acta Odont. Scandinav., 23: 173, 1965.

32. Hellman, M.
Variations in occlusion. Dental Cosmos., 63: 608, 1921.

33. Hickey, J. C., Stacy, R. W., und Rinear, L. L.
Electromyographic studies of mandibular muscles in basic jaw movements. J. Prosthet. Dent., 7: 565, 1957.

34. Hickey, J. C., et al.
Mandibular movements in three dimensions. J. Prosthet. Dent., 13: 72, 1963.

35. Hildebrand, G. Y.
Studies in the masticatory movements of the human lower jaw. Scandinav. Arch. Physiol., 61, Suppl., 1937.

36. Hiniker, J. J., und Ramfjord, S. P.
Anterior displacement of the mandible in adult rhesus monkeys. J. Prosthet. Dent., 16: 503, 1966.

37. Hunt, C. C.
The reflex activity of mammalian small-nerve fibers. J. Physiol., 115: 456, 1951.

38. Hunt, C. C., und Paintal, A. S.
Spinal reflex regulation of fusimotor neurons. J. Physiol., (Lond.), 143: 195, 1958.

39. Jagger, R. G., und Whittaker, D. K.
The surface structure of the human mandibular condyle in health and disease. A scanning electron microscopic study. J. Oral Rehabil., 4: 377, 1977.

40. Jankelson, B., Hoffmann, G. M., und Hendron, J. A.
The physiology of the stomatognathic system. J. Am. Dent. A., 45: 375, 1953.

41. Jaul, D. H., et al.
A cephalometric evaluation of edentulous rhesus monkeys: a long term study. J. Prosthet. Dent., 44: 453, 1980.

42. Jerge, C. R.
The neurologic mechanism underlying cyclic jaw movements. J. Prosthet. Dent., 14: 667, 1964.

43. Kawamura, Y.
Recent concepts of the physiology of mastication. In Staple, P. H. (Ed.): Advances in Oral Biology. New York, Academic Press, 1964.

44. Kawamura, Y.
Neurophysiologic background of occlusion. J. Am. Soc. Periodont., 5: 175, 1967.

45. Kawamura, Y., und Majima, T.
Temporomandibular joint's sensory mechanisms controlling activities of the jaw muscles. J. Dent. Res., 43: 150, 1964.

46. Krogh-Poulsen, W., und Molhave, A.
Om discus articularis temporomandibularis. Tandlaegebladet, 61: 265, 1957.

47. Kydd, W. L.
Rapid serial roentgenographic cephalometry for observing mandibular movements. J. Prosthet. Dent., 8: 880, 1958.

48. Lieb, G.
Application of the activator in rhesus monkeys. Europ. Orthod. Soc., 45: 141, 1969.

49. Lindblom, G.
On the anatomy and function of the temporomandibular joint. Acta Odont. Scandinav., 17: Suppl. 28, 1960.

50. Lipke, D. P., und Posselt, U.
Functional anatomy of the temporomandibular joint. J. West. Soc. Periodont., 8: 48, 1960.

51. Lord, F. P.: Movements of the jaw and how they are affected. Int. J. Orthod., 23: 557, 1937.

52. McNamara, J. A.
Neuromuscular and skeletal adaptation to altered orofacial function. Monograph No. 1. In Craniofacial Growth Series. Center for Human Growth and Development. Ann Arbor. The University of Michigan, 1972.

53. Moffett, B., et al.
Articular remodelling in the adult human temporomandibular joint. Am. J. Anat., 115: 119, 1964.

54. Monson, G. S.
Applied mechanics to the theory of mandibular movements. Dent. Cosmos, 74: 1939, 1932.

55. Moyers, R.
Some physiologic considerations of centric and other jaw relations. J. Prosthet. Dent., 6: 183, 1956.

56. Moyers. R. E.
An electromyographic analysis of certain muscles involved in temporomandibular movements. Am. J. Orthod., 36: 481, 1950.

57. Nevakari, K.
An analysis of mandibular movement from rest to occlusal position. Acta Odont. Scandinav., 14. Suppl. 19, 1956.

58. Oberg, T., Carlsson, G. E., und Foyers, C. M.
The temporomandibular joint. A morphologic study on a human autopsy material. Acta Odont. Scandinav., 29: 349, 1971.

59. Orban, B. (Ed.)
Oral Histology and Embryology. St. Louis, The C. V. Mosby Company, 1949.

60. Perry, H. T., et al.
Occlusion in a stress situation. J. Am. Dent. A., 60: 626, 1960.

61. Posselt, U.
Studies in the mobility of the human mandible. Acta Odont. Scandinav., 10, Suppl. 10, 1952.

62. Posselt, U.
An analyzer for mandibular positions. J. Prosthet. Dent., 7: 368, 1957.

63. Posselt, U.
Movement areas of the mandible. J. Prosthet. Dent., 7: 375, 1957.

64. Pruzansky, S., Pesek, M., und Osborn, L. F.
Quantitative analysis of the electromyogram in masticating chewing gums of varying toughness (abstract). Am. J. Orthod., 44: 149, 1958.

65. Ramfjord, S. P.
Bruxism: a clinical and electromyographic study. J. Am. Dent. A., 62: 21, 1961.

66. Ramfjord, S. P., und Blankenship, J. R.
The interarticular disc in wide mandibular opening in rhesus monkeys. J. Prosthet. Dent., 26: 189, 1971.

67. Ramfjord, S. P., und Blankenship, J. R.
Increased occlusal vertical dimension in adult monkeys. J. Prosthet. Dent., 45: 74, 1981.

68. Ramfjord, S. P., und Enlow, R. D.
Anterior displacement of the mandible in adult rhesus monkeys: long-term observation. J. Prosthet. Dent., 26: 517, 1971.

69. Ramfjord, S. P., und Hiniker, J. J.
Posterior displacement of the mandible in adult rhesus monkeys. J. Prosthet. Dent., 16: 491, 1966.

70. Ramfjord, S. P., Walden, M., und Enlow, R. D.: Unilateral function and the temporomandibular joint in rhesus monkeys. Oral Surg., 32: 236, 1971.

71. Ricketts, R. M.
A study of changes in temporomandibular relations associated with the treatment of Class II malocclusion (Angle). Am. J. Orthod., 38: 918, 1952.

72. Ruch, T. C., und Patton, H. D.
Physiology and Biophysics. 20th ed. Philadelphia, W. B. Saunders Company, 1973–1982.

73. Saizer, P.
Centric relation and condylar movements: anatomic mechanisms. J. Prosthet. Dent., 26: 581, 1971.

74. Sicher, H.
Functional anatomy of the temporomandibular joint. In Sarnat, B. (Ed.): The Temporomandibular Joint. Springfield, Ill., Charles C. Thomas, 1951.

75. Stallard, H.
Dental articulation as an orthodontic aim. J. Am. Dent. A., 24: 347, 1937.

76. Tallgren, A.
Changes in adult face height due to ageing, wear and loss of teeth and prosthetic treatment. Acta Odont. Scandinav., 15, Suppl. 24, 1957.

77. Tallgren, A.
An electromyographic study of the behavior of certain facial and jaw muscles in long-term complete denture wearers. Odont. Tidsk., 71: 425, 1963.

78. Tallgren, A.
Positional changes of complete dentures. A 7-year longitudinal study. Acta Odont. Scandinav., 27: 539, 1969.

79. Thielemann, K.
Biomechanik der Paradontose. Leipzig, H. Meusser, 1938.

80. Thilander, B.
Innervation of the temporomandibular joint capsule in man. Trans. Roy. Sci. Dent. Stockholm, 7: 9, 1961.

81. Tiegelkamp, K. H.
Changes in the region of the mandible and the temporomandibular joint during orthodontic treatment. Europ. Orthod. Soc., 36th Congress Report, July, 1960, Seite 204–23.

82. Toller, P. A.
The synovial apparatus and temporomandibular joint function. Br. Dent. J., 111: 355, 1961.

83. Ulrich, J.
The human temporomandibular joint: kinematics and actions of the masticatory muscles. J. Prosthet. Dent., 9: 399, 1959.

84. Updegrave, W. J.
Roentgenographic observations of functioning temporomandibular joints. J. Am. Dent. A., 54: 488, 1957.

85. Wompler, H. W., Tebr., H. G., und Pinero, G. J.
Scanning electron microscopic and radiographic correlation of articular surfaces and supporting bone in the mandibular condyle. J. Dent. Res., 59: 754, 1980.

86. Yemm, R.
Passive control in mandibular rest position. J. Prosthet. Dent., 22: 28, 1969.

87. Yemm, R.
The question of "resting" tonic activity of motor units in the masseter and temporal muscles in man. Arch. Oral Biol., 22: 349, 1977.

Kapitel 2

Struktur und Aufgaben des somatosensorischen Nervensystems

Das Nervensystem besteht aus dem *zentralen* (ZNS) und dem *peripheren* (PNS) Nervensystem. Zum ZNS gehören das Gehirn und das Rückenmark; das PNS umfaßt die Kranial- und Spinalnerven. Das *sensorische Nervensystem* (somatic nervous system) dient der Erfassung, Weiterleitung und Verarbeitung von Signalen der Sinnesorgane aus dem Bereich des Kopfes, Rumpfes und der Gliedmaßen. Es ermöglicht die Wahrnehmung der Gliedstellung und Muskelspannung und vermag damit über den Zustand des Bewegungsapparates Aufschluß zu geben. Sein Verständnis ist entscheidend für das Studium der Okklusion.

Das *vegetative Nervensystem* (autonomic nervous system) enthält die sensorische Information der Eingeweide, insbesondere der glatten Muskulatur, der Herzmuskulatur und der Drüsen der inneren Organe. Es sorgt für die Koordination lebenswichtiger Organfunktionen. Diese erfolgt über neurale Impulse und endokrine Mechanismen, wobei das limbische System und der Hypothalamus maßgeblich beteiligt sind.

Das vorliegende Kapitel beschäftigt sich mit der Sensorik, das folgende mit der Motorik. Einige Begriffe bedürfen an dieser Stelle einer Definition; ihre ausführliche Behandlung erfolgt in den einzelnen Abschnitten.

Der Nervenzellkörper mit der Gesamtheit seiner Fortsätze wird als *Neuron* bezeichnet. Die zahlreichen kurzen, sich verzweigenden Fasern werden *Dendriten* genannt. Die (meist) einzelne längere Faser wird als *Neurit* und deren Äste werden als *Kollaterale* bezeichnet.

Wahrnehmung ist an *Sinnesorgane (Rezeptoren)* gebunden, die die Umweltreize in ein für die Weiterleitung und Verarbeitung im ZNS geeignetes Signal umformen.

Drucksinnesempfänger (Mechanorezeptoren) sprechen in erster Linie auf die schmerzlose, mechanische Deformation an. Die meisten Mechanorezeptoren gelten als reizspezifisch.

Die *Sinnesmodalität* bezieht sich auf die qualitative Eigenschaft der Sinnesphänomene. Besondere Sinnesorgane sind der Tast-, Druck- und Schmerzmodalität zugeordnet.

Das *rezeptive Feld* entspricht der Gesamtheit des von einer einzelnen Nervenfaser innervierten Haut- oder Mukosabezirkes. Mittels adäquater Stimuli und intrazellulärer Ableitung von reagierenden Neuronen und Axonen kann die zentrale Repräsentation, z. B. spezifischer Kälteeinheiten, ermittelt werden.

Der Begriff der *funktionellen Einheit* bezieht sich auf das afferente Axon mit seinem Rezeptor und dessen umgebendes Gewebe. Auch spezifische Rezeptoren, wie z. B. die *Merkel*-Tastscheiben, können diesem Verband angehören.

Die *propriozeptive, kinestetische* und *Tiefensensibilität* enthalten die Sinnesfunktion zur Wahrnehmung der Gliedstellung (Lage- und Bewegungsempfindung). Andere Wahrnehmungsinhalte sind der Vibrations- und Drucksinn sowie der Tiefenschmerz.

Synapsen sind die Kontaktstellen, an denen die Erregungsübertragung zwischen funktionellen Einheiten erfolgt.

Das *Aktionspotential* entspricht der sich

fortpflanzenden Potentialänderung einer Nerven- oder Muskelfaser. Exzitatorische Einflüsse rufen eine zeitlich begrenzte Membrandepolarisation der postsynaptischen Zelle hervor (EPSP). Im Gegensatz dazu stellt die Zunahme der Membranpolarisation ein inhibitorisches postsynaptisches Potential (IPSP) dar.

Im Neuronenverband hängt die Erregungsausbreitung von Bahnungs- und Hemmungsmechanismen ab. Es wird von *Bahnung* (facilitation) gesprochen, wenn mehrere afferente Impulse in kurzem Abstand aufeinander folgen. Die lokale, postsynaptische Depolarisation ist in diesem Fall größer als die Summe der Wirkungen der einzelnen isolierten Stimuli. Neben dieser Form von *zeitlicher Bahnung* ist auch eine *räumliche Bahnung* möglich, wenn Erregungen über verschiedene Neuriten gleichzeitig an derselben Zelle eintreffen. Im Reflexgeschehen wird dadurch gewährleistet, daß auch eine primär unterschwellige Erregung auf das nächste Neuron übertragen werden kann, wenn über andere Neuriten eine räumliche Bahnung zustande kommt.

Die *Erregungskonvergenz* beschreibt das Zusammentreffen verschiedener afferenter Impulse an derselben Nervenzelle. Räumliche und zeitliche Bahnung sind dabei für die Erregungssummation ausschlaggebend.

Das Frischpräparat eines *Rückenmarksegmentes* aus der Lumbalregion besteht aus *weißer* und *grauer Substanz,* wobei der Grausubstanzanteil im Querschnitt durch seine Schmetterlingsform auffällt (Abb. 2-4). Auf- und absteigende Leitungsbahnen machen den Weißsubstanzanteil außerhalb der Schmetterlingsform aus. Die markhaltigen Nervenfasern im ZNS imponieren weißlich aufgrund ihres lichtbrechenden, lipoidhaltigen Markanteils. Ihre Gesamtheit wird daher als *weiße Substanz* bezeichnet. Das Verhältnis zwischen weißer und grauer Substanz ist in hirnnahen Schnitten größer als in hirnfernen, da alle Bahnen, insbesondere die der tieferen Regionen, durch das Rückenmark hirnwärts aufsteigen. Die ventralen Anteile der grauen Substanz werden als *Vorderhörner,* die dorsalen als *Hinterhörner* bezeichnet.

Zentrales Nervensystem

Das ZNS besteht aus Rückenmark und Gehirn. Anatomisch umfaßt das Gehirn drei Hauptteile: *Großhirn, Kleinhirn* und *Hirnstamm.* Zum Hirnstamm gezählt werden *Zwischenhirn, Mittelhirn, Pons* und *Medulla* (Abb. 2-1); die Kerne der motorischen Hirnnerven sind darin enthalten (Abb. 2-2).

Cortex cerebralis. Die Großhirnrinde, Cortex cerebralis, besteht aus einem motorischen, einem Sinnes- und einem Assoziationszentrum. Das *motorische Rindenzentrum* hat mit willkürlicher Bewegung der quergestreiften Muskulatur zu tun. Es ist das Ursprungsfeld des *pyramidalen Systems.* Das *sensible Rindenfeld (Körperfühlsphäre)* dient der Tiefen- und Hautsensibilität einschließlich der Berührungs- und Druckwahrnehmung sowie auch des Muskelsinnes. Die *Assoziationsfelder* sind weitere Rindenbezirke, die an der Verarbeitung der afferenten Impulse beteiligt sind. Diese Areale haben mit der Integration der Aktivitäten anderer Gebiete zu tun und sind weiter mit Funktionen, wie Vernunft, Erinnerung und Urteil, verbunden.

Cerebellum. Das Kleinhirn, Cerebellum, dient der Koordination und Verfeinerung der Bewegungen. Es hat außerdem eine entscheidende Bedeutung bei der Regulation der Körperhaltung und des Muskeltonus. Afferente Impulse von propriozeptiven und anderen sensorischen Systemen beeinflussen nach ihrer Verarbeitung durch das Kleinhirn sowohl hemmend als auch bahnend das kortikal gesteuerte Muskelgeschehen.

Medulla. Das verlängerte Mark, Medulla

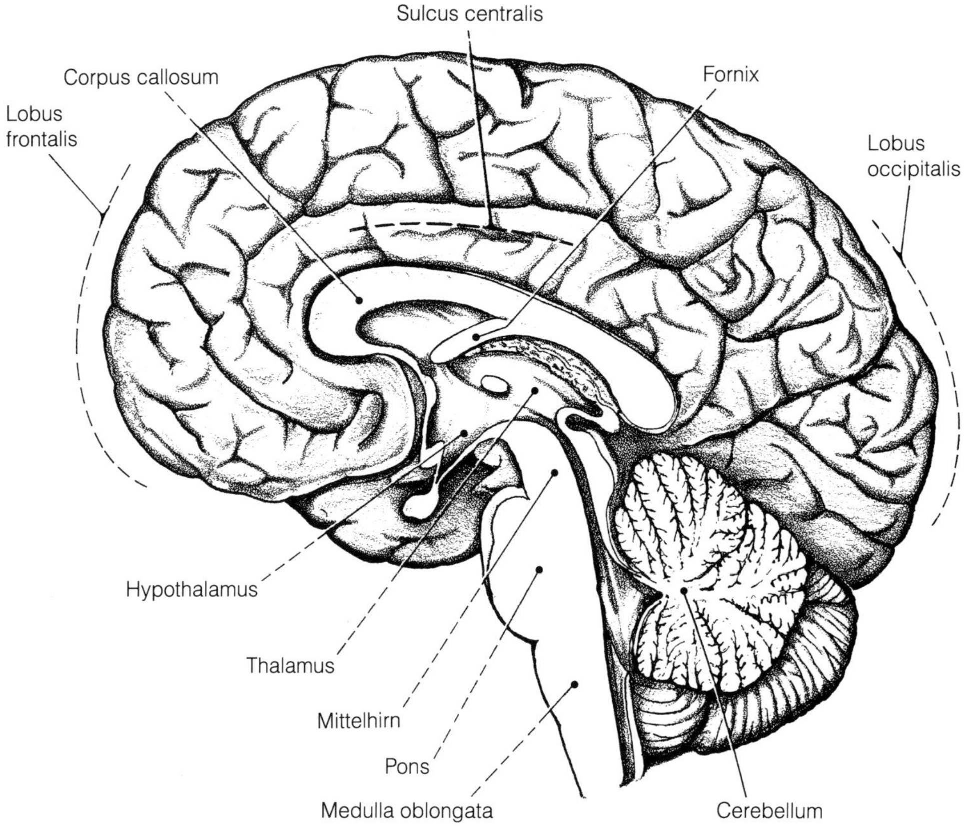

Abb. 2-1 Längsschnitt durch das Gehirn (mittlere Sagittalebene).

oblongata, liegt zwischen Rückenmark und Pons. Auf- und absteigende Bahnen des Rückenmarks sind darin repräsentiert. In den beiden dorsalen Wölbungen befinden sich die Hinterstrangkerne, *Ncl. gracilis* und *Ncl. cuneatus.* Die beiden ventralen Eminenzen enthalten die *Pyramidenbahnbündel.* Außer der Formatio reticularis liegen in der Medulla noch die kardialen, vasomotorischen und respiratorischen Zentren.

Pons. Die Brücke, Pons, grenzt rostral an das Mittelhirn. Am kaudalen Brückenrand befindet sich das verlängerte Mark. Die Brücke ist ein wichtiges Bindeglied zwischen Großhirnhemisphären und Cerebellum. Die Kerne der Hirnnerven V, VI, VII und VIII liegen in diesem Bezirk.

Thalamus. Der Thalamus ist Sammel- und Umschaltstelle der sensiblen Leitungsbahnen (mit Ausnahme der olfaktorischen), deren Erregungen zur Hirnrinde und damit ins Bewußtsein gelangen. In diesem Abschnitt der afferenten Bahn erfährt die Information eine affektbetonte Modifizierung. Weitere Faserzuflüsse kommen von seiten nichtsensorischer Hirnabschnitte einschließlich der Basalganglien, des Cerebellums und des limbischen Systems.

Formatio reticularis. Die Formatio reticularis birgt ein Netzwerk von Neuronen, das sich im Hirnstamm von der Medulla oblon-

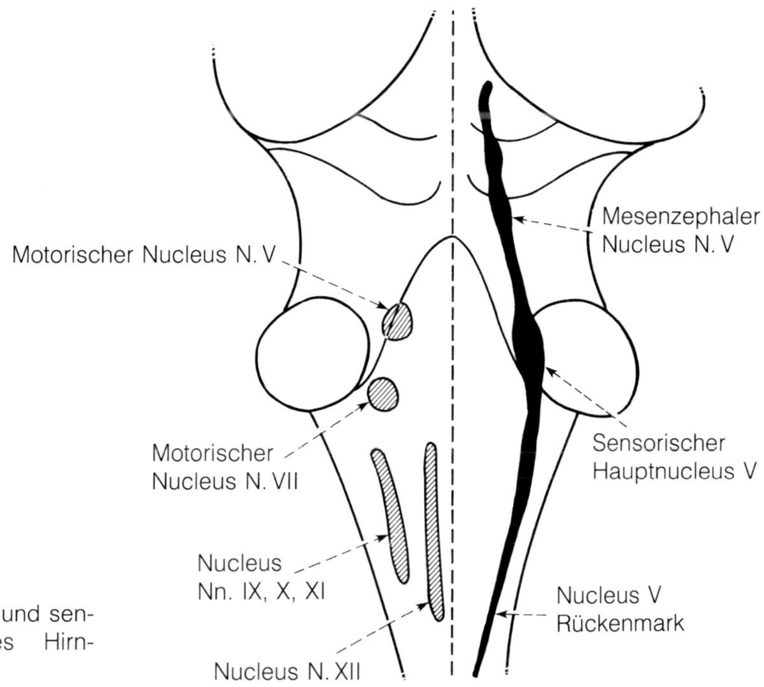

Abb. 2-2 Motorische und sensorische Nuclei des Hirnstamms.

gata bis zum Zwischenhirn erstreckt. Insgesamt stellt diese Region eine wichtige Struktur in der Regelung von Respiration, Blutdruck, Puls und neben anderen Funktionen auch das Muskeltonus und der Reflexerregbarkeit dar. Mit der Atmung in Verbindung gebrachte Nervenzellen wurden auch in Kernen außerhalb der Formatio reticularis, insbesondere im Trigeminuskomplex, nachgewiesen. In der Retikularformation werden die afferenten Impulse modifiziert und integriert. Des weiteren ist die Schlaf-Wach-Periodik an diese Region geknüpft. Der motorische Anteil vermag bahnende und hemmende Einflüsse auf die Motoneuronen auszuüben, wodurch eine Anpassung der Muskelaktivität an sensorische Erregungen ermöglicht wird[75, 126].

Limbisches System. Bislang liegt keine akzeptierte Definition des *limbischen Systems* vor. Anatomisch handelt es sich um den Grausubstanzbezirk, der einerseits an die Hemisphäre und andererseits an das intraventrikuläre Foramen grenzt. Dieses System beeinflußt die vegetativen Erregungsprozesse und wird daher auch *viszerales Gehirn* genannt. Uncus, Amygdala, Area piriformis und der Temporalpol gehören des weiteren zu diesem System. Das limbische System empfängt Informationen von einer Großzahl neuraler Strukturen und stellt damit ein Beispiel des Prinzips der Informationskonvergenz im ZNS dar[68, 70].

Das somatosensorische System

Das Verständnis einiger Sinnesmodalitäten einschließlich der Schmerz-, Temperatur- und Berührungsempfindung ist von großer Bedeutung für den Zahnarzt, der sich mit der Diagnostik, Prävention und Therapie funktioneller Störungen des Kauapparates auseinandersetzt. Eine kurze Darstellung der afferenten Leitungsbahnen und der verschiedenen Rezeptortypen ist deshalb erforderlich. Spezielle Impulse, die z. B. in höheren Sinnesorganen wie dem Auge entstehen, werden absichtlich nicht berücksichtigt. Obwohl das Schwergewicht auf den peripheren und zentralen Elementen der orofazialen Sensorik liegt, ist es dennoch nötig, die neuralen Grundlagen des Rückenmarks zu diskutieren. Dies auch deshalb, weil besonders neuere Arbeiten auf möglicherweise bedeutungsvolle Interaktionen zwischen Schultergürtel-, Nacken- und Kaumuskulatur hinweisen. Auch der Einfluß der Unterkieferlage auf die Kraftentwicklung im Schultergürtelbereich steht gegenwärtig zur Diskussion[66, 167].

Das Organisationsprinzip der langen sensiblen Bahnen von der Körpersphäre zu den höheren Hirnzentren ist das folgende: Die Erregung nimmt ihren Ausgang vom Rezeptor und gelangt über das Neuron erster Ordung (Ganglionzelle mit peripherem und zentralem Fortsatz) zur synaptischen Verbindung mit dem Neuron zweiter Ordnung. Die Zentralprojektion geschieht entweder ungekreuzt oder gekreuzt zur Synapse mit dem Neuron dritter Ordnung in einem höheren Hirnzentrum, z. B. dem Thalamus. Das Neuron dritter Ordnung sendet seinen Neuriten schließlich zur Hirnrinde.

Somatische Sensibilität

Qualität, Intensität, Lokalisation und *affektiver Inhalt* sind die Parameter einer Sinneswahrnehmung. Die Beurteilung der *Qualität* einer Sinnesempfindung ist subjektiv, was vor allem bei der Erfahrung von Temperatur und Geschmack zum Ausdruck kommt. Noch nicht vollständig geklärt ist eine Anzahl von komplexen strukturellen und funktionellen Mechanismen, die mit den einzelnen Sinnesmodalitäten verbunden sind. Zur Wahrnehmung ist eine überschwellige Reizung erforderlich. Es ist nach wie vor unklar, auf welche Weise das Gehirn in der Lage ist, den Bezirk zu bestimmen, in dem die Stimulation erfolgte. Gegenwärtige und vergangene Erfahrungen können die Perzeption einer Sinnesempfindung beeinflussen. Das reine Sinneserlebnis ist eine Abstraktion; Wahrnehmung beruht auf einem Zeitbild vergangener und gegenwärtiger Erfahrungen. Die *affektive Färbung* einer Sinnesempfindung entscheidet, ob die Sinneswahrnehmung als angenehm oder unangenehm empfunden wird. *Diskrimination* enthält die Fähigkeit, Stimuli bezüglich ihrer Qualität, Intensität und Reizstelle zu unterscheiden.

Neurone

Menschliches Verhalten und neurale Ereignisse sind an die strukturellen und funktionellen Bestandteile des peripheren und zentralen Nervensystems geknüpft. Nach der Konvention wird das *Neuron* als die Grundeinheit des Nervensystems betrachtet. Strukturell gesehen, besteht das Neuron aus einem Zellkörper und einem oder mehreren Zellfortsätzen. Funktionell betrachtet, besteht das Neuron aus einem *Axon,* das für die Fortleitung des Impulses vom Zellkörper sorgt, und aus *Dendriten,* die den Impuls zum Zellkörper leiten (Abb. 2-3 A).

Klassifizierung der Neurone. Neurone können nach ihrer Funktion in drei Klassen eingeteilt werden: 1. *sensorische Neurone (afferente Neurone),* die Impulse zum Rückenmark und Gehirn leiten, 2. *motorische Neurone (efferente Neurone),* die Impulse vom Gehirn und Rückenmark fortleiten, und 3. *Schaltneurone (Interneurone),* die Aktivierungs- und Hemmungseffekte auf benachbarte oder fernab gelegene Neurone ausüben können. Die Erregung eines einzelnen Neurons kann so auf zahlreiche weitere Neurone übertragen werden (Divergenz). Andererseits können verschie-

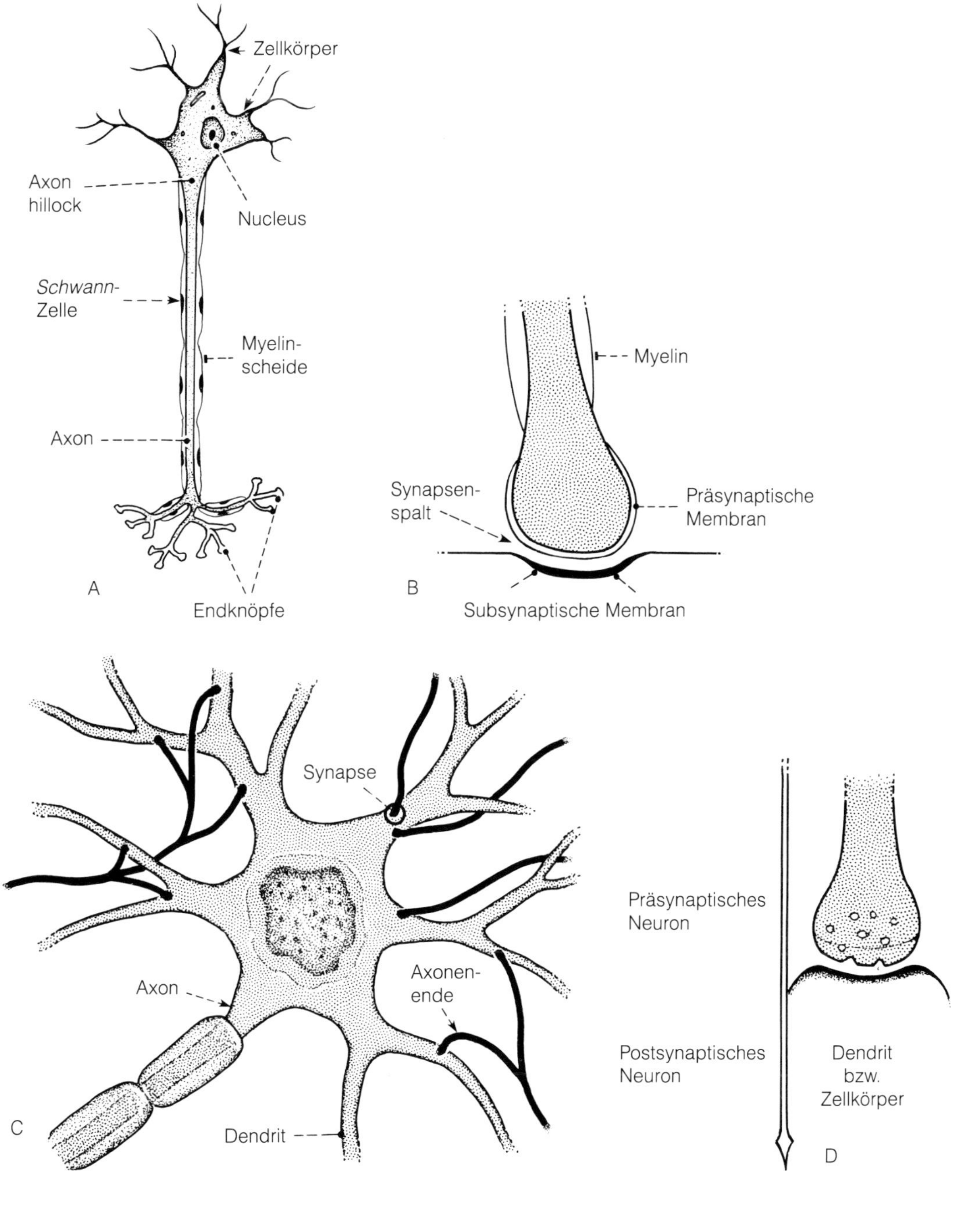

Abb. 2-3 Das Neuron. A Nervenzelle mit Zellkörper, Axonenfaser und Endknöpfen. B Synapse mit Synapsenspalt. C Neuron mit Zellkern, Dendriten, Synapse, Axon und Axonenendigung. D Die Funktion von Axonenendigung und Zellkörper oder Dendriten. Der Pfeil zeigt ein Signal, das vom präsynaptischen Neuron zum postsynaptischen Neuron weitergeleitet wird.

dene afferente Impulse an derselben Zelle zusammentreffen (Konvergenz). Die Interneurone sind somit nicht nur eine Verbindung zwischen den primär afferenten Neuronen und den Motoneuronen[45].

Klassifizierung der Nervenfasern. Die neuronalen Fasern werden nach Größe, Aktionspotential und Leitungsgeschwindigkeit in drei mit A, B und C bezeichnete Klassen eingeteilt[47, 48]. Die Fasergröße und die Leitungsgeschwindigkeit sind jedoch wahrscheinlich von geringerer Bedeutung, als dies ursprünglich einmal angenommen wurde[18]. A-Fasern sind große, myelinisierte, schnelleitende, somatische afferente Fasern. Sie werden weiter unterteilt in die Typen alpha (Ia und Ib), beta (II), gamma (II) und delta (III). B-Fasern sind kleine, myelinisierte, leitende viszerale efferente Fasern. C-Fasern – sie leiten am langsamsten – sind nichtmyelinisierte, kleine afferente Fasern. Man kann sie auch als Typ IV oder C-Fasern mit dorsaler Wurzel klassifizieren. In Untersuchungen zu Schmerzzuständen werden sensorische A-alpha- und A-delta- sowie C-Fasern betrachtet.

Synapse und synaptische Aktivität. Die Erregungsübertragung des Nervenimpulses zwischen Neuronen erfolgt an Kontaktstellen, die als Synapsen bezeichnet werden (Abb. 2-3B). Eine einfache Synapse besteht aus der Verbindung des Endes des Axons eines Neurons mit der Dendritenzone (axodendritische Synapse) oder dem Zellkörper (axosomatische Synapse) eines anderen Neurons. Ein Neuron kann mit mehreren Neuronen Synapsen bilden, wobei ein Impuls somit in zahlreiche andere Gebiete weitergeleitet werden kann. Die meisten synaptischen Verbindungen oder Relais im Gehirn und Rückenmark haben Interneurone, und ihre synaptische Aktivität ist komplexer als bei der einfachen Synapse (Abb. 2-3C).

Die synaptische Aktivität wird außerdem kompliziert durch prä- und postsynaptische Elemente (Abb. 2-3D), die in großer Zahl innerhalb des zentralen Nervensystems liegen können. Präsynaptische Stimulation kann entweder einen exzitatorischen oder inhibitorischen Effekt auf die postsynaptische Zelle haben. Eine exzitatorische Wirkung ist mit der Senkung des Membranpotentials verbunden und hat ein *exzitatorisches postsynaptisches Potential* (EPSP) zur Folge. Bei unterschwelliger postsynaptischer Erregung *(Exzitation)* kann leicht durch weitere Reizung die Membranschwelle erreicht werden und damit ein Aktionspotential zustande kommen. Erregungshemmung *(Inhibition)* ist die Antwort der postsynaptischen Membran auf einen Neurotransmitter, der eine *Hyperpolarisation* der Membran zur Folge hat. Die Erhöhung des postsynaptischen Membranpotentials geht mit einer vorübergehenden Hemmung der Erregungsübertragung einher. So wirkt ein *inhibitorisches postsynaptisches Potential* (IPSP) einem EPSP entgegen.

Die synaptische Erregungsübertragung von einem Neuron zum anderen erfolgt durch chemische Überträgerstoffe. Erreicht die Erregung der präsynaptischen Faser den Endkopf, werden als Folge der Potentialänderung chemisch aktive Neurotransmitter freigesetzt. Obwohl eine größere Zahl solcher Transmitterstoffe im ZNS nachgewiesen wurde, ist jeweils nur eine Substanz mit einem bestimmten Neuron verbunden. Zu den Neurotransmittern zählen Acetylcholin, Katecholamine, Indolamin, Serotonin und gewisse Aminosäuren, wie Glyzin und die Gamma-Aminobuttersäure. Die Freisetzung des Neurotransmitters erfolgt in etwa 0,5 msec (s. auch Kap. 3).

Rezeptoren

Die Rezeptoren vermitteln Informationen über die Außenwelt und den Körperzustand. Ihre funktionelle Bedeutung wird oft aus ihrem morphologischen Aufbau abgeleitet und ist bisher weniger durch physiologische Ergebnisse dokumentiert. Obwohl für einen bestimmten Rezeptor eine Reizspezifität angenommen wird, ist das Vorliegen einer Spezifität der Sinnesorgane in mancher Hinsicht fraglich. Elektrophysiologische Experimente an der einzelnen Nervenfaser[6, 38, 168] und, wenn auch in beschränkterem Maß, morphologische Untersuchungen unterstützen die Annahme, daß ein bestimmter Rezeptortyp in hohem Maße reizspezifisch reagiert.

Erregungen, die von der Körperoberfläche stammen, werden *exterozeptive Impulse* genannt. Sie haben ihren Ursprung in den *Exterozeptoren,* die für die Tast-, Druck-, Schmerz-, Kälte- und Wärmeempfindung neben anderen sensorischen Modalitäten verantwortlich sind. *Propriozeptive Impulse* enthalten Informationen über den Zustand der Muskulatur, der Ligamente und Gelenke und kommen von den sogenannten *Propriorezeptoren. Interozeptive Impulse,* die von viszeralen Rezeptoren *(Interozeptoren)* stammen, werden in diesem Zusammenhang nicht behandelt. Diesbezügliche Informationen lassen sich an anderer Stelle finden[99, 124].

Eine Empfindungswahrnehmung ist nicht mit der Stimulation eines einzelnen Rezeptors gleichzusetzen. Höchstwahrscheinlich ist nicht einmal die Stimulation eines einzelnen Rezeptortyps damit verbunden. Experimentelle Befunde lassen eine für eine bestimmte Informationskategorie typische afferente Leitungsbahn vermuten. Wie ein komplexer Eindruck von einer Person erfahren wird, ergibt sich aus der zeitlichen und räumlichen Summation der verschiedenartigen Stimuli, vor allem im Hinblick auf die Fähigkeit zur Diskrimination von Sensationen.

Adaptation. Die Rezeptoren haben im allgemeinen die Fähigkeit der Anpassung *(Adaptation).* Bei Ausübung eines z. B. zeitlich konstanten Druckes auf die Haut tritt schon nach kurzer Zeit eine Adaptation der Mechanorezeptoren ein, die in der allmählichen Abnahme der Entladungsfrequenz zum Ausdruck kommt. Sich langsam anpassende *(slowly adapting)* Rezeptoren, auch tonische *(tonic)* Rezeptoren genannt, können eine niedrige Entladungsfrequenz über Minuten und gar Stunden beibehalten. Im Gegensatz dazu zeigen die schnell adaptierenden *(rapidly adapting)* oder phasischen *(phasic)* Rezeptoren bereits nach einer Stimulationsdauer von 1–2 Sekunden einen markanten Rückgang in der Frequenz der Impulsentladungen. Impulsentladungen fehlen bei ununterbrochener Stimulation gänzlich. Rezeptoren, die zur Exzitation einer schnellen Bewegung bedürfen, werden Beschleunigungsrezeptoren genannt.

Exterozeptoren. Untersuchungen an der isolierten afferenten Nervenfaser wie auch gewisse morphologische Beschreibungen weisen auf die Existenz spezifischer funktioneller Einheiten, z. B. Mechano- und Thermorezeptoren, hin[80]. Weniger dokumentiert ist die Kategorie der Schmerzrezeptoren *(nociceptors).* Der Begriff der Kälte- oder Wärmeeinheit wird einem Thermorezeptor und dessen afferenter Faser zugeordnet, wenn eine Abhängigkeit der Entladungsfrequenz von einer erhöhten oder erniedrigten Körpertemperatur beobachtet wird und wenn die Frequenz der Impulsentladungen bei konstanten Hauttemperaturen im Bereich von 15–50° Celsius konstant bleibt. Kriterien, die zum experimentellen Nachweis der Wärme- und Kälterezeptoren angewandt werden, sind umfangreich und werden durch neuere Forschungsergebnisse ständig erweitert[80].

Die Theorien der Spezifität eines Rezeptors und der Informationscodierung haben wesentlich zum Verständnis der funktionellen Bedeutung der verschiedenen Rezeptoren beigetragen[62, 161]. Die Theorie über die Spezifität der Sinnesorgane besagt, daß ein bestimmter Rezeptor auf eine bestimmte Reizqualität reagiert. Dementsprechend werden insbesondere Schmerz-, Tast- oder Thermorezeptoren unterschieden. Die einzelnen Rezeptoren weisen eine hohe Empfindlichkeit für die adäquate Reizform auf; sie sind hingegen wesentlich unempfindlicher für andere Stimulationsformen.

Die Informationsleitung im Zentralnervensystem erfolgt durch spezifische Leitungsbahnen, die mit Konvergenz-, aber auch Divergenzschaltungen verbunden sind. Nach der Theorie erfolgt eine zentrale Summation. Dicke Nervenfasern von Berührungsrezeptoren der Haut bilden das Tastsystem. Dünne Nervenfasern sind mit der Perzeption von Schmerz, Kälte, Wärme und auch mit der Berührungsempfindung verbunden. Sie reichen an die Zellen der dorsalen Wurzeln, wo die synaptische Verbindung nach dem Konvergenzprinzip erfolgt. Die codierte Information wird vom Neuron in den dorsalen Wurzeln zu höheren Hirnabschnitten geleitet und schließlich als Schmerz, Berührung, Kälte oder Wärme empfunden.

Obwohl die Rezeptortheorie in Frage gestellt wurde, zeigen Untersuchungen an isolierten afferenten Nervenfasern, daß die Großzahl der Rezeptoren reizspezifisch ist[79]. Es besteht kein Zweifel, daß gewisse kutane Rezeptoren und Nervenfasern in hohem Maß eine spezialisierte Funktion haben[118]. Hingegen weisen bisher keine Tatsachen auf eine spezifische Klasse von Rezeptoren für die Sinnesmodalität Schmerz hin. Eine bestimmte Kategorie der dünnen, markhaltigen A-delta-Fasern mit mäßiger Leitungsgeschwindigkeit zeigt Entladungsimpulse im Zusammenhang mit nozizeptiver Stimulation[21].

Thermorezeptoren. Die Morphologie der *Thermorezeptoren,* der Kälte- und Wärmerezeptoren, ist noch nicht erwiesen, obwohl in der Literatur immer noch die *Ruffini*-Körperchen und die kugeligen *Krause*-Endkolben mit der Wärme- und Kälterezeption in Verbindung gebracht werden. Durch Registrierung afferenter Impulse in einzelnen Hautnerven wurde gezeigt, daß jeder Thermorezeptor einen charakteristischen Temperaturbereich aufweist. Entsprechend dem Nachweis von Entladungen in afferenten Fasern können Kälte- und Wärmefasern klar unterschieden werden. Die Thermorezeptoren gelten als tonisch.

Mechanorezeptoren. Als *Mechanorezeptoren* werden diejenigen Rezeptoren bezeichnet, deren peripherer Fortsatz hauptsächlich mit Entladungsimpulsen im Zusammenhang mit unschädlicher, mechanischer Stimulation und weniger als Antwort auf thermische und nozizeptive Reize reagiert[42, 111]. Mechanorezeptoren haben eine geringe Reizschwelle[90]. Obwohl diese bedeutend niedriger ist als die der nozizeptiven, ebenfalls auf Druck reagierenden Afferenzen, ist die funktionelle Differenzierung von Mechano- oder Thermorezeptoren und Nozizeptoren nicht immer klar[169, 170].

Vom anatomischen Standpunkt aus können die Mechanorezeptoren in *eingekapselte* (d. h., die Nervenendigungen sind eingekapselt), wie die *Ruffini-, Meißner-, Golgi-Mazzoni-* und *Pacini-Körperchen,* und *nicht eingekapselte* eingeteilt werden. Zu den nicht eingekapselten zählen die *Merkel-Tastscheiben.* Für weitere Informationen wird der interessierte Leser auf die Arbeit von *Halata*[69] verwiesen.

Gewisse Mechanorezeptoren reagieren nur auf die Bewegung der Hauthaare oder die Deformation der Haut. Auch nach wiederholter Stimulation zeigen ihre afferenten Nervenfasern keine Entladungsimpulse nach Unterbrechung der Reizung. Diese Rezeptoren galten als schnell adaptierende Mechanorezeptoren, werden aber neuerdings als *Geschwindigkeitsdetektoren* verstanden. Kein Rezeptor reagiert ausschließlich auf Positionen. Es wird vielmehr angenommen, daß die Gesamtheit der Positionsdetektoren in einem gewissen Umfang für Geschwindigkeit empfindlich ist. Die *Pacini-* und *Golgi-Mazzoni*-Körperchen zeigen nur eine kurz dauernde Reizantwort auf die mechanische Deformation der Haut. Die *Meißner*-Körperchen werden als Geschwindigkeitsdetektoren verstanden. Den Lage- und Bewegungszustand von Muskeln und Sehnen vermitteln Muskelspindeln, *Golgi*-Sehnen (Golgi tendon organs) und Druckrezeptoren. Auch die Gelenke sind mit Positions- und Geschwindigkeitsdetektoren ausgestattet.

Mechanorezeptoren mit tiefer Reizschwelle, die mit Positionsdetektoren assoziiert sind und die bei stationärer Stimulation der Haut Impulsentladungen zeigen, werden als langsam adaptierende, mechanorezeptive Afferenzen vom Typ I und II beschrieben. Die Geschwindigkeit der Informationsübermittlung liegt im A-beta-Bereich[21, 22]. Diese Rezeptoren sind in der Lage, über das Ausmaß der durch eine Stimulation hervorgerufenen Hautverschiebung Auskunft zu geben. Transitorische (transient) Mechanorezeptoren zeigen Impulsentladungen nur jeweils zu Beginn der Einwirkung eines Reizes. Rezeptoren, die Informationen über Gewebeverschiebungen geben, werden dem *Merkel*schen Zell-Neuriten-Geflecht und den *Ruffini*-Körperchen zugeordnet. Allen Mechanorezeptoren sind gewisse Charakteristika gemeinsam[90]. Langsam adaptierende Rezeptoren können verschiedenen anatomischen Strukturen unterschiedliche funktionelle Reizantworten übermitteln.

Zumindest in der Richtung, in der die dentalen Einheiten ihre größte Empfindlichkeit aufweisen, werden Informationen im Bereich von unter einem Newton (1 N) übertragen[42]. Die beim Menschen nachgewiesenen dentalen Einheiten gehören dem Typ II der langsam adaptierenden Mechanorezeptoren der Haut an. Diesen ist eine richtungsspezifische Empfindlichkeit auf Zugbelastung eigen.

Mechanische Stimulation der orofazialen Strukturen führt zur Aktivierung von Neuronen im Hirnstamm. Direkte Projektionen zur Formatio reticularis sind nachgewiesen, deren Leitung mit größter Wahrscheinlichkeit über das Kerngebiet des V. Hirnnervs läuft. Die Neurone in der Retikularformation werden als Interneurone der kranialen Reflexbahnen verstanden.

Der einem Rezeptor zugeordnete Bezirk wird *rezeptives Feld* genannt. In den distalen Körperabschnitten ist die Dichte der Rezeptoren meist gering; im orofazialen Bereich ist deren Dichte besonders hoch. So vermag im orofazialen Bereich bereits eine Gewebeverschiebung von 1 Mikrometer zur Exzitation eines Rezeptors führen; andere Körperabschnitte weisen diesbezüglich weit geringere Empfindlichkeiten auf.

Nozizeptoren. Menschliche Schmerzrezeptoren werden auch Nozizeptoren genannt. Gewisse Einwände hinsichtlich der Theorie der Summation des Schmerzes sind aufgrund elektrophysiologischer Tierversuche angezeigt. Schmerz als eine Form von Sinnesmodalität ist an kein anatomisch-spezifisches Rezeptororgan geknüpft. Auch ist die Reizantwort nicht auf eine bestimmte Reizqualität beschränkt.

Gewisse markhaltige und marklose Nervenfasern verlieren ihre *Schwann*-Scheide und enden als sogenannte *freie Nervenendigungen.* Diese sind in vielen Geweben des Körpers nachgewiesen worden.

Die marklosen C-Fasern wurden ursprünglich mit der oberflächlichen Schmerzempfindung in Verbindung gebracht, doch scheint ihre Bedeutung viel größer zu sein. Freie Nervenendigungen werden oft als Nozizeptoren beschrieben und gelten als reizspezifisch. Hingegen ist in Körperabschnitten, in denen lediglich freie Nervenendigungen nachgewiesen wurden, wie in der Cornea, die Diskrimination von Temperatur, Schmerz und Berührung dennoch möglich[100]. Diese Tatsache erschwert es, die Hypothese von der Reizspezifität eines Rezeptors uneingeschränkt zu akzeptieren[55]. Das rezeptive Feld der Nozizeptoren der Haut, Muskulatur und Viszera ist relativ klein. Die Reizschwelle für die adäquate Stimulationsform liegt hoch. Die Entladungsfrequenz bei dauernd überschwelli-

ger Reizung ist konstant; eine Adaptation an die Reizeinwirkung tritt nicht ein.
Einige Rezeptoren sprechen auf unterschiedlichen Energiestufen auf mechanische, thermische und chemische Stimulation an. Viele reagieren auf mehrere Stimulationsformen und haben einen breiten Wirkungsbereich. Eine Noxe hat die Freisetzung chemischer Stoffe in der Haut zur Folge, die zur Exzitation der Endorgane führen. In diesem Sinn funktionieren freie Nervenendigungen als Nozizeptoren.
Eine kürzlich erschienene Arbeit hat sich mit der Frage auseinandergesetzt, ob die Pulpa mit gewissermaßen spezialisierten, freien Nervenendigungen ausgerüstet ist und ob demzufolge an dieser Körperstelle ausschließlich Schmerzempfindung möglich ist[150]. Vorsicht ist jedoch geboten, die durch Stimulation der Pulpa evozierten Reflexgeschehen und komplexeren Reizantworten der Nozizeption zuzuschreiben[150].
Sowohl thermische, mechanische, chemische als auch andere Stimulationsformen können Schmerz hervorrufen. Die freien Nervenendigungen der Haut werden als Schmerzrezeptoren angesehen, doch sind freie Nervenendigungen auch mit der Perzeption anderer Sinnesmodalitäten als Schmerz assoziiert.
Zwei Typen von *A-delta*-Afferenzen reagieren ausschließlich auf die noxische Stimulation: *Mechanorezeptive Afferenzen mit hoher Reizschwelle* gelten als reine nozizeptive Mechanorezeptoren, und *nozizeptive Wärme- und Kälteafferenzen* werden als thermosensitive Nozizeptoren gesehen. Eine dritte Klasse gehört zum *C-Faser-Typ.* Nozizeptive A-delta- und C-Fasern kommen im Trigeminussystem genau wie anderswo im Körper vor.

Propriorezeptoren. Propriorezeption ist verantwortlich für Informationen über die Bewegung und Position des Körpers, die von Rezeptoren in Muskeln, Sehnen und Gelenken geliefert werden[153]. Synonyme dafür sind u. a. Tiefensensibilität[137, 157, 159], Muskel- und Positionssinn[11, 14, 72]. Propriorezeption enthält auch die Sensibilität des Periostes. Infolge offener Fragen zur *Muskelsensibilität* und zu den beteiligten Rezeptortypen wurde der Begriff der *Positions-Bewegungssensibilität* vorgeschlagen[143].

Rezeptoren und Innervation spezifischer Strukturen

Gelenke. *Gelenksensibilität* bezieht sich auf die Fähigkeit, Bewegungen der Gelenke und Gelenkstellungen festzustellen[156]. Die Beteiligung der verschiedenen Rezeptoren an der Wahrnehmung von Position und Bewegung der Gelenke ist noch nicht vollständig geklärt[113]. Das Vorkommen kompliziert gebauter Rezeptoren in den Muskeln[88] hat zu der Hypothese geführt, daß diese Organe allein für den Positions- und Bewegungssinn verantwortlich sein könnten: Durch Vergleich der afferenten Signale vom Muskel mit der fusimotorischen Aktivität könnte das ZNS die Muskellänge bestimmen. Ein Rezeptortyp, der den *Ruffini*-Körperchen der Haut ähnelt und fast ausschließlich in der Gelenkkapsel gefunden wird, wirkt als langsam adaptierender Mechanorezeptor. Informationen über Position, Richtung und Geschwindigkeit einer Gelenkbewegung werden mit diesem Rezeptor verknüpft[155, 156]. Ein anderer Rezeptortyp gleicht den *Pacini*-Körperchen und gilt als schnell adaptierender Mechanorezeptor. Entsprechend seinem Verhalten wird dieser Rezeptor als Beschleunigungsmesser verstanden. Seine Fähigkeit besteht darin, schnelle Gelenkbewegungen zu erfassen. Ein Nervenplexus aus feinen, marklosen Fasern wird als dritter Rezeptortyp angesehen und mit der Schmerzempfindung in Verbindung gebracht. Die Rolle eines vierten Rezeptortyps, der mit den *Golgi-Mazzoni*-Körperchen vergleichbar ist, ist noch nicht geklärt[131]. Des weiteren werden die Gelenke auch von sympathischen, vasomotorischen Fasern innerviert[54].

Neuere Untersuchungen weisen darauf hin, daß der Positions- und Bewegungssinn nicht allein durch Informationen von Gelenkrezeptoren zustande kommt[57]. Die Perzeption von Bewegung wird durch Injektion von Lokalanästhetika in das Gelenk und die darüberliegende Haut nicht vollständig unterdrückt[94]. Den Muskelspindeln wird ebenso ein wichtiger Stellenwert in der Wahrnehmung von Lage und Bewegung zugeschrieben[20, 57]. Vibration von Muskeln bewirkt illusionäre Vorstellungen über Bewegung und Gelenklage als Folge selektiver Stimulation von Muskelspindeln[23]. Indizien sprechen auch für die Beteiligung der *Golgi*-Sehnen-Rezeptoren bei der Erkennung von Lage und Bewegung[21, 57]. Demzufolge muß angenommen werden, daß Muskelspindeln, *Golgi*-Sehnen-Rezeptoren und Rezeptoren der Gelenke und Haut gemeinsam beteiligt sind. Die ungewöhnliche Verteilung von Muskelspindeln im orofazialen Bereich ist bemerkenswert. Auch die beschränkte Wirkung der Durchtrennung der Spindelafferenzen auf den Kauvorgang ist von Bedeutung.

Kiefergelenk. Zahlreiche freie Nervenendigungen finden sich in der Gelenkkapsel. Kompliziert strukturierte Nervenendigungen, wie *Ruffini*-Körperchen, *Golgi*-Sehnen-Rezeptoren und die den *Vater-Pacini*-Körperchen gleichenden Strukturen, sind hingegen selten und hauptsächlich auf die lateralen Kapselanteile und das Ligamentum temporale beschränkt.

Im Kiefergelenk des Erwachsenen scheinen Nervenfasern lediglich in die peripheren Teile des Gelenkdiskus einzutreten. Die Nervenfasern treten im hinteren Abschnitt an der Grenze zwischen Diskus und Gelenkkapsel ein, dringen mit ihren Ästen in Gefäße ein und enden als freie Nervenendigungen.

Der posteriore und laterale Teil der Gelenkkapsel wird von einem Ast des N. auriculotemporalis innerviert, die anterioren Abschnitte werden von Ästen des N. massetericus und den tiefen Zweigen des N. temporalis versorgt. Eine bedeutende Zahl von Fasern mit einer Faserstärke, die üblicherweise bei den *Golgi*-Sehnen-Rezeptoren vorkommt, läßt sich im N. massetericus nachweisen. Die zentralen Anteile des Diskus und die artikulären Gelenkflächen sind hingegen nicht innerviert[163].

Den Kiefergelenkrezeptoren wird zugeschrieben, daß sie zumindest teilweise für die Kontrolle der Unterkieferlage verantwortlich sind[89, 136, 164]. Untersuchungen über den Funktionsbereich des Inzisalpunktes vor und nach uni- oder bilateraler Anästhesie des Kiefergelenks lassen vermuten, daß artikuläre Mechanorezeptoren zur Reflexkontrolle der Unterkieferbewegungen beitragen[93].

Die Zentralprojektion der Kiefergelenkafferenzen ist jedoch noch nicht geklärt. Multiple Projektionen von Kiefergelenkafferenzen über den sensorischen Kern des Hirnnervs V hinaus sind aus Gründen der Analogie mit der Situation im Rückenmark anzunehmen[59]. Leitungsbahnen mit Umschaltung im Thalamus zur Hirnrinde sind zu erwarten[59]; auch ist eine Verbindung von thalamischen Zentren zum Kleinhirn wahrscheinlich.

Parodontium. Die Beteiligung parodontaler, sensorischer Information an einer Vielzahl von Reflexen ist sicher. Obwohl eine Zahl spezialisierter und nichtspezialisierter Nervenendigungen im Parodont dargestellt wurde[91], besteht keine vollständige Klarheit über die Zuordnung eines Rezeptortyps zu einer bestimmten Funktion[12, 16, 83, 101]. Sowohl dicke als auch dünne Nervenfasern werden im Parodont nachgewiesen. Zumindest wird eine Anzahl der dünnen, marklosen Fasern mit der Schmerzempfindung und autonomen Funktionen in Verbindung gebracht[71].

Die Morphologie parodontaler Nervenendigungen ist vielfältig und reicht von einfachen, freien Nervenendigungen zu kompliziert aufgebauten Strukturen, ähnlich denen der *Meißner*-Körperchen, und eingekapselten Endigungen mit oder ohne markhaltige Faser. Den mit einer markhaltigen Faser verbundenen Nervenendigungen wird die Rolle von Mechanorezeptoren zugeschrieben[138]. Die meisten parodontalen Afferenzen werden aufgrund ihrer Faserstruktur dem Fasertyp A mittleren Querschnitts zugeordnet. Auch die Rezeptoren im Periost mögen zur taktilen Sensibilität beitragen. Infolge des schwierigen Zugangs zu den parodontalen Rezeptoren lassen sich die elektrophysiologischen Versuche über die Reizantwort der verschiedenen Rezeptoren auf mechanische Stimulation äußerst umständlich durchführen.

Rezeptoren werden in erster Linie im apikalen Bereich des parodontalen Ligamentes nachgewiesen[125, 132]; ihre afferente Projektion erfolgt zum Ganglion des Hirnnervs V.[114], doch lassen Untersuchungen an isolierten funktionellen Einheiten auch Mechanorezeptoren im Alveolarknochen, in der Gingiva und im Periost vermuten. Auch bei ausgeprägtem Rückgang des Parodonts scheint, zumindest aus klinischer Sicht, die parodontale Sensorik nicht wesentlich zu leiden.

Sowohl langsam als auch schnell adaptierende parodontale Einheiten zeigen eine Empfindlichkeit gegenüber Frequenz und Größe des auf einen Zahn applizierten mechanischen Stimulus. Aufgrund ihres analogen Verhaltens zu den schnell und langsam adaptierenden kutanen Mechanorezeptoren werden sie als parodontale Geschwindigkeits- und Positionsdetektoren verstanden. Die Reizschwelle liegt bei mechanischer Stimulation im Falle der langsam adaptierenden Afferenzen bei weniger als einem Gramm. Schnell adaptierende Einheiten erfordern eine Belastung von 20–25 g oder mehr zu ihrer Exzitation. Bei menschlichen parodontalen Afferenzen wurde eine richtungsspezifische Empfindlichkeit nachgewiesen[114]. Parodontale Afferenzen reagieren auf mechanische Stimulation. Im Gegensatz zu den kutanen oder fazialen Afferenzen ist ihre Fähigkeit zur Diskrimination von Krafteinwirkungen verschiedener Intensität größer. Diese Fähigkeit ist besonders im Bereich kleiner Kräfte ausgeprägt. Die klinische Bedeutung der richtungsspezifischen Empfindlichkeit der parodontalen Afferenzen ist beim heutigen Wissensstand lediglich spekulativ. Es wird angenommen, daß der richtungsspezifische Stimulus mit einer höheren Impulsfrequenz, einer kürzeren Latenz, einer niedrigeren Reizschwelle und einer längeren Zeitspanne, in der die Impulse beobachtet werden, verbunden ist.

Die Pulpa. Die Innervation der Pulpa wurde ausgiebig untersucht[4, 6, 123]. Trotz der umfangreichen Forschung auf diesem Gebiet sind Fragen über die Entstehung einer Sinnesempfindung auf den Strukturen des Zahnes (Schmelz, Zement, Dentin und Pulpa) noch offen. Es wird allgemein angenommen, daß die Pulpa lediglich für noxische Reize empfänglich ist, doch muß diese Annahme ohne die Erbringung weiterer Beweise bezweifelt werden[150].

Bei der Reizantwort auf die Stimulation des Dentins werden neurale Mechanismen vermutet, doch fehlt bisher der histologische Nachweis dieser Annahme. Auch die Abhängigkeit der Reizantwort von der Intensität der Stimulation bedarf des Beweises[146, 147]. Bislang fehlt jeglicher Hinweis auf die Innervation des Dentins, und auch das Vorhandensein von Rezeptoren und Nervenfasern im Dentin ist äußerst fraglich[42].

Neuere Beobachtungen über submikroskopische Verbindungen zwischen den Odontoblasten und Strukturen, die Nervenfasern ähnlich sind, räumen den Odontoblasten einen Stellenwert hinsichtlich der Empfindlichkeit des Dentins ein.

Die Pulpa wird in erster Linie von den maxillaren und mandibularen Hauptverzweigungen des Trigeminus versorgt. Doch gibt es auch Hinweise einer sympathischen, vasomotorischen Kontrolle der Pulpadurchblutung. In diesem Sinn ist die In-

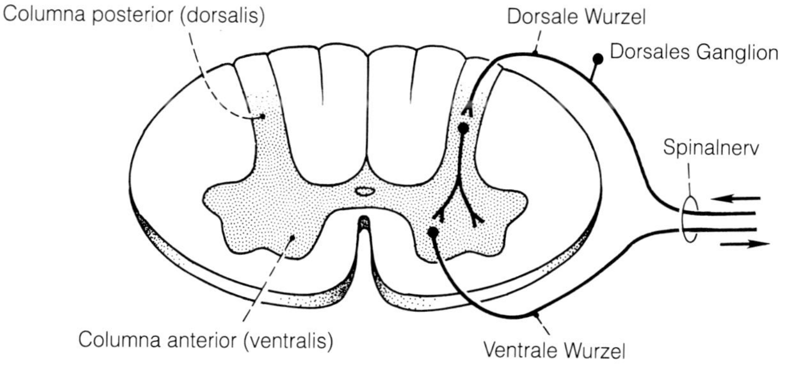

Abb. 2-4 Ein Segment des menschlichen Rückenmarks. Die Substantia alba, bestehend aus leicht myelinisierten und nichtmyelinisierten Nervenfasern, umgibt die H-förmige Substantia grisea. Letztere besteht aus Zellkörpern, nichtmyelinisierten und leicht myelinisierten Fasern. Die Fasern der Substantia alba verlaufen parallel zur Längsachse des Rückenmarks, die Fasern der Substantia grisea im rechten Winkel dazu. In der Substantia alba gibt es keine Zellkörper.

tensität einer Schmerzempfindung vom Erregungszustand des Sympathikus abhängig. Des weiteren ist die Innervation der Zähne von seiten des N. mylohyoideus bekannt[56]. Die die Pulpa versorgenden Nervenfasern gehören hauptsächlich dem markhaltigen A-delta- und dem marklosen C-Faser-Typ an[6].
Neurale Aktivität wird durch Pulpastimulation in vielen Abschnitten des Gehirns einschließlich des Kerngebietes des Hirnnervs V, der Retikularformation und der Hirnrinde nachgewiesen[119].

Nervenbahnen

Deszendierende (absteigende) Leitungsbahnen sorgen für die Anpassung der Motorik und der Drüsen an die Erregungsvorgänge im sensorischen und vegetativen Nervensystem. *Aszendierende (aufsteigende) Leitungsbahnen* führen dem ZNS Sinnesempfindungen wie Schmerz, Berührung und Temperatur zur Informationsverarbeitung zu. Diese Leitungsbahnen schließen Afferenzen aus der Haut, der Muskulatur, den Ligamenten und Gelenken ein[75]. Die von den beiden höheren Sinnesorganen, dem Ohr und dem Auge ausgehenden *Leitungsbahnen* werden an dieser Stelle nicht berücksichtigt. Die Verarbeitung sowohl auf- wie absteigender Information findet auf den verschiedenen Ebenen des Rückenmarks und Gehirns statt. Eine hierarchische Struktur verleiht diesem komplexen Netzwerk von Nervenbahnen eine Ordnung. Das *Rückenmark* ist durch 31 paarige Spinalnerven mit den verschiedenen Teilen des Körpers verbunden. Jeder Spinalnerv hat eine dorsale, afferente und eine ventrale, efferente Wurzel (Abb. 2-4). Kurz vor dem Eintritt der dorsalen Wurzel in das Rückenmark liegt das Spinalganglion, das die Zellkörper der afferenten Fasern enthält. Die dorsalen und ventralen Wurzeln bilden einen sogenannten gemischten Nerv *(Spinalnerv)*, der sowohl afferente als auch efferente Nervenfasern enthält. Die zwölf paarigen *Kranialnerven* versorgen den Kopf- und Halsbereich mit Ausnahme des N. vagus, der sich durch Brust und Bauch zieht.

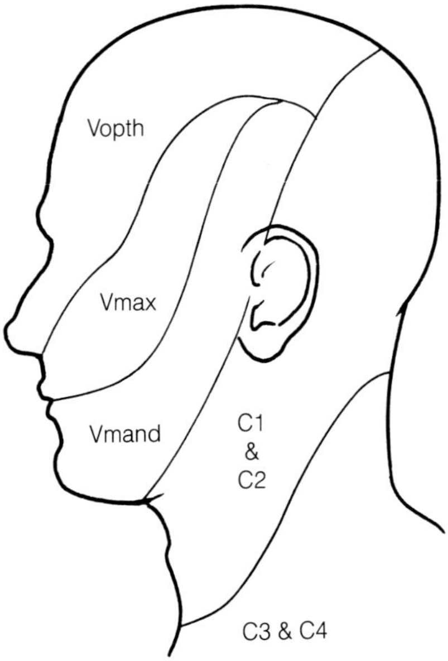

Abb. 2-5 Trigeminusdarstellung der dermatomalen Innervation der Haut. Die verschiedenen Äste des Trigeminusnervs und der angrenzenden zervikalen Nerven sind somatische afferente Fasern und leiten exterozeptive Hautimpulse weiter.

Sensorische Leitungsbahnen

Die Reizantwort auf nozizeptive, taktile und thermische Stimuli wird durch Nervenfasern unterschiedlichen Querschnitts übermittelt, doch ist eine bestimmte Sinnesmodalität nicht immer an einen bestimmten Faserquerschnitt gebunden[78]. In Wirklichkeit können Fasern von sehr ähnlichem Querschnitt verschiedene funktionelle Eigenschaften haben[21, 102].

Die Hautäste der afferenten Nervenbahnen versorgen einen umschriebenen Hautbezirk. Die Innervationsgebiete sind unter dem Begriff *Dermatom* bekannt. Im Falle des Trigeminus können entsprechend den drei Hauptästen, (V.1) N. ophthalmicus, (V.2) N. maxillaris und (V.3) N. mandibularis, drei Dermatome definiert werden. In Abbildung 2-5 sind die mit den zervikalen Nerven (C 1–4) verbundenen Dermatome zu sehen.

Die chirurgische Unterbrechung der Schmerzleitung durch die sogenannte Chordotomie führt zum Verlust der Schmerz- und Temperaturempfindung, während die taktile Sinnesmodalität kaum beeinträchtigt wird. Dies unterstützt die Annahme getrennter Leitungsbahnen einerseits für Berührung und Druck, andererseits für Schmerz und Temperatur. Dieses Konzept muß hingegen als eine starke Vereinfachung des Sachverhaltes angesehen werden.

Obwohl üblicherweise spezielle Leitungsbahnen im Rückenmark *(Tractus)* mit einer bestimmten Sinnesmodalität verbunden werden, bestehen diese Stränge aus einer Vielzahl von Fasern, die aus funktioneller Sicht schwierig auf einen gemeinsamen Nenner zu bringen sind. Das Denken hierüber hat sich vor allem durch neuere Untersuchungsmethoden verändert.

Die Laminae des Dorsalhorns. Aufgrund der topographischen Anordnung, funktionellen Wertigkeit und Zytoarchitektur der Nervenzellen in der Grausubstanz lassen sich zehn Laminae definieren[140]. Die Laminae I, II, III und IV werden als die Hauptempfangsstationen der afferenten Information angesehen (Abb. 2-6). Die Laminae V

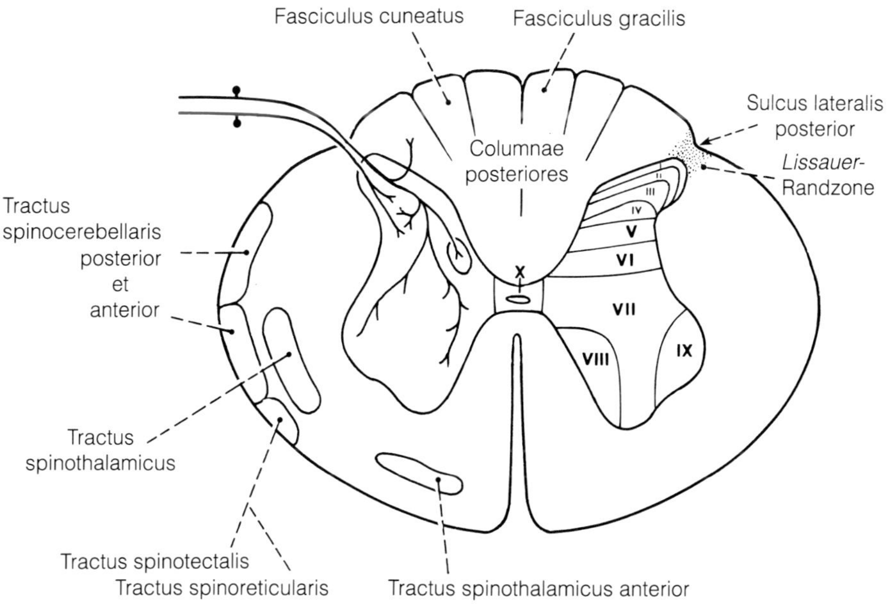

Abb. 2-6 Zusammensetzung des Rückenmarks mit den Laminae nach dem *Rexed*-System auf der Basis des Rückenmarks der Katze. Die Bedeutung der römischen Ziffern ist im Text beschrieben.

und VI werden als Stationen der propriozeptiven Information und solcher von der Hirnrinde oder anderer, höherer Strukturen verstanden. Der Lamina VII sind Verbindungen mit vielen höheren Hirnzentren eigen, während die Lamina VIII neben der Verbindung zu höheren Zentren Bahnen zur Gegenseite aufweist. In der Lamina IX sind die alpha- und gamma-Motoneurone ansässig. Diese Zuordnungen müssen jedoch strenggenommen als eine starke Vereinfachung angesehen werden[30, 171]. Die Laminae II und III des Hinterhorns machen die *Substantia gelatinosa Rolandi* aus, der Einschluß der Lamina III ist jedoch umstritten[135]. Leitungsbahnen aus der Zona terminalis (*Lissauer*-Randzone), Kollateralverbindungen von Fasern, die über den dorsomedialen Aspekt des Dorsalhorns verlaufen, und rekurrierende Kollateralen von Fasern, die in mehr ventrale Laminae eintreten, zeigen Verbindungen mit der Substantia gelatinosa *Rolandi*[19]. Die früher bestehende Vermutung, daß in der Substantia gelatinosa *Rolandi* die erste synaptische Verbindung in der Schmerzleitung stattfinde, trifft nicht zu. In der „Gate"-Theorie des Schmerzes wird der Substantia gelatinosa *Rolandi* großer Wert beigemessen.

Aszendierende Leitungsbahnen. Die zur Großhirnrinde aufsteigenden spinalen Leitungsbahnen sind der *Tractus spinothalamicus* des Vorderseitenstranges und die Hinterstrangbahnen, die von der Medulla oblongata unter dem Begriff des *Lemniscus medialis* in enger Beziehung zum Tractus spinothalamicus zum Thalamus laufen. Zu den zum Kleinhirn aufsteigenden Bahnen zählen die vordere und hintere Seitenstrang-Kleinhirnbahn *(Tr. spinocerebellaris ant. et post.)*[143].

Hinterstrangbahnen. Die Neuronen erster Ordnung dieser Bahnen sind im allgemeinen markhaltig und reagieren reizspezifisch[51]. Nach Eintritt in das Rückenmark teilen sich die Fasern neben einer direkten oder über Schaltneurone führenden Verbindung zu den motorischen Vorderhornzellen in auf- und absteigende Äste auf, die in den dorsalen Säulen *(Fasciculus gracilis* und *Fasciculus cuneatus)* zwischen den beiden Vorderhörnern enthalten sind (Abb. 2-7). Ungefähr 25% der Fasern erreichen die Medulla und enden in den betreffenden Kerngebieten *(Ncl. gracilis* und *Ncl. cuneatus).* Fasciculus gracilis und Fasciculus cuneatus werden als *Hinterstrangbahnen,* die Kerne Ncl. gracilis und Ncl. cuneatus als *Hinterstrangkerne* bezeichnet. Die von den in den Hinterstrangkernen ansässigen Nervenzellen 2. Ordnung ausgehenden Neuriten kreuzen in der Olivenschicht zur Gegenseite *(Decussatio lemniscorum)* und verlaufen dann in enger Beziehung mit dem Tractus spinothalamicus unter der Bezeichnung *Lemniscus medialis* durch Pons und Mittelhirn zum Thalamus. Im Thalamus erfolgt die synaptische Verbindung mit thalamischen Nervenzellen (Nervenzellen 3. Ordnung) und durch diese die Weiterleitung zur Hirnrinde. Auch erfolgen vom Thalamus Verbindungen zu retikulären und vegetativen Kernen. Die von den thalamischen Projektionskernen ausgehenden Nervenfasern des Tractus thalamocorticalis enden in erster Linie im *Gyrus postcentralis.* Diese Region gilt als das kortikale, sensorische Projektionsfeld. Interaktionen zwischen aszendierenden Nervenbahnen, Schaltneuronen und deszendierenden Fasern bezeugen die an dieser Stelle erfolgende Integration neuraler Information.

Nach klassischer Vorstellung sind die Hinterstrangbahnen mit dem Berührungs-, Druck-, Vibrations- und Positionssinn verbunden. Neuere elektrophysiologische Untersuchungen bezüglich der Funktion der Hinterstrangbahnen lassen jedoch Zweifel an der klassischen Vorstellung aufkommen. Die Hinterstrangbahnen gelten nicht mehr als die Hauptleitungsbahnen propriozeptiver Information[143]. Die Funktion der Nuclei gracilis und cuneatus besteht nicht nur in der Umschaltung afferenter Impulse. Auch gelten die Hinterstrangbahnen nicht als besonders kritisch für den Vibrationssinn[19]. Sie leiten Impulse von schnell adaptierenden kutanen Afferenzen.

Die vordere und hintere Seitenstrang-Kleinhirnbahn (Tr. spinocerebellaris ant. et post.) gilt als Bahn der Tiefensensibilität (Abb. 2-11). Der hintere spinozerebellare Trakt enthält ungekreuzte, hauptsächlich von oberen Rückenmarksegmenten stammende Fasern. Die vordere Seitenstrang-Kleinhirnbahn enthält sowohl gekreuzte als auch ungekreuzte Fasern, die vor allem aus tieferen Bereichen des Rückenmarks stammen.

Vorderseitenstränge. Der Begriff der *Vorderseitenstränge* umfaßt neben dem Tractus spinotectalis und anderen Strängen den Tractus spinothalamicus lateralis und den Tractus spinothalamicus anterior. Die Differenzierung der beiden letzteren mag willkürlich erscheinen, da auch andere Afferenzen mit diesen Bahnen verbunden sind und beide Stränge ähnliche thalamische Endstationen aufweisen[113].

Die Vorderseitenstränge bestehen aus der spinobulbären, der spinomesenzephalen, der spinoposterothalamischen Leitungsbahn und dem eigentlichen spinothalamischen Trakt[143], der gelegentlich auch als *neospinothalamischer Trakt, laterale Schmerzbahn* oder als *A-delta-Leitungsbahn* beschrieben wird. Diese relativ schnellen Leitungsbahnen werden mit der Oberflächensensibilität in Verbindung gebracht.

Die Vorderseitenstränge vermitteln Informationen über Schmerz, Temperatur, Berührung, Druck und Empfindungen, wie Kitzeln, Jucken und Müdigkeit. Die spinoretikulothalamischen oder spinobulbären Vorderseitenstränge gelten als langsame, polysynaptische Leitungssysteme mit relativ wenigen direkten Fasern zum Thalamus. Die Großzahl der Fasern tritt in der Retikularformation in synaptische Verbin-

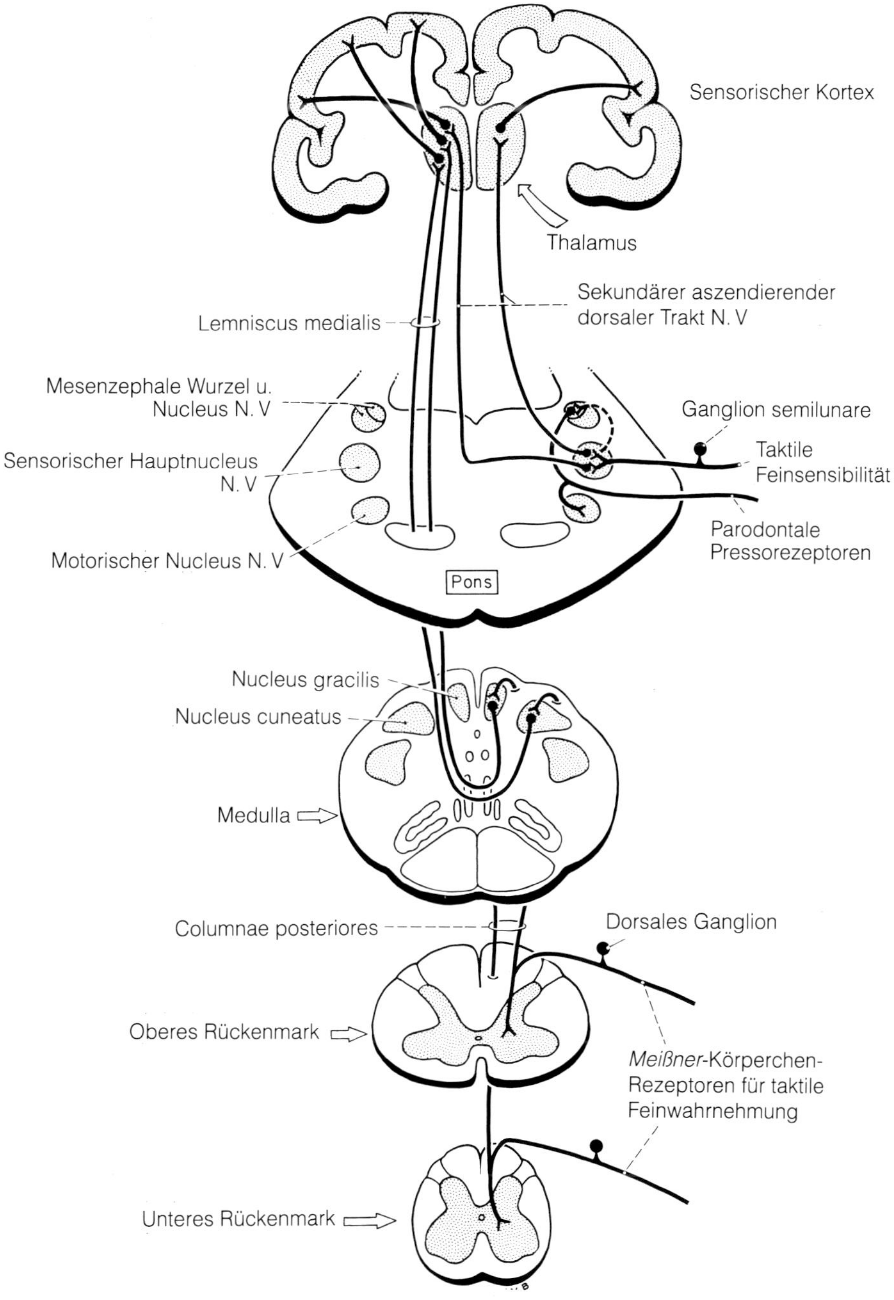

Abb. 2-7 Die klassische Bahnung für die taktile Feinsensibilität und die bewußte Propriozeption. Nicht gezeigt ist der Tractus spinothalamicus anterior, der für die allgemeine taktile Sensibilität freier Nervenenden zuständig ist. Die taktile Sensibilität des Parodonts wird durch die mesenzephale Wurzel des Trigeminusnervs weitergeleitet. Die gestrichelte Linie zeigt mögliche Verbindungen zum sensorischen Nukleus des N. trigeminus auf.

dung. Dieses System wird mit den emotionalen und affektiven Begleitumständen des Schmerzes in Zusammenhang gebracht. Die Integration von Komponenten des autonomen Nervensystems wird in der Retikulaformation angenommen. Die Schmerzinformation wird weiter zum Thalamus und Hypothalamus geleitet. Der spinoretikulothalamische oder *paläospinothalamische* Strang ist ebenfalls unter dem Begriff der direkten spinothalamischen oder C-Faser-Leitungsbahn bekannt. Diese Bahn wird mit dem schwierig zu lokalisierenden unangenehmen und brennenden Schmerztyp in Verbindung gebracht.

Sensorische Leitungsbahnen des N. trigeminus. Afferente Fasern des Trigeminus und des zugehörigen Ganglions (Ganglion semilunare oder Ganglion *Gasseri*) melden Schmerz, Temperatur, Berührung und andere Sinnesempfindungen aus dem orofazialen Bereich zum sensorischen Hauptkern (Ncl. sensorius nervi trigemini), zum Kerngebiet des spinalen Traktus des N. trigeminus (Ncl. tractus spinalis nervi trigemini) und zum dritten Trigeminuskomplex, dem Ncl. mesencephalicus (Abb. 2-8). Die Axone der Kerne des Spinaltraktes kreuzen zur Gegenseite und steigen im vorderen trigeminothalamischen Trakt zu den Kerngebieten des Thalamus und der Retikularformation auf. Die beiden trigeminothalamischen Trakte (dorsal und ventral) sind dem dorsalen und anterolateralen Spinaltrakt nicht homolog; ihre Unterscheidung erfolgt in topographischer Hinsicht. Das Trigeminussystem gilt als Modell für die geringere Anzahl von Afferenzen in den Hirnnerven VII, IX und X.

Die zum kaudalen Ende der Medulla oblongata absteigenden Nervenfasern des Trigeminus bilden den Spinaltrakt des Trigeminus (Tr. spinalis nervi trigemini). Auf der Höhe des Rückenmarks verbindet sich der Spinaltrakt mit dem dorsolateralen *(Lissauer-)*Trakt. Einige aszendierende Fasern enden im sensorischen Hauptkern. Die deszendierenden Fasern geben Kollateralen und Endkontakte zu den Zellen in den Kernen des Spinaltraktes ab. Die Gesamtheit der Spinalkerne kann als Fortsetzung der Substantia gelatinosa *Rolandi* des Dorsalhorns (Laminae II und III) verstanden werden. Spinaltrakt und Spinalkerne werden als Gegenstück zum posterolateralen *(Lissauer-)*Trakt und der Substantia gelationa *Rolandi* auf der Höhe des Rückenmarks angesehen. Hingegen sind die Parallelen zwischen dem sensorischen Hauptkern des N. trigeminus und den Kernen der Hintersäule wie auch zwischen den Kernen des Spinaltraktes und der am weitesten dorsal gelegenen Lamina des Dorsalhorns umstritten[19].

Kerne des N. trigeminus. Der Kern des spinalen Trigeminustraktes besteht aus dem Subnucleus oralis, dem Subnucleus interpolaris und dem Subnucleus caudalis[129]. Dieses Kerngebiet erstreckt sich von der Rautengrube bis zur Halswirbelsäule (C 2). Die Kerngebiete, in denen die Axome der Trigeminusfasern enden, weisen eine Ähnlichkeit mit den Kernen der Hintersäulen auf. In einem Fall ist eine Schichtung festzustellen, die den Laminae des spinalen Hinterhorns nahekommt[38].

Im Falle des Nucleus caudatus lassen sich drei Laminae differenzieren: Lamina marginalis, gelatinosa und magnocellularis. Wie bereits erwähnt, besteht eine Ähnlichkeit mit den im Rückenmarksquerschnitt im Bereich des Dorsalhorns festgestellten Schichten. So enthält z. B. die Lamina I des Ncl. caudatus Zellkörper, die eine Ähnlichkeit zu den *Waldeyer*-Zellen der Lamina I des Rückenmarks aufweisen und mit den aus der Peripherie kommenden Afferenzen in Verbindung stehen[143]. Nozizeptive Afferenzen des Trigeminussystems enden in der Marginalzone und der Substantia gelatinosa *Rolandi,* wo die synaptische Verbindung mit Dendriten erfolgt, deren zugehörige Zellkörper in der Lamina marginalis und der Lamina magnocellularis zu finden sind[57].

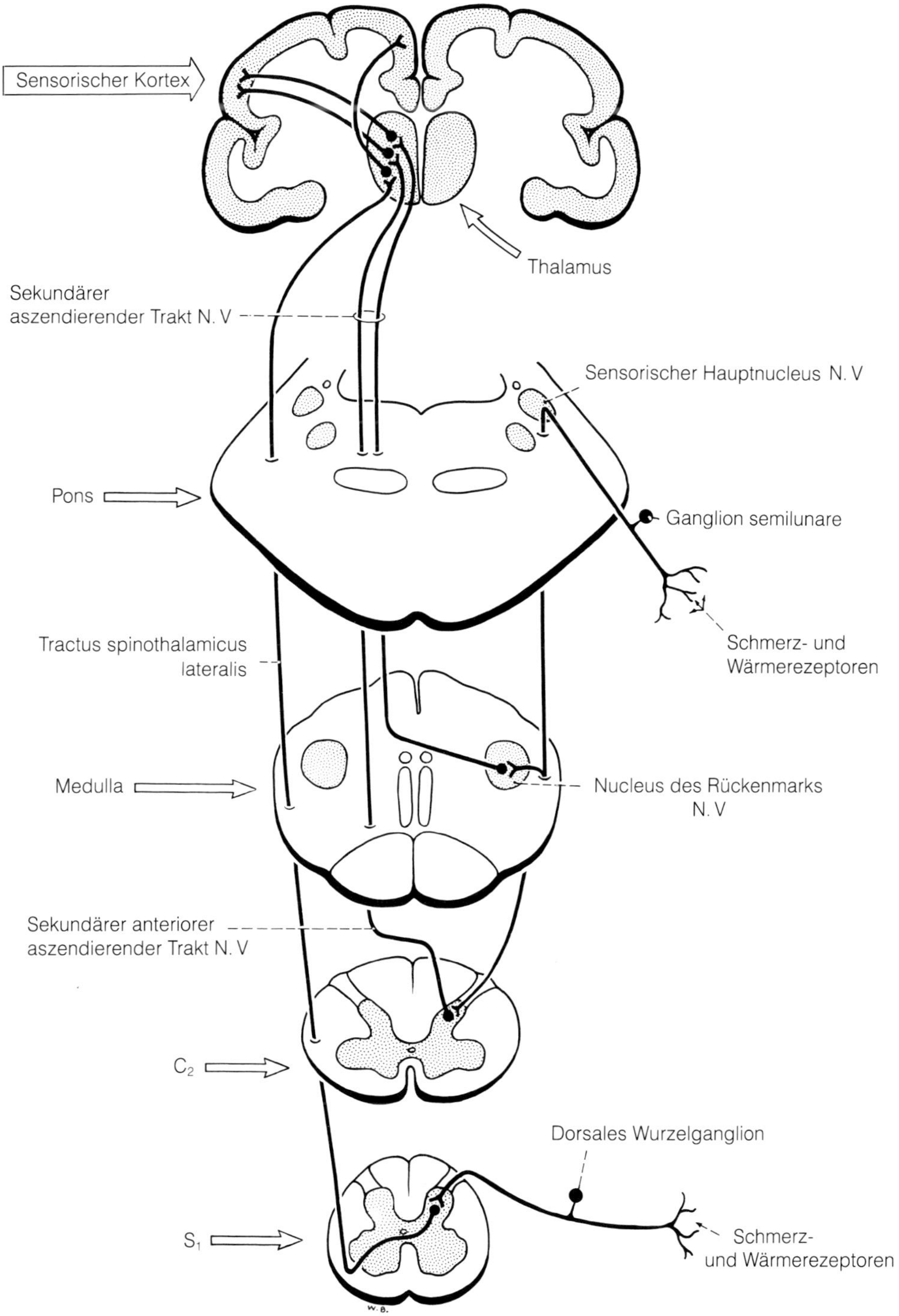

Abb. 2-8 Darstellung der Leitung von Schmerzen und thermischer Wahrnehmung. Impulse durch grobe taktile, thermische oder schmerzhafte Stimuli werden über das Rückenmark (Trigeminus) weitergeleitet.

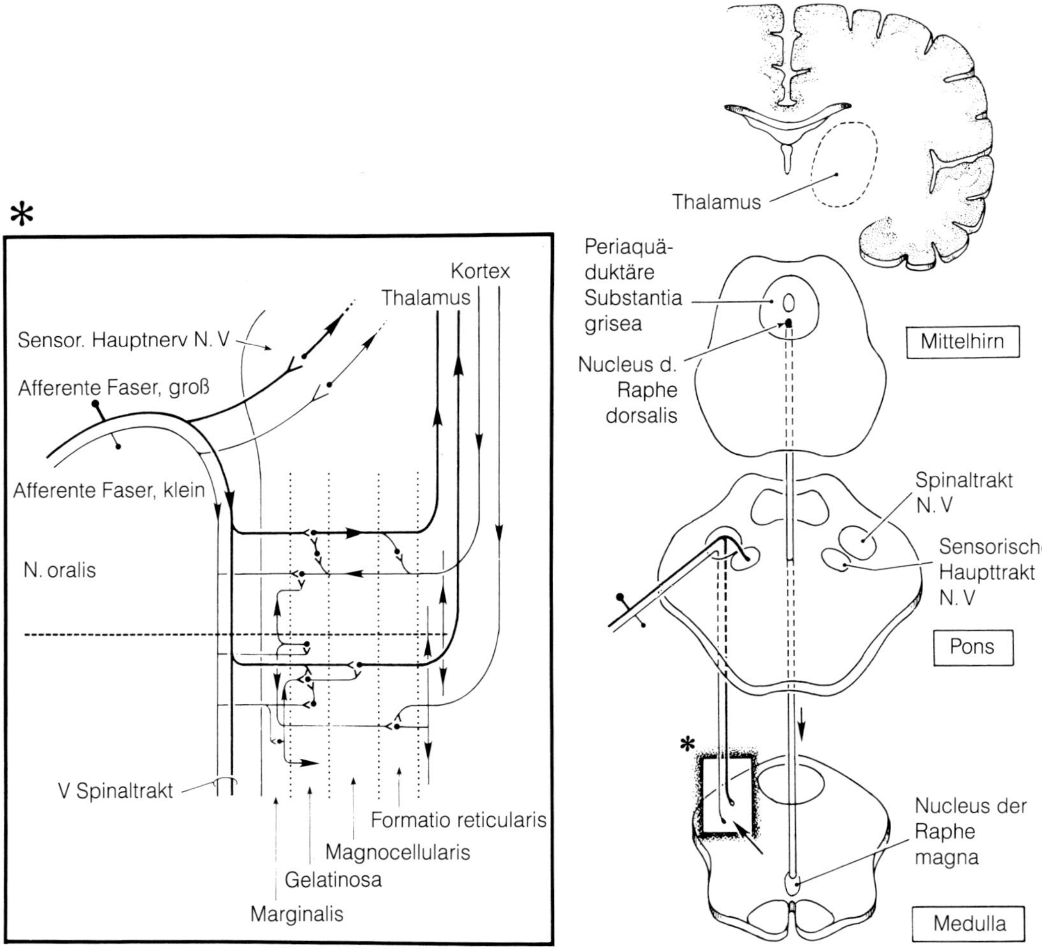

Abb. 2-9 Gesamtschema der nozizeptiven Leitung im Trigeminus mit einigen Verbindungen in verschiedenen Laminae (modifiziert nach *Darian-Smith*[38] und *Dubner* et al.[42]).

Der Subnucleus caudalis, die am weitesten kaudal gelegene Kernkomponente des N. trigeminus, wird, wie erwähnt, als die Verlängerung des spinalen Dorsalhorns betrachtet und gilt als die Schaltstelle orofazialer Schmerzempfindungen (Abb. 2-9). Durch Untersuchungen konnten in diesem Bereich Neurone nachgewiesen werden, deren Erregungszustand in einem weiten Wirkungsbereich mit einer nozizeptiven Reizung in Zusammenhang gebracht wird. Die Zentralprojektion aus dem Subnucleus caudalis erfolgt zu den thalamischen Zentren[37, 38, 121, 128, 133]. Obwohl diese Projektionen annehmen lassen, daß Schmerzerregungen lediglich auf dem beschriebenen Weg über die am weitesten kaudal gelegenen Anteile des Spinaltraktes geleitet werden und die mehr rostralen Komponenten, wie z. B. der sensorische Hauptkern, Ncl. oralis, nicht an der Schmerzleitung beteiligt sind, ist diese Annahme aufgrund neuerer Untersuchungen nicht haltbar. Es gibt Hinweise, daß sowohl nozizeptive als auch nichtnozizeptive Neurone vom Subnucleus caudalis Projektionen zum Subnucleus oralis abgeben[76, 152]. Damit vermag die von Subnucleus caudalis aufsteigende Information den Informationsfluß tonisch modulierend durch die mehr rostral gelegenen Abschnitte des sensorischen Trigeminuskomplexes zu beeinflussen. Die Erregbarkeit der Neurone des Subnucleus caudalis wird durch Leitungsbahnen des Trigeminussystems, durch den Nucleus raphe magnus und die um den Ductus angeordnete Grausubstanz beeinflußt. Summation, Inhibition und Beeinflussung nozizeptiver Information erfolgt im Subnucleus caudalis. Die von dieser Stelle aufsteigenden Bahnen können auf die sensorische Reizleitung in den mehr kranial gelegenen Kernen des Trigeminuskomplexes einwirken[40, 64, 76]. Absteigende Bahnen wirken ebenfalls auf die Verarbeitung der sensorischen Information ein[151].

Das dritte Kerngebiet des Trigeminus, der *Ncl. mesencephalicus,* enthält Zellkörper von propriozeptiven Afferenzen aus der Kaumuskulatur und so zu den Zellkörpern von Motoneuronen der genannten Muskeln[32]. Im Ncl. mesencephalicus der Ratte wurde die elektronische Kopplung zwischen Neuronen nachgewiesen[10]. Dieser dritte Kern, auch Ncl. tractus mesencephali genannt, reicht bis in das Mittelhirn hinauf. Die darin gefundenen Zellen gleichen den Semilunar- und auch anderen Ganglienzellen. Es wird eine Verknüpfung derselben mit sensorischen Funktionen angenommen. Die enthaltenen Leitungsbahnen kommen von an dieser Stelle ansässigen Zellen und stehen in Verbindung mit Seitenästen des 3. Astes des Trigeminus, die Beziehung zur Kaumuskulatur aufnehmen. Vom Ncl. mesencephalicus ausgehende Nervenfasern haben direkten synaptischen Kontakt zu Zellen des motorischen Kerns. Im Ncl. tractus mesencephali laufende Fasern geben Kollateralen zu den Neuronen des motorischen Trigeminus ab, wodurch ein aus zwei Neuronen bestehender und für propriozeptive Impulse von seiten der Kaumuskulatur zuständiger Reflexbogen gebildet wird[162]. Versuche an Tieren und Menschen bestätigen den monosynaptischen Charakter dieser Reflexbahn[61].

Obwohl Muskelafferenzen den Hirnstamm im allgemeinen über die motorische Wurzel des fünften Hirnnervs erreichen, gibt es auch mesenzephale Fasern in den sensorischen Ästen des Trigeminus, hauptsächlich in den Alveolarnerven[34]. Dies mag für die Kontrolle der Kaukraft von Bedeutung sein. Die mit den im Ncl. mesencephalicus ansässigen Zellen in Verbindung stehenden Sinnesorgane gelten als Mechanorezeptoren. Es findet sowohl bewußte als auch unbewußte Verarbeitung der über diese Station führenden sensorischen Meldungen statt. Einige Axone von Neuronen des Ncl. mesencephalicus führen zum sensorischen Hauptkern des Trigeminus[35].

Die trigeminothalamische Projektion. Die von den Neuronen 2. Ordnung im spinalen Trigeminuskernkomplex ausgehenden Leitungsbahnen kreuzen zur Gegenseite und steigen durch die Retikularformation des Hirnstammes unter der Bezeichnung des anterioren trigeminothalamischen Traktes zum Thalamus auf (Abb. 2-10). Die in der Retikularformation enthaltenen, mit dem Hirnnerv V. verbundenen Kerne gestatten eine interaktive Informationsverarbeitung mit Erregungen der Gefühlssphäre. Sowohl der laterale als auch der anteriore spinothalamische Trakt steigen zum Thalamus auf. Das im Thalamus lokalisierte Neuron 3. Ordnung sorgt für die Zentralprojektion zum Gyrus postcentralis. Die Existenz und das Verhalten spezifisch nozizeptiver und trigeminothalamischer Neurone mit breitem Wirkungsbereich im Nucleus caudalis und der lateralen Retikularformation lassen darauf schließen, daß sowohl nozizeptive als auch nichtnozizeptive Afferenzen damit verbunden sind. Mechanismen,

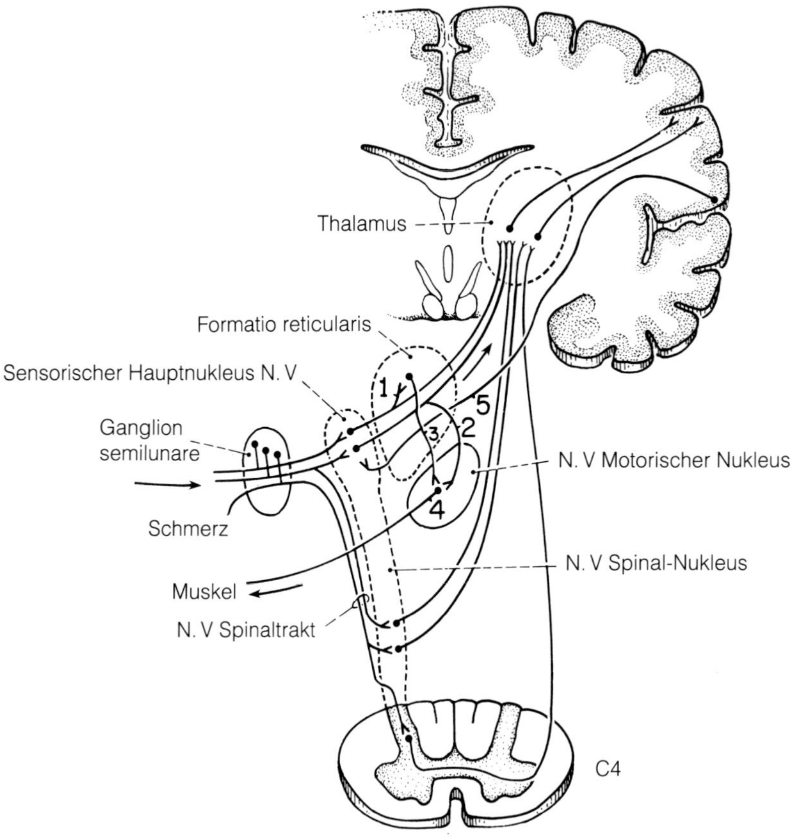

Abb. 2-10 Schematische Darstellung der Neuronen im Nucleus des Trigeminus mit zentraler Projektion zum Thalamus und weiter zur Hirnrinde. Die Kollateralen (1) der aszendierenden Nervenfasern führen zur Formatio reticularis und weiter zu den kranialen Nuclei des motorischen Nervs (2). Die Impulse (aszendierende Fasern) gehen durch die Formatio reticularis zum motorischen Nucleus (3). Die Bahnen (2) und (3)-(1) sind Reflexbögen. Der sensorische Nucleus V kann durch die Formatio reticularis und die Hirnrinde beeinflußt werden (5). Der motorische Output (4) des kranialen Nervs wird durch (2) und (3) beeinflußt (modifiziert nach *Brodal*[19]).

wie Divergenz, Konvergenz, kollaterale Hemmung und die modifizierende Wirkung höherer Zentren, mögen den Informationsfluß zum Thalamus beeinträchtigen[49, 50]. Mit Ausnahme der mit der Empfindung von Schmerz verbundenen Pulpaafferenzen, die über den sensorischen Hauptkern und den Ncl. oralis laufen, scheint der Subnucleus caudalis die hauptsächliche Umschaltstation in der orofazialen Schmerzleitung zu sein. Den im Subnucleus caudalis ansässigen Neuronen wird eine bedeutende Rolle in der „Gate"-Theorie[116] unterstellt (s. Abschnitt „Schmerz").

Die afferenten Leitungsbahnen des Trigeminus unterscheiden sich von den Spinalnerven. So ist das Verhältnis von markhaltigen zu marklosen Fasern im Trigeminus höher als bei Spinalnerven[179]. Auch ist der Abstand der orofazialen Region zum ZNS bedeutend kleiner im Vergleich zu den distalen Körperabschnitten, was sich auf die

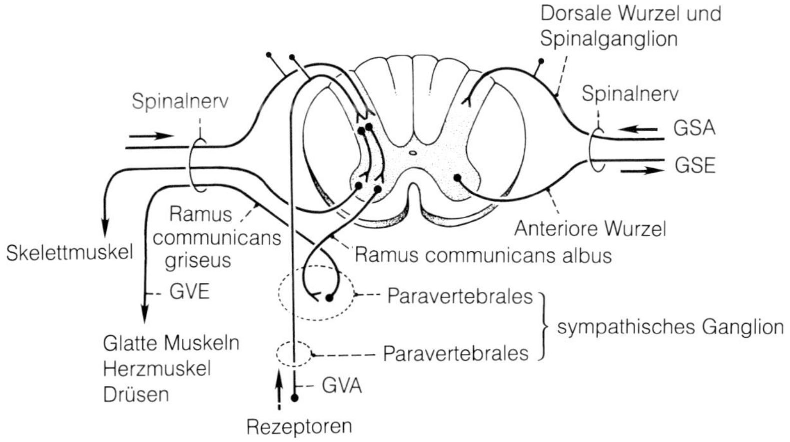

Abb. 2-11 Das autonome Nervensystem.

zeitliche Ankunft einer Erregungsmeldung im ZNS auswirkt. Dieser Unterschied wird vor allem bedeutend bei Impulsen, die über dünne Nervenfasern vermittelt werden. Diese Unterschiede werden dafür verantwortlich gemacht, daß für Schmerzsensationen im Gesichtsbereich die getrennte Feststellung des sogenannten ersten und zweiten Schmerzes nicht möglich ist[42].

Autonomes Nervensystem

Das autonome Nervensystem innerviert die glatte Muskulatur, das Herz und die Drüsen der inneren Organe[7]. Traditionsgemäß wird es als das allgemeine efferente, viszerale System definiert. Doch ist es nicht ungewöhnlich, die afferente Komponente in die Begriffsdefinition mit einzuschließen.
Lokale Reflexgeschehen und Einflüsse von Hirnrinde und Hirnstamm kontrollieren die Aktivität. Der Hypothalamus gilt als besonders wichtige Struktur der Informationsverarbeitung innerhalb des autonomen Nervensystems. Die unbewußte Regelung der Herz- und Gefäßmuskulatur, der gastrointestinalen Sekretion, des Wasserhaushaltes, der Körpertemperatur und anderer Systeme wird vom autonomen Nervensystem übernommen[70]. Die Regelfunktion enthält die Anpassung an veränderte Bedingungen; sie ermöglicht dem Körper, sich einer Streßsituation anzupassen. Das autonome Nervensystem wird aufgrund morphologischer und funktioneller Merkmale in den Sympathikus und Parasympathikus unterteilt. Die Erregungsübertragung an den Kontaktstellen erfolgt im Parasympathikus durch Acetylcholin, im Sympathikus durch Noradrenalin-ähnliche Substanzen. Die postganglionären Synapsen des Sympathikus sind *adrenerg,* die des Parasympathikus werden als *cholinerg* bezeichnet.
Die Nervenfaser des sympathischen Nervensystems hat ihren Ursprung im mediolateralen Horn der Grausubstanz (Lamina VII) der Brustsegmente und von zwei Lumbalsegmenten des Rückenmarks. Die efferenten Fasern verlassen das Rückenmark über die Vorderhörner und laufen über den Ramus communicans albus zur vertebralen Ganglienkette (Grenzstrang), um sich den Spinalnerven anzuschließen (Abb. 2-11). Die sympathischen Ganglien sind in der paravertebralen Ganglienkette angeordnet. Der Grenzstrang verläuft von der Schädelbasis bis zum Steißbein. Die afferenten, sympathischen Fasern verlassen

die den Kranialnerv umgebende Scheide, schließen sich dem Grenzstrang an und gelangen über das Hinterhorn des 8. Zervikal- oder 1. Thorakalsegmentes zum Rükkenmark. Orofazialer Schmerz wird mit den Hirnnerven V, VII, IX und X, dem ersten bis dritten Spinalnerv und dem autonomen Nervensystem in Verbindung gebracht.

Schmerz

Eine Anzahl von Hypothesen, basierend auf anatomischen, physiologischen, psychologischen und philosophischen Erkenntnissen über den Schmerz, wurde zur Erklärung der Zusammenhänge bei pathologischen Schmerzzuständen aufgestellt. Nach neurologischer Definition entspricht der Schmerz einer unangenehmen Sinneswahrnehmung im Zusammenhang mit einem Gewebeschaden, einem Reiz wie auch einer Reizantwort. Schmerz ist ein abstrakter Begriff und schließt eine Vielfalt von Erscheinungen ein. Üblicherweise werden neben der subjektiven Empfindung neurologische, psychologische, psychiatrische und auf das Verhalten bezogene Kriterien zur Beschreibung eines Schmerzzustandes mit herangezogen.
Aus neurologischer Sicht wurden bezüglich des Schmerzes drei Haupthypothesen propagiert: die Spezifitätstheorie, die Erregungsmustertheorie und die „Gate"-Theorie.
Zeitweilig wurde angenommen, daß bestimmte Leitungsbahnen mit spezifischen Aufgaben betraut seien und ihre Informationen an spezifischen Hirnrindenstrukturen geben. Nach der *Spezifitätstheorie* wird die von vier Typen von kutanen Nozizeptoren vermittelte Information in vier Leitungsbahnen vier spezifischen Empfängerstationen im Gehirn zugeführt[55]. Diese Theorie wurde aufgrund psychologischer, physiologischer und klinischer Dokumentation abgelehnt[9, 116, 127].

In der *Erregungsmustertheorie* sind Stimulusintensität und zentrale Summation die Bestimmungsgrößen des Schmerzes[62, 154, 174]. Schmerzempfindungen werden auf der Basis des zeitlichen und räumlichen Musters der eintreffenden Nervenimpulse interpretiert. Es wird dabei angenommen, daß dieses Muster (Empfindungsbild) aufgrund intensiver Stimulation unspezifischer Rezeptoren[154] und der Leitung der Entladungsimpulse über unspezifische Bahnen zustande kommt. Die Theorie besagt, daß dieses Empfindungsmuster durch das ZNS als Schmerz interpretiert wird. Obwohl diese Theorie entscheidenden neuralen Vorgängen, wie der zentralen Summation, dem Schmerz als Folge von Überstimulation und der Konvergenz, Bedeutung beimißt, bleibt die Annahme der Rezeptorspezifität unberücksichtigt. Ein sehr wichtiger Aspekt der Theorie ist das Konzept der Interaktion zwischen Sinnesmodalitäten; Information in dicken, schnelleitenden Fasern hemmt den Informationsfluß in den dünnen, langsamleitenden Bahnen, die mit der Schmerzvermittlung verbunden sind[127]. Die *„Gate"-Theorie* enthält die Vorstellung der Informationskonvergenz zwischen nozizeptiver und nichtnozizeptiver Information. Interaktion zwischen dikken und dünnen Nervenfasern auf dem Niveau der Spinalsegmente oder in den analogen Strukturen des Trigeminussystems bilden einen wesentlichen Bestandteil[117]. In der Substantia gelatinosa *Rolandi* ansässige Transmissions(T-)-Zellen wirken als „Gate" (Schranke) nach dem Prinzip der Bahnung (facilitation) oder Hemmung (inhibition) der einen oder anderen Leitungsbahn. Aktivität in dicken A-beta-Fasern wirkt hemmend auf die Informationsleitung in den A-delta- und C-Fasern. Demzufolge hängt das Öffnen oder Schließen dieser Schranke vom Aktivitätszustand der dicken A-beta-Fasern ab. Impulse im A-beta-Fasersystem stehen im Zusammenhang mit einer nichtnoxischen Stimulation mit niedriger Reizschwelle, während Entladungen im A-delta- und C-Fasersystem als Folge noxischer Reizung auftreten. Die Substantia gelatinosa *Rolandi* wird als die Schranke verstanden, die modulierend den Informationsfluß zwischen den Neuronen 1. und 2. Ordnung beeinflußt. Demzufolge trifft die Vorstellung einer einfachen Umschaltung in der somatosensorischen Informationsleitung zwischen den Neuronen 1. und 2. Ordnung nicht zu. Bereits an dieser Stelle erfolgt ein komplexes Zusammenspiel von auf- und absteigender Information, das die an motorischer Funktion beteiligte Pyramidenbahn mit einschließt.

Die „Gate"-Theorie wurde modifiziert, doch sind die Vorstellungen über die zentralen Mechanismen der Schmerzempfindung durch den experimentellen Nachweis noch nicht erhärtet[117]. Insbesondere fehlt der Beweis für das Vorhandensein einer durch höhere Hirnzentren beeinflußbaren Informationssperre der in nozizeptiven Bahnen geleiteten Meldung. Intensität und Frequenz noxischer Stimulation sind nach der Theorie für die Schmerzempfindung entscheidend, was bisher im Falle von Wärme- als auch gewissen mechanonozizeptiven Rezeptoren dokumentiert ist. Wesentlicher Bestandteil der Theorie ist aufgrund der polymodalen Informationskonvergenz auch die Informationscodierung. Die ursprüngliche Theorie wurde überarbeitet und ähnelt heute wieder stark der früheren Vorstellung von der Beeinflussung des Informationsflusses in dünnen Fasern durch die gleichzeitige Stimulation von dicken Fasern[17, 127]. Obwohl die „Gate"-Theorie nicht als bewiesen gilt, sind mit ihr wesentliche Fortschritte erzielt worden, vor allem was die Interaktion zwischen dünnen und dicken Fasern auf der Ebene des Rückenmarks anbelangt. Die praktische Anwendung der Forschungsergebnisse eröffnete neue Wege der Schmerzbekämpfung, die zuvor allzu oft chirurgisch angegangen wurde. Die Wirkungsmechanismen bei der Bekämpfung chronischer Schmerzen durch Stimulation nichtnozizeptiver Leitungsbahnen werden zwar noch nicht in vollem Umfang verstanden, doch wird die Hemmung des nozizeptiven Informationsflusses mit der Stimulation dicker Fasern in Verbindung gebracht. Auch ein Plazeboeffekt, neben einer Beeinflussung von Leitungsbahnen in zentralen Hirnteilen, ist nicht auszuschließen[143].

Es wird angenommen, daß Gewebeschäden die Freisetzung von chemischen Substanzen zur Folge haben, die ihrerseits die Stimulation der freien Nervenendigungen bewirken. Dafür spricht die nachgewiesene Empfindlichkeit der freien Nervenendigungen gegenüber Prostaglandinen, 5-Hydroxytryptamin und zyklischem AMP[103].

Die zentrale Fortleitung nozizeptiver Information ist an die Freisetzung spezifischer Neurotransmitter an den synaptischen Kontaktstellen gebunden. Sowohl inhibitorisch als auch exzitatorisch wirkende Substanzen wurden nachgewiesen. Mit der Transmittersubstanz P assoziierte primäre C- und A-delta-Afferenzen weisen präsynaptische Opiatrezeptoren auf[39, 84, 110]. Der an die Freisetzung der Substanz P gebundene nozizeptive Informationsfluß wird durch endogene Enzephaline an den Opiatrezeptoren gehemmt. Enzephaline und die Substanz P wurden im Ncl. raphe magnus nachgewiesen[96]. Demzufolge müßte die Stimulation enzephalinergischer Neurone den nozizeptiven Informationsfluß hemmen können. Nozizeptive Impulse werden aber auch durch Erregungszustände anderer Sinnesmodalitäten (z. B. Berührung, Vibration und Schall) beeinflußt. Die Hemmung des nozizeptiven Informationsflusses kann über Kollateralverbindungen und Schaltneurone im Rückenmark[144] und ebenso im Hirnstamm und Thalamus erfolgen[172] (s. dazu auch Kap. 3).

Mechanismen zur Kontrolle und Modulation der Schmerzempfindlichkeit scheinen sich in erster Linie im ZNS abzuspielen, doch ist auch an eine Beeinflussung der Rezeptorempfindlichkeit zu denken. Wie zuvor erwähnt, werden die C- und A-delta-Faserafferenzen durch intensive mechanische, Wärme- (über 45° Celsius), Kälte- oder chemische Einwirkung erregt. Die meisten der Nozizeptoren gelten als polymodal, d. h., sie weisen eine Empfindlichkeit gegenüber mehr als nur einer der erwähnten Reizformen auf[130]. Gewisse chemische Substanzen vermögen ein Aktionspotential hervorzurufen; in unterschwelliger Konzentration kann die Empfindlichkeit des Rezeptors erhöht werden. Die Wirkung von Analgetika wird in einem gewissen Umfang der Senkung der Rezeptorempfindlichkeit zugeschrieben. Indomethacin – und in bescheidenerem Maße auch Aspirin – hemmen die Prostaglandinsynthese und damit die durch diese Substanz vermittelte Nozizeption.

Eine mäßige tonische Hemmung des spinalen Reflexgeschehens wird dem Einfluß absteigender Leitungsbahnen zugeschrieben[49, 50]. Es gibt Beweise, daß deszendierende, mit 5-Hydroxytryptamin assoziierte Neurone modulierend auf die Schmerzempfindlichkeit einwirken[74]. Noch nicht geklärt ist die Lokalisation der gegenüber 5-Hydroxytryptamin empfindlichen Rezeptoren. Doch wurden mit dieser Überträgersubstanz verbundene Rezeptoren in der Substantia gelatinosa *Rolandi* des Rückenmarks festgestellt[66]. Ferner liegen Beweise über modulierende Einflüsse auf die nozizeptive Informationsleitung von seiten absteigender, mit Noradrenalin verknüpfter Leitungsbahnen vor.

Es werden drei Schmerzformen beschrieben: 1. der kutane Oberflächenschmerz, 2. der tiefe Muskel-, Gelenk- und/oder Sehnenschmerz und 3. der viszerale Schmerz. Die Qualität des Schmerzes wird von seiten der Patienten mit einer Zahl von Adjektiven umschrieben. Die Beschreibung als „grell-stechend" steht im Falle des kutanen Oberflächenschmerzes, als „dumpf-schmerzend" im Falle des Muskel-/Sehnenschmerzes im Vordergrund.

Obwohl eine klassische Schmerzbahn beschrieben wurde, ist fraglich, ob der Schmerz als eigenständige Sinnesmodalität betrachtet werden soll. Auf alle Fälle gilt diese Schmerzbahn nicht als spezifisch. Ebenso wie die anderen Sinnesempfindungen hat auch der Schmerz eine Wahrnehmungs- und Willensdimension[142]. Daß der Schmerz eine Qualitäts- und Affektdimension hat, beeinträchtigt nicht die Möglichkeit einer erfolgreichen therapeutischen, psychologischen Konditionierung oder die Tatsache, daß der Schmerz für gewisse Menschen zu einer „Karriere" werden kann. Zwei interessante Aspekte der somatosensorischen Wahrnehmung betreffen die *Lokalisation* und *Projektion* des Schmerzes. Unter Projektion wird der Prozeß verstanden, durch den ein Stimulus aufgrund früherer Erfahrung mit einer bestimmten Reizstelle in Verbindung gebracht wird. Projektion bedeutet somit Lokalisation, doch verweist der Begriff mehr auf die innere oder äußere Schicht, aus der die Sinneswahrnehmung zu stammen scheint. Der Begriff der Lokalisation bezieht sich auf die Stelle, an der die Empfindung wahrgenommen wird[142]. Ein zentral zum Rezeptororgan in der afferenten Leitungsbahn applizierter Stimulus wird nicht an der Reizstelle verspürt, sondern in die Peripherie projiziert. Der *Amputationsschmerz* ist ein Beispiel dafür. Schmerz kann auch von einem Endorgan zu einem fernab gelegenen Areal projiziert werden und wird in diesem Fall als *„referred pain"* bezeichnet. Muskeln, Gelenke und auch Zähne gelten als häufiger Ursprung von Projektionsschmerzen.

Der Projektionsschmerz („referred pain")

Muskeln und andere Strukturen gelten als Ursprung von „referred pain"[36, 139, 143, 167]. Die von der Kiefer- und Nackenmuskulatur ausgehenden Projektionen wurden experimentell ermittelt[166]. So projiziert beispielsweise der M. pterygoideus lateralis den Schmerz hauptsächlich in das Kiefergelenk. Der M. pterygoideus medialis projiziert den Schmerz ebenfalls zum Gelenk, vorwiegend jedoch zu den Molaren, zum Kieferwinkel und aufsteigenden Ast des Unterkiefers, zum Ohr und zur Temporal-, Supraorbital- und Infraorbitalregion. Der M. trapezius projiziert Schmerzen in die Schläfengrube und den Kieferwinkel und der M. sternocleidomastoideus in die frontale und mentale Region.

Schmerz kann auch einer Region zugeordnet werden, in der zuvor ein chirurgischer Eingriff, ein Trauma oder ein pathologischer Prozeß stattgefunden hat[143]. Die *gewohnheitsmäßige Zuordnung* scheint auf einem Lernprozeß zu beruhen. Die diesbezüglichen Theorien können an anderer Stelle in ausführlicher Form nachgelesen werden[7, 77, 127, 141, 148, 175].

Schmerz wird von den Zähnen zu den Augen, Ohren und den nasopharyngealen Regionen projiziert. Für die Zuordnung eines bestimmten Zahnes zu einem bestimmten Projektionsfeld (referral site) im Kopf- und Nackenbereich scheint es keine zuverlässigen Richtlinien zu geben. Doch im Falle der unteren Molaren ist das Ohr eine häufig beobachtete Stelle von projizierten Schmerzen. Es bleibt darauf hinzuweisen, daß der Projektionsschmerz nicht mit der Ausdehnung sehr intensiver Schmerzen, z. B. über eine ganze Gesichtshälfte, verwechselt werden darf. Ein intensiver, klar lokalisierter Schmerz, wie beispielsweise in der Kaumuskulatur, kann zu einer weiteren, dennoch klar begrenzten Stelle, wie dem Ohr, ausstrahlen.

Kiefergelenk- und Muskelschmerzen

Schmerzen im Bereich der Kiefergelenke und/oder Kaumuskulatur werden häufig beobachtet[1, 3, 24, 33, 73, 81, 106, 158, 165]. Der Zusammenhang mit damit oft einhergehenden Kopfschmerzen hingegen ist noch weitgehend ungeklärt. Die Diagnose und Therapie des mit dem Kiefergelenk-Muskel-Dysfunktionssyndrom verbundenen Schmerzes ist komplex und Bestandteil intensivster Forschung. Da andere Kapitel dieses Buches sich ausgiebig mit der Diagnose und Behandlung der Dysfunktion befassen, wird die Darstellung an dieser Stelle kurz gehalten.

Schmerzen in der Muskulatur und/oder den Kiefergelenken können allmählich oder plötzlich auftreten. Die Schmerzen können nur Sekunden andauern oder aber über Jahre hinaus anhalten. Sie können intermittierend oder kontinuierlich sein. Das Auftreten von Schmerzen kann mit einer gewissen Lage oder Bewegung des Unterkiefers in Zusammenhang gebracht werden. Des weiteren mag der Schmerz schlecht zu lokalisieren sein oder aber an einer gut zu beschreibenden Stelle vorkommen. Der Schmerz kann sich auch gelegentlich mit zunehmender Intenstität von einem gut begrenzten Bereich auf eine ganze Gesichtshälfte ausdehnen. Reaktionen von seiten des autonomen Nervensystems können mit dem Geschehen verknüpft sein. Die Schmerzintensität und der Ernst der Situation kommen verbal wie auch im Verhalten des Patienten zum Ausdruck. Diese Kurzbeschreibung soll auf die zeitlichen, saisonalen oder klimatischen Bedingungen im Schmerzgeschehen hinweisen[33], ganz besonders auch auf den Zusammenhang mit vasomotorischen Reaktionen[139]. Es wurde die gegenseitige Beeinflussung des autonomen Nervensystems und des limbischen Systems erkannt. Auch an eine mögliche Beteiligung der Sympathikus bei Zuständen von Muskelhyperaktivität, in denen Schmerz von Speichel-, Tränen- und Nasenfluß wie auch arteriellem Hochdruck begleitet wird, ist zu denken[42, 104, 107, 176]. Soziale, ethnische, psychologische und ökonomische Faktoren sind daran beteiligt, inwieweit Schmerz als unangenehm empfunden wird. Eine Depression kann zu einem entscheidenden Faktor bei der Behandlung von chronischen Schmerzzuständen werden.

Anhaltende Muskelkontraktion und Hyperaktivität der Muskulatur, verbunden mit der Sorge über die chronische Krankheit und/oder die Schmerzen, können (besonders im Zusammenhang mit parafunktioneller Aktivität, wie Knirschen oder Pressen) zu Muskelschmerzen führen[27, 28]. Obwohl Streß-, Angst- und Spannungszustände als primäre ätiologische Faktoren bei der Entstehung der Muskelschmerz-Dysfunktion vermutet werden[98, 105, 122, 145], ist es durchaus wahrscheinlich, daß die Rolle der psychogenen Faktoren im Falle von Schmerzen in der Kaumuskulatur überschätzt wurde[29].

Des weiteren werden okklusale Interferenzen, die einer optimalen Unterkieferpositionierung entgegenwirken und somit eine Störung der neuromuskulären Kontrolle zur Folge haben, als mögliche Ursache von Muskelhyperaktivität und Muskelschmerz betrachtet[67, 120]. Die Beteiligung physikalischer (z. B. Höckersteilheit) und physiologischer Faktoren an der Veränderung der Muskelaktivität kann beruhen auf: 1. afferenten Impulsen aus Parodont, Gelenk, Muskulatur, Mukosa und Haut, die die Muskelspindeln beeinflussen[92], und 2. dem modulierenden Einfluß deszendierender Information von seiten der Retikularformation, des Hirnstammes und höherer Hirnzentren auf die alpha- und insbesondere gamma-Motoneuronen. Eine Verletzung der Gelenke kann auf eine optimale okklusale Relation störend einwirken und damit reflektorisch an der Entstehung eines Hyperaktivitätszustandes der Kaumuskulatur beteiligt sein. Die reflektorische Muskelhyperaktivität[30, 93, 178] kann aber auch als Folge einer ungünstigen Beziehung zwischen den Gelenken, der Okklusion und der Muskulatur, besonders während der Funktion und Parafunktion, betrachtet werden.

Schmerzen im Gelenk können die Folge akuter oder chronischer Verletzung oder auch gestörter Funktion sein. Die Rezeptorverhältnisse im Kiefergelenk wurden im Abschnitt über die neurale Innervation des Gelenks beschrieben. Radiologisch können Schädigungen der Kiefergelenke oft nicht nachgewiesen werden, doch sind auch ausgeprägte Läsionen nicht unbedingt mit klinischen Symptomen verbunden. Die Unterscheidung zwischen reinem Gelenk- oder Muskelschmerz mag unmöglich sein und ist auch gegenstandslos im Hinblick auf therapeutische Überlegungen. Muskelhyperaktivität und Muskelverspannung können als die Antwort des Körpers auf eine Gelenkdysfunktion verstanden werden.

Kopfschmerzen

Kopf- und Gesichtsschmerzen können mit dem Kiefergelenk-Muskel-Dysfunktionssyndrom verbunden sein, doch gibt es über ihre Bedeutung unterschiedliche Meinungen[85, 97, 107, 173]. Es liegen Hinweise auf die Verknüpfung von rekurrierenden Kopfschmerzen mit dem Kiefergelenk-Muskel-Dysfunktionssyndrom vor[14, 108], doch zeigen diese Arbeiten Unterschiede in bezug auf Frequenz und Ernst der Symptome[95, 106, 108, 109].

Andere Schmerzursachen

Von diagnostischer Bedeutung ist die Tatsache, daß Schmerzen im Kopf- und Nakkenbereich durch Strukturen hervorgerufen werden können, die nicht, wie die Zähne, Kaumuskulatur, Gelenke und die damit verbundenen Weichteile, von dentalem Interesse sind. Zu den Störungen nichtdentaler Ursache gehören beispielsweise vaskulär bedingte Störungen, wie die Migräne, die temporale Arteritis oder die Periarteritis nodosa. Das Styloidsyndrom *(Eagle's syndrome)*[41, 43, 44] kann Schmerzzustände und Schluckbeschwerden hervorrufen, die mit dem Kiefergelenk-Muskel-Dysfunktionssyndrom zu verwechseln sind. Kardiale und Nackensymptome werden dabei ebenfalls beobachtet. Kraniofaziale Neuralgien (Trigeminus- und Glossopharyngeusneuralgie, Gürtelrose, postherpeutische Neuralgie) sind ebenso von differentialdiagnostischer Bedeutung. Des weiteren kann eine Anzahl von Arzneimitteln[149], zu denen auch Digitalispräparate gehören[86], kraniofaziale Schmerzen hervorrufen. Schmerzen im Kopf- und Nakkenbereich können mit einem Zervikalsyndrom im Zusammenhang stehen und sekundär für die Entstehung eines Kiefergelenk-Muskel-Dysfunktionssyndroms verantwortlich sein. Eine Anzahl nichtdentaler Probleme, die die Ursache für Kopf- und Nackenschmerzen sein kann[3, 48], stellt selten eine Schwierigkeit in der differentialdiagnostischen Abgrenzung zum Kiefergelenk-Muskel-Dysfunktionssyndrom dar.

Der mit einem oder mehreren zuvor extrahierten Zähnen im Zusammenhang stehende Phantomschmerz ist mit dem Amputationsschmerz zu vergleichen[115]. Der Phantomschmerz zeigt sich meist dort, wo vor der Extraktion Pulpaschmerzen auftraten.

Eine Neuropathie kann Folge einer traumatischen Nervenverletzung sein, z. B. im Zusammenhang mit einer endodontischen Behandlung oder einer Zahnextraktion. Degenerative Veränderungen lassen sich im peripheren Nerv etwa nach einer Woche und in den zugehörigen zentralen Fortsätzen der Neurone 2. Ordnung nach vier Wochen nachweisen[65]. Die Regeneration der aus dicken Nervenfasern bestehenden Nerven ist oft unvollständig. Es muß daher vermutet werden, daß das für die Schmerzempfindung entscheidende Gleichgewicht zwischen dicken und dünnen Fasern dadurch gestört werden kann. Mit einer an der Extraktions- oder Verletzungsstelle angewandten Lokalanästhesie ist es möglich, den Phantomschmerz auszuschalten. Hingegen ist die Okklusionstherapie in diesem Fall nicht erfolgreich, außer wenn sich als Folge des Phantomschmerzes eine mandibuläre Dysfunktion entwickelt hat. In diesem Fall kann lediglich der mit der Dysfunktion verbundene Schmerz durch die Okklusionstherapie beeinflußt werden, nicht hingegen der Phantomschmerz.

Mit dem autonomen Nervensystem verbundene Schmerzen

Hyperaktivität des sympathischen Nervensystems wird mit einer Reihe von Syndromen in Verbindung gebracht[134]. Diese Störungen zeigen mitunter Schmerzen und Dysfunktion, die dem Kiefergelenk-Muskel-Dysfunktionssyndrom ähnlich sein können. Alle sympathischen und auch die sakralen parasympathischen Afferenzen sind an der Schmerzleitung beteiligt[176]. Für die Tatsache, daß der kraniale Parasympathikus an der bewußten Schmerzleitung beteiligt ist, fehlt hingegen bisher der Beweis[42]. Die kranialen sympathischen Nerven werden in enger Nachbarschaft zu den Ästen des Trigeminus nachgewiesen, doch treten sie nicht über die dorsale Wurzel des Hirnnervs V in das ZNS. Die parasympathischen Afferenzen aus dem Einzugsgebiet des Trigeminus erreichen das ZNS über die Hirnnerven VII und IX.

Schmerzkontrolle

Die wirkungsvolle Schmerzkontrolle ist ein Problem, für das mehrere Lösungen einander gegenübergestellt werden[149]. Die pharmakologische Schmerzkontrolle geschieht durch Substanzen wie Analgetika, Sedativa, Hypnotika, Psychopharmaka und peripher wie zentral aktive Anästhetika. Linderung oder Ausschaltung des Schmerzes kann durch die Beeinflussung der peripheren Schmerzrezeptoren oder der Informationsleitung im Rückenmark und Gehirn erfolgen. Narkotika wirken auf Nervenzellen, die im Hirnstamm, im Thalamus, in der Hirnrinde und im Rückenmark ansässig sind. Opiatrezeptoren wurden im limbischen System und in der den Ductus umgebenden Grausubstanz nachgewiesen. Opiate sind in der Lage, den entsprechenden Rezeptor zu besetzen. Für eine umfassende Diskussion der pharmakologischen Schmerzkontrolle wird der interessierte Leser auf einige ausgezeichnete Abhandlungen verwiesen[13, 60, 82].

Zahlreiche Methoden der Schmerzbekämpfung wurden befürwortet, einschließlich sympathischer (z. B. Ganglion stellatum) und somatischer Leitungsblockaden durch Anästhetika oder andere Substanzen. Des weiteren wurden die bleibende chirurgische Unterbrechung der Schmerzleitung im Rückenmark (Chordotomie), die transkutane oder epidurale elektrische Stimulation, Unterkühlung, Akupunktur und psychologische Konditionierung propagiert und eingesetzt.

Die mit der Akupunktur verbundenen neurophysiologischen Bedingungen wurden an anderer Stelle ausführlich diskutiert[87], so daß sie hier nur kurz behandelt werden. Es wird vermutet, daß die Stimulation von dicken, markhaltigen Nervenfasern auf die Schranke („gate") im nozizeptiven Informationsfluß im Sinne einer Hemmung der Weiterleitung nozizeptiver Meldung wirkt[172]. Des weiteren wird die Freisetzung von Enzephalinen, vor allem bei niederfrequenter Stimulation, damit in Zusammenhang gebracht[6, 87]. Dies mag von hervorragender Bedeutung bei der Niederfrequenz-Elektroakupunktur sein[25, 26]. Es wird vermutet, daß die durch die klassische Akupunktur, Elektroakupunktur oder transkutane elektrische Nervenstimulation erzeugte Analgesie auf ähnlichen Mechanismen beruht. Niederfrequenz-Stimulation (1–4 Hz), ruft eine lang dauernde, mehr generalisierte Anästhesie hervor, doch tritt deren Wirkung verzögert ein.

Elektrische Stimulation schließt die transkutan oder durch Implantation von Elektroden im Gehirn oder Rückenmark verabreichte elektrische Stimulation zur Freisetzung von körpereigenen Opiaten ein. Epidural implantierte Elektroden wurden bei Patienten mit multipler Sklerose eingesetzt. Die transkutane elektrische Stimulation ist in unserer Klinik bei der Behandlung des Kiefergelenk-Muskel-Dysfunktionssyndroms nicht in jedem Fall erfolgreich. Ebenso ist durch Einsatz des Myomonitors vielfach kein Langzeiterfolg in der Behandlung von Kiefergelenkbeschwerden zu erreichen.

Die Anwendung von Biofeedback zur Muskelrelaxation scheint nicht besonders wirkungsvoll bei der Bekämpfung von mutmaßlichen Muskelschmerzen zu sein. Die auf alpha-Wellen gestützte Technik mag auf der Basis der Suggestion, Distraktion und Relaxation wirksam sein, doch ist sie im Zusammenhang mit dem Kiefergelenk-Muskel-Dysfunktionssyndrom bisher noch nicht geprüft worden. Die Ergebnisse der Anwendung von Biofeedback zur Linderung der mit dem Kiefergelenk-Muskel-Dysfunktionssyndrom verbundenen Schmerzen sind uneinheitlich, und es besteht heute wenig Übereinstimmung im Hinblick auf die Frage nach dem therapeutischen Nutzen. Der interessierte Leser wird an dieser Stelle auf eine allgemein gehaltene Arbeit zu dieser Thematik verwiesen[53]. In Kapitel 17 wird dieses Thema im Zusammenhang mit der Therapie des Kiefergelenk-Muskel-Dysfunktionssyndroms ausführlicher abgehandelt.

Psychologische Konditionierung wird zur Führung von Patienten mit chronischen Schmerzzuständen eingesetzt. Das Verständnis der komplexen Reaktion des Körpers auf die Erfahrung von chronischen Schmerzen („pain behavior") kann für diese Patienten hilfreich sein. Psychologische Konditionierung vermittelt dem Patienten die Fähigkeit, erlerntes Schmerzverhalten zu modifizieren. Für weitere Informationen wird auf eine Abhandlung zu diesem Thema verwiesen[52].

Zusammenfassung
Das allgemeine somatosensorische System ist eine Organisation von Rezeptoren, Verbindungen und Neuronen, die für die Entstehung, Leitung und Verarbeitung von Erregungen zuständig ist. Als Folge einer Kälte-, Wärme-, Berührungsstimulation usw. wird die afferente Impulsentladung über die sensorischen Ganglien im Falle der Spinalnerven zum Rückenmark und im Falle der Kranialnerven zum Hirnstamm geleitet. Die Nervenzellen 1. Ordnung treten an dieser Stelle in synaptischen Kontakt mit den Neuronen 2. Ordnung. Im Thalamus erfolgt die synaptische Verbindung den Neuronen 3. Ordnung. Von dieser Stelle erfolgt die Projektion zur Körperfühlsphäre. Die genannten Verbindungen sind jedoch nicht als einfache Umschaltungen zu verstehen, sondern sie sind mit der Fähigkeit zur interaktiven Informationsverarbeitung ausgestattet. Neurone, Interneurone, Kerne und Synapsen stellen diesbezüglich aktive Bestandteile im Informationsfluß und bei der Verarbeitung dar. Neben den aufsteigenden Leitungsprinzipien der Konvergenz, Divergenz, zentralen Summation und Hemmung der Information stellen absteigende Bahnen aus den höheren Hirnzentren einen wichtigen Bestandteil bei der Informationsverarbeitung dar.
Die Parameter der Sinneserfahrung schließen eine Anzahl komplexer funktioneller und struktureller Mechanismen ein, die zu ihrem Verständnis noch weiterer Klärung bedürfen. Wahrnehmungen müssen als vorübergehende Muster angesehen werden, die aus gegenwärtigen und vergangenen Erfahrungen abgeleitet werden. Was auch immer eine Sinneserfahrung sein mag, gegenwärtige und vergangene Erfahrungen modifizieren die aktuelle Sinneswahrnehmung. Auch hat die Sinneswahrnehmung eine affektive Tönung. Dies mag die unterschiedliche Antwort in Sprache und Verhalten von Patienten auf die Erfahrung von Schmerz, Behandlung oder die Anwendung eines Plazebos erklären.
Die Kenntnis des somatosensorischen Systems und dessen Funktionen muß daher als entscheidende Voraussetzung für die Diagnose und Behandlung der okklusalen Dysfunktion und des Kiefergelenk-Muskel-Dysfunktionssyndroms angesehen werden.

Literatur

1. Agerberg, G., und Carlsson, G. E.
Functional disorders of the masticatory system. I. Distribution of symptoms according to age and sex as judged from investigation by questionnaire. Acta Odont. Scandinav., 30: 597, 1972.
2. Alling, C. C., III (Ed.)
Facial Pain. Philadelphia, Lea & Febiger, 1968.
3. Alling, C. C., III, und Burton, H. N.
Differential diagnosis of chronic oralfacial pain. J. Prosthet. Dent., 31: 66, 1974.
4. Anderson, O. J.
Human and animal studies on sensory mechanisms in teeth. Int. Dent. J., 22: 33, 1972.
5. Anderson, D. J., Hannam, A. G., und Matthews, B.
Sensory mechanisms in mammalian teeth and their supporting structures. Physiol. Rev., 50: 171, 1970.
6. Andersson, S. A.
Pain control by sensory stimulation. In Bonica, J. J., Liebeskind, J. C., und Albe-Fessard, D. G. (Eds.): Advances in Pain Research and Therapy. New York, Raven Press, 1979.
7. Appenzeller, O.
Autonomic Nervous System: an Introduction to Basic and Clinical Concepts. 2nd ed. Amsterdam, Elsevier/North-Holland, 1976.
8. Ash, M. M., Jr., und Ramfjord, S. P.
Introduction to Functional Occlusion. Philadelphia, W. B. Saunders company, 1982.
9. Bakan, D.
Disease, Pain and Sacrifice. Toward a Psychology of Suffering. Chicago, University of Chicago Press, 1968.
10. Baker, R., und Llinas, R.
Electronic coupling between neurons in the rat mesencephalic nucleus. J. Physiol. (Lond.), 212: 45, 1971.

11. Bastian, H. C.
The "muscle sense"; its nature and cortical localization. Brain, 108: 1, 1887.

12. Beaudreau, D. E., und Jerge, C. R.
An electrophysiological study of the Gasserian ganglion (Abstract). Int. Assoc. Dent. Res., 41: 105, 1963.

13. Beaver, W. T.
Mild analgesics: a review of the clinical pharmacology. Am. J. Med. Sci., 250: 577, 1965.

14. Bell, C.
On the nervous circle which connects the voluntary muscles with the brain. Phil. Trans., 2: 163, 1826.

15. Berlin, R., Dessner, L., und Äberg, S.
Huvudvärksdiagnostiken och käkledssyndromet. Sv. Läk. T., 51: 678, 1954.

16. Bernick, S.
Innervation of teeth and periodontium after enzymatic removal of collagenous elements. Oral Surg., 10: 323, 1957.

17. Bishop, G. H.
Responses to electrical stimulation of single sensory units of skin. J. Neurophysiol., 6: 361, 1943.

18. Bishop, G. H.
Fiber size and myelinization in afferent systems. In Knighton, R. S., und Dunake, P. R. (Eds.): Pain. Boston, Little, Brown and Company, 1964.

19. Brodal, A.
Neurological Anatomy. 3rd ed. New York, Oxford University Press, Inc., 1981.

20. Burgess, P. R., und Clark, F. J.
Characteristics of knee joint receptors in the cat. J. Physiol. (Lond.), 203: 317, 1969.

21. Burgess, P. R., und Pearl, E. R.
Myelinated afferent fibers responding specifically to noxious stimulation of the skin. J. Physiol. (Lond.), 190: 541, 1967.

22. Burgess, P. R., und Pearl, E. R.
Cutaneous mechanoreceptors and nociceptors. In Iggo, A. (Ed.): Handbook of Sensory Physiology. Vol. II. Somatosensory System. Berlin, Springer-Verlag, 1973.

23. Calne, D. B., und Pallis, C. A.
Vibratory sense: a critical review. Brain, 89: 723, 1966.

24. Carlsson, G. E., und Öberg, T.
Sjukdomar och förändringar som har somband med funktionsrubbning i tuggapparaten. In Krogh-Poulsen, W., und Carlsen, O. (Eds.): Bidfunktion-bettfysiologi. Copenhagen, Munksgaard, 1973.

25. Cheng, R. S. S., und Pomeranz, B. H.
Electroacupuncture analgesia could be mediated by at least two-pain relieving mechanisms: endorphin and non-endorphin system. Life Sci., 25: 1957, 1979.

26. Cheng, R. S. S., und Pomeranz, B. H.
Electroacupuncture analgesia is mediated by stereospecific opiate receptors and is reversed by antagonists of Type I receptors. Life Sci., 26: 631, 1980.

27. Christensen, L. V.
Facial pain from experimental tooth clenching. Tandlaegebladet, 74: 175, 1970.

28. Christensen, L. V.
Some subjective-experimental parameters of experimental tooth clenching in children. J. Oral Rehab., 7: 379, 1980.

29. Christensen, L. V.
Facial pains and the jaw muscles: a review. J. Oral Rehab., 8: 193, 1981.

30. Christenson, B. N., und Pearl, E. R.
Spinal neurons specifically excited by noxious or thermal stimuli: marginal zone of the dorsal horn. J. Neurophysiol., 33: 293, 1970.

31. Clark, R. K. F., und Wyke, B. D.
Temporomandibular arthrokinetic reflex control of the mandibular musculature. Brit. J. Oral Surg., 13: 2, 1975.

32. Cody, F. W. J., Lee, R. W. H., und Taylor, A.
A functional analysis of the components of the mesencephalic nucleus of the fifth nerve of the cat. J. Physiol. (Lond.), 226: 249, 1972.

33. Copland, J.
Diagnosis of mandibular joint dysfunction. Oral Surg. Oral Med. Oral Path., 13: 1106, 1960.

34. Corbin, K. B.
Observations on the peripheral distribution of fibers arising in the mesencephalic nucleus of the fifth cranial nerve. J. Comp. Neurol., 73: 153, 1940.

35. Crosby, E. C., Humphrey, T., und Lauer, E. W.
Correlative Anatomy of the Nervous System. New York, Macmillan Publishing Co., Inc., 1962.

36. Dalessio, D. J.
Wollff's Headache and Other Head Pains. New York, Oxford University Press, Inc., 1972.

37. Darian-Smith, I.
Neural mechanisms of facial sensation. Int. Rev. Neurobiol., 9: 301, 1966.

38. Darian-Smith, I.
The trigeminal system. In Iggo, A. (Ed.): Handbook of Sensory Physiology. Vol. II. Somatosensory System. Berlin, Springer-Verlag, 1973.

39. Del Fiacco, M., und Cuello, A. C.
Substance P- and enkephalin-containing neurons in the rat trigeminal system. Neuroscience, 5: 803, 1980.

40. Denny-Brown, D., und Yanagisawa, N.
The function of the descending root of the fifth nerve. Brain, 96: 783, 1973.

41. Donohue, W. B.
Styloid syndrome. J. Can., Dent. A., 25: 283, 1959.

42. Dubner, R., Sessle, J., und Storey, A. T.
The Neural Basis of Oral and Facial Function. New York, Plenum Publishing Corporation, 1978.

43. Eagle, W. W.
Elongated styloid processes: report of two cases. Arch. Otolaryngol., 25: 584, 1937.

44. Eagle, W. W.
Symptomatic elongated styloid process. Arch. Otolaryngol., 49: 490, 1949.

45. Eccles, J. C.
The inhibitory pathways of the central nervous system. In The Sherington Lectures. IX. Springfied, Illinois, Charles C. Thomas, 1969.

46. Edwall, L.
Nervous control of blood circulation in the dental pulp and the periodontal tissues. In Emmelin, N., und Zotterman, Y. (Eds.): Oral Physiology. New York, Pergamon Press, Inc., 1972.

47. Eriksson, P. O., et al.
Special histochemical muscle-fibre characteristics of the human lateral pterygoid muscle. Arch. Oral Biol., 26: 495, 1981.

48. Erlanger, J., und Gasser, H. S.
The action potential in fibers of slow conduction in spinal roots and somatic nerves. Am. J. Physiol., 92: 43, 1930.

49. Fields, H. L., und Basbaum, A. I.
Brainstem control of spinal pain-transmission neurons. Ann. Rev. Physiol., 40: 217, 1978.

50. Fields, H. L., und Basbaum, A. I.
Anatomy and physiology of a descending pain control system. In Bonica, J. A., Libeskind, J. C., und Albe-Fesaard, E. (Eds.): Advances in Pain Research and Therapy. New York, Raven Press, 1979.

51. Foerster, O.
Symptomatologie der Erkrankungen des Rükkenmarks und seiner Wurzeln. Bumke u. Foersters Handbk Neurol., 5: 1, 1936.

52. Fordyce, W. E.
Operant conditioning: an approach to chronic pain. In: Current concepts of pain and analgesia. New York, Current concepts. Inc. 1974.

53. Fordyce, W. E.
Learning process in pain. In Saternback, R. A. (Eds.): The Psychology of Pain. New York, Raven Press, 1978.

54. Freedman, M. A. R., und Wyke, B.
The innervation of the knee joint: an anatomical and histologic study in the cat. J. Anat., 101: 505, 1967.

55. Frey, M., von
Beiträge zur Physiologie des Schmerzsinnes. Berichte über die Verhandlungen der Kgl., sächsischen Gesellschaft der Wissenschaften zu Leipzig, 46: 185, 1894.

56. Frommer, J., Mele, F. A., und Monroe, C. W.
The possible role of the mylohyoid nerve in mandibular posterior tooth sensation. J. Am. Dent. A., 85: 113, 1972.

57. Gallager, D. W., und Pert, A.
Afferents of brain stem nuclei (brain stem raphe, nucleus reticularis pontis caudalis and nucleus gigantocellularis) in the rat as demonstrated by microiontophoretically applied horseradish peroxidase. Brain Res., 144: 257, 1978.

58. Gandevia, S. C., und McCloskey, D. I.
Joint sense, muscle sense, and their combination as position sense, measured at the distal interphalangeal joint of the middle finger. J. Physiol. (Lond.), 260: 387, 1976.

59. Gardner, E.
Spinal cord and brain stem pathways for afferents from joints. In De Reuck A. V. S., und Knight, J. (Eds.): Myotatic, Kinesthetic and Vestibular Mechanisms. Ciba Found. Symp., London, J. and A. Churchill, Ltd., 1966.

60. Gebhart, G. F.
Narcotic and nonnarcotic analgesics for relief of pain. In Jacox, A. D. (Ed.): Pain. Boston, Little, Brown and Company, 1977.

61. Godaux, E., und Desmedt, J. E.
Human masseter muscle: H- and tendon reflexes. Arch. Neurol. Psychiat. (Chgo.), 32: 229, 1975.

62. Goldscheider, A.
Über den Schmerz in physiologischer und klinischer Hinsicht, Berlin. Hirschwald, 1894.

63. Greenberg, M. S., et al.
Mandibular position and upper body strength: a controlled clinical trial. J. Am. Dent. A., 103: 576, 1981.

64. Greenwood, L. F., und Sessle, B. J.
Inputs to trigeminal brain stem neurons from

facial, oral, tooth pulp, and pharyngolaryngeal tissues. II. Role of trigeminal nucleus caudalis in modulating responses to innocuous and noxious stimuli. Brain Res., 117: 227, 1976.

65. Gregg, J. M.
Post-traumatic trigeminal pain. J. Oral. Surg., 29: 260, 1971.

66. Griersmith, B. T., und Duggan, A. W.
Prolonged depression of spinal transmission of nociceptive information by 5-HT administered in the substantia gelatinosa: antagonism by methysergide. Brain Res., 187: 231, 1980.

67. Griffin, C. J., Watson, J. E., und Marshall, W. G.
Electromyographic analysis of the effects of treatment in patients with the temporomandibular joint syndrome. Monogr. Oral Sci., 4: 188, 1975.

68. Hackman, C. C. (Ed.)
Limbic System Mechanics und Autonomic Function. Springfield, Illinois, Charles C. Thomas, 1972.

69. Halata, Z.
The mechanoreceptors of the mammalian skin. Ultrastructure and morphological classification. Adv. Anat. Embryol. Cell Biol., 50: 5, 1975.

70. Hall, E.
The anatomy of the limbic system. In Mogenson, G. J., und Claresee, F. R. (Eds.): Neural Integration of Physiolocical Mechanisms and Behavior. Toronto, University of Toronto Press, 1975.

71. Harris, R.
Innervation of the human periodontium. Monogr. Oral Sci., 4: 27, 1975.

72. Head, H.
Studies in Neurology. London, Oxford University Press, 1920.

73. Helkimo, M.
Studies on function and dysfunction of the masticatory system. University of Göteborg, Sweden, 1974.

74. Hole, K., und Berge, O.-G.
Regulation of pain sensitivity in the central nervous system. Cephalagia, 1: 51, 1981.

75. House, E. L., Pansky, B., und Siegel, H.:
A Systematic Approach to Neuroscience. 3rd ed. New York, McGraw-Hill Book Company, 1979.

76. Hu, J. W., und Sessle, B. J.
Trigeminal nociceptive and nonnociceptive neurons: brainstem intranuclear projections and modulation by orofacial, periaqueductal gray and nucleus raphe magnus stimuli. Brain Res., 170: 547, 1979.

77. Hutchins, H. C., und Reynolds, O. E.
Experimental investigation of the referred pain of aerodontalgia. J. Dent. Res. 26: 3, 1947.

78. Iggo, A.
Cutaneous receptors with high sensitivity to mechanical displacement. In de Reuck, A. U. S., und Knight, J. (Eds.): Touch, Heat and Pain. Ciba Found. Symp., London, J. und A. Churchill, Ltd., 1966.

79. Iggo, A.
Cutaneous and subcutaneous sense organs. Br. Med. Bull., 33: 97, 1977.

80. Iggo, A., und Young, D. W.
Cutaneous thermoreceptor, and thermal nociceptors. In Karnhuber, H. H. (Eds.): Somatosensory System. Stuttgart, George Thieme, 1975.

81. Ingerslev, H.
Treatment of dysfunction in the masticatory system in childhood. Tandlaegebladet, 77: 74, 1973.

82. Jaffe, J. H., und Martin, W. R.
Narcotic analgesics and antagonists. In Goodman, L. S., und Gilman, A. (Eds.): The Pharmacological Basis of Therapeutics (5th ed.). New York, Macmillan Publishing Co., Inc., 1975.

83. Jerge, C. R.
The organization and function of the trigeminal mesencephalic nucleus. J. Neurophysiol, 26: 379, 1963.

84. Jessell, T. M., und Iversen, L. L.
Opiate analgesics inhibit substance P release from rat trigeminal nucleus. Nature, 268: 549, 1977.

85. Johansson, S.
Den vuxna befolkningens hålsotillstand. Lågenkomstutredningen. Allmänna Förlaget, Stockholm, 1971.

86. Jorgensen, A. W., und Sorensen, O. H.
Digitalis intoxication. Acta Med. Scand., 188: 179, 1970.

87. Kaada, B.
Neurophysiology and acupuncture: a review. In Bonica, J. J., und Albe-Fessard, E. (Eds.), Advances in Pain Research and Therapy. New York, Raven Press, 1: 733, 1976.

88. Karlsson, U. L.
The structure and distribution of muscle spindles and tendon organs in muscles. In Anderson, D. J., und Matthews, B.: Mastication, Bristol, John Wright and Sons, Limited, 1976.

89. Kawamura, Y., und Majima, T.
Temporomandibular joint sensory mechanisms

controlling activities of the jaw muscles. J. Dent. Res., 43: 150, 1964.

90. Kerr, F. W. L., und Lysack, W. R.
Somatotopic organization of trigeminal-ganglion neurones. Arch. Neurol. (Chgo), 11: 593, 1964.

91. Kirstine, W. D.
Innervation of the human periodontal membrane and gingiva. Master's Thesis, University of Michigan. 1957.

92. Klineberg, I.
Occlusion and facial pain. Austr. Dent. J., 23: 42, 1978.

93. Klineberg, I.
Influences of temporomandibular articular mechanoreceptors on functional jaw movements. J. Oral. Rehabil., 7: 307, 1980.

94. Klineberg, I., Greenfield, B. E., und Wyke, B. D.
Afferent discharges from temporomandibular articular mechanoreceptors. Arch. Oral Biol., 15: 935, 1970.

95. Kopp, S.
Constancy of clinical signs in patients with mandibular dysfunction. Community Dent. Oral Epidemiol, 5: 94, 1977.

96. Körfelt, T., et al.
Immunolohistochemical analysis of peptide pathways possibly related to pain and analgesia: enkephalin and substance P. Proc. Nat. Acad. Sci. USA, 74: 3081, 1977.

97. Lance, J. W.
Mechanism and Management of Headache. Boston, Butterworths Pub., Inc., 1978.

98. Laskin, D. M.
Etiology of the pain dysfunction syndrome. Am. J. Dent. A., 79: 147, 1969.

99. Leek, B. F.
Abdominal and pelvic visceral receptors. Br. Med. Bull., 33: 163, 1977.

100. Lele, P. P., und Weddell, G.
Sensory nerves of the cornea and cutaneous sensibility. Exp. Neurol., 1: 334, 1959.

101. Lewinsky, W., und Steward, D.
The innervation of the periodontal membrane of the cat, with some observations on the function of end-organs found in that structure. J. Anat., 71: 232, 1937.

102. Light, A. R., und Pearl, E. R.
Spinal terminations of functionally identified primary afferent neurons with slowly conducting myelinated fibers. J. Comp. Neurol., 186: 133, 1979.

103. Lim, R. K. S.
Pain. Ann. Rev. Physiol., 32: 269, 1970.

104. Lim, R. K. S., und Guzman, F.
Manifestations of pain in analgesic evaluation in animals and man. In Soulairac, A., Cohn, J., und Charpentier, J. (Eds.): Pain, New York, Academic Press, Inc., 1968.

105. Lipton, J., Marbach, J., und Blumenstock, N.
The relationship of stress to treatment outcome in M. P. D. patients. J. Dent. Res., 54: 483, 1975.

106. Lous, I.
Need-demand problems in patients with orthomandibular functional disorders. J. Oral Rehabil., 4: 51, 1977.

107. Lundberg, P. O.
Migrän. Läkarlidningen, 67: 4946, 1970.

108. Magnusson, T.
Mandibular dysfunction and recurrent headache. University of Göteborg, Sweden, 1980.

109. Magnusson, T., und Carlsson, G. E.
Treatment of patients with functional disturbances in the maticatory system. A summary of 80 consecutive patients. Swed. Dent. J., 4: 145, 1980.

110. Maruyama, Y., et al.
Effects of morphine on human spinal cord and peripheral nervous activities. Pain, 8: 63, 1980.

111. Matthews, B.
Mastication. In Lavelle, C. L. B. (Ed.): Applied Physiology of the Mouth. Bristol, John Wright and Sons, Limited, 1975.

112. Matthews, B., und Holland, G. R.
Coupling between nerves in teeth. Brain Res., 98: 354, 1975.

113. Matthews, P. B. C.
Muscle afferents and kinaesthesia. Br. Med. Bull., 33: 137, 1977.

114. Mei, N., Hartman, F., und Roubien, R.
Characteristiques fonctionnelles des mícanorécepteurs des ligaments dentaires chez le chat. J. Biol. Buccale, 3: 29, 1975.

115. Melzack, R.
The Puzzle of Pain. New York, Penguin Books, 1973.

116. Melzack, R., und Wall, P. D.
On the nature of cutaneous sensory mechanisms. Brain, 85: 331, 1962.

117. Melzack, R., und Wall, P. D.
Pain mechanisms, a new theory. Science, 150: 971, 1965.

118. Melzack, R., und Wall, P. D.
Psychophysiology of pain. Int. Anesthesiol. Clin., 8: 3, 1970.

119. Mitchell, C. L.
Central nervous system responses to tooth pulp stimulation and their modification by drugs. In Staple, P. H. (Ed.): Advances in Oral Biology. Vol. 4. New York, Academic Press, Inc., 1970.

120. Møller, E., Sheik-El-Eslam, A., und Lous, I.
Deliberate relaxation of the temporal and masseter muscles in subjects with functional disorders of the chewing apparatus. Scand. J. Dent. Res., 79: 478, 1971.

121. Mosso, J. A., und Kruger, L.
Receptor categories represented in spinal trigeminal nucleus caudalis. J. Neurophysiol., 36: 472, 1973.

122. Moulton, R. E.
Emotional factors in non-organic temporomandibular joint pain. In Schwartz, L., und Chayes, C. M. (Eds.): Facial Pain and Mandibular Dysfunction. Philadelphia, W. B. Saunders Company, 1968.

123. Mumford, J. M., und Bowsher, D.
Pain and protopathic sensibility. A review with particular reference to the teeth. Pain, 2: 223, 1976.

124. Neil, E. (Ed.)
Handbook of Sensory Physiology. Vol. III. Enteroceptors. Berlin, Springer-Verlag, 1972.

125. Ness, A. R.
The mechanonreceptors of the rabbit mandibular incisors. J. Physiol. (Lond.), 126: 475, 1954.

126. Noback, C. R., und Demarest, R. J.
The Human Nervous System. Basic Principles of Neurobiology, 3rd ed. New York, McGraw-Hill Book Company, 1981.

127. Noordenbos, W.
Pain Problems Pertaining to the Transmission of Nerve Impulses Which Give Ris to Pain. Amsterdam, Elsevier, 1959.

128. Nord, S. G.
Responses of neurons with rostral and caudal trigeminal nuclei to tooth pulp stimulation. Brain Res. Bull., 1: 489, 1976.

129. Olszewski, J., und Baxter, O.
Cytoarchitecture of the Human Brain-Stem, New York, S. Karger, 1954.

130. Pearl, E. R.
Afferent basis of nociception and pain: evidence from the characteristics of sensory receptors and their projection to the spinal dorsal horn. In Bonica, J. J. (Ed.): Pain. New York, Raven Press, 1980.

131. Petersen, I., und Stener, B.
Experimental evaluation of the hypothesis of ligamento-muscular protective reflexes. III. A study in man using the medial collateral ligament of the knee joint. Acta Physiol. Scandinav., 48 (Supp. 166): 51, 1959.

132. Pfaffmann, C.
Afferent impulses from teeth due to pressure and noxious stimulation. J. Physiol. (Lond.), 97: 207, 1939.

133. Price, D. D., Dubner, R., und Hu, J. W.
Trigeminothalamic neurons in nucleus caudalis responsive to tactile, thermal and nociceptive stimulation of monkey's face. J. Neurophysiol., 39: 936, 1976.

134. Procacci, P., et al.
Cutaneous pain threshold changes after sympathetic block in reflex dystrophies. Pain, 1: 167, 1975.

135. Ralston, J. H.
The organization of the substantia gelatinosa Rolandi in the cat lumbrosacral spinal cord. Z. Zellforsch., 67: 1, 1965.

136. Ransjo, K., und Thilander, B.
Perception of mandibular position in cases of temporomandibular joint disorders. Odont. Tidsk., 71: 134, 1963.

137. Ranson, S. W., et al.
Number, size and myelination of the sensory fibers in the cerebrospinal nerves. Res. Publ. Ass. Res. Ner. Ment. Dis., 15: 3, 1935; also, Arch. Neurol. Psychiat. (Chgo.), 26: 1122, 1931.

138. Rapp, R., Kirstine, W. D., und Avery, J. K.
A study of neural endings in the human gingiva and periodontal membrane, J. Can. Dent. A., 28: 637, 1957.

139. Rasmussen, P.
Facial Pain. Copenhagen, Munksgaard, 1965.

140. Rexed, B.
A cytoarchitectonic atlas of the spinal cord in the cat. J. Comp. Neurol. Sci., 18: 133, 1973.

141. Reynolds, O. E., und Hutchins, H. C.
Reduction of central hyper-irritability following block anesthesia of peripheral nerve. Am. J. Physiol., 152: 658, 1948.

142. Ruch, T. C.
Pathophysiology of pain. In Ruch, T. C., und Patton, H. D. (Eds.)
Howell-Fulton Physiology and Biophysics. 20th ed. Philadelphia, W. B. Saunders Company, 1979.

143. Ruch, T. C., und Patton, H. D. (Eds.)
Physiology and Biophysics. The Brain and Neural Function. 20th ed. Philadelphia, W. B. Saunders Company, 1979.

144. Sastry, B. R.
Potentiation of presynaptic inhibition of nociceptive pathways as a mechanism for analgesia. Can. J. Physiol. Pharmacol., 58: 97, 1980.

145. Schwartz, L.
Clinical anatomy and physiology of the temporomandibular joint. Brit. J. Oral Surg., 2: 20, 1964.

146. Scott, D. Jr.
Excitation of dental receptors in the tooth of the cat. In de Reuck, A. U. S., und Knight, J. (Eds.): Touch, Heat and Pain. Ciba Found. Symp., London, J. und A. Churchill, Limited, 1966.

147. Scott, D., Jr.
The arousal and suppression of pain in the tooth. Int. Dent. J., 22: 20, 1972.

148. Selzer, M., und Spencer, W. A.
Convergence of visceral and cutaneous afferent pathways in the lumbar spinal cord. Brain Res., 14: 331, 1969.

149. Selzer, S.
Pain Control in Dentistry. Diagnosis and Management. Philadelphia, J. B. Lippincott Company, 1978.

150. Sessle, B. J.
Is the tooth pulp a "pure" source of noxious input? In Bonica, J. J. (Ed.): Advances in Pain Research and Therapy. Vol. 3. New York, Raven Press, 1979.

151. Sessle, B. J., et al.
Descending influence of periaqueductal gray matter and somatosensory cerebral cortex on neurones in trigeminal brain stem nuclei. Can. J. Physiol. Pharmacol., 54: 66, 1976.

152. Sessle, B. J., et al.
Modulation of trigeminothalamic relay and nonrelay neurons by noxious, tactile, and periaqueductal gray stimuli: implications on perceptual and reflex aspects of nociception. In Anderson, D. J., und Matthews, B. (Eds.): Pain in the Trigeminal Region. Amsterdam, Elsevier/North-Holland, 1977.

153. Sherrington, C. S.
The muscular sense. In Schafer, E. A. (Ed.): Textbook of Physiology. Vol. 2. Edinburgh, Young J. Pentland, 1900.

154. Sinclair, D. C.
Cutaneous sensation and the doctrine of specific nerve energy. Brain. 78: 584, 1955.

155. Skoglund, S.
Anatomical and physiologic studies of knee joint innervation in the cat. Acta Physiol. Scandinav., 124 (Suppl. 36): 1, 1976.

156. Skoglund, S.
Joint receptors and kinaesthesias. In Iggo, A. (Ed.): Handbook of Sensory Physiology. Vol. II. Somatosensory System. Berlin, Springer-Verlag, 1973.

157. Smith, S. D.
Muscular strength correlated to joint posture and the temporomandibular joint. N. Y. State Dent. J., 44: 279, 1978.

158. Solberg, W. K., Woo, M. W., und Houston, J. B.
Prevalence of signs and symptoms of mandibular dysfunction. J. Dent. Res., 54: 432, 1975.

159. Stillwell, D. L., Jr.
The innervation of tendons and aponeurosis. Am. J. Anat., 100: 289 and 101: 59 and 75, 1957.

160. Stratton, D. B.
Neurophysiology. New York, McGraw-Hill Book Company, 1981.

161. Sweet, W.
Pain. In Field, J., Magoun, H. W., und Hall, V. E. (Eds.): Handbook of Physiology. Vol. I. Washington, D. C., American Physiological Society, 1959.

162. Szentagothai, J.
Anatomical considerations of monosynaptic reflex arcs. J. Neurophysiol., 11: 445, 1948.

163. Thilander, B.
Innervation of the temporomandibular joint capsule in man. Trans. Roy. Sci. Dent, Stockholm, 7: 9, 1961.

164. Thilander, B.
Innervation of the temporomandibular disc in man. Acta Odont. Scandinav., 22: 151, 1964.

165. Thomson, H.
Mandibular joint pain. A survey of 100 treated cases. Brit. Dent. J., 107: 243, 1959.

166. Travell, J.
Temporomandibular joint pain referred from muscles of the head and neck. J. Prosth. Dent., 10: 745, 1960.

167. Travell, J., und Rinzler, S. H.
The myofascial genesis of pain. Postgrad. Med., 11: 425, 1952.

168. Vallbo, A. B., und Hagbarth, K. E.
Microelectrode recordings from human peripheral nerves. In Desmedt, J. E. (Ed.): New Developments in Electromyography and Clinical Neurophysiology. Vol. 3. Basel, S. Karger, 1973.

169. Vallbo, A. B., und Johansson, R. S.
Skin mechanoreceptors in the human hand: neural and psychophysical thresholds. In Zot-

terman, Y. (Ed.): Sensory Functions of the Skin in Primates with Special References to Man. Wenner-Gren Center Int. Symp. Series. Vol. 27. Oxford, Pergamon Press, Limited, 1976.

170. Vallbo, A. B., und Johansson, R. S.
The tactile sensory innervation of the glabrous skin of the human hand. In Gordon, G. (Ed.): Active Touch. The Mechanism of Recognition of Objects by Manipulation. A Multi-Disciplinary Approach. Oxford, Pergamon Press, Limited, 1978.

171. Wall, P. D.
Dorsal horn electrophysiology. In Iggo, A. (Ed.): Handbook of sensory physiology. Vol. II. Somatosensory System. Berlin, Springer-Verlag, 1973.

172. Wall, P. D.
The role of substantia gelatinosa as a gate control. In Bonica, J. J. (Ed.): Pain, New York, Raven Press, 1980.

173. Waters, W. E.
The epidemiological enigma of migraine. Int. J. Epidemiol., 2: 189, 1973.

174. Weddell, G.
Somesthesis and the chemical senses. Ann. Rev. Psychol., 6: 119, 1955.

175. Wiggers, C. J.
The physiology of cardiac pain. In Levy, R. L. (Ed.): Diseases of the Coronary Arteries and Cardiac Pain. New York. The MacMillan Company, 1936.

176. Wolff, H. G., und Wolf, S.
Pain. 2nd ed. New York, Oxford University Press, Inc., 1963.

177. Wyke, B. D.
The neurology of joints. Ann. Roy. Coll. Surg. Engl., 41: 25, 1967.

178. Wyke, B. D.
Neurological aspects of the diagnosis and treatment of facial pain. In Cohen, B., und Kramer, I. (eds.). Scientific Foundations of Dentistry. London, William Heinemann Books, Limited, 1976.

179. Young, R. F., und King, R. B.
Fiber spectrum of trigeminal sensory root of the baboon determined by electron microscopy. J. Neurosurg., 38: 65, 1973.

Kapitel 3

Neurale und strukturelle Grundlagen des motorischen Verhaltens

Der Zahnarzt kennt und interessiert sich für viele wichtige Aspekte der Kieferbewegungen und -positionen. Da Funktion wie Parafunktion ähnliche anatomische, psychologische und physiologische Grundlagen zu haben scheinen, ist die Erwartung naheliegend, daß der Zahnarzt sich auch für die Mechanismen interessiert, die dem motorischen Verhalten zugrunde liegen. Dieses Verständnis kann die Grundlage sein für die Beurteilung und die Umsetzung von Okklusions-, Dysfunktions- und Therapiekonzepten, wie sie in den anschließenden Kapiteln dargestellt werden.

Sensomotorische Systeme

Die sensomotorischen Systeme bestehen aus einem muskulären und einem neuralen Anteil, die an der Einleitung, Programmierung und Ausführung motorischer Funktionen beteiligt sind[109]. Bei diesen Aktivitäten handelt es sich nicht einfach um die Koordination und Organisation von Abläufen und Muskelfunktionen, die der Bewegung und Fortbewegung dienen. Vielmehr geht es darum, daß vom motorischen Zentrum im Gehirn gedankliche Wahrnehmungen und Gefühle in Bewegungen umgesetzt werden[61]. Man darf also gar nicht ein bestimmtes „System" isoliert vom „Gesamtsystem Mensch" betrachten; das ist allenfalls dann zulässig, wenn man damit Betrachtungen über (anderenfalls zu kompliziert erscheinende) neurale Mechanismen vereinfachen will. Letztlich müssen die physiologischen Variablen und neuralen Grundlagen elementarer Motivationsprozesse mit der komplizierten Muskelaktivität, die als motiviertes Verhalten bezeichnet wird, in Zusammenhang gebracht werden. Die Zusammenhänge zwischen Motivation, Muskeln und Handlungsabläufen werden einigermaßen deutlich, wenn man die Existenz eines funktionellen Bindeglieds zwischen neuralen Abläufen, die etwas mit einer Motivationslage (dem Handlungswillen) zu tun haben, und der Bewegung selbst annimmt.

Die Idee von der Existenz neurobehavioraler Einheiten setzt voraus, daß es ein beschreibbares neurales Netz mit bestimmten Verhaltenseigenschaften gibt[39]. Als Verhalten bezeichnen wir beobachtbare Abläufe von „einfachen" Bewegungen eines Körperteils oder Veränderungen der Pulsfrequenz bis hin zu komplexen Handlungen, wie Sprechen, Kauen und Laufen. Man hat auch *Impulslaufpläne,* analog zu Schaltplänen in der Elektrotechnik, verschiedener aus Neuronen bestehender behavioraler Teilnetze aufgestellt. Die Vorstellung, daß es zwischen Muskeln und Motivation (d. h. motiviertem Verhalten) bzw. zwischen Verhaltensmotivation und zugrundeliegenden neurophysiologischen Strukturen und Abläufen eine Verbindung gibt, ist erst in neuerer Zeit Gegenstand intensiverer Forschungen geworden.

Terminologie

Die Bezeichnung „nieder" bei motorischen Funktionen deutet in der Regel an, daß wir es mit Strukturen und Funktionen zu tun haben, die in der hierarchischen Ordnung der neuralen Elemente, die direkt für die

Steuerung der Motorik und der Bewegungsabläufe zuständig sind, auf der ersten Stufe stehen. So ist ein *niederes Motoneuron* ein Neuron, das über seine Synapse direkt mit einer Skelettmuskelfaser verbunden ist. Im gleichen Zusammenhang ist die Bezeichnung „höher" dagegen nur beschränkt aussagefähig, da die meisten Neurone mit Ursprung in oder unterhalb der Großhirnrinde keinen direkten synaptischen Kontakt mit motorischen Neuronen haben. *Höhere Motoneurone* sind Neurone mit Ursprung in Großhirnrinde, Kleinhirn und Stammhirnkernen, die kraniale und spinale Motoneurone aktivieren. Das *niedere motorische System* besteht aus Sensoneuronen, Motoneuronen, Muskeln und Rezeptoren, die die Aktivität jedes einzelnen Muskels regeln. Diese geschlossenen Kreisläufe können, wie z. B. bei einfachen Reflexen, autonom funktionieren, aber normalerweise werden sie von höheren Zentren angesteuert. So können beispielsweise, wie in Abbildung 3-1 gezeigt, absteigende Bahnen aus der Großhirnrinde, wie die Pyramidenstrangbahn (Tractus corticospinalis) und die kortikobulbäre Bahn, die Aktivitäten des niederen motorischen Systems steuern. Aufsteigende und absteigende (aszendierende und deszendierende) Bahnen, die auch höhere Zentren mit umfassen, werden als Großzyklen *(long loops)* bezeichnet, in denen die Übertragung von Signalen länger dauert als bei lokalen Unterzyklen.

Wir beginnen dieses Kapitel mit der Darstellung der strukturellen und funktionellen Verhaltenselemente, die für eine Bewegung erforderlich sind. Als nächstes wird die hierarchische Organisation der Neurone behandelt, die in ihrem Zusammenwirken einfache oder komplexere Bewegungsmuster erzeugen und für Lernfunktionen verantwortlich sind (Lernen ist die Fähigkeit, als Reaktion auf Erfahrungen Verhaltensweisen zu verändern). Nach der Betrachtung von neuronalen Aktivitäten, Muskelfunktion und Reflexen als Basis des motorischen Verhaltens werden Konzepte zur Steuerung des motorischen Verhaltens – hierunter fallen auch die Kieferbewegung und der Kauvorgang – diskutiert. Da sich viele Vorstellungen über die motorische Funktion im Zusammenhang mit der Erforschung des Rückenmarks entwickelt haben und da neuerdings großes Interesse an möglichen funktionellen und dysfunktionellen Zusammenhängen zwischen den neuromuskulären Systemen des Körpers und des Kiefers besteht, beginnen wir mit der Darstellung der Steuerung der Motorik am unteren Ende der *Neuraxis* (der Längsachse von Gehirn und Rückenmark, die die Gestalt eines großen T hat).

Motorische Systeme

Die sensomotorischen Systeme werden hier in mehrere Teile untergliedert, um Bestandteile und Funktionen des Nervensystems, soweit sie für die Motorik von Bedeutung sind, besser veranschaulichen zu können. Die strukturellen und funktionellen Substrate der sensomotorischen Funktionen umfassen Muskelzellen und die dazugehörigen Rezeptoren sowie neurale Strukturen mit integrativen Funktionen, deren Komplexitätsgrad mit zunehmend höherer Stellung innerhalb der Neuraxis ansteigt. Das beginnt mit dem lokalen motorischen Apparat und schreitet aszendierend über Rückenmark, Stammhirn, Thalamus, Großhirnganglien und zugehörige Strukturen bis hin zur Großhirnrinde fort (Abb. 3-1).

Die motorische Einheit

Ein wichtiges Konzept innerhalb der neuromuskulären Physiologie ist die *motorische Einheit,* allgemein definiert als alpha-Motoneuron, und die davon innervierten Muskelzellen. Das Innervationsverhältnis Neurone/Muskelzellen steht im Zusammen-

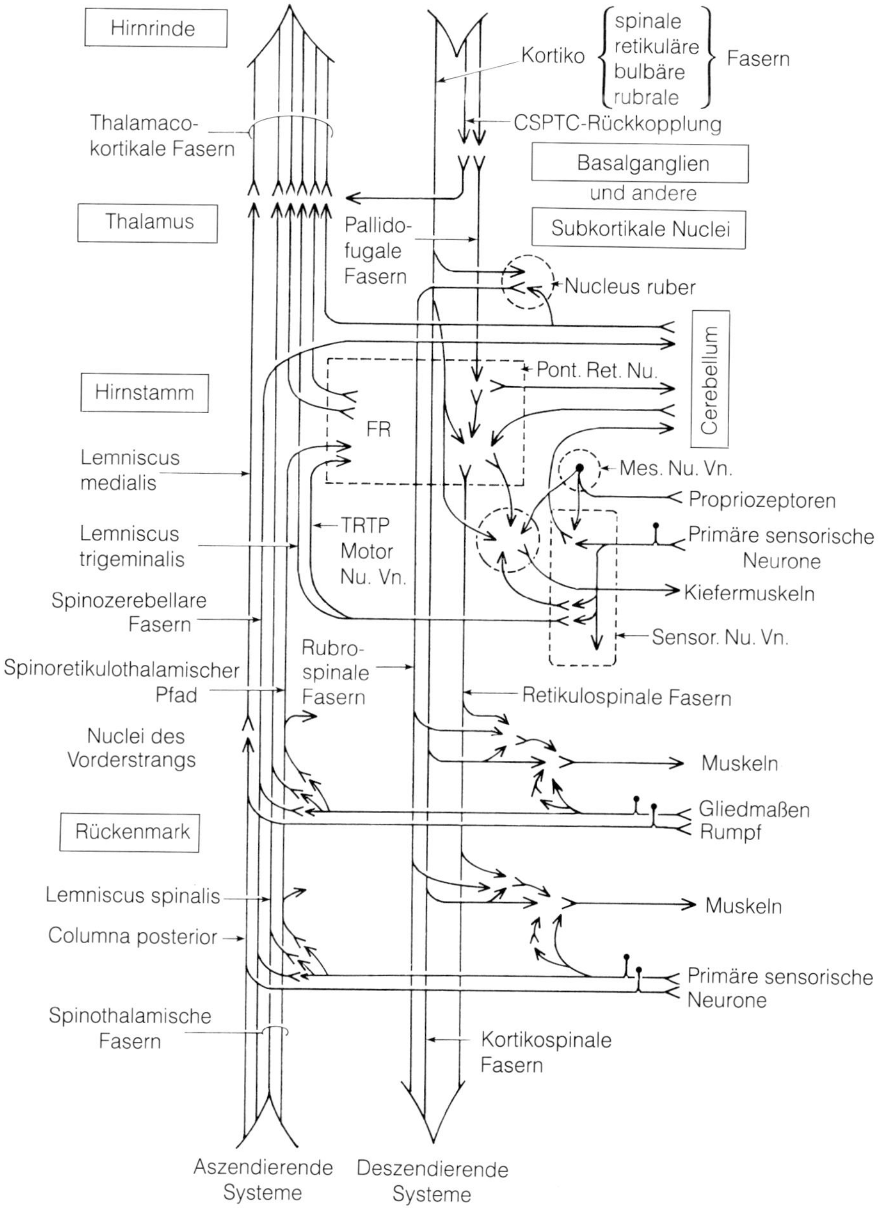

Abb. 3-1 Schematische Darstellung des Kontinuums der aszendierenden und deszendierenden Systeme der motorischen Kontrolle. Die sensomotorische Integration tritt auf allen Hierarchieebenen auf und stellt einen wichtigen Aspekt der motorischen Reaktion dar. Ein großer Teil des afferenten sensorischen Inputs wird von den ersten sensorischen Synapsen durch komplexe Modulationssysteme „ausgefiltert", die durch „höhere" Zentren beeinflußt werden. TRTP: Trigeminus-Retikulothalamus-Pfad. FR: Formatio reticularis. CSPTC: Kortex – Striatum – Palladis – Thalamus – Kortex.

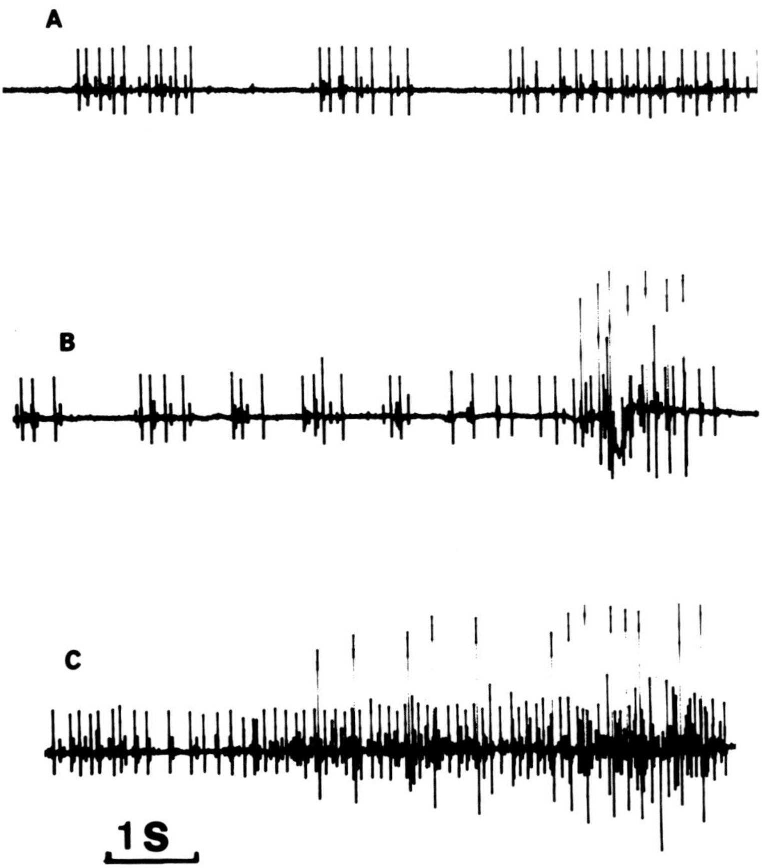

Abb. 3-2 Elektromyogramme. Muskelsignale mit zunehmender Anzahl beteiligter motorischer Einheiten (A-B-C).

hang mit Funktion und Größe des Muskels. So haben zum Beispiel die Augenmuskeln ein hohes Innervationsverhältnis (ca. 1 Neuron auf 3 Muskelzellen), weil sie mit größter Präzision und Geschwindigkeit funktionieren müssen. Bei den größeren Muskeln der Gliedmaßen ist das Innervationsverhältnis schlechter (eins zu mehreren hundert); die Kontrolle ist daher im Verhältnis zu den Augen- oder Fingermuskeln ebenfalls schlechter. Motorische Einheiten unterscheiden sich auch in ihrer Ermüdungsneigung. Dieser Aspekt wird im Zusammenhang mit den Eigenschaften der Muskulatur noch besprochen werden.

Der Begriff der motorischen Einheit umfaßt nach allgemeiner Übereinkunft eine funktionelle Gesamtheit aus einem Motoneuron und motorischen Muskelfasern, einen geschlossenen Zyklus von den Sensoneuronen eines Muskels zu den Motoneuronen desselben Muskels als Grundlage der Mechanismen der Bewegungssteuerung.

Die These von der behavioralen Einheit[39] oder Verhaltenseinheit, bestehend aus einem *Effektor* (Muskel), einem *Konduktor* (Axon und Synapsen) und einem *Initiator* (Rezeptor), ist dagegen noch nicht allgemein anerkannt. So wird beispielsweise der Vestibulookularreflex (Rotation der Augen in Gegenrichtung einer Kopfbewegung) als eine elementare Verhaltenseinheit betrachtet. Zu den elementaren Verhaltenseinheiten gehören auch ein Servomechanismus (weiter unten unter der Bezeichnung „negatives Feedback" beschrieben), ein Neuraloszillator, wie der „Schrittmacher" im Herzen, oder möglicherweise ein Mustergenerator, der im Zusammenhang mit rhythmischen öffnenden und schließenden Kieferbewegungen steht.

Die Funktion motorischer Einheiten läßt sich im Elektromyogramm (EMG), einer Aufzeichnung der elektrischen Ladungen in den oder oberhalb der Muskeln beobachten, (Abb. 3-2). Die elektrische Aktivität der Muskeln kann durch Oberflächenelektroden, die auf der Haut befestigt werden, oder durch Nadel- oder feine Drahtelektroden, die in den Muskel eingeführt werden, erfaßt werden. Durch Verwendung eines Oszilloskops und eines Lautsprechers zur Überwachung der vom Muskel ausgehenden elektrischen Impulse kann man sogar eine einzelne motorische Einheit für sich untersuchen (Einzelfaser-EMG)[139]. Wenn die Nadelelektrode richtig plaziert wird, kann die leichte Kontraktion eines Muskels der Aktivität eines einzelnen Motoneurons entsprechen. Zunehmende Kontraktion fördert die Aktivität von mehr und mehr motorischen Einheiten, und das EMG-Signal wird schließlich ein Interferenzmuster[32, 47, 168, 176].

Neuronale Aktivität

Neurone aus vielen Bereichen leiten Informationen an die niederen Motoneurone weiter, die einige wenige, aber auch mehrere hundert bis zu zweitausend Muskelfasern (im M. gastrocnemius) innervieren können[115]. Das Zusammenführen von Informationen von möglicherweise Tausenden anderer Neurone beeinflußt auch die integrative Reaktionsfähigkeit der exzitatorischen wie der inhibitorischen Synapsen am Rezeptorfeld des Neurons.

Durch das Zusammenspiel von Exzitation und Inhibition, von Erregung und Hemmung, kann sich das Nervensystem an die Umgebungsverhältnisse anpassen und für die Steuerung vieler Reflexe und willkürlicher Bewegungen sorgen. Da viele Neurone untereinander durch Synapsen verbunden sein können und jedes Neuron durch viele andere Neurone stimuliert werden kann, ist der Einfluß der peripheren und zentralen Anteile des Nervensystems erheblich. Zur Verarbeitung der entsprechenden Informationen müssen Mechanismen existieren, um Informationen auszufiltern, die zu einem gegebenen Zeitpunkt als bedeutungslos gelten können (Hintergrundgeräusche), und aus einer Anzahl verschiedenster Signale Daten auszuwählen, die weitergegeben und weiterverarbeitet, zur späteren Verwendung gespeichert, ausgesondert oder für eine motorische Funktion verwendet werden können.

Die Zusammenführung vieler Neurone an einem Motoneuron oder Sensoneuron ist ein Beispiel für *Konvergenz.* Die Informationen von allen Eingabeneuronen werden verarbeitet. Das Vorhandensein zahlreicher synaptischer Verbindungen mit vielen Neuronen zur Weiterleitung und Verbreitung von Informationen ist ein Beispiel für *Divergenz.* Das Rezeptorfeld jedes Neurons im Zentralnervensystem ist der Bereich, in dem die Informationen bearbeitet werden, die, von zentralen und peripheren Quellen ausgehend, in einem Neuron konvergieren. Dieser Kernbereich der synaptischen Aktivität an der Membran von Dendriten und Zellkörper eines Neurons ist von grundlegender Bedeutung für die integrative Aktivität des gesamten Zentralnervensystems.

Synaptische Funktionen

Damit sensorische Informationen von einem zum anderen Neuron weitergegeben werden können, muß die Lücke zwischen ihnen, der *synaptische Spalt,* durch chemische Neurotransmitter überbrückt werden, die am Ende der präsynaptischen Faser synthetisiert und freigesetzt werden und zu Rezeptorfeldern am postsynaptischen Neuron diffundieren, wo ein neues Signal entstehen und an das nächste Neuron weitergegeben werden kann[68]. Hierbei handelt es sich nicht um eine Schaltkette, sondern um eine *Transformationsfunktion,* bei der die Information immer wieder neu als Signal codiert wird.

Von Bedeutung für die Signalcodierung ist hier der elektrische Zustand der Neuronen-Zellmembran. Das Basis- und Referenzniveau der elektrischen Aktivität der Plasmamembran wird als *Ruhepotential* bezeichnet. In Abwesenheit eines Signals beträgt die elektrische Spannung zwischen dem Inneren des Neurons und dem Außenbereich *(extrazelluläre Flüssigkeit)* ca. −70 mV, d. h., im Ruhezustand ist die gesamte Membran des Neurons in diesem Umfang polarisiert.

Auf der Membran der Dendriten und dem Zellkörper eines Neurons gibt es *exzitatorische* und *inhibitorische* Synapsen, die lokale, gradierte und nicht weitergeleitete (nicht propagierte) Potentiale bewirken, depolarisierende *exzitatorische postsynaptische Potentiale* (EPSP) oder hyperpolarisierende *inhibitorische postsynaptische Potentiale* (IPSP). Das Potential wird als exzitatorisch bezeichnet, da sich das Membranenpotential nicht länger im Ruhezustand befindet und sich der Reizschwelle nähert. Die postsynaptische Membran wird also im Rezeptorfeld depolarisiert. Umgekehrt drückt die Hyperpolarisierung das Potential der postsynaptischen Membran unter das Ruhepotential (Erregungshemmung) und unterdrückt damit postsynaptische Potentiale (EPSP). Ein EPSP, das durch eine Einzelsalve von Transmissionen über den synaptischen Spalt hinweg verursacht wird, wird als lokale Reaktion bezeichnet. Dieses geringe EPSP schwächt sich rasch ab und verschwindet bereits nach Zurücklegen einer kurzen Strecke von weniger als 1 mm.

Der Begriff *abgestuft* oder *gradiert* bedeutet, daß die Amplitude der aufsummierten EPSP direkt proportional der Zahl der gleichzeitig übertragenden Synapsen ist. Der Begriff *nichtgradiert* bezeichnet eine binäre Reaktion, bei der die Amplitude des Aktionspotentials immer gleich ist, wenn erst einmal so viele Synapsen übertragen, daß ein bestimmter Schwellenwert erreicht wird. Nicht weitergeleitet oder nicht propagiert bedeutet, daß das Potential nicht entlang der Segmente des Axons weitergegeben wird. Ein *Aktionspotential* ist ein nichtgradiertes propagiertes *(wanderndes)* Potential, genannt Nervenimpuls. Eine Serie derartiger Impulse enthält codierte Informationen, die entlang dem Axon nach dem binären (Alles-oder-nichts-)Prinzip weitergeleitet werden.

Das Axon weist eine *absolute refraktäre Phase* auf: Wenn ein Aktionspotential, das entlang dem Axon wellenartig weitergeleitet wird, einen beliebigen Punkt der Nervs passiert hat, wird die Membran dort hyperpolarisiert und ist etwa eine Millisekunde lang nicht mehr erregbar, unabhängig von der Reizstärke. Die postsynaptische Membran von Rezeptorfeldern besitzt diese refraktäre Eigenschaft nicht, und es können zusätzliche postsynaptische Potentiale aufgebaut werden. Daher sind die Rezeptoren stärker integrativ wirksam, als dies bei einer Binärmembran möglich wäre. Das integrierte Potential muß so stark sein, daß es die Welle entlang dem Axon bis an die Reizschwelle depolarisiert, wenn ein Aktionspotential entstehen soll. Diese Schwelle kann dadurch erreicht werden, daß viele Synapsen gleichzeitig Impulse abgeben *(räumliche Summation)* oder daß nur eine Synapse wiederholt mit hoher Geschwindigkeit Impulse abgibt *(zeitliche Summation).*

Bevor sich ein Aktionspotential entwickeln kann, muß die Rezeptormembran bis zur

Reizschwelle depolarisiert werden, d. h. −40 mV in den alpha-Motoneuron-Dendriten und -Zellkörpern des Rückenmarks und −59 mV nahe dem Kamm der Welle[115]. Da nun das Ruhepotential für alle Membranbereiche ca. −70 mV beträgt, sind axonaler Wellenkamm und erstes Segment der am leichtesten erregbare Teil des Neurons (Differenz zwischen −70 mV und −59 mV). Daher braucht die Polarisierung der Membran nur 11 mV zu betragen, um die für ein Aktionspotential geltende Reizschwelle zu überwinden.

Wenn ein *Sensorezeptor* energetisch stimuliert wird, wird Energie von einer Erscheinungsform in eine andere übergeführt (mechanische in elektrische), was man als *Transduktion* bezeichnet. Das *Generatorpotential (Rezeptorpotential)* ist entsprechend der Reizintensität gradiert, und durch Summation kann ein elektrisches Potential entstehen, das groß genug ist, ein Aktionspotential auszulösen. Jeder Sensorezeptor reagiert auf einen Reiz, wenn dessen Intensität hinreichend groß ist. Aspekte der sensorischen Modalität wurden bereits in Kapitel 2 dargestellt. Man sollte sich noch einmal ins Gedächtnis rufen, daß mit Körperstellungen und Körperbewegungen bewußte wie unbewußte Sinneswahrnehmungen zusammenhängen. Die Nerven der propriozeptiven und exterozeptiven Sinne sind afferente Nerven von sensorischen Rezeptoren, wie Mechanorezeptoren im Parodont, und andere Rezeptoren, z. B. die Muskelspindeln.

Bahnung

Ein weiterer wichtiger Aspekt der neuronalen integrativen Aktivität ist die *Bahnung (facilitation),* ein Phänomen, bei dem ein Stimulus unterhalb der Reizschwelle von einem präsynaptischen Neuron einem postsynaptischen Neuron einen subliminalen Stimulus „vorgibt“, so daß ein zweiter Stimulus eine Entladung des postsynaptischen Neurons bewirkt[145]. Die Bahnung findet innerhalb eines Neuronenpools statt, eines Pools von funktionell ähnlichen Nervenzellkörpern, die ihren Input von einem präsynaptischen Neuron beziehen. Gibt ein präsynaptisches Neuron wiederholt Impulse ab, kann es geschehen, daß einige Neurone im Pool stimuliert werden, so daß es zu EPSP in Höhe der Reizschwelle kommt, andere dagegen nicht, weil nur einige wenige Synapsen einen Input liefern. Ein Neuronenpool kann jedoch einen anderen überlappen, oder mehrere Neuronenpools überlappen einander. Wegen dieser Überlappungen können gelegentlich Neurone, die aus dem einzelnen Neuron in einem Pool relativ wenig synaptischen Input erhalten, von den gleichzeitig feuernden Neuronen des überlappenden Pools beeinflußt und so bis zur Reizschwelle stimuliert werden. Insgesamt bedeutet Bahnung, daß der Output von dem postsynaptischen neuronalen Pool, der durch die gleichzeitige Abgabe von Impulsen durch zwei Inputneurone entsteht, größer ist als der, der sich ergeben würde, wenn beide separat agierten. Ist die Summe geringer, so ergibt sich eine *Okklusion,* das Gegenteil der Bahnung.

Neuromuskuläre Synapse

Zusätzlich zu den neuronalen Synapsen, die zwischen zwei Neuronen liegen, wird auch die Verbindung zwischen einem Neuron und einer Muskelfaser als Synapse betrachtet, da die Verhältnisse am *Übergang Neuron – Muskel* bzw. an der *motorischen Endplatte* recht ähnlich sind. Der Unterschied liegt darin, daß die Muskelzellen von einzelnen Neuronen innerviert werden, während Hunderte oder sogar Tausende von Neuronen an einem einzigen postsynaptischen Neuron konvergieren können. Es gibt keine inhibitorischen postsynaptischen Verbindungen an der Muskelfasermembran, nur die exzitatorische neuromuskuläre Verbindung, der der präsynaptischen Endfaser der neuralen Synapse entspricht, und der Ort der neuromuskulären synaptischen Übertragung des Aktionspotentials auf die Membran der Muskelfaser. Mit zunehmender Depolarisierung der Membran entsteht ein Endplattenpotential. Das Aktionspotential entwickelt sich abseits der Verbindung, wird über die Muskelzelle weitergeleitet und bewirkt eine Muskelkontraktion. *Acetylcholin* (ACh) ist die einzige Neurotransmittersubstanz, die an der neuromuskulären Synapse gefunden wird[145].

Anders als bei der neuronalen Synapse, wo eine einzelne Synapsenentladung selten ausreicht, um ein Aktionspotential im postsynaptischen Neuron aufzubauen, ist eine einzige Entladung einer neuromuskulären Synapse fast immer wirksam. Um EPSP bis zur Reizschwelle des postsynaptischen Neurons zu summieren und ein Aktionspotential zu erzeugen, braucht man eine große Zahl gleichzeitig feuernder Synapsen oder einige wenige, die aber in sehr kurzen Abständen Impulse abgeben. Dagegen setzt das Aktionspotential eines alpha-Motoneurons, das an der motorischen Endplatte ankommt, erheblich mehr ACh frei als erforderlich wäre, um ein muskuläres Aktionspotential aufzubauen und eine Muskelkontraktion zu erzeugen. Das Aktionspotential, das an der Muskelfaser ankommt, ist also obligatorisch (binär), während das Aktionspotential, das am postsynaptischen Neuron ankommt, fakultativ ist.

Interneurone lassen sich am besten als exzitatorische oder inhibitorische Neurone charakterisieren, je nachdem, ob die Rezeptoren auf der postsynaptischen Membran der Dendriten und des Zellkörpers exzitatorisch oder inhibitorisch sind[35]. Jedes Neuron kann durch das Zusammenspiel von Hunderten oder gar Tausenden von Stimuli der Rezeptoren beeinflußt werden. Dieses Zusammenspiel ergibt eine komplexe Integration subliminaler EPSP und subliminaler IPSP für jedes Neuron. Diese Inputvarianz ist der Grund für die Plastizität der motorischen Aktivität[25].

Elektrotonische Synapse

Eine andere Art von Synapse, genannt elektrotonische Synapse, kommt nach Berichten in der dentalen Pulpa und im Mittelhirnkern des N. trigeminus vor[34]. Diese Synapse besteht aus den einander dicht gegenüberliegenden Plasmamembranen von zwei Zellen und einem schmalen Spalt von 2 nm zwischen ihnen *(Spaltsynapse)*. Die zwei Zellen sind durch Kanäle niedrigen elektrischen Widerstands miteinander verbunden, wodurch die elektrische Aktivität der präsynaptischen Zelle ohne die bei neuronalen Synapsen übliche Verzögerung an die postsynaptische Zelle weitergegeben wird. Die Funktion dieser Synapsenart ist weder für die Zahnpulpa noch für den mesenzephalen Nucleus geklärt.

Präsynaptische und postsynaptische Hemmung

Präsynaptische Hemmung ist die Depolarisation der präsynaptischen Endfaser des exzitatorischen Neurons (z. B. von Neuronen 1. Ordnung, also der ersten hierarchischen Stufe) durch inhibitorische Axon-Axon-Synapsen (Abb. 3-3). Da die Depolarisation der Endfasern bei Neuronen der ersten Stufe stattfindet, wird sie auch als primäre afferente Depolarisation (PAD) bezeichnet[127]. Hierbei unterdrückt das präsynaptische inhibitorische Axon, das proximal der axosomatischen und axodendritischen Synapsen mit dem exzitatorischen Neuron synaptisch verbunden ist, den Output des exzitatorischen Neurons durch präsynaptische Depolarisation der Endfaser. Die Reaktionsfähigkeit kann infolge der primären afferenten Depolarisation eines Reflexbogens (vgl. S. 92) verringert werden, da die exzitatorische Synapse weniger wirksam arbeitet.

Postsynaptische Hemmung ist die Hyper

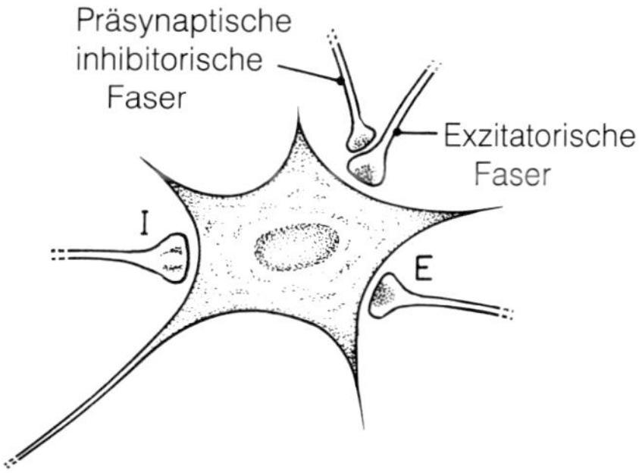

Abb. 3-3 Eine Hemmung kann durch postsynaptische oder präsynaptische Prozesse verursacht werden. Bei der postsynaptischen Hemmung hyperpolarisiert das präsynaptische Neuron das rezeptive Segment der postsynaptischen Zelle und verringert die Wahrscheinlichkeit, daß es „feuert". Bei der präsynaptischen Hemmung depolarisiert das präsynaptische inhibitorische Axon die präsynaptischen Enden des exzitatorischen Neurons, die dadurch weniger wirksam werden. I: Inhibitorische Synapse. E: Exzitatorische Synapse.

polarisation der Rezeptoren einer postsynaptischen Zelle durch ein präsynaptisches Neuron über axosomatische oder axodendritische Synapsen. Als Ergebnis der postsynaptischen Hemmung kann die Reaktionsfähigkeit eines Reflexbogens verringert werden, denn durch die Hyperpolarisation der postsynaptischen Membran wird das Membranpotential tendenziell unter das Ruhepotential gedrückt und hemmt so postsynaptische Potentiale. Offensichtlich sind die der präsynaptischen und der postsynaptischen Hemmung zugrundeliegenden Mechanismen völlig unterschiedlich.

Inhibitorische Systeme

Die höheren Ebenen des Zentralnervensystems enthalten zwei umfassende Hemmmechanismen, die für die Informationsverarbeitung von Bedeutung sind. In verschiedenen Teilen des Nervensystems hat man inhibitorische Neurone gefunden, darunter[67]: 1. Neurone mit langem Axon (*Golgi*-Typ I) mit Ursprungszellen in Schaltzellkernen, wie dem Nucleus cuneatus und dem ventralen posterioren Zellkern des Thalamus; 2. Neurone mit kurzem Axon (*Golgi*-Typ II), wie *Renshaw*-Zellen und die inhibitorischen Neurone der Gruppe Ia im Rückenmark[67, 115]. Bei der ersten Gruppe handelt es sich um Verbindungen zwischen einem Schaltzellkern und dem nächsten, bei der zweiten um lokale oder Interneurone im Schaltzellkern. Eine Hemmung durch diese Verarbeitungszentren bzw. -zellkerne kann durch den Einfluß von Rezeptorfeldern entstehen, die ihre Informationen direkt oder indirekt durch Interneurone an das Schaltneuron senden.

Das Rezeptorfeld eines primären Sensoneurons ist immer exzitatorisch. Jenseits der ersten Synapse ist Konvergenz möglich; inhibitorische wie exzitatorische Vorgänge, also Erregungsvorgänge wie Hemmungsvorgänge, können stattfinden. Inhibitorische Rezeptorfelder gibt es im somatosensorischen System; sie grenzen normalerweise an die exzitatorischen Rezeptorfelder der gleichen Neurone des ZNS oder umgeben diese sogar. Die Hemmung wird Umgebungshemmung oder afferente Hemmung genannt, da das inhibitorische Rezeptorfeld den zentralen exzitatorischen Kanal umgibt. In den Schaltzellkernen können sich Kanäle überlappen und im System Störungen hervorrufen, wodurch Informationen verlorgengehen können. Hier liegt die Aufgabe der Hemmechanismen: Sie lösen das Problem mit Hilfe von Feedforward, Feedback und reflektiertem Feedback sowie von präsynaptischer und postsynaptischer Hemmung.

Inhibitorische Bahn. Die beiden Grundtypen der inhibitorischen Bahnen sind die neuronalen Feedforward- und Feedback-Zyklen[35]. Diese Bahnen dienen dazu, das Erregungsniveau niedrig zu halten, indem die Entladung schwach erregter Neurone unterdrückt wird. Beide Bahnen bündeln wirksam die Menge exzitatorischer Signale, die an den Schaltzellkernen ankommen, und schaffen größere Informations-

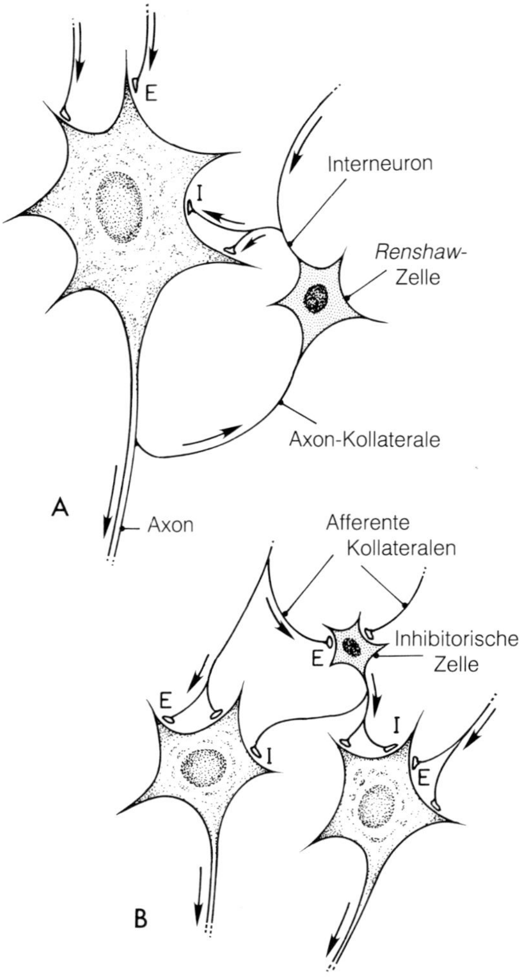

Abb. 3-4 Inhibitorische Bahnen: A Feedback-System. B Feedforward-System.

klarheit. In gewissem Sinn verbessert sich der Störabstand (Verhältnis des Nutzsignals zur Störung) durch das Unterdrücken bzw. Ausfiltern von unerwünschten schwachen Signalen oder Störungen.

Eine *Feedforward-Bahn* sorgt für eine afferente kollaterale Hemmung. Es handelt sich um einen offenen Regelkreis, bei dem kollaterale Äste der exzitatorischen afferenten Nerven ein oder mehrere inhibitorische Interneurone stimulieren, um eine Neuronenhemmung in Vorwärtsrichtung zu erreichen (Abb. 3-4 B). Ein Beispiel ist die Feedforward-Bahn für die afferenten Ia-Fasern von Muskelspindeln; diese werden weiter unten noch besprochen (S. 89). Diese Bahnen können aus Ästen von Schaltneuronen mit langem Axon bestehen, die über Synapsen mit lokalen Neuronen mit kurzen Axonen verbunden sind, die durch präsynaptische oder postsynaptische Hemmung einen inhibitorischen Einfluß auf die Schaltzellkerne ausüben.

Eine *Feedback-Bahn* sorgt für eine rekurrente, d. h. wiederkehrende Hemmung. Es handelt sich um einen geschlossenen Regelkreis aus einem efferenten Neuron (z. B. einem niederen Motoneuron), einer rekurrenten Axon-Kollaterale und einem Interneuron (z. B. einer *Renshaw*-Zelle). Der Output des Effektorneurons wird vom Interneuron wieder auf dieses Effektorneuron rückgekoppelt; so kann sich das Effektorneuron selbst beeinflussen (Abb. 3-4 A). Eine andere Art Feedback-Bahn, die aus deszendierenden Nerven von der Hirnrinde bis zu Schaltzellkernen oder zu Rezeptoren, wie z. B. Muskelspindeln, besteht, ist die reflektierte Feedback-Hemmung.

Bei der rekurrenten Hemmung kann jede *Renshaw*-Zelle eine ganze Serie von Motoneuronen hemmen; alle außer den am stärksten erregten Neuronen werden unterdrückt. Auf diese Art wird die motorische Leistung selektiver. In vielen Fällen ist auch die *Renshaw*-Zelle über inhibitorische Synapsenverbindungen mit einem inhibitorischen Interneuron verbunden, das auf der inhibitorischen Ia-Bahn zu Motoneuronen, d. h. zu afferenten Nerven von Muskelspindeln liegt. So hemmt die *Renshaw*-Zelle die inhibitorischen Interneurone mit dem Ergebnis einer *Enthemmung*, einer Hemmungsaufhebung bzw. rekurrenten Bahnung. Im V. Hirnnerv gelten rekurrente Axon-Kollateralen als nicht vorhanden.

Im Zentralnervensystem gibt es verschiedene Formen von Feedback-Systemen und Hemmechanismen. Deszendierende Nerven höherer Zentren im Hirnstamm und im Rückenmark können die Aktivität von Schaltzellkernen anregen oder hemmen. Bestimmte Formen der Hemmung kommen in spezifischen Bereichen nicht vor, so kommt z. B. innerhalb der anterolateralen aszendierenden Bahn im Schaltzellkern keine *afferente* Hemmung zustande. Auch in Groß- und Kleinhirnrinde scheint es keine präsynaptische Hemmung zu geben.

Eine deszendierende Hemmung wird normalerweise durch Interneurone erreicht, was bei den Motoneuronen des Halses jedoch nicht der Fall ist. Die Gesamtwirkung aller Interneurone und dort endenden deszendierenden Bahnen auf die Motoneurone der Extensormuskeln ist hemmend (alle gegen die Schwerkraft arbeitenden Muskeln sind *Extensoren* oder Strecker, deren Antagonisten sind *Flexoren* oder Beuger).

In einem der folgenden Abschnitte sollen deszendierende Einwirkungen auf Reflexe auf dem Weg über afferente Neurone der Gruppe Ia von Muskelspindeln, afferente Neurone der Gruppe Ib von *Golgi*-Sehnenkörperchen und afferente Flexorreflexneurone von Haut- und Gelenkrezeptoren dargestellt werden. Die Kontrolle der Stellung der Kaumuskulatur über Stellungsreflexe wird seit einiger Zeit intensiv erforscht.

Integrative Endbahn

Das niedere Motoneuron wird als *gemeinsame Endbahn* für alle Impulse bezeichnet, die an die Skelettmuskulatur gesandt werden[135]. Man könnte sie auch als *integrative Endbahn* für Exzitation (EPSP), Inhibition (IPSP), Summation (räumlich oder zeitlich) oder für andere Vorgänge, die das Verhalten der Muskelfaser bestimmen, ansehen[115]. Jedes alpha-Motoneuron wird durch den Input von 2000–10000 exzitatorischen und inhibitorischen Synapsenverbindungen mit anderen Neuronen beeinflußt. Diese integrative synaptische Anordnung sorgt dafür, daß bei nahezu synchroner Impulsabgabe der Output als Signal erkannt wird, während sporadischer Input von verschiedenen Inputneuronen als „Hintergrundgeräusch“, d. h. als Störung ausgefiltert wird. Letztlich sind Inhibition und Exzitation die wesentliche neurale Basis für die Regulierung von motorischen Reaktionen.

Der Muskel

Die Funktionseinheit des Muskels ist das *Sarkomer,* das Segment zwischen aufeinanderfolgenden Querstreifen *(Z-Streifen)* eines Skelettmuskels. Die Länge des Sarkomers ist von der Länge des Muskels abhängig. So ändert sich beispielsweise die Länge im M. masseter je nach der Position des Unterkiefers.

Die Verkürzung eines Muskels beim Aufbau von Muskelspannung ist das Ergebnis einer Kontraktion. So können kontrahierende Muskeln eine Bewegung bewirken, wie das Heben des Unterkiefers oder eines Armes. Kontrahierende Muskeln, die sich nicht verkürzen, erzeugen eine Muskelspannung und bilden möglicherweise eine Gegenkraft zur Schwerkraft. Das aufrechte Stehen und das Halten eines Gegenstandes zwischen den Zähnen sind Beispiele für eine spannungsbildende Kontraktion. Die Verkürzung unter konstanter Belastung bezeichnet man als isotonische Kontraktion; die Kontraktion ohne Verkürzung wird isometrische Kontraktion genannt. Noch ungeklärte Fragen über afferente Muskelfasern sind an anderer Stelle besprochen worden[2].

Wird ein Muskel durch einen Einzelreiz in einen Erregungszustand versetzt, kontrahiert er kurz. Dies wird als (Muskel-)*Zucken* bezeichnet. Unter isotonischen Bedingungen manifestiert sich das Zucken als vorübergehende Verkürzung des Muskels; unter isometrischen Bedingungen erscheint es als kurze Erhöhung der Kraft. Langsamzuckende motorische Einheiten sind sehr wenig ermüdungsanfällig und können über einen längeren Zeitraum hinweg aktiv sein, erzeugen aber im Vergleich zu den schnellzuckenden motorischen Einheiten relativ wenig Muskelspannung. Letztere ermüden schnell, können aber eine sehr hohe muskuläre Spitzenspannung erzeugen. Bei ansteigender Kaukraft werden zuerst die motorischen Einheiten mit der geringsten Zuckungskraft eingeschaltet, dann erst die mit größerer Zuckungskraft. Im allgemeinen werden die schnellzuckenden motorischen Einheiten von Motoneuronen innerviert, die eine überdurchschnittliche neurale Impulsübertragungsrate aufweisen.

Im menschlichen Skelettmuskel hat man drei Haupttypen von Fasern identifiziert[26]. Typ I entspricht den „roten" Fasern, Typ II B den „weißen" Fasern, während Typ II A einige Eigenschaften von Typ I und II B vereinigt. Typ I-Fasern kontrahieren langsam, während Typ II A- und Typ II B-Fasern schnell kontrahierende Fasern zu sein scheinen.

Die kleinsten motorischen Einheiten werden zuerst aktiviert. Histochemisch sind sie als Typ I-Fasern zu charakterisieren. Sie haben die größte Ausdauer, eine geringe Kontraktionsgeschwindigkeit und geben relativ selten Impulse ab. Die größten motorischen Einheiten haben Fasern vom Typ II B, geben häufige Impulse ab, sind leichter ermüdbar als Typ I-Fasern und werden dann gebraucht, wenn hohe Kontraktionskräfte nötig sind.

Das Fasertypprofil des menschlichen M. masseter und des M. temporalis unterscheidet sich von dem der Muskeln der Extremitäten. Der Aufbau des menschlichen M. pterygoideus lateralis deutet auf eine hohe Belastbarkeit bei geringen auftretenden Kräften hin[36], was ja auch zu erwarten ist, denn der M. pterygoideus lateralis ist beim Erwachsenen ein Stabilisator des Kiefergelenks.

Die stärkste Zuckungsspannung, die ein Skelettmuskel entwickelt, entsteht bei oder nahe seiner Länge in Ruhe[47]. Die Vermutung, daß die maximale Kaukraft in Ruhestellung erreicht wird[17], hat sich nicht bestätigt[19]. Auch die Annahme, daß die größte Kraft bei in Okklusion stehenden Zähnen auftritt, konnte nicht überzeugend bewiesen werden. Die Ergebnisse mehrerer Untersuchungen zeigen, daß im Tierversuch die maximale Spannung dann vorhanden ist, wenn der Mund mehrere Millimeter weit geöffnet ist[157], daß die maximale Kaukraft beim Menschen mit zunehmender Öffnung der Zahnreihen ansteigt[19], und daß die maximale Zuckungsspannung in den Kieferöffnungsmuskeln auftritt, wenn der Mund vollständig geschlossen ist[96].

Die Muskelspannung wird auf zweierlei Weise reguliert, 1. über die Zahl der motorischen Einheiten, die aktiviert werden, und 2. über die Impulsfrequenz der aktivierten motorischen Einheiten.

Muskelrezeptoren

Die zwei Arten von Skelettmuskelrezeptoren, die hier zu betrachten sind, sind die Muskelspindeln (Rezeptoren, die auf Längenveränderungen des Muskels ansprechen) und die *Golgi*-Sehnenkörperchen (Rezeptoren, die auf Spannungsänderungen ansprechen). *Pacini*-artige Lamellenkörperchen, freie Nervenenden und verschiedene andere Enden in der Gelenkkapsel wurden bereits im Zusammenhang mit der Kinästhesie besprochen. Auch Rezeptoren in der Haut können Motoneuronen beeinflussen, werden hier aber nicht besprochen. Die Muskelspindel ist an anderer Stelle umfassend behandelt worden[12, 15, 70, 140]. Die Rolle der *Vater-Pacini*-Lamellenkörperchen bei der Muskelkontraktion und bei der reflektorischen Bewegungssteuerung ist verhältnismäßig wenig erforscht. Die Muskelspindel ist der Hauptregulator des Muskeltonus.

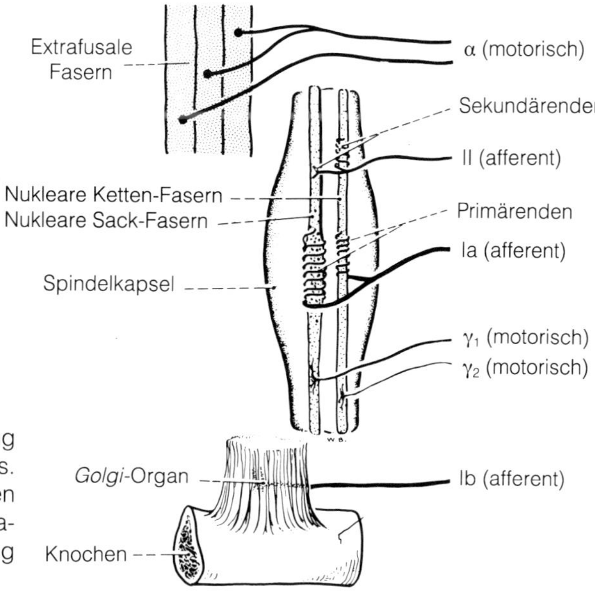

Abb. 3-5 Schematische Darstellung der Innervierung eines Skelettmuskels. Typ III-Fasern der *Pacini*-Körperchen und freie Nervenenden und Typ IV-Fasern der vasomotorischen Versorgung sind weggelassen.

Muskelspindeln

Die *Muskelspindeln* bestehen jeweils aus ca. 6 embryonalen, gestreiften, spezialisierten, *intrafusalen* Muskelfasern, die von einer dünnen bindegewebigen Kapsel umhüllt sind (Abb. 3-5) und parallel zu den extrafusalen Muskelfasern (gewöhnliche kontraktile Muskelfasern) liegen. Die Kapsel der Muskelspindel ist an den Enden und Seiten der extrafusalen Muskelfasern befestigt. Muskelspindeln wurden im M. masseter, im M. temporalis und im M. pterygoideus medialis des Menschen gefunden[70, 81]. Ihr Vorhandensein im M. pterygoideus lateralis und im vorderen Bauch (Venter anterior) des M. digastricus ist umstritten; manche Forscher meinen jedoch, Spindeln im M. pterygoideus lateralis[43, 64, 125] und im vorderen Bauch des M. digastricus[18, 84, 163] gefunden zu haben. Die geringe Zahl von Spindeln wurde so interpretiert, daß dies das Fehlen einer reziproken Innervierung im klassischen Sinn anzeigt (s. S. 94).

Die *sensorische Innervierung* der Muskelspindel besteht aus zwei Typen von intrafusalen Fasern, die entsprechend ihrer Zellkernstruktur als *Taschenfasern* oder als *Strangfasern*[99, 100] bezeichnet werden. Zu den *afferenten* Nerven, die die Spindel versorgen, gehören: 1. eine große myelinisierte Faser Typ IA (12–20 μm), die mit feinen Verästelungen, genannt *primäre sensorische* oder *anulospirale Dehnungsrezeptoren,* im Zentralbereich endet, und 2. eine dünnere myelinisierte Faser Typ II (4–12 μm), die fächerförmig (sekundär sensorisch) an einer oder beiden Seiten des Zentralbereichs der intrafusalen (vorwiegend Zellkern-)Stränge endet.

Die *motorische Innervierung* intrafusaler Fasern besteht aus relativ wenigen Nerven (gamma-efferente oder fusiomotorische efferente Nerven). Der gamma-efferente Nerv kommt aus einem Teil des ZNS, wie dem Vorderhorn, und scheint am distalen kontraktilen Teil der intrafusalen Fasern zu enden. Es sind zwei funktionell unterschiedliche Faserarten, *statische* und *dynamische fusimotorische Fasern* genannt, identifiziert worden. Die gamma-Fasern erweitern sich zu Spindeln und enden entwe-

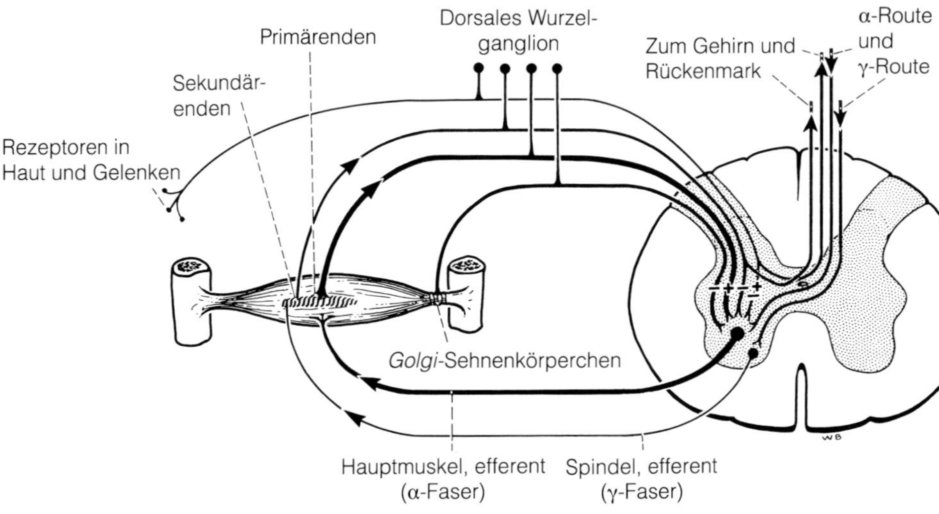

Abb. 3-6 Schematische Darstellung der Innervierung eines Skelettmuskels. Die Primärenden der intrafusalen Fasern entladen über Gruppe Ia-Fasern, die eine monosynaptische Verbindung zu homonymen alpha-Motoneuronen oder Sekundärneuronen herstellen, die Informationen über Bewegungen und Position eines Gliedes an Hirnrinde und Cerebellum weiterleiten. Die gamma-Fasern können durch die Ia-Fasern stimuliert werden, durch Interneurone der Hautstimulierung oder durch deszendierende Einflüsse über die Formatio reticularis des Hirnstamms und den Pyramidaltrakt.

der in Endplatten, wie man sie ähnlich auch bei extrafusalen Fasern findet (γ_1), oder in einem diffusen Netz (γ_2).

Wird ein Muskel gestreckt, so werden die Spindeln gedehnt. Die Dehnung der Taschen- und Strangfasern stimuliert die Primär- und Sekundärenden der afferenten Typ Ia- und Typ II-Fasern, so daß Informationen an das ZNS geschickt werden. Einige der Ia-Fasern sind über Synapsen mit alpha-Motoneuronen verbunden, die denselben Muskel versorgen, der gestreckt wird (Abb. 3-6). Die Stimulation dieser Motoneurone bewirkt dann eine Kontraktion des Muskels. Dies ist der *Streckreflex,* der als Servomechanismus fungiert, mit dessen Hilfe ein einmal festgelegter Muskeltonus auf dem gewünschten Niveau gehalten wird. Andere afferente Nerven übertragen Informationen zum Gehirn, insbesondere zum Kleinhirn. Das ZNS wird somit kontinuierlich über den Ablauf der Bewegungen unterrichtet. Das vorbestimmte Niveau des Muskeltonus wird bestimmt durch die Aktivität der gamma-Motoneuronen im ZNS, beispielsweise im Vorderhorn (Lamina IX) des Rückenmarks. Es gibt also zwei Bahnen, auf denen die Länge des Muskels dessen Kontraktion beeinflussen kann: den direkten Einfluß der afferenten Nerven auf das alpha-Motoneuron und den indirekten gamma-Zyklus, durch den die efferenten gamma-Nervenfasern den Output der afferenten Fasern der Spindel und somit den Input des alpha-Motoneurons beeinflussen. Beide Möglichkeiten führen zu einer extrafusalen Muskelkontraktion.

Unter normalen Umständen sind die Muskelspindeln teilweise kontrahiert, so daß eine geringfügige Längenveränderung (Erschlaffung, Dehnung, Kontraktion oder Verkürzung) des Muskels festgestellt werden kann. So wird das Kleinhirn von den afferenten Nerven der Spindeln ständig mit Informationen über den Muskeltonus versorgt. Würde jedoch die Aktivität der efferenten Fasern während der Muskelkontraktion eingestellt, weil das motorische Zentrum in der Großhirnrinde einem Muskel „befohlen" hat, eine höhere Spannung zu halten, so gäbe es kein zeitnahes Feedback bei einer Bewegung, denn die Spindeln könnten die kleinen Veränderungen nicht mehr erkennen und an das Kleinhirn melden. Die efferenten gamma-Fasern verhindern jedoch eine solche Situation, denn zur gleichen Zeit, wenn das alpha-Motoneuron die Kontraktion der extrafusalen Fasern bewirkt, wird auch die Kontraktion der intrafusalen Faser verstärkt. Durch *Koaktivierung* von alpha- und gamma-Motoneuronen bleibt also die Möglichkeit zur Wahrnehmung geringer Veränderungen des Muskeltonus erhalten, und die Spindeln werden mit den zugehörigen Muskeln synchronisiert[50].

Vor der Einführung der Theorie über die Koaktivierung dachte man, daß Muskelkontraktion und Bewegung reflexmäßig durch gamma-efferente Aktivität gesteuert würden. Nach dieser Hypothese von der *Längensteuerung*[105] wurde die Spindel als Fehlerdetektor betrachtet. Wenn man auch heute die Koaktivierung für bedeutsamer hält als die *gamma-Führung,* kann doch die Spindel immer noch für ein Längenfeedback sorgen und so die Muskelkontraktion unterstützen. Es gibt also einen *Servo-Unterstützungsmechanismus,* bei dem die Spindeln während der Ausführung eines Befehls zur Muskelbewegung Hilfestellung leisten und kleinere Diskrepanzen zwischen tatsächlicher und beabsichtigter Bewegung korrigieren[99].

Die Golgi-Sehnenkörperchen

Die *Golgi*-Sehnenkörperchen sind Rezeptoren in der Muskelsehne, die die Spannung im Muskel messen, ob diese Spannung nun von einer Dehnung oder einer Kontraktion der extrafusalen Fasern herrührt (vgl. Abb. 3-5). Die Impulse der *Golgi*-Sehnenkörperchen, die mit der Kontraktionsspannung des Muskels zusammenhängen, werden an das Kleinhirn weitergeleitet. Die afferenten Nerven sind Fasern vom Typ Ib.

Die Sehnenkörperchen sollen sowohl beim Schutz des Muskels gegen Überdehnung als auch bei der autogenen Hemmung eine Rolle spielen (s. S. 94).

Sehnenkörperchen sind weniger sensibel als Muskelspindeln. Eine Zugkraft von weniger als 0,02 N erhöht bereits die Impulsabgabe von Muskelspindeln, aber die Zugspannung muß bis auf 1 N steigen, damit die Impulsleitung von den afferenten Ib-Fasern registriert wird[145]. Wenn die Kontraktionsspannung zu groß wird, stimulieren kollaterale Ib-Fasern die inhibitorischen Interneurone, die die homonymen alpha-Motoneurone hemmen und eine Entspannung des Muskels bewirken.

Anatomische Indizien dafür sind zwar rar, aber es gibt Berichte über *Golgi*-Sehnenkörperchen im Kieferligament des Menschen[159] und in den Sehnenkörperchen der Kiefermuskulatur der Katze[90]. Es gibt bisher jedoch noch keinen überzeugenden physiologischen Beweis für die Existenz von *Golgi*-Sehnenkörperchen in der Kiefermuskulatur des Menschen[33].

Funktionen der Muskelspindeln und des Golgi-Sehnenkörperchens

Eine erhöhte Aktivität der Muskelspindel (durch die zunehmende Länge parallel zur Verlängerung des Muskels) führt zu einer Muskelkontraktion, die dieser Verlängerung entgegenwirken soll, und eine Aktivierung des *Golgi*-Sehnenkörperchens durch erhöhte Spannung führt zu einer Hemmung des damit assoziierten Motoneurons und zu einer Verringerung der Muskelkraft. Man kann also sowohl die Längenrezeptoren (Spindeln) wie auch die Spannungsrezeptoren (*Golgi*-Sehnenkörperchen) als

Komponenten eines negativen Feedback-Steuerungssystems ansehen, in dem die Stabilität des Systems durch Widerstand gegen Veränderungen der Spannung und der Länge aufrechterhalten wird. Wenn ein Mensch beispielsweise versucht, den Arm seitlich ausgestreckt zu halten, so kommt es zu leichten Auf- und Abbewegungen des Armes, besonders wenn der Arm zu ermüden beginnt. Die unwillkürliche Verringerung der Schwerkraft entgegenwirkenden Muskelspannung führt zu einer Verlängerung des Muskels und dadurch zu einer erhöhten Spindelaktivität. Gleichzeitig kommt es zu einer vermehrten Aktivität des *Golgi*-Sehnenkörperchens, weil die Muskelspannung absinkt. Diese Wirkungen – eine erhöhte Impulsfrequenz von Spindeln zu alpha-Motoneuronen und eine verminderte Impulsfrequenz vom *Golgi*-Sehnenkörperchen – addieren sich, da die Wirkungen beider Rezeptoren an demselben Motoneuron auftreten. Die vermehrte Spindelaktivität hat also einen exzitatorischen Einfluß auf das alpha-Motoneuron, was sich auf die der Schwerkraft entgegenarbeitenden Muskeln auswirkt, und die vermehrte Aktivität des *Golgi*-Sehnenkörperchens hat eine inhibitorische Wirkung auf dasselbe alpha-Motoneuron. Diese Wirkung tritt bei „aktiven" Bewegungen ein, aber nicht bei „passiven" Bewegungen, die durch Dislozierungskräfte durch erhöhte oder verminderte äußere Krafteinwirkung verursacht werden. Die synergistischen Wirkungen aktiver Bewegungen sind also ein Ergebnis von Veränderungen der Muskellänge, die ihrerseits zurückzuführen sind auf unwillkürliche Veränderungen der Muskelspannung aufgrund von internen Ursachen. Was passive Bewegungen betrifft, so möge man sich eine Verlängerung des Muskels durch erhöhte externe Krafteinwirkung vorstellen. In einem solchen Fall wird es eine Zunahme der Aktivität des Längenrezeptors geben, die mit einer Zunahme, nicht einer Abnahme, der Aktivität des Spannungsrezeptors einhergeht.

Reflexe

Automatische motorische Reaktionen auf sensorische Reize bezeichnet man als Reflexe; ihre morphologische Basis ist der *Reflexbogen.* Die neuronalen Verbindungen bestehen aus dem *Rezeptor,* dem *afferenten Wurzelneuron,* das über periphere Nerven Impulse an ein „Reflexzentrum" übermittelt (dieses „Zentrum" enthält den Zellkörper des afferenten Neurons), einem efferenten Motoneuron, das mit einem Effektororgan verbunden ist, und dem Effektor selbst, beispielsweise einem Muskel oder einer Drüse. Der afferente Schenkel eines Reflexbogens umfaßt Neurone Ia, Ib, II und III aus Muskeln und Neurone II, III und IV von Hautrezeptoren.

Daß es so viele verschiedene Vorstellungen über Reflexe gibt, zeigt, daß in vielen Bereichen noch eine Anzahl Fragen offen ist[80, 133, 135], darunter auch die mögliche Rolle der Reflexe beim Kauvorgang[54] und ihr diagnostischer Wert[14, 16, 48, 118, 137]. Die engste Auslegung des Reflexkonzepts könnte sein, daß Reflexe eine Abstraktion sind[115], daß ihre Klassifikation künstlich ist[115], daß sie wenig zum Verständnis des Gehirnstamms unter funktionellen Bedingungen beitragen[53] und daß sie wenig oder keine funktionelle Bedeutung haben, da die erforderlichen Stimuli in hohem Maße unphysiologisch sind[25]. Eine weniger enge Auffassung könnte davon ausgehen, daß die Reflexe die „Währung" des Neurophysiologen sind[16] und das Substrat, auf dem komplexere Funktionen, wie die Kaufunktion, aufbauen[34, 132]. Wenn man die Bedeutung von Reflexen klären will, sollte man diese wenigstens auch unter dem natürlichen Input der oralen Strukturen betrachten[133, 155, 156]. Neben dem Nutzen, dem die Reflexe für das Studium der Organisation der neuralen Mechanismen, die die Muskulatur der Gliedmaßen[51] und die orale Motorik steuern[16], haben, sind Reflexe die Grundlage der Diagnose und Prognose bei einigen motorischen Störungen[11, 13, 137, 167].

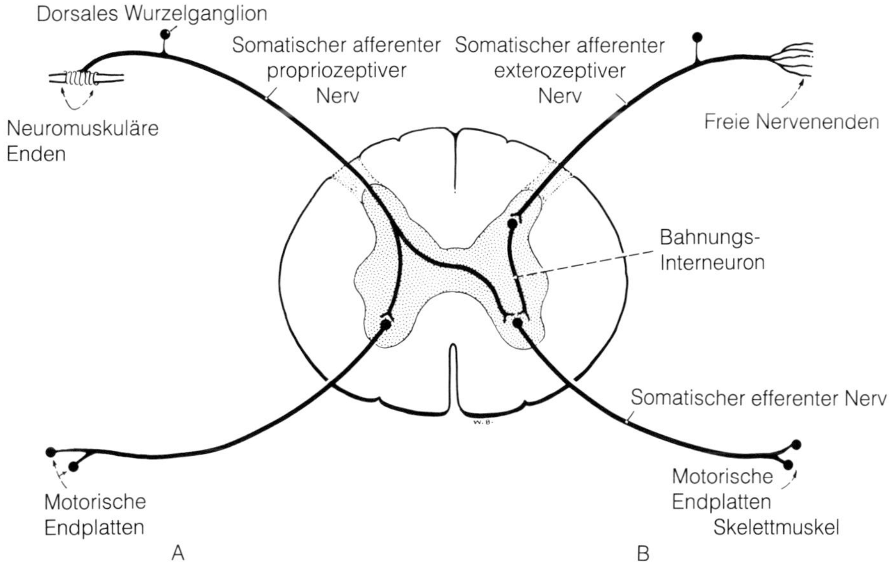

Abb. 3-7 A: Komponenten eines einfachen monosynaptischen Reflexbogens. B: Komponenten eines disynaptischen Reflexbogens.

Wenn auch eines der Kriterien für das Vorliegen eines Reflexes die Konstanz der Reaktion auf einen adäquaten Reiz ist, können Faktoren, wie Aufmerksamkeit und Gedächtnis, Unterschiede in der Reaktion bewirken[94]. Eine solche Modulation der motorischen Reaktion, einschließlich der Kieferreflexreaktionen, kann durch parodontale Druckrezeptoren, Rezeptoren in der Schleimhaut, Schmerzrezeptoren und afferente Muskelspindelfasern hervorgerufen werden.

Ein Reflex kann ein *einfacher* (monosynaptischer) Zwei-Neurone-Bogen sein, bei dem das afferente Neuron synaptisch direkt mit einem niederen Motoneuron verbunden ist, oder aber ein *komplexer,* multipler (disynaptischer oder polysynaptischer) Neuronenbogen, bei dem das afferente Neuron synaptisch mit einem oder mehreren anderen Neuronen verbunden ist, bevor es zu einer synaptischen Verbindung mit dem Motoneuron kommt (Abb. 3-7). Normalerweise betrachtet man zwei Typen von Reflexen, den myostatischen *(Streck-)*Reflex und den Flexor-*(Beuge-)* Reflex. Der Begriff Streckreflex wurde ursprünglich verwandt, um den Widerstand gegen die anhaltende Reflexkontraktion eines gedehnten Extensormuskels zu bezeichnen, der zur Flexion (Beugung oder Bewegung zum Körper hin) eines Gliedes eines hirnlosen Tiers führt. Heute bezeichnet *Streckreflex* auch das kurze Zucken als Reaktion auf das Beklopfen einer Sehne, wodurch eine kurze Muskelstreckung bewirkt werden soll[85].

Der *Patellarsehnenreflex (Kniereflex)* wird durch Klopfen auf die Patellarsehne hervorgerufen, und sowohl die extrafusalen Fasern als auch die Muskelspindel des entspannten M. quadriceps femoris werden gestreckt (Abb. 3-8). Diese Streckung bewirkt, daß die Spindeln über afferente Nervenfasern vom Typ Ia und exzitatorische Synapsen Impulse an ein alpha-Motoneuron senden. Es kommt zu einer Kontraktion des Quadrizeps. Gleichzeitig wird

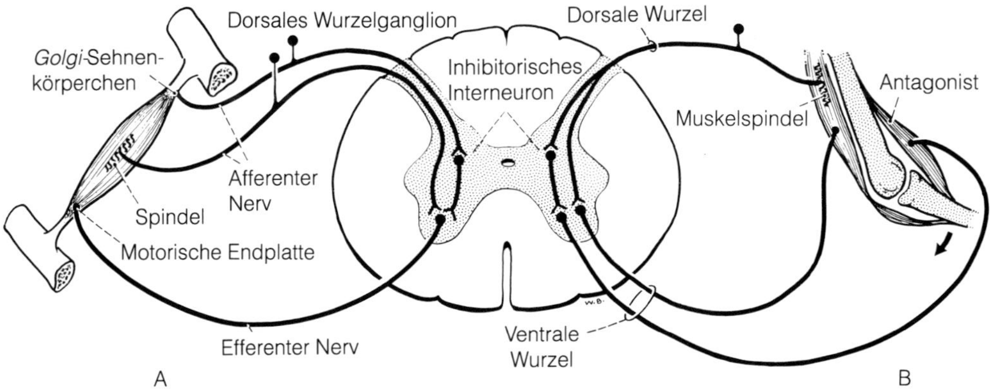

Abb. 3-8 A: Autogene Hemmung (inverser Streckreflex). Exzessive Spannungen stimulieren die *Golgi*-Sehnenkörperchen, die die Interneurone aktivieren und eine Kontraktion hemmen. B: Reziproke Innervation. Mögliche neuromuskuläre Verbindungen zur Hemmung des Antagonisten als Reaktion auf eine Streckung. Impulse der Muskelspindeln im Protagonisten werden für die Kontraktion an den gleichen Muskel weitergeleitet; gleichzeitig aktivieren Impulse die Interneurone, die den Antagonisten hemmen. Diese reziproke Wirkungsweise erfordert Muskelspindeln und ein inhibitorisches Interneuron und illustriert die Feedforward-Hemmung.

die Spannung in den Flexormuskeln des Knies verringert. Dies ist *Sherringtons* Prinzip der *reziproken Innervation*[135]. Am Mechanismus der Spannungsreduktion im Antagonisten sind Kollateralimpulse beteiligt, die von den afferenten Neuronen der Muskelspindel an inhibitorische Neurone im Mittelteil der grauen Gehirnsubstanz gesandt werden. Die Axone dieser inhibitorischen Neurone innervieren die Antagonisten (Knieflexoren). Neuere Erkenntnisse legen den Schluß nahe, daß eine Exzitation von inhibitorischen Neuronen vom Typ Ia eine reziproke Hemmung bewirken kann[138]. Dies würde bedeuten, daß das Kleinhirn an der Umschaltung zwischen Koaktivierung und reziproker Hemmung der Antagonistenmuskeln beteiligt ist[160].

Ein *Flexorreflex* oder Beugereflex ist ein Reflex, bei dem die Reaktion die Beugung eines Gliedes ist. Er wird als Abwehrreflex bezeichnet, weil es sich dabei um das Zurückziehen einer oberen Extremität als Reaktion auf einen nozizeptiven Stimulus handelt. Der Beugereflexbogen ist komplexer als der des monosynaptischen Streckreflexes und besteht aus drei Neuronen und zwei Synapsen. Als disynaptischer, ipsilateraler, intersegmentaler Rückenmarksreflex umfaßt er Rezeptoren der Körperoberfläche, afferente Neurone, Interneurone des Rückenmarks, alpha-Motoneurone und Skelettmuskeln. Es gibt eine ganze Reihe von komplexeren *polysynaptischen* Reflexen.

Kieferreflexe

Man hat viele Unterschiede, aber auch viele Ähnlichkeiten zwischen segmentalen Reflexen des Rückenmarks und Trigeminusreflexen gefunden. So ist beispielsweise der monosynaptische Streckreflex im wesentlichen ebenso organisiert wie der monosynaptische Kieferverschlußreflex, jedoch liegt der Zellkörper des afferenten Nervs der Muskelspindel beim Kieferreflex im ZNS (mesenzephaler Nucleus) (Abb. 3-9) und beim segmentalen Rückenmarksreflex im dorsalen Wurzelganglion (Abb. 3-8).

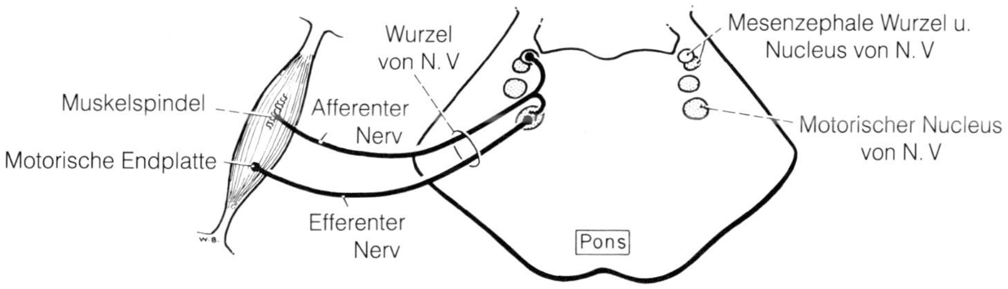

Abb. 3-9 Bahn des Streckreflexes (myostatischer Reflex) des Trigeminusnervs. Das γ-efferente System ist in der Darstellung weggelassen.

Kieferöffnungsreflex. Bei Tierversuchen bewirkt eine harmlose oder noxische Stimulation der afferenten Nerven von oralen Rezeptoren den digastrischen Öffnungsreflex, und zwar sowohl in der Ruheposition als auch bei fest geschlossenen Zahnreihen[59]. Beim Menschen bewirken, wie berichtet wurde, afferente Nerven von oralen Rezeptoren bei fest geschlossenen Zahnreihen nur eine passive Kieferöffnung, eine kurze Periode der Hemmung der Kieferverschlußmuskeln. Der aktive Kieferöffnungsreflex wurde in Ruheposition, beim festen Zusammenbeißen und bei aktiver Mundöffnung nicht beobachtet[175]. Die Interaktionen zwischen Kieferöffnungsreflex, Kauvorgang und Unterkieferbewegungen sind an anderer Stelle besprochen worden[92, 94].

Obwohl man sagt, daß es beim Menschen keinen Digastricusreflex gebe, und tatsächlich Zweifel an seiner Existenz bei Erwachsenen bestehen[98], wurde er doch beim Fötus festgestellt[66]. Auch bei Versuchspersonen, die Übungen zum Kieferpressen und zur aktiven Kieferöffnung durchführten, wurde nach mechanischer Stimulation ein Kieferöffnungsreflex beobachtet[172]. Der Digastricusreflex scheint auf afferente Stimuli mit niedriger Reizschwelle zu reagieren, kann durch noxische Stimulation maskiert oder gehemmt werden, und es ist möglich, daß für eine Aktivierung des Reflexes eine mäßige Hintergrundaktivität im Depressormuskel erforderlich ist. Man nimmt an, daß der M. pterygoideus lateralis Hauptbeteiligter an der Reflexbewegung ist, nicht der Digastricus[133].

Horizontaler Kieferreflex. Eine Variante des Kieferöffnungsreflexes ist der *laterale*[93] oder *horizontale* Reflex, der im Tierversuch bei Tieren beobachtet wurde, bei denen eine solche laterale Bewegung möglich ist. Die horizontale Verschiebung des Kiefers beim Bewegen in die zentrische Relation bei vorhandenen okklusalen Interferenzen und das Fehlen eben dieser horizontalen Dislozierung nach Einschleifen der Okklusion legen die Vermutung nahe, daß der Reflex unter bestimmten Umständen auch beim Menschen vorhanden ist. Es gibt Beweise dafür, daß laterale Kieferbewegungen eine reflektorische Schutzreaktion gegenüber okklusalen Interferenzen, Malokklusionen und Gelenkentzündungen darstellen[34].

Kieferschließreflex. Der Kieferschließreflex oder *Masseterreflex* ist ein unilateraler monosynaptischer Reflex, der normalerweise durch leichtes Klopfen auf das Kinn ausgelöst wird[149]. Durch das Klopfen werden die Muskeln gedehnt und die afferenten Nerven der Muskelspindel aktiviert, so daß monosynaptische reflektorische Kontraktionen entstehen, und zwar über Verbindungen zu Motoneuronen des Trigeminus.

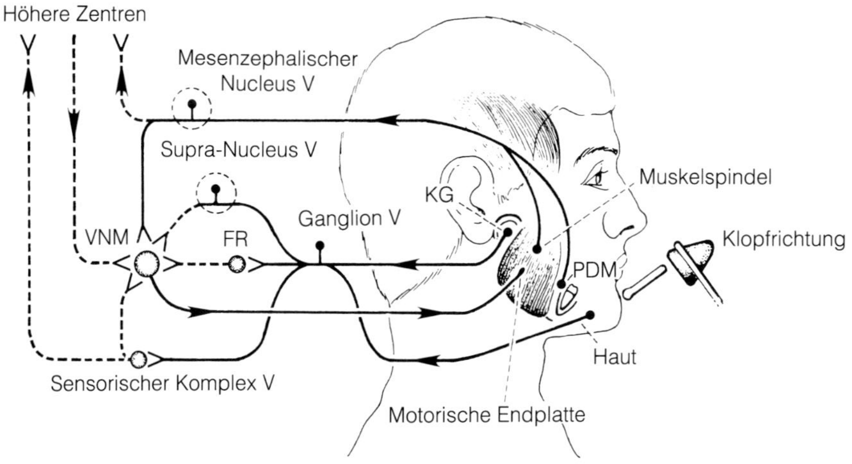

Abb. 3-10 Schematische Darstellung möglicher Rezeptorstellen und Bahnen der Reaktionen auf ein Klopfen gegen Kinn oder Zähne. FR: Formatio reticularis. PDM: Parodontale Membran. KG: Kiefergelenk. VNM: Motorischer Nucleus von N. V. (modifiziert nach *Dubner* et al.[33] und *Sessle*[134].

Dieser kurze oder phasische Reflex tritt bei normaler Funktion nicht auf[133]. Unter normalen Bedingungen gibt es wahrscheinlich meist eine tonische Reflexaktivität, z. B. die tonische Aktivität der Ruheposition des Unterkiefers[34]. Eine derartige tonische Aktivität könnte im tonischen Vibrationsreflex des M. masseter zu sehen sein, der durch Kiefervibrationen hervorgerufen wird.

Es ist jedoch wahrscheinlich, daß selbst die phasische Komponente des Streckreflexes nicht ausschließlich durch die afferenten Nerven des Muskels vermittelt wird[33, 83, 97]. Durch das Klopfen auf das Kinn werden möglicherweise Rezeptoren im Parodont, im Kiefergelenk, im Periost, in der Haut oder in der Schleimhaut aktiviert, und unter Umständen sind andere zentrale Reflexbahnen beteiligt als die über den mesenzephalen Nucleus. Zu den anderen möglichen Bahnen gehören das Ganglion V, der supratrigeminale Nucleus, die Formatio reticularis oder der sensorische Stammhirnkomplex V, schließlich auch noch der motorische Nucleus V (Abb. 3-10)[34, 102, 133]. Die meisten afferenten Nerven aus der parodontalen Membran enden im Nucleus des Trigeminustrakts und im sensorischen Hauptkern, aber einige führen auch in den Trigeminuskern im Mittelhirn[28]. Einige afferente Nerven führen möglicherweise auch zur Großhirnrinde und können einen exzitatorischen oder inhibitorischen Einfluß auf die Motoneurone V ausüben. So könnten zum Beispiel auch Rezeptoren im Kiefergelenk oder afferente Muskelnerven der Gruppe II beteiligt sein. Die Bahn des transitorischen parodontalen Masseterreflexes umfaßt auch den mesenzephalen Trigeminuskern, und der tonische Reflex umfaßt auch die Trigeminuskerne des sensorischen Komplexes; auf letzterer Bahn werden sowohl alpha- als auch gamma-Motoneurone aktiviert. Auch haben die Ergebnisse anderer Untersuchungen gezeigt, daß beim Kieferreflex propriozeptive afferente Nerven nicht nur der motorischen Wurzel allein, sondern auch der sensorischen Wurzel beteiligt sind[17]. Die afferente Seite des Reflexbogens passiert zentral das Mittelhirn,

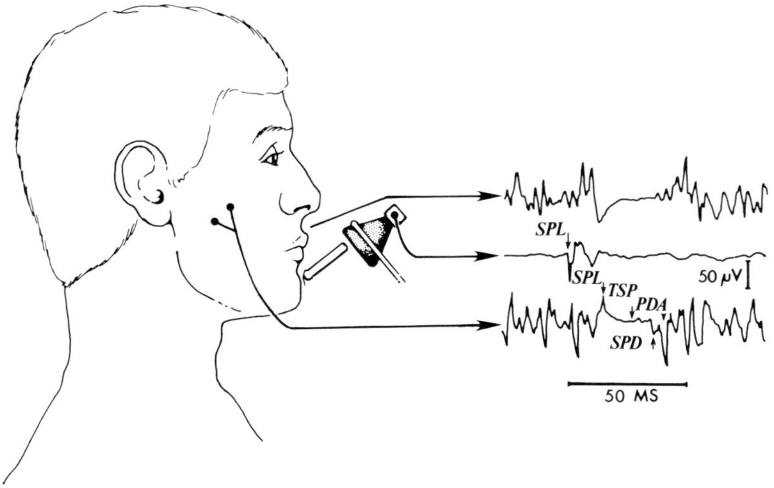

Abb. 3-11 Elektromyographische Reaktion auf Kinnklopfen. Das mittlere Signal zeigt den Kontaktzeitpunkt relativ zur Reaktionslatenz (SPL) und den Anfang der Silent period (TSP). PDA: Periode der unterdrückten Aktivität. SPD: Dauer der Silent period. MS: Millisekunden. µV: Mikrovolt (modifiziert nach *Widmalm*[167]).

vermutlich durch den mesenzephalen Trigeminuskern.

Die klinische Bedeutung des Kieferschlußreflexes liegt in der Möglichkeit, daß okklusale Kräfte reflektorisch einen exzitatorischen Einfluß auf die Kieferverschließmuskeln ausüben und daher ein Zusammenhang mit Muskelspasmen und Kiefergelenkdysfunktionen bestehen kann.

Elektromyographische (EMG) „Silent Period" (SP). Die elektromyographische „silent period" bezeichnet eine vorübergehende relative oder absolute Abnahme der EMG-Aktivität mitten in einer anderweitig fortdauernden Muskelkontraktion, wovon auch der M. masseter, der M. temporalis und andere Muskeln betroffen sein können[63]. Eine SP kann durch mechanisches Klopfen auf das Kinn beim Zusammenpressen der Zähne[11, 14, 120, 167], durch akustische Stimulation während des Zusammenschließens der Zähne[76, 104] oder durch elektrische Stimulation der Gingiva, der Haut oder der Pulpa entstehen[133]. Sie kann auch im Zusammenhang mit der Prämotion[174] oder als Reaktion auf einen Zahnkontakt beim Kauvorgang[4, 128] beobachtet werden. Es wird also leicht auf das Kinn geklopft (Abb. 3-11); die Zeit (in ms), die der Stimulus braucht, um den Muskel über das ZNS zu erreichen, wird als Latenzzeit bezeichnet; sie beträgt für den M. masseter oder den M. temporalis ca. 8–10 ms. Nach der Latenzzeit, die mit Hilfe eines Mikroschalters im Reflexhammer, der den Stimulus bewirkt, bestimmt wird, nimmt die kontinuierliche, von den Elektroden gemessene Muskelaktivität ab oder verschwindet ganz. Dies ist dann die silent period; ihre Dauer wird ebenfalls in ms gemessen.

Die Silent-period-Dauer (SPD) wurde als diagnostisches Indiz für verschiedene Störungen gewertet, darunter Kiefergelenk- und Muskeldysfunktionen, Trigeminusneuralgien und multiple Sklerose. Es scheint eine hohe Korrelation zwischen einer längeren Dauer der Masseter-SP (über 35 ms) und dem Erfolg nichtchirurgischer Therapie des Kiefergelenksdysfunktionssyndroms zu geben[13], und gleiches gilt auch für andere Kaumuskeln und das

MPD-Syndrom (myofacial pain syndrome)[137]. Die Nutzung der EMG-silent-period scheint attraktiv, und es sind auch schon kleine automatisierte Meßsysteme zur Verwendung in der zahnärztlichen Praxis entwickelt worden[171], aber zur Interpretation der Meßdaten braucht man doch erhebliche Erfahrung.

Es ist die Auffassung vertreten worden, daß die Inhibitionsperiode des M. masseter als nozizeptiver Index verwendet werden könne, aber die Belege rechtfertigen nicht die Annahme einer zuverlässigen Korrelation zwischen SP und Schmerz[101]. Dies sollte vielleicht angesichts der Möglichkeit mehrerer Schmerzhemmungssysteme nicht überraschen[164]. So kann, wie berichtet wurde, ein dauerndes einseitiges Fehlen oder ein Unterschied von mehr als 0,5 ms zwischen den Latenzphasen auf beiden Seiten oder ein beidseitiges Fehlen der Reflexreaktionen einen pathologischen Zustand signalisieren[117].

Für die Silent period wurde eine Reihe von Faktoren als Erklärung vorgeschlagen, so zum Beispiel die rekurrente Hemmung *(Renshaw-Hemmung),* Pausen im Output der Muskelspindel, postsynaptische inhibitorische Mechanismen, inhibitorische Aktivität des *Golgi*-Sehnenkörperchens, deszendierender Einfluß aus kortikalen und subkortikalen Bereichen und eine Reihe anderer Vorgänge, die an anderer Stelle detailliert besprochen worden sind[34, 133].

Auf der Basis gegenwärtigen Wissens kann man die Dauer der SP des M. masseter oder des M. temporalis als nützliches diagnostisches und prognostisches Hilfsmittel beim Kiefergelenk- und Muskeldysfunktionssyndrom betrachten, aber die Grundlage für die Diagnose funktioneller Störungen muß immer die Vorgeschichte und Untersuchung des Patienten sein.

Die transitorische Aktivität des M. masseter, ähnlich der beim Kieferschließreflex, hervorgerufen durch Stimulation parodontaler Rezeptoren, z. B. durch Klopfen auf einen Zahn, nennt man den parodontalen Masseterreflex. Bei aktiver Öffnung und wenn das Klopfen auf einen oberen Schneidezahn erfolgt, tritt der Reflex unter Umständen nicht auf. Der Mechanismus des parodontalen Masseterreflexes kann eine Reihe von Faktoren enthalten, wie z. B. eine elektrotonische Kopplung zwischen den afferenten Zellkörpern der parodontalen Rezeptoren und den Muskelspindeln der Kieferschließmuskulatur[45]. Die zentralen Nervenbahnen für die Kiefermuskelreflexe, die durch mechanische Stimulation der parodontalen Membran ausgelöst werden, sind noch nicht bekannt.

Entlastungsreflex. Es gibt keinen umgekehrten Kieferschließreflex, d. h. keine Reaktion der Kiefermuskulatur (weder der Hebe- noch der Senkmuskeln), wenn man auf das Kinn einer entspannten Person von unten nach oben klopft. Es ist ein Reflex, genannt Entlastungsreflex[58], beschrieben worden, der als Schutzreflex betrachtet wird. Wenn der Widerstand gegen ein kräftiges Schließen des Kiefers unerwartet wegfällt, kommt die Schließbewegung des Kiefers gewöhnlich zum Stillstand, noch bevor sich die Zahnreihen berühren. Der dafür verantwortliche Mechanismus scheint eine Feedforward-Versteifung des M. digastricus zu sein. Dieser Reflex ist möglicherweise die Manifestation eines transkortikalen Reflexes im Kausystem[108].

Zungenreflexe

Die reflektorischen Aktivitäten der Zunge sind zahlreich. Sie werden von Rezeptoren in der Zunge selbst, in den Gelenken und in den Kiefermuskeln beeinflußt und sind vor kurzem umfassend dargestellt worden[71]. Die reflektorischen Aktivitäten der Zunge hängen mit der Atmung, aber auch mit Kieferbewegungen zusammen[22, 80]. Rezeptoren im Kiefergelenk können die Zungenreflexe beeinflussen, und man hat auch eine Beziehung zwischen der Kieferöffnung und der Aktivität des Genioglossus entdeckt[87]. Rezeptoren in den

Gelenken übermitteln Informationen über die Öffnung des Mundes und beeinflussen reflektorisch über höhere Zentren den Genioglossus, der eine Protrusion der Zunge bewirkt. Man kann die Öffnung des Mundes und die Protrusion der Zunge als eine Doppelreaktion auf eine Verengung der Atemwege in der Kehlkopfgegend betrachten; es ist nur naheliegend anzunehmen, daß jede natürliche, pathologische oder künstliche Einschränkung des Zungenraums (durch Prothesen, Bißschienen, kieferorthopädische Apparate) möglicherweise auch gefährlich sein kann und unter Umständen eine Kontraindikation für einige Behandlungsformen darstellt, die die Atemwege noch weiter einengen.

Andere Reflexe

Es gibt mehrere Reaktionen und Reflexe mit Eigenschaften, die sich nur beim Trigeminussystem finden[107]. Einige sind für Menschen und für viele Tierarten beschrieben worden: Tauchreflex[6, 7, 114], nasokardiorespiratorische Reflexe[9, 166], Trigeminusdepressorreaktion[82], der Bulbusdruckreflex[40] und einige Verhaltensreaktionen, wie der Saugreflex[122]. Kurz beschrieben, besteht der Tauchreflex in einer Umverteilung der Blutströme in verschiedenen Geweben, die beim Eintauchen in Wasser durch Sauerstoffmangel gefährdet sind. ZNS und Herz werden bevorzugt, und ein Gehirnschaden durch Sauerstoffmangel wird durch die reflektorische Erhaltung der Gehirndurchblutung verhindert. Es wird die Meinung vertreten, dieser Reflex sei der Grund für erfolgreiche Wiederbelebungsmaßnahmen bei Personen, die in kaltem Wasser ertrunken sind[114]. Der nasokardiorespiratorische Reflex hängt mit der Reaktion der Nasenschleimhaut auf Fremdkörper und Flüssigkeiten in der Nase zusammen. Zur Reaktion gehören Bradykardie, Apnoe und eine Umverteilung des Blutes zugunsten des ZNS. Niesen, Apnoe und ein Verschluß der Glottis kommen unter entsprechenden Bedingungen ebenfalls vor. Die Trigeminusdepressorreaktion wird dreifach durch elektrische Stimulation des Trigeminuskerns im Rükkenmark verursacht und führt zu einer vorübergehenden Bradykardie. Der Bulbusdruckreflex besteht auch in einer Verlangsamung des Pulses als Reaktion auf leichten mechanischen Druck auf den Augapfel. Eine andere Reaktion, die bisher noch nicht erforscht zu sein scheint, ist der Kieferschluß bis hin zum starken okklusalen Druck bei bestimmten Formen körperlicher Anstrengung.

Faktoren, von denen Reflexe beeinflußt werden

Sowohl der periphere als auch der zentrale Einfluß bestimmen, wie sich ein Reflex manifestiert, aber wie stark diese Manifestation unter normalen Bedingungen ist, muß erst festgestellt werden. Eine Anzahl von Faktoren beeinflußt die Manifestation eines Reflexes, darunter auch die Art, Stärke, Richtung und Dauer des Reizes. Außerdem sind auch noch die jeweilige Phase der Muskelaktivität und die Kieferposition wichtige Faktoren für die Ausprägung eines Reflexes[133].

Der periphere regulierende Einfluß auf die Kieferschließmuskulatur kann exzitatorisch oder inhibitorisch sein. Von besonderem klinischen Interesse ist die exzitatorische Wirkung auf die Kieferschließmuskulatur, die mit der Stimulation der parodontalen Rezeptoren in Zusammenhang steht, wie bereits dargestellt wurde. Außerdem sind die „inhibitorischen“ Einflüsse, die mit der weiter oben beschriebenen Silent period zusammenhängen, möglicherweise wichtig für die neuromuskuläre Steuerung des Kauvorgangs und der Kieferbewegungen[133]. Derartige inhibitorische Wirkungen gibt es nicht nur im Bereich der Kiefermuskulatur, sondern auch noch an vielen anderen Stellen. Der Trigeminuskern scheint an der Exzitation über die Muskelspindel beteiligt zu sein und auch bei der Aktivierung (durch Klopfen auf den Zahn, parodontale Stimulation) der Motoneurone für den Kieferschluß. Am transitorischen parodontalen Masseterreflex ist auch möglicherweise der Trigeminuskern im Mittelhirn beteiligt, am tonischen parodontalen Masseterreflex der sensorische Trigeminuskernkomplex.

Neben den sensorischen Einflüssen, die die von peripheren Quellen ausgehende motoneuronische Aktivität der Kiefermuskulatur anregen oder unterdrücken können, können auch suprabulbäre Schaltzellen an exzitatorischen oder inhibitorischen Vorgängen beteiligt sein, und zwar über suprabulbäre Zyklen, die über den sensomotorischen Kortex oder subkortikale Bahnen laufen. Dieser Einfluß ist den „transkortikalen“ Reflexen vergleichbar, bei denen zur Modulation der Aktivität der Gliedmaßen höhere Zentren eingeschaltet werden. So könnte beispielsweise zur Modulation von Kieferreflexen ein langer Zyklus Trigeminus – Kortex – Trigeminus eine Rolle spielen[84, 106, 116]. Ein schnelleitender kortikaler Feedback-Zyklus wird so beschrieben: afferente Trigeminusnerven – Trigeminusneurone des Hirnstamms – ventrobasale Neurone des Thalamus – sensomotorischer Kortex – Trigeminusneurone des Hirnstamms[133].

Wie später noch darzustellen sein wird, können die Hirnstammneurone der sensorischen Trigeminuskerne und die angrenzende Formatio reticularis als exzitatorische oder inhibitorische Interneurone fungieren, die durch den Kortex beeinflußt werden und daher eine regulierende Wirkung auf die Kiefermuskelaktivität ausüben können. Eine ganze Anzahl kortikaler und subkortikaler Bereiche, wie das limbische System und die Formatio reticularis (S. 106), hat also Zugang zum motorischen System, besonders bei willkürlichen Bewegungen und „bei zentralerregten Zuständen“ im Zusammenhang mit Emotionen.

Der exzitatorische wie der inhibitorische Einfluß der Gehirnrinde bei willkürlichen Bewegungen und *transkortikalen* Reflexen ist wahrscheinlich auch im Frühstadium der Kaubewegung und bei Training und Führung des Unterkiefers bei klinischen Maßnahmen zur Darstellung der zentrischen Relation wirksam. Auch die Bahnung der Kieferschließreflexaktivität und der Motoneurone durch die Formatio reticularis kann in bestimmten Schlafphasen umgekehrt werden (S. 107) und spielt unter Umständen beim Bruxismus eine größere Rolle (s. Kap. 11).

Das Aktivitätsmuster der Motoneurone und der Input für die kieferöffnenden Muskeln können durch deszendierende zentrale wie auch durch periphere Einflüsse modifiziert werden. Fehlerhafte Aktivitätsmuster von Motoneuronen können sich durch Veränderungen des zentralen Erregungszustands oder durch peripheren sensorischen Input ergeben, wodurch es zu Muskelspasmen und Schmerzen kommt[133]. Die periphere Regulierung der kieferschließenden Motoneurone hat ihren Ursprung in somatischen sensorischen und motorischen afferenten Nerven im maxillären und mandibulären Trigeminusast und im N. glossopharyngealis und N. vagus[74]. Bei einem großen Teil des peripheren Einflusses auf die kieferschließenden Motoneurone ist eine alpha- wie gamma-Aktivierung vorhanden (Koaktivierung). Rezeptoren im Halsbereich und weitere kieferschließende Muskeln haben einen peripher modifizierenden Einfluß (S. 107).

Der Einfluß der Großhirnrinde und anderer Zentren auf den Kieferöffnungsreflex wird anscheinend über Bahnen durch die Formatio reticularis des Hirnstammes wirksam. Andere Zentren mit Einfluß auf den Kieferöffnungsreflex sind auch das Kleinhirn, der Hypothalamus und die Mandeln. Mehrere Neurotransmitter und Endorphinsysteme (S. 108), Serotonin und Dopamin (S. 117) beeinflussen ebenfalls diesen Reflex.

Die Hauptbewegungsmuster der Muskeln beim Kauvorgang werden im Hirnstamm erzeugt[23, 30, 91, 146], aber der Anteil der orofazialen Reflexe[136, 147] und der periphere Einfluß auf rhythmische Bewegungen[91, 157, 173] deuten darauf hin, daß periphere Informationen ebenso wie der zentrale Einfluß von höheren Zentren beim Kauvorgang eine wichtige Rolle spielen. Die Fähigkeit des Zentralnervensystems, die segmentale Reflexübertragung zu den Motoneuronen des Kiefers zu modulieren, stützt die These vom peripheren Input beim Kauvorgang[22]. Beim Kauen erreicht eine enorme Flut von exterozeptiven und propriozeptiven Informationen das Zentralnervensystem[21]. Es gibt stets aktuelle Informationen über die physikalischen Eigenschaften der Nahrung, die Position des Bolus, der Zunge, der Lippen, der Muskeln und des Kiefers, auf die entsprechend auf der Hirnstammebene oder höher oben reagiert wird. Die ständigen Feinanpassungen, um Belastungen[95] oder andere Probleme, wie unbequeme Lage oder Zahnprobleme in bestimmten Bereichen des Gebisses[143, 144], zu kompensieren, zeigen, daß es bei der Steuerung der Kieferbewegungen eine Art Strategie geben muß[150]. Es ist vorgebracht worden, daß die beabsichtigte willkürliche Bewegung durch das Muster der statischen Spindelfasern repräsentiert werde und daß die Behinderung der Bewegung zu einer entsprechenden Kompensation (Servomechanismus) durch die Muskulatur führe[152].

Reflektorische Steuerung der Körperhaltung

Die Körperhaltung kann als die jeweilige Lage des Körpers und seiner Teile einschließlich des Unterkiefers bezeichnet werden, die automatische Muskelreaktionen widerspiegeln, um den Auswirkungen der Schwerkraft oder deren Fehlen entgegenzuwirken. Die tonischen Muskelkontraktionen der Lagereflexe schwanken um einen festgelegten Tonus herum, der durch Neuronenpools in Rückenmark und Hirnstamm festgelegt wird. Die Steuerung der Körperhaltung setzt Interaktionen voraus, die sich nach den Grundsätzen eines geschlossenen Servomechanismus richten. Hier werden Impulse aus Muskelspindeln und *Golgi*-Sehnenkörperchen durch negatives Feedback auf das ZNS zurückgekoppelt, um das Niveau der Muskelkontraktionen zu erhalten, das durch die vorangehenden Aktivitäten vorbestimmt wurde, d. h. den erforderlichen Tonus für die Beibehaltung der Lage der einzelnen Körperteile. Diese Lagesteuerung wird durch Interaktion aller Datenverarbeitungszentren (Zellkern, Pool oder Bahn) auf allen Ebenen des ZNS vorgenommen. Zellkerne oder Bahnen, die Extensor- und Flexorreflexe ermöglichen, sind Fazilitations- oder Bahnungszentren; Zellkerne oder Bahnen, die Extensorreflexe hemmen, aber Flexorreflexe ermöglichen, sind Inhibitions- oder Hemmzentren. Hemmt jedoch ein Inhibitionszentrum ein anderes, so kommt es zu einer Desinhibition, einer „Ent-hemmung“, also wiederum zur Fazilitation einer Reaktion. Die komplexen Steuerungsmechanismen für die Körperhaltung umfassen Knoten im sensomotorischen Teil der Großhirnrinde, im Kleinhirn, im Hirnstamm und im Rückenmark. Der Schwerkraftreaktion der Propriozeptoren in Agonistenmuskeln stehen die Antagonistenmuskeln gegenüber. Das Ergebnis dieser automatisch ablaufenden Muskelaktivität ist ein Gleichgewicht zwischen dem Tonus dieser Muskelgruppen beim Stehen, Sitzen oder anderen durch die Schwerkraft beeinflußten Körperhaltungen. Die Haltemuskulatur umfaßt die Muskeln des Rückens und des Halses, die Elevator- und Depressormuskeln des Unterkiefers, die Flexoren der oberen Gliedmaßen und die Extensoren der unteren Gliedmaßen. Die Steuerung der Körperhaltung ist abhängig vom Input durch vestibuläre wie muskuläre Propriozeptoren.

Die Positionen von Kiefer und Zunge in bezug auf die Zähne und deren jeweilige Funktion sowie im Verhältnis zu anderen beim Schlucken, Atmen und Sprechen beteiligten Strukturen spielen eine wichtige Rolle für die Haltereflexe in Kiefer- und Zungenmuskulatur. Hier verbinden sich oft Einflüsse aus dem Zervikalbereich mit der Tätigkeit der Mund-, Gesichts- und Halsmuskulatur. Der motorische Output auf Mund- und Gesichtsebene ist stark abhängig von lokal erzeugten Reflexen und dem allgemeineren Einfluß der Gesamthaltung. Deutlich zu erkennen ist auch der vestibuläre Einfluß auf die Positionssteuerung der Kaumuskulatur.

Es ist möglich, durch Kontraktion von weit vom Reflexbogen entfernten Muskeln Sehnenreflexe auszulösen[55, 161]. Dieses Phänomen wurde zuerst im Jahre 1885 von *Jendrassik* demonstriert, der beobachtet hatte, daß der Patellarreflex dadurch verstärkt werden konnte, daß der Patient an seinen verschränkten Händen zog. Nach Beobachtungen wird auch der Masseterreflex stärker, wenn die Muskeln der oberen Gliedmaßen kontrahieren. An der Stabilisierung der Kopfposition sind sowohl Feedback-Systeme (Vestibulospinalreflex) als auch Feedforward-Systeme (tonischer Halsreflex) beteiligt. Diese Wechselbeziehungen der Reflexe zeigen, daß die Schulter- und Halsmuskulatur die orofaziale Muskulatur beeinflussen kann. Es gibt auch Hinweise darauf, daß afferente Trigeminusfasern die Halsmuskulatur beeinflussen (Trigeminus-Hals-Reflex)[148]. Eine instabile Bißschiene kann die Dauer der Silent period des Masseter verlängern, aber es ist bisher nicht erwiesen worden, daß auch weiter entfernte Muskeln auf diese Art beeinflußt werden können oder daß sich die sportlichen Leistungen dadurch verbessern. Die Kraft, mit der Störungen der Kieferhaltung z. B. durch Laufen und Springen[87] entgegengewirkt wird, wird wahrscheinlich durch die ebenfalls zunehmende Sensibilität der Muskelspindeln bestimmt, die wiederum durch die tonischen Impulse des dynamischen fusimotorischen Systems entsteht[152]. Die Komplexität des peripheren Inputs vom Trigeminussystem zur Halsmuskulatur und der einfache kortikale und subkortikale Zugang zum motorischen System schließen nicht die Möglichkeit aus, daß exzitatorische Einflüsse aus dem Orofazialbereich oder dem limbischen System auch in der Schultermuskulatur wirksam werden können.

Die Ruheposition des Unterkiefers wurde auf Seite 32 besprochen. Wie auch anderweitig bei der quergestreiften Muskulatur richtet sich die Muskelspannung der supra- und inframandibulären Muskeln nach der Zahl, Größe und Impulshäufigkeit der motorischen Einheiten, nach den viskoelastischen Eigenschaften der Muskeln und der umgebenden Gewebe und nach den elastischen Eigenschaften der Protein-Molekülketten (Aktin und Myosin) der Muskelfasern. Der erste Faktor wird bestimmt durch die fazilitatorische und inhibitorische Aktivität der Verarbeitungszentren und durch deszendierende Einflüsse. Pathologische Veränderungen des Kollagens oder altersbedingte Veränderungen können auch die elastischen Eigenschaften der Muskeln beeinflussen. Die Beziehungen zwischen Kiefertremor[120] und Muskelfunktion bzw. Kieferposition sind bisher noch nicht erforscht.

Die Relation zwischen Ober- und Unterkiefer ergibt sich aus Umständen, die den bestehenden fazilitatorischen Einfluß des retikulären Systems auf die Aktivität der Motoneuronen der Kiefermuskulatur verstärken, darunter die inspiratorische Phase der Atmung, Schmerz, psychisch-emotionale Belastungen, Hyperkapnie oder auch Auswirkungen von Epinephrin, d-Amphetamin und Koffein[168]. Das Verhältnis zwischen Ober- und Unterkiefer wird ebenso beeinflußt von einer verringerten retikulären Bahnung, wie sie unter Umständen bei Hypokapnie, im Schlaf oder nach Einnahme von Tranquilizern auftritt. Die Ruheposition des Unterkiefers wird auch beeinträchtigt von Dyskinesien, bei denen die Dopaminbahnen involviert sind (S. 117), wie zum Beispiel bei der *Parkinson*-Krankheit. Der Einfluß von Erkrankungen des vestibulären Systems oder von Rückenmarksverletzungen auf die Ruheposition des Unterkiefers ist noch nicht bekannt.

Die Kondylus-Fossa-Relation wird nicht passiv durch die Morphologie des Kiefergelenks, sondern in größerem Umfang auch aktiv durch neuromuskuläre Reflexe bestimmt. Bei einer neuromuskulären Blokkade senkt sich der Kondylus um bis zu 3 mm[103]. Eine Verschiebung des Unterkiefers nach vorn tritt bei funktionellem anteriorem Kreuzbiß auf[34, 133]. Eine solche reflektorische Positionierung tritt auch bei Klasse-III-Malokklusionen auf.

Die Funktion der Reflexe

Die Bedeutung der Reflexe für die ablaufende motorische Funktion ist teilweise umstritten. So werden die Grenzen früherer Studien über Reflexe deutlich, seit kürzlich entdeckt wurde, daß Reflexe unter Umständen nicht invariant sind. Da die Kieferreflexe unter recht künstlichen Bedingungen untersucht wurden, werden ihre Manifestationen durch die Versuchsbedingungen beeinflußt.

Die reflektorischen Veränderungen der Muskelaktivität, die durch Stimulation im oralen Bereich hervorgerufen werden, hängen davon ab, wie viele von mehreren verschiedenen Reflexbahnen jeweils aktiviert werden. Je größer die Zahl der Neurone ist, die den Reflexbogen bilden, desto offener ist das System für externen Input oder Modifikationen der Reflexreaktion. Angesichts der unterschiedlichen Bahnen für die Exzitation des Hebemuskels und des Depressormuskels und der Inhibition des Hebemuskels kann sich jede beliebige Kombination von Wirkungen auf die Hebe- und Depressormuskelaktivität ergeben, einschließlich der Möglichkeit der gleichzeitigen Aktivität des M. temporalis und des M. digastricus. Sensorische Reize mit unterschiedlichen räumlich-zeitlichen Eigenschaften rufen also unterschiedliche Reflexwirkungen hervor. Die Reflexreaktion kann sich auch je nach dem Ort der ablaufenden motorischen Funktion, d. h. dem Punkt der zyklischen Kieferbewegung beim Kauvorgang, ändern.

Kieferöffnungs- und Kieferschließreflexe sollen die grundlegenden Mechanismen der zyklischen Kaubewegungen sein[135, 136] und das Ergebnis peripherer Steuermechanismen[126]. Heute meint man jedoch, daß ein zentraler Mustergenerator im Hirnstamm, beeinflußt durch höhere Zentren und periphere Mechanismen[30, 147], das Substrat für die Abfolge der Bewegungen liefert, die bei der Kaufunktion und anderen Funktionen ablaufen[90, 92, 134]. Es wurde zwar die Theorie aufgestellt, daß eine zentrale Steuerung sowohl den zyklischen Kieferbewegungen beim Kauvorgang als auch anderen Funktionen zugrunde liege[24, 37, 165, 169], aber die Kieferöffnungs- und Kieferschließreflexe könnten immer noch grundsätzlich getrennte Reflexe sein.

Konzepte der motorischen Verhaltenssteuerung

Zur Umsetzung von Gedanken, Empfindungen und Emotionen in Bewegungen und Handlungen[61] müssen die motorischen Systeme eine Vielzahl von motorischen Verhaltensabläufen einleiten, programmieren und ausführen[169]. Diese hängen oft mit der *Strategie* und *Taktik* von Handlungen zusammen[79], die auf biologisch notwendige Bewegungen abheben, die zur Anpassung und zum Überleben der Art beitragen; hierzu gehören Bewegungen verschiedener Klassen. Bewegungen können schnell, ballistisch, langsam oder kontinuierlich gesteuert sein, und einige erfordern eine komplexe Analyse der mit dem Tastsinn erfaßten Objekte. Hierunter fällt natürlich auch die Kontrolle der Körperhaltung, die auf Seite 101 abgehandelt wird.

Hinter all diesen motorischen Aktivitäten steht eine hierarchische Organisation integrativer neuraler Aktivitäten steigender Komplexität, die Nervenstrukturen umfaßt, die den Schichten zunehmender Komplexität innerhalb der Neuraxis entsprechen. Willkürliche Bewegungen werden durch neurale Prozesse eingeleitet, die der „Motivation“ oder dem „Willen“ zur Reaktion entsprechen[109]. Komplexes motorisches Verhalten spiegelt den Einfluß „höherer Zentren“ auf zentral programmierte und peripher angetriebene Bewegungen wider; es muß ein System der Informationsverarbeitung durch Feedback und Feedforward geben.

Nach der Terminologie von *Konarski*[78] ist das *affektive Gehirn* zuständig für Bewegungen und Handlungen im Zusammenhang mit angeborenen „Trieben“ und „emotionalen Zuständen“, die für die biologische Anpassung und das Überleben notwendig sind. Das *kognitive Gehirn* befaßt sich mit Prozessen im assoziativen Kortex (S. 119), wo sich die Einleitung einer Aktion auf frühere Erfahrungen und Lernprozesse stützt und auch Instruktionen (bei Menschen) oder Training (bei Tieren) berücksichtigt. Die Koordination von kognitivem und affektivem Gehirn findet wahrscheinlich im präfrontalen Kortex statt. Die Enzephalisierung des Gehirns durch komplexe Ausbildung der Hirnrinde, der Großhirnganglien und des Kleingehirns sowie der bei höheren Tieren vorhandene assoziative Kortex sorgen für steigende Komplexität der motorischen Leistungen und der Fähigkeiten zur Aktionseinleitung.

Es wird somit klar, daß das motorische System als hierarchisches System betrachtet werden kann, bei dem die Komplexität der sensomotorischen Integration entlang der Neuraxis nach oben ansteigt. Die komplexen integrativen Aktivitäten des ZNS werden durch ein Aktionsbedürfnis eingeleitet, zusammen mit regulativen inneren (viszeralen) Reaktionen auf die Homöostase der inneren Umgebung und die Anpassung an die äußere Umgebung. An diesen Reaktionen sind nicht nur die Mechanismen zur Steuerung von Haltung und Bewegung beteiligt, sondern auch integrative neurale Aktivitäten, die ein fundamentaler Bestandteil komplexer Muskelreaktionen sind; diese werden auch als motiviertes Verhalten bezeichnet. Die motorischen Reaktionen im Oralbereich bei der Nahrungsaufnahme bilden eines der Verhaltensmuster, die für die Anpassung und das Überleben wesentlich sind[109].

Die hierarchische Organisation der neuralen Prozesse, die an den integrativen sensomotorischen Aktivitäten beteiligt sind, beginnt am unteren Ende der Neuraxis (dem Rückenmark) oder der finalen Integrationsbahn (auf einer beliebigen Stufe der Neuraxis). Der traditionelle Ansatz zur Untersuchung motorischer Systeme war immer, das ZNS an verschiedenen Stellen abzutrennen, so daß ein „Spinaltier“ entsteht. Die Katze mit offenem Rückenmark ist nach wie vor ein hervorragendes Präparat für das Studium der motorischen Steuerung[141], wenn auch andere Methoden, die mit feinen Elektroden arbeiten (besonders Einzelfasermethoden) Untersuchungen am Tier unter „normaleren“ Versuchsbedingungen möglich machen.

Das Rückenmark

Im Laborversuch kann die Reaktion eines Versuchstiers auf bestimmte Reize nicht nur als von den isolierten Strukturen bestimmte Reaktion gesehen werden. Man muß alle Bestandteile gemeinsam betrachten, um die Koordination von Aktivitäten selbst bei „einfachen“ Bewegungen zu verstehen, denn selbst diese sind erstaunlich komplex. So kann durch pharmakologische oder chirurgische Maßnahmen (Dezerebrierung oder Spinalisierung) ein Spinalreflex stabilisiert werden (d. h., Einflüsse von außen werden abgeschwächt), und der Reiz kann so stark ausfallen, daß der aktivierte Reflexbogen konstant von dem Maximalsignal „überflutet" wird. In diesem Fall haben andere Faktoren, die sonst einen modulierenden Einfluß auf neuronale Bahnen oder Pools haben, gar nicht erst die Möglichkeit, die Reflexreaktion zu beeinflussen. Unter normalen Bedingungen beeinflussen exzitatorische und inhibitorische Inputs aus anderen Quellen innerhalb des ZNS die Zellen des Reflexbogens „aus dem Hintergrund" und damit auch die Art der Reaktion anders als bei Isolation. Die Reaktion hängt ebenso von der Aktivität innerhalb der Neurone im Reflexbogen wie von der Struktur des Reflexbogens selbst ab. Die Entdeckung vieler integrativer Aktivitäten des Nervensystems wurde jedoch an isolierten Systemen gemacht, zum Beispiel an „Spinaltieren", bei denen ein Schnitt quer durch das Rückenmark die Rückenmarkszentren von den supraspinalen Zentren trennt (Großhirnganglien, Gehirnrinde und Kleinhirn).

Klassische Querschnitte durch das Gehirn der Katze ergeben die *Rautenhirn*katze, die *Mittelhirn*katze und die *Zwischenhirn*katze. Derartige Präparate waren nützlich für die Untersuchung der Organisation des Nervensystems und seiner hierarchischen Ebenen. Die elektrische Stimulation bestimmter Gehirnpartien und Untersuchungen der Aktivität einzelner Einheiten mit dünnen Elektroden haben eine Menge von Thesen zur motorischen Funktion hervorgebracht. Die Untersuchung der Aktivität von Einzelneuronen bei sich bewegenden intakten Tieren erlaubt es dem Forscher, die Funktion gewisser Strukturen bei anhaltender konditionierter motorischer Aktivität zu bestimmen.

Das Regelverhalten von Spinaltieren ist beim Fehlen von Hirnstammzentren stereotyp. Bei vorhandenem Hirnstamm können die Tiere jedoch stehen, sich fortbewegen und ihre Haltung korrigieren, selbst wenn keine höheren Zentren, also Zentren oberhalb des Hirnstamms, da sind. Das Verhalten der Hirnstammkatze weist viele Fragmente des Verhaltens der intakten Katze auf, aber eine Integration zu einfachen Aktionen, wie Gehen oder Waschen, finden nicht statt. Bei der Mittelhirnkatze sind viele einfache Handlungen möglich, aber sie werden nicht zu motivierten Verhaltenssequenzen integriert. Die Zwischenhirnkatze zeigt motivierte Verhaltenssequenzen, die normalerweise mit Hunger, Durst, Angst, Wut und sexueller Begierde im Zusammenhang stehen. Die Hirnstammzentren erweitern die motorische Aktivität über das beim Spinaltier Mögliche hinaus, aber erst der Input von den zerebralen Strukturen, die für „Denken" und „Emotionen" zuständig sind, bildet die Basis für komplexe Verhaltensreaktionen, die auf den „niedrigeren" Ebenen der Neuraxis nicht möglich sind.

Terminologie

Bevor wir den Hirnstamm und das Gehirn besprechen, sollen zu reinen Orientierungszwecken einige Begriffe vorgestellt werden. *Prosenzephalon* (Vorderhirn), *Mesenzephalon* (Mittelhirn) und *Rhombenzephalon* (Rautenhirn) bezeichnen die Teile des embryonalen Gehirns. Das *Telenzephalon* (Endhirn) besteht aus Thalamus, Hypothalamus, Metathalamus und Epithalamus, dem Mesenzephalon (Mittelhirn) und dem *Metenzephalon* (Hinterhirn), der Medulla oblongata des entwickelten Gehirns (s. Abb. 2-1). Das *Cerebrum* (Großhirn) umfaßt Telenzephalon, Dienzephalon und oberes Mesenzephalon. Der *Hirnstamm* besteht aus Dienzephalon, Mesenzephalon, Pons und Medulla oblongata (s. Abb. 2-1) und ist damit ein Sammelbegriff für Dienzephalon, Mesenzephalon und Rhombenzephalon. Das Kleinhirn (Cerebellum) gehört nicht dazu, und einige Autoren rechnen auch das Dienzephalon nicht zum Hirnstamm.

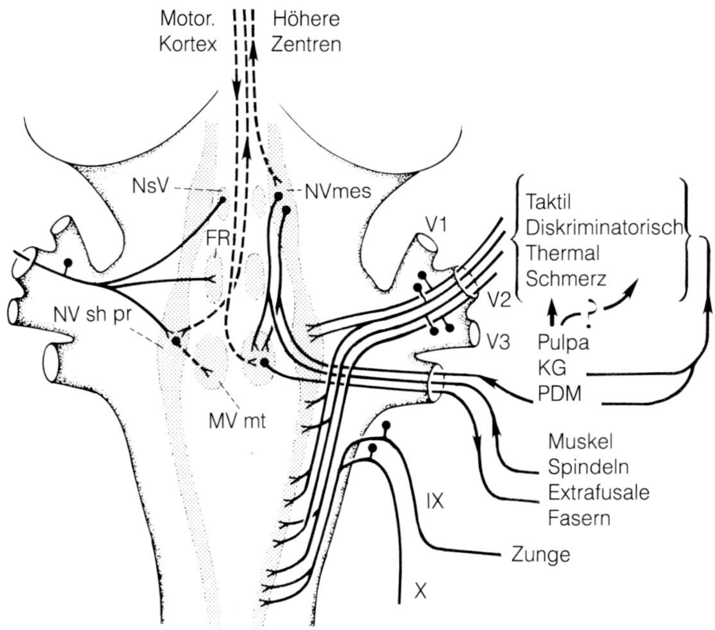

Abb. 3-12 Schematische Darstellung des Trigeminussystems und der Gehirnnerven IX und X. NV mes: Mesenzephaler Nucleus. NsV: Supratrigeminaler Nucleus. NV sh pr: Sensorischer Hauptnucleus des Trigeminusnervs. MV mt: Motorischer Nucleus des Trigeminusnervs. FR: Formatio reticularis.

Das *Tentorium cerebelli* ist ein Teil der inneren harten Hirnhaut, der das Kleinhirn von der Hinterhauptschlinge des Gehirns trennt (s. Abb. 2-1). Mittelhirn, Pons und Medulla bilden den infratentorialen Abschnitt des Hirnstamms, aus dem alle Hirnnerven entspringen, mit Ausnahme der optischen und der olfaktorischen Nerven (Abb. 3-12). Die Medulla oblongata und die Pons werden zusammen als Bulbus bezeichnet.

Die *Großhirnganglien* (oder Basalnuclei) sind eine Gruppe von Strukturen, die zusammen mit der Großhirnrinde und dem Kleinhirn die Motorik steuern. Dieser Nuklearkomplex besteht aus dem Nucleus caudatus und dem Putamen, die zusammen als (Neo-)Striatum bezeichnet werden, dem Globus pallidus, zusammen mit dem Putamen als Nucleus lentiformis bezeichnet, dem Nucleus subthalamicus und der Substantia nigra. Der Nucleus ruber und die Formatio reticularis des Hirnstamms werden manchmal ebenfalls zu den Großhirnganglien gerechnet. Da der Begriff Ganglion bei Wirbeltieren für eine Gruppe von Neuronen außerhalb des ZNS verwandt wird, werden die Großhirnganglien auch als Basalnuclei bezeichnet. Das *Tegmentum* umfaßt die Hirnnerven und ihre Kerne, die Formatio reticularis und die dazugehörigen Nervenbahnen (aszendierende und deszendierende), die periaquäduktale Substantia grisea und die Raphe. Ebenfalls inbegriffen sind die Bahnen des Lemniscussystems. Der Zentralbereich des Tegmentums ist die Formatio reticularis.

Der Hirnstamm

Neben den aszendierenden und deszendierenden Fasern und den Kernen der

Hirnnerven ist auch die Formatio reticularis im Hirnstamm enthalten. Das multimodale, generalisierte, nichtspezifische, multineuronale retikuläre System besteht im wesentlichen aus dieser Formatio reticularis. Es ist nicht spezifisch, weil es nach außen offen ist und nur relativ wenige Zellen einen homogenen Input erhalten. Die aszendierenden Fasern, die über Synapsen mit anderen Neuronen verbunden sind, bilden wohl eine offene somatosensorische Leitungsbahn; „offen" heißt hier, daß die Bahn im Fall einer synaptischen Unterbrechung offen ist für den Input von anderen Neuronen. Derartige multimodale oder nichtspezifische Neurone sind typisch für die Formatio reticularis, ein neuronaler Mechanismus, der Aktivierungszustände des ZNS, wie Erregung und Bewußtsein, regelt. Multimodale neuronale Leitungsbahnen bieten eine Möglichkeit der Interaktion vieler somatosensorischer Informationen, selbst solcher, die unterschiedlichen Sinnesquellen entspringen.

Die Formatio reticularis ist Teil eines kontinuierlichen Zentrums generalisierter oder isodendritischer Neurone, die durch das gesamte Rückenmark, den Hirnstamm und das Zwischenhirn verlaufen. Dieser Kern, die Substantia grisea, ist ein Integrationszentrum für Impulse aus Rückenmark, Hirnstamm (alle sensorischen Gehirnnerven), Großhirnrinde, Großhirnganglien, limbischem Lappen, Hypothalamus und Kleinhirn, aus viszeralen Quellen über die Nn. facialis, glossopharyngeus und vagus, aus vestibulären und cochlearen Kernen, vom olfaktorischen System über das mediale Nervenbündel im Vorderhirn und vom visuellen System über den Colliculus superior. Es gibt auch eine Art „retikuloretikulären Trakt" aus Axonen von Hirnstammneuronen, der als zentrales Tegmentum bezeichnet wird.

Die heterogenen Subsysteme der Formatio reticularis sind morphologisch, chemisch und funktionell unterschiedlich. Im Hirnstamm gibt es noradrenerge, serotoninerge und dopaminerge Bahnen und eine Vielzahl anderer Bahnen und Zentren, die mit dem autonomen Nervensystem, dem okulomotorischen System, der Atmung und der Haltungssteuerung über die retikulospinale Bahn zusammenhängen. Durch die Formatio reticularis, den vestibulospinalen Trakt und Sensoren im Ohr werden die Muskelreaktionen auf die Veränderungen der Kopfhaltung gesteuert.

Die Konvergenz und Interaktion des Inputs von Sinnesorganen und deszendierenden Systemen finden auf die verschiedenste Weise ihren Ausdruck im Verhalten, auch durch Erregung und Aufmerksamkeit. Das aszendierende retikuläre System soll an Emotionen, Wach- und Schlafzuständen und der Unterdrückung von Reizen, die zu einer gegebenen Zeit als reine Hintergrundaktivität zu werten sind, beteiligt sein. Man glaubt auch, daß die neuralen Mechanismen der Habituation und Adaptation ein Aspekt der Hirnstammfunktion sind. Es ist auch die Meinung vertreten worden, daß der Hirnstamm eine signifikante integrative Rolle für die Ausgestaltung und Steuerung motivierten Verhaltens spielt und daß die niedrigeren Ebenen der Neuraxis nicht bloße Zentren isolierter somatischer und autonomer Reflexe sind.

Wach-/Erregungszustand und Schlaf

Schlaf und *Wachen* sind zwei Enden eines Kontinuums von Aufmerksamkeits- und Erregungszuständen, das mit Hilfe der Elektronenzephalographie (EEG) und der Elektromyographie (EMG) erforscht wird. Die elektrischen Aktivitätsmuster im Gehirn *(Gehirnwellen)* verändern sich in verschiedenen Stadien von Erregung und Schlaf. Beim Eintreten in den Schlafzustand verändert sich die Aktivität im EEG vom Muster im Wachzustand (schnelle Wellen niedriger Spannung, oft begleitet von alpha-Wellen von 8–12 Hz im parietalen und okzipitalen Bereich) zu rhythmischen 12–15 Hz-Stößen (Schlafspindeln) und schließlich zu langsamen (2–4 Hz) Wellen hoher Spannung. Nach den EEG-Charakteristika wird der Schlaf in *Tiefschlaf* (mit 4 Unterstadien) und *aktiven* oder REM-Schlaf *(rapid eye movement)* eingeteilt. Nach etwa einer Stunde Schlaf beginnt der aktive Schlaf, begleitet von schnellen Augenbewegungen und einer fast vollständigen Relaxation der Skelettmuskulatur. In diesem Stadium sieht das EEG-Muster fast wie im Wachzustand aus. Die Muster wechseln alle 1–2 Stunden ab und werden während einer Nacht vier- bis sechsmal wiederholt. Der aktive Schlaf scheint durch die Aktivität der Formatio reticularis gesteuert zu werden, der Ruhe- oder Tiefschlaf von den Systemen des Vorderhirns. Von besonderem Interesse ist der Zusammenhang zwischen Schlaf, Erregung und Bruxismus (vgl. S. 310 und 339). Schlafen und Wachen sind Beispiele für einen zirkadianen Rhythmus; bei Säugetieren scheint dafür ein zirkadianer Oszillator im Hypothalamus vorhanden zu sein.

Schmerz, Depression und motorische Funktion

Die motorischen Manifestationen chronischer Schmerzen, schmerzbedingter Depressionen und echter endogener Depressionen sind unspezifisch, wenn auch die Sprache, die Motilität des ganzen Körpers und der Gesichtsausdruck psychomotorische Anzeichen sind, die zum Eindruck des „Krankseins" beitragen. Außer über die Muskelblockierung, die einen Schutzreflex gegen Bewegungsschmerz darstellen kann, ist wenig darüber bekannt, wie die nichtendogene Depression die motorischen Funktionen beeinflußt. Man weiß allerdings, daß die *Parkinson*-Krankheit einige Gehirnregionen in Mitleidenschaft zieht, die auch mit der „echten" Depression in Zusammenhang gebracht werden. Auf der Grundlage der sich entwickelnden Schmerztheorien kann es mehrere schmerzmodulierende Systeme geben, was die unterschiedlichen Reaktionen auf Schmerz und Schmerzbehandlung erklären könnte[33]. Die neuralen Schmerzwege wurden kurz in Kapitel 2 umrissen und in Abbildung 2-9 dargestellt.

Tierexperimentelle Ergebnisse zeigen, daß auf Opiate und Nichtopiate reagierende Analgesiesysteme durch verschiedene Umweltreize selektiv aktiviert werden können[164]. Die neurale Analgesie, die durch Opiate bewirkt wird, entsteht durch die Aktivierung von Gehirnteilen, die den Schmerz über deszendierende Bahnen im Hirnstamm und im *Funiculus dorsolateralis* hemmen. Durch die Umgebung stimulierte rostrale Gehirnzentren aktivieren die periaquäduktäre Substantia grisea und anschließend den *Nucleus raphe alatus* in der ventralen Medulla. Von diesem Kern werden die Projektionen deszendierend weitergeleitet, über den Funiculus dorsolateralis zum Hinterhorn des Rückenmarks (oder zum homologen kaudalen Trigeminuskern), wo endogene Opiate freigesetzt werden und dadurch Nozizeptorneurone hemmen. Andere Bahnen, die eine nicht auf Opiaten basierende Analgesie vermitteln, bestehen aus einer intraspinalen Bahn und einer deszendierenden Funiculus-dorsolateralis-Bahn supraspinalen Ursprungs, d. h. des Nucleus raphe alatus und anderer medullärer Kerne. Die Stimulation von Bereichen, die an Schmerzzonen angrenzen, kann nichtopioide Analgesiesysteme aktivieren, und die Stimulation von weit von der Schmerzzone entfernten Bereichen aktiviert die opioiden Systeme.

Mustergeneratoren

Rhythmische Bewegungen, wie Gehen und Kauen, können auch ohne die „höheren" Zentren auftreten. Grundlage derartiger Bewegungen sind anscheinend die Mustergeneratoren (feste Neuralzyklen) in

Hirnstamm und Rückenmark. Ein neuraler Mustergenerator könnte also für die abwechselnden Öffnungs- und Schließbewegungen des Kiefers sorgen.
Die rhythmische Kieferaktivität darf man nicht als Erklärung für die neurale Steuerung der oralen Funktion heranziehen; ein Teil der Komplexität des oralen motorischen Verhaltens läßt sich nicht durch die rhythmische Kieferaktivität allein erklären[156]. Für die rhythmische Aktivität gibt es drei Theorien: 1. strukturierte Instruktionen aus dem motorischen Kortex, dem limbischen System und anderen höheren Zentren, die direkt die Motoneurone der Kau-, Gesichts- und Zungenmuskulatur steuern; 2. interaktive Reflexketten, die auf dem durch Druck auf die oralen Strukturen hervorgerufenen Kieferöffnungsreflex aufbauen, gefolgt von einem sogenannten zentralen Rebound-Phänomen, das für den anschließenden Verschluß sorgt (das Strecken der Hebemuskulatur beim Öffnen könnte die Muskelspindeln aktivieren und den Kieferschließreflex auslösen, der wieder Druck auf die oralen Strukturen ausübt); 3. ein Mustergenerator im Hirnstamm, der Impulse aus dem Mund und höheren Zentren empfängt und von ihnen gesteuert wird. Diese letzte Theorie stimmt mit den meisten klinischen und Laborbeobachtungen überein. Die bereits betrachteten Reflexreaktionen passen gut zu der Vorstellung von der Modulation der Kieferbewegungen.
Es gibt sehr viele Zusammenhänge zwischen oralen Reflexen (transitorischer Kieferöffnungsreflex, transitorischer Kieferschließreflex, iterativer Zungenreflex, Lateralbewegungsreflex und iterative Zungenbewegungen) und dem Mustergenerator[155, 156]. Wahrscheinlich werden zentral generierte Kieferbewegungen durch den Input höherer Zentren modifiziert, wo dies notwendig und angemessen ist. Es scheint auch, daß der Output des Mustergenerators durch Entwicklungs- und Lernprozesse, durch Krankheitsprozesse, die mit Alter und Verletzungen zusammenhängen, sowie durch signifikante Veränderungen des sensorischen Inputs modifiziert werden kann.

Das Kleinhirn

Das Kleinhirn ist in die motorischen Systeme für die phasischen Bewegungen, z. B. Fortbewegung, integriert und synchronisiert die zeitliche Abfolge bei Muskelbewegungen[5, 67]. Es ist ebenfalls integriert in das vestibuläre System zur Aufrechterhaltung des Muskeltonus und des Gleichgewichts. Es empfängt und verarbeitet Informationen von Rezeptoren in Gelenken, Muskeln und Sehnen und von Exterozeptoren im Körper und im vestibulären, visuellen und auditiven System (Abb. 3-13 und 3-14). Da sich der Vorderlappen des Kleinhirns parallel zu den Lagereflexbögen entfaltet, hat man versucht, die klassische Reflextheorie mit Vorstellungen aus der Steuerungstheorie zu verbinden. Es ist die Vermutung geäußert worden, daß das Kleinhirn wie ein Rechner in einem computergestützten Kontrollsystem den Reflexbogen unterstützt, der selbst einer Feedforward-Steuerung unterworfen ist.

Thalamus und Hypothalamus

Alle sensorischen Bahnen mit Ausnahme derjenigen aus dem olfaktorischen System haben im Thalamus synaptische Verbindungen. Viele Aspekte der Schmerz-, Berührungs-, Druck- und Temperaturwahrnehmung scheinen im Thalamus bestimmt zu werden. Der Thalamus spielt eine Rolle bei der motorischen Funktion, und zwar über Bahnen, die die Großhirnganglien und die Großhirnrinde mit einbeziehen, wie auch über die Bahn zwischen Kleinhirn und Großhirnrinde[5, 79]. Durch seine Verbindungen mit dem limbischen Lappen, der assoziativen Großhirnrinde und den Basalganglien ist der Thalamus an den neuralen

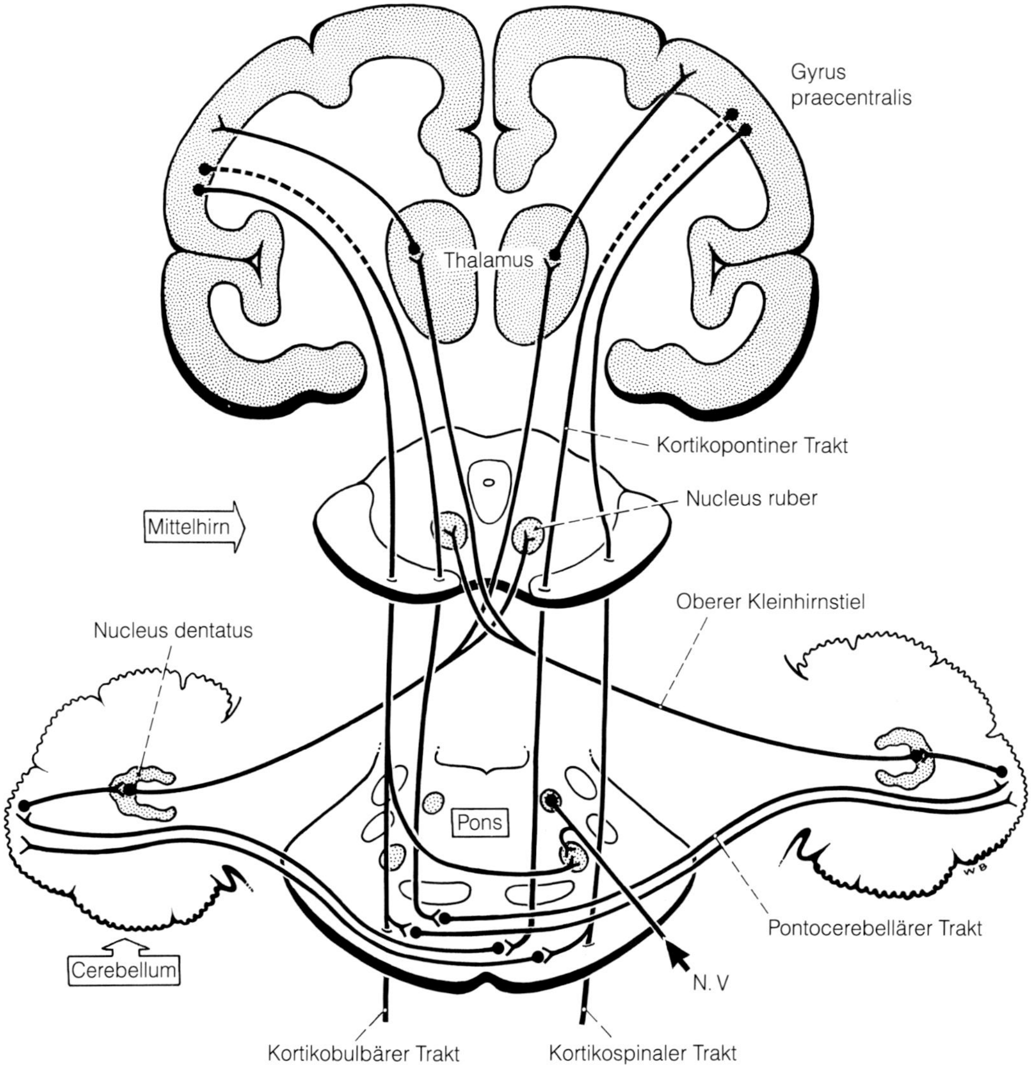

Abb. 3-13 Das Diagramm zeigt einige der Verbindungen zwischen Cerebellum und Hirnrinde. Afferente Signale willkürlicher motorischer Aktivitäten aus der Hirnrinde werden über die kortiko-pontocerebelläre Bahn zur Kleinhirnrinde und aus den Muskeln über die spinocerebelläre und die trigeminocerebelläre Bahn übermittelt (vgl. Abb. 3-14).

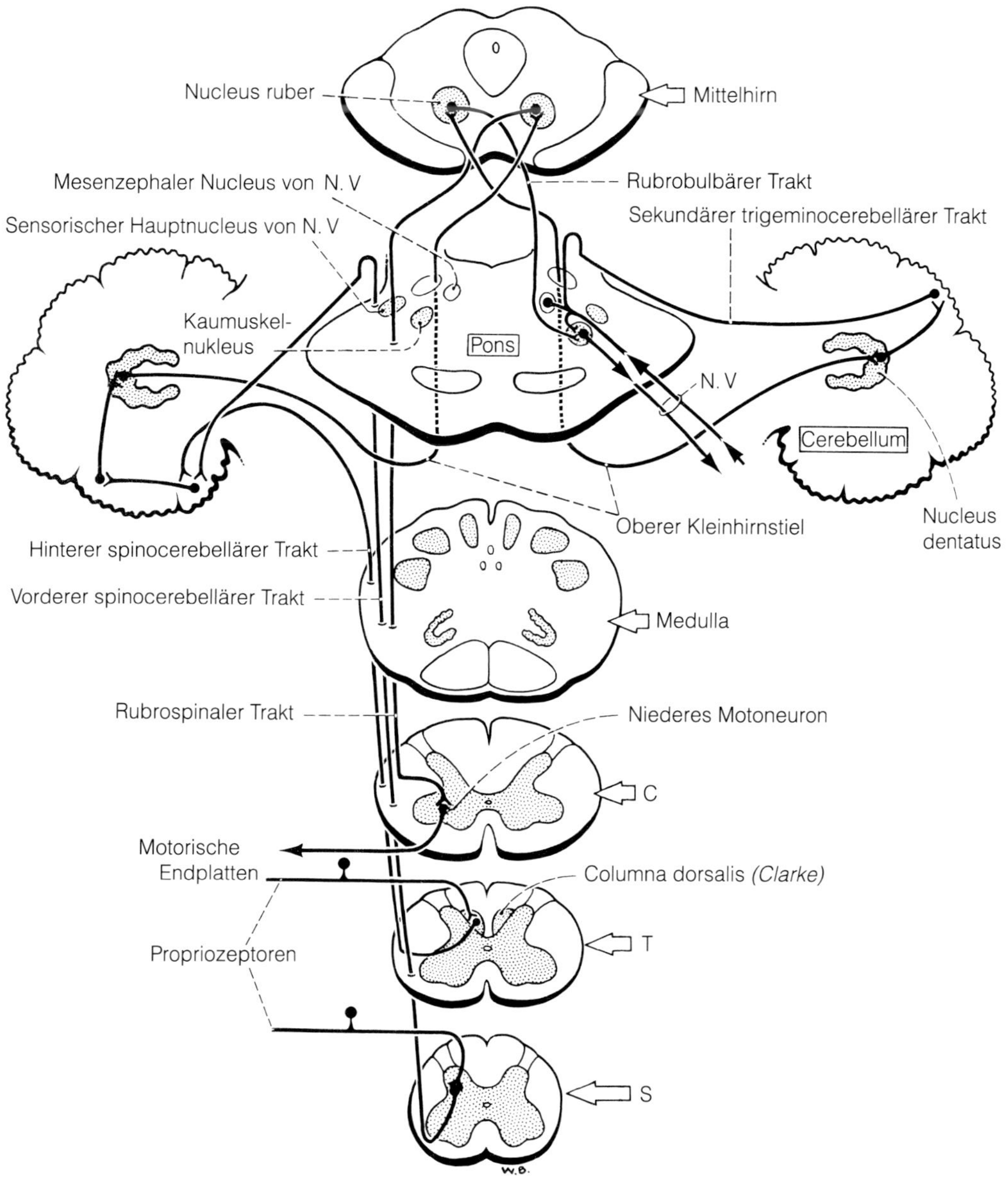

Abb. 3-14 Das Diagramm zeigt eine der Verbindungen zwischen Cerebellum und Rückenmark und den Nuklei des Trigeminus. Efferente Kleinhirnimpulse, die die Muskelaktivität koordinieren, erreichen das willkürliche motorische System über die dentatorubrospinale Bahn und die dentatothalamokortikale Bahn (Abb. 3-13); Endpunkt: der motorische Bereich des Vorderlappens.

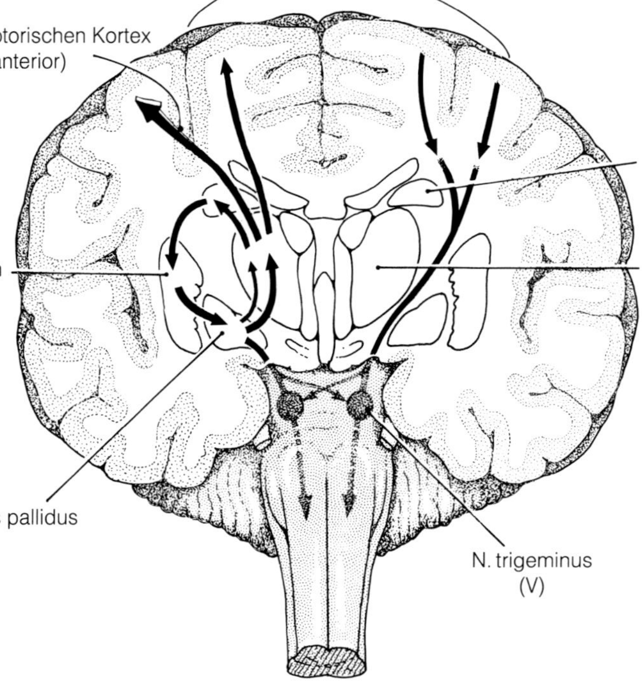

Abb. 3-15 Bahnen zwischen den Bereichen der Hirnrinde und den subkortikalen Strukturen. Der Input der Basalganglien (Striatum, Putamen und Globus pallidus) kommt von der Hirnrinde. Das Striatum ist eine wesentliche Verbindung zwischen den assoziativen Bereichen der Hirnrinde und dem motorischen Bereich. Wie die Pfeile andeuten, wird die Information über den Thalamus zur prämotorischen Hirnrinde rückgekoppelt. Weiterer Output geht zum motorischen Kortex zur Weiterübermittlung an Motoneurone der Gehirnnerven und des Rückenmarks. Ein Teil des Outputs der Basalganglien geht möglicherweise direkt zum Hirnstamm. Diese Verbindung von Feedback-Zyklen und deszendierenden Bahnen spielt eine bedeutende Rolle bei der zentralmotorischen Programmierung.

Mechanismen beteiligt, die emotionale und kognitive Prozesse in motorische Verhaltensreaktionen umsetzen[109].

Der Hypothalamus ist beteiligt an Streßreaktionen, der autonomen Steuerung, der Temperaturregulierung, an Durst und der Steuerung des Wasserhaushalts des Körpers, der hormonellen Steuerung, der Appetitsteuerung und an emotionalen Reaktionen. Die Hauptkerne umfassen die präoptischen Kerne, die Mamillenkerne und die vorderen, seitlichen und hinteren Hypothalamuskerne.

Basalganglien

Die Basalganglien sind eine wichtige subkortikale Verbindung zwischen sensorischen und motorischen Bereichen der Großhirnrinde (Abb. 3-15). Anatomisch sind die Basalganglien wie auch das Kleinhirn parallel verbunden, und zwar fast überall zwischen der Großhirnrinde und dem motorischen Kortex[31, 79, 113]. So ist der Output der Großhirnrinde und des Kleinhirns für den motorischen Kortex „afferent" (über den Thalamus). Es gibt zwar auch einen Output vom motorischen Kortex in

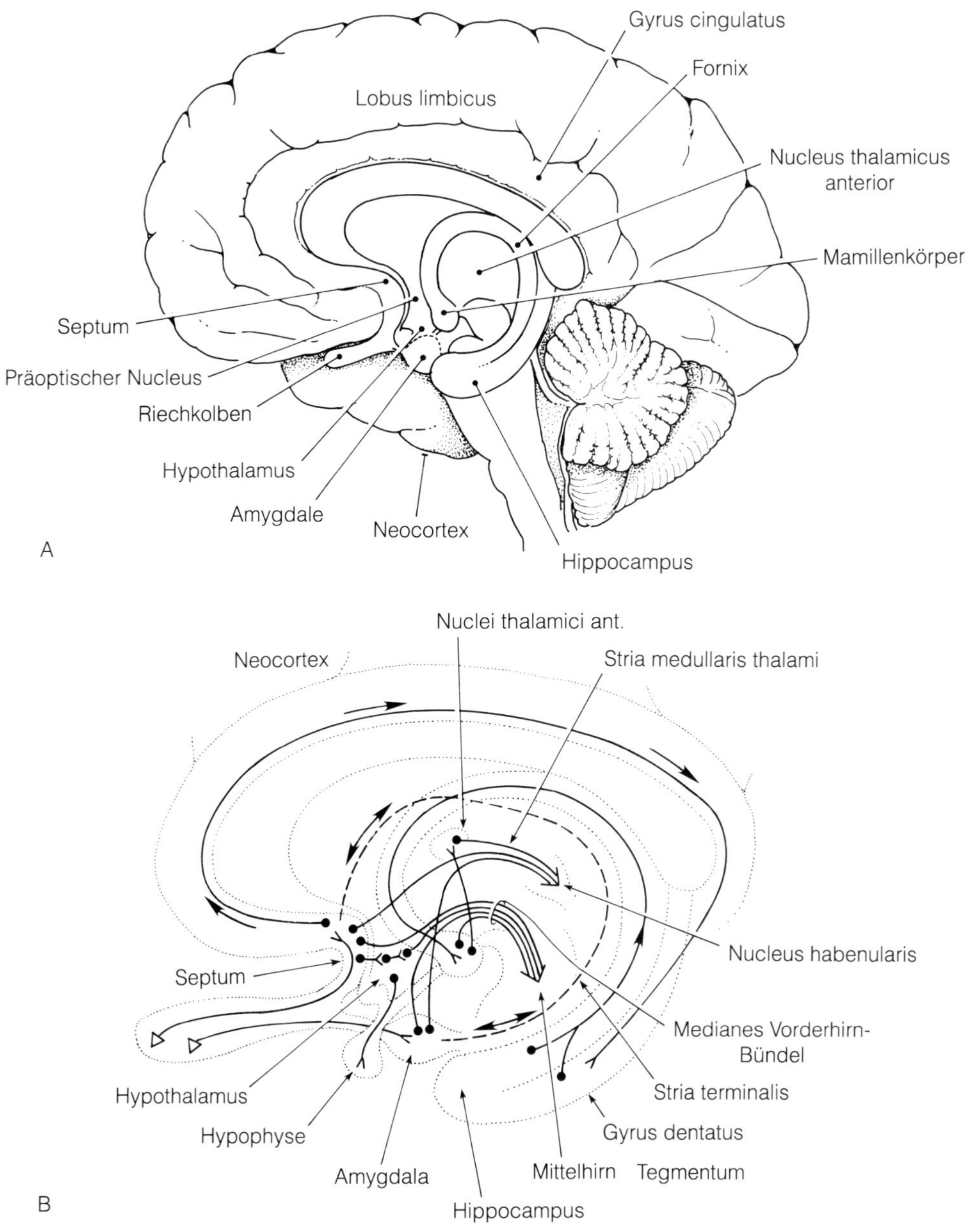

Abb. 3-16 Einige der Verbindungen (A) und weitere Details (B) des limbischen Systems. Dieses System hat Zugang zum autonomen und somatischen motorischen System. Es wird als affektives Gehirn bezeichnet und scheint einige Arten motorischen Verhaltens zu initiieren.

Richtung des Kleinhirns und der Basalkerne, aber die meisten afferenten Nerven gehen vom assoziativen Kortex aus. Was den Informationsfluß angeht, so folgt der motorische Kortex den Basalganglien und dem Kleinhirn, und die Aktivitäten in den letzteren beiden Strukturen beeinflussen oder steuern die Aktivitätsmuster im motorischen Kortex. Der Hauptinput zum Striatum (Nucleus caudatus/Putamen) kommt von der Großhirnrinde, dem Thalamus und der Substantia nigra her.

Das limbische System

Der Lobus limbicus und das limbische System werden gelegentlich als „Riechhirn" oder als „viszerales" Gehirn bezeichnet[86]. Die Elemente dieses Systems sind funktionell schwierig zu identifizieren, und zwar wegen der verhaltensmäßigen und physiologischen Korrelate der betreffenden Strukturen. Der Lobus limbicus, das Corpus amygdalideum, der Hippocampus, das olfaktorische System, der Hypothalamus und der präfrontale Kortex sind einige der Systeme, die zu den Bestandteilen des limbischen Systems gezählt werden (Abb. 3-16). Dessen Output geht hauptsächlich über den Hypothalamus zum Hirnstamm und zum Rückenmark (autonomes System) und über andere Bahnen zur Hypophyse. Der Übergang vom limbischen zum motorischen System stellt eine Brücke zwischen Motivation und Aktion dar[109]. In diesem Sinn kann das limbische System als Motivationsquelle des motorischen Systems zur Aktion angesehen werden.

Sensorische Modalitäten, wie die Emotionen und Gefühle, physische Manifestationen einer autonomen Reaktion (z.B. Puls oder Blutdruck) im Zusammenhang mit diesen Emotionen und somatomotorische Reaktionen im Zusammenhang mit Angriffen, Fütterungsverhalten und anderem zielgerichteten Verhalten sind das Produkt einer Hierarchie neuraler Prozesse, innerhalb derer das limbische System und der Hypothalamus für die Einleitung oder Programmierung solcher komplexer integrierter Aktivitäten wichtig sind.

Die Großhirnrinde

Der sensorische Kortex ist der Hauptempfangsbereich für sensorische Modalitäten und liegt weitgehend ventral der Zentralfurche (Sulcus centralis)[65]. Der motorische Bereich liegt meist rostral der Zentralfurche (Abb. 3-17). Der assoziative Kortex umfaßt große Teile des Gehirns, einschließlich des Stirnlappens, des Parietallappens und des Schläfenlappens. Aufgrund von Kriterien der Zellarchitektur wird der Kortex üblicherweise in 47 Teile eingeteilt *(Brodman).* So besteht beispielsweise der Stirnlappen aus dem motorischen Kortex (präzentraler Gyrus, Bereich 4), dem prämotorischen Kortex (Bereich 6), dem präfrontalen Kortex und dem motorischen Sprachzentrum nach *Broca* (Bereich 44 und 45). Die elementaren somatosensorischen Bereiche sind die Bereiche 1, 2 und 3. Motorische und sensorische Bereiche werden oft zusammen als sensomotorischer Kortex bezeichnet, weil es zwischen den sensorischen und motorischen Bereichen des Kortex eine erhebliche Überlappung gibt. Auch sekundäre sensorische und motorische Bereiche sind identifiziert worden.

Wenn die Gehirnrinde elektrisch stimuliert wird, werden die im Kortex repräsentierten Muskeln durch zwei getrennte motorische Systeme aktiviert. Das eine ist das *pyramidale System,* das aus den kortifugalen Nerven aus allen Teilen des sensomotorischen Kortex besteht und den kortikospinalen und den kortikobulbären Trakt enthält (Abb. 3-18). Das andere System ist das *extrapyramidale System,* das alle anderen motorischen Systeme und Basalganglien umfaßt, die die niederen Motoneurone steuern (s. Abb. 3-1). Die kortikobulbären Nerven verlaufen von der Großhirnrinde

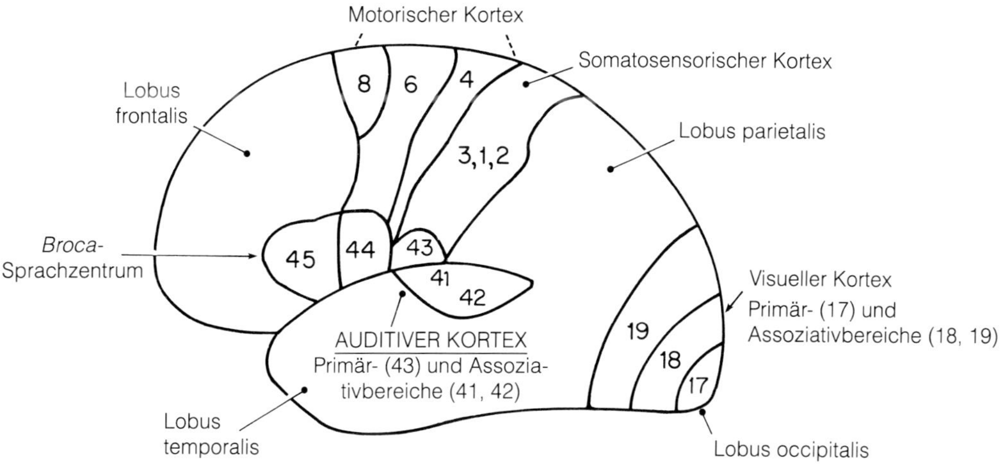

Abb. 3-17 Die Hirnrinde mit sensorischen und motorischen Bereichen. Die sensorische Hirnrinde umfaßt die hauptsächlichen sensorischen Empfangsbereiche, der assoziative Kortex die Hauptbereiche des Gehrins einschließlich des Lobus frontalis, parietalis und temporalis. Der motorische Kortex umfaßt die hauptsächlichen motorischen Bereiche.

zum Tegmentum des Hirnstamms und innervieren niedere Motoneurone über Interneurone und motorische Nuklei der Gehirnnerven. Das extrapyramidale System ist über komplexe Verbindungen eng verknüpft mit den Funktionen des pyramidalen Systems, oft mit Feedback zur Großhirnrinde.

Motorische Funktionen: Kortex – Subkortex – Kleinhirn

Einleitung einer Bewegung. Untersuchungen über willkürliche Bewegungen beim Menschen zeigen, daß der assoziative Kortex bereits einige Zeit (bis zu mehreren Sekunden) vor dem Einsetzen der geplanten Bewegung selbst aktiv wird[79]. Dieses *Bereitschaftspotential* wurde direkt gemessen; antizipatorische hirnelektrische Entladungen wurden bei einzelnen Einheiten des präfrontalen und parietalen Kortex und für einige Neurone des sekundären und primären motorischen Kortex nachgewiesen[27]. Einige Bereiche des Kortex tragen so zur Einleitung kognitiv gesteuerter Bewegungen bei.

Ein gemeinsames Element vieler Theorien über die Funktion von Kleinhirn- und Basalganglien ist, daß sich der motorische Output auf rückgekoppelte *(re-entrant)* Bahnen durch diese Strukturen stützt[38]. Der Weg, auf dem die „Befehlssignale" motorische Aktionen einleiten, könnte so verlaufen: assoziativer Kortex – Neostriatum – Globus pallidus – Thalamus – motorischer Kortex (Abb. 3-15). Vom Standpunkt des Informationsflusses aus gesehen, kann man den motorischen Kortex eher als die gemeinsame Zielbahn der „oberen Ebene" betrachten denn als alleinigen Ursprungsort des „motorischen Antriebs"[52]. Die Neurone des Pyramidaltrakts können in weniger als einer halben Sekunde nach Ergehen des entsprechenden Befehls auf die gewünschte Bewegung eingestellt sein; dies geht dem Einsetzen der Bewegung selbst um mehrere Sekunden voraus[27].

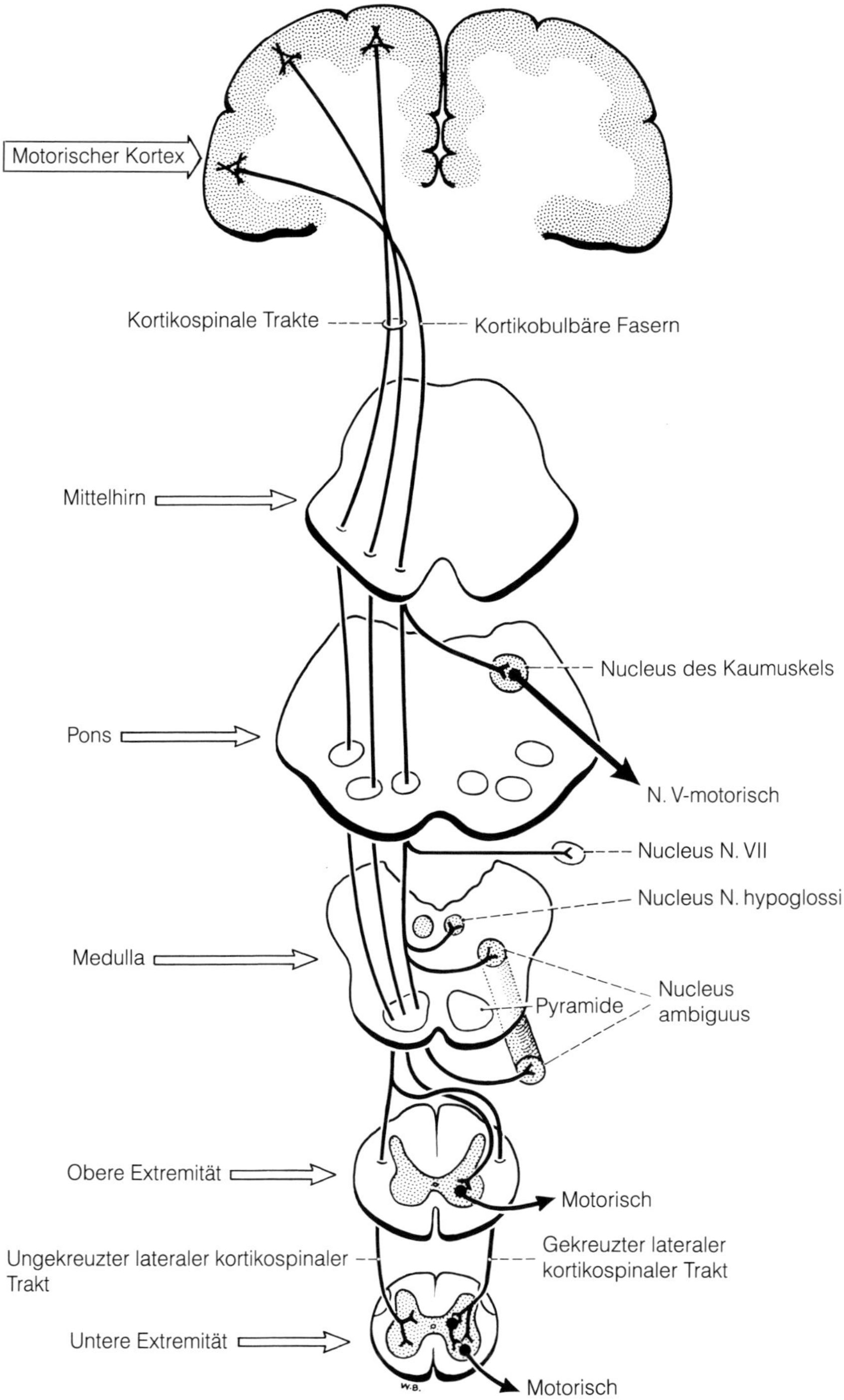

Abb. 3-18 Schematische Darstellung der willkürlichen motorischen Steuerung mit langen deszendierenden (kortikospinalen) Trakten zu den Extremitäten und kortikobulbären Trakten zu den verschiedenen Bereichen des Kopfes.

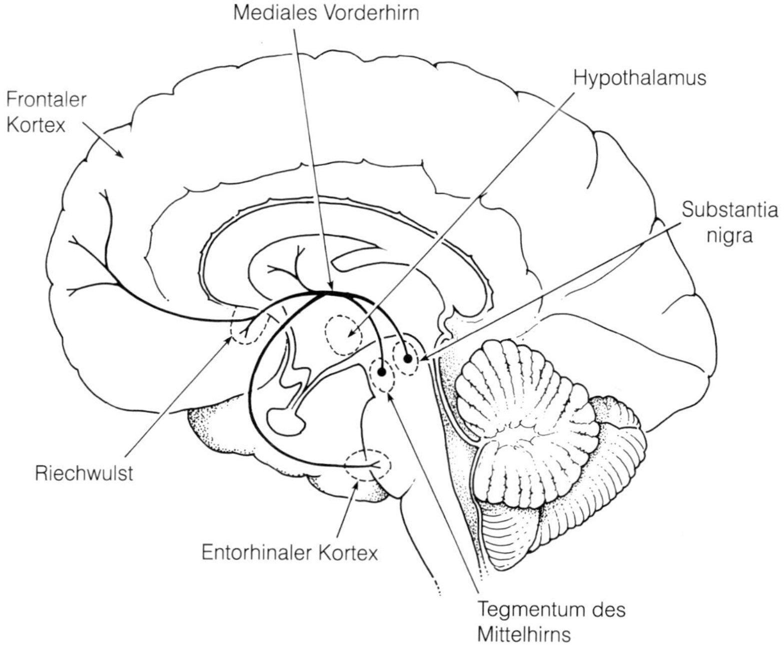

Abb. 3-19 Dopaminbahnen. Dopaminhaltige Zellen gibt es in der Substantia nigra, dem Tegmentum, den Neuronen, die im Corpus striatum enden (die die motorische Aktivität beeinflussen) und dem limbischen Vorderhirn (das das emotionale Verhalten beeinflußt). Einige Dopaminzellen gibt es auch im Hypothalamus; sie beeinflussen die Hypophyse (modifiziert nach *Iverson*[68])

Dopaminbahnen. Konvergierender Input kommt vom Nucleus accumbens (ventrales Striatum) und vom Nucleus caudatus (Neostriatum), die ihrerseits Signale aus dem limbischen Bereich und der Großhirnrinde empfangen. Es ist vermutet worden, daß diese Kerne die Signale aus dem affektiven und kognitiven Teil des Gehirns filtern und daß dieser Filtermechanismus *(gating)* von dopaminergen Bahnen beeinflußt wird, d. h. von der mesolimbischen dopaminergen Bahn zum Nucleus accumbens und der nigiostrialen dopaminergen Bahn zum Nucleus caudatus (Abb. 3-19)[109].

Bei der *Parkinson*-Krankheit sind die dopaminergen Bahnen geschädigt, und der „Gating"-Mechanismus verhindert den erforderlichen Informationsfluß von affektiven und kognitiven Geh'rnteilen zum Globus pallidus. Die Zellkörper der dopaminhaltigen Neurone liegen innerhalb zweier Formationen im Mittelhirn (Substantia nigra und Tegmentum), und ihre Fasern führen zum Corpus striatum, der die motorische Aktivität steuert, und zum für Emotionen wichtigen limbischen System. Außerdem gibt es Dopaminneurone im Hypothalamus, die die Sekretion der Hypophysenhormone steuern. Ein Dopaminmangel im Striatum könnte für die Starre und den Tremor bei der *Parkinson*-Krankheit verantwortlich sein, und überschüssiges Dopamin im limbischen Vorderhirn könnte bei der Schizophrenie eine Rolle spielen[68].

Motorische Programme. Motorische Programme sind motorische Befehle verschiedener Komplexität, die sich aufgrund vergangener Erfahrungen und durch Lernen entwickelt haben und Haltungskorrekturen und Bewegungen erzeugen können[27]. Einige Programme sind unter gewissen Bedingungen durch sensorischen Input beeinflußbar. Die Mustergeneratoren, die bereits erwähnt wurden, können Teile bestimmter Programme sein, die von höheren Zentren verwandt werden, um komplexere Verhaltensmuster zu erzeugen.

Die Programmierung motorischer Handlungen, besonders willkürlicher Bewegungen, erfordert die Wahl von *Strategien* (für die Art des Handelns), die zu *Sets* zusammengestellt werden (auf der Grundlage motorischen Lernens), dann die Vorbereitung von Hirnstamm und Rückenmark auf die Ausführung dieser Bewegung und schließlich die Muskelkontraktionen, die zu Kombinationen *taktischer* Details gehören. So besteht die Strategie im Fall von Hunger beispielsweise darin, nach Nahrung zu suchen; in diesem Fall wird die Strategie durch den „niedrigen Blutzuckergehalt" und andere Faktoren im Hypothalamus bestimmt. Die *Taktik* der Suche hängt von der Umwelt ab[79]. Die Aspekte der Strategie und Taktik von Handlungen wurden von *Kornhuber*[79] in schematischer Form beschrieben (Abb. 3-20).

Die Mechanismen der Handlungsstrategien sind auf der kortikalen Ebene im Stirn- und limbischen Kortex repräsentiert. Die taktischen Mechanismen sind im Schläfen- und Parietallappen repräsentiert. Die neuralen Mechanismen, die den Handlungsstrategien zugrunde liegen (Hypothalamus, orbitofrontaler Kortex, Corpus amygdaloideum), erhalten exterozeptive Informationen in aufbereiteter Form aus den sensorischen Assoziationsbereichen, während der Hypothalamus diese Informationen über Gyrus und Hippocampus erhält.

Programm und Bewegung. Die Strategie der Bewegungen beruht beim Menschen auf den Erfordernissen der Grundaufgabe. Wenn schnelle Bewegungen erforderlich sind, leidet die absolute Präzision, aber die relative Präzision (zwischen dem Ausmaß der Bewegung und ihren Fehlerabweichungen) bleibt erhalten. Verschiedene Arten von Bewegungen erfordern unterschiedliche Programme. Strategische Erwägungen und taktische Steuerung sind notwendig, wenn Bewegungen ausgeführt werden sollen, die Geschwindigkeit und Präzision erfordern, besonders wenn es keine physischen Faktoren gibt, um die Bewegung zu beenden.

Kieferbewegungen sind den Bewegungen der Gliedmaßen nicht notwendigerweise analog, aber einige Prinzipien scheinen ihnen gemeinsam zu sein. Relativ schnelle Bewegungen (kontinuierlich oder „ballistisch") oder mäßig schnelle Bewegungen können auf ein Ziel gerichtet sein, ohne daß ein Feedback visueller, auditiver oder taktiler Art gegeben wäre, jedoch könnte ein Feedback durch Propriorezeptoren, zentrale Reefferenz oder zentrale Programmierung vorhanden sein. Langsamere, diskontinuierliche oder mit Spannung verbundene Bewegungen erfordern ein gewisses Feedback, wenn sie ihr Ziel erreichen sollen.

Eine rein ballistische Bewegung ist eine Bewegung, bei der es keine Kontraktion opponierender Muskeln gibt und bei der die betreffende Extremität frei schwingt. Die Bewegung ist energiegeladen und kurz und „schickt" den Arm oder das Bein in eine vorbestimmte Richtung, aber die Muskelaktivität endet bereits vor dem Ende der Bewegung[27]. Ballistische Bewegungen scheinen nicht in ihrer Gesamtheit programmiert zu sein, sondern nur bestimmte Aspekte davon. Der erste Schub ist durch das ZNS vorprogrammiert, aber das Ende der Bewegung wird bestimmt durch die mechanischen Eigenschaften der Muskeln selbst.

Wird der Mund weit geöffnet (40–50 mm) und dann sehr schnell geschlossen, endet die Bewegung am *Ziel,* das darin besteht, daß so viele geeignet verteilte okklusale Kontakte vorhanden sind, daß weder die Muskeln noch die Zähne Druck oder

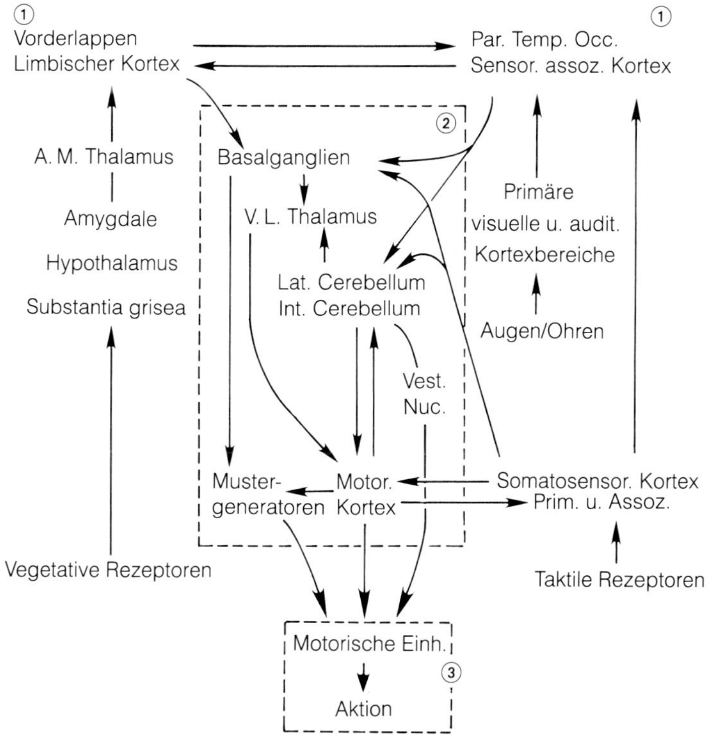

Abb. 3-20 Schematische Darstellung der neuralen Komponenten und der Aktivitätswege bei der Umsetzung einer großen Anzahl von Ereignissen in motorische Verhaltensreaktionen. Die Initiative zu Bewegungen und Aktionen kann von Prozessen ausgehen, die zum Beispiel das limbische System (1, links) oder den assoziativen Kortex (1, rechts) mit umfassen. Nach *Kornhubers* Vorstellung der strategischen und taktischen Mechanismen bei willkürlichen Bewegungen ist das limbische System für die Strategie und der assoziative Kortex für die Taktik zuständig[79]. Nach dem Modell von *Mogenson* und Mitarbeitern[109] initiiert das „affektive und kognitive Gehirn" *(Konorski*[78]) die motorischen Verhaltensreaktionen, und die neuralen Elemente innerhalb des gestrichelten Rechtecks (2) sind an der Programmierungsphase einer motorischen Handlung beteiligt, besonders bei willkürlichen Bewegungen. Hirnrinde, Kleinhirn und Basalganglien wählen zunächst ein motorisches Programm oder eine Handlungsstrategie aus, bereiten dann Hirnstamm und Rückenmark auf die angemessenen Reaktionen und die Aktivierung bestimmter Programme vor, die die Kontraktion von Muskeln bewirken (3). Der sensorische Input durch die im Entstehen begriffene Bewegung werden auf die verschiedenen Strukturen rückgekoppelt, die die aktuell ausgeführte Bewegung modulieren können. Die Wirkung dieses peripheren Feedbacks auf die Steuerung der motorischen Programmabläufe hängt von der Geschwindigkeit der Bewegung, dem Ausmaß der Vorprogrammierung (Lerneffekt) und der geforderten Präzision ab.

Schmerz verspüren. Die Zielposition ist wahrscheinlich eine Medianposition, es kann bei einzelnen Personen aber auch die Interkuspidationsposition sein. Wegen der Kondylenverschiebung und der Geschwindigkeit, mit der die Bewegung ausgeführt wird, scheint die Furcht davor, das Ziel zu verfehlen, die *Belohnung* im Erfolgsfall deutlich zu beeinflussen. Die Kondylusverschiebung scheint eine gewisse *Reprogrammierung* und ein Abschwächen dieser Furcht zu erfordern.

Werden die Zahnreihen ca. 15–25 mm oder sogar ca. 40–50 mm weit geöffnet und dann langsam geschlossen, kommt es zu Kontakten, die in die Interkuspidationsposition gleiten. Bei dieser Schließart entstehen exzentrische Kontakte, bevor die maximale Interkuspidation oder die Zentrik erreicht ist. Vielleicht ist die Wahl der Strategie unkritisch, und die Details zur Ausführung der Bewegung bis zum Erreichen des Ziels hängen im wesentlichen mit lokalem Feedback zusammen.

Werden die Zahnreihen langsam, aber kraftvoll geöffnet und geschlossen und kommt es zu keiner Kondylenverschiebung, dann gleiten die Kontakte in die Interkuspidationsposition. Wenn die Öffnungs- und Schließbewegungen aber durch hartes und schnelles Zusammenklappen ausgeführt werden, dann ist das anvisierte Positionsziel gleichzeitig auch direkter Endpunkt der Bewegung. Beim Übergang von langsamen, diskontinuierlichen Bewegungen bei geringer Spannung zu relativ schnellen Bewegungen mit starkem Anfangsimpuls sind verschiedene Faktoren beteiligt, die noch näher erforscht werden müssen.

Ein *Hinausschießen* der Bewegung über das Ziel, wie es bei Gliedmaßen ja vorkommen kann, ist beim Unterkiefer mechanisch nicht möglich, was die Interkuspidationsposition betrifft. Es kann jedoch vorkommen, daß das Ziel verfehlt wird, was unmittelbare Folgen nach sich zieht. Wenn der Zielbereich durch Einschleifen der Okklusion erweitert wird (zunehmende Zahl stabiler Kontakte um die Zentrik herum), kann ein schnelles Schließen aus weit geöffneter Position praktisch ohne Zögern vonstatten gehen. Die Notwendigkeit, die Bewegung zielsicher auszuführen, nimmt offenbar durch das Einschleifen der Okklusion ab, und das Erreichen der Endposition scheint durch Erfahrung und Übung erleichtert zu werden. Die Wahl der richtigen Strategie könnte (vor dem Einschleifen der Okklusion) kritisch sein. Nach dem Einschleifen wird das schnelle Schließen aus weit geöffneter Position mit der Zuversicht ausgeführt, daß das Ziel ohne unerwünschte Folgen problemlos erreicht wird. Das Fehlen jeglicher Bedenken bei der Bewegung zeigt sich darin, daß es nicht zu einer Hyperaktivität der Muskulatur kommt.

Ob das schnelle Schließen aus weit geöffneter Position auf programmierten *Einleitungsimpulsen* beruht, ist noch nicht bekannt; diese Bewegungen sind aber so schnell, daß selbst ein peripheres Feedback durch Propriorezeption ausgeschlossen ist. Das Vorhandensein von Strategien, die sich auf die Einleitung von Bewegungen in die beabsichtigte Richtung beziehen, könnte erklären, warum die zentrale Verarbeitungszeit so kurz ist.

Vorprogrammierung und Aktualisierung. Zentral eingeleitete Bewegungen sind immer zu einem gewissen Teil vorprogrammiert. Willkürliche Bewegungen erfordern aber auch eine Aktualisierung des Programms zu Beginn und in ihrem Verlauf, manche Bewegungen mehr als andere. Komplexe Bewegungen, wie das Ergreifen eines Objekts, lassen sich nicht vollständig vorprogrammieren. Bei schnellen, weniger komplizierten und nichtrhythmischen Bewegungen kann eine laufende Aktualisierung unzureichend und eine erhebliche Vorprogrammierung nötig sein.

Beim Erlernen eines Bewegungsablaufs ist dessen Ausführung stark verlangsamt, weil eine Vorprogrammierung im erforderlichen

Ausmaß nicht gegeben ist. Statt dessen wird die Bewegung im wesentlichen durch Interventionen des Großhirns sowie durch ständige Aktualisierung der Kleinhirninformationen gesteuert[5]. Als Ergebnis ständiger Übung können mehr und mehr Abläufe innerhalb der Bewegung vorprogrammiert werden, und die Ausführung wird beschleunigt. *Eccles*[35] und *Ito*[67] haben vorgebracht, daß bei erlernten Bewegungen das Kleinhirn ein internes Ersatzmodell der Außenwelt liefert. Hierdurch entfiele natürlich die Notwendigkeit für einen peripheren sensorischen Input, mit dem Ergebnis, daß die erlernte Bewegung durch Vorprogrammierung in ihrem Ablauf beschleunigt werden kann. Ein Lernen ist auch beim Fehlen eines sensorischen Feedbacks möglich[151].

Ein anderer Erklärungsansatz für den Ablauf schneller Bewegungen wäre der, daß das Kleinhirn nicht nur solche Bewegungen steuert, die programmiert sind und vom Kortex initiiert werden, sondern daß es auch für die Konzeption schneller Bewegungen noch vor ihrer Einleitung notwendig ist. Schnelle Bewegungen sind zu schnell, als daß sie kontinuierlich durch Feedback von den Haut-, Gelenk- und Muskelrezeptoren gesteuert werden könnten bzw. von den Hirnstamm- und Rückenmarkzentren, die die Aktivität in diesen Bereichen überwachen. Es ist leichter, das interne Feedback vorangegangener motorischer Handlungen oder reafferente sensorische Signale für das Timing aufeinanderfolgender Bewegungen zu nutzen. Das Programm für aufeinanderfolgende Bewegungen entsteht zwar in der Großhirnrinde, aber die genauen Zeitabläufe hängen von reafferenten Impulsen aus dem Vorderhirn ab, die im Kleinhirn zusammentreffen. Nach *Kornhuber*[79] ist das Kleinhirn der Schrittgenerator (ein Begriff aus der Elektrotechnik) für schrittweise ablaufende Bewegungen, schnelle Bewegungen sind im Kleinhirn hinsichtlich der Dauer und zeitlichen Abfolge vorprogrammiert, und die Basalganglien fungieren als Sägezahnimpulsgenerator (auch ein elektrotechnischer Terminus) für langsame, kontinuierliche, gleichmäßig ablaufende willkürliche Bewegungen von unterschiedlicher Geschwindigkeit. Ist eine komplexe Analyse ertasteter Objekte gefordert, wird der Output des Kleinhirns und der Großhirnganglien im motorischen Kortex weiterverarbeitet.

Programmodifikation. Um unvorhergesehene Aufgaben in Zusammenhang mit dem motorischen Verhalten bewältigen zu können, müssen Korrekturen der zentralen Programme vorgenommen werden. So kann es bei einer Bewegung erforderlich sein, die Kraftamplitude in einer Gruppe von Haltemuskeln zu verändern, ohne beim Gehen oder anderen Formen der Fortbewegung den Rhythmus zu verändern *(Amplitudenmodulation)*[141]. Auch eine Anpassung des Timing kann erforderlich werden *(Frequenzmodulation).* Die Stimulation bestimmter bulbospinaler Bahnen bei der „Mittelhirnkatze" führt zu einer Amplitudenmodulation im EMG der hinteren Extremität bei der Fortbewegung im Laufrad. Phasenveränderungen *(Phasenmodulation)* können erforderlich werden, um ein unebenes Terrain auszugleichen oder um Verletzungen eines oder mehrerer Gliedmaßen zu kompensieren. Auch Veränderungen eines Parameters bei einem offenen Reflex, wie dem Vestibulookularreflex, können notwendig werden. Ein ausgeprägter peripherer Input könnte den Output eines Mustergenerators oder einen Reflex verändern, und auf der Basis wiederholter Stimuli kann es zu einer bleibenden Veränderung des Musters kommen. Bei einem besonders starken Stimulus ist sogar ein sogenanntes *gating-out,* ein völliges Ausfallen der Reaktion, möglich. Ein plötzliches Aufhören des Kauvorgangs kann auf zentrale wie auf periphere Ursachen zurückzuführen sein.

Während einer Bewegung muß möglicherweise die Verstärkung durch die sensorischen Bahnen so eingestellt werden, daß adaptive sensomotorische Interaktionen noch während der weiterhin anhaltenden Aktivität möglich sind. Bei einer rhythmischen Bewegung kann unter Umständen ein Reflex in einer Phase der Bewegung adaptiv sein und in einer anderen nicht. Die Anpassung der Verstärkung könnte auf dem Weg über das zentrale Programm für die Bewegung erfolgen.

Man hat vermutet, daß es für das alpha- und das gamma-System der Motorik zwei unterschiedliche Steuerungsmechanismen gibt, eine Phasenmodulation des gamma-Systems bei einer rhythmischen Aktivität, wie dem Kauen, mit Koaktivierung der Steuerung der alpha- und gamma-Motoneurone und eine dynamischere, fusimotorische Steuerung, bei der die Verstärkung unabhängig überwacht wird. Bei peripher beschränkenden Einflüssen kann die gamma-Steuerung mit der zyklischen Aktivität fortfahren, und es entsteht eine Diskrepanz zwischen Muskelspindelsteuerung und der Steuerung der alpha-Motoneurone[59].

Die Rolle des motorischen Kortex beim Hervorbringen willkürlicher Bewegungen ist in der Hierarchie der motorischen Programmierung nicht besonders hoch anzusetzen, auch wenn der motorische Kortex bei der Entstehung bestimmter Bewegungstypen neben dem sensorisch-assoziativen Bereich, den Basalganglien und dem Kleinhirn, der Vorderhirnrinde und dem Hypothalamus ebenfalls mitbeteiligt ist. Der motorische Kortex spielt zum Beispiel eine Rolle bei der somatosensorischen Steuerung solcher Bewegungen, die, wie die Fingerbewegung, eine besonders starke exterozeptive Kontrolle erfordern. Die motorischen Befehle der Großhirnrinde, die auf der Verarbeitung von Informationen aus den sensorischen, assoziativen und Motivationsbereichen basieren, müssen von subkortikalen Strukturen in raumzeitliche Bewegungsmuster umgesetzt werden[79].

Der Kauvorgang

Mit gewissen Vorbehalten kann der Kauvorgang als eine Folge rhythmischer Vorgänge betrachtet werden, die mit dem Kauen von Nahrung verbunden sind und aus grundlegenden Primärmustern der Muskelaktivität und der Kieferbewegungen bestehen, die nur allzuoft ausschließlich als reine Öffnungs- und Schließbewegungen interpretiert werden. Das Muster der zyklischen Aktivität, das diesen Bewegungen zugrunde liegt, wird durch einen Kern aus neuralen Prozessen geliefert, die im Hirnstamm angesiedelt sind und bereits weiter oben als Mustergenerator vorgestellt wurden. Zentrale wie periphere Einflüsse können die laufende Aktivität solcher zentralen Programme für Öffnungs- und Schließbewegungen beim Kauvorgang modifizieren. Ebenfalls wahrscheinlich ist, daß die koordinierten Bewegungen von Zunge und Gesichtsmuskulatur, die ja einen Teil des Kauvorgangs bilden, durch den gleichen Generator gesteuert werden[34]. Es gibt eine ganze Reihe von Theorien zu den Wechselwirkungen zwischen sensorischem Input und motorischen Programmen[37, 94, 121, 131, 150]. Die Muster der Kautätigkeit sind sehr komplex und wurden an anderer Stelle detailliert abgehandelt[62]. Empfohlen sei auch die hervorragende Beschreibung des Kauvorgangs durch *Hannam*[53]. Untersuchungen von Teilaspekten der Forschung über den Kauvorgang von *Ahlgren*[3], *Atkinson* und *Shepherd*[10], *Gibbs*[41, 42], *Hannam* und Mitarbeitern[59], *Kawamura* und *Nobuhara*[73], *Luschei*[87], *Lund*[95], *Møller*[110], *Sessle*[132], *Stelmack*[142] und *Taylor* u. Mitarbeitern[154] sind für weitere Informationen über das sehr komplexe Gebiet des motorischen Verhaltens zu empfehlen.

Die Unterdrückung bestimmter sensorischer Informationen

Auf der Basis verschiedener Forschungsergebnisse wurde die Theorie aufgestellt, daß bei bestimmten Bewegungen und Funktionen eine selektive Unterdrückung sensorischer Inputs eintreten kann, damit potentiell störende Informationen ausgefiltert werden, bevor sie durch ihren exzitatorischen oder inhibitorischen Einfluß die laufende Bewegung oder Funktion beeinflussen können, besonders beim Schlucken oder Kauen. Der zentrale Störfilter für den Schluckvorgang unterdrückt nicht alle potentiell störenden Inputs, sondern ermöglicht nozizeptiven und protektiven Inputs das Umgehen des Filters. Auch beim Kauvorgang kann es zu einer derartigen selektiven Unterdrückung kommen, d. h. zur Dämpfung der taktilen Wahrnehmung[131]. Jedoch werden die zyklischen Kieferbewegungen beim Kauen bei einem noxischen Stimulus modifiziert oder angehalten. Potentiell schädliche noxische Inputs, die möglicherweise eine Schutzreaktion hervorrufen, werden tatsächlich nicht unterdrückt.

Die Bedeutung des Feedbacks

Auf der Basis unseres gegenwärtigen Kenntnisstandes scheint es, daß das sensorische Feedback für Lateralbewegungen und beim Erlernen der Funktionsmuster des Kauvorgangs wichtiger ist als für die zyklischen Öffnungs- und Schließbewegungen beim Kauen selbst.
Es wird zwar kein Feedback durch Muskel- oder andere Rezeptoren gebraucht, um einen rhythmischen Wechsel von Öffnungs- und Schließbewegungen zu bewirken, aber es könnte bis zu einem gewissen Grad ein Servomechanismus nötig sein, um sicherzustellen, daß die Kieferbewegungen dem zentralen Programm folgen, auch wenn sich die Struktur der gekauten Nahrung verändert. Auch sensorische Informationen aus den Muskelspindeln können unmittelbar oder langfristig Teil eines Anpassungsprozesses sein, durch den der zentrale Oszillator mit der natürlichen Bewegungsfrequenz des Kiefers synchronisiert wird[154].

Die Feedbacksteuerung

Eine Reihe von Faktoren bestimmt die Art des Feedbacks aus den parodontalen Geweben, darunter zentrale Einflüsse, die aufgewandte Kraft, die Seite, auf der gekaut wird, die Richtung der Kraft, die Reizschwelle der Rezeptoren und die Dauer des wiederholten Kontakts. Es ist gezeigt worden, daß eine tangential auf die Zähne einwirkende Kraft die Kaukräfte reduziert[49], was die Theorie vom negativen Feedback der Kaukräfte durch Druckrezeptoren im Parodont stützt[123, 177]. Man hat auch herausgefunden, daß die Reizschwelle der Rezeptoren bei axial gerichteten Kräften höher liegt als bei tangential wirkenden Kräften, was wiederum die Theorie einer positiven Feedbacksteuerung bei axial gerichteten Kräften stützt. Wie bereits gezeigt, führen Interferenzen auf der Balanceseite dort viel eher zu Silent periods im EMG (Reflexhemmung) als auf der Arbeitsseite.

Die Steuerung der Kaukraft

Der Mensch kann ohne weiteres harte wie weiche Nahrung kauen, ohne normalerweise Verletzungen befürchten zu müssen. Der zugrundeliegende Mechanismus ist zwar noch unbekannt, aber es ist klar, daß die Kaukraft irgendwie gesteuert werden muß. Eine Reihe von Faktoren im Orofazialbereich, darunter Hirnstammreflexe[133], die Kiefergelenke[1, 72, 75], die Kaumuskulatur[152, 153, 154], der motorische Kortex, die Schleimhaut, das Periost und das Parodont tragen möglicherweise[133, 134] zur Steuerung der Kaukraft beim Kauvorgang bei (S. 169).

Die Bewegungsführung

Die Führung für die Bewegungen des Unterkiefers wird durch Zähne und Gelenke und wahrscheinlich auch durch Muskelrezeptoren und andere Strukturen bewerkstelligt. Zusätzlich zu den anatomischen Beziehungen zwischen Zähnen und Gelenken, die schon eine physikalische Führung bewirken, ergeben sich aus Vorhandensein und Lage der Zähne, der Zunge und der Lippen Informationen für räumlich koordinierte Unterkieferbewegungen. Nach den wenigen experimentellen Beweisen kann kaum angenommen werden, daß der Eckzahn bei der Führung der reflektorisch modulierten Unterkieferbewegung eine besondere Rolle spielt.

Ein Erklärungsansatz für den Kauvorgang

Gegenwärtig kann man über die Steuerungsmechanismen beim Kauvorgang nur spekulieren. Auf der Grundlage unseres bisherigen Wissens ist das folgende Modell vorgeschlagen worden[171]:

Wenn die Nahrung in die Mundhöhle gelangt, schätzen orale Rezeptoren die Größe, Konsistenz und andere Charakteristika ab, die dann zu früheren für den Kauvorgang erforderlichen Informationen in Beziehung gebracht werden. Aufgrund dieser Informationen wird dann ein Kauprogramm im Mustergenerator ausgewählt. Orofaziale Rezeptoren, besonders parodontale Mechanorezeptoren, überwachen die Kaukräfte und steuern die schließenden Muskeln beim Kauvorgang durch Inhibition und Exzitation von kurzer Latenz. Die Aktivierung des Mustergenerators kann auf Signale des Kortex oder einen Input der oralen Rezeptoren hin aktiviert werden. Das Kauprogramm kann sich je nach dem jeweiligen Stadium des Kauvorgangs und den Informationen der Rezeptoren im Mund (besonders in der Gaumenschleimhaut und der Zunge) ändern. Es kann als Reaktion auf Informationen über Noxen unterbrochen werden, wodurch die rhythmischen Kaubewegungen aufhören. Auf den Kauvorgang folgt der Schluckvorgang.

Dysfunktionale Zustände und ihr Einfluß

Unter „normalen" Bedingungen scheint die motorische Steuerung des Kauvorgangs auszureichen. Was als normal oder ideal angesehen wird, hat aber nicht notwendigerweise etwas mit den Kauparametern zu tun, höchstens soweit es konzeptionell auf fehlenden Adaptationsbedarf hinweist. Trotz der Existenz zahlreicher Verfahren zur Überwachung und Aufzeichnung der Kieferrelationen[162] verhindert die Komplexität des Problems eine objektive Bewertung der Wirkung von Funktionsstörungen auf den Kauvorgang. Die Verwendung rechnergestützter Systeme zur simultanen Analyse der Muskelaktivität und der Kieferbewegungen eröffnet die Möglichkeit einer wirksameren Erforschung des Kauvorgangs[59]. Neuere Untersuchungen deuten darauf hin, daß das rhythmisch repetitive Kauen bei einer Dysfunktion gestört ist und die Tätigkeit der Schließmuskeln des Kiefers unterbrochen wird, bevor die volle Kaukraft einsetzt[143, 144]. Der Bolus wird verlagert, und der Kiefer wird in eine andere Position gebracht, so daß der nächste kraftvolle Kontakt zwischen Gebiß und Nahrung stattfinden kann. Bei Dysfunktionen kommen somit gehäuft Kauzyklen vor, bei denen eine ausreichende Kaukraft gar nicht auftritt.

Die Stabilität des Kausystems

Es ist eine wichtige Aufgabe der klinischen Zahnmedizin, die Stabilität von Strukturen und Funktion zu gewährleisten und die notwendige Anpassung an strukturelle und funktionelle Veränderungen zu ermöglichen.

Adaptation

Die funktionelle, strukturelle und auch psychologische Adaptation des Kausystems ist ein wichtiger Aspekt bei der Erhaltung einer stabilen Okklusion. Die stabile Okklusion bezeichnet die Tendenz des Kausystems, in einem Zustand der Homöostase zu verharren. Strukturelle und funktionelle Prioritäten bestimmen das Ausmaß der möglichen Adaptation. So ist eine stabile Okklusion nicht einfach als Gleichgewicht der auf die Zähne einwirkenden Kräfte zu definieren[124], wenn auch das Ergebnis einer instabilen Okklusion durchaus eine Veränderung der okklusalen Kräfte sein kann.

Mit dem Begriff *Plastizität* bezeichnet man fast jede Form von Veränderung in Nervensystem oder Verhalten. Er kann eine axonale Vortreibung oder eine Veränderung von Neurotransmitterspiegeln und des Lerngedächtnisses bereichern. Die Plastizität des Verhaltens umfaßt unter anderem Habituation, Sensibilisierung, Konditionierung und komplexe Lernprozesse. *Habituation* ist eine Abschwächung der Reaktion auf einen ursprünglich neuartigen Reiz, wenn er häufig wiederholt wird oder kontinuierlich auftritt[60]. Dies kann z. B. bei neu eingegliederten Restaurationen mit okklusalen Interferenzen der Fall sein.

Wenn ein Reiz häufig wiederholt wird oder kontinuierlich auftritt, nimmt die Reaktion allmählich ab. Diese Art der Habituation ist eine sehr häufige Form der Verhaltensplastizität, und praktisch alle Reflexe mit Ausnahme der monosynaptischen zeigen eine Reaktionsabnahme bei Reizwiederholung. Die Habituation ist ein wichtiger Faktor bei der Anpassung des Körpers an Störungen der Homöostase und auch für das Überleben an sich, besonders bei schädlichen, aber unvermeidlichen Stimuli und Belastungen.

Die Habituation wird durch verschiedene Eigenschaften charakterisiert, jedoch sind eine Reaktionsabschwächung durch Drogen und ähnliche Phänomene nicht Bestandteil der Definition der Habituation. Die Anpassung im Verhalten in Form der Habituation beschränkt sich nicht auf Prozesse, an denen sensorische Rezeptoren beteiligt sind, oder auf zentrale Ermüdungserscheinungen. Die Muskelermüdung beruht auf Prozessen, die sich ausschließlich bei Muskeln und myoneuralen Übergängen abspielen, nicht bei sensorischen Rezeptoren und auch nicht bei zentraler Ermüdung. Für die Identifikation einer Habituation ist eine ganze Reihe von Parametern notwendig, von der Abschwächung der Reaktion (Dekrement) bis hin zur *Deshabituation* oder *Sensibilisierung*.

Die Erhaltung der Homöostase des Kausystems durch Anpassung ist eine anhaltende Reaktion auf Veränderungen der Struktur und Funktion. Ist die Forderung nach Veränderung zu groß für die Anpassungsfähigkeit des Patienten (auf den tatsächlichen Umfang der Veränderung kommt es dabei nicht an), so kann eine Dysfunktion eintreten. Eines der Ziele der restaurativen Zahnmedizin ist es, Zahnersatz so einzugliedern, daß sich das Kausystem nicht zusätzlich an Veränderungen der Okklusion anpassen muß. In Kapitel 4 wird das Konzept einer Idealokklusion entwickelt, bei der eine Anpassung nicht oder kaum erforderlich ist.

Zusammenfassung

Das orale motorische Verhalten ist die Umsetzung von Gedanken, Sinneswahrnehmungen und Emotionen in Handlungen, wie Kauen, Saugen, Schlucken, Atmen, Speichelabsonderung und Sprache. Diese Bewegungen und Handlungen basieren auf komplexen integrativen neuralen Vorgängen des ZNS, die durch interne oder externe Reize in Gang gesetzt werden können, darunter auch angeborene Reize, Gefühlszustände oder dem Patienten gegebene Anweisungen. Die Integration dieser biologisch bedeutsamen Handlungen zu einem der Umgebung angemessenen motorischen Verhalten erfordert komplexe Interaktionen zwischen Großhirnrinde, Kleinhirn, Basalganglien, Hirnstamm und Rükkenmark im Rahmen eines Informationsverarbeitungssystems durch Feedback und Feedforward. Die Steuerung der motorischen Reaktionen beruht auf der Integration propriozeptiver und exterozeptiver Informationen, die vor und während Bewegungen an das Zentralnervensystem zurückgeleitet werden, und auf dem Input in Form von Feedforward-Befehlen höherer Zentren.

Die Großhirnrinde, das Kleinhirn und die Basalganglien sind besonders wichtig für die Auswahl von „Programmen“ für willkürliche motorische Funktionen. Wie Computer müssen auch biologische Systeme programmiert werden, damit die motorischen Fähigkeiten auf komplexe Handlungen, wie Kauen, Gehen und Lageveränderungen, ausgedehnt werden können. Die Steuerungsmechanismen der motorischen Funktion stützen sich auf neuronale Zyklen, die als Mustergeneratoren bezeichnet werden, die es in Rückenmark, Hirnstamm, Basalganglien und Kleinhirn gibt. Mustergeneratoren ermöglichen rhythmische Bewegungen und können von höheren Zentren aus angesprochen werden, um motorisches Verhalten einzuleiten oder zu modifizieren. Eine Programmierung oder eine Vorprogrammierung, die Lernprozesse mit einschließt, verringert die Notwendigkeit peripherer sensorischer Informationen und ermöglicht eine Steigerung der Geschwindigkeit und Präzsion erlernter Bewegungen.

Bei Bewegungen, wie dem Kauen, überflutet eine große Menge von propriozeptiven und exterozeptiven Informationen das Zentralnervensystem. Dieser umfangreiche Input erfordert eine Integration, zum Teil in höheren Zentren, zum Teil auf Hirnstammebene, damit zur richtigen Zeit die richtigen Ausgangsdaten ausgewählt werden. Die Interaktion zwischen Reflexen und Kaumechanismen kann für ein gewisses Maß an differentieller Kontrolle sorgen, so daß ein bestimmter afferenter Input, der möglicherweise an einem bestimmten Punkt des Kauzyklus nur störend wäre, „abgeschaltet“ wird. Das Gehirn kann einen Reflex, der einer gegebenen Situation unangemessen ist, löschen oder modifizieren.

Die Theorien zur Bedeutung der Reflexe sind zwar ziemlich kontrovers, aber es ist doch wahrscheinlich, daß die exzitatorischen und inhibitorischen Komponenten der Kieferreflexbahnen neutrale Elemente sind und integrative Funktionen wahrnehmen, die komplexeren Reflexen, wie denen beim Schlucken, Husten und Sprechen, zugrunde liegen. Mit steigenden Möglichkeiten, Reflexe unter natürlichen Bedingungen zu untersuchen, sollte auch die funktionelle Relevanz der Reflexe klarer hervortreten. Sicher sollte man die okklusalen Relationen, die unter bestimmten Bedingungen einen reflektorisch exzitatorischen Einfluß auf die Kieferschließmuskeln ausüben können, genauer studieren, da klinische Beobachtungen darauf hindeuten, daß Okklusalkräfte mit Muskelspasmen und Dysfunktionen der Kiefergelenkmuskulatur zusammenhängen. Aszendierende und deszendierende Einflüsse können einen Reflex verändern, besonders wenn das Kausystem geschützt werden muß. Reflektorisch induzierte exzitatorische Auswirkungen möglicherweise schädlicher Umstände oder (nach vorangegangenem Unwohlsein oder Trauma) schädliche Einflüsse, die die Okklusion, die Gelenke oder die Muskulatur betreffen, können Muskelkrämpfe, Muskelschmerzen und Dysfunktionen verursachen.

Willkürliche Bewegungen erfordern eine Entscheidung zur Bewegung, die von den assoziativen Bereichen höherer Ordnung der Großhirnrinde an Basalganglien, Kleinhirn und die prämotorischen assoziativen Bereiche des Kortex (z. B. an den hinteren Parietallappen und die prämotorischen Bereiche des Stirnlappens) weitergegeben wird. Die Funktionen der Basalganglien sind sehr komplex und umfassen auch Mechanismen zur Steuerung von langsamen, willkürlichen, gleichmäßigen Bewegungen unterschiedlicher Geschwindigkeit. Das Kleinhirn ist ebenfalls funktionell komplex und könnte an Bewegungen beteiligt sein, die die Analyse taktil wahrgenommener Objekte erfordern. Bei erlernten Bewegungen wird das Kleinhirn als Ort einer internen Repräsentation der externen Welt angesehen, was peripheren sensorischen Input überflüssig macht. Der Output der Basalganglien und des Kleinhirns wird im motorischen Kortex weiterverarbeitet, von dem deszendierende strukturierte Befehlssignale an die motorischen Nuclei von Hirnstamm und Rückenmark geschickt werden und auch an die somatosensorischen Nuclei, die die sensorischen Eingabedaten modifizieren sollen.

Das Kauen ist ein komplexer Vorgang mit rhythmischen Kieferbewegungen, die durch einen Mustergenerator im Bereich der medialen bulbären Formatio reticularis nahe dem motorischen Kern und dem sensorischen Hauptkern des V. Gehirnnervs programmiert gesteuert werden. Diese neuronale Konstellation kann für eine Reziprozität von Öffnungs- und Schließbewegungen, die Modifikation von Reflexen und eine kontinuierliche Aktualisierung der Kaubewegungen durch Informationen über Faktoren wie Kaukräfte und Lage und Zustand des Bolus sorgen. Die Varianzbreite, innerhalb der eine normale Funktion abläuft, wurde noch nicht bestimmt, aber die strukturierten Muster der Kieferbewegungssequenzen könnten einen Unterschied zwischen normalen und dysfunktionalen Zuständen widerspiegeln. Die Demonstration der klinischen Korrelate des Kauvorgangs erfordert ein rechnergestütztes System zur gleichzeitigen Messung der Muskelaktivität und der Kieferbewegungen. Für die Konzeption und Methodik der Forschung ist die Untersuchung dieses oralen motorischen Verhaltens eine Herausforderung, der man sich stellen muß, wenn man die Zusammenhänge zwischen Kauvorgang und orofazialen Störungen, wie mobilen Zähnen, fehlenden Zähnen, Kiefergelenkdysfunktionen und instabiler Okklusion, verstehen will.

Die Stabilität des Kausystems ist abhängig von einer strukturellen und funktionellen Adaptation, die mit den biologisch signifikanten Parametern der Anpassung und des Überlebens der Art in Einklang steht. Ziel des Zahnarztes sollte es sein, eine Behandlung anzubieten, die sich im Rahmen der Anpassungsfähigkeit des einzelnen Patienten bewegt. Hierzu sollen die nächsten Kapitel wichtige Informationen liefern.

Literatur

1. Abe, L., Takata, M., und Kawamura, Y.
A study on inhibition of masseteric alpha motor fiber discharges by mechanical stimulation of the temporomandibular joint in the cat. Arch. Oral Biol., 18: 301, 1973.
2. Abrahams, V. C.
Comment: unresolved questions concerning muscle afferents. Can. J. Physiol. Pharmacol., 59: 656, 1981.
3. Ahlgren, J.
Mechanisms of mastication. Acta Odont. Scandinav., 24 (Suppl), 44: 1, 1966.
4. Ahlgren, J.
The silent period in the EMG of the jaw muscles during mastication and its relationship to tooth contact. Acta Odont. Scandinav., 27: 219, 1969.
5. Allen, G. I., und Tsukahara, N.
Cerebrocerebellar communications systems. Physiol. Rev., 54: 957, 1974.

6. Andersen, H. T.
Factors affecting the circulatory adjustments to diving. I. Water immersion. Acta Physiol. Scandinav., 58: 173, 1963.

7. Andersen, H. T.
Physiological adaptations in diving vertebrates. Physiol. Rev., 46: 212, 1966.

8. Anderson, K. V., und Mahan, P. E.
Interaction of tooth, pulp and periodontal ligament receptors in jaw depression reflex. Exp. Neurol., 32: 295, 1971.

9. Angell-James, J. E., und Daly, M. D.
Reflex respiratory and cardiovascular effects of stimulation of receptors in the nose of the dog. J. Physiol. (Lond.), 220: 673, 1972.

10. Atkinson, H. F., und Shepherd, R. W.
Temporomandibular joint disturbances and the associated masticatory patterns. Aust. Dent. J., 6: 218, 1961.

11. Bailey, J. O., Jr., McCall, W. D., Jr., und Ash, M. M., Jr.
Electromyographic silent periods and jaw motions parameters: quantitative measures of temporomandibular joint dysfunction. J. Dent. Rec., 56: 249, 1977.

12. Barker, D., et al.
Studies of the histochemistry, ultrastructure motor innervation and regeneration of mammalian muscle spindles. Progr. Brain Res., 44: 67, 1976.

13. Bessette, R. W., und Shatkin, S. S.
Predicting by electromyography the results of nonsurgical treatment of temporomandibular joint syndrome, Plast. Reconstr. Surg., 64: 232, 1979.

14. Bessette, R. W., Bishop, B., und Mohl, N. D.
Duration of masseteric silent period with TMJ syndrome, J. Appl. Physiol., 30: 864, 1971.

15. Binder, M. D., et al.
Correlation analysis of muscle spindle responses to single motor unit contractions. J. Physiol. (Lond.), 257: 325, 1976.

16. Bishop, B.
Mastication in man: comments and critique. In Bryant, P., Gale, E., und Rugh, J. (Eds.): Oral Motor Behavior: Impact on Oral Conditions and Dental Treatment. Workshop Proc., May 16–17, 1979. U.S. Dept. of Health, Education, and Welfare. PHS, NIH Publ. No. 79–1845, Aug., 1979.

17. Boos, R. H.
Intermaxillary relation established by biting power. J. Am. Dent. A., 27: 1192, 1940.

18. Bossy, J.
A propos de l'innervation proprioceptive de muscle styloid et du ventre posterieur du muscle digastric. Arch. Anat. Histol. Embryol., 41: 37, 1958.

19. Boucher, L. J., Zivemer, T. J., und Pfughoeft, F.
Can biting force be used as a criterion for registering vertical dimension? J. Prosthet. Dent., 9: 594, 1959.

20. Bowman, J. P.
The Muscle Spindle and Neural Control of the Tongue. Springfield, Ill., Charles C. Thomas, 1971.

21. Bratzlavsky, M.
Human brainstem reflexes. In Shahani, M. (Ed.): The Motor System: Neurophysiology and Muscle Mechanisms. New York, Elsevier Scientific Publ. Co., 1976.

22. Bratzlavsky, M.
Jaw reflex transmission and mastication. In Kawamura, Y., und Dubner, R. (Eds.): Oral-Facial Sensory Motor Functions. Tokyo, Quintessence Publ. Co., Inc., 1981.

23. Bremer, F.
Physiologie nerveuse de la mastication chez le chat et le lapin. Archs. Int. Physiol., 21: 309, 1923.

24. Bremer, F.
Central regulatory mechanisms – introduction. In Magoun, H. W. (Ed.): Handbook of Physiology. Section 1: Neurophysiology. Vol. 2. Washington, D. C., Am. Physiol. Soc., 1960.

25. Brodal, A.
Neurological Anatomy. 3rd ed. New York, Oxford University Press, 1981.

26. Brooke, M. H., und Kaiser, K. K.
The use and abuse of muscle histochemistry. In Drachman, D. B. (Ed.): Trophi Functions for the Neuron. Ann. N. Y. Acad. Sci., 228: 121, 1974.

27. Brooks, V. B.
Motor programs revisited. In Talbott, R. E., und Humphrey, D. R., (Eds.): Posture and Movement. New York, Raven Press, 1979.

28. Corbin, K. B., und Harrison, F.
Function of mesencephalic root of fifth cranial nerve. J. Neurophysiol., 3: 423, 1940.

29. Crosby, E. C., Humphrey, T., und Lauer, E. W.
Correlative Anatomy of the Nervous System. New York, The Macmillan Company, 1962.

30. Dellow, P., und Lund, J.
Evidence for central timing of rhythmical mastication. J. Physiol., 215: 1, 1971.

31. DeLong, M. R.
Molto functions of the basal ganglia: single unit activity during movement. In Shmitt, F. O., und Worden, F. G. (Eds.): The Neurosciences. Third Study Program. Cambridge, Mass., Massachusetts Institute of Technology Press, 1974.

32. Desmedt, J. E., und Godaux, E.
Recruitment patterns of single motor units in the human masseter muscle during jaw clenching. Arch. Oral Biol., 24: 171, 1979.

33. Dubner, R., Hoffman, D. S., und Hayes, R. L.
Neural correlates of behavior in the monkey caudal medulla. In Kamura, Y., und Dubner, R. (Eds.): Oral-Facial Sensory and Motor Functions. Tokyo, Quintessence Publ. Co., Inc., 1981.

34. Dubner, R., Sessle, J., und Storey, A. T.
The Neural Basis of Oral and Facial Function. New York, Plenum Publishing Corporation, 1978.

35. Eccles, J. C.
The Understanding of the Brain. New York. McGraw-Hill Book Company, 1973.

36. Eriksson, P. O., et al.
Special histochemical muscle-fibre characteristics of the human lateral pterygoid muscle. Arch Oral. Biol., 26: 495, 1981.

37. von Euler, C.
The contributions of sensory inputs to the pattern generation of breathing. Can. J. Physiol. Pharmacol., 59: 700, 1981.

38. Evarts, E. V.
Brain mechanisms of movement. Sci. Am., 241: 164, 1979.

39. Gallistel, C. R.
From muscles to motivation. Am. Scientist, 68: 398, 1980.

40. Gandevia, S. C., McCloskey, C. I., und Potter, E. K.
Reflex bradycardia occurring in response to diving, nasopharyngeal stimulation and ocular pressure, and its modification by respiration and swallowing. J. Physiol. (Lond.), 276: 383, 1978.

41. Gibbs, C. H., et al.
Functional movements of the mandible. J. Prosthet. Dent., 26: 604, 1971.

42. Gibbs, C. H., und Suit, S. R.
Movements of the jaw after unexpected contact with a hard object. J. Dent. Res., 52: 810, 1973.

43. Gill, H. I.
Neuromuscular spindles in human lateral pterygoid muscles. J. Anat., 109: 157, 1971.

44. Goldberg, L. J.
Masseter muscle excitation induced by stimulation of periodontal and gingival receptors in man. Brain Res., 32: 369, 1971.

45. Goldberg, L. J.
The effect of jaw position on the excitability of two reflexes involving the masseter muscle in man. Arch. Oral Biol., 17: 565, 1972.

46. Goldberg, L. J.
Motor neuron mechanisms: reflex controls. In Sessle, B. J., und Hannam, A. G., (Eds.): Mastication and Swallowing. Biological and Clinical Correlates, Toronto, University of Toronto Press, 1976.

47. Goldberg, L. J., und Derfler, B.
Relationship among recruitment order, spike amplitude, and twitch tension of single motor units in human masseter muscle. J. Neurophysiol., 40: 879, 1977.

48. Goor, C., und Ongerboer de Visser, B. W.
Jaw and blink reflexes in trigeminal nerve lesions: an electrodiagnostic study. Neurology (Minn.), 26: 95, 1975.

49. Graf, H.
Occlusal forces during function. In Rowe, N. H., (Ed.): Proc. Symp. Occlusion: Research in Form and Function. Ann Arbor, The University of Michigan, 1975.

50. Granit, R.
Receptors and Sensory Perception. New Haven, Yale University Press, 1955.

51. Granit, R.
The Basis of Motor Control. New York Academic Press, 1970.

52. Hall, E.
The anatomy of the limbic system. In Margenson, G. J., und Calaresu, F. R. (Eds.)
Neural Integration of Physiological Mechanisms and Behavior. Toronto, University of Toronto Press, 1975.

53. Hannam, A. G.
The neurophysiology of normal and abnormal mandibular motion. J. Dent. Res. (Abst. # S-25) 61: 175, 1982.

54. Hannam, A. G.
Mastication in man. In Bryant, P., Gale, E., und Rugh, J. (Eds.): Oral Motor Behavior: Impact on Oral Conditions and Dental Treatment. Workshop Proc., May 16–17, 1979. U.S. Dept. of Health, Education, and Welfare, NIH Publ. No. 79–1845, Aug., 1979.

55. Hannam, A. G.
Effect of voluntary contraction of the masseter and other muscles upon the masseteric reflex in

man. J. Neurol. Neurosurg. Psychiatry, 35: 66, 1972.

56. Hannam, A. G., et al.
The relationship between dental occlusion, muscle activity and associated jaw movement in man. Arch. Oral Biol., 22: 25, 1977.

57. Hannam, A. G., und Matthew, B.
Reflex jaw opening in response to stimulation of periodontal mechanoreceptors in the cat. Arch. Oral Biol., 14: 415, 1969.

58. Hannam, A. G., Matthew, B., und Yemm, R.
The unloading reflex in masticatory muscle of man. Arch. Oral Biol., 13: 361, 1968.

59. Hannam, A. G., Scott, J. D., und DeCou, R. E.
A computer based system for the simultaneous measurement of muscle activity and jaw movement during mastication in man. Arch. Oral Biol., 22: 17, 1977.

60. Harris, J. D.
Habituatory response decrement in the intact organism. Psychol. Bull., 40: 385, 1943.

61. Henneman, E.
Organization of the motor system – a preview. In Mountcastle, V. B. (Ed.): Medical Physiology. Vol. 1. St. Louis, The C. V. Mosby Company, 1974.

62. Hiiemae, K. M.
Mammalian mastication: a review of the activity of the jaw muscles and the movements they produce in chewing. In Butler, P. M., und Joysey, K. A. (Eds.): Development, Function and Evaluation of Teeth. New York, Academic Press, 1978.

63. Hoffman, P.
Demonstration eines Hemmungsreflexes im menschlichen Rückenmark. Z. Biol., 70: 515, 1919–1920.

64. Honee, G. L. J. M.
An investigation of the presence of muscle spindles in the human lateral pterygoid muscle. Ned. T. and T., 73: 43, 1966.

65. House, E. L., Pansky, B., und Siegel, H.
A Systematic Approach to Neuroscience. 3rd ed. New York, McGraw-Hill Book Company, 1979.

66. Humphrey, T.
Reflex activity in the oral and facial area of the human fetus. In Bosma, J. F. (Ed.): Second Symposium on Oral Sensation and Perception. Springfield, Ill., Charles Ca. Thomas, Publisher, 1970.

67. Ito, M.
The control mechanisms of cerebellar motor systems. In Schmitt, F. O., und Worden, F. G. (Eds.): The Neurosciences. Third Study Program. Cambridge, Mass., Massachusetts Institute of Technology Press, 1974.

68. Iverson, L. L.
The chemistry of the brain. Sc. Am., 241: 134, 1979.

69. Jerge, C. R.
The organization and function of the trigeminal mesencephalic nucleus. J. Neurophysiol., 26: 379, 1963.

70. Karlsson, U. L.
The structure and distribution of muscle spindles and tendon organs in muscles. In Anderson, D. J., und Matthews, B. (Eds.): Mastication. Bristol, John Wright and Sons, Limited, 1976.

71. Kawamura, Y.
Sensory and motor mechanisms of the tongue. In Kawamura, Y., und Dubner, R. (Eds.): Oral-Facial Sensory and Motor Functions. Tokyo, Quintessence Publ., Co. Inc., 1981.

72. Kawamura, Y., und Majuma, T.
Temporomandibular joint sensory mechanisms controlling activities of the jaw muscles. J. Dent. Res., 43: 150, 1964.

73. Kawamura, Y., und Nobuhara, M.
Studies on masticatory function. II. The swallowing threshold of persons with normal occlusion and malocclusion. Med. J. Osaka Univ., 8: 241, 1957.

74. Kidokoro, Y., et al.
Reflex organization of cat masticatory muscles. J. Neurophysiol., 31: 695, 1968.

75. Klineberg, I.
Influences of temporomandibular articular mechanoreceptors on functional jaw movements. J. Oral Rehab., 7: 307, 1980.

76. Kobayashi, Y., et al.
Acoustic stimulation and EG silent period. J. Dent. Res., 60: 410, 1981.

77. Kohno, S., et al.
Estimation of occlusal position from masticatory muscle activity. In Kawamura, Y., und Dubner, R. (Eds.): Oral-Facial Sensory and Motor Functions. Tokyo, Quintessence Publ. Co., Inc., 1981.

78. Konorski, J.
Integrative Activity of the Brain: An Interdisciplinary approach. Chicago, University of Chicago Press, 1967.

79. Kornhuber, H. H.
Cerebral cortex, cerebellum, and basal ganglia: an introduction to their motor functions. In

Schmitt, F. O., und Worden, F. G. (Eds.): The Neurosciences: Third Study Program. Cambridge, Massachusetts Institute of Technology Press, 1974.

80. Kubata, K.
Motoneurone mechanisms: suprasegmental controls. In Sessle, B. J., und Hannam, A. G. (Eds.): Mastication and Swallowing: Biological and Clinical Correlates. Toronto, University of Toronto Press, 1976.

81. Kubata, K., Masegi, T., und Osanai, K.
Muscle spindle in masticatory muscle and its trigeminal mesencephalic nucleus. Bull. Tokyo Med. Dent. Univ., 21 (Suppl.): 3, 1974.

82. Kumada, N., Dempney, R. A. L., und Reis, D.
The trigeminal depressor response: a novel vasodepressor response originating from the trigeminal system. Brain Res., 119: 305, 1977.

83. Landgren, S., und Olsson, K. A.
De fundamentale trigeminusriflexerna. Swed. Dent. J., 69: 159, 1976.

84. Lennartsson, B.
Muscle spindles in human anterior digastric muscles. Acta Odont. Scandinav., 37: 329, 1979.

85. Lidell, E. G. T., und Sherrington, C.
Reflexes in response to stretch (myotatic reflexes). Proc. R. Soc. Lond. (Biol.), 96: 212, 1924.

86. Livingston, K. E., und Hornykiewicz, O. (Eds.)
Limbic Mechanisms: The Continuing Evolution of the Limbic System Concept. New York, Plenum Press, 1978.

87. Luschei, E. S., Goodwin, G. M., und Hoffman, D. S.
Effects of lesions of jaw muscle spindle afferents on mastication and regulation of the incisal biting force in monkeys. In Perryman, J. H.: Oral Physiology and Occlusion. New York, Pergamon Press, 1978.

88. Lowe, A. A., und Sessle, B. J.
Tongue activity during respiration, jaw opening, and swallowing in cat. Can. J. Physiol. Pharmacol., 51: 1009, 1973.

89. Lund, J. P.
Evidence for a central neural pattern generator regulating the chewing cycle. In Anderson, D. J., und Matthews, B. (Eds.): Mastication, Bristol, John Wright and Sons, Limited, 1976.

90. Lund, J. P., et al.
The distribution of Golgi tendon organs and muscle spindles in the masseter and temporalis muscles of the cat. Neuroscience, 9: 95, 1981.

91. Lund, J. P., und Dellow, P. G.
The influence of interactive stimuli on rhythmical masticatory movements in rabbit. Arch. Oral Biol., 16: 215, 1971.

92. Lund, J. P., und Rossignol, S.
Modulation of the amplitude of the digastric jaw-opening reflex during the masticatory cacle. Neuroscience, 6: 95, 1981.

93. Lund, J. P., McLachlan, R. S., und Dellow, P. G.
A lateral jaw movement reflex. Exp. Neurol., 31: 189, 1971.

94. Lund, J. P., Rossignol, S., und Murokami, T.
Interactions between the jaw-opening reflex and mastication. Can. J. Physiol. Pharmacol., 59: 683, 1981.

95. Lund, J. P., Smith, A. M., und Lamarre, Y.
Sensory control of mandibular movements and its modulation by set and circumstances. In Perryman, J. H. (Ed.): Oral Physiology and Occlusion. New York, Pergamon Press, 1976.

96. Mackenna, B. R., und Turker, K. S.
Twitch tension in the jaw muscles of the cat at various degrees of mouth opening. Arch. Oral Biol., 23: 917, 1978.

97. Marsden, C. D., Merton, P. A., und Morton, H. B.
Is the human stretch reflex cortical rather than spinal? Lancet, 1: 759, 1973.

98. Matthews, B.
Mastication. In Lavelle, C. L. B. (Ed.): Applied Physiology of the Mouth. Bristol, John Wright and Sons, Limited, 1975.

99. Matthews, P. B. C.
Muscle spindles and their motor control. Physiol. Rev., 44: 219, 1964.

100. Matthews, P. B. C.
Mammalian Muscle, Receptors and Their Central Actions. London, E. J. Arnold and Son, Limited, 1972.

101. McGrath, P. A., et al.
Masseter inhibitory periods and sensations evoked by electrical pulp stimulation. Pain, 10: 1, 1981.

102. McIntyre, A. K., und Robinson, R. G.
Pathway for the jaw jerk in man. Brain, 82: 468, 1959.

103. McMillan, L. B.
Border movements of the human mandible. J. Prosthet. Dent., 27: 524, 1972.

104. Meir-Ewert, K., Gleitsmann, K., und Reher, F.
Acoustic jaw reflex in man: its relationship to other brainstem and microreflexes. Electroencephalogr. Clin. Neurophysiol., 36: 629, 1974.

105. Merton, P. A.
Speculation on the servo control of movement. In Wolstenholme, G. E. W. (Ed.): The Spinal Cord. London, J. and A. Churchill, Limited. 1953.

106. Miles, F. A., und Evarts, E. V.
Concept of motor organization. Ann. Rev. Psychol., 30: 327, 1979.

107. Miles, T.
Features peculiar to the trigeminal innervation. Can. J. Neurol. Sci., 6: 95, 1979.

108. Miles, T. S., Wilkinson, T. M., und Browne, E.
The response to unloading in the human masticatory muscles. J. Dent. Res., (Abstr. No. 849) 61: 273, 1982.

109. Mogenson, G. I., Jones, D. L., und Yim, C. Y.
From motivation to action: functional interface between the limbic system and the motor system. Progr. Neurobiol., 14: 69, 1980.

110. Møller, E.
The chewing apparatus: an electromyographic study of the function of the muscles of mastication and its correlation to facial morphology. Acta Physiol. Scandinav., 69 (Suppl. 280): 1, 1966.

111. Nakamura, Y., et al.
Brain stem control of masticatory rhythm. In Kawamura, Y., und Dubner, R. (Eds.): Oral-Facial Sensory and Motor Functions. Tokyo, Quintessence Publ. Co., Inc., 1981.

112. Nakazawa, K., und Takahashi, S.
Analysis of the mandibular movements in temporomandibular joint disorders. Bull. Tokyo Dent. Coll., 15: 143, 1974.

113. Nauta, W. J. H., und Feirtag, M.
The organization of the brain. Sci. Am., 24: 88, 1979.

114. Nemirof, M.
Cold water drowning? A new lease on life. U.S. Dept. Trans. Report, MICHU-SG-77-104: CG-513, 1977.

115. Noback, C. R., und Demarest, R. J.
The Human Nervous System. Basic Principles of Neurobiology. New York, McGraw-Hill Book Company, 1981.

116. Olsson, K. A.
Hypothalamic and Cortical Control of Jaw Reflexes. Umea University Medical Dissertations, New Series No. 52. Umea, Umea Universitet, 1979.

117. Ongerboer de Visser, B. W.
Afferent limb of human jaw reflex: Electrophysiologic and anatomic study. Neurol. (N. Y.), 32: 563, 1982.

118. Ongerboer de Visser, B. W., und Goor, C.
Jaw reflexes and masseter myograms in mesencephalic pontine lesions: an electrodiagnostic study. J. Neurol. Neurosurg, Psychiatry, 39: 90, 1976.

119. Palla, S. und Ash, M. M., Jr.
Frequency analysis of human jaw tremor at rest. Arch. Oral Biol., 24: 709, 1979.

120. Palla, S., et al.
The effect of bite force on the duration and latency of the menton tap silent period. J. Oral Rehabil., 8: 243, 1981.

121. Pearson, K. G.
Function of sensory input in insect motor systems. Can. J. Physiol. Pharmacol., 59: 660, 1981.

122. Peiper, A.
Sucking and rooting behavior. In Peiper, A. (Ed.) Cerebral Function in Infancy and Childhood. London, Pitman Books, Limited, 1963.

123. Pfaffman, C.
Afferent impulses from teeth due to pressure and noxious stimulation. J. Physiol. (Lond.), 97: 207, 1939.

124. Proffit, W. R.
Equilibrium theory reexamined to what extent do tongue and lip pressures influence tooth position and thereby the occlusion? In Perryman, J. N. (Ed.): Oral Physiology and Occlusion. New York, Pergamon Press, 1978.

125. Rakhawg, M. T., Shehata, S. H., und Badawy, Z. H.
The proprioceptive innervation of the lateral pterygoid muscle in man and some other mammals. Acta Anat., 79: 581, 1971.

126. Rioch, J. M.
The mechanism of mastication. Am. J. Physiol., 108: 168, 1934.

127. Ruch, T., und Patton, H. D.
Physiology and Biophysics. The Brain and Neural Function. Philadelphia, W. B. Saunders Company, 1979.

128. Scharer, P., Stallard, R., und Zander, H. A.
Occlusal interferences and mastication: an electromyographic study. J. Prosthet. Dent., 17: 438, 1967.

129. Schmidt, R. A., und Gordon, G. B.
Errors in motor responding reapid error corrections, and false anticipation. J. Motor Behavior, 9: 101, 1977.

130. Sessle, B. J.
Modulation of alpha and gamma trigeminal motoneurones by various peripheral stimuli. Exp. Neurol., 54: 323, 1977.

131. Sessle, B. J.
Sensory regulation of brain stem motoneurones: physiological and clinical implications. In Peryman, J. A. (Ed.): Oral Physiology and Occlusion. New York, Pergamon Press, 1978.

132. Sessle, B. J.
Mastication in man: comments and critique. In Bryant, P., Gale, E., und Rugh, J. (Eds.): Oral Motor Behavior: Impact on Conditions and Dental Treatment. Workshop Proc., May 16–17, 1979. U.S. Dept. of Health, Education, and Welfare, PHS, NIH Publ. No. 79–1845, Aug., 1979.

133. Sessle, B. J.
Initiation, regulation and significance of jaw muscle reflexes. In Kawamura, Y., und Dubner, R. (Eds.): Oral-Facial Sensory and Motor Functions. Tokyo, Quintessence Publ. Co., Inc., 1981.

134. Sessle, B. J., und Greenwood, L. F.
Peripheral influences on alpha and gamma motoneurons. In Anderson, D. J., und Matthews, B. (Eds.): Mastication. Bristol, John Wright and Sons, Limited, 1976.

135. Sherrington, C. S.
The Integrative Action of the Nervous System. 2nd ed. New Haven, Yale University Press, 1906.

136. Sherrington, C. S.
Reflexes elicitable in the cat pinna vibrisse and jaws. J. Physiol. (Lond.), 51: 404, 1917.

137. Skiba, J. J., und Laskin, D. M.
Masticatory muscle silent periods in patients with MPD syndrome before and after treatment. J. Dent. Res., 60: 699, 1981.

138. Smith, A. M.
The coactivation of antagonist muscles. Can. J. Physiol. Pharmacol., 59: 733, 1981.

139. Stalberg, E., und Trontelj, J. V.
Single Fibre Electromyography. Old Working, Surrey, United Kingdom, The Mirvalle Press Limited, 1979.

140. Stein, R. B.
Peripheral control of movement. Physiol. Rev., 54: 215, 1974.

141. Stein, S. G.
Motor systems with special reference to control of locomotion. Ann. Rev. Neurosci., 1: 61, 1978.

142. Stelmack, G. E.
Conceptualizing oral motor behavior: an examination of the cognitive and control aspects. In Bryant, P., Gale, E., und Rugh, J. (Eds.): Oral Motor Behavior: Impact on Oral Conditions and Dental Treatment. Workshop Proc., May 16–17, 1979, U.S. Dept. of Health, Education and Welfare, PHS, NIH Publ. No 79–1845, Aug., 1979.

143. Stohler, C. S., und Ash, M. M., Jr.
Mandibular displacement in complete chewing sequence. (Abstract No. 851.) J. Dent. Res., 61: 273, 1982.

144. Stohler, C. S., und Ash, M. M., Jr.
EMG silent period and form of chewing cycle. J. Dent. Res., Special Issue A, 60: 411 P, 1981.

145. Stratton, D. B.
Neurophysiology. New York, McGraw-Hill Book Company, 1981.

146. Sumi, T.
Activity in single hypoglossal fibers during cortically induced swallowing and chewing in rabbits. Pflugers Arch. ges. Physiol., 314: 329, 1970.

147. Sumi, T.
Modification of cortically evoked rhythmic chewing and swallowing from midbrain and pons. Jpn. J. Physiol., 21: 489, 1971.

148. Sumino, R., Nozaki, S., und Kotah, M.
Trigemino-neck reflex. In Kawamura, Y., und Dubner, R. (Eds.): Oral-Facial Sensory and Motor Functions, Tokyo, Quintessence Publ. Company, Inc., 1981.

149. Szentagothai, J.
Anatomical considerations of monosynaptic reflex arcs. J. Neurophysiol., 11: 445, 1948.

150. Tatton, W. G., und Bruce, I. C.
Comment: a scheme for the interaction between motor programs and sensory input. Can. J. Physiol. Pharmacol., 59: 691, 1981.

151. Taub, E., und Berman, A. J.
Movement and learning in the absence of sensory feedback. In Freedman, S. J. (Ed.): The neurophysiology of Spatially Orientated Behavior. Homewood, Ill., Dorsey, 1978.

152. Taylor, A.
Proprioception in the strategy of jaw movement control. In Kawamura, Y., und Dubner R. (Eds.): Oral-Facial Sensory and Motor Functions. Tokyo, Quintessence Publ. Co., Inc., 1981.

153. Taylor, A., Appenteng, K., und Morimoto, T.
Proprioceptive input from the jaw muscles and its influence on lapping, chewing, and posture, Can. J. Physiol, Pharmacol., 59: 636, 1981.

154. Taylor, A., Stephens, J. A., Somjen, G., und Harrison, L. M.
Muscle spindles and tooth mechanoreceptors in the control of mastication. In Perryman, J. H. (Ed.): Oral Physiology and Occlusion. New York, Pergamon Press, 1978.

155. Thexton, A. J.
Some aspects of neurophysiology of dental interest. I. Theories of oral function. J. Dent., 2: 49, 1973.

156. Thexton, A. J.
Some aspects of neurophysiology of dental interest. II. Oral reflexes and neural oscillators. J. Dent., 2: 131, 1973.

157. Thexton, A. J., und Hiiemae, K. M.
The twitch-contraction characteristics of opossum jaw musculature. Arch. Oral Biol., 20: 743, 1975.

158. Thexton, A. J., Griffiths, C., und McGarrick, J.
Evidence for peripheral activation of the trigeminal rhythm generator in the decerebrate rat, obtained by Fourier analysis of conditioning testing curves. Arch. Oral Biol., 25: 491, 1980.

159. Thilander, B.
Innervation of the temporomandibular joint capsule in man. Trans. Roy. Sci. Dent. Stockholm, 7: 9, 1961.

160. Tilney, F., und Pike, F. H.
Muscular coordination experimentally studied in its relation to the cerebellum. Arch. Neurol. Psychiat. (Chgo.), 13: 289, 1925.

161. Toulouse, P., und Delevaide, P. J.
Reflex facilitation by remote contraction: topographic aspects. Arch. Phys. Med. Rehabil., 61: 511, 1980.

162. Twitchell, T. E.
Sensory factors in purposive movements. J. Neurophysiol. 17: 239, 1954.

163. Voss, H.
Zahl und Anordnung der Muskelspindeln in den oberen Zungenbeimuskeln, dem M. Trapezius and M. Latissimus dorsi. Anat. Anz., 103: 443, 1956.

164. Watkins, L. R., und Mayer, D. J.
Organization of endogenous opiate and nonopiate pain control systems. Science, 216: 1185, 1982.

165. Wetzel, M. C., und Stuart, D. G.
Ensemble characteristics of cat locomotion and its neural control. Prog. Neurobiol., 7: 1, 1976.

166. White, S. W., und McPatchie, R. J.
Nasopharyngeal reflex in integrative analysis of evoked respiratory and cardiovascular effects. Aust. J. Exp. Biol. Med. Sci., 51: 17, 1973.

167. Widmalm, S. E.
The silent period in the masseter muscle of patients with TMJ dysfunction. Acta Odont. Scandinav. 34: 43, 1976.

168. Wyke, B. D.
Neuromuscular mechanisms influencing mandibular posture: a neurologist review of current concepts. J. Dent., 2: 111, 1974.

169. Wyman, R. J.
Neurophysiology of the motor output pattern generator for breathing. Fed. Proc., 35: 2013, 1976.

170. Yamada, Y.
Neural control mechanisms of the masticatory system. In Ash, M. M. (Ed.): Functional Occlusion II. Ann Arbor, University of Michigan Dental Publications, 1980.

171. Yamada, Y., Ishioka, K., und Ash, M. M., Jr.:
An automated measuring system for EMG silent period. I.E.E.E. Trans. Biomed. Eng., BME-27, 410, July, 1980.

172. Yamada, Y., und Ash, M. M., Jr.
An electromyographic study of jaw opening and closing reflexes in man. Arch. Oral Biol., 27: 13, 1982,

173. Yamada, Y., Rutledge, L., und Ash, M. M., Jr.
The effect of multiple palatal stimulation on mastication in man. J. Dent. Res., 61: 710, 1982.

174. Yabe, K.
Premotion silent period in rapid voluntary movement. J. Appl. Physiol., 41: 470, 1976.

175. Yemm, R.
Reflex jaw opening following electrical stimulation of oral mucous membrane in man. Arch. Oral Biol., 17: 513, 1972.

176. Yemm, R.
The orderly recruitment of motor units of the masseter and temporal muscles during voluntary isometric contraction in man. J. Physiol. (Lond.), 265: 163, 1977.

177. Yu, S. K. J., Schmitt, A., und Sessle, B. J.
Inhibitory effects on jaw muscle activity of innocuous and noxious stimulation of facial and intraoral sites in man. Arch. Oral Biol., 18: 861, 1973.

Kapitel 4

Die klinische Okklusion

Obwohl über die Anatomie und die zelluläre Morphologie des mastikatorischen Systems Übereinstimmung herrscht, sind die Ansichten über die Physiologie und die funktionelle Beziehung der verschiedenen Teile immer noch kontrovers trotz der neueren Techniken und Methoden, die der Wissenschaft zur Verfügung stehen.
An zahnärztlichen Schulen wurden bisher zwei Hauptkonzepte der Okklusion gelehrt, die in der Praxis ihre Anwendung finden. Das eine ist das prothetische Konzept der sogenannten balancierten Okklusion für Vollprothesen. Es gewährleistet funktionelle Stabilität und Effizienz durch bilaterale Kontakte bei lateralen und protrusiven Exkursionen. Dem anderen Konzept liegen orthodontische Überlegungen zugrunde, wobei eine definierte Höcker-Fossa-Relation die Stabilität garantiert; eine Abweichung wird Malokklusion genannt. Bis vor kurzem basierte die Analyse der Okklusion auf diesen beiden Lehrmeinungen. Deshalb wurden auch bei vielen Patienten, die diese Ideale nicht erfüllten, extensive „orale Rehabilitationen" und kieferorthopädische Behandlungen durchgeführt. Während der letzten 20–30 Jahre wurde ein drittes Konzept geschaffen, das Konzept der dynamischen individuellen Okklusion. Die Kriterien der Diagnose und Behandlung der Okklusion basieren dabei auf dem Gesundheitszustand und der Funktion des individuellen mastikatorischen Systems.
Deshalb sind heute Form und Funktion eines Gebisses nicht mehr von absoluten Faktoren, wie Overbite und Höcker-Fossa-Beziehungen, abhängig. Die Erscheinung der Zähne ist somit für die effektive Funktion etwa gleich wichtig wie die äußere Form der Nase für die Atmung, d. h., daß Funktion und ästhetische Kriterien streng voneinander getrennt werden müssen.

Die Kinesiologie der Okklusion

Die Kinesiologie beschreibt die Bewegung von Körperteilen mit Berücksichtigung ihrer Anatomie und Physiologie. Die Kinesiologie der funktionellen Bewegungen zwischen Oberkiefer und Unterkiefer ist sehr komplex, da kombinierte Bewegungen in der Sagittal-, Frontal- und Horizontalebene vorkommen.
Seit den klassischen Studien von *Bonwill*[17], *Bennett*[12] und *Gysi*[48] über die mandibuläre Kinesiologie wurden schon viele andere Versuche unternommen, die Kieferbewegungen zu definieren. Die Komplexität der Mechanik und der neuromuskulären Prinzipien läßt aber keine einfachen Beschreibungen und Erklärungen der Unterkieferbewegungen zu.
Die mandibulären Bewegungen wurden schon mit einer Vielzahl von Techniken untersucht: klinische und anatomische Beobachtungen; graphische Techniken; mechanische, magnetische und elektronische Aufzeichnungen von Unterkieferbewegungen; Checkbißregistrierung; Registrieren des Facettenmusters der Zähne; röntgenographische und photographische Methoden. In den letzten Jahren wurden vor allem Elektromyographie und Telemetrie (in Brücken eingebaute Sender) zum Studium der Unterkieferbewegungen eingesetzt.
Alle diese Studien dienen zur Erforschung der Bewegungen des gesamten Unterkiefers mit seinen Zähnen und den Kieferge-

lenken. Um die Beschreibung zu vereinfachen, soll die Unterkieferkinesiologie zuerst in Relation zur Sagittal-, dann zur Horizontal- und Frontalebene beschrieben werden.

Die Grenzbewegungen und verschiedenen Stellungen des Unterkiefers in der Sagittalebene

Bewegt sich der Unterkiefer parallel zur Sagittalebene, so kann ein charakteristisches Muster festgestellt werden. Der Inzisalpunkt, der sich zwischen den Schneidekanten der zentralen Unterkieferfrontzähne befindet, wie auch die Kondylen, führen dabei typische Bewegungen aus. Da *Posselt*[93] zeigte, daß alle Bewegungen des Unterkiefers im Rahmen der reproduzierbaren Grenzbewegungen durchgeführt werden, soll zuerst auf diese eingegangen werden. Die Grenzbewegungen in der Sagittalebene sind in Abbildung 4-1 dargestellt.

Wird der Unterkiefer durch den Zahnarzt oder den Patienten selbst nach hinten und oben geführt, so kann der Inzisalpunkt die Strecke von RK nach B zurücklegen (20–25 mm). Diese Bewegung wird terminale Scharnierachsenbewegung genannt, wobei die Rotationsachse (Punkt C) durch die beiden Kondylen verläuft. Man nennt diese Stellung der Gelenke auch RK-Position oder Scharnierachsenposition *(centric relation, retruded contact position).* Diese Position ist durch die Bänder definiert *(ligamentous position)* und stellt die hintere Begrenzung der Unterkieferfunktionen dar. Definitionsgemäß ist sie die am meisten retrudierte Stellung des Unterkiefers, von der aus Öffnungs- und Lateralbewegungen bequem ausgeführt werden können.

Unter normalen physiologischen Bedingungen kann dieses Rotationszentrum mit den dazugehörigen Grenzbewegungen reproduziert werden. Dazu muß der Kondylus durch den Diskus in der Fossa glenoidalis abgestützt werden, was eine normale Funktion der Ligamente und Kaumuskeln voraussetzt. Auf die Bedeutung der zentrischen Relation für die Funktion wird später eingegangen.

Wird der Unterkiefer in seiner retrudierten Lage über den Punkt B hinaus geöffnet (Abb. 4-1), so ändert sich die Art der Bewegung. Die Rotationsachse befindet sich dann in der Gegend von D, und der Kondylus bewegt sich nach vorn unten; dabei legt der Inzisalpunkt die Strecke von B nach E zurück. Beim Kieferschluß in protrudierter Position folgt der Inzisalpunkt der Strecke von E nach F, der Kondylus befindet sich dabei auf dem Tuberculum articulare. Diese Bewegung wird durch den Kontakt der Seitenzähne gestoppt. Die Strecke von F nach IK wird durch die okklusale Beziehung der Zähne bestimmt.

Die Position CO *(centric occlusion)* bei maximaler Interkuspidation wird auch *erworbene Zentrik, habituelle Zentrik* oder *IK-Stellung* genannt. Die IK-Position des Unterkiefers ist durch die maximale Verzahnung von Oberkiefer- und Unterkieferzähnen gewährleistet und wird nur durch die Okklusion der Zähne bestimmt. Diese Stellung verändert sich im Laufe der Jahre durch Änderungen in der Okklusion. Der Idealfall der Okklusion wäre eine *Angle*-Klasse I-Verzahnung (s. Kap. 1).

Bei den meisten Patienten kann zwischen der RK-Stellung (CR, centric relation) und IK-Stellung (CO, centric occlusion) ein kleiner Unterschied festgestellt werden. Wird in RK fest zusammengebissen, so gleitet der Unterkiefer in die IK-Stellung. Dieses Abgleiten wird *slide in centric* genannt. Die Bewegung ist in vielen Fällen eine Kombination einer Vorwärts- und Lateralbewegung. Bei Erwachsenen[14, 38, 93] und Kindern[58] scheint die Distanz etwa 1 mm zu betragen, wobei die Abweichung von diesem Wert beim Erwachsenen größer sein kann als bei Kindern.

Wenn eine Person mit dem Unterkiefer in Ruhelage (R) aufrecht sitzt oder steht

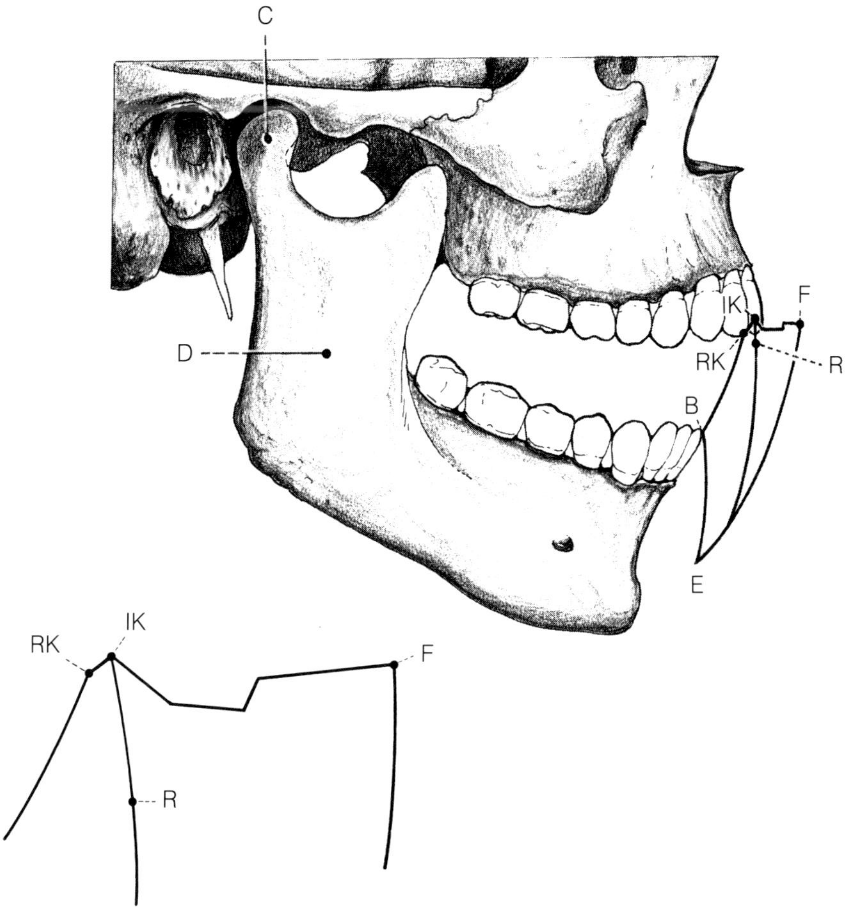

Abb. 4-1 Grenzbewegungen des Unterkiefers in der Sagittalebene. RK = Retrusionskontaktstellung. CR = zentrische Kieferrelation. CO = IK = maximale Interkuspidationsstellung, habituelle Okklusion. Im angelsächsischen Sprachbereich werden CR und RK oft synonym verwendet.

(Abb. 4-1) und den Unterkiefer öffnen soll, folgt der Inzisalpunkt der Strecke von R nach E. Der Unterkiefer hat sein „Rotationszentrum" in der Gegend von D. Bringt der Patient seine Zähne von der Ruhelage aus in Okklusion, so berühren sie sich in IK (max. Interkuspidation); allerdings hängt dies von der jeweiligen Lage des Körpers ab. Da dieser initiale Kontakt durch das „Muskelgedächtnis" beeinflußt wird, wurde die Ruhelage des Unterkiefers auch schon *muskuläre Position*[26] genannt. Gewisse kephalometrische Studien *(Nevakari)* zeigten bei der Schließbewegung aus dieser Position oft eine translatorische Komponente. Versuchte man, für diese Bewegung eine Scharnierachse herauszufinden, so läge diese in der Mastoidregion[80].

Eine andere Position, *power centric* genannt, wurde von *Boos*[18, 19] und *Page*[105] vorgeschlagen: Der Patient muß gegen einen Widerstand zubeißen, worauf die Position bestimmt wird, in der der Patient am meisten Kraft entwickeln kann. Diese Posi-

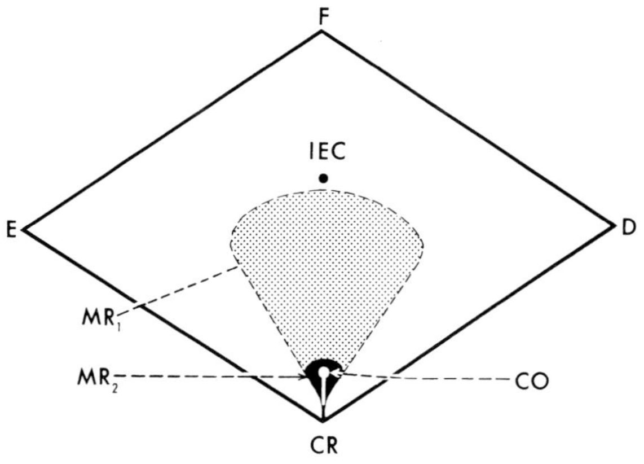

Abb. 4-2 Grenzbewegungen des Unterkiefers in der Horizontalebene. Der aufzeichnende Inzisalpunkt ist im Punkt CR, wenn sich die *Kondylen* in zentrischer Relation befinden, und im Punkt CO, wenn die *Zähne* in zentrischer Okklusion schließen. Die punktierte Fläche MR1 entspricht den Unterkieferbewegungen im Anfangsstadium des Kauaktes (IEC = Kopfbißstellung der Schneidezähne). Innerhalb der schwarzen Fläche MR2 finden die funktionellen Bewegungen unmittelbar vor dem Schluckakt statt.

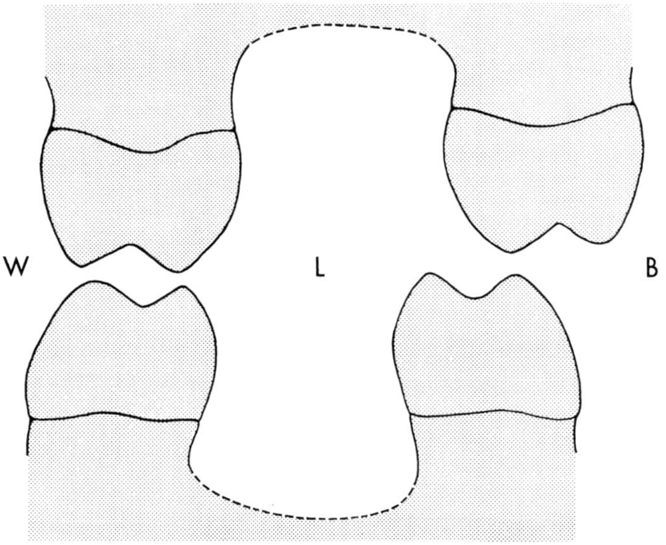

Abb. 4-3 Unterkiefer während Lateralexkursion mit Arbeitsseite (W) und Balanceseite (B).

tion stimmt aber mit keiner der zuvor erwähnten Positionen überein, da sie auf einer anderen Voraussetzung basiert.

Die Grenzbewegungen und verschiedenen Stellungen des Unterkiefers in der Horizontalebene

Ähnlich wie auf die Sagittalebene lassen sich die Unterkieferbewegungen auch auf die Horizontalebene übertragen (Abb. 4-2). Die Grenzbewegungen des Inzisalpunktes folgen dann dem *gotischen Bogen (Gysi)*[48], der durch die Punkte CR, D, E, F bestimmt wird. Ein solches Muster kann bei verschiedenen Höhen der Kieferöffnung registriert werden.

Mit dem Unterkiefer in der CR-Position (Abb. 4-2), befindet sich der Inzisalpunkt an der Pfeilwinkelspitze des *gotischen Bogens*[93]. Führt der Unterkiefer von dort aus laterale Bewegungen durch, so bewegt sich der Inzisalpunkt von CR nach D. Von

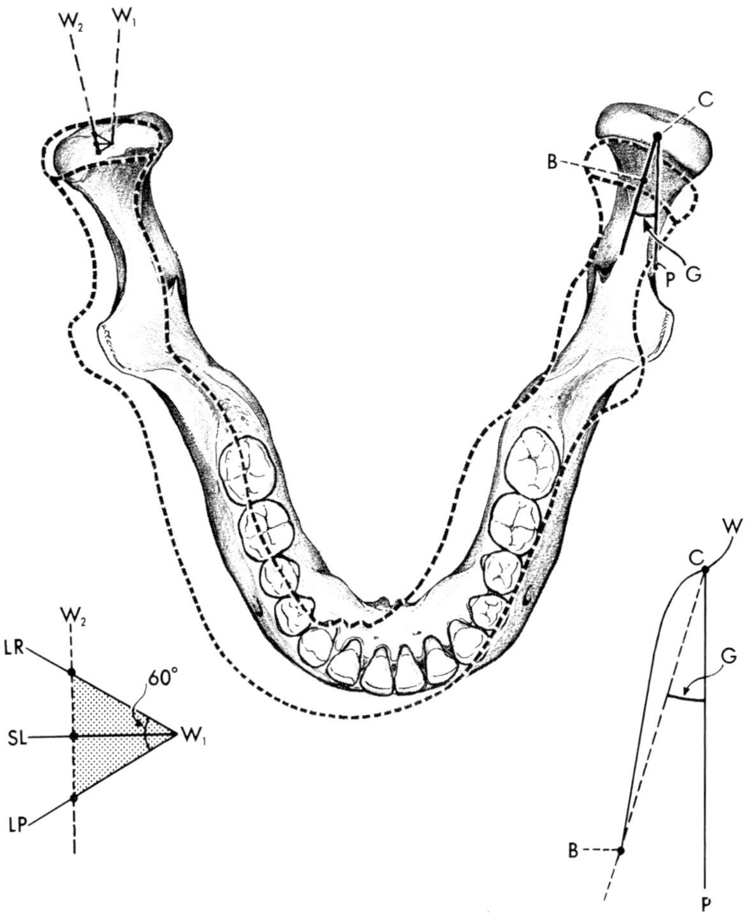

Abb. 4-4 Lateralexkursion des Unterkiefers nach rechts (Horizontalebene). Der Kondylus der Arbeitsseite bewegte sich entweder nach rein lateral (SL), nach lateral vorn (LP) oder nach lateral hinten (LR) (Side shift von W1 nach W2). Er kann jeden Punkt im abgebildeten punktierten Dreieck einnehmen. Der Kondylus der Balanceseite macht eine Bewegung, die der Kurve von C nach B entspricht und die mit einem Pantographen registriert werden kann. Der Winkel (G), der zwischen der Sagittalebene und der Geraden C–B gemessen wird, wird *Bennett*-Winkel genannt. Bilaterale Vorwärtsbewegungen des Kondylus (C–P) sind Protrusionsbewegungen.

D aus kann der Unterkiefer nach vorn medial nach F bewegt werden. Die Grenzbewegungen in der Horizontalebene sollten symmetrisch verlaufen.

Wird der Unterkiefer nach rechts bewegt, so daß die bukkalen Höcker der Unterkieferseitenzähne den bukkalen Höckern und Höckerabhängen der Oberkieferseitenzähne gegenüberstehen, so wird die rechte Seite Arbeitsseite genannt (Abb. 4-3). Die gegenüberliegende Seite wird als Nichtarbeitsseite oder Balanceseite bezeichnet.

Bei Seitwärtsbewegungen wird das seitliche Abgleiten des Unterkiefers *Bennett-Bewegung* genannt[12]; und am Kondylus der Arbeitsseite (rotierender Kondylus) ge-

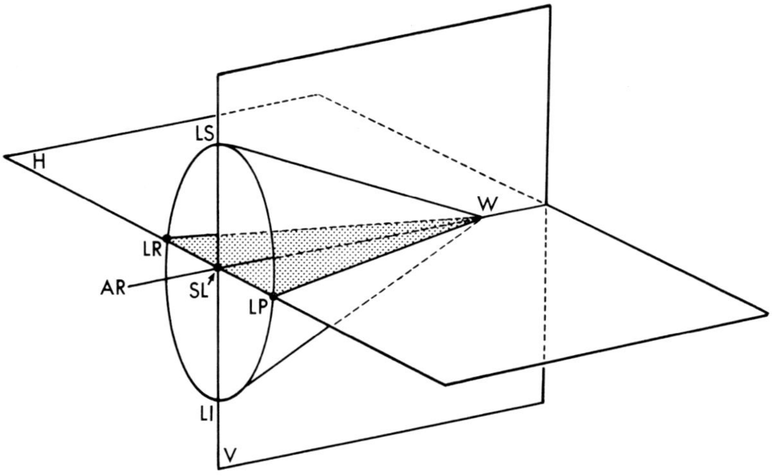

Abb. 4-5 Schematische Darstellung der Side-shift-Bewegungen des Arbeitskondylus. Von W aus kann sich der Kondylus bis zu 3 mm innerhalb des gezeichneten Kegels nach rein lateral (SL), nach lateral vorn (LP) oder nach lateral hinten (LR) bzw. lateral unten (LI) oder lateral oben (LS) bewegen.

messen. Er verschiebt sich dann bis ca. 3 mm[46] von W1 nach W2 (Abb. 4-4). Dieses Abgleiten kann nach hinten (LR), nach vorn (LP) oder gerade nach lateral erfolgen und durch ein Dreieck von 60° definiert sein. Von frontal gesehen, kann diese Bewegung gerade nach außen, nach außen oben oder außen unten stattfinden. Es sind theoretisch alle Möglichkeiten innerhalb eines 60°-Kegels gegeben (Abb. 4-5). Der gegenüberliegende Kondylus, Balancekondylus genannt, bewegt sich nach vorn, unten und innen (B) (Abb. 4-4). Dabei wird mit der Sagittalebene der *Bennett-Winkel* gebildet (G). Die Strecke (C–B), die der Balancekondylus zurücklegt, ist normalerweise keine Gerade (Abb. 4-4).
Die Führung durch die Zähne wird bei Aufzeichnungen des gotischen Bogens oder pantographischen Registriermethoden durch die temporäre Bißhebung ausgeschaltet. Damit werden die Grenzbewegungen in der Horizontalebene nur durch die Kiefergelenke und Muskeln bestimmt und haben somit nichts mit funktionellen Bewegungen zu tun.

Die Grenzbewegungen und verschiedenen Stellungen des Unterkiefers in der Frontalebene

Der Vollständigkeit halber soll auch die Projektion der Unterkieferbewegungen auf die Frontalebene besprochen werden. Kaubewegungen und gewisse Muster von Bruxismus können am besten in der Frontalebene beurteilt werden; dabei gibt es große Unterschiede bei den verschiedenen Bißarten[4, 74]. Bei den australischen Ureinwohnern mit ihrer unbehinderten Okklusion hat der Kauzyklus, von frontal her gesehen, eine ovale Form[14]. Er ist ausholender und regelmäßiger als bei Personen europäischen Ursprungs[4, 54]. Das durchschnittliche Abgleiten von der lateralen zur IK-Position beträgt für die australischen Ureinwohner 2,8 mm[14], für Probanden europäischen Ursprungs jedoch nur die Hälfte. Die nachfolgende Öffnungsbewegung von IK aus scheint sehr unregelmäßig zu erfolgen, sie ist von der Schließbewegung nicht weit entfernt. Bei Personen ohne okklusale Interferenzen sind die Kaubewegungen re-

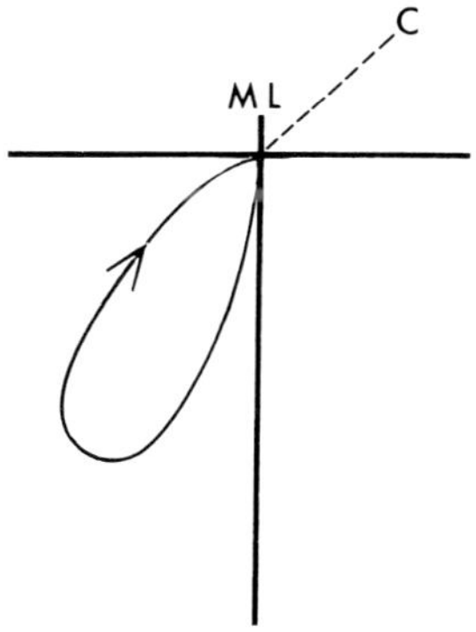

Abb. 4-6 Funktionsbewegungen des Unterkiefers, auf der Frontalebene aufgezeichnet. Bei interferenzfreier Funktion ergibt sich eine Tropfenform.

gelmäßig und kehren jedesmal in dieselbe Schließposition zurück[14, 73] (Abb. 4-6). Die okklusalen Kontakte während des Kauens gibt es fast immer in der IK-Stellung. Es können aber auch okklusale Kontakte während der Schließ- und Öffnungsbewegungen vorkommen[14].

Die Unterkieferbewegungen und die Morphologie der Okklusion

Auf allen Gebieten der Zahnheilkunde ist es notwendig, die Zusammenhänge der okklusalen Morphologie und der Unterkieferbewegungen zu kennen. Obwohl die Funktion (und auch die Parafunktionen) von der Gestaltung der Höcker, Fossae und Randwülste abhängt, soll nicht jede Abweichung vom Ideal durch die Rekonstruktion einer Okklusion korrigiert werden. Allerdings muß die Okklusion bei Restaurationsmaßnahmen berücksichtigt werden, um keine dysfunktionellen Störungen hervorzurufen. Auch mit Rekonstruktionen sollte eine funktionelle Okklusion gewährleistet sein, die jeden Patienten seine individuellen Unterkieferbewegungen frei ausführen läßt.

Zu einem gewissen Grad bestimmt die Interkondylardistanz die Modellation der Randwülste und Fissuren (Abb. 4-7). Bei großer Interkondylardistanz müssen die nichtzentrischen Höcker und auch gewisse Fissuren der Unterkieferseitenzähne nach distal verlegt werden, um Interferenzen zu vermeiden; im Oberkiefer muß man die Höcker mehr nach mesial verlegen. Je mehr die Zähne von der zentralen Sagittalebene entfernt sind, desto größer soll der Winkel zwischen Arbeits- und Balancefissuren gestaltet werden (Abb. 4-7).

Die Beziehung zwischen dem medialen Anteil der Fossa glenoidalis, der *Bennett*-Bewegung (side shift) und der Morphologie der Okklusion wird in der Horizontalebene in Abbildung 4-8 gezeigt. Je größer die *Bennett*-Bewegung ist, desto mehr müssen die Fissuren der Unterkieferseitenzähne nach mesial und diejenigen der Oberkieferseitenzähne nach distal verlegt werden. Bei einem großen Side shift müssen die Höcker im Vergleich zur Fissurentiefe relativ kurz sein; auch die palatinale Konkavität der Oberkieferfrontzähne muß dann ausgeprägter gestaltet werden.

Der Einfluß des seitlichen Randes der Rückwand der Fossa glenoidalis und des Side shift des Arbeitskondylus auf die okklusale Ausgestaltung von Rekonstruktionen wird in Abbildung 4-9 gezeigt. Bewegt sich der Arbeitskondylus *(rotierender Kondylus)* nach der Seite und nach hinten, so müssen die Fossae bei den Unterkieferseitenzähnen mehr nach mesial plaziert werden, bei den Oberkieferseitenzähnen je-

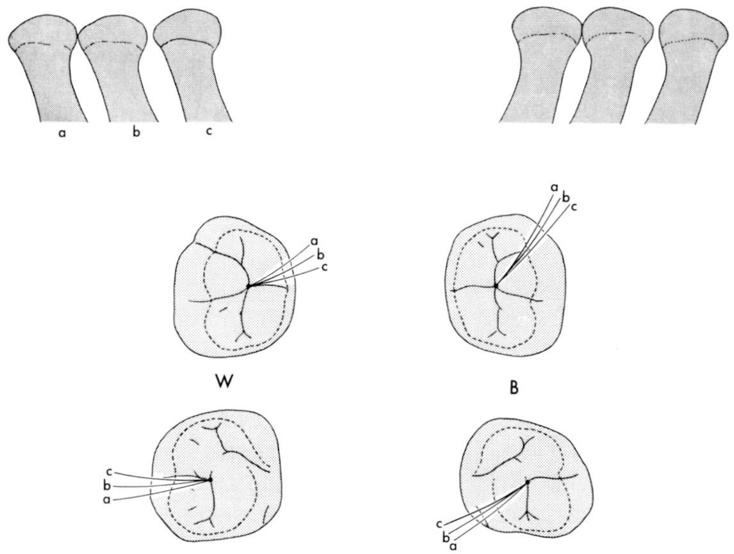

Abb. 4-7 Der Interkondylarabstand hat einen Einfluß auf die Gestaltung der Höcker und Fossae bei Rekonstruktionen der Okklusion.

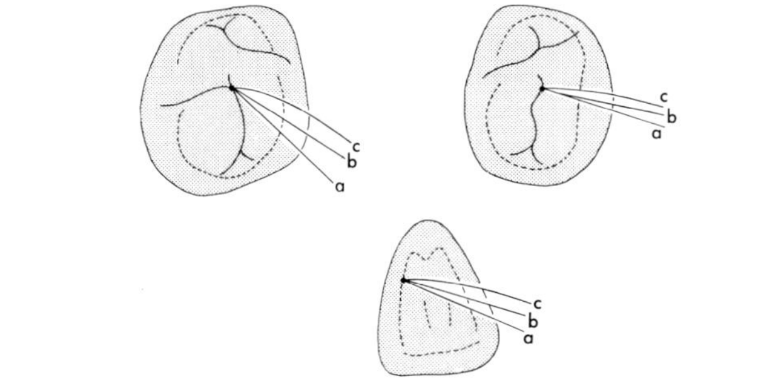

Abb. 4-8 Die Anatomie des medialen Anteils der Fossa glenoidalis hat einen Einfluß auf die Side-shift-Bewegungen des Balancekondylus und somit auf die okklusale Morphologie von Rekonstruktionen.

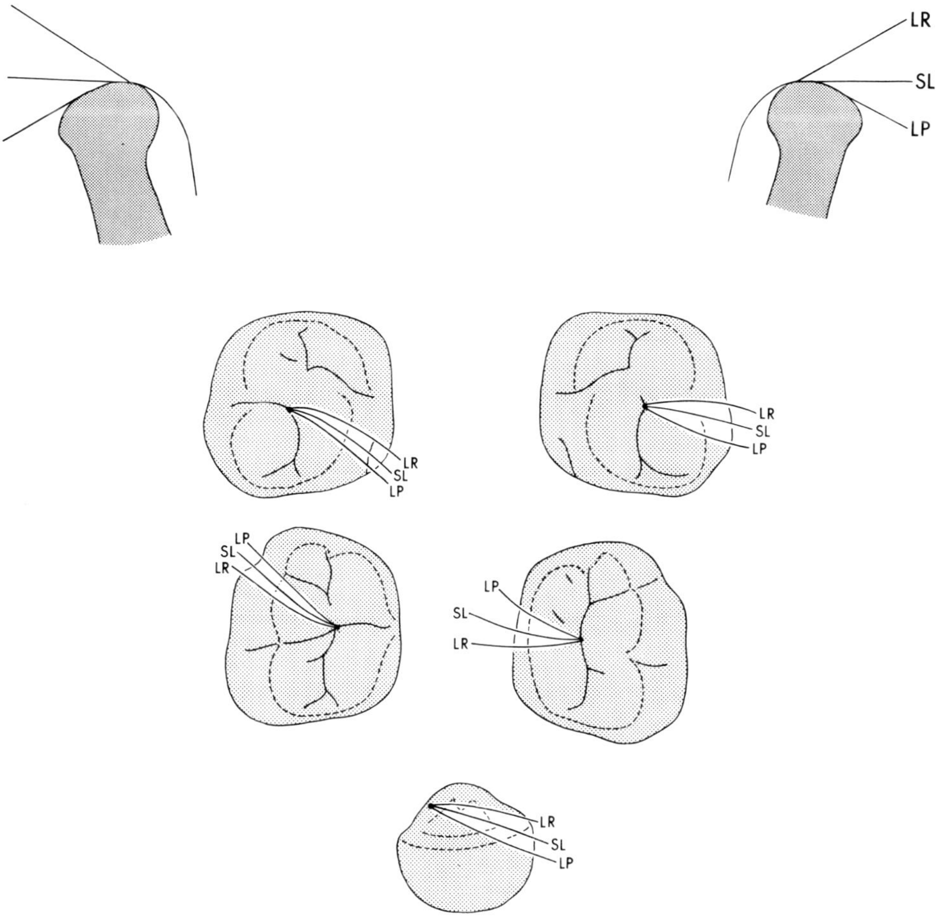

Abb. 4-9 Wirkung von hinterer Wand der Fossa glenoidalis und Side shift des Arbeitskondylus auf die okklusale Morphologie von Rekonstruktionen (Horizontalebene). LR = lateral retrusiv, SL = lateral gerade, LP = lateral protrusiv.

doch mehr nach distal. Bewegt sich der Arbeitskondylus nach der Seite und nach vorn, verhält es sich genau umgekehrt. Auch der palatinale Aspekt der Oberkieferfrontzähne ist immer zu berücksichtigen.

Der Einfluß der Morphologie des oberen Anteils der Fossa glenoidalis auf der Arbeitsseite wird in Abbildung 4-10 gezeigt (Vertikalebene). Der Arbeitskondylus kann sich entweder nach lateral und oben, nach rein lateral oder nach lateral und unten bewegen. Diese Bewegungen in der Vertikalebene können mit allen Varianten der Horizontalebene kombiniert werden. Je nachdem müssen die Höcker dann länger oder kürzer und die Konkavität der Oberkieferfrontzähne mehr oder weniger ausgeprägt gestaltet werden (Abb. 4-11). Inwieweit die *Bennett*-Bewegung die Höckersteilheit von Molaren beeinflußt, ist aus Abbildung 4-12 ersichtlich. Je größer der Side shift ist, desto weiter müssen die Fossae der Molaren sein, um Interferenzen zu vermeiden.

Abbildung 4-13 zeigt die Folgen, wenn ein

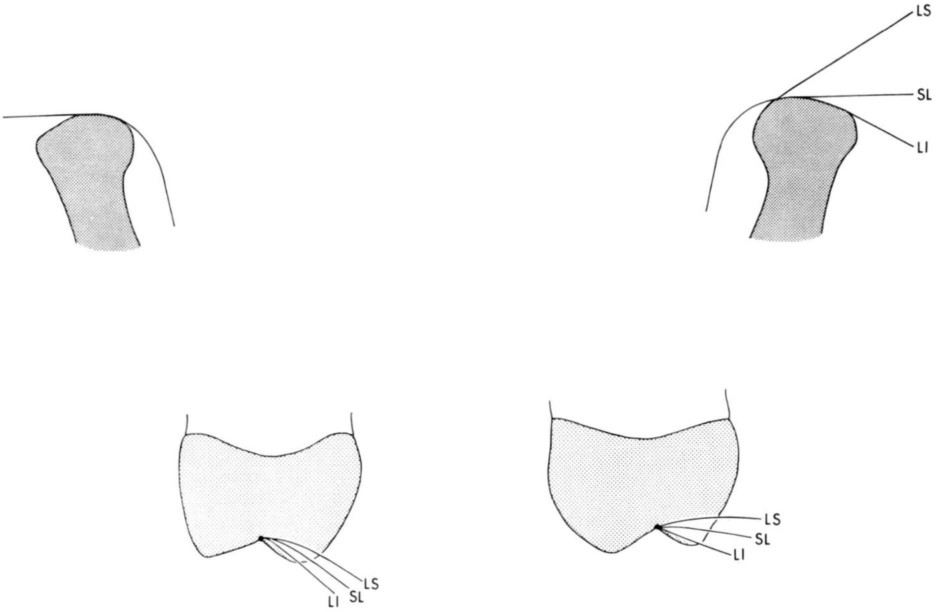

Abb. 4-10 Der obere Teil der Fossa glenoidalis hat einen Einfluß auf die Bewegungen des Arbeitskondylus und auf die Rekonstruktion der Okklusion, vor allem in der vertikalen Ebene (Höckersteilheit). LS = lateral superior.

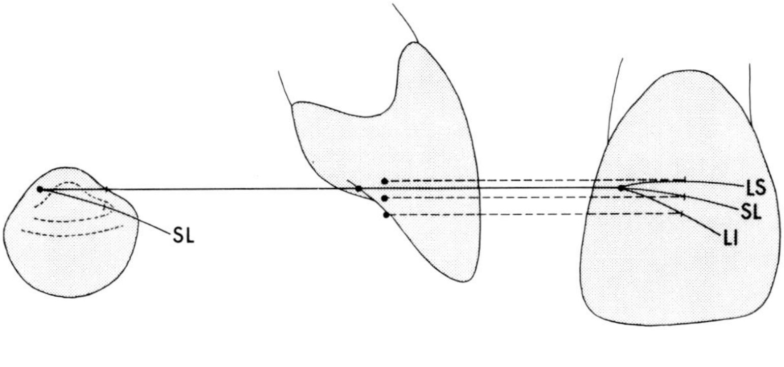

Abb. 4-11 Die Richtung des Side shift (Arbeitskondylus) bestimmt auch die Gestaltung des lingualen Anteils von Oberkieferfrontzähnen bei Rekonstruktionen. LS = lateral superior, SL = lateral gerade, LI = lateral inferior.

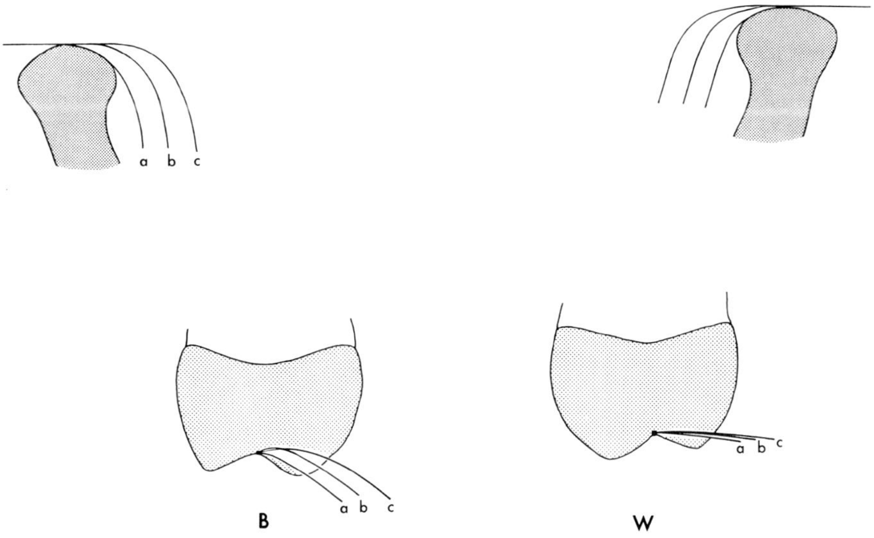

Abb. 4-12 Einfluß der Side-shift-Bewegung des Kondylus auf die funktionelle Gestaltung der Okklusion (vertikale Ebene).

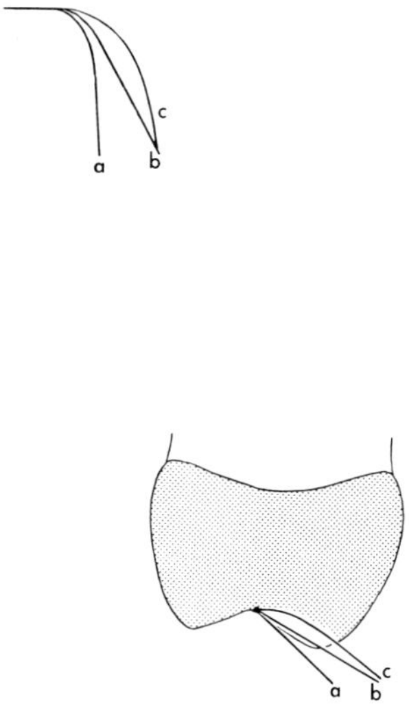

Abb. 4-13 Das Ausmaß und die Richtung des Side shift können die Okklusion wesentlich beeinflussen. a: Kein Side shift. b: Linearer Side shift, wie er in einem einfachen Artikulator (semiadjustable articulator) besteht. c: Immediate und progressive Side shift. Ein Außer-acht-Lassen des Side shift kann zu bedeutenden okklusalen Interferenzen führen.

Artikulator keinen initialen Side shift (b) oder überhaupt keinen Side shift (a) durchführen kann. Wenn dann beim Patienten ein wirklicher Side shift vorliegt (c), so kann eine Rekonstruktion bedeutende Interferenzen aufweisen.
Auch andere Faktoren haben einen Einfluß auf die Höckermorphologie:

- der Winkel der Eminentia,
- die *Spee*-Kurve,
- die Neigung der Okklusionsebene,
- der vertikale Überbiß der Frontzähne (overbite).

Die funktionelle *Bennett*-Bewegung kann zu einem gewissen Grad auch durch die Okklusion selbst bestimmt werden und ist demnach nicht nur durch die Gelenkmorphologie bestimmt, die mit dem Pantographen gemessen werden kann[95, 96].
Bei steiler Kondylenbahn diskludieren die hinteren Seitenzähne schneller, also können die Höcker ausgeprägter gestaltet werden; außerdem sind die palatinalen Konkavitäten der Oberkieferfrontzähne weniger tief zu modellieren.
Bei der natürlichen Bezahnung (Ausnahme Vollprothesen) ist es wichtig, daß die Seitenzähne bei der Protrusion des Unterkiefers nicht führen. Deshalb ist die räumliche Beziehung der Okklusionsebene zur Kondylenbahnneigung für die Gestaltung der Höcker und Fossae von Rekonstruktionen sehr wichtig. Je mehr die Okklusionsebene vom Kondylenbahnwinkel abweicht, desto steiler können Höcker und Fossae modelliert werden.
Auch die Relation zwischen *Spee*-Kurve und Kondylenbahnwinkel (Abb. 4-14) beeinflußt die Okklusion der Seitenzähne. Je ausgeprägter die *Spee*-Kurve ist, desto flacher muß die Okklusion der Molaren gestaltet werden, um Interferenzen bei der Protrusion zu vermeiden.
Für Protrusionsbewegungen des Unterkiefers haben der horizontale (overjet) und der vertikale Überbiß (overbite) und die Stellung der Frontzähne einen wesentlichen Einfluß auf die Okklusion der Seitenzähne. Je größer der horizontale Überbiß ist, desto kürzer müssen die Höcker der Molaren sein; dies gilt auch, wenn die Frontzähne protrudiert sind. Bei großem vertikalem Überbiß können aber solche Höcker steiler gestaltet werden.

Die funktionellen Bewegungen des Unterkiefers

Kauen und Okklusion

Im vorliegenden Kapitel soll auf die klinisch feststellbaren Kaubewegungen des Unterkiefers eingegangen werden; die neuromuskuläre Physiologie der Mastikation wurde schon in Kapitel 3 beschrieben. Neben den Impulsen des Zentralnervensystems ist bei den zyklischen Unterkieferkaubewegungen[67, 107] auch noch das periphere Nervensystem an der Führung bestimmter Bewegungen beteiligt; dieses kann sich zeitlebens adaptieren[9, 51]. Es wurde schon beschrieben, daß die Kaubewegungen einem bestimmten Muster der Muskelaktivität entsprechen; dieses Muster wird von übergeordneten Reflexen unterstützt[43, 107]. Obwohl die rhythmische Aktivität der Motoneuronen zu einem gewissen Grade durch ein Mastikationszentrum im Hirnstamm gesteuert wird, sind doch viele Rezeptoren in der oralen und pharyngealen Gegend mit diesen Motoneuronen verbunden.
Beim Durchbruch der Milchzähne beginnt sich ein erstes Kaumuster zu entwickeln. Das Kind erlernt die ersten Kaubewegungen, sobald die Milchinzisiven in Kontakt stehen; dadurch wird auch die Position des Unterkiefers festgelegt. Wie auch die ersten Gehversuche, so sind auch die ersten funktionellen Bewegungen des Unterkiefers schlecht koordiniert. Schon bald haben sich Reflexmechanismen einge-

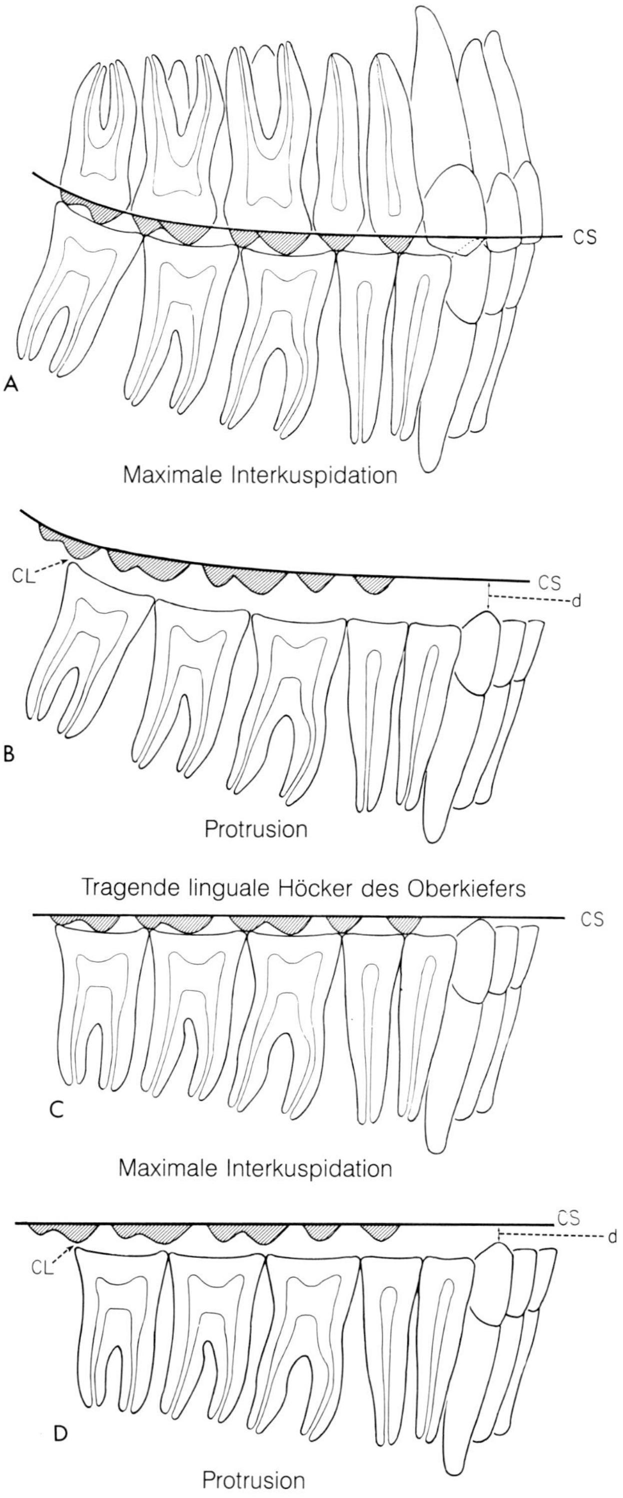

Abb. 4-14 Einfluß der *Spee*-Kurve (CS). A: Sagittalschnitt durch die tragenden Höcker des Oberkiefers und die Fossae des Unterkiefers (IK). B: Um posteriore Kontakte zu vermeiden, ist eine gewisse Disklusion nötig (d). Diese ist von der Steilheit der Höcker abhängig. C u. D: Bei weniger ausgeprägter *Spee*-Kurve ist mit weniger Erhöhung Interferenzfreiheit zu erreichen. Sowohl bei kieferorthopädischen Behandlungen als auch bei Rekonstruktionen sollen posteriore Balancekontakte vermieden werden. Bei Totalprothesen sind diese Kontakte aber erwünscht zur Stabilisierung (balancierte Okklusion).

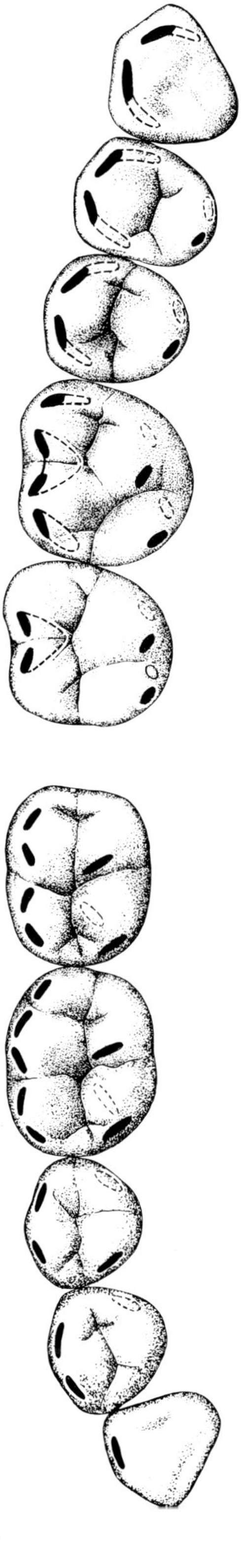

spielt, die durch die Propriozeption der Parodontalmembran und der Kiefergelenke sowie durch den Tastsinn von Zunge und Mukosa gesteuert werden. Brechen dann die Seitenzähne durch, passen sich die Bewegungsabläufe an, damit die größtmögliche Effizienz erreicht wird. Diese Entwicklung ist vergleichbar mit der einer individuellen Gangart.

Die Bewegungsabläufe von Unterkiefer, Zunge und Okklusion der Zähne sind voneinander abhängig. Obwohl die Mastikation von einer komplexen neuromuskulären Aktivität und ihren Reflexen abhängt, ist das Kauen ein komplizierterer Vorgang als nur eine Kette von Reflexen. Es kann angenommen werden, daß gewisse motorische Mechanismen die richtigen Muskeln kontrahieren lassen; dabei wird die Führung in der Nähe von IK auch vom Erinnerungsvermögen und aktuellen nervösen Impulsen gesteuert. Bei idealen Voraussetzungen der Okklusion ist ein gut synchronisiertes Bewegungsmuster der Kaumuskeln festzustellen.

Hinsichtlich des Kauens von Nahrung sind die Ansichten über den genauen Bewegungsablauf und die tatsächlich stattfindenden Zahnkontakte kontrovers. Mit Hilfe der Kinefluoroskopie konnte festgestellt werden, daß während des Kauens nur wenige Zahnkontakte vorkommen[60], daß die Zähne aber beim Schlucken okkludieren. Neuere Telemetriestudien (Radiosender)[2] und Studien mit in Inlays eingebauten elektrischen Sensoren[5] haben aber bewiesen, daß Zahnkontakte beim Kauen regelmäßig in IK und während Exkursionen nach vorn und lateral stattfinden. Wahrscheinlich ist

Abb. 4-15 Lage der Kontakte während Arbeitsbewegungen. Die Führungsflächen liegen auf den palatinalen Abhängen der bukkalen Höcker der Oberkieferseitenzähne und den palatinalen Flächen der Oberkieferfrontzähne. Auch die bukkalen Abhänge der lingualen Höcker der Unterkieferseitenzähne gehören dazu.

die Dauer des Zahnkontaktes in IK von der Größe der okklusalen Kräfte und der Konsistenz des Kaugutes abhängig. Besteht der Bolus schon aus relativ kleinen Partikeln, so erhöhen sich die Stärke und die Frequenz der okklusalen Kontakte.
Die Interkuspidation bei lateralen Exkursionen wird auf der Arbeitsseite durch die bukkalen Abhänge der zentrischen Höcker der Unterkieferseitenzähne und durch die palatinalen Abhänge der bukkalen Höcker der Oberkieferseitenzähne geführt (Abb. 4-15); viele funktionelle Kontakte finden auf den distalen und mesialen Randwülsten dieser Höcker statt. Auch die palatinalen Höcker der Oberkieferseitenzähne haben mit den bukkalen Abhängen der lingualen Höcker der Unterkieferseitenzähne Kontakt. Während Exkursionen zur Arbeitsseite besteht normalerweise nicht zwischen allen Seitenzähnen eine solche Kontaktbeziehung; diese hängt sehr stark von eventuellen okklusalen Interferenzen und von der Art der zu kauenden Nahrung ab.
Interferenzen auf der Balanceseite können bei den Oberkieferseitenzähnen im Bereich der bukkalen Höckerabhänge der palatinalen Höcker vorkommen sowie an den lingualen Abhängen der bukkalen Höcker der Unterkieferseitenzähne (bis hin zur Höckerspitze bei weit ausladenden Bewegungen) (Abb. 4-16).
Studien an australischen Ureinwohnern haben gezeigt, daß in deren stark abradierten Gebissen beim Kauen keine Balancekontakte vorkommen[14]. Ist die Abrasion jedoch auf Bruximus zurückzuführen, so können Schliffacetten oft mit Kontakten auf der Balanceseite interferieren.

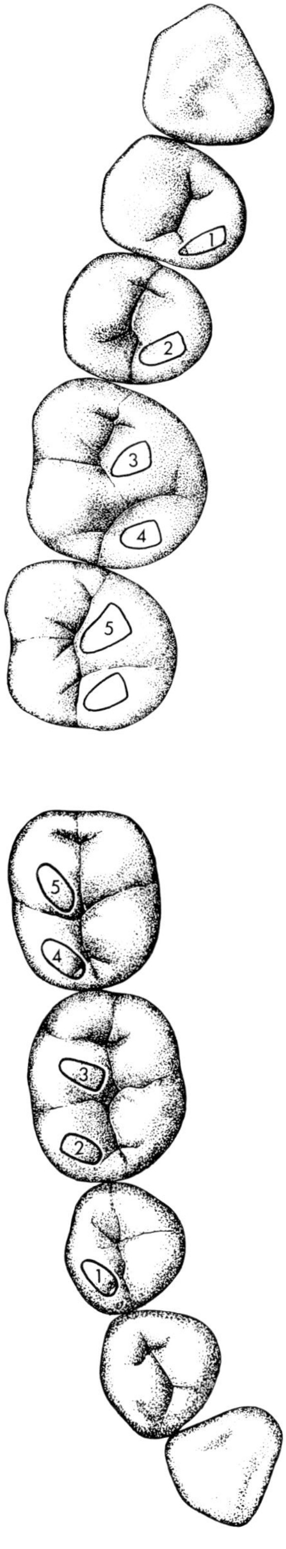

Abb. 4-16 Lokalisation von Balancekontakten und Balanceinterferenzen, welche auf der Nichtarbeitsseite im Bereich der numerierten Flächen vorkommen. Balancekontakte sind für das einwandfreie Funktionieren des natürlichen Gebisses nicht nötig.

Das bilaterale Kauen

Eine bilateral alternierende Kaufunktion trägt viel zu einer stabilen Okklusion bei[13]. Klinische und elektromyographische Studien[91] zeigen, daß bei Interferenzfreiheit und beidseitiger Eckzahnführung immer auf beiden Seiten gekaut wird. Ein unilaterales Kauen oder ein Kauen ohne laterale Komponente kann nicht von optimaler Effizienz sein.

Das unilaterale Kauen

Habituelles unilaterales Kauen oder ein Kauen in protrudierter Stellung ist oft das Resultat okklusaler Interferenzen. Solche Interferenzen verhindern harmonisch ablaufende Unterkieferbewegungen mit Zahnkontakt. Oft können solche Funktionsmuster bei Patienten festgestellt werden, die zeitlebens weiche, nicht abrasive Nahrung zu sich genommen haben. Auch Patienten mit abnormen Zahnstellungen oder unvollständigem Gebiß weisen häufig okklusale Interferenzen auf. Häufig wird dann eine asynchrone Muskeltätigkeit diagnostiziert, die auf eine Störung von Reflexen zurückgeführt werden kann, da ja die Rezeptoren in der Parodontalmembran unter solchen Umständen keine geordneten Impulse aussenden können. Demzufolge wird ein neues Kaumuster etabliert, das die beteiligten Gewebe minimal belastet. Die Patienten können dann sogar eine gute Muskelkoordination aufweisen. Es können aber krankhafte Symptome entstehen, sobald ein solcher Patient sein gewohntes Kaumuster ändern muß.

Bei Patienten mit Kiefergelenkstörungen kann ein unilaterales Kaumuster auch das Resultat von Muskelverkrampfungen sein. Solche Patienten kauen dann auf der Seite des schmerzhaften Gelenks, da auf den Balancekondylus größere Kräfte einwirken.

Verschiedene Kaumuster

Die Aktivität der verschiedenen Kaumuskeln hängt von der Nahrung und vom habituellen Kaumuster eines Individuums ab. Wird zum Beispiel eine harte Mohrrübe gekaut, so ist beidseitig eine starke Aktivität des M. masseter und des M. temporalis festzustellen. Ist die Rübe etwas zerkleinert, so kann bis zum Schlucken bilateral oder unilateral weitergekaut werden. Im letzten Teil des Kauzyklus zeigt der M. masseter der Arbeitsseite mehr Aktivität als derjenige der Balanceseite. Zusätzlich wird der M. masseter noch vom M. temporalis unterstützt, vor allem wenn der Unterkiefer ein wenig von der IK-Stellung entfernt ist.

In einer Untersuchung von Patienten mit vollständiger Bezahnung[92] wiesen mehr als zwei Drittel ein bilaterales Kaumuster auf, während etwa 10 % der Patienten auf beiden Seiten gleichzeitig und 12 % der Patienten unilateral kauten. Nach Kineradiographiestudien wird vor allem die Gegend der Prämolaren und Molaren beim Kauen belastet[119]. Befindet sich der Bolus zwischen den Zahnreihen, so haben die Interferenzen der Okklusion keine so große Wirkung mehr auf das Kaumuster. Gewisse Studien zeigen aber, daß das Einschleifen von Interferenzen, die bei lateralen Exkursionen vorkommen, das Kaumuster wesentlich beeinflussen kann[13, 94]. Solche Interferenzen können bei leeren Lateralexkursionen zwar vermieden werden. Befindet sich aber ein Bolus zwischen den Zähnen, so kann das etablierte Kaumuster gestört werden, und der Patient kann dann zufällig auf diese Interferenz beißen.

Die Frequenz der Kaubewegungen wird vor allem durch die Konsistenz der Nahrung beeinflußt. Weiche Nahrung wird langsamer gekaut als harte Nahrung[110]. Die Geschwindigkeit der Unterkieferbewegungen beim Kauen variiert jedoch individuell und auch in den verschiedenen Phasen des Kauzyklus[10]. Die Anzahl von Kaubewegungen ist für dieselbe Person je-

doch ziemlich konstant, d. h., die Kaueffizienz ist nicht unbedingt höher, wenn mehr Zeit für einen einzelnen Kauzyklus zur Verfügung gestellt wird[11].
Da unsere heutige Nahrung zu wenig abrasiv ist, können sich wahrscheinlich mehr Interferenzen bilden, die die Kaubewegungen einschränken. Obwohl herausgefunden wurde, daß die Art der Nahrung keinen Einfluß auf die Frequenz lateraler Zahnkontakte hat[2], ist es doch wahrscheinlich, daß rohes Gemüse und Früchte sowie faseriges Trockenfleisch den Einfluß okklusaler Interferenzen eher ausschalten als weichgekochte Speisen.
Studien über die angewandte Kraft beim Zubeißen zeigen, daß in IK viel besser stark zusammengebissen werden kann als bei lateralen oder protrusiven Exkursionen. Beim Zerkleinern von sehr harten und zähen Bissen kommen wahrscheinlich nur ganz kleine Exkursionen nach lateral vor[19]. Werden Vollprothesen so konstruiert, daß ein Zusammenbeißen nur in IK möglich ist, so können sich die allermeisten Patienten an ein Kaumuster gewöhnen, das nur Aufundabbewegungen enthält[113]. Weitere Untersuchungen haben aber ergeben, daß solche Patienten Lateralbewegungen ausführen würden, wenn diese möglich wären. Auch in der natürlichen Bezahnung können prominente Höcker laterale Bewegungen unmöglich machen; die Patienten entwickeln dann Kaubewegungen mit sehr steilen Schließbewegungen nach IK.

Die Wirkung von Zahnverlust

Die Muskelaktivität und das etablierte Kaumuster können sich auch durch Zahnverlust radikal ändern. Elektromyographische Aufzeichnungen vor und nach dem Verlust von Seitenzähnen zeigen, daß die fazialen und zirkumoralen Muskeln viel aktiver als der M. masseter werden, auch wenn man die Seitenzähne durch eine Teilprothese ersetzt. Werden jedoch optimal sitzende Prothesen eingegliedert, so kommt die normale Muskelaktivität wieder zurück[111].
Es darf nicht außer acht gelassen werden, daß neben den Kaumuskeln noch viele Kopf- und Halsmuskeln an der Kaubewegung beteiligt sind. Dabei ist jede Muskelaktivität auf das optimale funktionelle Ergebnis ausgerichtet[104].

Die verschiedenen Phasen des Kauens

Beim Kauen können drei Phasen unterschieden werden:

1. Inzision,
2. Zerkleinerung der Bissen in größere Partikel,
3. *Zermahlen* der Partikel und Vorbereitung zum Schlucken.

Zwischen der zweiten und dritten Phase besteht keine genaue Trennung, da eventuell mehrere Male mit dem Zermahlen angefangen werden kann.
Das Registrieren von Unterkieferbewegungen während des normalen Kauvorgangs ist extrem schwierig. Vor über 50 Jahren versuchte *Hildebrand,* Kaubewegungen mittels Photographie, Röntgenkymographie, Kinematographie und Fluoroskopie in zwei Ebenen festzuhalten[54]. Ähnliche Untersuchungen wurden auch in neuerer Zeit von anderen Forschern durchgeführt[24, 39, 44, 73, 102, 106]. *Adams* und *Zander* benutzten Radiosender, die in Brückenzwischenglieder eingebaut waren[2]. Auch okklusale Abrasionen geben Aufschluß über die Funktion bei Exkursionsbewegungen[79].
Zusammenfassend läßt sich sagen, daß sich ein normales Kaumuster daraus ergibt, daß funktionelle Unterkieferbewegungen aus lateralen und kombiniert lateralen und protrusiven Bewegungen bestehen, die schließlich alle in IK enden. Die einzelnen Bewegungen variieren jedoch individuell. Zum Beispiel kann ein Kauzyklus nicht in IK, sondern leicht lateral oder posterior von IK enden. Es scheint auch, daß schon beim Öffnen aus IK Gleitkon-

takte auf der Arbeitsseite bestehen können[2].

Beobachtungen, die auf sehr genauen Registriermethoden basieren, zeigen, daß auch Seitenzähne, die bei lateralen Bewegungen diskludieren, wesentlich an der Kaufunktion teilhaben.

Die Adaptation des Kausystems

Eine Studie über die Effizienz des Kauens berücksichtigte die Größe und Anzahl der funktionellen Kontakte[68]. Die Resultate zeigten, daß sich die Kauleistung linear zur Fläche der funktionellen Kontakte verhält, daß die Anzahl der Zähne dafür aber überhaupt keine Rolle spielt. Unregelmäßige Zahnstellung und okklusale Interferenzen beeinträchtigen die Kauleistung mehr als fehlende Zähne. Die natürliche Abrasion der Zähne und auch ein okklusales Einschleifen verbessern die Kauleistung aber wesentlich.

Das ganze Gebiß unterliegt einer kontinuierlichen Adaptation. Diese besteht in der kompensatorischen Eruption und der Mesialwanderung zur Aufrechterhaltung der approximalen Kontaktpunkte. Somit wird das physiologische Gleichgewicht während der gesamten Lebensspanne aufrechterhalten.

Überstarke Abrasionen mit dem Verlust von ganzen Höckern können zu eigentümlichen Okklusionen führen. Im Bereich der ursprünglichen Höcker können durch den Verlust von Zahnschmelz Kratzer entstehen. Aber auch eine solche Okklusion kann sehr effizient funktionieren.

Schlucken und Okklusion

Die Phasen des Schluckens

Die Kaufunktion basiert auf zyklischen und erlernten Bewegungsabläufen, wobei der Kauvorgang jederzeit willentlich beeinflußt werden kann. Auch der Schluckvorgang unterliegt teilweise dem Willen; erreicht der Bolus jedoch den oberen Pharynx, so läuft das Schlucken auf der Basis von ungelernten Reflexen ab[27]. *Bosma* unterschied dabei vier Phasen:

1. die vorbereitende Phase, während der der Bissen im Munde richtig plaziert wird,
2. die Passage vom Mund zum Pharynx,
3. die Passage des Pharynx,
4. die Passage durch den hypopharyngealen Sphinkter[20].

Die erste Phase läuft unter der willentlichen Kontrolle ab; dabei wird das zerkleinerte Kaugut oder die Flüssigkeit zwischen Zunge, Frontzähnen und Gaumen plaziert. Zu diesem Zeitpunkt sind die Gesichtsmuskeln, die zirkumoralen Muskeln und die Zungenmuskeln aktiv; der M. temporalis und der M. masseter zeigen jedoch minimale Aktivität. Die Zunge befördert dann den Bolus mit einer wellenförmigen Bewegung dem Pharynx zu, der sich darauf reflexartig öffnet. Das Zungenbein wird durch den M. mylohyoideus angehoben, der bewegliche Teil des Gaumens läßt den Bolus passieren, worauf sich die palatopharyngealen Muskeln zusammenziehen, um den Zugang zur Nase zu blockieren. Daraufhin werden die Zähne in Okklusion gebracht; gleichzeitig mit dem Anheben des Larynx verschließt sich die Glottis, um eine eventuelle Aspiration beim Passieren des Bolus zu verhindern.

Der Bolus gleitet über und um die Epiglottis herum in den Hypopharynx und gelangt in den oberen Teil des Ösophagus. Sobald er die Höhe der Clavicula erreicht hat, gehen Gaumen, Larynx, Glottis und Zunge in ihre alte Stellung zurück, während der Unterkiefer seine Ruhelage einnimmt und die Respiration wieder einsetzt[34]. Beim Menschen verläuft der Schluckvorgang schnell, ein Bolus erreicht den oberen Teil des Ösophagus schon eine Sekunde nach dem initialen Schluckakt[92]. Auf welche

Weise der Schluckvorgang ausgelöst wird, ist nicht genau bekannt. Er kann aber durch Stimulation der Mukosa im Bereich der Gaumenmandel, der Uvula, des Palatums, der lateralen Pharynxwende sowie auch der Epiglottis ausgelöst werden[91]. Dabei scheint der komplexe Schluckvorgang seinen Anfang im kaudalen Anteil des Hirnstamms zu haben[37].

Die Muskelaktivität während des Schluckens

Beim Säugling, der noch keine Okklusion hat, besteht ein *infantiles* oder *viszerales Schlucken*[103, 115]. Dieses Schlucken basiert auf einem unkonditionierten Reflexsystem, bei dem die fazialen und zirkumoralen Muskeln den Schluckvorgang einleiten. Dabei wird der Unterkiefer gegen die Zunge abgestützt, die sich zwischen die Kieferkämme legt. Später, mit dem Durchbruch der Seitenzähne, entwickelt sich dann das *erwachsene* oder *somatische Schlucken. Rix*[103], *Tulley*[115] und auch andere Forscher haben vermutet, daß das infantile Schlucken durch den siebten Hirnnerv und das erwachsene Schlucken durch den fünften Hirnnerv gesteuert werde. Bei der Zahnlosigkeit im Alter unterliegt das Schlucken dann wieder dem siebten Hirnnerv. Der M. masseter ist tatsächlich erst wieder am Schlucken beteiligt, wenn Prothesen eingegliedert werden. Gewisse Patienten mit Vorkontakten in RK oder IK legen ihre Zunge zwischen die Zahnreihen, um dadurch den Zahnkontakt während des Schluckens zu verhindern. Werden diese Vorkontakte entfernt, so kann sich wieder ein Schluckmuster mit Zahnkontakt einstellen[98].

Nach *Möller* kontrahieren die Kaumuskeln beim Schlucken in der folgenden Reihenfolge: M. pterygoideus internus, M. temporalis, M. masseter[74]. Der M. mylohyoideus und der M. digastricus kontrahieren simultan mit dem M. temporalis. Der M. genioglossus und der M. geniohyoideus folgen etwa 150 msec. später[33]. Um den Lippenschluß zu gewährleisten, kontrahieren die Lippenmuskeln zusammen mit dem M. pterygoideus internus.

Das EMG eines normalen Schluckvorgangs mit Zahnkontakt ist in Abbildung 4-17 dargestellt. Der Vorgang beginnt mit der Kontraktion der Gesichtsmuskeln. Kurz darauf werden die Zähne in Kontakt gebracht. Während des Schluckens sind Gesichts- und Kaumuskeln zusammen aktiv; die hauptsächliche Aktivität findet sich jedoch in den Kaumuskeln. Bei zahnlosen Patienten kann die Aktivität der Kaumuskeln wegfallen; ob die Unterscheidung dieser zwei verschiedenen Arten des Schluckens sinnvoll ist, ist noch immer umstritten.

Ein willentliches Schlucken mit leerem Mund findet ohne die initiale Phase der fazialen und zirkumoralen Muskelaktivität statt. Das EMG eines leeren Schluckvorgangs ist in Abbildung 4-18 (dieselbe Versuchsperson wie in Abb. 4-18) zu sehen.

Natürlich muß auch in Betracht gezogen werden, daß beim Trinken oft ohne Zahnkontakt geschluckt wird. Jedermann kann den Unterkiefer nur mit Zunge und Lippe abstützen, um den Zahnkontakt zu vermeiden.

Beim Schlucken sind die Zähne oft länger in unmittelbarem Kontakt als während des Kauens[42]; dabei gibt es natürlich individuelle Unterschiede[94]. Die okklusale Relation des Unterkiefers zum Oberkiefer war dabei bis vor kurzem ziemlich umstritten. *Jankelson* und Mitarbeiter stellten mittels Kinefluoroskopie fest, daß der Unterkiefer beim Schlucken eine Bewegung nach distal ausführt[60]. Auch stören okklusale Interferenzen in RK das im EMG feststellbare Kontraktionsmuster, während das Kaumuster durch dieselben Interferenzen weniger beeinflußt wird[98]. *Zander* und Mitarbeiter haben mit Hilfe von kleinen Radiosendern gezeigt, daß während der Schluckvorbereitungen und beim Schlucken selbst, aber auch während des Schlafs Zahnkontakte in

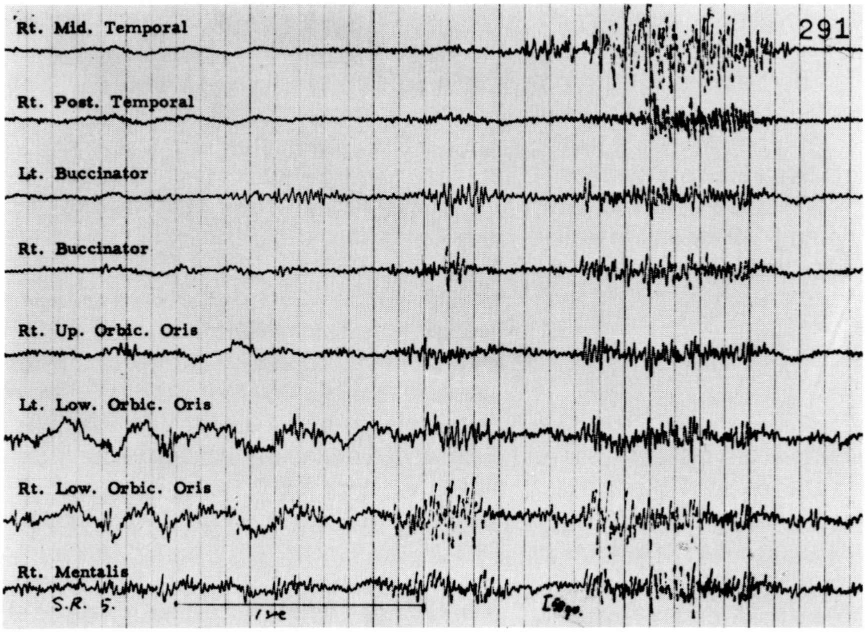

Abb. 4-17 Elektromyogramm einer Versuchsperson mit harmonischer Okklusion. Es wird ein großer Schluck Wasser genommen, ohne daß das Trinkglas dabei die Lippen berührt. Links: Aktivierung der Lippenmuskeln. Mitte: Einleitung des Schluckaktes durch das Aktivieren der zirkumoralen Muskeln. Rechts: Beendigung des Schluckens. Zirkumorale und Kaumuskeln nehmen daran teil, die Zähne stehen kurz in Kontakt.

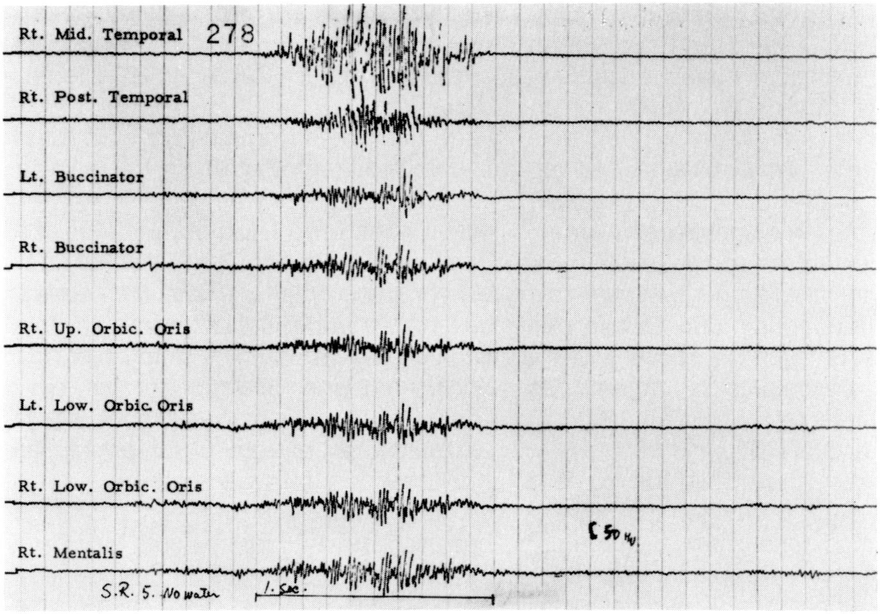

Abb. 4-18 Erzwungenes leeres Schlucken mit dem Unterkiefer in maximaler Interkuspidation. Man beachte die Kontraktion von zirkumoralen und Kaumuskeln.

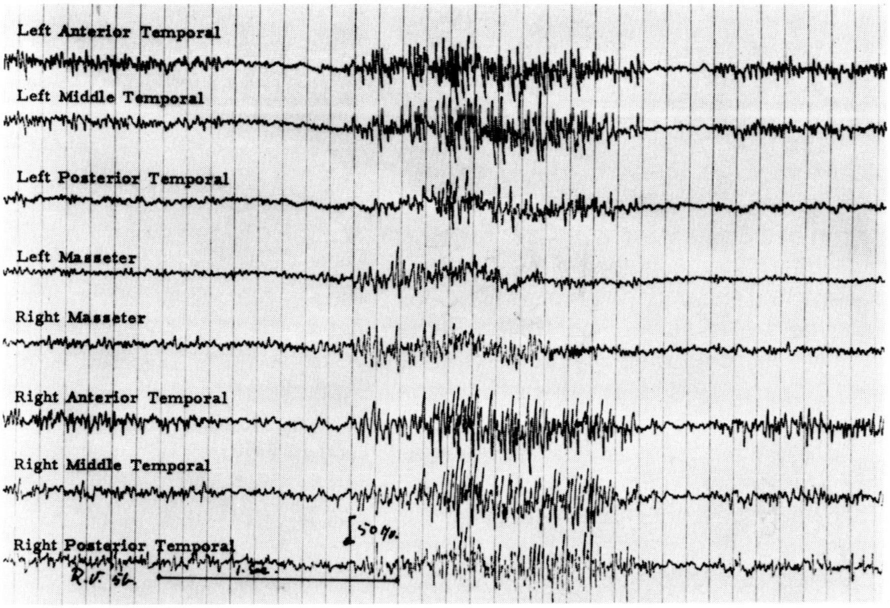

Abb. 4-19 Elektromyogramm einer Versuchsperson, die einen großen Schluck Wasser nimmt und gleichzeitig von RK nach IK gleitet, wobei die vorhandenen RK-Vorkontakte auf beiden Seiten gleich stark sind. Auch nach okklusalem Einschleifen besteht noch ein gewisses Gleiten in Zentrik, das aber beidseitig abgestützt ist.

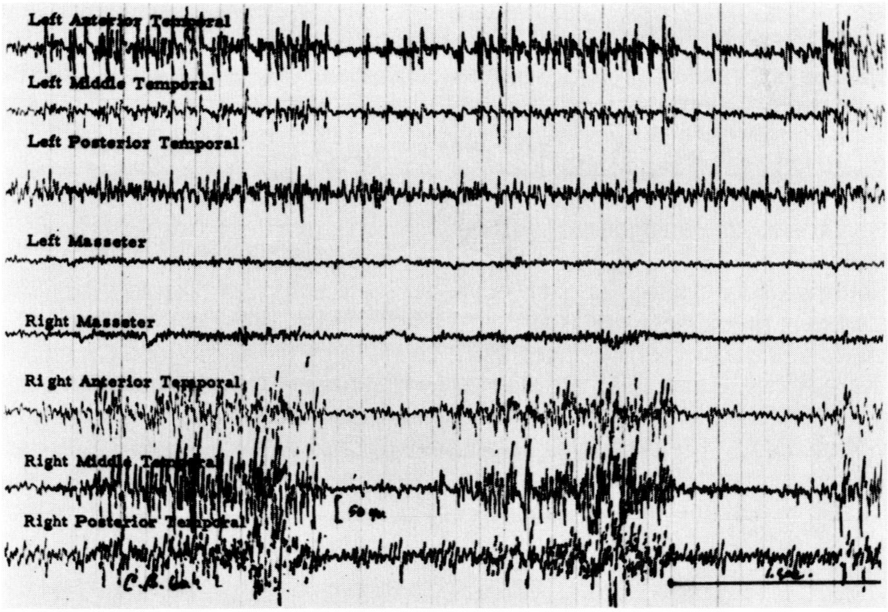

Abb. 4-20 Elektromyogramm eines Probanden, der einen großen Schluck Wasser nimmt. In RK sind starke Interferenzen vorhanden, die initialen Vorkontakte befinden sich rechts. Die Kontraktionsfähigkeit, vor allem der M. temporalis, verläuft sehr unharmonisch.

der RK-Position regelmäßig vorkommen[40, 41, 45]. Die Telemetriestudien von *Glickman* weisen aber darauf hin, daß die RK-Position während des Kauens selten und beim Schlucken nur hin und wieder eingenommen wird[42]. Die Studie zeigte auch, daß nach dem Einschleifen der RK-Vorkontakte diese Stellung während der Funktion nicht öfter eingenommen wird als vorher. *Butler* und *Zander* jedoch berichteten, daß nach dem okklusalen Einschleifen Zahnkontakte in zentrischer Relation während des Kauens und Schluckens vorkommen[29].

Ganz allgemein wird angenommen, daß der Unterkiefer beim Schlucken nach einem eventuellen Kontakt in RK nach IK gleitet[40, 41, 44], wobei die dabei auf die Zähne einwirkenden Kräfte vom jeweiligen Muskeltonus abhängen. Der Muskeltonus richtet sich wiederum nach der psychischen Spannung (Aktivität des fusimotorischen Systems) und den okklusalen Interferenzen.

Die posteriore Verlagerung des Unterkiefers sowie auch das Zusammenbeißen beim Schlucken werden durch Reflexmechanismen verursacht. Die Vermeidung von Vorkontakten während des Schluckens ist daher schwieriger, als eventuellen Vorkontakten während des Kauens aus dem Wege zu gehen (vor allem wenn keine unvermeidbaren Balanceinterferenzen vorhanden sind).

Retrusive oder distale Facetten entstehen also nicht durch die Kaufunktion[1], sondern vor allem durch das Schlucken[2, 45] und eventuell bei Bruxismus. (Bruxismus wird durch RK-Vorkontakte noch am wenigsten verursacht[98].) Während des Wachseins entstehen durch Schlucken bedingte okklusale Kontakte etwa alle zwei Minuten[63], während des Schlafens sind solche Kontakte unregelmäßig und weniger häufig[94]. Durch den doch relativ oft zustande kommenden Zahnkontakt in der Region zwischen RK und IK entstehen dann solche Abrasionsfacetten. Alle übrigen Abrasionsfacetten sind aber durch die Kaufunktion oder durch Bruxismus verursacht.

Während des normalen Schluckens ist die distale Verlagerung des Unterkiefers mit einem nachfolgenden Abgleiten nach IK (slide in centric) verbunden. Dies kann auf dem EMG als synchrone bilaterale Muskelkontraktion identifiziert werden (Abb. 4-19), wenn es in diesem Abschnitt keine Interferenzen gibt. Sind jedoch Vorkontakte zwischen RK und IK vorhanden, so kommt es zu unharmonischen, asynchronen Muskelkontraktionen (Abb. 4-20). Erst die Eliminierung solcher Vorkontakte zwischen RK und IK bewirkt, daß während des Schluckens harmonische Muskelkontraktionen stattfinden.

Beim willentlichen Schlucken oder beim Schlucken eines kleinen Bolus geht der Unterkiefer nicht immer ganz nach RK zurück; der Zahnkontakt geschieht dann irgendwo zwischen RK und IK. Für eine Harmonie zwischen diesem Raum und dem Kiefergelenk und den Muskeln muß nach dem okklusalen Einschleifen das Konzept der *freedom of movement in centric* oder der *long centric* erfüllt sein[70]. Liegt in RK eine Interferenz vor, so folgt dem ersten Schlucken ein zweites Schlucken, das aus der IK-Stellung erfolgt (Abb. 4-21).

Eine Interferenz zwischen RK und IK führt eher zu unharmonischen Muskelkontraktionen während des Schluckens, wenn durch den Vorkontakt ein laterales Abgleiten verursacht wird. Dieses Abgleiten findet sich oft bei Patienten mit dysfunktionellen Kiefergelenkstörungen (s. Kap. 5).

Zusammenfassend kann gesagt werden, daß okklusale Interferenzen zwischen RK und IK einen Einfluß auf das Schlucken haben[108] und daß durch sie eine neuromuskuläre Dysharmonie mit traumatischer Okklusion entstehen kann.

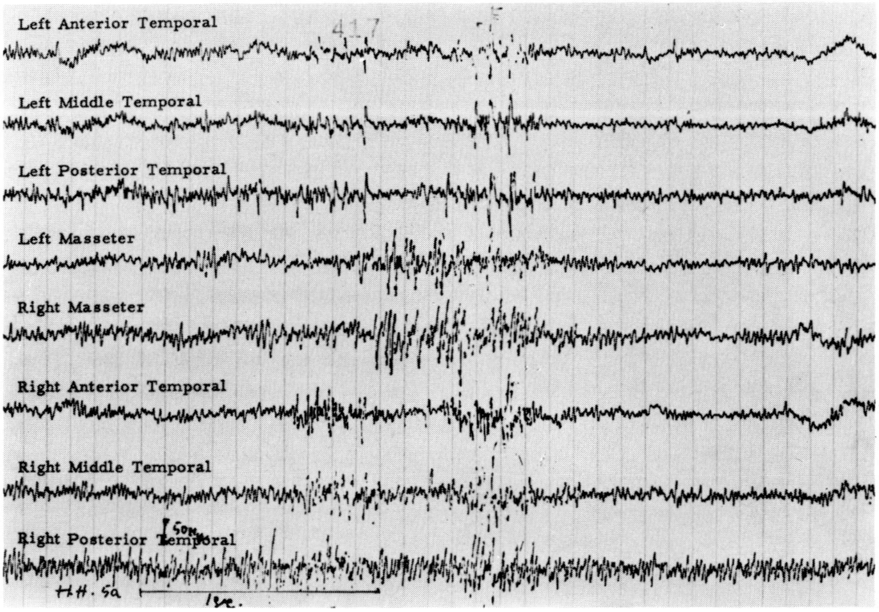

Abb. 4-21 Kurz aufeinanderfolgendes Schlucken mit Interferenzen in RK. Das erste Schlucken mit dem Unterkiefer in RK zeigt unharmonische Muskelaktivität bei nur leichtem Zahnkontakt. Beim zweiten Schlucken ergibt sich ein deutlicher Kontakt der Zähne in IK bei ausgeglichener Muskelaktivität.

Die Bedeutung der Scharnierachsenposition

Mit dem englischen Wort „centric" bezeichnete man ursprünglich die Ausgangslage des Unterkiefers für die funktionellen Bewegungen. In der Realität gibt es aber kein solches Zentrum. Das Wort „centric" bezeichnet heute unter anderem eine funktionelle Beziehung zwischen Ober- und Unterkiefer.

Da es verschiedene Okklusionskonzepte gibt, soll die folgende Erklärung verschiedener Begriffe dazu dienen, die Terminologie etwas klarer zu machen.

Terminologie

Die Zähne haben während des Kauens und Schluckens normalerweise in IK (centric occlusion) Kontakt.

RK (Retrusionskontaktposition) ist eine funktionelle Grenzposition, die normalerweise beim Schluckvorgang und gelegentlich beim Kauen erreicht wird.

RK und IK (CO = centric occlusion) stimmen beim gesunden menschlichen Gebiß normalerweise nicht überein.

Laterale und protrusive Exkursionen kommen bei der normalen Kaufunktion vor; sie finden von IK (centric occlusion) aus statt.

Okklusale Interferenzen zwischen RK und IK rufen eher beim Schlucken als beim Kauen neuromuskuläre Dysharmonien hervor.

Okklusale Interferenzen lateral und vorn von IK rufen eher beim Kauen Muskeldysharmonien hervor.

Okklusale Interferenzen lateral von RK können Bruxismus auslösen, sie interferieren aber nicht mit dem Kauen.

Bei normalem Kiefergelenk und harmonischer Muskulatur ist die RK-Stellung stabil und reproduzierbar.

Eine stationäre Scharnierachsenbestimmung oder die Registrierung des gotischen Bogens ergeben nicht unbedingt die richtige zentrische Relation (CR = centric relation), da Muskelverspannungen das Resultat verfälschen können. Die stationäre Scharnierachse kann nach der Beseitigung der Muskeldysfunktion ihre Position verändern und nachträglich stabil werden.

Ein laterales Abgleiten von RK nach IK *(lateral slide in centric)* kann eine viel größere neuromuskuläre Dysharmonie verursachen als ein reines Abgleiten nach vorn.

Ein reines Abgleiten nach vorn wird gut toleriert, ist aber durch Einschleifen schwierig zu bewerkstelligen und stabil zu erhalten.

Eine kleine, flache Ebene zwischen RK und IK, eine sogenannte lange Zentrik *(long centric, freedom in centric)* ist vereinbar mit der Harmonie von Okklusion, Kiefergelenk und Muskeln.

Okklusale Rekonstruktionen, die nach gnathologischen Prinzipien ausgeführt wurden und bei denen RK und IK übereinstimmen, können von den Patienten gut toleriert werden. Allerdings ist dazu eine gewisse neuromuskuläre Adaptation nötig. Ferner besteht bei solchen Rekonstruktionen die Tendenz, daß erneut eine Abgleitbewegung entsteht[31], wenn sich Zähne verschieben oder die Kiefergelenke sich verändern. Die gnathologischen Prinzipien weisen gegenüber dem viel einfacher zu konstruierenden Prinzip der Long centric keine Vorteile auf.

Die Position, in der größtmögliche Kraft vorhanden ist, sowie die muskelbedingte Zentrik des Unterkiefers, sind nicht genau definierte Positionen des Unterkiefers[19], befinden sich aber im Bereich einer langen Zentrik. Da die Abgleitbewegungen von RK nach IK *(slide in centric)* unterschiedlich groß sind, gibt es keine bestimmbare ideale Länge der *long centric.* Wenn man jedoch von einer korrekten Bestimmung der zentrischen Relation ausgeht und eine gewisse (0,3–0,8 mm) Bewegungsfreiheit in der Long centric vorhanden ist, scheint dies die Anpassungsbreite der überwiegenden Mehrheit der Patienten zu treffen.

Bei einem normalen Gebiß besteht kein Grund, einen *slide in centric* zu behandeln, wenn keine Symptome vorhanden sind.

Bei Patienten mit Bruxismus und funktionellen Kiefergelenkbeschwerden besteht die sicherste Therapie darin, *freedom in centric* zu schaffen, indem die schiefe Ebene durch ein horizontales Plateau ersetzt wird, womit das Abgleiten des Unterkiefers verhindert wird.

Liegt bei Prothesenpatienten die IK-Position 2–3 mm vor CR, so kann die Funktion zwar akzeptabel sein, doch können Muskelspasmen und Schmerzen auftreten[26].

RK ist als funktionelle Grenzposition für das Schlucken äußerst wichtig. Jede Art okklusaler Interferenzen lateral und vorn von RK kann zu okklusalen, neuromuskulären oder Kiefergelenkbeschwerden führen.

Sind irgendwelche okklusalen Probleme vorhanden, so ist die adaptive Fähigkeit oder das Toleranzniveau eines Patienten gegenüber solchen Mängeln äußerst wichtig.

Die zentrische Relation CR ist die einzige Lage des Unterkiefers, die mit oder ohne Zähne reproduzierbar und stabil ist. Verschiedene Autoren messen dieser Unterkieferposition große Bedeutung für die Lösung okklusaler Probleme zu.

Die zentrische Relation CR ist die einzige Position des Unterkiefers, in welcher beide Kiefergelenke harmonisch gegeneinander ausgerichtet sind.

Sowohl das Prinzip der gnathologischen *point centric*[66] als auch das Prinzip von *freedom in centric*[70] sind Behandlungskonzepte. Sie werden im menschlichen Gebiß normalerweise nicht beobachtet.

Die okklusale Stabilität

Das moderne Konzept der dynamischen individuellen Okklusion birgt ein großes Interesse an der okklusalen Stabilität vor, während und nach dentalen und parodontalen Behandlungen. Eine stabile Okklusion hängt von vielen Faktoren ab und ist das Resultat eines Kräftegleichgewichtes, das durch pathologische Vorgänge, wie Parodontitis mit erhöhter Zahnbeweglichkeit, übermäßige Abrasion, Angewohnheiten und dysfunktionelle Muskelkräfte mit okklusalem Trauma, gestört werden kann.

Die auf die Zähne einwirkenden Kräfte sind komplexer, als man üblicherweise annahm. Einige Studien haben sich ausschließlich mit der Größe der Kräfte beim Zubeißen[3, 5, 16, 116], andere mit den orthodontischen Aspekten solcher Kräfte befaßt[28, 50]. Obwohl es über die Mechanik der okklusalen Kräfte[36, 49, 118], die Zahnbeweglichkeit[77], [87] und Zahnkippungen[89] viele Untersuchungen gibt, können daraus wenig Schlüsse auf die Stabilität nach dem okklusalen Einschleifen gezogen werden. Werden gewisse Prinzipien bei solchen Behandlungen nicht berücksichtigt, so können sich daraus Zahnverschiebungen mit neuen Interferenzen ergeben. Das Gleichgewicht eines Zahnes in seiner Umgebung wird durch Faktoren, wie okklusale Kräfte, Zustand des Parodonts, Größe, Form und Anzahl der Wurzeln[81] und Zahnstellung, beeinflußt.

Ein praktisches Prinzip für das Erreichen von Stabilität nach okklusalem Einschleifen ist die Schaffung einer „long centric", damit die zwischen RK und IK auftretenden okklusalen Kräfte parallel zur Zahnlängsachse wirken. Vertikale Kräfte haben weniger die Tendenz, die Zahnmobilität zu erhöhen[13, 22, 25]. Die Längsachse eines Zahnes hängt von seiner Position im Kiefer ab[35], und die Angulation der Achse in mesiodistaler und bukkolingualer Richtung ist selten koinzident (Abb. 4-22).

Eine andere Manifestation okklusaler Stabilität ist das Vorhandensein einer reproduzierbaren Scharnierachsenposition in RK, die durch die Kiefergelenke bestimmt ist. Die RK-Stellung kann durch Dysfunktionen alteriert sein und wird sich durch zahnärztliche Vorbehandlungen entsprechend verändern[120]. Eine stabile Okklusion kann erst nach der Beseitigung dysfunktioneller Schmerzen in den Kiefergelenken und bei entspannten Kaumuskeln erreicht werden.

Die Reaktion des Parodonts auf physiologische Kräfte

Die funktionelle Ausrichtung der parodontalen Fasern kann in histologischen Schnitten festgestellt werden. Deshalb läßt sich auch eine Adaptation des Phasenapparates beobachten, sobald durchbrechende Zähne Okklusalkontakte haben. Aus der Anordnung der parodontalen Fasern von funktionell belasteten Zähnen kann geschlossen werden, daß okklusale Kräfte zu einem großen Teil vom Zement auf dem umgebenden Alveolarknochen übertragen werden. Die supracrestalen Parodontalfasern verbinden die Zähne untereinander und mit dem Alveolarknochen und der Gingiva mit dichtgewobenen Fasern. Die Ausrichtung der Fasern gewährleistet maximale Stabilität für die Zähne und die sie umgebende Gingiva.

Die Kollagenfasern

Die Ausrichtung, die strukturelle Anordnung und die Belastbarkeit der parodontalen Fasern hängt von der Größe, Richtung und Frequenz der okklusalen Kräfte ab. Auch die Morphologie des Parodonts und zum Teil auch der allgemeine Gesundheitszustand eines Individuums spielen dabei eine Rolle.

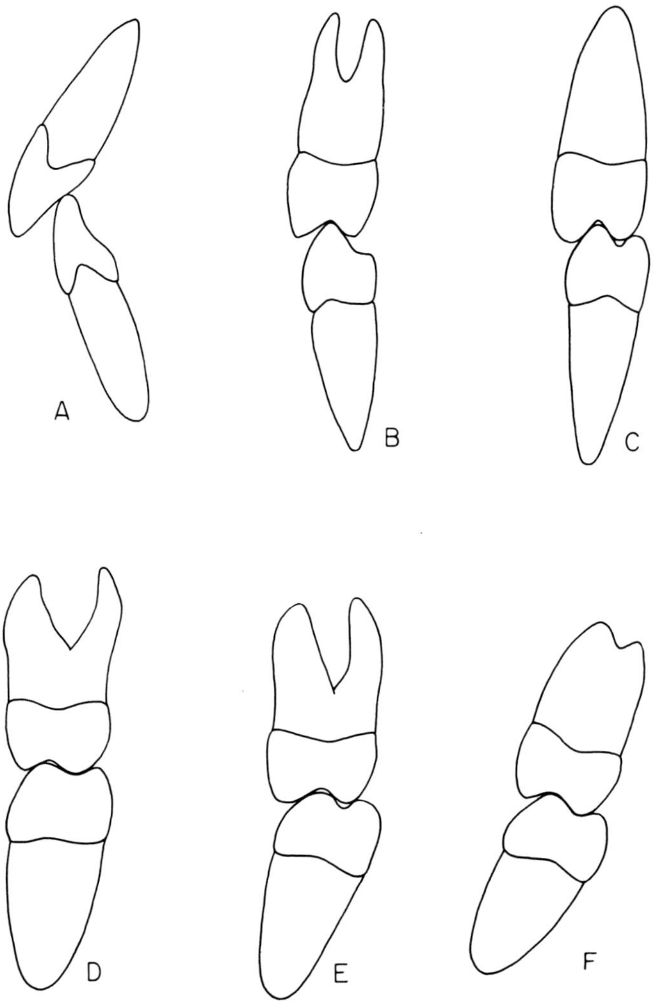

Abb. 4-22 Richtung der Zahnachsen. Bei Einschleifkorrekturen und Gestaltung von Rekonstruktionen ist darauf zu achten, daß die okklusalen Kräfte in Richtung der Zahnachse wirken. A: Inzisiven. B und C: Erste und zweite Prämolaren. D, E und F: Erste, zweite und dritte Molaren. Für die okklusale Stabilität spielen auch die Kräfte von Lippe und Zunge eine Rolle. Dies ist vor allem wichtig bei Frontzähnen, die in IK nicht unbedingt in Okklusion stehen und trotzdem nicht elongieren.

Der Stoffwechsel und der Umbau von reifem Kollagen finden langsam statt; deshalb reagieren die kollagenen Fasern des Parodonts eines Erwachsenen nicht sehr anfällig auf systemische Veränderungen, wenn nicht traumatische Einflüsse eine Reparatur nötig machen. Ist ein Zahn hauptsächlich vertikaler Belastung ausgesetzt, so richten sich die parodontalen Fasern schräg und manchmal auch fast parallel zur Wurzeloberfläche aus[97, 101]. In solchen Fällen sind nur wenige horizontale Fasern anzutreffen. Wird ein Zahn aber hauptsächlich horizontal und lateral belastet, so bilden sich horizontal gerichtete Faserbündel im koronalen und apikalen Bereich der Wurzel aus. Im mittleren Teil der Wurzel scheinen die Parodontalfasern nicht funktionell ausgerichtet zu sein.
Die laterale Belastung eines Zahnes ist innerhalb physiologischer Grenzen erwünscht; dadurch wird die Entwicklung eines starken Parodonts im koronalen Bereich der Wurzel gefördert, womit ein even-

tuell auftretendes okklusales Trauma oder eine Gingivitis weniger Schaden anrichten kann.
Je größer die funktionelle Belastung ist, desto mehr kollagene „Ligamente" befinden sich in der Parodontalmembran. Da die Parodontalmembran jedoch viele Blutgefäße und viel lockeres regeneratives Bindegewebe enthält, ist der Ausdruck „Ligamente" fehl am Platz.
Die Dicke der Parodontalmembran hängt von der funktionellen Belastung ab[32, 65]; bei hauptsächlich horizontaler Belastung verstärkt sie sich im apikalen und koronalen Bereich, während sich der Parodontalspalt im mittleren Drittel der Wurzel verdünnt. Axial gerichtete Kräfte können auch eine Erweiterung des Parodontalspaltes im Bereich von Bi- und Trifurkationen sowie um die Wurzelspitze herum bewirken.
Während okklusale Kräfte als Zugkräfte über die Parodontalfasern auf den Alveolarknochen übertragen werden, wirken andere Kräfte auch direkt als Druck auf die Parodontalmembran und den Knochen. Ein Zahn verhält sich zum Knochen wie ein Kegel in einem Sockel mit einer dazwischenliegenden Membran. Deutsche Forscher beschrieben früher gewisse vaskuläre Anteile des Parodonts als „Glomeruli" und vermuteten bei ihnen stoßabsorbierende Eigenschaften. Später wurde angenommen, daß das Parodontalgewebe gewisse hydraulische Funktionen erfülle[23], wobei das Blut und die interstitielle Flüssigkeit die initialen okklusalen Kräfte auffangen sollte. Diese Theorien lebten wieder auf, als herausgefunden wurde, daß der Pulsschlag Zahnbewegungen zur Folge hat[55]. Auch zeigen Mobilitätsstudien, daß die Zähne nach Anwendung sehr kleiner Kräfte ein wenig ausweichen, was wohl auf gewissen hydrodynamischen Prinzipien beruht[88]. Aber aufgrund der Physiologie ist es nicht wahrscheinlich, daß die funktionellen Kräfte, die beim Kauen und Schlucken wirken, über ein vaskuläres System aufgefangen werden. Die Fähigkeit der Parodontalmembran, der funktionellen Kompression zu widerstehen, hängt sicher von rein physikalischen Eigenschaften des Gewebes ab, wobei diese Belastbarkeit von der Anzahl und dem Zustand der Parodontalfasern sowie auch vom Grad der Polymerisation der Grundsubstanz abhängt. Auch die Gefäßversorgung und die Struktur des Knochens spielen bei großen Belastungen eine Rolle[90]. Da die Parodontalfasern in der Ruhelage gewellt sind, muß ein Zahn etwas bewegt und das Parodont etwas komprimiert werden, bevor die Fasern und der Alveolarknochen belastet werden.
Zähne mit minimaler Funktion zeigen im histologischen Bild keine funktionelle Ausrichtung der Kollagenfasern. Unter solchen Umständen hat die Parodontalmembran Kompressionskräften zu widerstehen. Bei Zähnen, die starken Belastungen ausgesetzt sind, werden die starken Kräfte hauptsächlich durch Zug auf diese Faserbündel übertragen (Abb. 4-23).

Axiale Belastung

Vertikal oder axial gerichtete okklusale Kräfte werden auf die ganze Parodontalmembran übertragen, so daß auf alle Bereiche ein Minimum an Belastung ausgeübt wird. Durch axiale Kräfte wird eine maximale Anzahl schräg gerichteter Fasern belastet. Deshalb ist die physiologische Toleranz des Parodonts bei axialen Kräften größer als bei horizontalen Kräften.

Laterale Belastung

Horizontal oder lateral gerichtete Kräfte belasten relativ kleine apikale und zervikale Flächen des Parodonts. Diese Konzentration von Kompressions- und Zugbelastung kann leicht zu Verletzungen der parodontalen Strukturen führen. Wirken Kräfte mehr in vertikaler Richtung, so überträgt eine größere Fläche der Parodon-

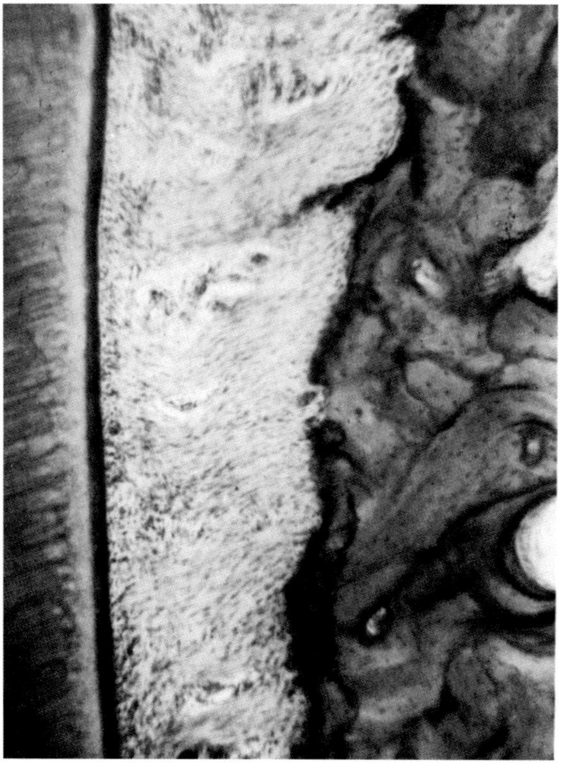

Abb. 4-23 Schnitt durch einen Affenzahn, der okklusal sehr stark belastet wurde. Man beachte die Kollagenfasern und den gut ausgebildeten Alveolarknochen.

talmembran die Kräfte vom Zahn auf den Alveolarknochen. Die konzentrierte Krafteinwirkung auf kleine Flächen wird mehr bei lateral gerichteten als bei axial gerichteten Kräften beobachtet; ein gewisses Maß an horizontaler Belastung ist jedoch auch für das menschliche Parodont normal.

Die physiologische Zahnbeweglichkeit

Mit präzisen Meßmethoden konnte ermittelt werden, daß die physiologische Zahnbeweglichkeit am Morgen am größten ist und dann im Laufe des Tages abnimmt[83]. Hindert man die Zähne daran zu okkludieren, so erhöht dies ihre Mobilität. Es wird vermutet, daß die Zähne extrudieren, sobald die funktionellen Stimuli fehlen[85], die durch das Kauen und Schlucken gegeben sind. Der von der Tageszeit abhängige Zyklus von Veränderungen der Zahnbeweglichkeit wird durch die Frequenz und Größe okklusaler Kontakte während des Schlafens und Wachseins bestimmt.

In einer Langzeituntersuchung, in der sich eine Patientengruppe mit flüssiger Nahrung und eine andere Gruppe mit Normalkost ernährte, konnte kein Unterschied in der Mobilität der Zähne festgestellt werden[84]. Daraus läßt sich schließen, daß die okklusalen Kontakte beim Schlucken für eine stabile Position der Zähne ausreichen.

Durch Streßsituationen erhöht sich die Zahnbeweglichkeit bei Patienten mit Bruxismus, Patienten ohne Bruxismus werden davon jedoch nicht betroffen[84]. Forciertes Kauen auf Zähne mit reduziertem Parodont erhöht deren Mobilität nicht wesentlich[82]; deshalb ist das Schienen solcher Zähne nicht unbedingt indiziert. Die pathologische Zahnbeweglichkeit wird zusammen mit dem okklusalen Trauma in Kapitel 10 besprochen.

Adaptive Veränderungen in den parodontalen Geweben

Die Vaskularität der parodontalen Gewebe nimmt mit zunehmender Belastung des Parodonts ab. Während die funktionell orientierten Kollagenfasern bei großer Belastung an Größe zunehmen, erfüllt die Parodontalmembran mehr und mehr die morphologischen und funktionellen Charakteristika eines Ligaments; allerdings verbleiben in ihr noch einige Blutgefäße und lockeres Bindegewebe.
Bei erhöhter Belastung des Parodonts wird der Alveolarknochen von einer großen Anzahl *Sharpey*-Fasern durchzogen. Auch die Dicke des Knochens und die Anzahl und Ausrichtung der knöchernen Trabekeln unterliegen adaptiven Veränderungen. Bei gewissen Bruxismuspatienten geht dies so weit, daß die gingivale Kontur sich ändert.
Der alveolare Knochen und die dazugehörigen Strukturen unterliegen einer kontinuierlichen physiologischen Reorganisation. Kippt ein Zahn nach mesial, so können zytologisch Knochenresorption und Reparationsvorgänge nachgewiesen werden[97]. Der zuviel resorbierte Knochen wird dann durch Granulationsgewebe ersetzt, in dem gelegentlich Osteoklasten gefunden werden. Diese Reparations- und Regenerationsmechanismen schaffen die Voraussetzung für die Bildung neuer Fasern. Zu einem bestimmten Zeitpunkt ist jeweils nur ein kleiner Anteil des Parodonts im Umbau, während die verbleibenden Fasern unterdessen die Verbindung zwischen Zement und Knochen aufrechterhalten.

Physiologische Zahnverschiebungen

Kommt es bei einem Zahn zur Verschiebung nach einer Seite, so unterscheidet man normalerweise eine *Druck*- und eine *Zugzone*. Bei der physiologischen Mesialwanderung der Zähne befindet sich die Druckzone mesial und die Zugzone distal. Auf der Zugseite findet von den Markräumen her eine Knochenresorption statt; die mit Lamellen versehene Oberfläche auf der Seite des Parodontalspaltes weist auf Knochenapposition hin. Auf diese Weise kann eine normale Dicke der Knochenplatten aufrechterhalten werden. Im Frontzahngebiet ist die bukkale Knochenplatte oft sehr dünn. Werden solche Zähne nach labial bewegt, so können bei ungenügender Knochenapposition Dehiszenzen oder sogar Fenestrationen entstehen.

Zementveränderungen

Die Apposition von Zement setzt sich wahrscheinlich das ganze Leben hindurch fort. Ob die schichtweise Anlagerung von Zement auf Veränderungen in der Belastung eines Zahnes zurückgeführt werden muß, ist immer noch eine offene Frage[47], da die dadurch verursachten strukturellen Anpassungen hauptsächlich im Knochen stattfinden.
Die in das Zement einstrahlenden *Sharpey*-Fasern sind sehr stabile Strukturen, weshalb auch die Zunahme der Zementdicke nur sehr langsam vor sich geht.
Die fortlaufende physiologische Anlagerung von Zement kann durch kleinere traumatische Verletzungen unterbrochen werden. Histologische Präparate haben gezeigt, daß praktisch jeder Zahn beim Erwachsenen solche traumatischen Verletzungen erlitten hat[53]. Obwohl dies der histologische Nachweis einer vorhergegangenen traumatischen Okklusion ist, ist diese oft röntgenologisch nicht festzustellen.
Gegen die Schmelz-Zementgrenze hin

wird das Zement dünner. Die Zementanlagerung im Apexbereich kann als Kompensation für die kontinuierliche Eruption interpretiert werden. Zementhyperplasien können auch bei übermäßig stark belasteten Zähnen gefunden werden, deren funktionelle Kapazität so erhöht wird.

Die adaptive Kapazität des Parodonts

Die adaptive Kapazität der parodontalen Strukturen im Hinblick auf okklusale Belastungen variiert individuell, manchmal sogar bei derselben Person zu verschiedener Zeit. Dabei können psychische wie auch somatische Veränderungen eine Rolle spielen. Eine traumatische Okklusion kann sich theoretisch bei jedem Patienten spontan entwickeln, ohne daß sich an den okklusalen Verhältnissen etwas verändert hat.

Protein- oder Vitamin C-Mangel führt bei Versuchstieren, speziell während des Wachstums, zu einem schwach ausgebildeten Parodont. Aufgrund unzulänglicher Kollagen- und Knochenbildung[117] ist die funktionelle Kapazität dieser Strukturen reduziert. Solche Veränderungen kommen jedoch beim ausgewachsenen Tier selten oder gar nicht vor. Die veränderte Polymerisation der bindegewebigen Grundsubstanz während der Schwangerschaft kann zu einer erhöhten Mobilität der Zähne führen[76]. Die Bedeutung dieser erhöhten Zahnbeweglichkeit für die Ätiologie der traumatischen Okklusion und Parodontitis ist nicht bekannt.

Die adaptive Kapazität oder das sogenannte Toleranzniveau der parodontalen Gewebe bei okklusalen Belastungen trennt die physiologische von der traumatischen Okklusion.

Die normale und die ideale Okklusion

Die normale Okklusion

Eine Beschreibung der normalen Okklusion besteht gewöhnlich darin, die okklusalen Kontakte, die Ausrichtung der Zähne, den horizontalen (overjet) und vertikalen Überbiß (overbite) sowie die Beziehung der beiden Zahnreihen zu definieren[75]. Die Übereinstimmung mit gewissen Standardwerten dient gewöhnlich dazu, zu bestimmen, ob eine Okklusion normal ist.

Das Wort *normal* beschreibt einen Zustand, bei dem keine krankhaften Veränderungen gefunden werden können; eine gewisse physiologische Adaptation muß dabei aber in Betracht gezogen werden. Eine Okklusion kann nicht einfach deshalb normal genannt werden, weil sie gewisse anatomische Voraussetzungen erfüllt. Im Gegenteil, es sollte vor allem der Funktion und den kompensatorischen Mechanismen die größte Bedeutung beigemessen werden.

Es ist bekannt, daß das menschliche Gebiß funktionellen Adaptationen unterworfen ist. Die Okklusion erfährt mit der Zeit gewisse Veränderungen[13], was für die Gesundheit des mastikatorischen Systems nützlich zu sein scheint. Ob solche adaptiven Veränderungen im Kiefergelenk des Erwachsenen vorkommen, ist sehr unwahrscheinlich[77].

Die neuromuskulären Mechanismen dienen offenbar dazu, Unvollkommenheiten zwischen den einzelnen Teilen des mastikatorischen Systems zu kompensieren; diese adaptive Fähigkeit hängt jedoch von der jeweiligen Reizschwelle des Zentralnervensystems (der fusimotorischen Aktivität) ab, die ihrerseits durch emotionale und psychische Spannungen beeinflußt wird[107]. Deshalb müssen okklusale Interferenzen nicht unbedingt neuromuskuläre

oder funktionelle Störungen im mastikatorischen System hervorrufen.
Der enge Zusammenhang zwischen dem peripheren Nervensystem und dem Zentralnervensystem ist bei genauerer Betrachtung für das Studium der Okklusion sehr bedeutsam. Man kann die Okklusion von zwei Seiten betrachten: 1. Man kann sich mit der anatomischen Okklusion beschäftigen, wie sie sich bei einer Untersuchung der funktionellen Verhältnisse im Kausystem darbietet. 2. Man kann sich aber auch damit befassen, wie das neuromuskuläre System auf die Okklusion reagiert.
Funktionsstörungen des Kausystems können durch sehr schwere okklusale Interferenzen im Zusammenhang mit leichter seelischer Anspannung oder aber durch schwere psychische Spannungen zusammen mit ganz leichten okklusalen Interferenzen hervorgerufen werden, wobei das durchschnittliche Toleranzniveau irgendwo zwischen diesen beiden Extremen liegt. Wenn man also die Okklusion eines Patienten analysiert, sollte man auch immer dessen Reaktion auf die Okklusion und die okklusalen Interferenzen berücksichtigen. Die Funktionstherapie der Okklusion wird jedoch, wenn sie sachgerecht durchgeführt wird, in der Regel die Symptome der Dysfunktion des Kauapparats zum Verschwinden bringen, auch wenn die nervöse Spannung und die hohe fusimotorische Aktivität anhalten. Durch die Therapie entsteht eine *Idealokklusion,* ein Zustand also, in dem keine oder kaum eine neuromuskuläre Anpassung erforderlich ist, weil keine okklusalen Interferenzen mehr vorhanden sind. Die Idealokklusion ist ein vollständiges harmonisches Verhältnis zwischen den einzelnen Bestandteilen des Kauapparats sowohl beim Kauvorgang selbst als auch beim Schlucken oder Sprechen.
Um sich den Unterschied zwischen der Normalokklusion und der Idealokklusion zu verdeutlichen, kann man sich beispielsweise ein Vorwärtsgleiten aus der RK-Position in die IK-Stellung von etwa 1–2 mm Ausmaß vorstellen; dies ist ganz normal, denn ein derartiger Gleitvorgang findet sich oft, ohne daß dadurch irgendein Teil des Kausystems beeinträchtigt wird, solange andere Aspekte des Kauapparats ebenfalls funktionell noch im Normalbereich sind. Ähnlich ist auch eine Okklusion auch dann noch als klinisch normal zu betrachten, wenn bei Lateralexkursionen okklusale Interferenzen zu verzeichnen sind, vorausgesetzt, diese Interferenzen lassen sich durch neuromuskuläre Anpassung umgehen und es sind keine klinisch erkennbaren Anzeichen für eine Störung der Kaufunktion oder pathologische Veränderungen des Parodonts vorhanden. Als ideal kann eine solche Okklusion bereits dann nicht mehr gelten, wenn auch nur geringfügige okklusale Interferenzen durch neuromuskuläre Adaptation nicht umgangen werden können und dadurch wie auch immer geartete pathologische Folgen eintreten. Das Konzept der Idealokklusion geht noch über das Fehlen pathologischer Folgen hinaus und stellt Kriterien auf für eine Okklusion, in der eine neuromuskuläre Anpassung nicht erforderlich ist; es geht über eine Okklusion hinaus, in der die Gesundheit des Parodonts und anderer Strukturen des Kauapparats durch die Idealfunktion dauerhaft gewährleistet ist. Die Idealokklusion hat weniger mit anatomischen als vielmehr mit funktionellen Eigenschaften zu tun, wenn auch gute anatomische Verhältnisse die beste Grundlage für eine harmonische Funktion sind.

Die Idealokklusion

Das Konzept der Ideal- bzw. *Optimal*okklusion[15] bezieht sich sowohl auf ein ästhetisches als auch auf ein physiologisches Ideal. Hierbei hat sich der Schwerpunkt immer mehr von rein ästhetischen und anatomischen Standards hin zu der heutigen Sorge um Funktion, Gesundheitszustand und Wohlgefühl verlagert. Umfangreiche elektromyographische Untersuchungen haben die verbreitete klinische Beobachtung bestätigt, daß ästhetische Ideale kaum etwas mit optimaler Funktion und einem gesunden Gebiß zu tun haben.

Neuromuskuläre Harmonie. Für das Wohlbefinden während der Funktion ist es unerläßlich, daß im Kauapparat harmonische neuromuskuläre Verhältnisse herrschen. Diese Harmonie ist gegeben, wenn bestimmte Voraussetzungen bezüglich Kiefergelenkführung und okklusaler Führung erfüllt sind[99]:

1. Stabile Kieferverhältnisse sind erforderlich beim Zahnkontakt in RK-Stellung.
2. Die zentrische Okklusion muß etwas vor der zentrischen Relation (RK) und in der gleichen Sagittalebene liegen wie der Weg des Unterkiefers bei einer geraden protrusiven Bewegung zwischen RK und IK (Abb. 4-24). RK- und IK-Kontakt müssen nicht in der gleichen horizontalen Ebene liegen, jedoch hat eine solche Anordnung einige praktische Vorteile. Der Abstand zwischen RK und IK beträgt im Kiefergelenk ca. 0,1–0,2 mm und auf Zahnhöhe ca. 0,2–0,5 mm.
3. Die Idealokklusion fordert ein ungehindertes Gleiten bei anhaltenden okklusalen Kontakten zwischen RK und IK.
4. Die verschiedenen Exkursionsbewegungen aus RK und IK brauchen völlige Bewegungsfreiheit für gleichmäßig gleitende okklusale Kontakte.
5. Die okklusale Führung bei den verschiedenen Exkursionsbewegungen muß auf der Arbeitsstelle (Funktionsseite), nicht auf der Balanceseite liegen. Wie steil die inzisale oder Höckerführung ist, ist für die neuromuskuläre Harmonie ohne Belang.

Funktionelle Stabilität. Ein anderer ebenso wichtiger Aspekt der Idealokklusion ist die funktionelle Stabilität des Kauapparats. Stabile okklusale Verhältnisse umfassen dauerhafte, stabile und harmonische Verhältnisse zwischen Zähnen und Kiefergelenken.

1. Der Kräftevektor der vollen Interkuspidation muß parallel zur Längsachse aller Seitenzähne liegen und auf den zentralen Teil des Meniskus der Kiefergelenke gerichtet sein.
2. Die Abriebfestigkeit muß gleichmäßig gegeben sein. Auch die Mahleffizienz funktionell gleichartiger Zähne sollte gleich sein.
3. Beim Schließen der Zahnreihen in IK darf auf die Frontzähne keine verschiebende Kraft einwirken.
4. Bei einer funktionellen Okklusion sollte es keine Weichgewebekontakte geben.
5. Es sollte ein ausreichend großer interokklusaler Zwischenraum vorhanden sein.

Kieferorthopädische Klassifikationsschemata beziehen sich mehr auf anatomische und ästhetische Standards als auf die neuromuskuläre Harmonie und die funktionelle Stabilität. Es war nicht möglich, zu einem Konsens über einen numerischen Index oder ein Bewertungssystem zu gelangen, das sich auf Form wie Funktion des Kausystems anwenden läßt.

Auf der Grundlage klinischer und elektromyographischer Studien kann man den Schluß ziehen, daß eine Idealokklusion folgende Voraussetzungen hat:

1. Stabile und harmonische okklusale Verhältnisse in der RK-Postion wie auch im Bereich zwischen RK und IK.
2. Gleiche günstige okklusale Vorbedingungen für bilaterale und protrusive Exkursionen.
3. Optimale Richtung der Kaukräfte zur Erhaltung der Zahnstabilität.

Dieses Konzept der Idealokklusion ermöglicht es dem behandelnden Zahnarzt, solchen Patienten zu helfen, die eine geringe

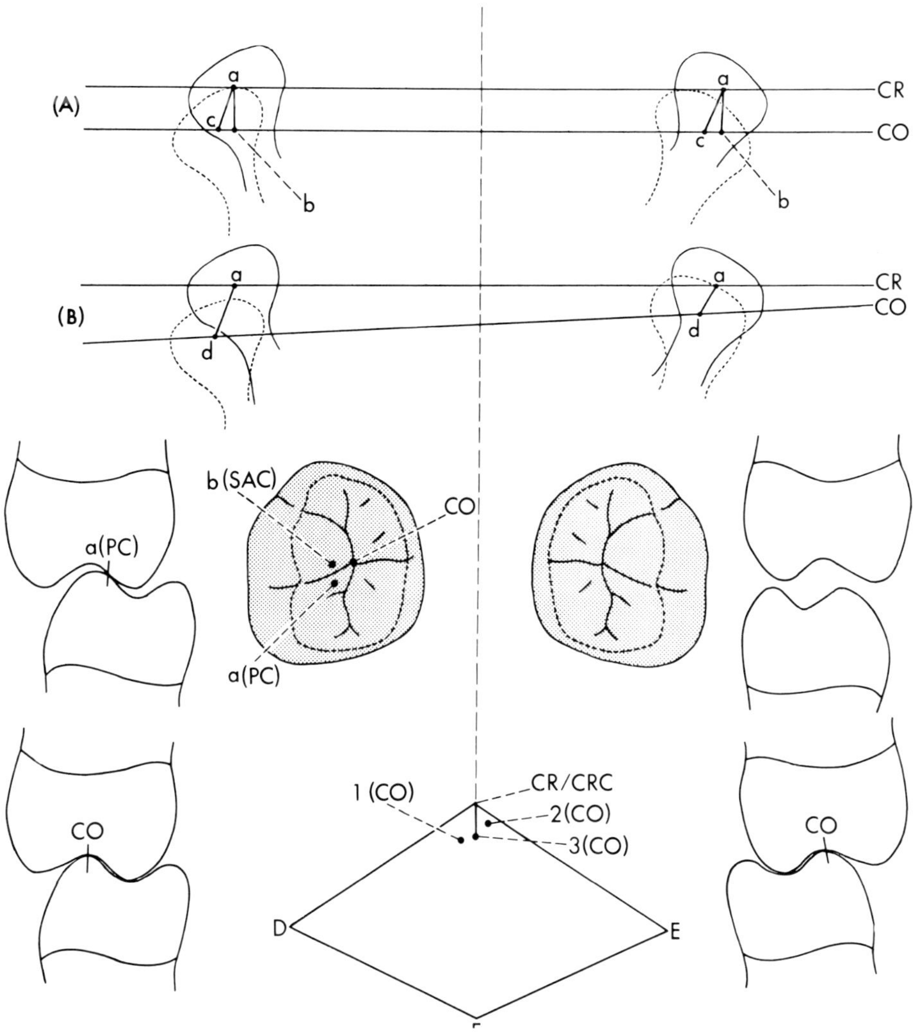

Abb. 4-24 Abhängigkeit des Inzisalpunktes von der Position der Kondylen. A: Die Kondylen sind in a in der am weitesten kranialen Lage zentriert. Beim Schließen des Unterkiefers in dieser Position (RK) entsteht ein Vorkontakt PC, wodurch der Unterkiefer seitlich abgleitet und die Kondylen nach c versetzt werden. Der Inzisalpunkt legt dabei auf der Horizontalebene die Strecke von CR/CRC (= RK) nach 1 (CO) zurück. Daraus kann eine Rotation des Unterkiefers entstehen, wie in B dargestellt. So kann der Inzisalpunkt sich nach 2 (CO) verschieben. Idealerweise sollten sich die Kondylen von RK nach IK nur in der Sagittalebene verschieben (von a nach b). Dabei würde sich der Inzisalpunkt von CR/CRC nach 3 (CO) bewegen. Bei einer totalen Rekonstruktion der Okklusion sollte IK idealerweise wenig vor RK liegen, woraus sich ein Inzisalpunkt bei 3 (CO) ergäbe.

Toleranzschwelle für eine nicht perfekte Okklusion oder einen fortgeschrittenen Verlust der parodontalen Zahnabstützung haben. Es darf dieses „Ideal" jedoch nicht Patienten mit funktionell normaler Okklusion und einem gesunden Parodont aufgedrängt werden.

Taktile Sensibilität und Kaukräfte

Die taktile Sensibilität des Parodonts ist wichtig für die Regulierung der Kaukräfte und für die reflektorische Kieferöffnung (S. 95). Wegen dieser Bedeutung und wegen der Zusammenhänge mit Bruxismus, traumatischer Okklusion und Funktionsstörungen des Kauapparats wird die taktile Sensibilität des Parodonts mit erneutem Interesse betrachtet[62, 64, 109]. Auch die intraorale Telemetrie (Radiowellensender mit Transducern) verspricht, eine Bewertung der dynamischen okklusalen Kräfte bei der physiologischen Kaufunktion, beim Bruxismus und beim Schluckvorgang zu ermöglichen[2].

Veränderungen der okklusalen Kontakte und ihre Aufdeckung

In frühen Untersuchungen der *Wahrnehmungsschwelle* für Fremdkörper zwischen den Zähnen kamen *Theil*[112] und *Hollstein*[56] auf Werte von 20–100 μm. Später berichtete *Kraft,* daß es unmöglich sei, Körper von unter 20 μm Größe zwischen den Zähnen zu bemerken[64]; *Tryde* dagegen fand einen Wert von nur 10 μm[114]. *Siirilä* und *Lane* haben gezeigt, daß einige Personen Fremdkörper von nur 8 μm Stärke bemerkten und daß Körper über 60 μm stets registriert wurden[109]. Die taktile Wahrnehmungsschwelle beim Kauvorgang soll 60mal so hoch liegen (0,91 mm), als wenn keine Nahrung vorhanden ist (0,015 mm)[86]. Aus diesen Untersuchungen wird recht deutlich, daß die Rezeptoren des Parodonts imstande sind, extrem geringe Veränderungen der Okklusion wahrzunehmen; sie unterstreichen die klinische Beobachtung, daß ganz geringfügige Diskrepanzen der Okklusion schon in der Lage sind, das Kausystem zu beeinflussen. Ob grundlegende Unterschiede in der Sensibilität des Parodonts eventuell zum Teil dafür verantwortlich sind, daß manche Menschen sich nicht einmal an ganz geringe okklusale Interferenzen gewöhnen können, ist nicht bekannt. Ein deutlicher Unterschied zwischen der sensorischen Wahrnehmungsschwelle des normalen Parodonts und des erkrankten oder durch Bruxismus beeinträchtigten Parodonts wurde noch nicht gefunden[69].

Münch und *Schriever* stellten fest, daß eine auf die Zähne ausgeübte Kraft von nur 0,015 N bereits wahrgenommen wird[79]; die Ergebnisse von Messungen in unserem eigenen Labor zeigen jedoch, daß einige Personen bereits Kräfte von 0,006 N oder darunter wahrnehmen können. Da es möglich ist, daß eine Anpassung der Druckrezeptoren der parodontalen Membran stattfindet, kann man die Erregungsschwelle der Druckrezeptoren zur Zeit noch nicht angeben. Es scheint wahrscheinlich, daß sich die Rezeptoren an eine geringe, kontinuierliche Krafteinwirkung anpassen, aber wohl nicht an intermittierende dynamische Kräfte; dies erklärt vielleicht, warum das neuromuskuläre System kieferorthopädische Kräfte toleriert, aber versucht, mit einer traumatischen Okklusion verbundenen okklusalen Interferenzenen auszuweichen.

Anderson und *Picton* zeigten, daß eine Krone, die 0,5 mm höher als die Kauebene liegt, eine Belastung des Zahns bedeutet, die doppelt so hoch ist wie normalerweise[8]. Dieser geringe Kraftzuwachs wurde so interpretiert, daß er auf die Existenz eines selbstregulierenden Schutzmechanismus hindeutet (vermutlich die Sensibilität des Parodonts und die neuromuskuläre Regulierung). Da es unwahrscheinlich scheint, daß die Rezeptoren der parodontalen Membran sich an solche „hohen" Restaurationen anpassen, muß es zu schützenden Vermeidungsstrategien kommen, natürlich innerhalb der Grenzen der Toleranz und der Bestandteile des Kausystems.

Belastung beim Kauvorgang

Die Belastung beim Kauvorgang ist nicht nur von Person zu Person unterschiedlich[10]. Sie variiert auch bei einer einzigen Person von Augenblick zu Augenblick[5] und steigt gegen Ende der Kausequenz. Bei einer Untersuchung der Kaukräfte fand *Anderson,* daß die Gesamtbelastung eines Zahns im Oberkiefer bei einem Biskuit 150 N, bei einer Karotte 140 N und bei Fleisch 70 N beträgt[6]. Auch beim Schlukken war die Belastung – außer bei der Karotte – erhöht[5]. Diese Untersuchungen legen den Schluß nahe, daß die Kaukräfte zu einem gewissen Grad von der Art der eingenommenen Nahrung abhängen und daß diese Kräfte nahe der Zentrik stärker sind als lateral. Wie diese Belastung beim Fehlen von stützendem Gewebe reguliert wird, ist unklar. Daß die Kaukräfte (Gesamtbelastung eines Zahns im Oberkiefer) bei Fleisch geringer waren als beim Biskuit[5], führt zu der Annahme, daß die Art der Nahrung wichtig ist, was mögliche exzessive Krafteinwirkungen betrifft. Ein nicht nachgiebiger Fremdkörper, der unvermutet in der Nahrung wahrgenommen wird, löst den Kieferöffnungsreflex aus.

Ißt man dagegen harte Süßigkeiten, werden diese tendenziell so lange umherbewegt, bis sie sich ohne übermäßigen Kraftaufwand zermahlen lassen. Es ist teilweise die Erfahrung, die uns sagt, ob ein Gegenstand ohne übermäßige Kraft zermahlen werden kann und wie stark die Kräfte bei verschiedenen Nahrungsmitteln sein müssen, damit die Wahrscheinlichkeit exzessiver Kaukräfte minimiert wird. Eine Kraft kann als exzessiv gelten, wenn sie einen schmerzhaften Reiz oder eine Verletzung hervorruft[7]. Angesichts von Vermeidungsstrategien und der Tatsache, daß die Kräfte geringer sind, als man dies von „hohen" Restaurationen erwarten würde, scheint es nur logisch anzunehmen, daß okklusale Interferenzen wenigstens potentiell zu exzessiven Krafteinwirkungen führen können, besonders wenn Schutzmechanismen umgangen werden[8].

Die bisher verfügbaren Daten, die im wesentlichen auf statischen Kraftmessungen beruhen, haben ergeben, daß die durchschnittliche maximale Kaukraft bei erwachsenen Männern zwischen 450 und 700 N liegt. Aber es wurden auch stärkere Kräfte gemessen[57, 61, 116], z. B. beträgt die maximale Beißkraft bei den ersten Molaren bei Eskimos ca. 2500 N. Die Beißkraft ist im Molarenbereich (500 N) wesentlich stärker als im Bereich der Inzisiven (300 N)[102]. Es gibt eine schwache Korrelation zwischen Beißkraft und allgemeiner Muskelstärke[30]. Die Beißkraft ist bei Bruxismuspatienten größer als bei Gesunden und bei Männern größer als bei Frauen[52]. Die maximale Beißkraft hängt mit der Gesichtsmorphologie zusammen[59, 102]. Die stärksten Kräfte wurden registriert bei vorgeneigtem Unterkiefer, geringerer anteriorer als posteriorer Gesichtshöhe, geringerem Gonionwinkel, Parallelverlauf von Okklusallinie und unterem Rand des Unterkiefers und breitem Oberkiefer. Es besteht die Meinung, daß die Gesichtsform von der Stärke der Kaumuskulatur beeinflußt wird[59]. Die maximale Beißkraft wird durch Dysfunktion und Schmerzen im Kausystem verringert, kann sich aber nach Behandlung wieder normalisieren[52, 71].

Natürlich hängt die Beißkraft auch mit den Ernährungsgewohnheiten und mit der Art und Weise zusammen, in der die Zähne benutzt werden. Überdurchschnittliche Kaukräfte wären bei Menschen zu erwarten, bei deren Ernährung zähe Nahrung eine große Rolle spielt. Aber dennoch müssen diese Kräfte noch innerhalb der Grenzen des von den stützenden Strukturen Tolerierbaren liegen. Bei einer Anästhetisierung des Parodonts erhöht sich die Beißkraft[30]. Es ist naheliegend anzunehmen, daß die Sensibilität der parodontalen Membran hilft, die Kaukräfte so zu dosieren, daß die Toleranzschwelle des Zahnhalteapparats nicht überschritten wird.

Literatur

1. Aarstad, T.
The Capsular Ligaments of the Temporomandibular Joint and Retrusion Facets of the Dentition in Relationship to Mandibular Movements (tr. by Helga Christie). Oslo Akad. Forlag., 1954.
2. Adams, S. H., und Zander, H. A.
Functional tooth contacts in lateral and in centric occlusion. J. Am. Dent. A., 69: 465, 1964.
3. Adler, P.
Sensibility of teeth to loads applied in different directions. J. Dent. Res., 26: 279, 1947.
4. Ahlgren, J.
Patterns of echewing and malocclusion of teeth. A clinical study. Acta Odont. Scandinav., 25: 3, 1967.
5. Anderson, D. J.
Measurement of stress in mastication. I. J. Dent. Res., 35: 664, 1956.
6. Anderson, D. J.
Measurement of stress in mastication. II. J. Dent. Res., 35: 671, 1956.
7. Anderson, D. J., und Picton, D. C. A.
Toothg contact during chewing, J. Dent. Res., 36: 21, 1957.
8. Anderson, D. J., und Picton, D. C. A.
Masticatory stresses in normal and modified occlusion. J. Dent. Res., 37: 312, 1958.
9. Bates, J. F., Stafford, G. D., und Harrison, A.
Masticatory function – a review of the literature. I. The form of the masticatory cycle. J. Oral Rehabil., 2: 281, 1975.
10. Bates, J. F., Stafford, G. D., und Harrison, A.
Masticatory function – a review of the literature. II. Speed of movement of the mandible, rate of chewing and forces developed in chewing. J. Oral Rehabil., 2: 349, 1975.
11. Bates, J. F., Stafford, G. D., und Harrison, A.
Masticatory function – a review of the literature. III. Masticatory performance and efficiency. J. Oral Rehabil., 3: 57, 1976.
12. Bennett, N. G.
A contribution to the study of the movements of the mandible. Odont. Sec. Roy. Soc. Med. Trans., 1: 79, 1908.
13. Beyron, H. L.
Characteristics of functionally optimal occlusion and principles of occlusal rehabilitation. J. Am. Dent. A., 48: 648, 1954.
14. Beyron, H. L.
Occlusal relations and mastication in Australian aborigines. Acta Odont. Scandinav., 22: 597, 1964.
15. Beyron, H. L.
Optimal occlusion. Dent. Clin. North Am., 13: 537, 1969.
16. Black, G. V.
The force exerted in the closure of the jaws. Dent. Cosmos, 37: 469, 1895.
17. Bonwill, W. G. A.
The geometrical and mechanical laws of the articulation of the human teeth – the anatomical articulator. In Litch, W. F.: The American System of Dentistry. Vol. 2. Philadelphia, Lea Brothers, 1887.
18. Boos, R. H.
Occlusion from rest position. J. Prosthet. Dent., 2: 575, 1952.
19. Boos, R. H.
Vertical centric and functional dimensions recorded by gnathodynamics. J. Am. Dent. A., 59: 682, 1959.
20. Bosma, J. F.
Deglutition: Pharyngeal stage. Physiol. Rev., 37: 275, 1957.
21. Boucher, C. O.
Current Clinical Dental Terminology. St. Louis, The C. V. Mosby Company, 1963.
22. Box, H. K.
Twelve Periodontal Studies. Toronto, University of Toronto Press, 1940.
23. Boyle, P. E.
Kronfeld's Histopathology of the Teeth. 4th ed. Philadelphia, Lea & Febiger, 1955.

24. Brewersdorff, H. J.
Electrognathographie. Deutsche Zahn-, Mund- u. Kieferh., 48: 99, 1967.

25. Brietner, C.
Alteration of occlusal relations induced by experimental procedures. Am. J. Orthod., 29: 277, 1943.

26. Brill, N., et al.
Mandibular positions and mandibular movements. Br. Dent. J., 106: 391, 1959.

27. Brill, N., Schubeler, S., und Tryde, G.
Influence of occlusal patterns on movements of the mandible. J. Prosthet. Dent., 12: 255, 1962.

28. Burstone, C. J., Baldwin, J. J., und Lawless, D. T.
Application of continuous forces of orthodontics. Angle Orthod., 31: 1, 1961.

29. Butler, J. H., und Zander, H. A.
Evaluation of two occlusal concepts. Paradont. Acad. Rev., 2: 5, 1968.

30. Carlsson, G. E.
Biteforce and chewing efficiency. In Kawamura, Y.: Frontiers of Oral Physiology. Vol. 1. Physiology of mastication. 4th ed. Basel, S. Karger, 1974.

31. Celenza, F. V.
The centric position: replacement and character. J. Prosthet. Dent. 30: 591, 1973.

32. Coolidge, E. D.
The thickness of the human periodontal membrane. J. Am. Dent. A., 24: 1260, 1937.

33. Cunninghgam, P. D., und Basmajian, J. V.
Electromyography of genioglossus and geniohyoid muscles during deglutition. Anat. Rec., 165: 401, 1969.

34. Davenport, H. W.
Physiology of the Digestive Tract. Chicago, Year Book Medical Publishers, Inc., 1961.

35. Dempster, W. T., Adams, W. J., und Duddles, R. A.
Arrangement of the roots of the teeth. J. Am. Dent. A., 67: 779, 1963.

36. Dempster, W. T., und Duddles, R. A.
Tooth statics: equilibrium of a free-body. J. Am. Dent. A., 68: 652, 1964.

37. Doty, R. W., Richmond, W. H., und Storey, A. J.
Effect of medullary lesions in coordination of deglutition. Exp. Neurol., 17: 91, 1967.

38. Eggleston, W. B., und Echelberry, J. W.
An Electromyographic and Functional Evaluation of Treated Orthodontic Cases. Master's thesis, University of Michigan, 1961.

39. Gibbs, C. H., et al.
Functional movements of the mandible. J. Prosthet. Dent. 26: 604, 1971.

40. Gillings, B. R. D., Kohl, J. T., und Graf, H.
Study of tooth contact patterns with the use of miniature radio transmitter. Digest, 4th Internat. Conf. on Med. Elect., 1961.

41. Gillings, B. R. D., Graham, C. H., und Duckmanton, N. A.
Jaw movements in young adult men during speech. J. Prosthet. Dent., 29: 616, 1973.

42. Glickman, I., et al.
Functional occlusion as revealed by miniaturized radio transmitters. Dent. Clin. North Am., 13: 667, 1969.

43. Goldberg, L. J.
Motoneuron mechanisms: reflex controls. In Sessle, B. J. und Hannam, A. G. (Eds.): Mastication and Swallowing. Biology and Clinical Correlates. Toronto, University of Toronto Press, 1976.

44. Graf, H.
Occlusal forces during function. In Rowe, N. H. (Ed.): Occlusion Research in Form and Function (Symposium Proceedings). Ann Arbor, The University of Michigan Press. 1975.

45. Graf, H., und Zander, H. A.
Tooth contact patterns in mastication. J. Prosthet. Dent., 13: 1055, 1963.

46. Guichet, N. F.
Applied gnathology: why and how. Dent. Clin. North Am., 13: 687, 1969.

47. Gustafson, A. G., und Person, P. A.
The relationship between the direction of Sharpey's fibers and the deposition of cementum. Odont. Tidsk., 65: 452, 1956.

48. Gysi, A.
The problem of articulation. Dent. Cosmos, 52: 1, 1910.

49. Haack, D. C., und Weinstein, S.
Geometry and mechanics as related to tooth movement, studied by means of two-dimensional model. J. Am. Dent. A., 66: 157, 1963.

50. Halderson, H., Johns, E. E., und Moyers, R.
Selection of forces for tooth movement. Am. J. Orthod., 39: 25, 1953.

51. Hannam, A. G., et al.
The relationship between dental occlusion muscle activity and associated jaw movement in man. Arch. Oral Biol., 22: 25, 1977.

52. Helkimo, E., Carlsson, G., und Corneli, Y.
Bite force in patients with functional disturban-

ces of the masticatory system. J. Oral Rehabil., 2: 397, 1975.

53. Henry, J. L., und Weinman, J. P. The pattern of resorption and repair of human cementum. J. Am. Dent. A., 42: 270, 1951.

54. Hildebrand, G. Y. Studies in the masticatory movements of the human lower jaw. Scandinav . Arch. Physiol., 61: 190, 1931.

55. Hofmann, V. M. Zur Oszillographie des gingival Pulses. Deutsche zahnärztl. Ztschr., 19: 765, 1964.

56. Hollstein, W. Untersuchungen über das „Dickenunterscheidungsvermögen" bei natürlichen Zähnen und insbesondere bei festsitzendem und herausnehmbarem abgenutzten Ersatz. Deutsche Monatsschr. f. Zahnh., 51: 385, 1933.

57. Howell, A. H., und Manly, R. S. An electronic strain gauge for measuring oral forces. J. Dent. Res., 27: 705, 1948.

58. Ingervall, B. Retruded contact position of the mandible. A comparison between children and adults. Odont. Rev., 15: 130, 1964.

59. Ingervall, B., und Helkimo, E. Masticatory muscle force and facial morphology in man. Arch. Oral Biol., 23: 203, 1978.

60. Jankelson, B., Hoffman, G. M., und Hendron, J. A. Physiology of the stomatognathic system. J. Am. Dent. A., 46: 375, 1953.

61. Jenkins, G. N. The Physiology of the Mouth. Oxford, Blackwell Scientific Publication, 1953.

62. Kawamura, Y., und Watanube, M. Studies on oral sensory threshold. Med. J. Osaka Univ., 10: 291, 1960.

63. Kerr, A. C., Lea, C. S., und Moody, S. A method of measuring the frequency of swallowing in man. J. Dent. Res., 39: 668, 1960.

64. Kraft, E. Raum und Ordnungsgefühl und Tastsinn in der Mundhöhle. Deutsche zahnärztl. Ztschr., 17: 365, 1962.

65. Kronfeld, R. Histologic study of the influence of function on the human periodontal membrane. J. Am. Dent. A., 18: 1242, 1931.

66. Lucia, V. O. The gnathological concept of articulation. Dent. Clin. North Am., 6: 183, 1962.

67. Lund, J. P. Evidence of a central neural pattern generator regulating the chewing cycle. In Anderson, D. J., und Matthews, B. (Eds.): Mastication. Bristol, John Wright and Sons, Limited, 1976.

68. Manly, R. S. Factors affecting masticatory performance and efficiency among young adults. J. Dent. Res., 30: 874, 1951.

69. Manly, R. S., et al. Oral sensory thresholds of persons with natural and artificial dentitions. J. Dent. Res., 31: 305, 1952.

70. Mann, A. W., und Pankey, L. D. Oral rehabilitation. J. Prosthet. Dent., 10: 135, 1960.

71. Markland, G., und Molin, C. Horizontal isometric muscle force of the mandible. Acta Odont. Scand., 30: 97, 1972.

72. McNamara, J. A., Jr. Neuromuscular and skeletal adaptation to altered orofacial function. Center for Human Growth and Development. Ann Arbor, The University of Michigan, 1972.

73. Messerman, T., Reswick. J., und Gibbs, C. Investigation of functional mandibular movements. Dent. Clin. North Am., 13: 629, 1969.

74. Moller, E. The chewing apparatus. An electromyographic study of the action of the muscles of mastication and its correlation with facial morphology. Acta Physiol. Scandinav., 69: Suppl. 28, 1966.

75. Moyers, R. E. Handbook of Orthodontics. 3rd ed. Chicago, Year Book Medical Publishers, Inc., 1973.

76. Muhlemann, H. R. Periodontometry, a method for measuring tooth mobility. Oral Surg., 4: 1220, 1951.

77. Muhlemann, H. R. Ten years of tooth-mobility measurements. J. Periodontol., 31: 110, 1960.

78. Munch, J. V., und Schriever, H. Sensibility of teeth to loads in different directions. J. Dent. Res., 26: 279, 1947.

79. Murphy, T. D. A biometric study of the helicoidal occlusal plane of the worn Australian dentition. Arch. Oral Biol., 9: 255, 1974.

80. Nevakari, K. An analysis of mandibular movement from rest to occlusal position: a roentgenographic-cephalometric investigation. Acta Odont. Scandinav., 14: Suppl. 10, 1956.

81. O'Leary, T. J.
An instrument for measuring horizontal tooth mobility. J. Periodontol., 1: 249, 1963.

82. O'Leary, T. J.
Tooth mobility. Dent. Clin. North Am., 13: 567, 1969.

83. O'Leary, T. J., Rudd, K., und Nabers, C.
Factors affecting horizontal tooth mobility. Periodontics, 4: 308, 1966.

84. O'Leary, T. J., et al.
The effect of a "tube-type" diet and stress-inducing conditions on tooth mobility. J. Periodontol., 38: 222, 1967.

85. O'Leary, T. J., et al.
The effect of mastication and deglutition on tooth mobility. Periodontics, 5: 26, 1967.

86. Öwall, B., und Moller, E.
Oral tactile sensibility during biting and chewing. Odont. Rev., 25: 327, 1974.

87. Parfitt, G. J.
Measurement of the physiological mobility of individual teeth in an axial direction. J. Dent. Res., 39: 608, 1960.

88. Parfitt, G. J.
The dynamics of a tooth in function. J. Periodontol., 32: 102, 1961.

89. Picton, D. C. A.
Tilting movements of teeth during biting. Arch. Oral Biol., 7: 151, 1962.

90. Picton, D. C. A.
Some implications of normal tooth mobility during mastication. Arch. Oral Biol., 9: 565, 1964.

91. Pommerenke, W. T.
A study of the sensory areas eliciting the swallowing reflex. Am. J. Physiol., 84: 36, 1928.

92. Posselt, U.
The physiology of mastication. J. West. Soc. Periodont., 9: 40, 1961.

93. Posselt, U.
Studies in the mobility of the human mandible. Acta Odont. Scandinav., 10: Suppl. 10, 1952.

94. Powell, R. N.
Tooth Contact during Sleep. Thesis, University of Rochester, 1963.

95. Preiskel, H.
The canine teeth related to Bennett movement. Br. Dent. J., 131: 312, 1972.

96. Preiskel, H. W.
Observations on Bennett movement. Dent. Pract. Dent. Rec., 22: 79, 1972.

97. Ramfjord, S. P., und Kohler, C. A.
Periodontal reaction to functional occlusal stress. J. Periodontol., 30: 95, 1959.

98. Ramfjord, S. P.
Bruxism, a clinical and electromyographic study. J. Am. Dent. A., 62: 21, 1961.

99. Ramfjord, S. P.
Dysfunctional temporomandibular joint and muscle pain. J. Prosthet. Dent., 11: 353, 1961.

100. Ramfjord, S. P., und Hiniker, J. J.
Distal displacement of the mandible in adult rhesus monkeys. J. Prosthet. Dent., 16: 491, 1966.

101. Ramfjord, S. P., und Ash, M. M., Jr.
Periodontology and Periodontics. Philadelphia, W. B. Saunders Company, 1979.

102. Ringqvist, M.
Isometric bite force and its relationship to dimensions of the facial skeleton. Acta Odont. Scandinav., 31: 35, 1973.

103. Rix, R. E.
Deglutition and the teeth. Dent. Rec., 66: 103, 1946.

104. Schumacker, G. H.
Morphologische und funktionelle Studien an den Kaumuskeln bei verschiedenen Gebißanomalien. Deutsche Zahn-, Mund- u. Kieferh., 39: 272, 1963.

105. Schweitzer, J. M.
Transograph and transographic articulation. J. Prosthet. Dent., 7: 595, 1957.

106. Schweitzer, J. M.
Masticatory function in man. J. Prosthet. Dent., 11: 625, 1961.

107. Sessle, B. J., und Hannam, A. G. (Eds.)
Mastication and Swallowing. Biological and Clinical Correlates. Toronto, University of Toronto Press, 1976.

108. Shanahan, T. E. J., und Leff, A.
Manidbular and articular movements. II. Illusion of mandibular tracings. J. Prosthet. Dent., 12: 82, 1962.

109. Siirilä, H. S., und Lane, P.
The tactile sensibility of the periodontium to slight axial loadings of the teeth. Acta Odont. Scandinav., 21: 415, 1963.

110. Steiner, J. E., Mineman, J., und Litman, A.
Time sequence of the activity of the temporal and masseter muscles in healthy young human adults during habitual chewing of different test foods. Arch. Oral Biol., 19: 29, 1974.

111. Tallgren, A.
An electromyographic study of the response of the certain facial and jaw muscles to loss of teeth and subsequent complete denture treatment. Odont. Tidsk., 69: 383, 1961.

112. Theil, E.
Bis zu welchem Grade kann die Tastfähigkeit der menschlichen Zahnreihenglieder festgestellt werden? Deutsche Monatsschr. f. Zahnh., 49: 270, 1931.

113. Trapozzano, V. R.
Test of balanced and nonbalanced occlusions. J. Prosthet. Dent., 10: 476, 1960.

114. Tryde, G., Frydenberg, O., und Brill, N.
An assessment of the tactile sensibility in human teeth. Acta Odont. Scandinav., 20: 233, 1962.

115. Tulley, W. J.
Methods of recording patterns of behaviour of the oro-facial muscles using the electromyograph. Trans. Brit. Soc. Study Orthodont., 88, 1953.

116. Uhlig, H.
Über die Kaukraft. Deutsche zahnärztl. Ztschr., 8: 30, 1953.

117. Waerhaug, J.
Effect of C-avitaminosis on the supporting structures of the teeth. J. Periodontol., 29: 87, 1958.

118. Weinstein, S., et al.
On an equilibrium therapy of tooth position. Angle Orthod., 33: 1, 1963.

119. Wictorin, L., Hedegaard, B., und Lundberg, M.
Masticatory function. A cineradiographic study. III. Position of the bolus in individuals with full complement of natural teeth. Acta Odont. Scandinav., 26: 213, 1968.

120. Williamson, E. H., et al.
The effect of bite plane use on terminal hinge axis location. Angle Orthod., 47: 25, 1977.

Zweiter Teil

Epidemiologie und Ätiologie von Dysfunktionen des Kauapparats

Dysfunktionen des Kauapparats umfassen alle Disharmonien in den funktionellen Beziehungen zwischen den Zähnen und dem Zahnhalteapparat, Ober- und Unterkiefer, den Kiefergelenken, der Gesichtsmuskulatur, der Kaumuskulatur und der Blut- und Nervenversorgung dieser Strukturen.

Die Folgen von Dysfunktionen sind vielfältig. Dazu gehören Verletzung des Parodonts, des Kiefergelenks oder der Mundschleimhaut. Andere Folgen sind die Schädigung der Zähne durch Hyperaktivität oder Myalgien der Kaumuskulatur und Funktionsstörungen beim Kauen und Schlucken.

Dieser Teil des Buches konzentriert sich auf die Epidemiologie und Ätiologie des Bruxismus, okklusionsbedingter parodontaler und anderer Traumen und des Kiefergelenk- und Muskeldysfunktionssyndroms. Die Zahl der Patienten, die sich wegen funktioneller Erkrankungen des Kauapparats in Behandlung begeben, ist deutlich gestiegen. Beim Kiefergelenk- und Muskeldysfunktionssyndrom ist dieser Trend sehr ausgeprägt. Es ist aber umstritten, ob diese Zunahme von einem höheren Auftreten der Störung herrührt oder daher, daß sich mehr Patienten auch behandeln lassen, oder von beidem.

Die meisten Untersuchungen, die sich mit solchen Dysfunktionen befassen, basieren auf klinischem Material; es gibt nur wenige epidemiologische Untersuchungen. Daten über die Häufigkeit der Dysfunktion sind aus verschiedenen Gründen verwirrend; diese werden im Zusammenhang mit den einzelnen Dysfunktionen in diesem Teil des Buches abgehandelt. Die Hauptschwierigkeit bei der Interpretation der Daten liegt in der Konfusion hinsichtlich der Definition der Dysfunktion und in der Wahl der zugrundeliegenden Bevölkerung. Besonders interessant ist die Information über die Behandlungsbedürftigkeit, die potentiellen Behandlungswünsche und die Morbidität der Dysfunktion. Im Licht dieser Daten ist die Dysfunktion für die klinische Praxis wie für Maßnahmen zur Verbesserung der Volksgesundheit besonders wichtig und wird daher in diesem Teil abgehandelt.

Die ätiologischen Faktoren der Dysfunktionen des Kauapparats sind vielgestaltig. Es ist strittig, welche relative Bedeutung den verschiedenen Mechanismen, die mit der Dysfunktion zusammenhängen, beigemessen werden soll. So wurde das Kiefergelenk- und Muskeldysfunktionssyndrom von vielen Autoren als nichtorganisches (funktionelles) oder organisches Phänomen, als entzündlicher und degenerativer Prozeß, als Folge eines Traumas oder als Teil einer diagnostischen Untergruppe beschrieben. Diese Untergruppen, die aus diagnostischen und therapeutischen Gründen eingeführt wurden, sind keine allgemeinen klinischen Entitäten, sondern können Teil verschiedener Störungen sein. Eines der Anliegen dieses Teils des Buches ist es, die verschiedenen Erklärungen für die Ätiologie von Dysfunktionen des Kausystems ins rechte Licht zu rücken.

Die Ätiologie und Eigenschaften des *Bruxismus* werden in Kapitel 5 detailliert beschrieben. Die doppelte Kausalität von Okklusionsfaktoren und psychischer Belastung sind zwar intensiv untersucht und beschrieben worden, doch ist die relative Bedeutung dieser Faktoren nach wie vor umstritten. Eines der Ziele dieses Teils des Buches ist es, die jeweilige Bedeutung angesichts neuerer Erkenntnisse erklärend darzustellen. Von besonderem Interesse ist die Bedeutung des Bruxismus für die Ätiologie von Parodontopathien und die mechanische Genese der Kiefergelenk- und Muskeldysfunktion.

Das *okklusale Trauma* ist das Diskussionsthema von Kapitel 6. Okklusales Trauma umfaßt die Wirkung abnormaler Kräfte auf parodontale Strukturen oder auf Teile des Kausystems aufgrund der Okklusion. Das Erkennen prädisponierender Faktoren für die Ätiologie des okklusalen Traumas ist wichtig für Prävention und Therapie. Ein wichtiges Anliegen dieses Kapitels ist es, einen Mechanismus zu besprechen, der die Rolle des okklusalen Traumas für Entwicklung und Fortbestehen einer Dysfunktion erklärt.

Die parodontale Reaktion auf die okklusalen Kräfte ist Schwerpunkt von Kapitel 7. Die histopathologischen Eigenschaften der Gewebe nach Traumaeinwirkung sind die Grundlage für die Diskussion des parodontalen Traumas bei der Initiierung und Entwicklung von Parodontopathien. Vom histologischen Standpunkt aus ist parodontales okklusales Trauma detailliert beschrieben worden, aber die Bedeutung parodontaler Läsionen infolge okklusalen Traumas ist stark umstritten. Hauptsächlich soll in diesem Kapitel die Histopathologie parodontaler Läsionen, die mit okklusalem Trauma verbunden sind, beschrieben und eine biologische Grundlage für die klinischen Aspekte von okklusalem Trauma dargestellt werden.

Die Beschreibung des Kiefergelenk- und Muskeldysfunktionssyndroms in Kapitel 8 ist ein Überblick über unser heutiges Wissen über die Epidemiologie und Ätiologie der Kiefergelenkdysfunktion. Es werden mehrere wichtige Aspekte dieses Dysfunktionssyndroms besprochen, auch ältere und heutige Vorstellungen und die Gründe für Traumen und Schmerzen bei diesem Syndrom. Ein wichtiges Element dieses Kapitels sind die Abbildungen zur Histopathologie der traumatischen Arthritis und Osteoarthritis des Kiefergelenks. Eines der Hauptanliegen dieses Kapitels ist es, die Rolle von Streß und okklusalen Faktoren beim Kiefergelenk- und Muskeldysfunktionssyndrom zu zeigen. Die erfolgreiche Behandlung des Syndroms besteht oft in der Beseitigung okklusaler Probleme und der Heilung von Verletzungen überall im Kauapparat. Die Heilung von Verletzungen kann durch Nichtbehandlung der Okklusion oder durch systemische Faktoren, wie eine rheumatoide Arthritis, verzögert oder verhindert werden. Daher muß eine angemessene Behandlungsplanung nicht nur auf der genauen Kenntnis der Pathogenese des Kiefergelenk- und Muskeldysfunktionssyndroms beruhen, sondern auch auf einer korrekten Diagnose. Diagnostische Überlegungen werden in Teil 3 behandelt.

Bruxismus und andere Parafunktionen: Epidemiologie, Ätiologie und klinische Bedeutung

Das Wort Bruxismus wird aus dem französischen Begriff *la bruxomanie* abgeleitet, der erstmals im Jahre 1907 von *Marie* und *Pietkiewicz*[44] erwähnt wurde. *Frohman*[22] war (1931) wahrscheinlich der erste, der das nichtfunktionelle Pressen und Knirschen mit den Zähnen mit dem Wort Bruxismus bezeichnete. Aber schon vor 100 Jahren beschrieb *Black*[2] die abnormale Abnutzung von Zähnen, die durch nichtfunktionelle Tätigkeiten verursacht wurde; und obwohl *Karolyi* den Ausdruck Bruxismus nicht gebrauchte, hat er doch schon 1901 für dieses Krankheitsbild die noch heute üblichen Konzepte entwickelt[31]. Auch andere Ausdrücke wurden schon anstelle von Bruxismus verwandt: *neuralgia traumatica (Karolyi)*[33], *Karolyi*-Effekt *(Weski)*, occlusal habit neurosis *(Tishler)*,[70] und *Parafunktionen (Drum)*[15, 16]. *Miller* nannte das unbewußte nächtliche Knirschen *Bruxismus* und im Gegensatz dazu das Knirschen bei Tage *Bruxomanie*[45]. Die Tendenz, bei Ärger oder Aggressionen mit den Zähnen Geräusche zu machen, ist schon seit Urzeiten bekannt und wurde schon mehrfach bei Mensch und Tier beschrieben[47]. Bei unspezifischen plötzlich auftretenden nervlichen Belastungen und auch bei körperlichem Streß (Lastentragen, Sport) werden die Zähne oft in Kontakt gebracht[71]. Auch wenn Mißmut und Emotionen unterdrückt werden, werden die Kiefer gewöhnlich aufeinandergepreßt. Diese Aktivitäten werden jedoch nicht als Bruxismus betrachtet.

Auch andere Parafunktionen, die nichts mit Bruxismus zu tun haben, kommen häufig vor:

- Zubeißen in einer abnormalen Position des Unterkiefers,
- Lippen-, Zungen- und Wangenbeißen,
- gewohnheitsmäßig Fingernägelbeißen, Beißen auf Bleistift, Tabakpfeife und Haarnadeln,
- gewohnheitsmäßig mit den Fingern auf die Zähne drücken.

Obwohl alle diese Tätigkeiten einen psychogenen Hintergrund haben und dem Abbau von Streß dienen, werden sie nicht als Bruxismus bezeichnet.

Nichtfunktionelle Unterkieferbewegungen mit Zahnkontakt können auch bei Patienten mit spastischen Störungen vorkommen; sie haben deshalb nichts mit Bruxismus zu tun[17, 51]. Bei Kindern mit behinderter Gehirnfunktion kommt Bruxismus jedoch öfter vor[39].

Das gewohnheitsmäßige Zusammenpressen der Zähne

Wie schon erwähnt, ist das Aufeinanderpressen der Kiefer häufig bei erhöhtem Muskeltonus während psychischer und physischer Belastung zu finden. Dabei ist es schwierig, zwischen normalem und pathologischem Aufeinanderpressen zu unterscheiden. Das abnormale Zusammenpressen der Kiefer *(Centric bruxism)* findet oft über mehrere Stunden während des Ta-

ges oder während der Nacht statt. Da es unbewußt ist und dabei keine Geräusche entstehen, weiß der Patient oft nicht, daß er eine solche Angewohnheit hat.
Beim Vorgang des Pressens ist keine sichtbare Bewegung festzustellen; doch können einige Zähne bis zu einem gewissen Grad ausweichen. Oft wird der Unterkiefer beim Pressen zwischen RK und IK hin und her bewegt. Dabei ist zu bedenken, daß Diskrepanzen von 0,02 mm schon als störend empfunden werden können. Die okklusale Abnutzung kann nur während der Zahnkontakte stattfinden. Die Stärke dieser Kontakte ist abhängig von verschiedenen Faktoren, wie:

- Beschaffenheit der Stützstrukturen des Zahnes,
- Form der Zahnwurzeln,
- Verhältnis von Kronen- zur Wurzellänge,
- Position eines Zahnes,
- Härte der Okklusionsfläche (auch zahnärztliche Materialien).

Aus all diesen verschiedenen Faktoren kann sich in einem Gebiß ein ungleiches Abrasionmuster mit ungleichen Zahnkontakten ergeben. Deshalb ist die Ätiologie des Kieferpressens die gleiche wie für Bruxismus. Wird ein sehr präzises okklusales Einschleifen oder eine eventuelle Schienentherapie durchgeführt, so kann nachträglich elektromyographisch ein verringerter Muskeltonus festgestellt werden. Für das Pressen ist aber die Beziehung zu diesen okklusalen Triggerfaktoren weniger gut bewiesen als für exzentrische Parafunktionen der Zähne. Dazu muß man noch mehr über die Bedeutung des Muskeltonus und des Interokklusalraumes wissen.

Die Epidemiologie des Bruxismus

Die Statistiken über das Vorkommen von Bruxismus variieren beträchtlich je nach Herkunft und Interpretation der Daten. Bruxismus wird unbewußt über Reflexmechanismen ausgeübt und wird daher von den meisten Patienten nicht bemerkt, es sei denn, sie werden von jemandem darauf aufmerksam gemacht. Deshalb ist allein das Vorkommen von Bruxismus bisher schwer zu untersuchen gewesen. Heute kann jedoch die Aktivität der Kaumuskeln während des Tages und während der Nacht elektronisch überprüft werden. Am meisten wird Bruxismus unbewußt während der Nacht ausgeübt, daneben aber oft auch während des Tages in Streßsituationen.
In einer ausgedehnten elektromyographischen Studie mit 167 Patienten konnte von *Kraft* gezeigt werden, daß etwa die Hälfte aller Patienten während des Schlafens mit den Zähnen knirschte, während die anderen Patienten die Zähne nur zusammenbissen[34]. Die Muskelaktivität variierte zwischen einigen wenigen Kontraktionen bis zu 259 Kontraktionen. Der Mittelwert lag bei 8 Kontraktionen, jede weniger als 1 Sekunde lang. Nur 11 % der Patienten übten lang andauernde Kontraktionen von 2,5–60 Sekunden aus. Bei 67 % der Patienten war die Muskelaktivität gleichmäßig über die ganze Nacht verteilt; bei den übrigen Patienten trat sie vor dem Einschlafen und nach dem Erwachen gehäuft auf.
Das aus Fragebogen oder Anamnesen abzuleitende Vorkommen von Bruxismus beträgt nur 8[54]–15 %[57]. Befragt man aber Familienmitglieder und nimmt man alle Daten und Symptome zusammen, so gibt es bei etwa 60–90 % aller Patienten[4, 8, 21, 37] und 78 % aller Kinder von 2 bis 5 Jahren[62] Bruxismus und Parafunktionen. Bei den 10- bis 13jährigen Kindern liegt jedoch nur in 10 bis 15 % der Fälle Bruxismus vor. Kennt man diese Zahlen, so hatte *Karolyi* im Jahre 1902 gar nicht so unrecht, wenn er

sagte, daß praktisch jedermann hie und da mit den Zähnen knirsche.

Die Ätiologie des Bruxismus

Die meisten Wissenschaftler sind sich darüber einig, daß eine enge Beziehung zwischen psychischem Streß und Bruxismus besteht[69]. Die auslösenden Faktoren sind dabei unterdrückte Aggressionen, emotionelle Spannungen, Ärger, Angst und Frustrationen. Über die Rolle der Okklusion in der Ätiologie und Behandlung von Bruxismus ist man sich jedoch nicht so einig. Um die Jahrhundertwende maß *Karolyi* den psychischen wie den okklusalen Faktoren gleich viel Bedeutung zu[31]. Er postulierte, daß schon kleine okklusale Interferenzen oder nur eine scharfe Kante Auslöser für Bruxismus sein können[31]. Diese Ansicht wurde von *Tishler* vor mehr als 50 Jahren unterstützt[70].

In den letzten 20 Jahren gab es viele neurophysiologische und klinische Studien zum Vorkommen und zur Ätiologie des Bruxismus. Diese Studien wurden auf der Basis von EEG, EMG, Telemetrie und anderen Techniken auch am schlafenden Patienten durchgeführt, wobei man die Bruxismuskontakte von den beim Schlucken auftretenden Kontakte klar trennen kann. Es konnte eine große Anzahl von Bruxismuskontakten während des Schlafs registriert werden, jedoch bestanden individuelle Unterschiede[34, 53, 58]. Während dieser Aktivität übersteigen die Muskelkräfte die bei der Kaufunktion auftretenden Werte um ein Mehrfaches[5].

Anfangs wurde berichtet, daß Bruxismus hauptsächlich während des REM-Stadiums (rapid eye movement) auftrete[52], in welchem sich das Muster der Hirnströme und die Puls- und Atemfrequenz ändern[65]. Da in diesem Stadium auch geträumt wird, wurde Bruxismus mit dem Träumen in Zusammenhang gebracht. Neuere Ergebnisse zeigten aber, daß Bruxismus in allen Schlafstadien vorkommen kann[58], vor allem aber während des Tiefschlafs auftritt[23]. Mit der Pulsfrequenz scheint ein gewisser Zusammenhang zu bestehen, das EEG-Muster hat jedoch nichts mit dem Bruxismus zu tun[58].

Neurophysiologische Studien und Bruxismus

Es ist bewiesen, daß Streß die Aktivität der Kaumuskeln bei Mensch und Tier erhöht[10, 14, 29, 72, 73, 74]. Der Zusammenhang zwischen dieser erhöhten Aktivität und Bruxismus ist aber nicht sehr klar. Bei Patienten unter Streß wurden häufigere und zeitlich ausgedehntere okklusale Kontakte beobachtet als bei Patienten ohne Streß[9, 36, 72]. Eine Erhöhung der Zahnbeweglichkeit nach Streßsituationen spricht auch für diese Theorie[26, 48]. Mit einer Anzahl von Studien hat man herauszufinden versucht, welche Art von Streß Bruxismus verursache[28]. Bei Affen hatten induzierte Frustrationen eine Erhöhung der Bißaktivität zur Folge[27]. Ferner wurden Charaktereigenschaften von Bruxismuspatienten untersucht[25]. Dabei stellte sich heraus, daß Bruxismuspatienten ängstlicher sind[66, 67] und auch mehr Frustrationen haben, wobei sie Feindseligkeitsgefühle nicht zeigen, sondern unterdrücken. Patienten ohne Bruxismus können ihre Frustrationen jedoch eher an einem Objekt oder an einer anderen Person abreagieren. Ferner kommt Bruxismus auch bei Patienten mit Neurosen gehäuft vor[13].

Rhythmische Kieferbewegungen, die dem Bruxismus ähnlich sind, konnten schon durch elektrische Stimulation des Nucleus amygdalideus oder anderer niedriger Gehirnregionen[59, 61] ausgelöst werden. Auch dem limbischen System wurde schon eine Bedeutung bei den neuralen Komponenten des Bruxismus zugeschrieben[60], da es durch emotionale Reaktionen, wie Aggression, stimuliert werden kann.

Die Bedeutung der Okklusion für die Ätiologie des Bruxismus

Fast alle wissenschaftlichen Arbeiten geben als ätiologische Faktoren für Bruxismus Streß und okklusale Interferenzen an[35]. So konnte bei Tieren in Gefangenschaft Bruxismus ausgelöst werden[7, 54]. Auch beim Menschen läßt sich Bruxismus durch die Schaffung okklusaler Interferenzen erzeugen[56]. Verschiedene Autoren behaupten auch, daß sie die abnormale Muskelaktivität, die bei Bruxismus auftritt, mit okklusaler Therapie stark reduzieren oder eliminieren können[54, 63]. Balanceinterferenzen sind am ehesten auslösende Faktoren für Bruxismus[54], jede andere okklusale Interferenz kann aber das gleiche bewirken[7, 54, 56].
Fast jedermann hat irgendeine okklusale Interferenz; dennoch haben relativ wenige Leute Bruxismusprobleme. Auch treten diese Probleme nur in gewissen Lebensphasen auf. Zwischen Patienten mit okklusalen Abnormitäten und einer Kontrollgruppe besteht kein Unterschied hinsichtlich des Vorkommens von Bruxismus[43]. In einer Gruppe von 2000 Patienten mit normaler Okklusion hatten 1,8–6,8% Bruxismus[3]. In einer anderen gleich großen Gruppe mit Malokklusion und funktionell inadäquater Okklusion waren es 12–18,4%. Dieser Prozentsatz ließ sich nach okklusalem Einschleifen noch auf 4,2–7,2% senken. Die allgemeine Erklärung dieses Phänomens ist, daß es eine variable Toleranzschwelle für okklusale Interferenzen gibt, die bei Streß die Tonusaktivität der Kaumuskeln beeinflußt[54].
Normalerweise sollten nozizeptive Reflexe zur Entwicklung eines Funktionsmusters führen, das die okklusalen Interferenzen meidet. Beim Bruxismus werden aber solche Interferenzen gesucht und dabei weit stärker belastet als bei normaler Kaufunktion. Mit anderen Worten, das durch Bruxismus hervorgerufene Trauma ist selbstverschuldet, und es versagen dabei alle Schutzmechanismen. Der inhibitorische Effekt der nozizeptiven Reflexsignale scheint durch das Zentralnervensystem ausgeschaltet zu werden; eventuell spielen dafür auch periphere Reize eine Rolle[49, 75].
Es konnte auch gezeigt werden, daß Bruxismus temporär durch Biofeedback oder durch die Senkung des Streßniveaus zum Abklingen gebracht werden kann, womit die große Bedeutung des Zentralnervensystems ersichtlich wird[30].
Studien weisen darauf hin, daß Streß den Muskeltonus der Kaumuskeln durch gamma-efferente oder fusimotorische Aktivität sowie auch durch myostatische Reflexaktivität erhöhen kann[24]. Dadurch läßt sich aber nicht erklären, warum die Schutzmechanismen ausgeschaltet werden. Man könnte zu dem Schluß kommen, daß beim Bruxismus ein Selbstbestrafungsmechanismus mit im Spiele ist.
Bruxismus kann zu Schmerzen im mastikatorischen System führen[11], die in den Muskeln, im Parodont oder den Kiefergelenken auftreten können. Durch die Schmerzen kann es zu einer unharmonischen, abnormalen Muskelaktivität mit erhöhtem Verletzungsrisiko kommen. Dieses Unwohlsein hat auch einen Einfluß auf das Zentralnervensystem. Nach einem Zahnarztbesuch können sich gewisse Patienten dann folgendermaßen äußern: „Diese neue Füllung macht mich wahnsinnig!" Der Teufelskreis nimmt somit kein Ende.
Der hypertone und manchmal schmerzhafte Zustand der Kaumuskeln beim Bruxismus[54] kann durchaus mit den bei Stenotypistinnen auftretenden Myalgien in den Hals- und Armmuskeln oder mit Rückenschmerzen verglichen werden[42]. In Studien konnte gezeigt werden, daß 76% von 157 Bruxismuspatienten auch in anderen Muskeln Schmerzen hatten[20], 37% von

136 Patienten mit Bruxismus und Kiefergelenkbeschwerden waren schon vorher wegen Myalgien oder Schmerzen im Bereich von Rücken, Schulter, Hinterkopf, Armen und Beinen behandelt worden[18]. In einer Kontrollgruppe ohne Bruxismus hatten nur 6% der Patienten schon vorher unter Muskelschmerzen gelitten. Es kann vermutet werden, daß bei Patienten mit Bruxismus und allgemein abnormaler Muskelaktivität die normalen Regulationsmechanismen für die propriozeptiven und sensorischen Impulse fehlen[41]. So ist es möglich, daß sonst unbedeutende okklusale Interferenzen zu auslösenden Faktoren für Bruxismus werden.
Bei Bruxismuspatienten kann praktisch immer irgendeine okklusale Interferenz gefunden werden. Durch die Eliminierung der Interferenzen durch Okklusionsschienen[61] oder sorgfältiges okklusales Einschleifen[54] reduziert sich die Muskelaktivität auf normale Werte. Okklusale Interferenzen sind jedoch nicht immer leicht zu lokalisieren. Vor allem bei verspannten Patienten mit hypertonen Kaumuskeln kann es Mühe bereiten, posteriore Interferenzen zwischen RK und IK zu diagnostizieren. So läßt sich auch erklären, daß einige Autoren über Bruxismuspatienten berichten, die keine okklusalen Interferenzen haben. Da für Bruxismus vor allem auch Streßfaktoren wichtig sind, tritt er nur während ganz gewisser Zeiten auf. Bei Studenten ist dies jeweils während der Examensvorbereitungen der Fall. Prämenstruelle Spannung ist ein anderer Faktor, der Bruxismus begünstigt. Durch die Eingliederung von Okklusionsschienen kann diesen Patienten Erleichterung verschafft werden, womit das eingangs erwähnte Konzept über den Zusammenhang von okklusalen Faktoren und Streß bestätigt wird.

Die Bedeutung des Bruxismus

Bruxismus kann einen signifikanten Einfluß auf das Parodont, die Zähne, die umliegenden Muskeln und die Kiefergelenke haben[55], er kann auch Kopfschmerzen auslösen[1, 46].
Karolyi postulierte als erster, daß die nächtlichen Kontraktionen des M. masseter ein Hauptfaktor in der Ätiologie der *Pyorrhöe* sein könnten[31, 32]. Er machte auch die Kontraktionen der Lippen- und Zungenmuskeln für parodontale Schäden verantwortlich[33].

Parodontale Gewebeveränderungen

Gewebeveränderungen durch okklusales Trauma können durch Bruxismus hervorgerufen werden. Da die pathologischen Veränderungen jedoch im Apexbereich vorkommen, glaubt man, daß Bruxismus keine Gingivitis oder gar Taschenbildung auslösen kann.
Bruxismus führt nicht notwendigerweise zu pathologischen Veränderungen der parodontalen Gewebe. Die natürliche Reaktion des Parodonts auf Überbelastungen ist eine kompensatorische Hypertrophie der parodontalen Strukturen, Verdickung des Alveolarknochens mit Anpassen der Knochentrabekel, Erweiterung der Parodontalmembran mit Einbau von Kollagenfasern und gut ausgebildetem Zement. Klinisch läßt sich eine erhöhte Zahnbeweglichkeit feststellen[27]. Bei jüngeren Patienten kann die Reaktion des Parodonts auf Bruxismus mit der Adaptation an starke Belastung verglichen werden, wie sie bei Eskimos und bei den australischen Ureinwohnern festgestellt wurde.

Verletzungen des Parodonts

Die Wahrscheinlichkeit von Verletzungen des Parodonts durch Bruxismus hängt von den prädisponierenden Faktoren für ein

okklusales Trauma ab. *Thielemann* konnte beobachten, daß bei Patienten mit steilen Höckern das Parodont eher Schaden nahm, wenn laterale Kräfte auf solche Zähne einwirkten[68]. Rein mechanisch wird die Wurzel mehr belastet, wenn solche Kräfte an der Höckerspitze anstatt in der Fossa angreifen. Bukkolinguale Belastungen sind traumatischer als mesiodistale Belastungen, vorausgesetzt – die Zähne haben gute Approximalkontakte. Wirkt eine Belastung wegen Zahnverlusts auf nur wenige Zähne, so treten bei Bruxismus eher Verletzungen des Parodonts auf. Wenn systemische Erkrankungen wie Skorbut oder Proteinmangel vorliegen, kann Bruxismus auch zu Verletzungen führen, vor allem bei jungen Patienten. Liegt eine Parodontitis vor, so wird durch Bruxismus viel eher ein okklusales Trauma bewirkt, das dann zu Verletzungen des Gewebes führt, indem die destruktive Parodontitis beschleunigt wird[38]. In solchen Fällen kann dann ein Schienen der Zähne indiziert sein.
Von *Eschler* und anderen Autoren wurde behauptet, daß eine Parodontitis besonders für Bruxismus disponiere, weil durch sie der Tonus der Kaumuskeln erhöht wird[19]. Durch Zahnverschiebungen und gingivale und parodontale Entzündungen können Interferenzen entstehen, die dann einen Auslösefaktor für Bruxismus darstellen[12]. Bei Bruxismus kann oft eine Hypertrophie der Kaumuskeln diagnostiziert werden[50].

Schädigung der Zahnkrone

Oft erleidet die Zahnhartsubstanz durch Bruxismus mehr Schaden als das Parodont. Durch die erhöhte Abrasion kann die Zahnlänge wesentlich reduziert werden. Dies kann zu Pulpitis, Exponierung der Pulpa oder Absterben der Pulpa führen. Oft werden auch scharfe Schmelzkanten, frakturierte Zähne und Rekonstruktionen und in Einzelfällen auch apikale Strangulationen der Pulpa vorgefunden.

Dysfunktionelle Schmerzen

Bruxismus ist in sehr vielen Fällen für das Auftreten von dysfunktionellen Muskel- und Gelenkschmerzen verantwortlich (s. Kap. 8 u. 11).

Kopfschmerzen

Studien weisen darauf hin, daß Bruxismus zu chronischen Kopfschmerzen führen kann. Eine Erklärung könnte sein, daß die gestörte Blutzirkulation der verspannten Muskeln den Schmerz erzeugt[1, 43, 46].

Okklusale Parafunktionen und Bruxismus

Das habituelle Aufeinanderpressen der Kiefer in Malpositionen und das Beißen auf Fremdkörper, Lippe, Zunge und Wange dienen zum Ablassen emotionaler und psychischer Spannungen. Solche Gewohnheiten basieren gewöhnlich nicht auf okklusalen Interferenzen, wie dies beim Bruxismus der Fall ist. Der einzige Effekt okklusaler Interferenzen auf solche Tätigkeiten ist ein erhöhter Muskeltonus. Die Eliminierung dieser Interferenzen könnte deshalb dabei helfen, solche Parafunktionen, die ja meist wie Bruxismus nur temporär auftreten, zu beseitigen.
Andere solche Angewohnheiten können mit bestimmten Berufen in Verbindung gebracht werden. Näherinnen beißen Fäden ab, Schreiner und Sattler halten Nägel zwischen den Frontzähnen, und Glasbläser halten ein Rohr mit den Zähnen. Solche „Parafunktionen" haben natürlich keinen okklusalen oder psychischen Hintergrund.
Pressen und Knirschen mit den Zähnen kann auch durch spastische Störungen verursacht werden. Ein okklusales Einschleifen kann bei solchen Patienten hel-

fen, diese Parafunktionen zu vermindern und die Unterkieferbewegungen besser zu koordinieren.
Das durch Bruxismus hervorgerufene Mißbehagen an den Zähnen, Kaumuskeln und Kiefergelenken führt oft zu psychischer Spannung und Gereiztheit, wodurch sich der Muskeltonus wiederum erhöht und der Bruxismus verstärkt.

Literatur

1. Berlin, R., und Dessner, L.
Bruxism and chronic headache. Odont. Tidsk., 68: 261, 1960.
2. Black, G. V.
Abrasion of the teeth. In Litch, W. F. (Ed.): American System of Dentistry. Philadelphia, Lea Brothers, 1886.
3. Bofer, H.
Grundlagen der Therapie der Hauptformen des (nächtlichen) Zähneknirschen. Ost. Z. Stomat., 52: 449, 1955.
4. Bozens, P. J.
Value of autosuggestion in the therapy of bruxism and other biting habits. J. Am. Dent. A., 27: 1773, 1940.
5. Brewer, A. A.
Prosthodontic research in progress at the School of Aerospace Medicine. J. Prosthet. Dent., 13: 49, 1963.
6. Brill, N., Schubeler, S., und Tryde, G.
Aspects of occlusal sense in natural and artificial teeth. J. Prosthet. Dent., 12: 123, 1962.
7. Budtz-Jørgensen, E.
A three-months study in monkeys of occlusal dysfunction and stress. Scandinav. J. Dent. Res., 88: 171, 1980.
8. Bundgaard-Jörgensen, F.
Afslapingsovelse som led i behandling av habituelle dysfunctioner i mastikations apparatet. Odont. Tidsk., 58: 448, 1950.
9. Butler, J. H., und Stallard, R. E.
Physiologic stress and tooth contact. J. Periodont. Res., 4: 152, 1969.
10. Chaney, D. S., und Andreasen, L.
Relaxation and neuromuscular tension control and changes in mental performance under induced tension. Percept. Mot. Skills, 34: 677, 1972.
11. Christensen, V.
Facial pain and internal pressure of masseter muscle in exyperimental bruxism in man. Arch. Oral Biol., 16: 1021, 1971.
12. Clark, G. T., und Love, R.
The effect of gingival inflammation on nocturnal masseter muscle activity. J. Am. Dent. A., 102: 319, 1981.
13. Clemmensen, S.
Neuromuscular basis of parafunction. In Lipke, D., und Posselt, U.: Parafunction of the Masticatory System (Bruxism). J. West. Soc. Periodont., 8: 133, 1960.
14. Drinkwater, B. L., Flint, M. M., und Cleland, T. S.
Somatic response and performance levels during anticipatory physical threat stress. Percept. Mot. Skills, 27: 539, 1968.
15. Drum, W.
Parodontose als Autodestruktionsvorgang und Hinweise für die Prophylaxe. Berliner Arztbl., 71: 300, 1958.
16. Drum, W.
Neue Wege in der sozialen Prothetik. Zahnärztl. Mitt., 48: 10 und 44, 1960.
17. Earl, C. H.
Disturbances of mastication associated with some neurological disorders. In Anderson, D. J., und Matthews, B. (Eds.): Mastication. Bristol, John Wright and Sons, Limited, 1976.
18. Eggen, S.
Nevromuskular spenning som aarsak til kjeveleddslidelser. Norsk Tand. Tidsk., 64: 123, 1954.
19. Eschler, J.
Bruxism and function of the masticatory muscles. Parodontologie, 15: 109, 1961.
20. Forsberg, A.
Parodontalsjukdom som led i ett psykomotorisk syndrom. Sv. Tand. Tidsk., 49: 681, 1956.
21. Frohlick, E.
Die Parafunktionen. Symptomatologie, Ätiologie und Therapie. Dtsch. Zahnärztl. Z. 21: 536, 1966.
22. Frohman, B.
The application of psychotherapy to dental problems. Dent. Cosmos, 73: 1117, 1931.
23. Fuchs, P.
Nachtschlafuntersuchungen und ihre Bedeutung für die Zahnheilkunde: Experimentelle elektromyographische Untersuchungen. Schweiz. Mon. Zahnh., 81: 645, 1971.

24. Garnick, J. J., und Ramfjord, S. P.
Rest position. J. Prosthet. Dent., 12: 895, 1962.

25. Graber, G.
Psychisch motivierte Parafunktionen auf Grund von Aggressionen und Myarthropathien des Kauorgans. S. Mariot. Zahnheilkunde, 81: 713, 1971.

26. Hirt, H. A., und Muhlemann, H. R.
Diagnosis of bruxism by means of tooth mobility measurements. Parodontologie, 9: 47, 1955.

27. Hutchinson, R., Azrin, N., und Hunt, G.
Attack produced by intermittent reinforcement of a concurrent operant response. J. Comp. Physiol. Psychol., 11: 489, 1968.

28. Ingle, J. I.
Occupational bruxism and its relation to periodontal disease. J. Periodontol., 23: 7–12, 1952.

29. Inuakoshi, M., und Dwano, N.
Periodontal jaw muscle reflexes in the albino rat. J. Dent. Res., 53: 598, 1974.

30. Kardachi, B. J., und Clark, N. G.
The use of biofeedback to control bruxism. J. Periodontol., 48: 639, 1977.

31. Karolyi, M.
Beobachtungen über Pyorrhea Alveolaris. Österr.-Ungar. Vrtljschr. Zahnh., 17: 279, 1901.

32. Karolyi, M.
Beobachtungen über Pyorrhoia Alveolaris und Caries Dentium. Österr.-Ungar. Vrtljschr. Zahnh., 18: 520, 1902.

33. Karolyi, M.
Zur Therapie der Erkrankungen der Mundschleimhaut. Österr.-Ungar. Vrtljschr. Zahnh., 22: 226 (1906.

34. Kraft, E.
Über eine Untersuchung der menschlichen Kaumuskeltätigkeit während des Nachtschlafes. Stomatol., 12: 213, 1959, und 13: 7, 1960.

35. Krogh-Poulsen, W. G., und Olsson, A.
Management of the occlusion of the teeth. In Schwartz, L., und Chayes, C. M.: Facial Pain and Mandibular Dysfunction, Philadelphia, W. B. Saunders, 1968.

36. Kydd, W. L.
Psychosomatic aspects of temporomandibular joint dysfunction. J. Am. Dent. A., 59: 31, 1959.

37. Loef, M.
Clamping and grinding habits. Their relation to periodontal disease. J. Am. Dent. A., 31: 184, 1944.

38. Lindhe, J., und Svanberg, G.
Influence of trauma from occlusion on progression of experimental periodontitis in the Beagle dog. J. Clin. Periodont., 1: 3, 1974.

39. Lindquist, B.
Bruxism in children. Odont. Rev., 22: 413, 1971.

40. Lindquist, B., und Heigbel, J.
Bruxism in children with brain damage. Acta. Odont. Scandinav., 32: 255, 1973.

41. Lipke, D., und Posselt, U.
Parafunctions of the masticatory system (bruxism). J. West Soc. Periodont. 8: 133, 1960.

42. Lundervold, A. J. S.
Electromyographic investigations of position and manner of working in typewriting. Acta Physiol. Scandinav., 24: Suppl. 84, 1951.

43. Magnusson, T.
Mandibular Dysfunction and Recurrent Headaches. Thesis. University of Göteborg, 1981.

44. Marie, M. M., und Pietkiewicz, M., Fils
La bruxommanie, Rev. de Stomat., 14: 107, 1907.

45. Miller, S. C.
Oral Diagnosis and Treatment Planning. Philadelphia, Blakiston Co., Inc., 1936.

46. Monica, W. S.
Headaches caused by bruxism. Ann. Otolaryngol., 68: 1159, 1959.

47. Nadler, S. C.
Bruxism, a classification: critical review. J. Am. Dent. A., 54: 615, 1957.

48. O'Leary, T. J., et al.
The effect of a "tube-type" diet and stress-inducing conditions on tooth mobility. J. Periodontol., 38: 222, 1967.

49. Olsson, K. A.
Hypothalmic and cortical control of jaw reflexes. Ph. D. Thesis, University of Umea, 1979.

50. Oppenheim, H., und Wing, M.
Benign hypertrophy of masseter muscle. Arch. Otolaryngol., 70: 207, 1959.

51. Perlstein, M. A., und Barnett, H. E.
Nature and recognition of cerebral palsy in infancy. J. Am. Dent. A., 148: 1389, 1952.

52. Powell, R. N.
Tooth contact during sleep: association with other events. J. Dent. Res., 44: 959, 1965.

53. Powell, R. N., und Zander, H. A.
The frequency and distribution of tooth contacts during sleep. J. Dent. Res., 44: 713, 1965.

54. Ramfjord, S. P.
Bruxism, a clinical and electromyographic study. J. Am. Dent. A., 62: 21, 1961.

55. Ramfjord, S. P.
Dysfunctional temporomandibular joint and muscle pain. J. Prosthet. Dent., 11: 353, 1961.

56. Randow, K., et al.
The effect of an occlusal interference on the masticatory system. An experimental investigation. Odont. Rev., 27: 245, 1976.

57. Reding, G. R.
Incidence of bruxism. J. Dent. Res., 45: 1198, 1966.

58. Reding, G. R., et al.
Nocturnal teeth-grinding: all-night psychophysiologic studies. J. Dent. Res., 47: 786, 1968.

59. Scharer, P.
Experimental bruxism in rabbits. Helv. Odont. Acta, 15: 54, 1971.

60. Scharer, P.
Bruxism. In Kawamura, Y. (Ed.): Frontiers of Oral Physiology. Vol. 1. Physiology of Mastication. Basel, S. Karger, 1974.

61. Scharer, P., Kasahara, Y., und Kawamura, Y.
Tooth contact patterns during stimulation of the rabbit brain. Arch. Oral biol., 12: 1041, 1967.

62. Sicke, M.
Über das Knirschen beim Kleinkind. Med. Diss., Bonn, 1933. Cited in Scharer, P.: Bruxism. Oral Physiol., 1: 293, Basel, S. Karger, 1974.

63. Solberg, W. K., Clark, G. T., und Rough, J. D.
Nocturnal electromyographic evaluation of bruxism patients undergoing short-term splint therapy. J. Oral Rehabil., 2: 215, 1975.

64. Solberg, W. K., Woo, M. W., und Houston, J. B.
Prevalence of mandibular dysfunction in young adults. J. Am. Dent. A., 98: 25, 1979.

65. Takahama, U.
Bruxism. J. Dent. Res., 40: 227, 1961.

66. Thaller, J. L.
Use of the Cornell Index to determine the correlation between bruxism and the anxiety state: a preliminary report. J. Periodontol., 31: 138, 1960.

67. Thaller, J. L., Rosen, G., und Saltzman, S.
Study of the relationship of frustration and anxiety to bruxism. J. Periodontol., 38: 193, 1967.

68. Thielemann, K.
Biomechanik der Parodontose, insbesondere Artikulationsausgleich durch Einschlafen. 2nd ed. München, J. A. Barth, 1956.

69. Thompson, H.
Mandibular dysfunction syndrome. Br. Dent. J., 130: 187, 1971.

70. Tishler, B.
Occlusal habit neuroses. Dent. Cosmos, 70: 690, 1928.

71. Yemm, R.
Irrelevant muscle activcity. Dent. Prac., 19: 51, 1968.

72. Yemm, R.
Variations in electrical activity of the human masseter muscle occurring in association with emotional stress. Arch. Oral Biol., 14: 873 (1969.

73. Yemm, R.
Masseter muscle activity in stress: adaptation of response to a repeated stumulus in man. Arch. Oral Biol., 14: 1437, 1969.

74. Yemm, R.
A comparison of the electrical activity of masseter and temporal muscles of human subjects during experimental stress. Arch. Oral Biol., 16: 269, 1971.

75. Yu, S. K., Schmitt, A., und Sessle, B. J.
Inhibitory effects on jaw muscle activity of innocuous and noxious stimulation of facial and intraoral sites in man. Arch. Oral Biol., 18: 861, 1973.

Kapitel 6

Das okklusale Trauma

Der Begriff der traumatischen Okklusion wurde von *Stillman*[18, 19] im Jahre 1917 eingeführt. 1922 gaben *Stillman* und *McCall*[20] folgende Definition: „Die traumatische Okklusion ist eine abnormale okklusale Belastung, die imstande ist, zu Verletzungen des Parodonts zu führen." Diese Definition wurde oft kritisiert, da *Trauma* eigentlich Wunde oder Verletzung bedeutet und *Okklusion* den Akt des Schließens oder den Zustand des Geschlossenseins bezeichnet. Nach *Box* bedeutet der Begriff „traumatische Okklusion" eine Okklusion, die durch das falsche Zusammenwachsen der Fragmente nach einer Kieferfraktur zustande kommt[3]. Deshalb schlug er den neuen Begriff „traumatogene Okklusion" vor, um Verletzungen des Parodonts zu bezeichnen, die als Resultat okklusaler Einflüsse entstehen.

Andere Ausdrücke für das *okklusale Trauma* sind:

- *okklusaler Traumatismus,*
- *parodontaler Traumatismus,*
- *Traumatismus,*
- *Trauma durch Okklusion,*
- *dynamische Reizung,*
- *Karolyi-Effekt.*

Der Begriff *traumatogene Okklusion* wurde vor allem in der kanadischen und britischen Literatur verwandt, während die Bezeichnung *Karolyi-Effekt* sich vor allem auf Mitteleuropa beschränkte. *Karolyi* behauptete ja 1901, daß zwischen Bruxismus und Parodontitis eine Ursache-Wirkung-Beziehung bestehe[11].

Etymologisch wären die Ausdrücke *parodontaler Traumatismus* und *Trauma durch Okklusion* korrekt; dennoch haben sich *okklusales Trauma* und *traumatische Okklusion* in der zahnärztlichen Literatur eingebürgert und bezeichnen die Relation zwischen Okklusion und Parodont unter traumatischen Einflüssen. Oft kann jedoch das Ausmaß solcher Verletzungen nicht bestimmt werden; deshalb soll nur wegen des Vorhandenseins prädisponierender Faktoren nicht automatisch die Diagnose einer Verletzung gestellt werden.

Ein *primäres okklusales Trauma* kann von einem *sekundären okklusalen Trauma* unterschieden werden[4]. Das *primäre okklusale Trauma* bezeichnet einen Zustand, bei dem abnormale Kräfte auf normale parodontale Strukturen einwirken. Im Gegensatz dazu können schon normale Kräfte ein *sekundäres okklusales Trauma* im Parodont geschwächter Zähne auslösen. Neuerdings wird der Ausdruck *okklusales Trauma* für Verletzungen aller Strukturen des Kausystems verwandt, die durch abnormale okklusale Kontaktverhältnisse oder abnormale Funktion entstehen[22]. Somit kann das okklusale Trauma nicht nur Auswirkungen auf das Parodont, sondern auch auf die Weichgewebe und das neuromuskuläre System haben.

Auslösende Faktoren

Bei der normalen Funktion schützt sich das Kausystem selbst durch das neuromuskuläre System vor Verletzungen (s. Kap. 4). Dieser normale Schutzmechanismus muß unterbrochen werden, damit ein okklusales Trauma überhaupt entstehen kann. Da alle auftretenden Kräfte durch die Kaumuskeln produziert werden, müssen neuromuskuläre Störungen und Muskelverspannungen als Hauptfaktoren für das okklusale Trauma angesehen werden.

Neuromuskuläre Störungen und traumatisierende Kräfte

Alle elektromyographischen Studien von *Moyers*[12], *Perry* und *Harris*[13] und *Jarabak*[10] weisen darauf hin, daß Individuen mit Malokklusion oder okklusalen Interferenzen ein asynchrones Kontraktionsmuster der Kaumuskeln haben. Dazu kommt, daß die okklusalen Interferenzen potentiell die Muskelaktivität in der Ruhelage des Unterkiefers erhöhen. Damit können sich natürlich auch die Größe und die Frequenz der einwirkenden Kräfte erhöhen[16] (s. Kap. 5).

Die Unterkieferbewegungen werden durch motorische Impulse ausgelöst; beim Berühren okklusaler Interferenzen ist jedoch die normale Reflextätigkeit wegen der Überbelastung der Propriozeptoren des Parodonts der betreffenden Zähne ausgeschaltet. Unter solchen Umständen wird von verschiedenen Nervenzentren ein Kaumuster etabliert, das gewisse okklusale Kontakte vermeidet, um die Verletzungsgefahr zu verringern. Da die Neurone, die die okklusalen Kontaktbewegungen steuern, eine variable Reizschwelle haben, können nervöse Impulse vom peripheren und zentralen Nervensystem durch Veränderung der Reizübertragung vergrößert werden, was zu einer übermäßigen Kontraktion der Kaumuskeln führt. Dieses Phänomen tritt bei lokalen Schmerzen, bei Streß und bei nervösen oder psychischen Spannungen auf.

Okklusale Interferenzen können vor allem in Kombination mit nervösen Spannungszuständen abnormale Muskelaktivität bewirken und so zu Bruxismus führen[16]. Ein abnormal verspanntes und asynchrones Funktionsmuster kann so zum Beispiel die Kontraktion des M. masseter bewirken, bevor der Kiefer überhaupt durch den M. temporalis in die richtige Position gebracht wurde. Dadurch können auf die Kontakt haltenden Zähne und das dazugehörige Parodont starke Kräfte einwirken.

Die Reizschwelle für den Tastsinn kann gesenkt sein, da ein lang andauernder und starker Druck, wie er bei Bruxismus häufig vorkommt, gewisse Strukturen gefühllos werden läßt. Dadurch können die propriozeptiven Reflexe zu einem gewissen Grad ausgeschaltet werden. Die reduzierte Empfindungsfähigkeit gegenüber Berührung und Schmerz kann zusammen mit der erhöhten Aktivität der Kaumuskeln unweigerlich zu Verletzungen des Parodonts führen. Beim Bruxismus werden okklusale Interferenzen aufgesucht und übermäßig belastet, um nervöse Spannungen abzubauen. Dabei scheint bei Schmerzen immer noch mehr Kraft aufgewandt zu werden. Deshalb wurde Bruxismus auch schon als Autodestruktion bezeichnet[5].

Bruxismus ist die Hauptursache für das okklusale Trauma in allen Teilen des mastikatorischen Systems.

Für das Kauen und Schlucken wird nur ein kleiner Teil der potentiellen Kapazität der Kaumuskeln gebraucht (normalerweise weniger als 12 kg, verglichen mit der maximalen Kraft von 100–150 kg)[1]. Beim Bruxismus betragen die Größe, die Frequenz und die Dauer der Krafteinwirkung ein Mehrfaches der auftretenden Kräfte bei normaler Funktion. Vor allem die horizontal wirkenden Kräfte können exzessiv sein, da der Angriffspunkt sich an der Schneidekante oder am Höcker befindet. Kräfte, die in Richtung der Längsachse der Zähne wirken, sind leichter abzufangen.

Werden alle diese Faktoren in Betracht gezogen, so ist leicht zu verstehen, daß Bruxismus in der Pathogenese des okklusalen Traumas (vor allem des primären okklusalen Traumas) eine überragende Rolle spielt. Allgemein kann angenommen werden, daß das okklusale Trauma selten oder nie das Ergebnis von Kaukräften ist, sofern die fraglichen Zähne ein gesundes Par-

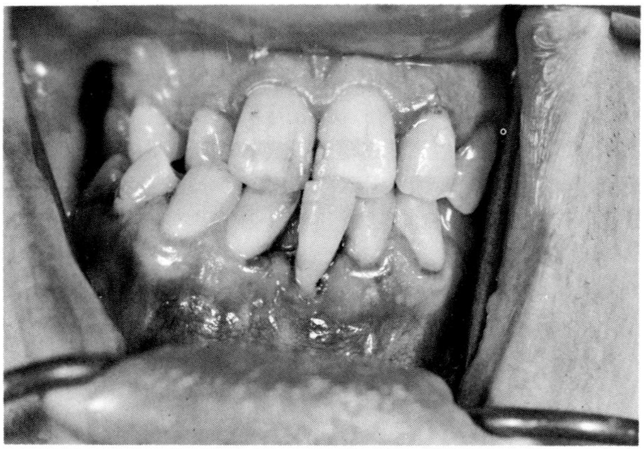

Abb. 6-1 Ein Unterkieferschneidezahn wird durch okklusale Kräfte und Lippendruck in der Ruhelage des Unterkiefers traumatisch hin und her bewegt. Der Zahn ist gelockert und zeigt fortgeschrittenen Knochenverlust in Verbindung mit Taschenbildung. Die übrigen Zähne haben keine Taschen, obwohl eine Malokklusion vorliegt. Der Patient hat sich an diese angepaßt, wodurch die Okklusion stabil bleibt. Da sich der traumatisierte Zahn in dieser Position nicht abnutzt, kann das „Jiggling" nicht verhindert werden.

odont haben. Das okklusale Trauma weist eher auf dysfunktionelle Kräfte hin, die bei Bruxismus oder anderen Parafunktionen vorkommen. Dabei muß betont werden, daß Bruxismus die parodontalen Strukturen in den meisten Fällen eher stärkt als schwächt. Dies ist vor allem dann der Fall, wenn Bruxismus bereits bei jungen Patienten mit gesundem Parodont auftritt. Die Diagnose von Bruxismus setzt daher nicht unbedingt die Diagnose eines okklusalen Traumas voraus.

Das okklusale Trauma ist das Resultat verschiedener ungünstiger okklusaler und parodontaler Bedingungen, kombiniert mit Muskelverspannungen und emotionalem Streß. Das Vorliegen eines okklusalen Traumas bedeutet, daß die adaptive Kapazität des mastikatorischen Systems überschritten wurde.

In einigen Fällen kann ein okklusales Trauma auch ohne psychischen Streß ausgelöst werden. Dies kann der Fall sein bei überkonturierten Rekonstruktionen, schwerer Parodontitis oder Kippung von Zähnen.

Prädisponierende Faktoren

Viele dysfunktionelle Faktoren des mastikatorischen Systems können zu einem okklusalen Trauma führen. Ein solcher Faktor, Bruxismus, wurde schon in Kapitel 5 beschrieben. Wegen der Resistenz des Parodonts und wegen verschiedener Adaptationsmechanismen sind jedoch prädisponierende Faktoren meist ohne Bedeutung. Trotzdem ist das Erkennen dieser Faktoren für die Behandlung von okklusalem Trauma und Parodontitis wichtig.

Malokklusion

Malokklusion wird jede funktionelle oder morophologische Abweichung von der normalen Okklusion genannt. Der Ausdruck Malokklusion bezieht sich auch auf eine unstabile Okklusion, die dadurch entsteht, daß abnormal große Kaukräfte und Bruxismus dem Zungen- oder Lippendruck entgegenwirken. So können Zähne durch okklusale Kräfte in die eine Richtung und durch Zungen- oder Lippendruck wieder in die andere Richtung bewegt werden. Daraus entsteht eine Hypermobilität und ein eventuelles okklusales Trauma (Abb. 6-11).

Es gibt auch Fälle mit signifikanten Abweichungen von der orthodontisch normalen Okklusion, die dennoch hervorragend funktionieren, ohne das Parodont zu überlasten. Obwohl die kombinierte parodontale und neuromuskuläre Adaptation bei Malokklusion zu ganz individuellen Kaumustern führt, werden okklusale Bewegungsabläufe doch in vielen Fällen durch eine Malokklusion ganz erheblich behindert. Auch wenn ein Patient ein ganz akzeptables Kaumuster entwickelt hat, stellen doch okklusale Interferenzen, die normalerweise nie berührt werden, komplizierende Faktoren für das neuromuskuläre System dar. Treten solche Faktoren zusammen mit psychischer Spannung auf, so kann daraus leicht eine Hyperaktivität mit abnormen Muskelkräften entstehen, was zu einem okklusalen Trauma führen kann.
Die Okklusion sollte immer aufgrund der Funktion und nicht nach morphologischen Kriterien bewertet werden. Ein Kreuzbiß zum Beispiel kann bei einer Person mit kleiner Maxilla und großer Mandibula eine optimale funktionelle okklusale Beziehung darstellen. Gesunde Gewebe und die Möglichkeit einer unbehinderten Funktion sind viel wichtiger für die Bewertung der Okklusion als die Erfüllung gewisser Standardwerte und Höcker-Fossa-Beziehungen, die nur der Ästhetik dienen.

Okklusale und Kiefergelenkdisharmonien

Wie schon erwähnt, enthält das klassische Konzept von *Hanau* fünf verschiedene Faktoren, die die okklusale Beziehung definieren: Kondylenbahnneigung, *Spee*-Kurve, Neigung der Okklusionsebene, Höckersteilheit und Neigung der Inzisalführung[7]. Diese fünf Werte der *Hanau*- oder *Thielemann*-Formel können nicht streng mathematisch interpretiert werden[21] und haben nur begrenzt klinische Bedeutung.

Eine unharmonische Beziehung zwischen Okklusion und Kiefergelenk kann ihren Ursprung in der Störung von mehreren der erwähnten Faktoren haben (z. B. verschieden steile Höcker in demselben Gebiß mit unterschiedlicher *Spee*-Kurve links und rechts). Obwohl kleinere okklusale Interferenzen beim initialen Zahnkontakt fast immer vorkommen, sollte doch eine harmonische Okklusion durch die funktionelle Abrasion gewährleistet sein. Dies ist leider aufgrund der weichen Nahrung, die heute in großen Teilen der Welt üblich ist, nicht der Fall; daraus lassen sich die Vorkontakte erklären, die in den meisten heutigen Gebissen gefunden werden.
Eine okklusale Disharmonie ist jedoch noch lange nicht gleichbedeutend mit einem okklusalen Trauma, da die Kombination von neuromuskulärer Adaptation und Resistenz des Parodonts die okklusalen Unregelmäßigkeiten kompensieren kann (s. Kap. 4).
Der wichtigste Aspekt für die Harmonie des Kiefergelenks mit der Okklusion ist der Kieferschluß in der IK-Position. Da in dieser Stellung große Kräfte ausgeübt werden, ist es wichtig, daß die Belastung auf den zentralen Anteil des Discus articularis, auf die avaskulären Oberflächen des Kondylus und auf den rückwärtigen Teil des Tuberculum articulare einwirkt.

Unilaterales Kaumuster

Die beiden Hauptfaktoren für die Erstellung eines individuellen Kaumusters sind bequeme Funktion und Vermeidung von Schmerz. Eventuelle okklusale Interferenzen und eine zu geringe funktionelle Beanspruchung des Kausystems führen oft zu unilateralen oder sonst reduzierten Kaumustern. Unilaterales Kauen kann schon beim Durchbruch der Zähne vorkommen und sich wegen vorhandener Interferenzen etablieren. Solche atypischen Kaumuster können auch in späteren Lebensabschnit-

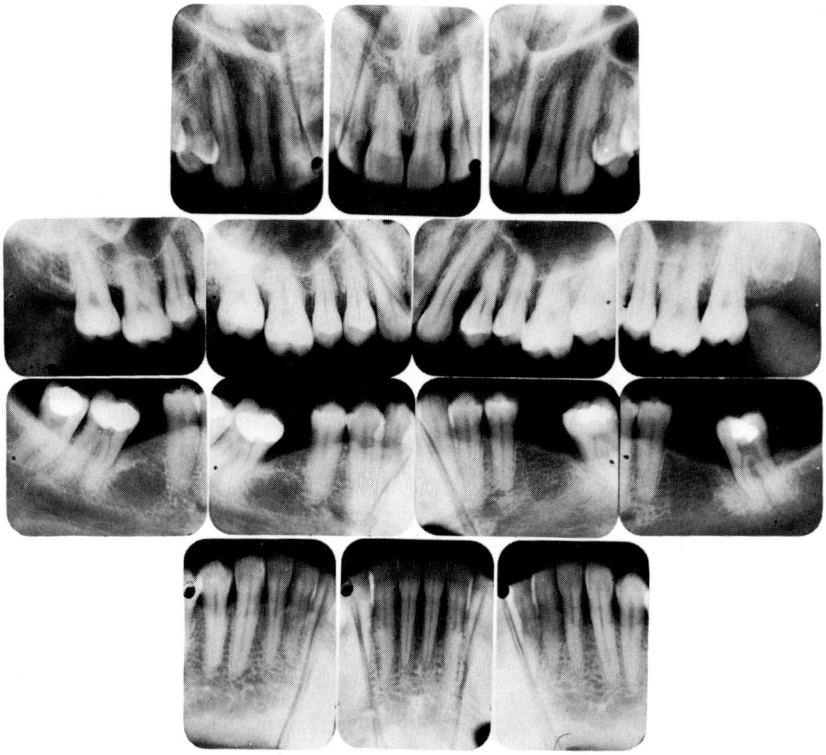

A

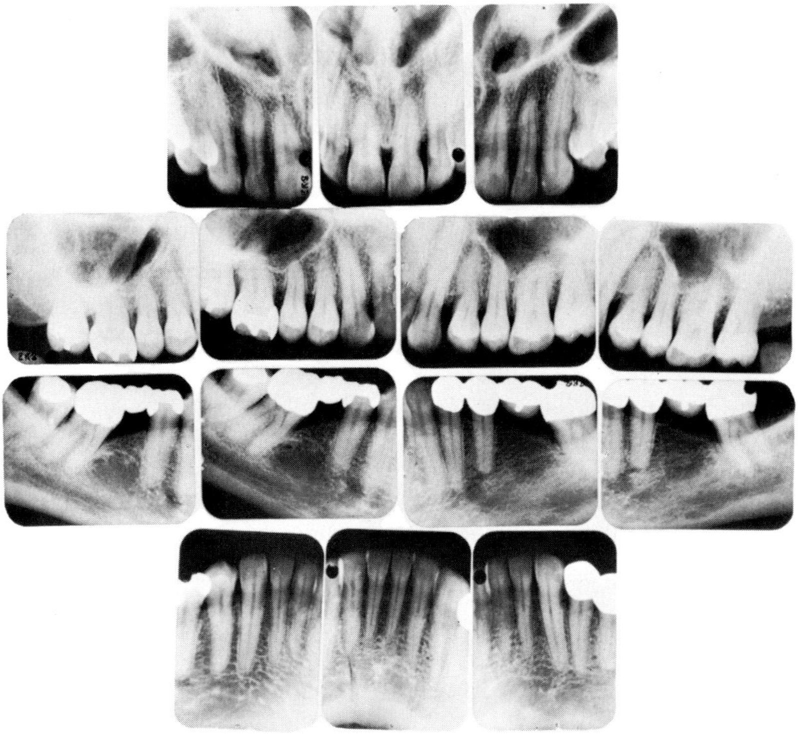

B

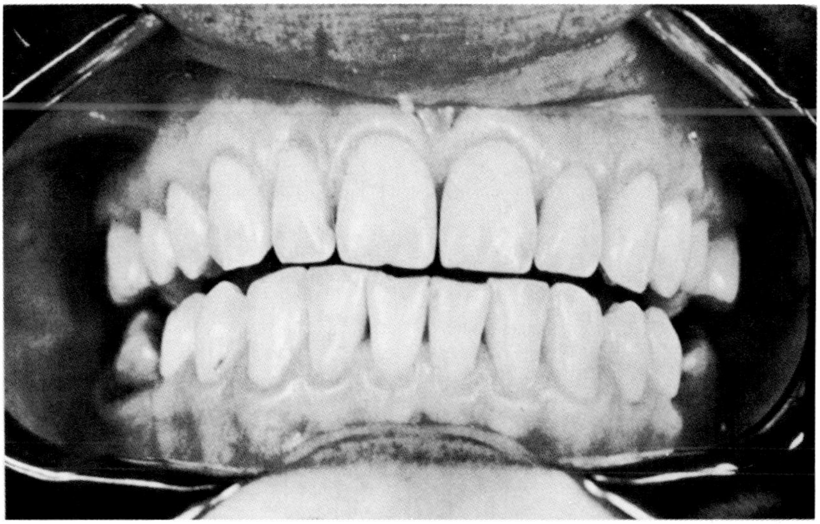

C

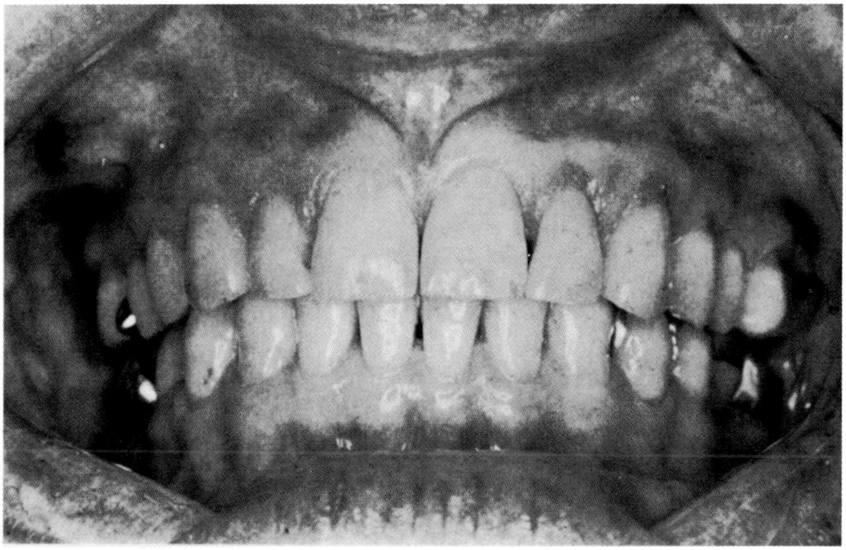

D

Abb. 6-2 Auswirkung des Verlustes von Unterkiefermolaren im Alter von 14 Jahren. A: Bei dem nun 33jährigen Patienten liegt folgender Befund vor: Nach-vorn-Kippen der zweiten Unterkiefermolaren, Hypereruption der ersten Oberkiefermolaren, offene Kontakte, Hypermobilität und Knochenverlust im Bereich der oberen Frontzähne. B: Folgende Behandlung wurde durchgeführt: Selektives Einschleifen, Parodontalchirurgie und Ersatz der ersten Molaren durch festsitzende Brücken. Die vertikale Dimension wurde nicht verändert. C: Klinisches Bild vor der Behandlung. D: 14 Jahre nach erfolgreicher Behandlung. Das zentrale Diastema hat sich spontan geschlossen, das Parodont ist gesund.

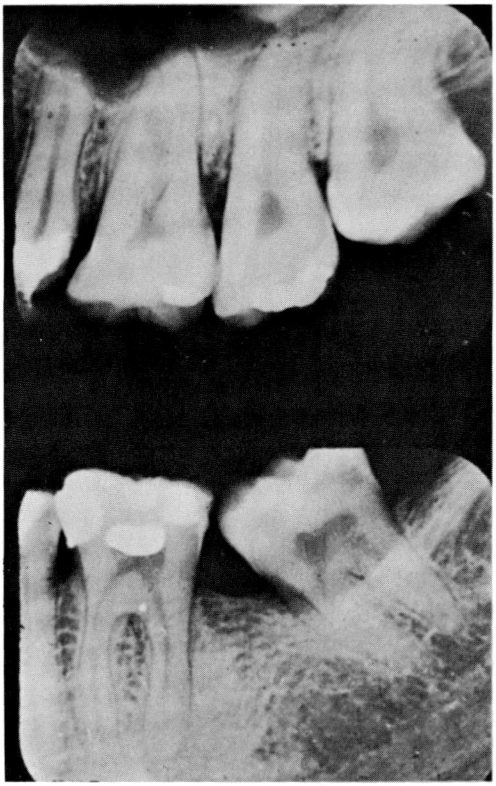

Abb. 6-3 Auswirkung eines nach mesial gekippten Molaren mit daraus resultierenden Vorkontakten. Der zweite Molar im Oberkiefer war kontaktempfindlich und zeigte erhöhte Mobilität. Die Lamina dura fehlt bis zum Apex. Aufgrund von Zahnschmerzen am zweiten Oberkieferprämolaren (Karies) konnte der Patient nur unilateral kauen. Durch das eingeschränkte Kaumuster ergab sich eine starke Balanceinterferenz zwischen dem gekippten zweiten Oberkiefermolaren und dem gekippten Unterkieferweisheitszahn. Auf den Unterkiefermolaren sind die Interferenzkräfte mehr axial gerichtet und folglich weniger traumatisch als für den Oberkiefermolaren.

ten durch Pulpitis oder gingivale Schmerzen, durch Zahnverlust oder Zahnverschiebungen und orthodontische Therapie sowie durch zahnärztliche Rekonstruktionen entstehen.

Die unerwünschten Folgen der unilateralen Mastikation wurden schon von *Beyron* beschrieben. Dieser wies darauf hin, daß sich durch die ungleichmäßige Abrasion der Zähne schwere okklusale Disharmonien ergeben[2]. Dazu kommt, daß sich Zahnstein und Plaque auf nichtfunktionellen Zähnen sehr viel leichter ansammeln und so die parodontale Gesundheit beeinträchtigen[14]. Auch wird vermutet, daß bei normaler Funktion der Metabolismus und die Resistenz auf lokale Reize größer sind.

Zahnverlust

Der frühzeitige Verlust von Milchmolaren und von permanenten Zähnen kann sehr leicht zu okklusaler Disharmonie führen[8, 9]. Das klassische Beispiel dafür ist der Verlust eines ersten Molaren im Unterkiefer (Abb. 6-2A). Meist resultiert daraus eine mesiale und linguale Kippung des zweiten und dritten Molaren und eine Elongation des ersten Oberkiefermolaren. Auch eine Protrusion der Oberkieferfrontzähne kann darauf bei Patienten mit tiefem Überbiß entstehen.

Alle diese Faktoren können auch einen Verlust an vertikaler Dimension zur Folge haben, was zu einer Auffächerung der Oberkieferfrontzähne infolge des vergrößerten *slide in centric* führt. Solche offenen Kontakte schließen sich meist spontan nach okklusalem Einschleifen und nach Er-

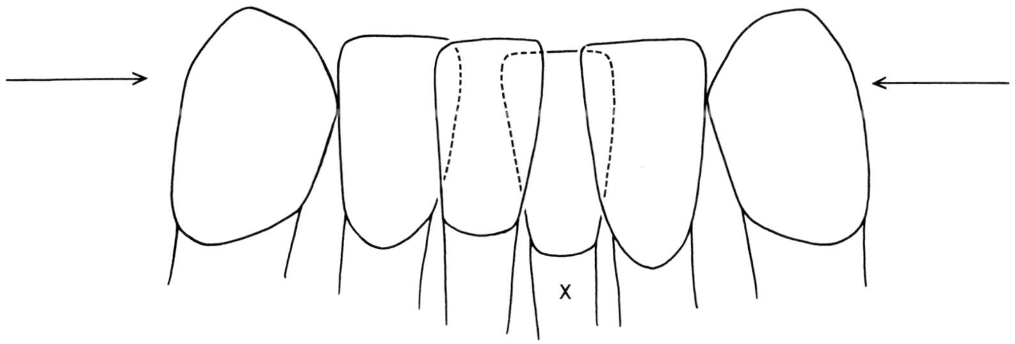

Abb. 6-4 Ein zentraler Unterkieferschneidezahn soll extrahiert werden, um das anteriore „Crowding" zu korrigieren. Dadurch könnten die anderen Frontzähne mehr nach mesial und lingual kippen, was zum Verlust der Stabilität im Bereich der Oberkieferfrontzähne führen würde.

setzen der fehlenden Zähne (Abb. 6-2 B-D). Ob dabei die vertikale Dimension auf den ursprünglichen Wert erhöht werden muß, ist umstritten.

Die Mesialkippung der zweiten und dritten Molaren bewirkt, daß die Oberkiefermolaren in IK übermäßig belastet werden. Gekippte Molaren sind oft für Balanceinterferenzen verantwortlich, indem die distobukkalen Höcker der Unterkiefermolaren mit den zentrischen Oberkieferhöckern interferieren (Abb. 6-3). Eine andere Nebenwirkung gekippter Zähne ist die Tendenz zum Verklemmen von Speiseresten[8].

Auch die Extraktion eines zentralen Unterkieferinzisiven kann weitreichende Konsequenzen haben (Abb. 6-4). Die Unterkiefereckzähne und Prämolaren haben weiterhin die Tendenz, nach mesial zu kippen; somit kann sich der Oberkiefer in der Prämolarenregion verengen. Als Folge davon kann es in der Oberkieferfrontzahnregion zu einem Engstand kommen, bei dem die lateralen Inzisiven die zentralen Inzisiven überlappen.

Die Unterkieferfrontzähne kippen nach lingual, womit dort die zentrischen Stops verlorengehen und die betreffenden Zähne elongieren. Die Folge davon ist eine Vergrößerung von horizontalem und vertikalem Überbiß (overjet und overbite) mit den entsprechenden Interferenzen bei lateralen und protrusiven Exkursionen.

Jeder Verlust eines funktionellen Zahnes hat die Tendenz, die Okklusion der verbleibenden Zähne zu beeinflussen. Die entsprechenden Zahnveränderungen können dabei auch in entfernteren Bereichen auftreten (Abb. 6-5 und 6-6). Dieser Effekt wurde von *Thielemann „das diagonale Gesetz"* genannt: „Behindert eine Interferenz, z. B. ein elongierter oder gekippter Zahn, ein Weisheitszahn oder Weichgewebe die funktionellen Bewegungen des Unterkiefers, so können sich im vorderen Bereich diagonal entgegengesetzt zur Interferenz Zahnelongationen und eventuelle Entzündungen des Parodonts ergeben."[21] Eine Extrusion der Frontzähne kann nur stattfinden, wenn diese Zähne okklusal nicht abgestützt sind und wenn durch die Interferenz das Kauen eingeschränkt ist.

Sind Unterkiefermolaren nach mesial gekippt, so sind die Oberkiefermolaren meist anfälliger für die traumatische Okklusion als ihre Antagonisten. Ein okklusales Trauma tritt auch oft ein, wenn mehrere Seitenzähne verlorengegangen sind und es zu einem Verlust an vertikaler Dimension gekommen ist. Der Unterkiefer hat

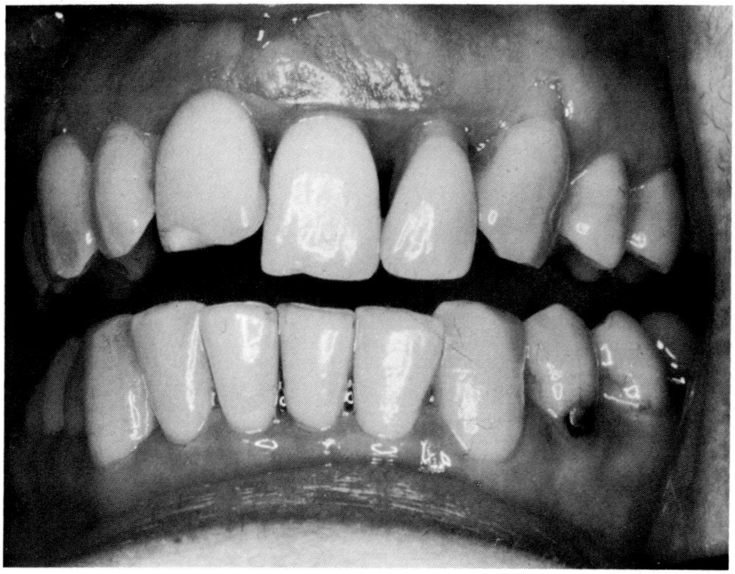

Abb. 6-5 Hypereruption von zentralem und lateralem Oberkieferschneidezahn. Durch den Verlust der Oberkieferweisheitszähne elongierten die Antagonisten, worauf sich das Kaumuster total veränderte.

dann die Tendenz, sich nach vorn zu verlagern, wodurch die Frontzähne und eventuell sogar Weichteile traumatisiert werden.

Die Dynamik der auf die übrigen Zähne einwirkenden okklusalen Kräfte nach Zahnverlust kann sehr komplex sein und ist für jeden einzelnen Fall verschieden. Gelegentlich kann eine Okklusion solche Veränderungen ohne bleibenden Schaden vertragen, indem sich ein neues stabiles Gleichgewicht ohne traumatische Faktoren einstellt.

Okklusales Trauma und Parodont

Der Verlust von parodontalem Stützgewebe oder auch nur eine verminderte Resistenz der parodontalen Gewebe kann zum sekundären okklusalen Trauma führen, ohne daß Veränderungen der Okklusion oder der okklusalen Kräfte stattgefunden haben. Je nach dem Zustand der parodontalen Gewebe kann ein sekundäres okklusales Trauma schon durch normale oder sogar subnormale okklusale Kräfte hervorgerufen werden.

Das Parodont ist ein funktionelles Organ, das seine maximale funktionelle Kapazität während der normalen Kaufunktion nicht erreicht. Die Zähne sind auch bei einem stark reduzierten Parodont noch in der Lage, eine normale Funktion aufrechtzuerhalten; das Parodont hingegen kann bei genügend großem Verlust von Stützgewebe auch bei idealen Okklusionsverhältnissen traumatisiert werden. Viele Patienten mit fortgeschrittener Parodontitis können ein Stadium erreichen, in dem das An-

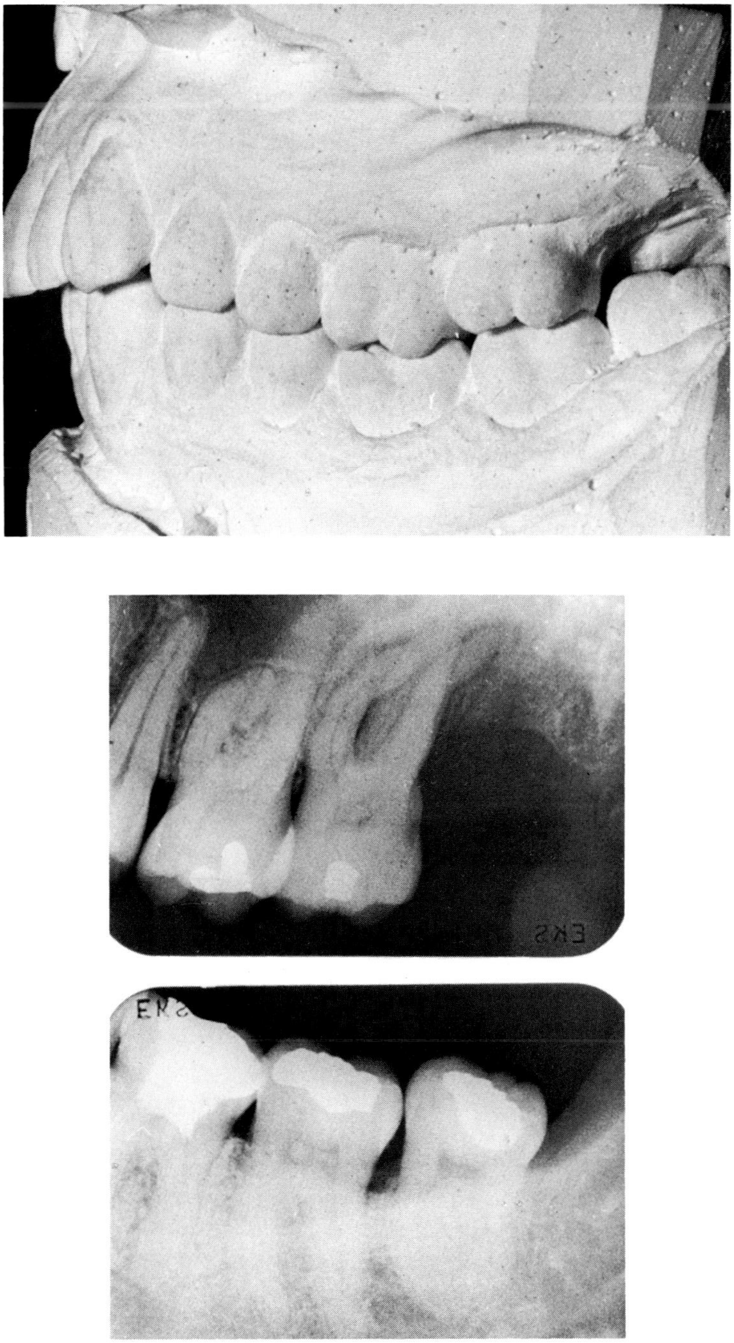

A

B

Abb. 6-6 A: Verlust des Oberkieferweisheitszahns und Hypereruption des Unterkieferweisheitszahns. B: Die Röntgenbilder zeigen massiven Knochenverlust im Bereich des zweiten Oberkiefermolaren.

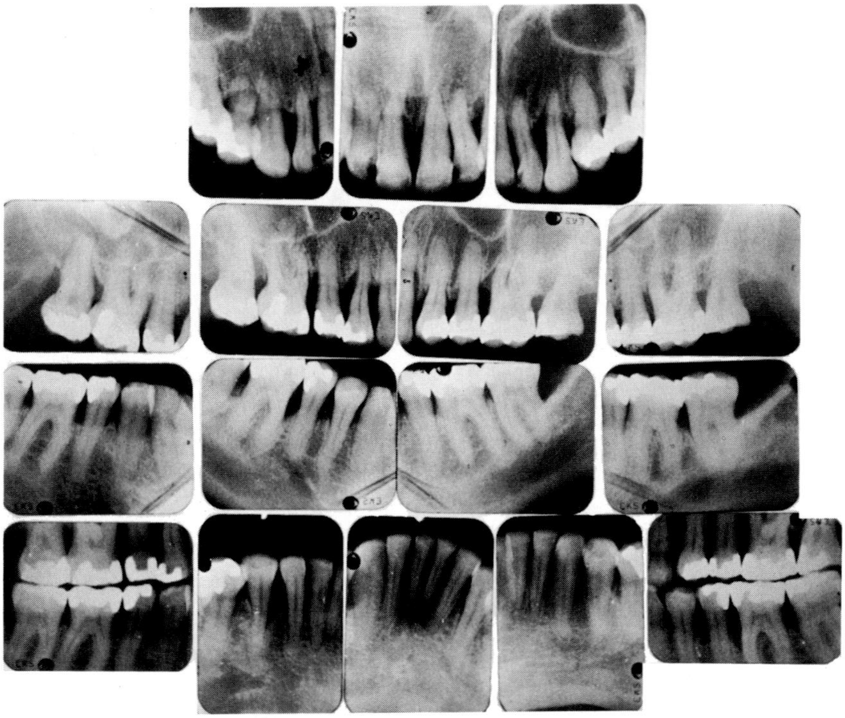

Abb. 6-7 Fortgeschrittene Parodontitis mit mehreren Okklusionsinterferenzen, die durch falsches Einschleifen (Kürzen der Unterkieferfrontzähne) noch verschlimmert wurde. Der Patient klagte über Schmerzen beim Kauen harter Nahrung.

beißen eines Apfels oder sogar das Schlucken dem verbleibenden Parodont Schaden zufügt (Abb. 6-7).

Des weiteren ist zu bedenken, daß sich beim Verlust von Parodontalgewebe auch die Hebelverhältnisse ändern. Bei lateralen Krafteinwirkungen konzentriert sich die Belastung auf eine immer kleiner werdende Fläche des Parodonts (Abb. 6-8). Bei Patienten mit fortgeschrittener Parodontitis ist es oftmals schwierig zu entscheiden, ob das verbleibende Parodont eine normale Funktion aufrechterhalten kann. Mathematische Formeln helfen da wenig, da biologische Faktoren der Gewebereaktion und auch psychische Faktoren den Muskeltonus verändern können.

Die Gesamtfläche des Parodonts kann außer durch Parodontitis auch durch den Verlust mehrerer oder aller Seitenzähne massiv reduziert werden. Dabei werden dann normale okklusale Kräfte beim Kauen und beim Schlucken oft in ungünstiger Richtung auf die verbleibenden Zähne übertragen. Um unter solchen Umständen die Funktion aufrechtzuerhalten, müssen sich die neuromuskulären Mechanismen adaptieren. Gelingt dies nicht vollständig, so kann sehr leicht ein okklusales Trauma entstehen.

Karies

Okklusale Karies kann zentrische Kontakte in IK zerstören. Daraus können Eruptionen oder Kippungen von Zähnen entstehen, die okklusale Interferenzen zur Folge ha-

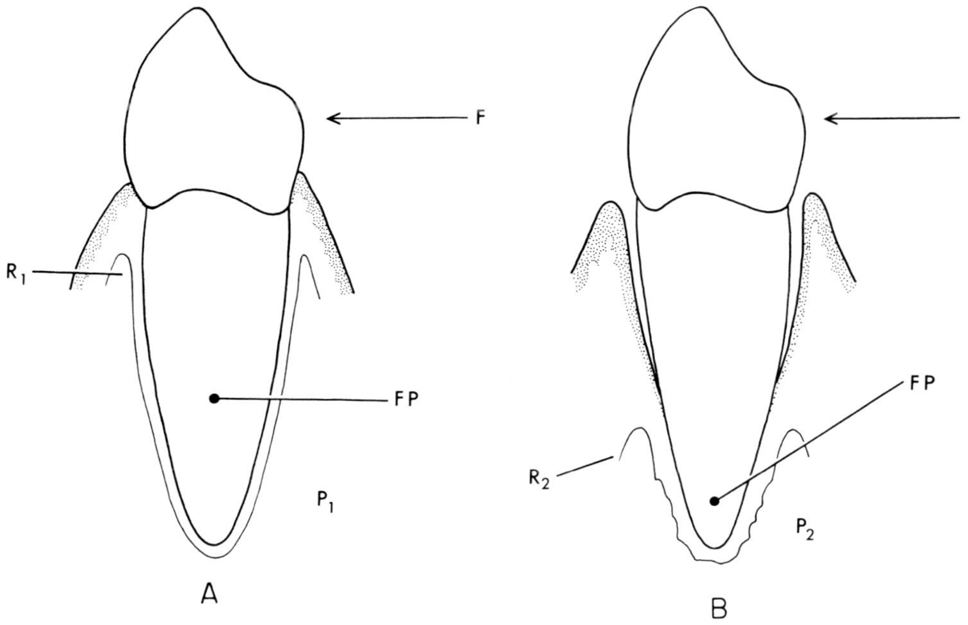

Abb. 6-8 Die Tendenz zu okklusalem Trauma ist bei reduziertem Parodont erhöht. FP = Rotationsachse. F = Größe und Richtung der einwirkenden Horizontalkraft. R1/R2 und P1/P2 = Stellen, auf die der Druck ausgeübt wird und wo eventuell Resorption stattfindet.

ben (Abb. 6-9). Auch Approximalkaries kann zu Veränderungen der Zahnstellung mit den erwähnten Folgen für die Okklusion führen. Schmerzen können Änderungen des Kaumusters herbeiführen und den Patienten zwingen, in einem Bereich mit okklusalen Interferenzen zu kauen. Ferner wird durch Schmerzen der allgemeine Muskeltonus erhöht, wodurch es wiederum zu einer Traumatisierung des Parodonts kommen kann.

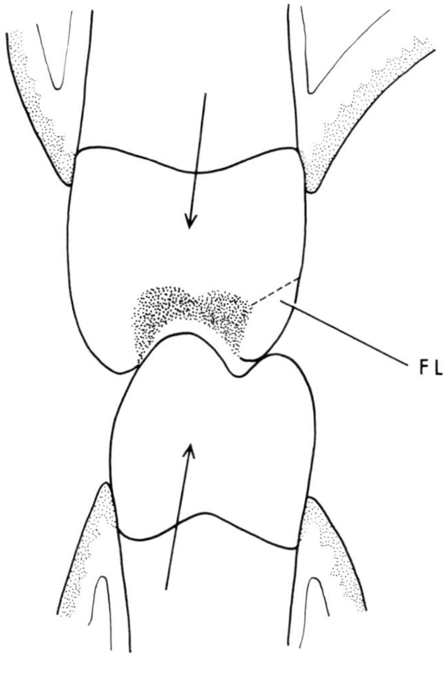

Abb. 6-9 Der Verlust von zentrischen Stops durch Karies kann zu Eruption und Interferenzen bei lateralen Exkursionen führen. Die gestrichelte Linie zeigt die Möglichkeit einer Hökkerfraktur.

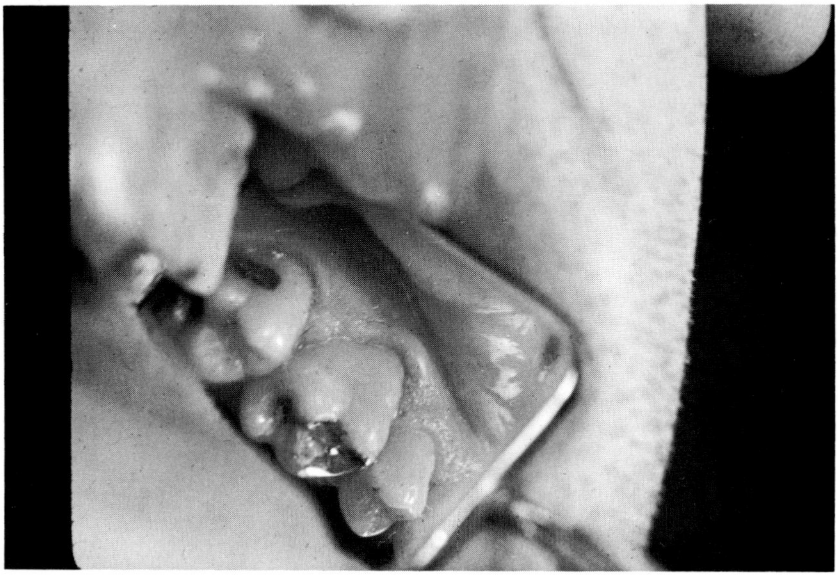

A

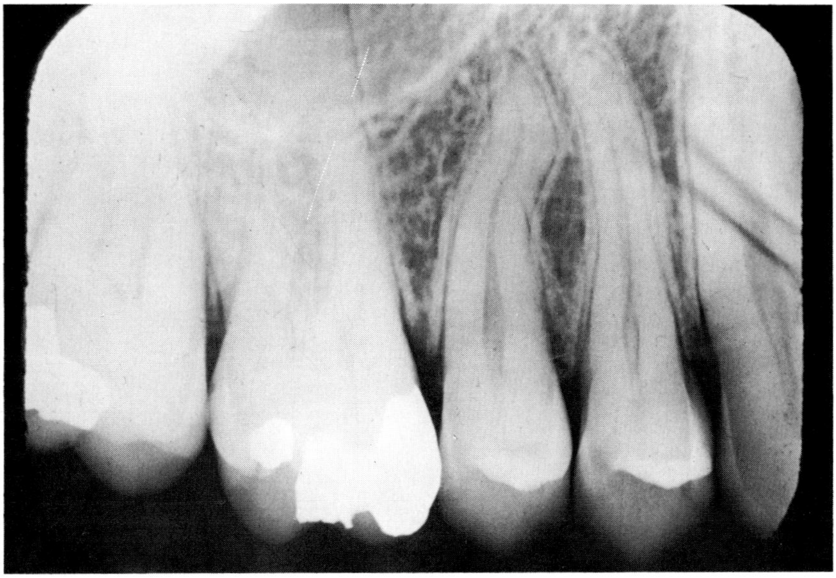

B

Abb. 6-10 A: Überkonturierter Randwulst einer Approximalfüllung bei einem ersten Oberkiefermolaren. B: Am meisten traumatisiert wird – klinisch und im Röntgenbild sichtbar – der zweite Prämolar, da eine neu aufgetretene Interferenz eine Abgleitbewegung von RK nach IK verursacht.

Fehlerhafte Rekonstruktionen

Das Ziel bei zahnärztlichen Rekonstruktionen ist es, die Harmonie des Kausystems nicht zu stören. Dies kann nur erreicht werden, wenn die funktionellen okklusalen Kräfte in einem physiologischen Rahmen auf das Parodont der verbleibenden Zähne übertragen werden. Ein vorübergehendes okklusales Trauma wird oft durch zu hohe Füllungen und Kronen verursacht. Solch ein Zahn kann dann entweder spontan ein neues okklusales Gleichgewicht finden, oder aber die Interferenz wird abradiert.
Häufig sind falsch modellierte Amalgam-Füllungen, die bei lateralen Exkursionen eine Interferenz verursachen, für ein okklusales Trauma verantwortlich. Auch Zähne mit überkonturierten Frontzahnkronen können durch okklusale Kräfte einerseits und Lippendruck andererseits aus ihrer Position geschoben werden. Ein Zahn mit okklusalem Trauma kann leichter in bukkolingualer Richtung ein neues Gleichgewicht finden; für die mesiodistale Richtung müßte eine umfassende Neugestaltung des Gebisses vorgenommen werden, um Interferenzen durch Zahnverschiebung zu beseitigen.
Die Auswirkungen von okklusalen Interferenzen sind in jedem Fall ein erhöhter Tonus der Kaumuskeln und abnormale okklusale Kräfte. Schon ein überhöhter Randwulst eines Inlays (Abb. 6-10) kann die Richtung der okklusalen Kräfte während des Schluckens verändern, womit nicht nur der involvierte Zahn, sondern auch das übrige Gebiß, die Kiefergelenke und Muskeln in Mitleidenschaft gezogen werden können. Ein Abgleiten von RK nach IK (slide in centric) kann sich mit der Zeit verschlimmern, was zur Auffächerung der Oberkieferschneidezähne führen kann. Zähne, die den Belastungen eines solchen Slide in centric ausgesetzt sind, erleiden oft ein viel größeres okklusales Trauma als die Seitenzähne mit den Vorkontakten, da diese noch durch die Approximalkontakte gestützt werden. Eventuelle Muskelspannungen werden stärker, es kommt zu Muskelkrämpfen, und die immer mehr zunehmenden okklusalen Kräfte lassen das Slide in centric immer größer werden. So kann es geschehen, daß eine Okklusion in kurzer Zeit aus dem Gleichgewicht gebracht wird und ein Patient über Muskelkrämpfe und Kiefergelenkschmerzen klagt. Werden solche Veränderungen nicht rechtzeitig behandelt, kann die Korrektur dieser okklusalen Verhältnisse schwierig werden.
Ungleiche Abnutzung von Okklusalflächen wegen unterschiedlicher Härte der Zähne oder Füllungsmaterialien kann auch zu einem okklusalen Trauma führen. An schlecht kondensierten Amalgamfüllungen ist die Abrasion viel größer als am Schmelz des antagonistischen Höckers, was im Extremfall bei Bruxismus zu Höckerfrakturen führen kann.
Die Adaptationsfähigkeit an kleinere okklusale Interferenzen ist bei einwurzeligen Zähnen größer als bei Zähnen mit mehreren Wurzeln. Auch bei Schienen und größeren Brücken ist eine spontane Adaptation an die okklusale Interferenz nur begrenzt möglich. Durch Freiendsattelprothesen (Abb. 6-11) und Extensionsbrücken (Abb. 6-12) kann es sehr oft zu einem okklusalen Trauma kommen, das zur allmählichen Zerstörung eines völlig gesunden Parodonts führen kann.
Oft entsteht auch eine instabile Okklusion mit okklusalem Trauma, wenn bei einem Bruxismuspatienten mit tiefem Überbiß die Exkursionsbeweglichkeit nach vorn eingeschränkt ist (Abb. 6-13). Die Oberkieferfrontzähne werden dann nach labial verschoben, womit die zentrischen Stops verlorengehen. Dadurch können die Unterkieferinzisiven elongieren, womit neue Interferenzen für laterale und protrusive Exkursionsbewegungen entstehen.

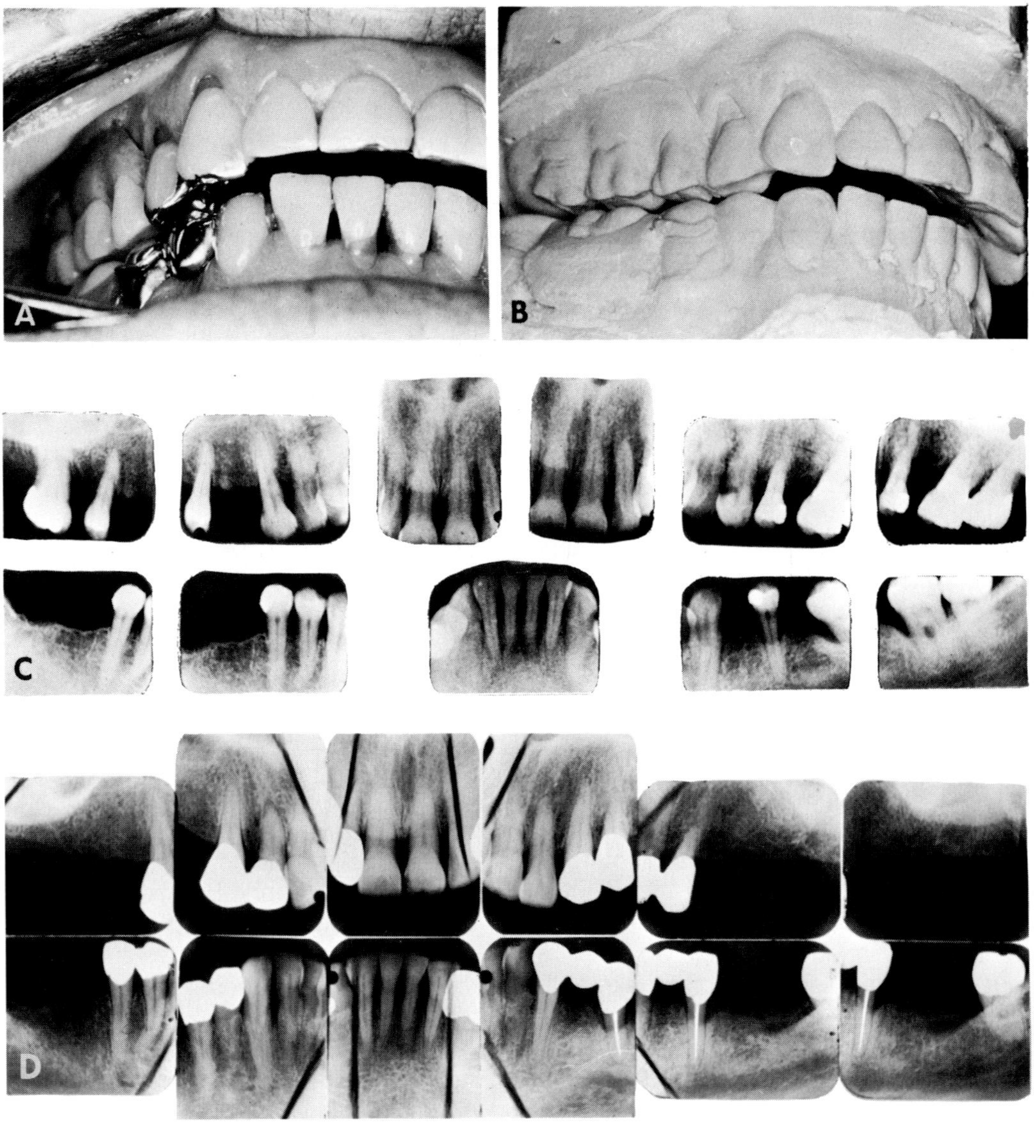

Abb. 6-11 A und B: Falsch rekonstruierte Okklusion von Oberkiefer- und Unterkieferteilprothesen. Beide Bilder sind in RK aufgenommen, mehrere Vorkontakte sind vorhanden. In maximaler Interkuspidation stehen jedoch alle Zähne in Kontakt. C: Vor der Behandlung. D: Zwei Jahre nach der Behandlung. Auf der einen Seite, wo RK-Vorkontakte vorhanden waren, kam es trotz Verblokkens der Pfeilerzähne zu weiterem Knochenabbau; außerdem entstanden infraossäre Taschen.

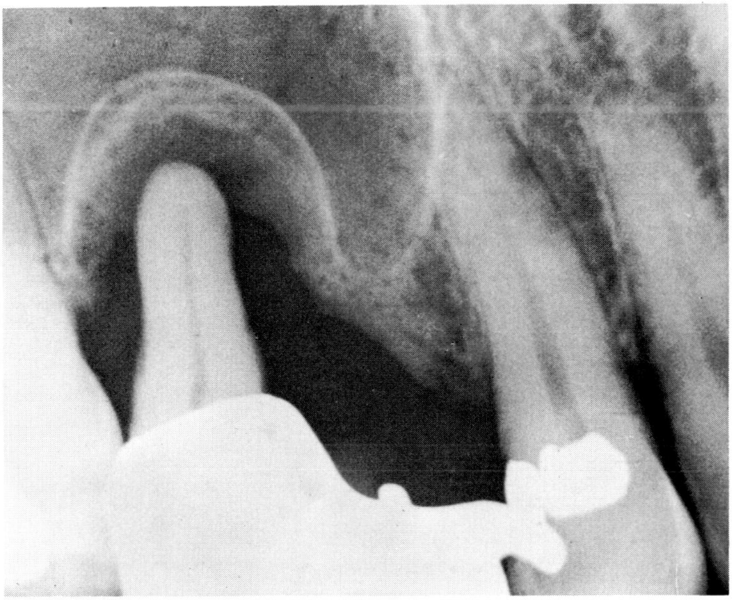

A

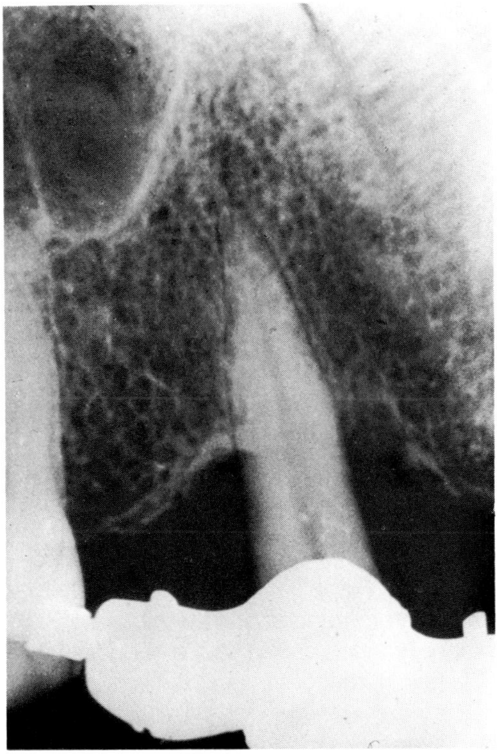

B

Abb. 6-12 Extensionsbrücken mit schlechtem Randschluß und starkem Knochenabbau.

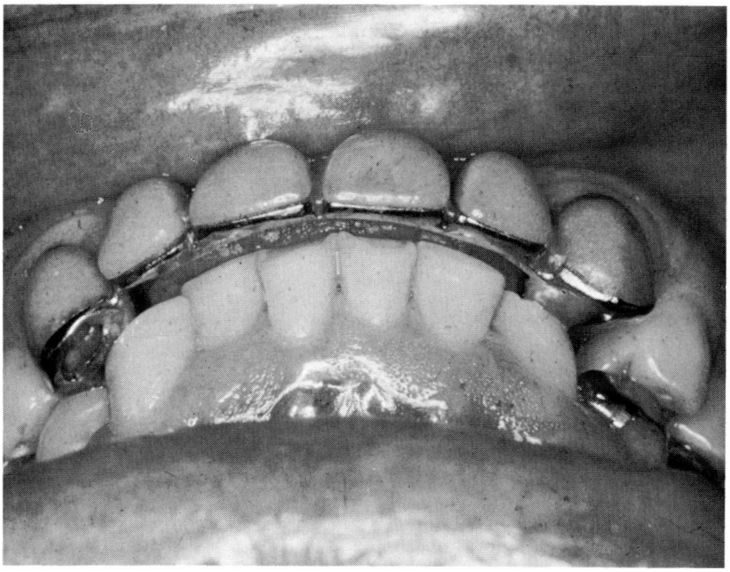

Abb. 6-13 Eine Frontzahnrekonstruktion wurde aus ästhetischen Gründen mit tiefem Überbiß gestaltet. Durch massiven Bruxismus des Patienten wurde die Brücke nach labial gedrängt, was zum Verlust der okklusalen Abstützung für die Unterkieferschneidezähne führte, wodurch die Unterkieferschneidezähne elongieren konnten.

Fehler bei der orthodontischen Therapie

Das unvermeidliche vorübergehende Trauma, das bei der orthodontischen Therapie entsteht, wird normalerweise vom Parodont ohne Schaden überstanden. Nach abgeschlossenen orthodontischen Behandlungen sind aber des öfteren einige Zähne okklusalem Trauma ausgesetzt, wenn die funktionellen Aspekte zu wenig berücksichtigt wurden. Ein Zahn in einer unharmonischen Position stört das Kaumuster eines Patienten. Die Folge ist, daß das neuromuskuläre System diesen Zahn in eine harmonische Position verschiebt. Oft wird auch in der Retentionsphase versucht, einen Zahn in der gewünschten Position zu fixieren, obwohl sich gerade dort eine Interferenz befindet (Abb. 6-14). Dadurch kann das Kaumuster eines Patienten erheblich eingeschränkt werden. Besteht noch eine Neigung zu Bruxismus, so bleibt die Okklusion unstabil, es sei denn, durch den Bruxismus komme es zu einer Abrasion der Interferenzen.

Probleme nach der orthodontischen Behandlung finden sich oft bei der *Angle*-Klasse II,1. Durch die palatinale Verschiebung der Oberkieferfrontzähne und die Expansion des Oberkieferzahnbogens kann die okklusale Harmonie wesentlich gestört werden, indem die zu steile Frontzahnführung bei Lateralbewegungen Interferenzen verursachen kann.

Auch bei der orthodontischen Therapie eines Tiefbisses beim Erwachsenen kann sich leicht ein okklusales Trauma ergeben. Im Rahmen der Therapie wird dabei auf unbestimmte Zeit nachts eine Platte zur Intrusion der Frontzähne getragen. Dieses immerwährende Intrudieren während der

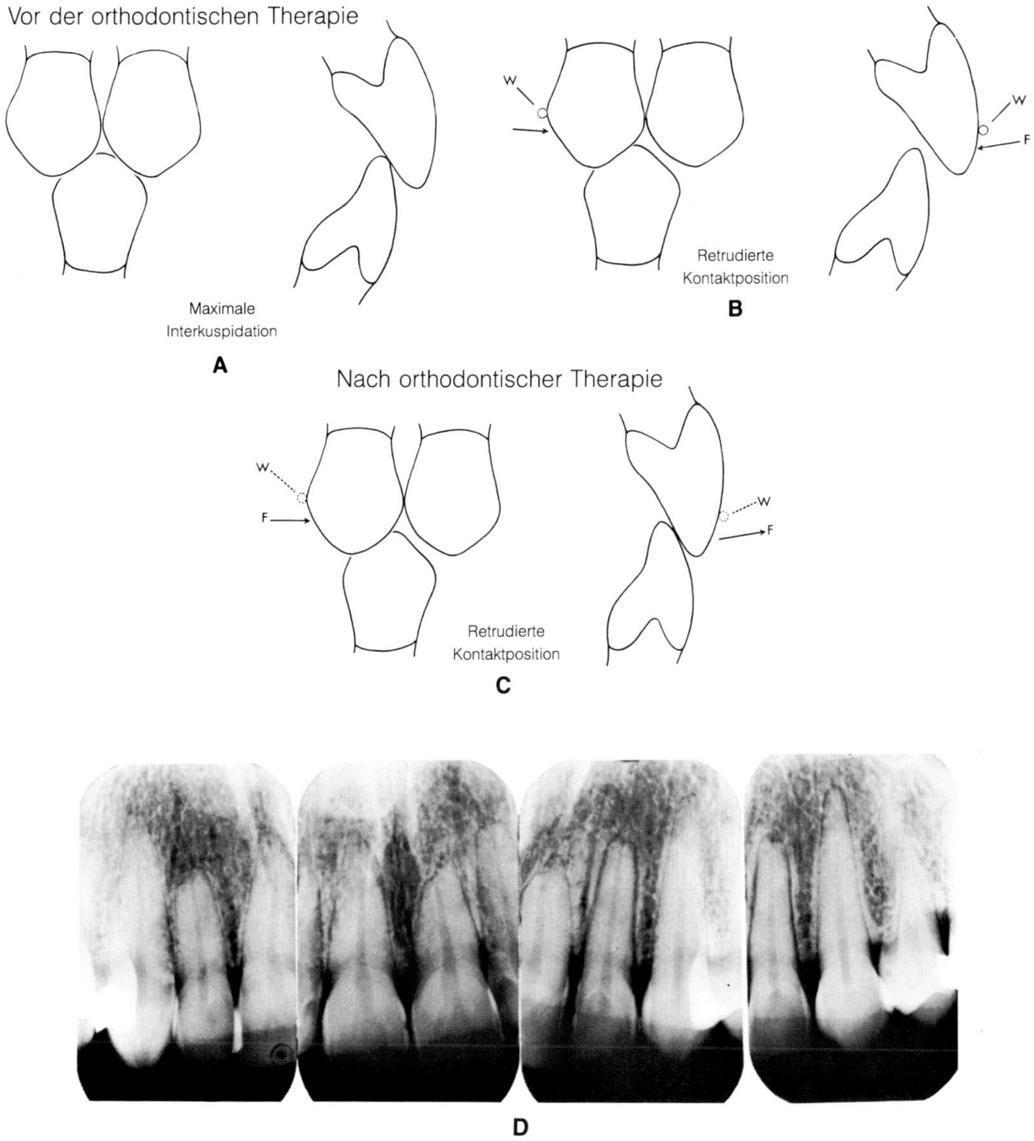

Abb. 6-14 Unstabile und traumatische Okklusion nach orthodontischer Behandlung. A: Kontaktverhältnisse in IK vor der Behandlung. B: RK vor der Behandlung. C: Nach dem Retrudieren der Oberkieferfrontzähne mit einem *Hawley*-Retainer ergibt sich eine Situation, in der die Frontzähne einem „Jiggling" ausgesetzt sind. Dies ist oft verantwortlich für Rezidive zentraler Diastemata. D: Röntgenbild einer traumatischen Wurzelresorption nach falscher orthodontischer Behandlung.

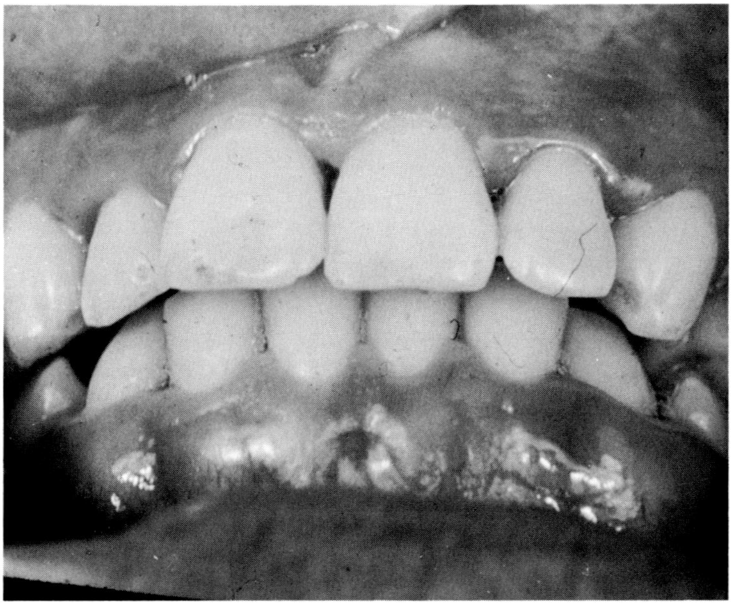

A

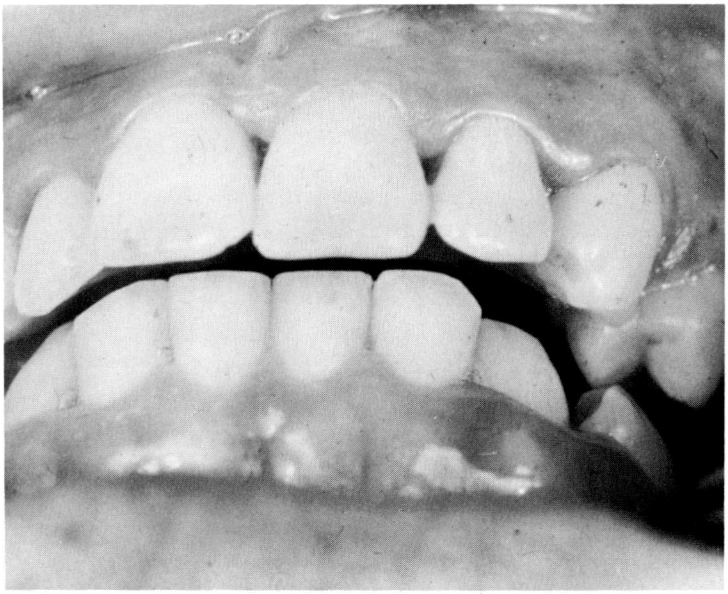

B

Abb. 6-15 Resultat nach vierjähriger kieferorthopädischer Behandlung einer 23jährigen Patientin. A: Das funktionelle und ästhetische Resultat in IK schien befriedigend zu sein. Die Patientin hatte aber Kiefergelenkbeschwerden und starke Muskelschmerzen. B: Zwischen RK und IK besteht eine seitliche Abweichung, die von der Patientin nicht toleriert wurde. Nach Eliminieren der Interferenzen gingen die Symptome zurück.

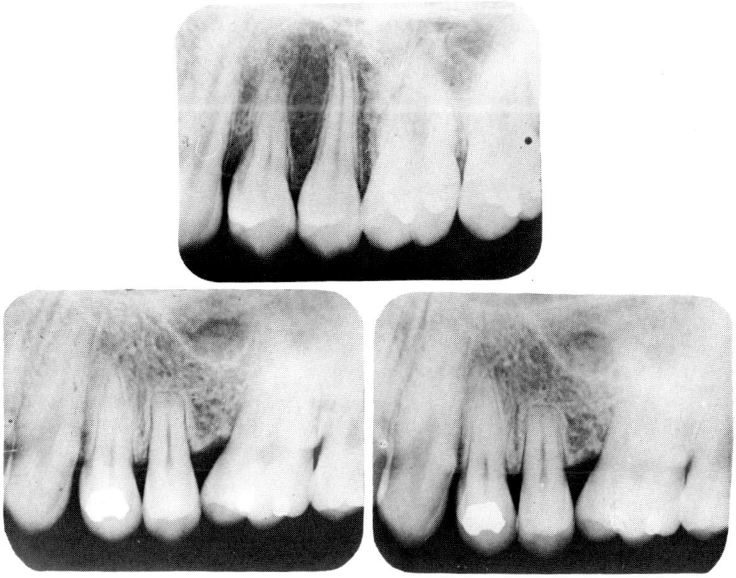

Abb. 6-16 A: Oben: Prämolaren vor dem okklusalen Einschleifen. B: Unten links: Zwei Monate nach dem Einschleifen. Im Bereich der Prämolaren wurden Interferenzen belassen, die aufgrund von Bruxismus zu Wurzelresorptionen führten. C: Unten rechts: Nach dem korrekten Einschleifen kam es zu keiner weiteren Resorption.

Nacht und das Elongierenlassen während des Tages können sehr leicht zu traumatischen Schädigungen führen. Jede zahnärztliche Behandlung sollte daher immer das Ziel haben, eine stabile Okklusion zu schaffen.
Sowohl bei orthodontischen als auch bei allen restaurativen Behandlungen muß darauf geachtet werden, daß sowohl in RK als auch in IK und den dazwischenliegenden Positionen stabile Okklusionsverhältnisse vorhanden sind (Abb. 6-15). Nur zu oft richtet sich eine orthodontische Behandlung nur nach morphologischen und ästhetischen Gesichtspunkten und läßt dabei die funktionellen Aspekte außer acht.

Fehlerhaftes okklusales Einschleifen

Fehlerhafte Korrekturen der Okklusion können zu okklusalem Trauma und verspannten Muskeln führen, woraus sich Bruxismus und Kopfschmerzen entwickeln können. Sehr oft klagen Patienten nach einer solchen fehlerhaften Behandlung über Zahnschmerzen, Verklemmen von Speiseresten im Interdentalraum, ungenügende Kaufunktion, Kiefergelenkschmerzen und manchmal auch Zahnwanderungen. Auch Hypermobilität und Wurzelresorptionen einzelner Zähne konnten schon beobachtet werden (Abb. 6-16). Ein häufiger Fehler beim okklusalen Einschleifen ist eine übermäßige Reduzierung der Höcker auf der Arbeitsseite, wodurch irreversible Interferenzen auf der Balanceseite entstehen. Auch kann unnötiges Kürzen der zentrischen Höcker bewirken, daß die Unterkieferseitenzähne nach lingual kippen. Oft werden auch Frontzähne gekürzt, um bei ihnen ein okklusales Trauma zu beseitigen,

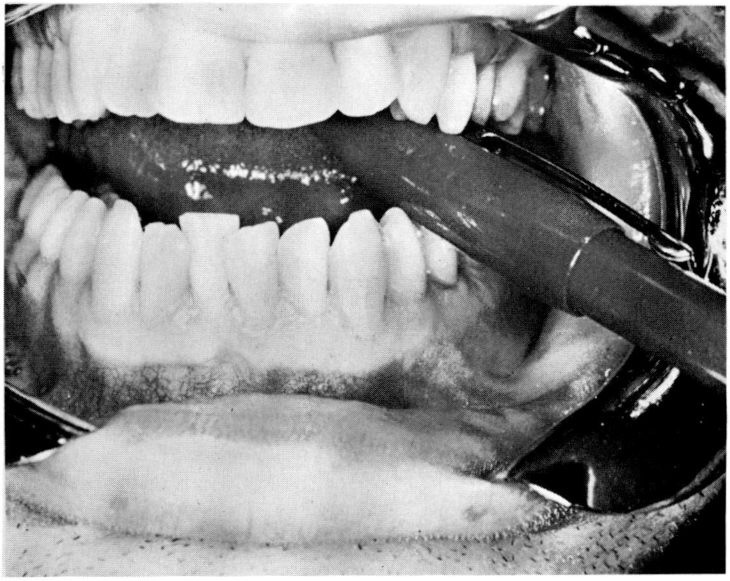

A

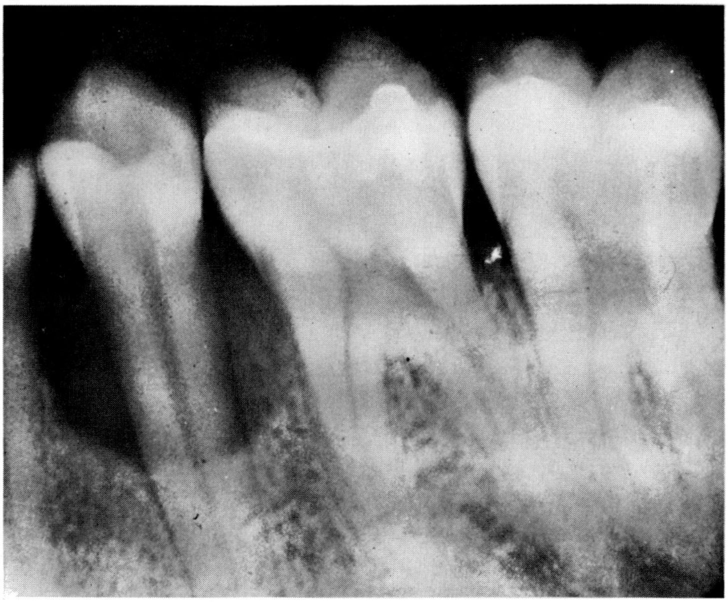

B

Abb. 6-17 A: Habituelles Beißen auf einen Kugelschreiber. B: Resultierender Knochenverlust mit Taschenbildung.

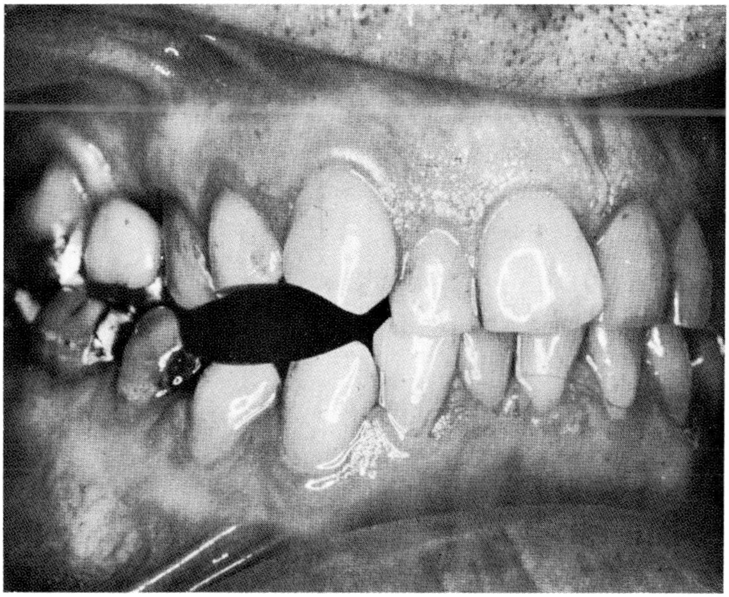

Abb. 6-18 Exzessive Abrasion und Intrusion durch das Beißen auf eine Tabakpfeife.

das durch ein Slide in centric verursacht wird. Dabei wäre es besser, die Seitenzähne einzuschleifen, um das Abgleiten zu verhindern und dem Unterkiefer eine stabile Position in RK zu geben. In Extremfällen kann es nötig sein, im Anschluß an ein fehlerhaftes okklusales Einschleifen eine völlige Rekonstruktion mit Inlays und Kronen auf praktisch jedem Zahn im Ober- oder Unterkiefer vorzunehmen, um dem Patienten ein bequemes Kauen zu ermöglichen.

Andere Parafunktionen

Da parafunktionelle Gewohnheiten unbewußt ausgeübt werden, ist es meist schwierig, anamnestisch etwas darüber zu erfahren. Oft stehen diese Parafunktionen in Zusammenhang mit dem Beruf des Patienten, wie zum Beispiel das Beißen auf einen Kugelschreiber (Abb. 6-17), auf Sicherheitsnadeln, Brillengestelle und Tabakpfeifen (Abb. 6-18), Faden (Abb. 6-19), Zahnstocher und Fingernägel[17]. Patienten haben auch die Tendenz, solche gesellschaftlich nicht akzeptierten Gewohnheiten, wie zum Beispiel das Fingernägelbeißen, nicht zugeben zu wollen.

In solchen Fällen wirkt sich das okklusale Trauma ganz begrenzt auf ein oder zwei Bereiche aus und, es sind nur einige Zähne betroffen. Solche Parafunktionen können auch weit außerhalb des Funktionsbereichs der Okklusion vorkommen (Abb. 6-20). Oft läßt sich so eine Gewohnheit aufgrund von Schmelzrillen oder Frakturlinien im Zahnschmelz feststellen. In vielen Fällen entsteht durch ein solches okklusales Trauma gar keine Schädigung des Parodonts, sondern im Gegenteil eine funktionelle Hypertrophie. Wird eine Parafunktion vermutet, so soll der Patient und eventuell seine Familie darauf aufmerksam gemacht werden. Manchen Patienten gelingt es dann, sich diese Eigenart abzugewöhnen.

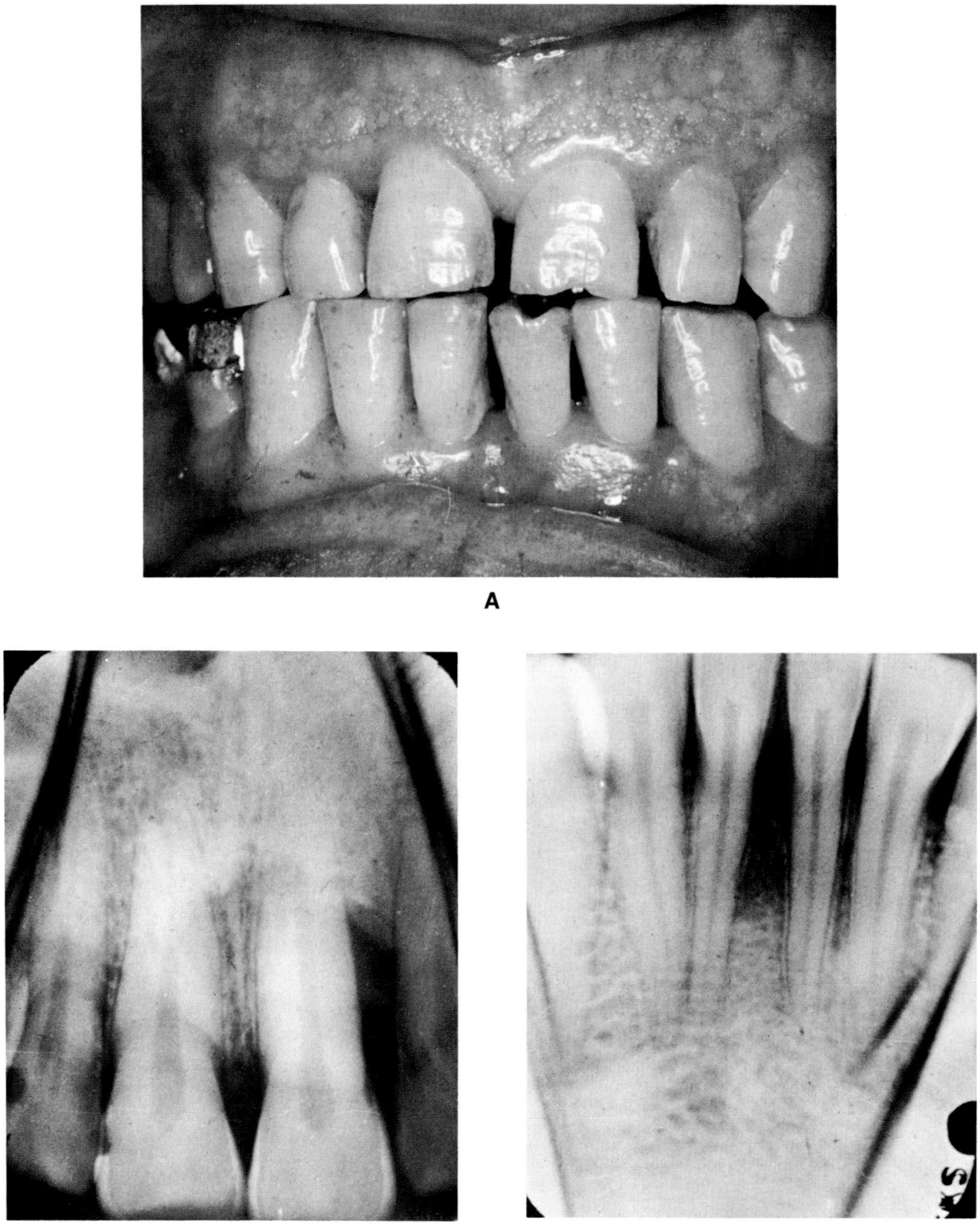

A

B

C

Abb. 6-19 Auswirkungen von Parafunktionen bei einer 55jährigen Näherin (Fadenabbeißen). A: Ungewöhnliche Abrasion. B und C: Röntgenbilder der beteiligten Zähne zeigen vertikalen Knochenabbau.

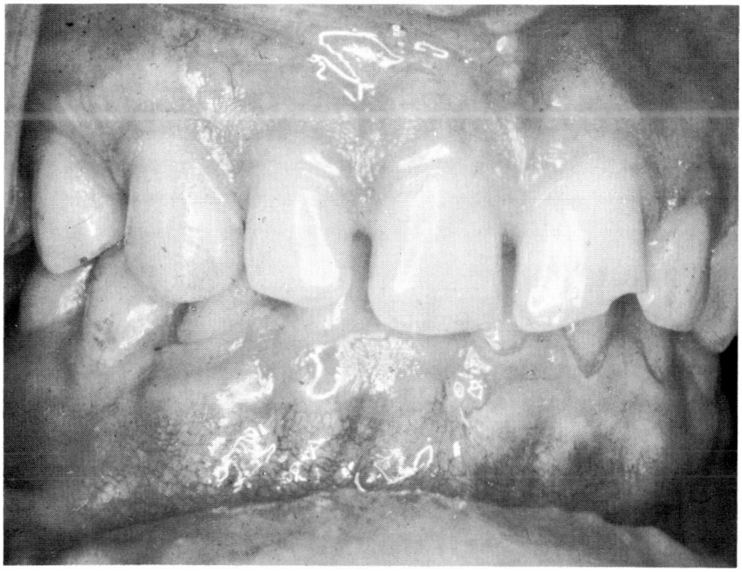

A

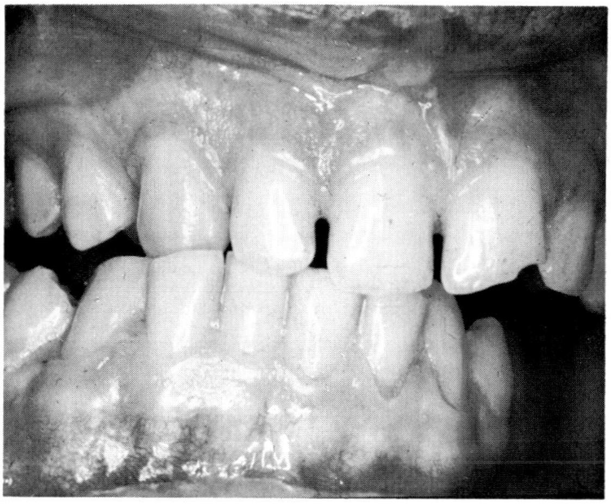

B

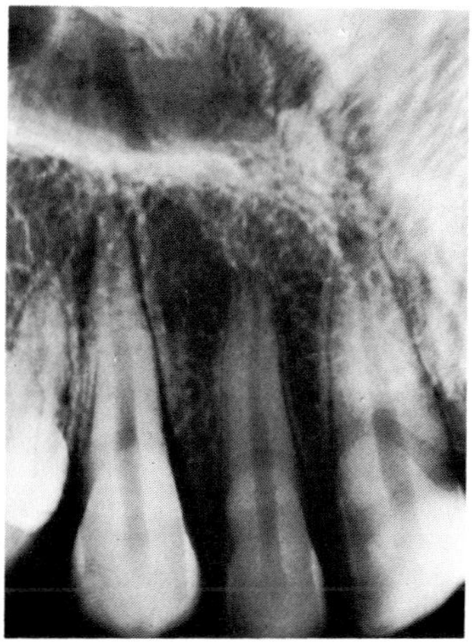

C

Abb. 6-20 A: Eine 20jährige Patientin klagte über Schmerzen des Oberkiefereckzahnes, der auch erhöhte Mobilität zeigte. Okklusale Interferenzen lagen nicht vor. B: Die Patientin hatte die Angewohnheit, während Streßsituationen die Zähne in Kreuzbißrelation zusammenzupressen. C: Das Röntgenbild zeigt den erweiterten Parodontalspalt des Eckzahnes.

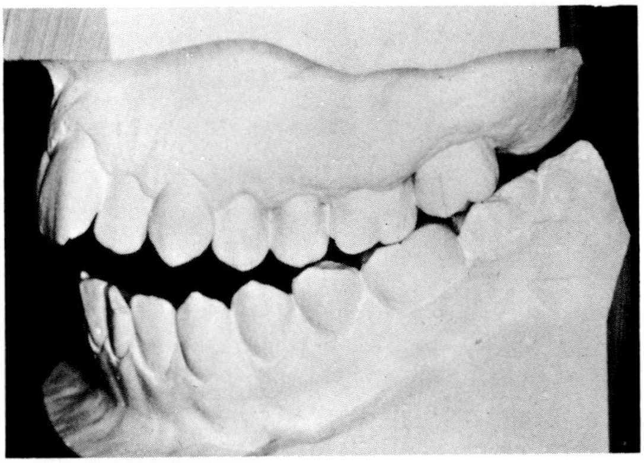

A

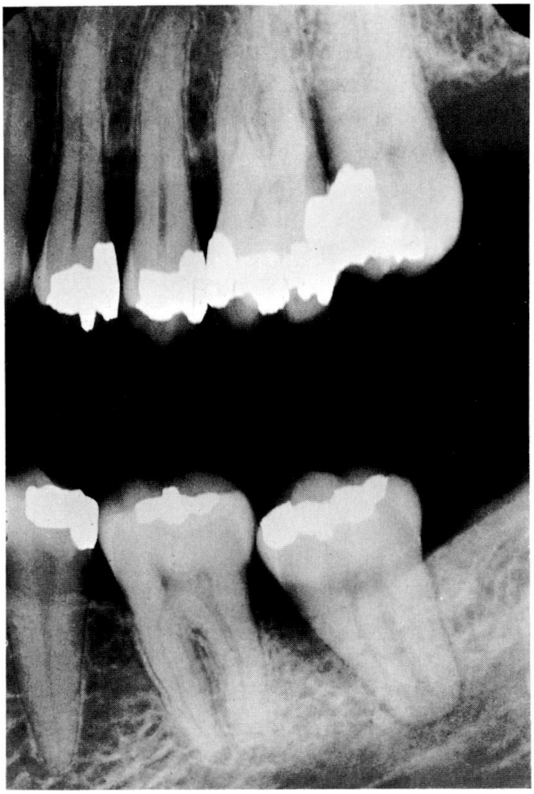

B

Abb. 6-21 A: 31jährige Patientin mit einem offenen Biß, der durch Zungenpressen entstanden ist. Nur die zweiten Prämolaren stehen in Okklusion. B: Knochenverlust mit tiefen Taschen im Bereich dieser Zähne.

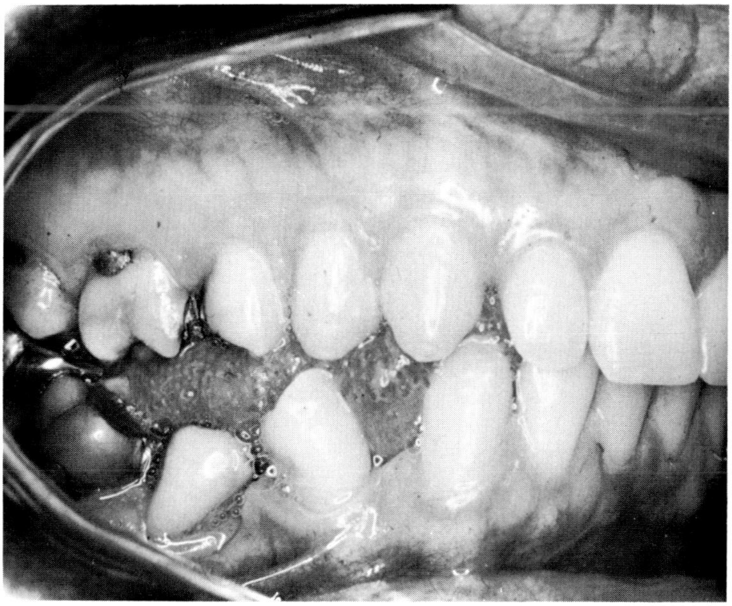

Abb. 6-22 Offener Biß durch Zungenpressen bei einer 29jährigen Patientin.

Lippen-, Zungen- und Wangenbeißen

Lippen-, Zungen- und Wangenbeißen können eine Malposition von Zähnen herbeiführen und auch Muskelschmerzen verursachen, was wiederum für ein okklusales Trauma prädisponieren kann (Abb. 6-21 und 6-22). Auch die habituelle Schädigung von Weichgewebe durch Beißen kann als okklusales Trauma im weiteren Sinn bezeichnet werden; sie wird häufig bei Bruxismuspatienten beobachtet.

Zahnverschiebungen aufgrund von Entzündungen und Neoplasmen

Eine entzündungsbedingte Schwellung oder eine Gewebeproliferation progressiver oder neoplastischer Natur kann einen Zahn in eine Position verschieben, in der er einem okklusalen Trauma ausgesetzt ist. Schon eine schwere hyperplastische Gingivitis führt oft zu leichten Zahnverschiebungen, vor allem im Frontzahnbereich. Bei der Dilantin-Hyperplasie oder auch bei hereditärer Fibromatose der Gingiva kann sich eine Okklusion stark verändern. Bei fortgeschrittener Parodontitis wird eine pathologische Verschiebung der Zähne fast immer angetroffen, und Zähne mit Bi- oder Trifurkation weisen fast immer Vorkontakte auf. Entzündung und Schmerzen der Gingiva fördern auch Parafunktionen der Zunge, wodurch Zähne in eine Position verschoben werden können, in der sie einem Trauma ausgesetzt sind.

In der Literatur wird oft beschrieben, daß eine gingivale Entzündung nicht ohne weiteres auf die Parodontalmembran übergreife. Dies mag für Fälle mit leichter chronischer Gingivitis oder Parodontitis zutreffen. Verschiedenes Autopsiematerial zeigt jedoch, daß sich bei einer schweren Gingivitis oder einer Parodontitis im aktiven Stadium die entzündlichen Prozesse bis in die Parodontalmembran erstrecken. Das resultierende Ödem kann Schmerzen und

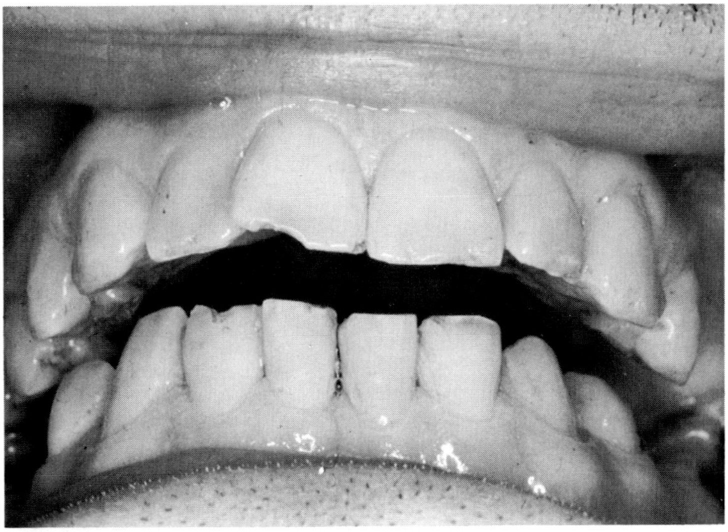

A

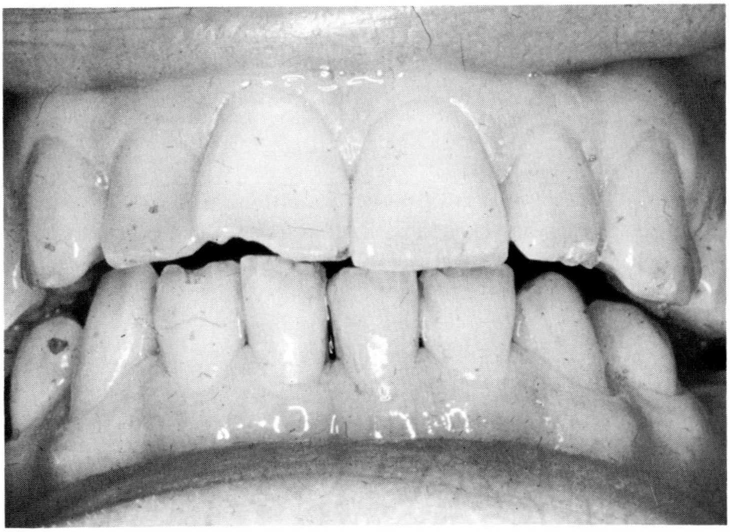

B

Abb. 6-23 A: Situation bei einem 34jährigen Patienten nach verheilter Unterkieferfraktur. Okklusaler Kontakt war nur im Bereich der hintersten Molaren vorhanden. B: Nach dem Einschleifen ergab sich eine akzeptable Okklusion.

Hypermobilität des betreffenden Zahnes bewirken, die klinisch diagnostizierbar ist. Daß solche Vorgänge auch die Okklusion verändern und zu okklusalem Trauma führen können, liegt auf der Hand. Durch eine Behandlung nehmen solche Zähne meist spontan ihre alte Stellung ein, woraus sich ergibt, daß eine Therapie der Okklusion erst nach der Behandlung einer Gingivitis durchgeführt werden soll.

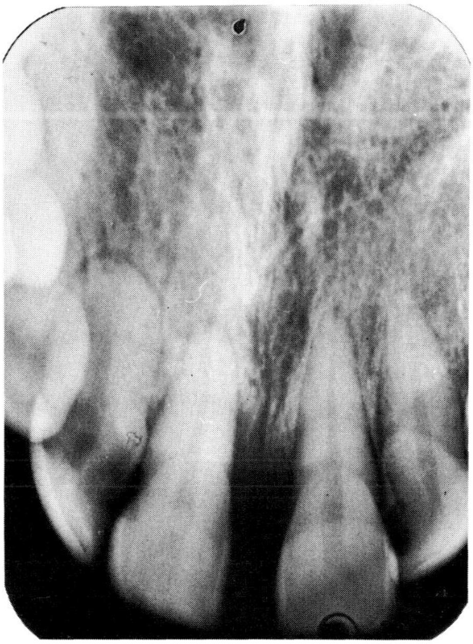

Abb. 6-24 Große klinische Kronen und kurze konische Wurzeln sind prädisponierende Faktoren für okklusales Trauma.

Akzidentelle Frakturen und chirurgische Unterkieferresektionen

Eine okklusale Disharmonie ist sehr oft nach einer Unterkieferfraktur anzutreffen (Abb. 6-23). Deshalb soll nach dem Verheilen der Fraktur oder nach einer chirurgischen Kieferkorrektur die Okklusion überprüft und, wenn nötig, eingeschliffen werden. Manchmal sind dazu auch orthodontische oder restaurative Behandlungen nötig.

Inadäquate Form und Position von Zähnen

Kleine konische (vor allem bei Zähnen mit großen Kronen) (Abb. 6-24), resezierte und mißgebildete Wurzeln können eher durch ein okklusales Trauma geschädigt werden. Auch Milchzähne sind während des Zahnwechsels oft okklusalem Trauma ausgesetzt[15]. Ebenso sind die Fehlposition von Zähnen und inkongruente Kieferrelationen, wie sie bei Lippen-, Kiefer- und Gaumenspalten, verschiedenen kraniofazialen Dysostosen und Akromegalie vorkommen, prädisponierende Faktoren.

Literatur

1. Anderson, D. J.
   Measurements of stress in mastication. J. Dent. Res., 35: 664, 1956.
2. Beyron, H. L.
   Occlusal changes in the adult dentition. J. Am. Dent. A., 48: 674, 1954.
3. Box, H. K.
   Traumatic occlusion and traumatogenic occlusion. Oral Health, 20: 642, 1930.
4. Box, H. K.
   Treatment of the Periodontal Pocket. Toronto, University of Toronto Press, 1928.

5. Drum, W.
Autodestruction of the masticatory system. Paradontologie, 16: 155, 1962.

6. Glickman, I., und Smulow, J. B.
The combined effects of inflammation and trauma from occlusion in periodontics. Int. Dent. J., 19: 393, 1969.

7. Hanau, R. L.
Full Denture Prosthesis. Intraoral Technique for Hanau Articulator Model H. (n.p.) Buffalo, 1930.

8. Hirschfeld, I.
Food impaction. J. Am. Dent. A., 17: 1504, 1930.

9. Hirschfeld, I.
The individual missing tooth: a factor in dental and periodontal disease. J. Am. Dent. A., 24: 67, 1937.

10. Jarabak, J. R.
An electromyographic analysis of muscular and temporomandibular joint disturbances due to imbalances in occlusion. Angle Orthod., 26: 170, 1956.

11. Karolyi, M.
Beobachtungen über Pyorrhea Alveolaris. Österr.-ungar. Vrtljschr. Zahnh., 17: 279, 1901.

12. Moyers, R. E.
Temporomandibular muscle contraction patterns in angle Class II, Division I malocclusions: An electro-myographic analysis. Am. J. Orthod., 35: 837, 1949.

13. Perry, H. T., und Harris, S. C.
Role of the neuromuscular system in functional activity of the mandible. J. Am. Dent. A., 48: 665, 1954.

14. Philstrom, B. L., und Ramfjord, S. P.
Periodontal effect of nonfunction in monkeys. J. Periodontol., 42: 748, 1971.

15. Ramfjord, S. P.
Effects of acute febrile diseases on the periodontium of rhesus monkeys with reference of poliomyelitis. J. Dent. Res., 30: 615, 1951.

16. Ramfjord, S. P.
Bruxism, a clinical and electromyographic study. J. Am. Dent. A., 62: 21, 1961.

17. Sorrin, S.
Habit, an etiologic factor of periodontal disease. Dent. Digest, 41: 290, 1935.

18. Stillman, P. R.
The management of pyorrhea. Dent. Cosmos, 59: 405, 1917.

19. Stillman, P. R.
Traumatic occlusion. Nat. Dent. A. J., 6: 691, 1919.

20. Stillman, P. R., und McCall, O. J.
A Textbook of clinical periodontia. New York, The Macmillan Co., 1922.

21. Thielemann, K.
Biomechanik der Parodontose. Leipzig, Hermann Meusser, 1938.

22. Ramfjord, S. P., Kerr, D., und Ash, M. M., Jr. (Eds.)
World Workshop in Periodontics. Ann Arbor, University of Michigan, 1966.

Kapitel 7

Parodontale Auswirkungen des okklusalen Traumas

Ob abnormale okklusale Kräfte imstande sind, ein gesundes Parodont zu verletzen, oder ob nur exzessive Kräfte ein schon geschwächtes Parodont schädigen können, hängt von verschiedenen Faktoren ab:

1. Resistenz und Gewebereaktion des Parodonts,
2. Morphologie der Zähne, Zahnbogen und umliegendem Gewebe.

Eine Beeinträchtigung der Resistenz kann sich aus einer Veränderung der metabolischen Aktivität oder der Struktur aufgrund von lokalen oder systemischen Veränderungen ergeben. Morphologische Voraussetzungen, wie Wurzelform, Kronenform, Kronen-/Wurzelverhältnis, Zahnbogenform und Zahnstellung, können einen Einfluß auf die Krafteinwirkungen haben[48]. Die Reaktion der parodontalen Strukturen auf physiologische okklusale Kräfte wurde schon in Kapitel 4 abgehandelt. Zusätzlich kann ein Artikel von *Reitan*[43], in dem die Reaktion der Parodontalgewebe auf okklusale Kräfte dargestellt ist, zur Lektüre empfohlen werden.

Es gibt viele tierexperimentelle Studien, die die Gewebeveränderungen untersuchen, die durch das okklusale Trauma verursacht werden[4, 5, 7, 15, 18, 24, 44, 49, 54, 55]. Obwohl diese Experimente die Verhältnisse beim Menschen nicht vollkommen wiedergeben können, geben sie doch Aufschluß über traumatisch bedingte Gewebeveränderungen und Reparaturvorgänge im Parodont. Die Histopathologie des okklusalen Traumas kann auch anhand von Autopsiematerial studiert werden[2, 6, 8, 17, 20, 27, 32]. Allerdings ist die Interpretation solcher Befunde schwierig, da die vorherigen okklusalen Beziehungen der Individuen, von denen die Präparate stammen, nicht bekannt sind. Es wurden auch experimentelle Untersuchungen am Menschen durchgeführt[21, 36, 41, 42, 46]. Leider gibt es aber noch keine Studien am Menschen über die langfristigen histopathologischen Veränderungen und die klinischen Auswirkungen des okklusalen Traumas.

Die metabolische Aktivität wie auch die Struktur der parodontalen Gewebe kann durch verschiedene systemische Veränderungen beeinflußt werden. Es konnte gezeigt werden, daß Affen kauunfähig waren, nachdem ihr Paradont durch Skorbut geschwächt worden war, obwohl sie gesunde Zähne hatten und keine parodontalen Taschen zu finden waren[53]. Solche extremen Folgen konnten nur bei Tieren im Wachstum beobachtet werden. Beim Menschen scheint die Möglichkeit für ein okklusales Trauma aufgrund einer Schwäche der parodontalen Strukturen durch eine systemische Erkrankung sehr gering zu sein.

Leichtes Trauma

In den letzten Jahren wurde vor allem das Phasenkontrastmikroskop verwendet, um die Wirkung kleiner traumatischer Verletzungen der Gewebe zu studieren, die bei normaler Mikroskopiertechnik nicht erkennbar sind. Nach solchen Einwirkungen geben die Zellen zytoplasmatische Substanzen ab, die eine Dilatation und Permeabilitätserhöhung der umliegenden Kapillaren bewirken[19, 56]. Daraus ergibt sich eine Transsudation von Plasma in den Interdentalraum, was zu einem Ödem führt.

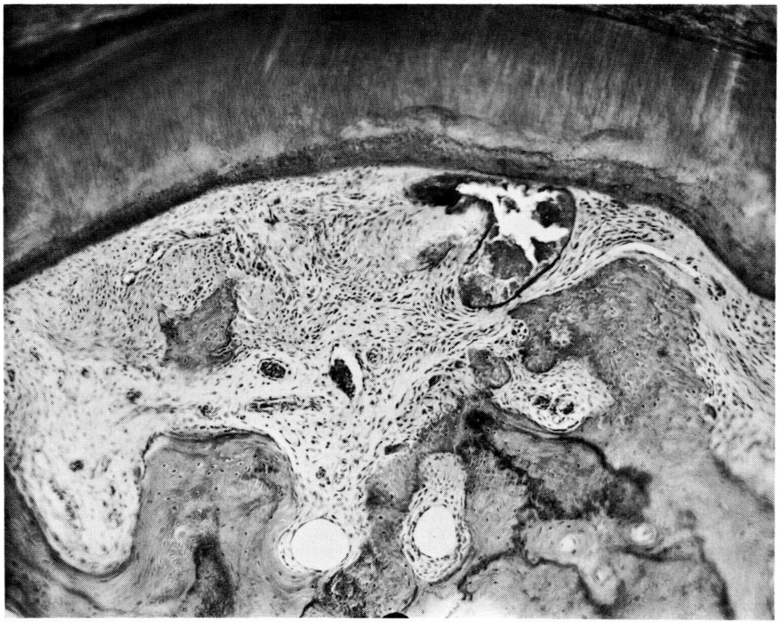

Abb. 7-1 Auswirkung eines Traumas in der Bifurkation eines Molaren (Affe), hervorgerufen durch eine zu hohe Amalgamfüllung. Man beachte die Nekrose der Zellen, Thrombose und Gefäßwandrupturen.

Zusätzlich üben Stoffwechselabfallprodukte einen Reiz auf das umliegende Gewebe aus und stören so den normalen Flüssigkeitsaustausch. Schon leichte Verletzungen der endothelialen Gefäßauskleidung können zelluläre Veränderungen bewirken, die sich als Rauhigkeit der Gefäßwände manifestieren. Dadurch wird die Adhäsion von Blutplättchen gefördert, wodurch sich Verklumpungen und schließlich Kapillarthrombosen ergeben. Bei Verletzungen können auch neurogene Vasokonstriktionen eine kapillare Stase bewirken. Alle diese kleinen, normalerweise vorübergehenden Veränderungen können in Kombination mit leichtem Trauma metabolische Veränderungen hervorrufen[47] und die Resistenz des Parodonts gegenüber lokalen Irritationen und okklusalem Trauma herabsetzen.

Schweres Trauma

Die histologischen Veränderungen der parodontalen Gewebe beim okklusalen Trauma wurden schon verschiedentlich beschrieben[5, 8, 15, 16, 18, 20, 33, 35, 43, 54]. Die üblichen Befunde sind Extravasation von Blutzellen, Hämatom, Thrombose, ischämische Nekrose und gelegentlich Rupturen der Wände kleiner Gefäße (Abb. 7-1). An gewissen Stellen tritt aufgrund von Kompression nekrotisches Gewebe auf, vor allem bei Bifurkationen und in Zervikalbereichen, in denen die Zähne stark gegen den Alveolarkamm gepreßt werden. Dieses nekrotische Gewebe wird nach und nach durch Granulationsgewebe ersetzt, wobei sich das nekrotische Gewebe sichtbar vom lebenden Gewebe abhebt; diese Abgrenzung findet beim leichten Trauma nicht statt, da dort tote Zellen nach ihrem Abtransport sofort durch neue Zellen er-

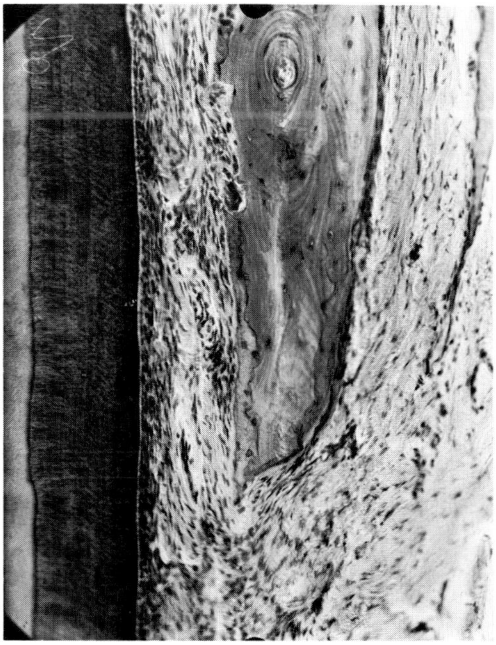

Abb. 7-2 Leichtes Trauma mit gleichzeitiger Resorption und Reparaturvorgängen im benachbarten Gewebe. Menschlicher oberer Frontzahn nach dem Verlust von Seitenzähnen.

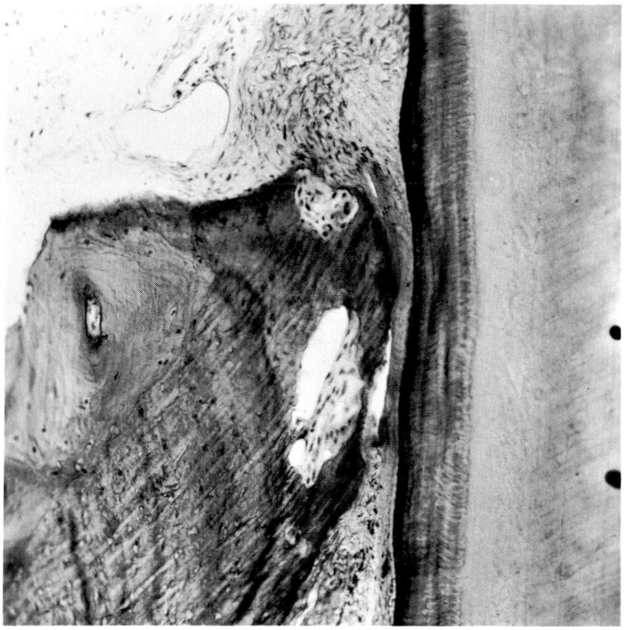

Abb. 7-3 Nekrose der Parodontalmembran im Bereich des Alveolarkammes. Man erkennt eine beginnende Resorption vom angrenzenden Periost und den Markräumen her (menschliches Autopsiematerial).

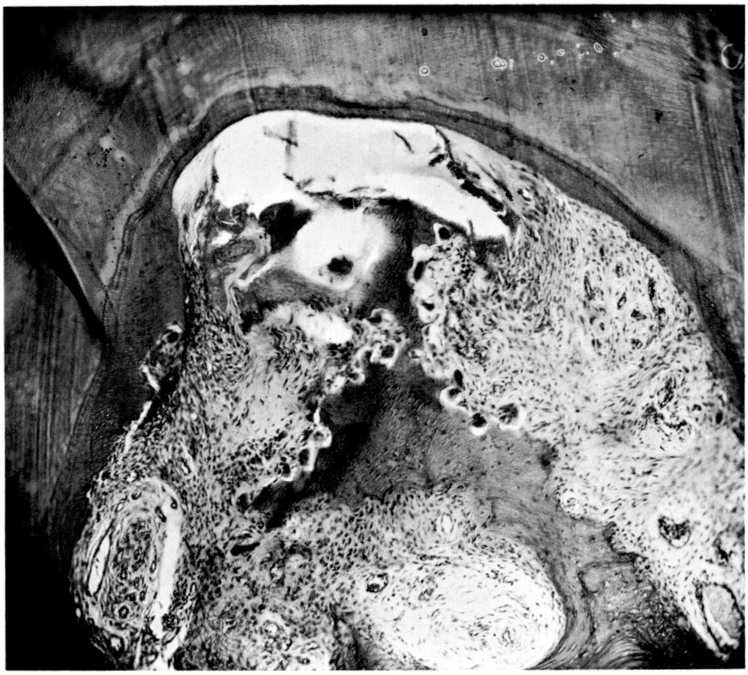

Abb. 7-4 Auswirkungen eines starken Traumas in der Bifurkation eines Molaren (Affe) nach dem Legen einer stark überhöhten Amalgamfüllung. Man beachte die Nekrose und die Verflüssigung von Gewebe, Resorption von Knochen und Zement, Bildung von Granulationsgewebe und Fibrose der Markäume.

setzt werden (Abb. 7-2). Ein schweres Trauma kann zu partieller oder vollständiger Nekrose von Teilen der Parodontalmembran führen, die die Zementoblasten und Osteoblasten mit einbezieht (Abb. 7-3). Dabei wird die Erneuerung des Gewebes aus der Umgebung gewährleistet, da ja endostale Zellen, Knochenmark und *Havers*che Kanäle in der Parodontalmembran vorhanden sind. Schwere Fälle von okklusalem Trauma führen in den komprimierten Geweben zu Verflüssigungsnekrosen (Abb. 7-4) und nachfolgendem Ersatz durch Bindegewebe (Abb. 7-5). Beim Vorliegen eines parodontalen Traumas werden normalerweise keine Entzündungszellen gefunden (Abb. 7-6). Die nekrotischen Gewebe werden durch enzymatische oder humorale Prozesse herausgelöst und abtransportiert, wobei keine Phagozytose und keine exsudative Entzündung vorkommen. Leichtere Traumen können auch zu degenerativen Prozessen der Parodontalmembran führen, wie hyaline (Abb. 7-7) oder mukoide Degeneration (Abb. 7-8), dystrophische Kalkablagerung (Abb. 7-9) und Einstellen der normalen osteoblastischen und zementoblastischen Aktivität.

Beim leichten Trauma findet man im alveolären Knochen alternierende Stellen von Resorption und Reparation (Abb. 7-2); die Resorption erfolgt in Fällen von schwerem Trauma von den Markräumen her (Abb. 7-3). Oft wird auch eine Fibrose der benachbarten Markräume beobachtet. Schwere

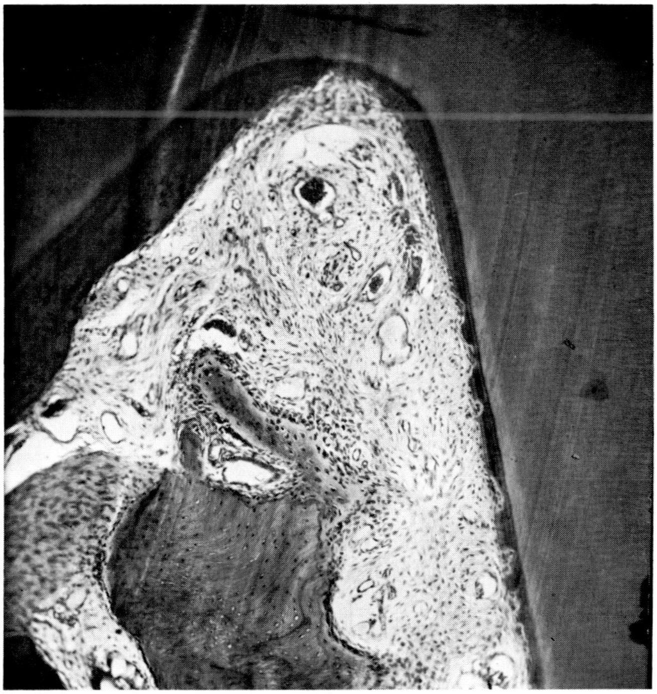

Abb. 7-5 Heilungsstadium nach okklusalem Trauma in der Bifurkation eines Molaren (Affe), nachdem die überhöhte Füllung durch Bruxismus abgeschliffen worden war. Man erkennt vaskuläres Granulationsgewebe, Osteozementogenese und Zementogenese und die beginnende Ausrichtung der Kollagenfasern.

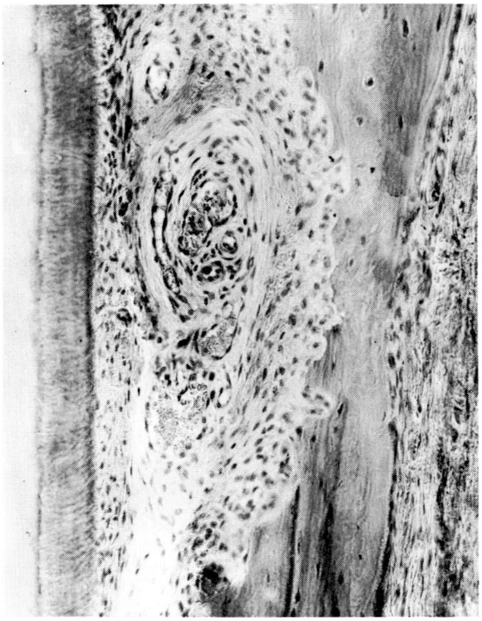

Abb. 7-6 Okklusales Trauma eines seitlichen Schneidezahnes nach dem Verlust der Seitenzähne. Man beachte die Knochenresorption und das vaskuläre Granulationsgewebe. Entzündungszellen sind nicht vorhanden.

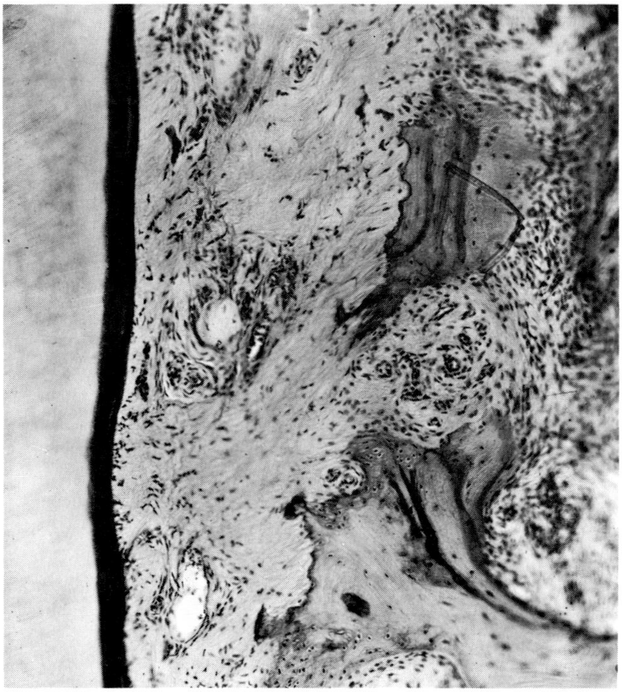

Abb. 7-7 Hyaline Degeneration und weit offener Parodontalspalt nach okklusalem Trauma (menschliches Autopsiematerial).

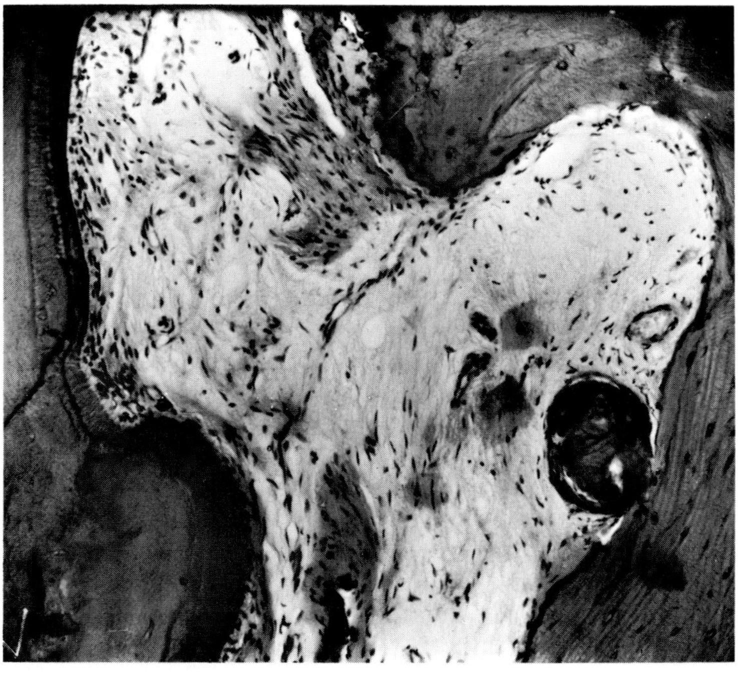

Abb. 7-8 Mukoide Degeneration nach okklusalem Trauma (menschlicher oberer Schneidezahn).

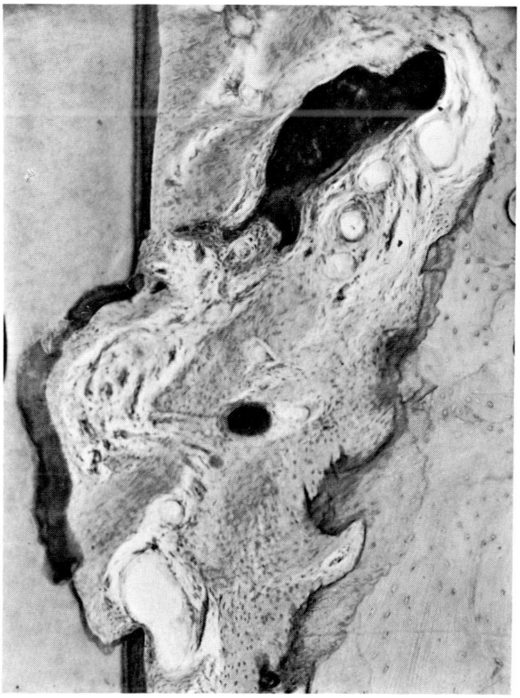

Abb. 7-9 Dystrophische Kalzifikation und Zementikel nach traumatischem Abscheren von Zement (menschliches Autopsiematerial).

Traumen können auch zu Zementresorptionen führen, die bis ins Dentin gehen. Die Zementoblasten haben zwar eine große Toleranz gegenüber Druck, doch wenn diese Zellen nekrotisch werden, kommt es zu Zementresorptionen. Ist die Ursache des Traumas beseitigt, finden sofort Reparaturvorgänge mit Bildung von Alveolarknochen, Parodontalfasern und Zement statt. Wurzeln, die durch die Resorption kürzer geworden sind, regenerieren jedoch nicht. Auf schwere Wurzelresorptionen folgt manchmal auch die Bildung von neuem Knochen sowie die Ankylose der Zähne (Abb. 7-10). Röntgenologisch sind solche Fälle oft nicht von den sogenannten internen Resorptionen zu unterscheiden; die Pulpa bleibt dabei unbeschädigt und vital. Das Bewegen eines Zahns durch okklusales Trauma über längere Zeit kann zu Hypertrophie der Parodontalmembran führen, ohne daß Anzeichen eines Traumas direkt festzustellen sind (Abb. 7-11).

Nur unzuverlässige Studien haben histologische Veränderungen der Pulpa in Verbindung mit einem okklusalen Trauma ergeben[28, 49]. Bei schwerem Trauma weisen klinische Beobachtungen jedoch darauf hin, daß die Pulpa nekrotisch wird oder zum Teil verkalkt[9, 19].

Atrophie durch Nichtgebrauch

Die Resistenz der Gewebe gegenüber okklusalen Belastungen kann durch Degeneration der Parodontalmembran, wie sie bei Atrophie oder Hypofunktion vorkommt, deutlich vermindert werden. Bei Erwachsenen gehen solche Umbauvorgänge sehr langsam vor sich. Beim Verlust eines Antagonisten vergehen 6 Monate, bis die funktionelle Ausrichtung der parodontalen Fasern beeinträchtigt wird. Junge Fibroblasten haben dann die Tendenz, sich parallel zur Wurzeloberfläche auszurichten, während die alten Fasern immer noch funktio-

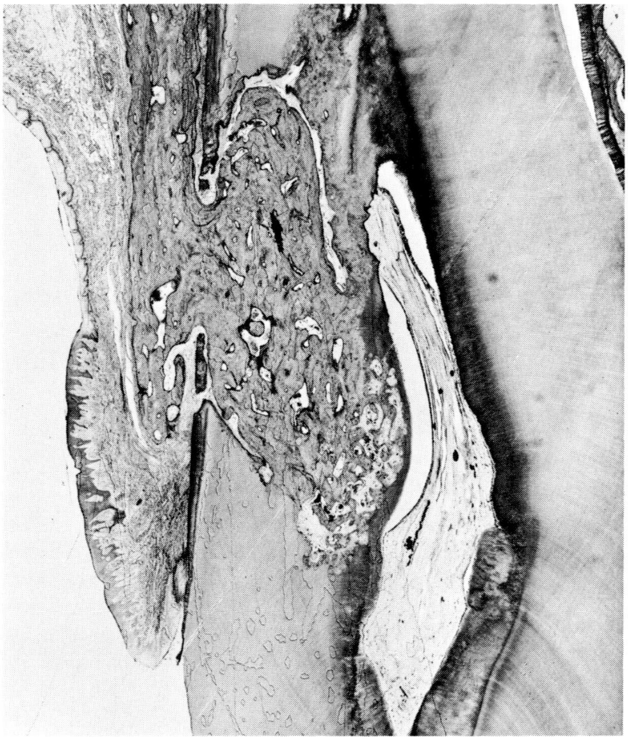

A

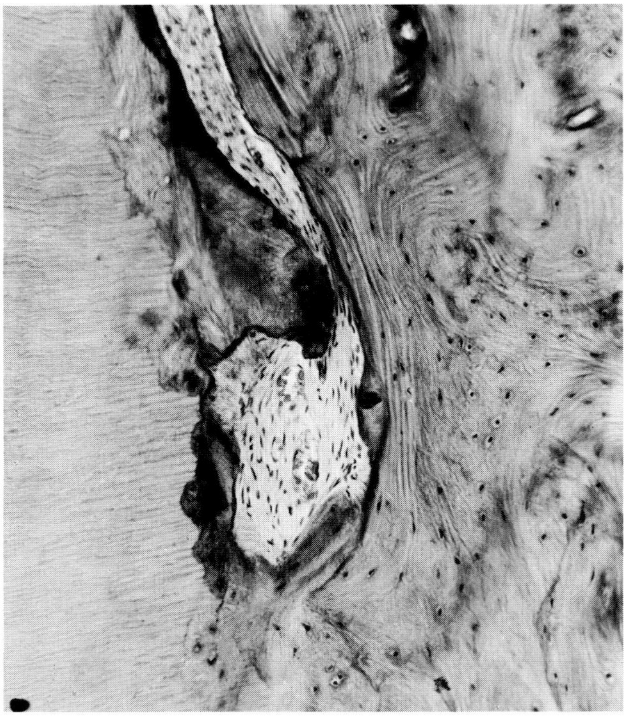

B

Abb. 7-10 A: Externe Wurzelresorption und Ersatz durch Knochen mit daraus folgender Ankylose des Zahnes. Das Material stammt von einem endständigen Pfeilerzahn einer sechsgliedrigen Brückenkonstruktion. Die Pulpa ist entzündungsfrei (menschliches Autopsiematerial). B: Starke Vergrößerung des ankylotischen Bereichs.

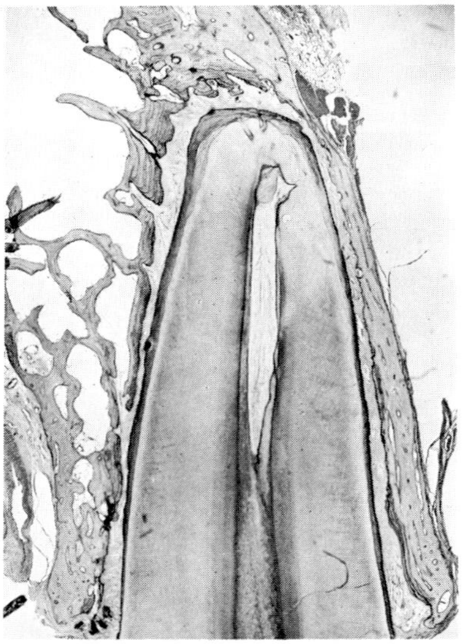

A

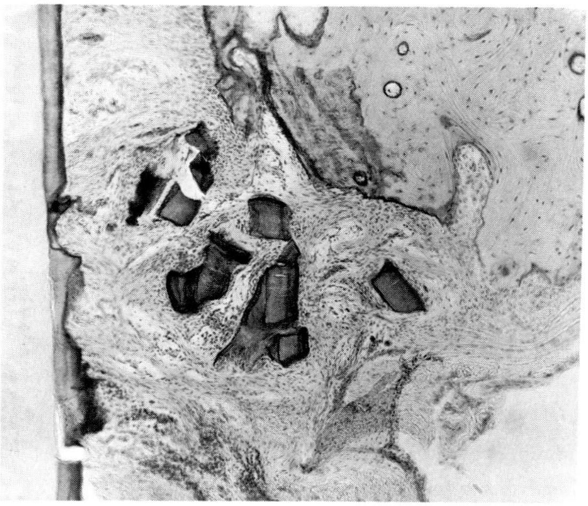

B

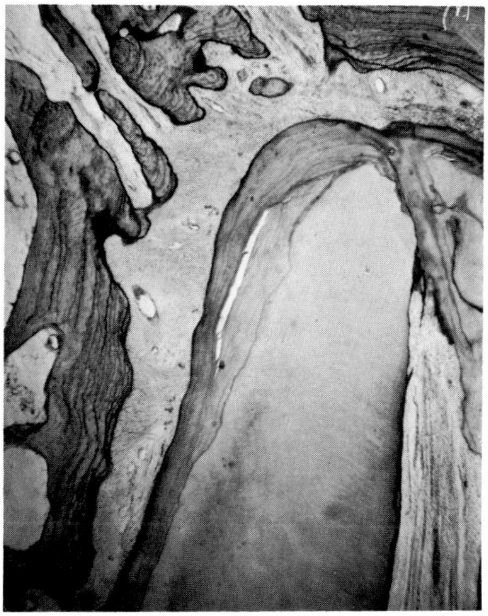

C

Abb. 7-11 A: Zentraler Schneidezahn mit starker Abrasion und Kalzifikation der Pulpa. Verdickter Alveolarknochen und erweiterter Parodontalspalt zervikal und apikal (menschliches Autopsiematerial). B: Starke Vergrößerung des apikalen Bereichs. Während der kompensatorischen Eruption dieses abradierten Zahnes wurden mehrere Schichten von Knochen und Zement angelegt. Für ein Trauma gibt es keine Anzeichen. Als Reaktion auf die ungewöhnlich großen Kräfte kann nur eine kompensatorische Hypertrophie von Parodontalgewebe festgestellt werden.

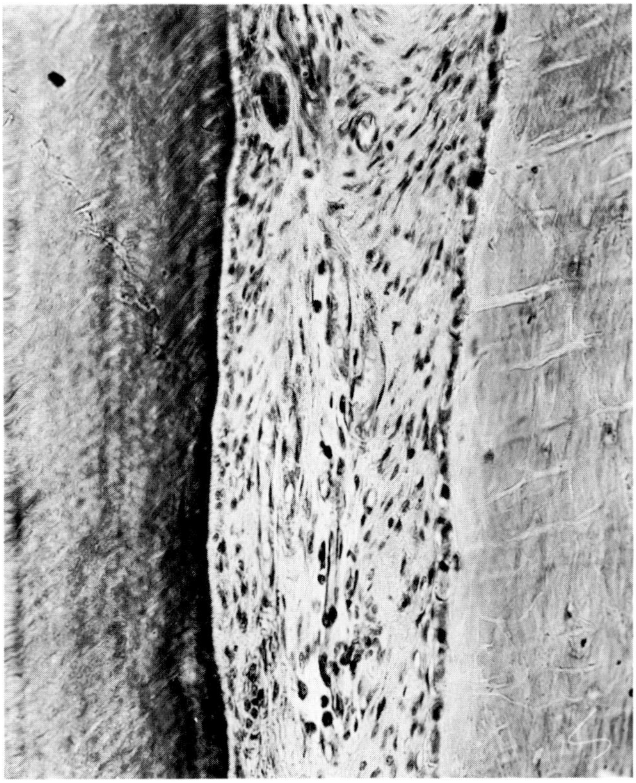

Abb. 7-12 Verlust der funktionellen Ausrichtung der Parodontalfasern sechs Monate nach der Extraktion des Antagonisten (menschliches Biopsiematerial).

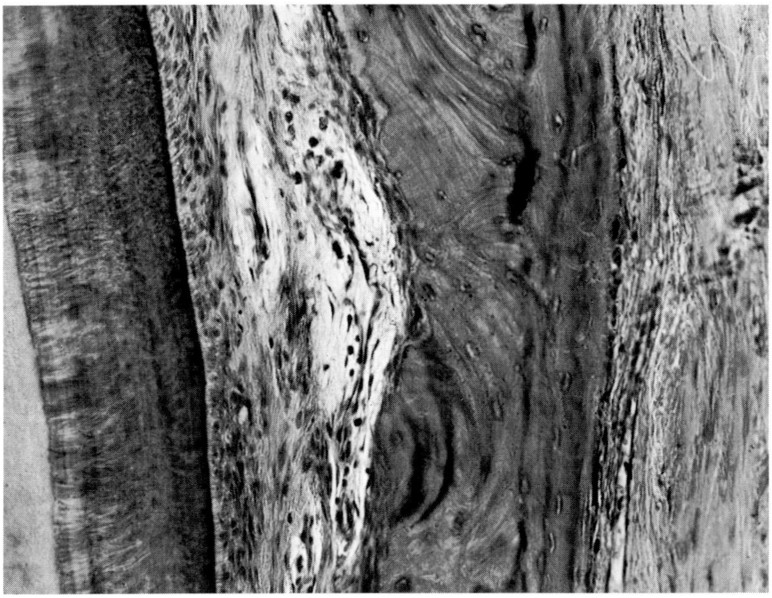

Abb. 7-13 Mukoide Degeneration bei einer funktionslosen Parodontalmembran. Einige Plasmazellen sind zu erkennen (menschliches Biopsiematerial).

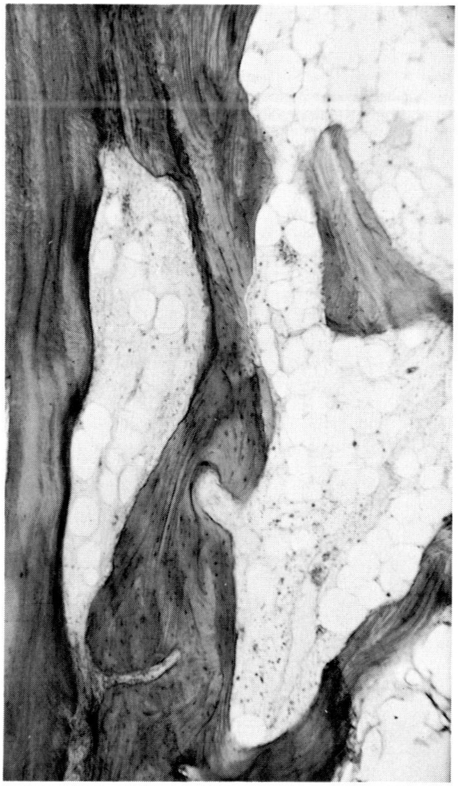

Abb. 7-14 Ersatz der Parodontalmembran durch Fettzellen des Knochenmarks nach längerer Funktionslosigkeit (menschliches Autopsiematerial).

nell ausgerichtet sind (Abb. 7-12)[41]. In gewissen Fällen kann dann beobachtet werden, daß Kollagenfasern durch ein Netz von retikulären Fasern ersetzt werden; gleichzeitig sind auch ödematöse Veränderungen sichtbar. Solche Bereiche sogenannter mukoider Degeneration können Plasmazellen und Lymphozyten enthalten (Abb. 7-13).

An Autopsiematerial konnte gezeigt werden, daß die Parodontalmembran durch fettiges Knochenmark ersetzt wird, wenn sie über längere Zeit nicht belastet wurde (Abb. 7-14). Dies ergibt einen sehr dünnen Parodontalspalt (0,1–0,12 mm). Bei Atrophien, die durch kurzzeitige Nichtbelastungen entstehen, ist eine osteoblastische und zementoblastische Aktivität festzustellen (Abb. 7-15), bei längeren Nichtbelastungen gibt es eine solche Aktivität praktisch nicht. Dafür sind aber verschiedene kalzifizierte Ablagerungen auf Knochen und Zement auszumachen. Oft wird auch die Parodontalmembran durch Knochenmark ersetzt (Abb. 7-14), wobei die Wurzeloberfläche in jedem Fall von fibrösem Bindegewebe bedeckt ist. Der Knochen weist auch immer weniger und dünnere Trabekel als normal auf.

Über einen Zeitraum von 3 Jahren wurde in einer Studie bei Affen die Wirkung der Nichtbelastung auf das Parodont untersucht, nachdem auf einer Seite alle Unterkieferzähne extrahiert worden waren[55]. Im Bereich der verbleibenden Zähne wurde sowohl neuer Knochen als auch neues Zement gebildet, was zur Verschmälerung des Parodontalspaltes führte. Der Faserapparat atrophierte dabei fast vollständig.

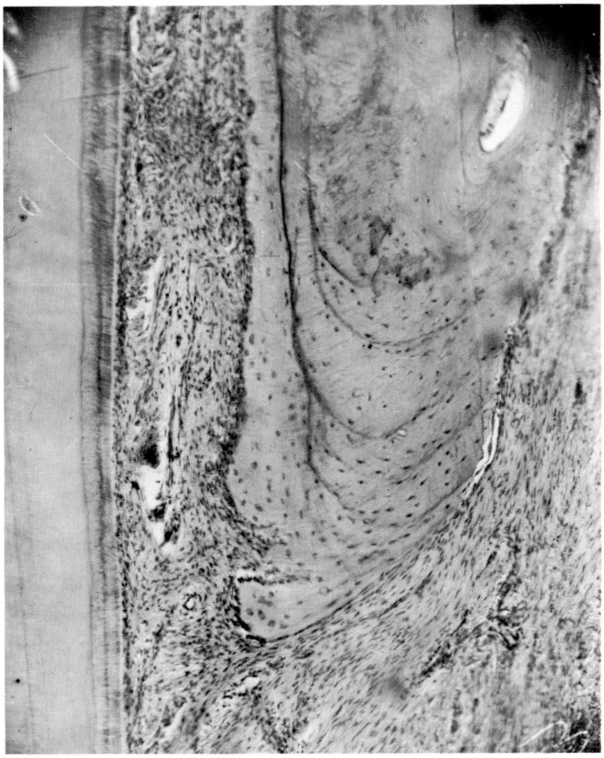

Abb. 7-15 Neue Knochenbildung im Bereich des Alveolarseptums. Man beachte die Neogenese von Zement. Dieser Zahn hatte seit zwei Monaten keinen Antagonisten mehr (menschliches Biopsiematerial).

Klinische Auswirkungen des okklusalen Traumas

Auswirkungen auf das Parodont

Während die histologischen Auswirkungen des okklusalen Traumas auf das Parodont bekannt sind, ist doch seine klinische Bedeutung immer noch sehr umstritten[31, 39]. Man ist allgemein der Ansicht, daß die suprakrestalen Fasern nicht zerstört werden (Abb. 7-16)[50, 54] und daß diese Fasern aufgelöst werden müssen, bevor eine Taschenbildung einsetzen kann.
Auch führt das Trauma nicht zu einer gingivalen Entzündung, wenn keine marginalen Reize vorhanden sind. Experimente am Hund konnten zeigen, daß das Epithel sich auch bei entzündeter Gingiva nicht nach apikal bewegt[51]. *Glickman* und *Smulow*[11, 12, 13, 14, 15] stellten fest, daß bei okklusalem Trauma mit Entzündung eine spezielle Form von Parodontitis entsteht, bei der anguläre Knochendestruktionen und selten Taschen vorkommen. Der kodestruktive Effekt von okklusalem Trauma und Gingivitis mit traumatischen Veränderungen nach einer gingivalen Entzündung (Abb. 7-17)[33] wurde von anderen Forschern nicht berichtet[26, 46]. Eine epidemiologische Untersuchung von vertikalen Knochendefekten bei Parodontitis konnte keine Taschenbildung als Folge eines okklusalen Traumas nachweisen. Selbst nach experimenteller Reduzierung des Parodonts beim Hund führte das okklusale Trauma nicht zu weiterem Knochenabbau, nachdem die Parodontitis geheilt worden war[10, 30]. Die Wirkung des okklusalen Traumas bei der

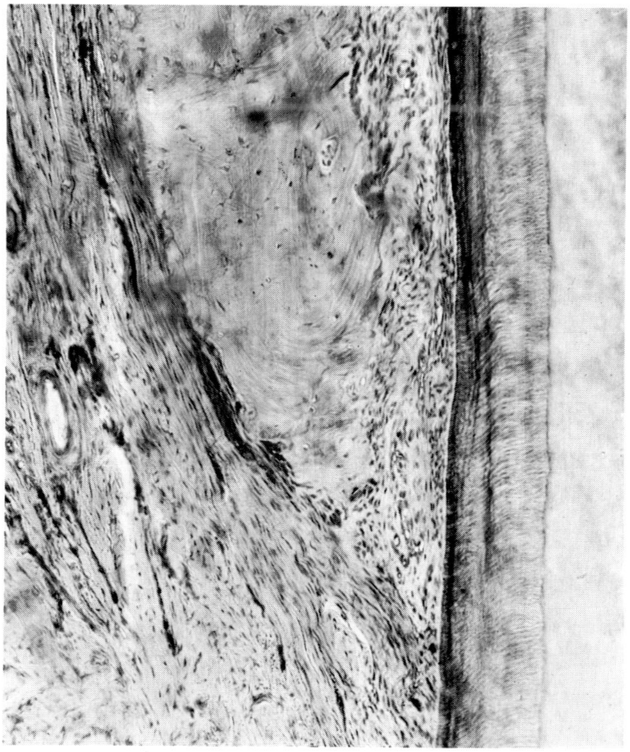

Abb. 7-16 Suprakrestale Fasern, die vom okklusalen Trauma überhaupt nicht beeinflußt wurden (menschliches Biopsiematerial).

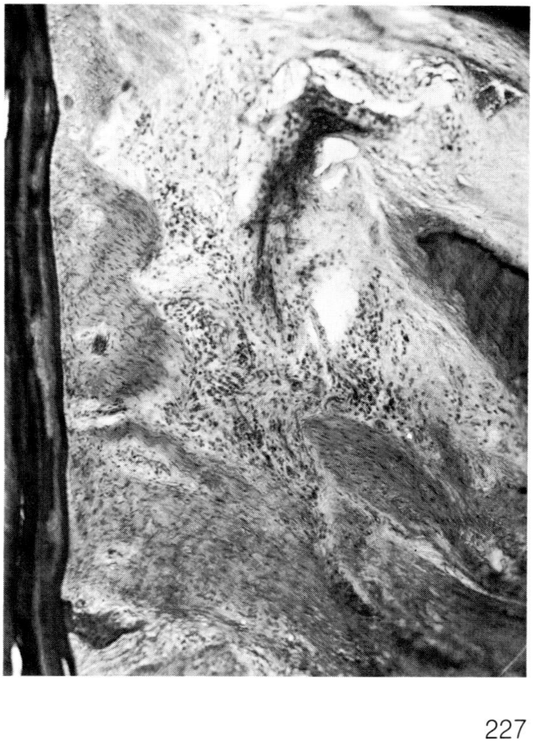

Abb. 7-17 Ausbreitung der Entzündung in die Parodontalmembran bei okklusalem Trauma (menschliches Autopsiematerial).

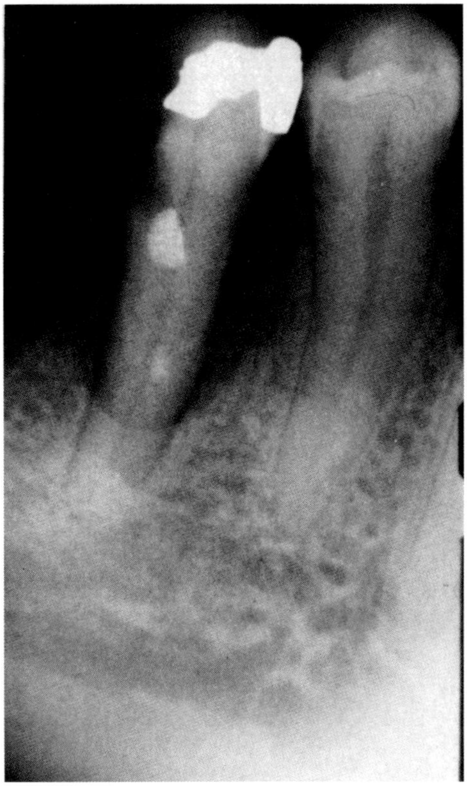

Abb. 7-18 Ausgedehnter Knochenverlust um einen zweiten Unterkieferprämolaren, der der Pfeilerzahn einer schlechtsitzenden Teilprothese war (38jährige Patientin).

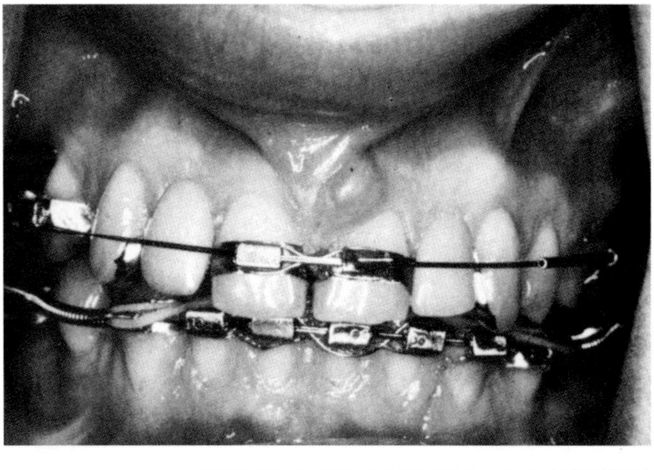

Abb. 7-19 Parodontalabszeß mesial des linken zentralen Oberkieferschneidezahnes. Schon vor der kieferorthopädischen Behandlung waren subgingivaler Zahnstein und eine Knochentasche vorhanden.

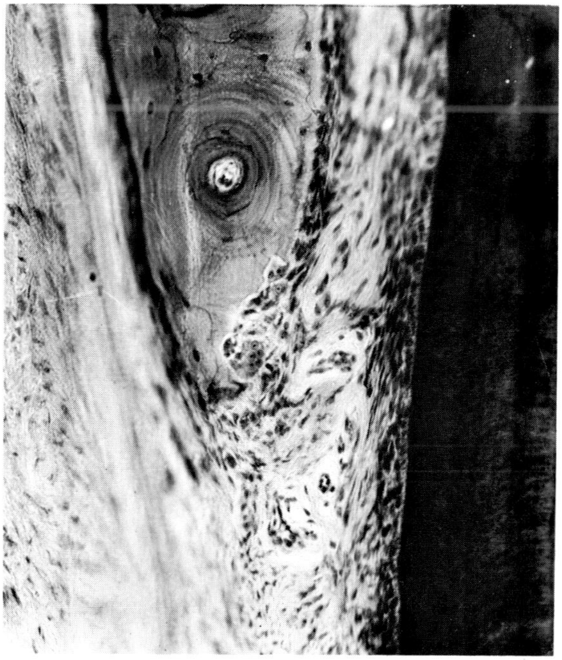

Abb. 7-20 Resorption des Alveolarseptums nach traumatischer Okklusion (menschliches Biopsiematerial).

chronischen Parodontitis ist sehr umstritten. *Lindhe* und *Svanberg* berichten, daß ein okklusales Trauma eine Vertiefung bereits vorhandener parodontaler Taschen beschleunige[29]. In der erwähnten Studie wurden bei Hunden die Zähne während eines Zeitraums von sechs Monaten einem Trauma ausgesetzt. Andere Autoren stellten jedoch bei Affen unter ähnlichen Bedingungen überhaupt keinen Verlust von Bindegewebe fest. Sie konnten als Resultat des „Jiggling" nur einen Verlust von Knochen in der Kammregion zeigen; dieser war jedoch reversibel[25, 34, 38].
Klinische Beobachtungen zeigen, daß die Ankerzähne von schlechtsitzenden Teilprothesen schneller einen Verlust an Stützgewebe erleiden als die übrigen Zähne (Abb. 7-18)[40]. Auch bei orthodontischen Behandlungen weisen Zähne mit subgingivalem Zahnstein und intraossären Taschen oft parodontale Abszesse auf (Abb. 7-19). Auch kontinuierliche Zahnkippungen prädisponieren zu beschleunigtem Verlust parodontaler Strukturen. Dasselbe wird bei Parafunktionen, wie beim Beißen auf Bleistifte, beobachtet[45].
Alle entsprechenden Tierexperimente konnten zeigen, daß okklusales Trauma weder zu Gingivitis noch zu Parodontitis führen kann. Auch werden diese Prozesse dadurch nicht schneller ineinander übergeführt. Okklusales Trauma kann jedoch reversiblen Knochenverlust herbeiführen (Abb. 7-20 und 7-21); ob dadurch eine Taschenbildung beschleunigt werden kann, ist immer noch eine Streitfrage.

Gingivales Trauma

Obwohl Traumatisierungen der Gingiva normalerweise nicht zusammen mit dem okklusalen Trauma besprochen werden, stellen sie eine parodontale Verletzung dar, die durch okklusale Kräfte verursacht

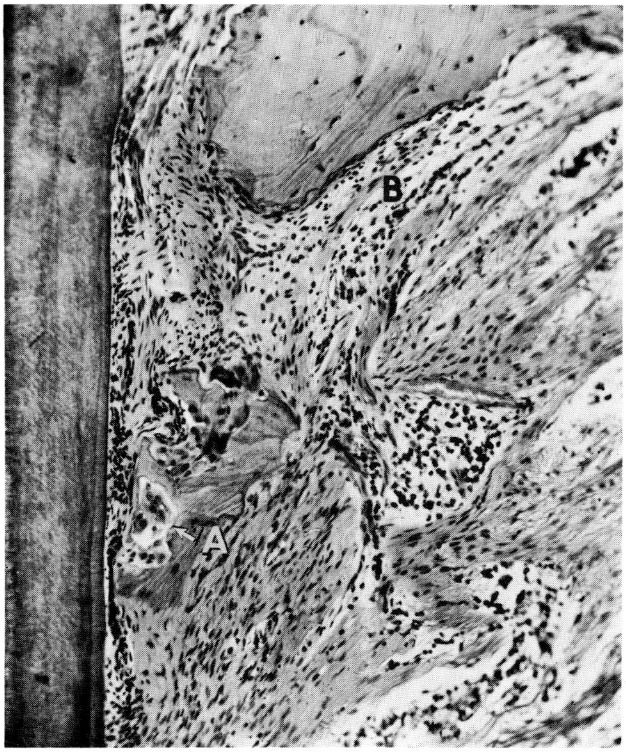

Abb. 7-21 Resorption des Alveolarseptums nach traumatischer Okklusion bei A. Die Entzündung breitet sich vom Zahnfleischrand her bis zur Außenseite des Alveolarseptums aus mit Resorption bei B.

wird. Dazu gehören Verletzungen durch einen abnormal tiefen Biß („impinging overbite“) und das Einklemmen von Speiseresten zwischen den Zähnen („food impaction“). Diese Irritationen sind meist nur oberflächlich und von entzündlichen Vorgängen begleitet, die beim herkömmlichen okklusalen Trauma ja ausbleiben. Solche gingivalen Traumen können eine Gingivitis und Parodontitis verursachen und beschleunigen. Die Behauptung, daß das okklusale Trauma zur Verdickung der freien Gingiva[48] oder zu gingivalen Dehiszenzen führe, konnte durch Forschungsergebnisse nicht bestätigt werden[3]. Auch offene Kontaktpunkte (food impaction) führen nicht per se, sondern nur durch eine vermehrte Plaqueanhäufung, zu Gingivitis und Parodontitis.
Traumatische Kronenfrakturen, wie sie oft bei Bruxismus vorkommen, können kombinierte pulpale und parodontale Schädigungen hervorrufen. Solche Haarrisse sind oft schwerer zu erkennen[22].

Okklusales Trauma und Zahnbeweglichkeit

Eine erhöhte Zahnbeweglichkeit in Verbindung mit einer Resorption alveolärer Knochensubstanz und der Bildung vaskulären Granulationsgewebes in der parodontalen Membran kann ein klinisches Frühwarnzeichen für ein okklusales Trauma sein[7, 52, 55]. Die Mobilität dieser Zähne ist größer als die anderer Zähne im gleichen Gebiß, die keiner abnormalen Krafteinwirkung ausgesetzt waren.
In einigen Fällen nimmt die klinische Mobi-

lität zu und stabilisiert sich dann auf dem erreichten Niveau. Die erhöhte Zahnmobilität ist das Ergebnis eines physiologischen Gleichgewichts zwischen okklusalen Kräften und der Adaptationsfähigkeit des Parodonts. Sie wird gelegentlich als *selbstbegrenzende Mobilität* bezeichnet, was heißt, daß das Ausmaß der Zahnbewegungen begrenzt wurde, ohne daß eine Verblokkung oder eine andere mechanische Stabilisierung erforderlich gewesen wäre.

Nach einer Periode erhöhter Mobilität können Heilungs- und Anpassungsprozesse im Parodont zu breiteren parodontalen Spalten führen, ohne daß noch Anzeichen für ein Gewebetrauma erkennbar sind[7, 31, 40, 55]. Bei Patienten mit Bruxismus und erhöhter Zahnmobilität findet man oft vergrößerte Parodontalspalten, aber eine normale und wohldefinierte Lamina dura.

Ein anderes Beispiel für eine selbstbegrenzende Mobilität sieht man oft bei Schneidezähnen im Unterkiefer mit fortgeschrittenem Knochensubstanzabbau. Nach der Parodontalbehandlung haben diese Zähne möglicherweise eine abnormale Beweglichkeit, und auf Röntgenaufnahmen könnte der verbreiterte Parodontalspalt sichtbar sein. Solange die Zähne aber ohne Beschwerden ihre Funktion erfüllen, sich ihre Mobilität nicht weiter erhöht und das Parodont gesund erhalten wird, ist die Prognose sehr gut.

Die Diagnose „okklusales Trauma" sollte man nicht auf der Grundlage einer erhöhten Zahnbeweglichkeit stellen, wenn keine Verletzungsspuren oder Läsionen zu sehen sind. Nach beendeter Parodontalbehandlung kommt es oft vor, daß sich Zähne mit anfänglichen Anzeichen eines okklusalen Traumas „beruhigen" und der Mobilitätsgrad konstant bleibt, bei wohldefinierter Lamina dura und gesundem Parodont. Solange es zu keinem weiteren Attachmentverlust kommt, ist auch keine weitere Okklusionstherapie (Einschleifen) erforderlich.

Eine erhöhte Zahnbeweglichkeit kann, muß aber nicht auf ein okklusales Trauma hinweisen. Eine *zunehmende* Zahnbeweglichkeit dagegen ist ein Zeichen für eine traumatische Läsion und erfordert eine Behandlung, ob nun Anzeichen für Parodontopathien vorliegen oder nicht[31]. Die beschleunigte Taschenbildung, die mit okklusalen Traumen verbunden ist, trat bei Beagle-Hunden immer in Zusammenhang mit einer zunehmenden Zahnbeweglichkeit auf und bei histologischen Indizien für ein solches Trauma im Verlauf des gesamten Testzeitraums[29]. In einigen Fällen kann eine zunehmende Zahnbeweglichkeit durch partiellen Zahnersatz verursacht sein, und es kann zu einem Zusammenbruch des Parodonts kommen, wenn untere Eckzähne als Ankerzähne für Freiendbrücken dienen; auch dieser Zusammenbruch ist das Ergebnis langanhaltender traumatischer Verhältnisse.

Eine zunehmende Zahnmobilität und eine anhaltende Traumatisierung können die Folge eines zunehmend weiter kippenden Zahns sein. Sie können aber auch Folge einer instabilen Malokklusion sein, mit einem Konflikt zwischen den okklusalen Kräften und den Kräften von Zunge und Lippen.

Die klinische Erfahrung[40] und einige experimentelle Daten[29] zeigen, daß das okklusale Trauma und die zunehmende Zahnbeweglichkeit zum Zusammenbruch des Zahnhalteapparats beitragen können. Die Symptome des okklusalen Traumas bei Zähnen mit erhöhter Mobilität signalisieren einen pathologischen Zustand, den man erkennen und behandeln muß, wenn dieser Zustand auch nicht wirklich mit dem parodontalen Attachmentlevel zusammenhängen muß.

Wurzelresorption

Wurzelresorption und die sich dadurch ergebende permanente Verkürzung der Zahnwurzel und verringerte Funktionsfähigkeit können das Ergebnis eines okklusalen Traumas sein. Eine traumatische Okklusion mit Resorption kann zu einer Ankylose des Zahns führen (Abb. 7-10). Die Störung des Pulpakreislaufs durch eine traumatische Okklusion und durch Kompression der periapikalen Gewebe kann zu einer Hyperämie der Pulpa und damit zu einer erhöhten Empfindlichkeit der Pulpa führen, besonders bei Kälte. In extremen Fällen kann die Interferenz und Kompression zu einer Abschnürung und Nekrose der Pulpa führen[23]. Die Rolle des okklusalen Traumas bei der Bildung von Dentikeln und Verkalkungslinien der Pulpa ist nicht bekannt. Jedenfalls wurde nach okklusalem Trauma und bei schwerem Bruxismus eine Verkalkung der gesamten Pulpahöhle beobachtet.

Atrophie durch Nichtgebrauch

Die hauptsächliche klinische Bedeutung der Atropie durch Nichtgebrauch und die damit im Zusammenhang stehenden degenerativen Veränderungen hängen mit der Funktionsfähigkeit des Gewebes zusammen. Solche Gewebe sind fast völlig funktionsunfähig, auch wenn die Zähne klinisch fest zu sitzen scheinen, weil die Parodontalspalte schmal sind und eine wahrnehmbare Bewegungsfähigkeit der Zähne begrenzen. Ein okklusales Trauma entwikkelt sich schnell, wenn solche Zähne in Funktion treten, sei es als Pfeilerzähne für Zahnersatz oder nach dem Ersatz fehlender Zähne im Gegenkiefer. Zum Glück bleibt die Fähigkeit zur Anpassung und Reorganisation der parodontalen Membran, wenn auch in unterschiedlichem Maß, das gesamte Leben lang erhalten. Funktionale adaptive Veränderungen der Parodontalmembran wurden sogar bei der Autopsie eines 92jährigen Patienten beobachtet. Zähne, die lange nicht mehr funktionell waren, aber wieder aktiviert wurden, können sich beim Zubeißen wund anfühlen und sich auch anfänglich lockern; wenn die Bißrelationen jedoch in Ordnung sind, gewinnt das Parodont seine funktionellen Eigenschaften und seine Kraft nach einigen Monaten wieder zurück.

Der Tendenz zur vermehrten Plaque- und Zahnsteinbildung bei nichtfunktionellen Zähnen[55] läßt sich durch vermehrte Zahnpflege begegnen[1, 37].

Literatur

1. Alexander, A. G.
The effect of lack of function of teeth on gingival health, plaque and calculus accumulation. J. Periodontol., 41: 438, 1970.
2. Bauer, W.
Über traumatische Schädigungen des Zementmantels der Zähne mit einem Beitrag zur Biologie des Zementes. Deutsche Monatsschr. Zahnh, 45: 796, 1927.
3. Bernimoulin, J. P., und Curilovic, Z.
Gingival recession and tooth mobility. J. Clin. Periodont., 4: 107, 1977.
4. Bhaskar, S. N., und Orban, B. J.
Experimental occlusal trauma. J. Periodontol., 26: 270, 1935.
5. Box, H. K.
Experimental traumatogenic occlusion in sheep. Oral Health, 25: 9, 1935.
6. Box, H. K.
Studies in periodontal pathology. Canadian Dent. Res. Foundation, Bulletin No. 7, 1924.
7. Comar, M. D., Kollar, J. A., und Gargiulo, A. W.
Local irritation and occlusal trauma as cofactors in the periodontal disease process. J. Periodontol., 40: 193, 1969.
8. Coolidge, E. D.
Traumatic and functional injuries occurring in the supporting tissues of human teeth. J. Am. Dent. A., 25: 343, 1938.
9. Edlin, C.
Pulpal necrosis as a sequel to occlusal trauma. Dent. Pract., 20, 282, 1970.
10. Ericsson, I., und Lindhe, J.
Lack of effect of trauma from occlusion on the recurrence of experimental periodontitis. J. Clin. Periodont., 4: 115, 1977.

11. Gilmore, N. D., und Russell, A. L.
A clinical epidemiological investigation of vertical osseous defects of the periodontium. J. Periodont. Res. Suppl., 10: 17, 1972.

12. Glickman, I.
Inflammation and trauma from occlusion, or destructive factors in chronic periodontal disease. J. Periodontol., 34: 5, 1963.

13. Glickman, I., und Smulow, J. B.
Alterations in the pathway of gingival inflammation into the underlying tissues induced by excessive occlusal forces. J. Periodontol., 33: 7, 1962.

14. Glickman, I., und Smulow, J. B.
Effect of excessive occlusal forces upon the pathway of gingival inflammation in humans. J. Periodontol., 36: 51, 1965.

15. Glickman, I., Stein, R. S., und Smulow, J. B.
The effect of increased functional forces upon the periodontium of splinted and non-splinted teeth. J. Periodontol., 32: 290, 1961.

16. Gottlieb, B.
Traumatic occlusion. J. Am. Dent. A., 14: 1276, 1927.

17. Gottlieb, B.
Traumatic occlusion and the rest position of the mandible. J. Periodontol., 18: 7, 1947.

18. Gottlieb, B., und Orban, B.
Die Veränderungen der Gewebe bei übermäßiger Beanspruchung der Zähne. Leipzig, Georg Thieme, 1931.

19. Häupl, K.
Über die feingeweblichen Veränderungen bei funktionell bedingtem Knochenumbau. Odont. Tidsk., 60: 209, 1952.

20. Häupl, K., und Lang, F. J.
Die marginale Parodontitis. Berlin, Hermann Meusser, 1927.

21. Häupl,, K., und Psansky, R.
Histologische Untersuchungen über die Wirkungsweise der in der Funktions-Kiefer-Orthopädie verwendeten Apparate. Deutsche Zahn-, Mund- u. Kieferh., 5: 214, 485 und 641, 1938.

22. Hiatt, W. H.
Incomplete crown-root fractures in pulpal-periodontal disease. J. Periodontol., 44: 369, 1973.

23. Ingle, J. L.
Alveolar osteoporosis and pulpal death associated with compulsive bruxism. Oral Surg., 13: 1371, 1960.

24. Itoiz, M. E., Carranza, F. A., Jr., und Cabrini, R. L.
Histologic and histometric study of experimental occlusal trauma in rats. J. Periodontol., 34: 305, 1963.

25. Kantor, M., Polson, A. M., und Zander, H. A.
Alveolar bone regenration after removal of inflammatory and traumatic factors. J. Periodontol., 47: 687, 1976.

26. Kenney, E. B.
A histologic study of incisal dysfunction and gingival inflammation in the rhesus monkey. J. Periodontol., 42: 3, 1972.

27. Kronfeld, R.
Histologic analysis of the jaws of a child with malocclusion. Angle Ortho, 8: 21, 1938.

28. Landay, M. A., Wazimow, H., und Seltzer, S.
The effects of excessive occlusal forces on the pulp. J. Periodontol., 41: 3, 1970.

29. Lindhe, J., und Svanberg, G.
Influence of trauma from occlusion on progression of experimental periodontitis in the Beagle dog. J. Clin. Periodont., 1: 3, 1974.

30. Lindhe, J., und Ericsson, I.
The influence of trauma from occlusion on reduced but healthy periodontal tissues in dogs. J. Clin. Periodont., 3: 110, 1976.

31. Lindhe, J., und Nyman, S.
The role of occlusion in periodontal disease and the biological rationale for splinting in treatment of periodontitis. Oral Sciences Rev., 10: 11, 1977.

32. Lundquist, G. R.
Connective tissue changes associated with variable occlusal stresses. J. Am. Dent. A., 24: 1577, 1937.

33. Macapanpan, L. C., und Weinmann, J. P.
The influence of injury to the periodontal membrane on the spread of gingival inflammation. J. Dent. Res., 33: 263, 1954.

34. Meitner, S.
Co-destructive factors of marginal periodontitis and repetitive mechanical injury. J. Dent. Res., 54, Spec. No. C: C78–85, 1975.

35. Orban, B.
Tissue changes in traumatic occlusion. J. Am. Dent. A., 15: 2090, 1928.

36. Oppenheim, A.
Human tissue response to orthodontic intervention of short and long duration. Am. J. Orthod. and Oral Surg., 28: 263, 1942.

37. Philstrom, B. L., und Ramfjord, S. P.
Periodontal effect of nonfunction in monkeys. J. Periodontol., 42: 748, 1971.

38. Polson, A. M., Meitner, S. W., und Zander, H. A.
Trauma and progression of marginal periodontitis in squirrel monkeys. IV. Reversibility of bone loss due to trauma alone and trauma superimposed

upon periodontitis. J. Periodont. Res., 11: 290, 1976.

39. Posselt, U., und Emslie, R. D.
Occlusal disharmonies and their effect on periodontal diseases. Int. Dent. J., 9: 367, 1959.

40. Ramfjord, S. P., und Ash, M. M., Jr.
Periodontology and Periodontics. Philadelphia, W. B. Saunders Company, 1979.

41. Ramfjord, S. P., und Kohler, C. A.
Periodontal reaction to functional occlusal stress. J. Periodontol., 30: 95, 1959.

42. Reitan, K.
The initial tissue reaction incident to orthodontic tooth movement as related to the influence of function. Acta Odont. Scandinav., 9: Suppl. 6, 1951.

43. Reitan, K.
Biomechanical principles and reactions. In Graber, T. M., und Swain, B. F. (Eds.): Current Orthodontic Concepts and Techniques. Vol. I. 2nd ed. Philadelphia, W. B. Saunders Company, 1975.

44. Schärer, P., Butler, J. H., und Zander, H. A.
Die Heilung parodontaler Knochentaschen bei okklusaler Dysfunktion. Schw. Monats. Zahnh., 79: 244, 1969.

45. Sorrin, S.
Habit, an etiologic factor of periodontal disease. Dent. Digest, 41: 290, 1935.

46. Stahl, S. S.
The response of the periodontium to combined gingival inflammation and occlusofunctional stresses in human surgical specimens. Periodontics, 6: 14, 1968.

47. Stallard, R. E.
Tissue changes in the supporting structures in occlusal traumatism using radioisotopes. Periodontics, 2: 143, 1964.

48. Stillman, P. R., und McCall, J. O.
Textbook of Clinical Periodontics. New York, The Macmillan Co., 1937.

49. Stones, H. H.
An experimental investigation into the association of traumatic occlusion with parodontal disease. Proc. Roy. Soc. Med., 31: 479, 1938.

50. Svanberg, G., und Lindhe, J.
Experimental tooth hypermobility in the dog. A methodological study. Odont. Rev., 24: 269, 1973.

51. Svanberg, G.
Influence of trauma from occlusion on the periodontium of dogs with normal or inflamed gingiva. Odont. Rev., 25: 165, 1974.

52. Svanberg, G., und Lindhe, J.
Vascular reactions in the periodontal ligament incident to trauma from occlusion. J. Clin. Periodont., 1: 58, 1974.

53. Waerhaug, J.
Effect of C-avitaminosis on the supporting structures of the teeth. J. Periodontol., 29: 87, 1958.

54. Waerhaug, J.
Pathogenesis of pocket formation in traumatic occlusion. J. Periodontol., 26: 107, 1955.

55. Wentz, F. M., Jarabak, J., und Orban, B.
Experimental occlusal trauma imitating cuspal interferences. J. Periodontol., 29: 117, 1958.

56. Westin, G.
Erythrocytic aggregation in vivo with special regard to the local effect of trauma in the pathogenesis of the parodontitis. Parodontologie, 7: 165, 1953.

Kapitel 8

Das Kiefergelenk- und Muskeldysfunktionssyndrom

Dysfunktion bedeutet die teilweise Störung oder Abnormität der Funktion eines Organs. Das Wort *Syndrom* beschreibt das gleichzeitige Vorkommen verschiedener Symptome. In der zahnmedizinischen Literatur sind die Meinungen darüber, welche Symptome zum Dysfunktionssyndrom gerechnet werden sollen, äußerst kontrovers. Verschiedene Autoren meinen, daß die Kiefergelenk- und die Muskeldysfunktionen nicht als ein Syndrom zusammengefaßt werden sollten.

Funktionelle Störungen der Gelenke und Muskeln können am besten anhand der Physiologie des Kausystems (s. 1. Teil) und der funktionellen Störung der Kaumuskeln (s. Kap. 5) verstanden werden. Die Diagnose und Behandlung funktioneller Störungen des Kiefergelenks und der Muskeln werden in Kapitel 11 und 17 dargestellt.

Die Geschichte der Kiefergelenk- und Muskeldysfunktionen

Die Pathogenese der funktionellen Kiefergelenkstörungen wurde klassischerweise mit der Verlagerung des Diskus nach distal und mit Bißsenkung in Zusammenhang gebracht. *Monson*[77, 78] behauptete 1920 und 1921, daß durch die Distalverlagerung des Unterkiefers nicht nur das Innenohr geschädigt würde, sondern daß durch den Druck auf freie Nervenendigungen auch Schmerzen entstünden. Diese Theorie diente allgemein zur Erklärung der verschiedenen Schmerzzustände, die bei Dysfunktionen des Kausystems vorkommen können[73, 74].

Im Jahre 1934 stellte *Costen* eine Reihe von Symptomen zusammen, die seiner Meinung nach durch Bißsenkung im Anschluß an Zahnverlust entstehen[26]:

- Behinderung der Hörfunktion (kontinuierlich oder intermittierend),
- Druckgefühl in den Ohren (um die Essenszeit),
- Tinnitus,
- Vertigo,
- stumpfer Schmerz im Bereich der Ohren.

Eine Obstruktion der Tuba *Eustachii* sollte zu Kopfschmerzen im Bereich des Hinterkopfes führen. Druck auf den Nervus auriculotemporalis und die Chorda tympani sollte auch Schmerzen und Brennen auf der Zunge, im Hals und in den Nasennebenhöhlen verursachen. Alle diese Symptome wurden in *Costens* berühmtem Artikel besprochen. Um 1920 behaupteten mehrere Forscher, daß der Verlust von Seitenzähnen, falls diese nicht ersetzt würden, zu Kiefergelenkschäden führe[90, 110]. *Monson* glaubte sogar, daß durch die Diskusverlagerung und den Druck auf gewisse Gewebe Taubheit entstehen könne[78]. Ähnliches wurde zur selben Zeit von *Wright*[119], *Goodfriend*[42, 43] und *Decker*[28] behauptet.

Seit seinem Erscheinen in der Literatur wurde das *Costen*-Syndrom immer wieder kritisiert; vor allem die anatomischen Voraussetzungen wurden von *Sicher*[104] und anderen Anatomen[123] angezweifelt. Eine Kompression des N. auriculotemporalis kann zwischen Kondylus und der posterioren Wand der Fossa glenoidalis gar nicht stattfinden; ebensowenig können eine Kompression der Chorda tympani durch direkten Druck auf Strukuren des Ohres und der Verschluß der *Eustachischen Röhre* durch den Verlust von Seitenzähnen zustande kommen. *Schwartz* stellte nach der Untersuchung von 2500 Patienten fest, daß die von *Costen* beschriebenen Symptome nicht zu finden gewesen waren. Traten diese Symptome gelegentlich auf, so konnten sie nicht mit einer Bißsenkung in Zusammenhang gebracht werden[112].

Obwohl *Costens* Theorien widerlegt wurden, werden sie trotzdem noch heute von vielen Autoren vertreten. *Sicher* zum Beispiel glaubt, daß bei den degenerativen Veränderungen der traumatischen Kiefergelenkarthritis die distale Verlagerung des Kondylus die Weichgewebe und die synovialen Villi im distalen Bereich der Fossa glenoidalis komprimiere. Dadurch soll weniger Synovialflüssigkeit gebildet werden, was die Ernährung und Schmierung des Gelenks behindert. Daraus erklärt sich, daß degenerative Veränderungen des Gelenks, die üblicherweise von Histopathologen beschrieben werden[11], mit einer ungenügenden Funktion der Synovialmembran in Zusammenhang gebracht wurden[104]. Die Theorie der Diskusverlagerung wurde mit der Irritation von Nervenendigungen der Gelenkkapsel und ihrer Umgebung erklärt. Bei Schmerzen außerhalb des Gelenks sprach man von *ausstrahlenden Schmerzen.* Schmerzen in der Kiefergelenkregion wurden auch als Ausstrahlungen von Nebenhöhlen und Muskeln im Hals- und Kopfbereich interpretiert[104, 114].

Es wurden viele Versuche gemacht, Störungen von Ohr- und Kiefergelenk anatomisch zu erklären. Für *Pinto*[88] gab es eine spezielle ligamentöse Verbindung; *Thonner* glaubte, die Blutversorgung des Innenohres finde durch einen Ast der Arteria maxillaris statt, der die Fossa glenoidalis passiert[113]. *Myrhaug* nahm an, daß ein erhöhter Tonus im M. tensor tympani den Druck innerhalb des Labyrinths erhöhe[80, 81, 82]. Einige dieser Mechanismen könnten eine Verbesserung von Vertigo und Tinnitus (Ohrensausen) nach Okklusionstherapie erklären[60, 61]. Es wurde auch schon berichtet, daß das Ausschalten von myofazialen Auslösefaktoren in den Kaumuskeln zur Verringerung der erwähnten Symptome geführt hat[40, 113]. Dafür gibt es jedoch keine einleuchtende Erklärung.

Vertigo konnte auch schon durch myofaziale Auslösefaktoren in der Region des M. sternocleidomastoideus hervorgerufen werden[117].

Da *Costens* Theorien widerlegt wurden, gibt es heutzutage andere Erklärungen für die Symptome des erwähnten Syndroms. Einige Autoren betrachten die traumatische Kiefergelenkarthritis *(Arthrose)* als eine Variante anderer Arten von Arthritis mit unbekannter Ätiologie. Daher werden symptomatische Therapien vorgeschlagen, wie Wämreapplikation, Diathermie, Röntgenbestrahlung, Kortikoid-Injektion, Hyaluronidase-Injektion und Exstirpation des Diskus.

Auch Muskeldysfunktionen und Müdigkeit wurden schon als Schmerzursache angegeben[38, 99, 100]. Daher solle der Ausdruck *Kiefergelenkschmerzdysfunktionssyndrom* alle durch Dysfunktion bedingten Schmerzen beschreiben. Es wird angenommen, daß die Okklusion dabei eine sekundäre Rolle spielt, vielmehr sind psychische Spannungen und Muskelspasmen die hauptsächlichen Schmerzursachen. *Laskin* sprach sogar nur vom *Schmerzdysfunktionssyndrom*[65]; dabei sind jedoch Patienten mit Kiefergelenkbeteiligung ausgeschlossen.

Keines der erwähnten Konzepte kann alle klinischen, histopathologischen und elektromyographischen Beobachtungen völlig erklären.

Klinische Beobachtungen

Es gibt keine wissenschaftlichen Daten, die darauf hinweisen, daß eine Vergrößerung des interokklusalen Abstandes zu traumatischer Kiefergelenkarthritis oder

Muskelschmerzen prädisponiert. Im Gegenteil erscheinen Prozeduren zur Bißhebung eine Störung der neuromuskulären Mechanismen zu bewirken, indem die Toleranz gegenüber okklusalen Interferenzen abnimmt.

Sind keine Interferenzen vorhanden, so kann auch ein kleinerer Interokklusalabstand toleriert werden. Die klinische Erfahrung bei der Behandlung von mehreren hundert Patienten über die letzten 40 Jahre hat gezeigt, daß fast allen Patienten mit einer okklusalen Therapie geholfen werden kann – mit oder ohne Veränderung der vertikalen Dimension.

Cobin konnte schon vor Jahren zeigen, daß ein okklusales Einschleifen oder andere okklusale Therapien, die stabile Verhältnisse herbeiführen, die Patienten oft von den Symptomen befreien[24].

In einer vergleichenden anatomischen und radiologischen Studie wurden vor allem im lateralen und medialen Bereich Gelenkveränderungen festgestellt[21]. Somit scheint also kaum ein Druck auf posteriore Anteile des Gelenks vorzukommen. Auf dem Röntgenbild waren die pathologischen Veränderungen im lateralen Bereich ohnehin nicht auszumachen.

Ein laterales Abgleiten von RK nach IK (lateral slide in centric) verursacht häufig Schmerzen auf der Seite, auf der sich der Kondylus nach innen und vorn bewegt. Im Schlußbiß wird der Kondylus gegen die laterale und anteriore Wand der Fossa glenoidalis gedrückt und ist also weit von der posterioren Wand entfernt. Eine experimentelle Verlagerung des Unterkiefers nach vorn bei der Eingliederung von Vollprothesen ruft Schmerzen hervor[17, 64].

Die meisten Patienten mit unilateralen Schmerzen im Kiefergelenk versuchen, auf der schmerzenden Seite zu kauen, da der Arbeitskondylus normalerweise weniger belastet wird als der Balancekondylus. Diese Tatsache weist darauf hin, daß Schmerzen eher von der vorderen Gelenkregion her kommen.

Bei Patienten mit Bruxismus und Schliffacetten auf einem Eckzahn ist oft das diagonal entgegengesetzte Kiefergelenk von Schmerzen befallen. Dies weist darauf hin, daß nicht der distale Druck, sondern die Belastung der anterioren und medialen Gelenkteile den Schmerz auslöst[92].

In experimentellen Studien am Affen wurden Schienen eingegliedert, die den Unterkiefer nach vorn verlagerten. Knochenresorptionen im Bereich des Ansatzes des M. pterygoideus lateralis weisen auf die Hyperaktivität dieses Muskels als Folge der Verlagerung hin[54]. Tatsächlich scheinen Gelenkschmerzen durch solche Hyperaktivität verursacht zu werden. Bei den Affen wurde die größte Behinderung der Funktion durch eine Lateralverschiebung des Unterkiefers bewirkt[15].

Patienten, bei denen nur noch Frontzähne Okklusalkontakte haben, können einen tiefen Überbiß und manchmal ein Kiefergelenk- und Muskeldysfunktionssyndrom entwickeln. Obwohl dadurch die Theorie der Distalverschiebung untermauert werden könnte, ist sie doch falsch. Wird solchen Patienten eine flache Okklusionsschiene eingesetzt, so verschiebt sich nämlich der Unterkiefer weiter nach distal, worauf die Symptome verschwinden. Eine plausible Erklärung dieses Phänomens ist, daß der Patient versucht, den Unterkiefer nach vorn zu verlagern, um mit den Frontzähnen Kontakt zu bekommen. Die oberen Frontzähne können sich unter diesen Umständen mehr und mehr nach vorn verschieben; dadurch wird auch der M. pterygoideus lateralis extrem hyperaktiv. Kann sich der Unterkiefer mit einer Okklusionsschiene entspannen, so klingen die Symptome ab; das Problem liegt also eher in einer Verlagerung des Kondylus nach vorn als nach distal.

Die Position des Kondylus wird ohne Zweifel durch Schmerzen und Muskelverspannungen beeinflußt. Elektromyographisch kann nachgewiesen werden, daß die posterioren Fasern des M. temporalis nor-

malerweise bei traumatischer Kiefergelenkarthritis erhöht aktiv sind[92]. Dies mag daher kommen, daß der Kondylus von der schmerzhaften Stelle wegbewegt wird. Nach einer funktionellen Therapie der Okklusion verschwindet dieses Phänomen, worauf oft eine Verschiebung der RK-Stellung des Unterkiefers eintritt. Die stationäre Scharnierachse befindet sich dann weiter oben und vorn in der Fossa glenoidalis[30], wodurch ein frontoffener Biß mit Vorkontakten auf den hinteren Molaren bestehen kann.
Diese Verschiebung des Kondylus nach dem Nachlassen der Schmerzen beweist noch nicht, daß die Verlagerung nach hinten und unten die hauptsächliche Schmerzursache war. Auch eine Zerrung des Bänderapparates am Knie ändert z. B. die funktionellen Bewegungen dieses Gelenks; dies bedeutet jedoch nicht, daß dieses Bewegungsmuster die Schmerzen ursprünglich verursacht hat. Wird bei einem Patienten mit Kiefergelenkbeschwerden eine stationäre Scharnierachsenposition gefunden, so ist damit noch nicht bewiesen, daß dies die normale RK-Position darstellt[25] (s. Kap. 17).
Eine distale Verlagerung des Kondylus im Röntgenbild ist mit Vorsicht zu interpretieren, da dieses Gelenk anatomische Unterschiede aufweist[29, 67, 97]. Versuche, den Kondylus durch Bißöffnung röntgenologisch ins Zentrum der Fossa zu verlegen, was vor einigen Jahren noch verteidigt wurde[74], haben keine wissenschaftliche Grundlage, da eine distale Verlagerung des Kondylus nicht unbedingt Schmerzen verursacht.

Zusammenfassung

Der dumpfe Schmerz bei den funktionellen Kiefergelenk- und Muskelstörungen ist entweder das Ergebnis traumatischer Verletzungen der Gelenkstrukturen, vor allem im anterioren und lateralen Teil des Gelenks, oder abnormaler Muskelaktivität.
Neuralgische Schmerzen rühren wahrscheinlich von der Irritation freier Nervenendigungen des Gelenks her; sie können aber auch Ausstrahlungen aus anderen Teilen des Kausystems sein.
Ziehende, dumpfe Schmerzen im Bereich der Muskelansätze sind auch eine Folge der Hyperaktivität der Kaumuskeln. Dabei werden die Schmerzreaktionen von den Rezeptoren in den Sehnen- und Muskelansätzen hervorgerufen.
Die Hauptursache funktioneller Störungen und Schmerzen ist eine Kombination von psychischer Spannung und okklusaler Disharmonie. Dies führt zu Hyperaktivität der Kaumuskeln und zu Verletzungen von Gelenkstrukturen, Muskeln und Sehnen des Kausystems.
Eine Distalverlagerung des Unterkiefers oder sogar eine Bißsenkung sind keine spezifischen Ursachen für dysfunktionelle Schmerzen, wie so oft behauptet wird. Die pathologischen Veränderungen der Gelenke sind eher das Resultat direkter Traumen als indirekter Degeneration.

Ätiologie

Von außen herrührende *(extrinsic)* wie auch von innen herrührende *(intrinsic)* Verletzungen können Unbehagen oder Schmerzen im Gelenk, der Umgebung des Gelenks oder in den Kaumuskeln erzeugen.
Für die Ursachen dieser Schmerzen wurden schon verschiedene Theorien vorgeschlagen; aber mehr und mehr stellt sich heute heraus, daß der erhöhte Muskeltonus in Verbindung mit Bruxismus die Hauptursache dafür ist.

Psychische Spannung und emotionaler oder physischer Streß

Verletzungen des Kiefergelenks sind mit Ausnahme der durch ein externes Trauma entstandenen Verletzungen das Ergebnis abnormaler Muskeltätigkeit und von Störungen der Harmonie des Kausystems. Die Muskelaktivität kann durch Frustrationen, psychischen Streß, emotionale Spannungszustände, okklusale Interferenzen und allgemeine Schmerzen erhöht werden, womit sich weitere Schmerzen und Muskelverspannungen ergeben können. Daß Muskelverspannungen bei Streß zunehmen, ist schon lange bekannt[72, 87]. Von *Yemm* konnte experimentell nachgewiesen werden, daß physische Anstrengungen die Aktivität des M. masseter und des M. temporalis erhöhen[120, 121]. Dabei berühren sich die Zähne auch öfter und länger als normal[19]. Viele Autoren haben eine Hyperaktivität der Kaumuskeln bei Patienten mit Kiefergelenk- und Muskeldysfunktion festgestellt[56, 92]. Da zwischen Patienten mit Dysfunktionen und Kontrollpatienten kein Unterschied im Vorherrschen okklusaler Abnormitäten gefunden werden konnte[112], wurde vermutet, daß die Hyperaktivität der Muskeln zu Muskelschädigungen führt, was wiederum Funktionsstörungen, Schmerz und Entzündungen in diesen Strukturen verursachen kann[22].

Bei Leerbewegungen des Unterkiefers werden die Kiefergelenke minimal belastet, wenn zwischen Gelenken und Okklusion eine harmonische Beziehung besteht und wenn der Muskeltonus physiologisch ist[46]. Bei *Leerbewegungen* entstehen nur Zahnkontakte in RK während des Schluckens oder zufällige Zahnkontakte.

Wenn man auf harte Speisen oder auf andere Gegenstände beißt, wird vor allem das Kiefergelenk auf der Balanceseite belastet[35]. Das Gewebe innerhalb der Kiefergelenke wie auch die anderen Teile des Kausystems werden normalerweise durch neuromuskuläre Reflexe sowie durch das neuromuskuläre System, das die Muskelfunktion und -kräfte koordiniert, geschützt. Ist jedoch die Muskelspannung abnormal erhöht, so besteht die potentielle Gefahr der traumatischen Schädigung der Gelenkstrukturen, Muskeln und Ligamente. Diese Erhöhung der Muskelaktivität ist oft mit psychischen Spannungen verbunden (s. Kap. 5). Eine starke retikuläre Stimulation bewirkt nicht nur die starke Kontraktion der Kau- und Gesichtsmuskeln, sondern vermindert auch die nozizeptiven Sinneseindrücke[83] (s. Kap. 3).

Sind die entsprechenden Strukturen einmal verletzt, so erhöht der Schmerz die Muskelaktivität, die wiederum diese schädigenden Kräfte erhöht und ein zusätzliches Trauma erzeugt. Dieser Teufelskreis ist gewöhnlich bei Bruxismus zu finden[92].

Bei nervösen Spannungen tritt eine erhöhte Muskelaktivität viel mehr in den fazialen und mastikatorischen Muskeln des Körpers auf als in anderen Muskeln, da ja die fazialen und mastikatorischen Muskeln normalerweise am Ausdruck von Emotionen, wie Furcht, Angst und Aggression, beteiligt sind.

Auch psychologische Faktoren, wie Charaktereigenschaften, Schmerzempfindlichkeit, Reaktion auf Streß, wurden schon an Patienten mit Dysfunktion studiert. Dabei wurde eine Korrelation zwischen Ängstlichkeit und Bruxismus gefunden[19, 61]. Diese Studien sagen aber nichts über den psychischen Zustand dieser Patienten vor dem Auftreten der Dysfunktionen aus. Die Korrelationen sind nicht sehr signifikant und variieren zwischen den einzelnen Studien. Es ist auch schwierig, eine Ursache-Wirkung-Beziehung zwischen Charakterzügen und Dysfunktionen aufzuzeigen[98]. Auch sind die Schmerzen meist auf Hyperaktivität der Muskeln und nicht auf Muskelspasmen zurückzuführen[96, 116].

Okklusale Interferenzen, Vorkontakte und okklusale Instabilität

Die Theorien, die nur die psychischen Spannungen und den Streß als Grundlage der Dysfunktionen angeben, beachten oft den Einfluß der Okklusion zu wenig[18]. Sie lassen außer acht, daß die meisten Patienten bei Streß gar keine dysfunktionellen Symptome entwickeln und daß die dysfunktionellen Symptome in den meisten Fällen durch okklusale Therapie beseitigt werden[92]. Dennoch ist die Rolle der Okklusion und der okklusalen Interferenzen bei den funktionellen Kiefergelenk- und Muskelstörungen umstritten[84]. Untersuchungen haben ergeben, daß Patienten mit Gelenk- und Muskelstörungen nicht etwa mehr okklusale Interferenzen aufweisen als Patienten ohne Symptome[47, 111]. Andererseits können solche Störungen jedoch meistens durch okklusales Einschleifen beseitigt werden[2, 36, 92]. Dabei verschwinden die dysfunktionellen Schmerzen, und das elektromyographische Kontraktionsmuster der Kaumuskeln normalisiert sich[61].

Eine einzige okklusale Interferenz kann jedoch bei solchen Patienten erneut zu Störungen führen. In einer Untersuchung konnten bei 7 von 8 Patienten mit dem Legen einer zu hohen Füllung Dysfunktionen induziert werden[96].

Obwohl keiner dieser Patienten vorher je zu Dysfunktionen des Kausystems neigte, ließen sich nun eine Druckempfindlichkeit der Kaumuskeln, schlechte Muskelkoordination im EMG, Druckempfindlichkeit der Kiefergelenke, Kiefergelenkgeräusche und ein empfindliches Parodont nachweisen. Viele Patienten können das Auftreten solcher Symptome auf einen Besuch beim Zahnarzt zurückführen, da mit Zahnbehandlungen häufig kleinere Veränderungen der Okklusion verbunden sind[17, 64].

Wie bei Bruxismus kann jede Art von okklusalen Interferenzen zu traumatischer Kiefergelenkarthritis und Muskelschmerzen führen, wenn zusätzlich psychische Spannungen vorliegen[91]. Allerdings erzeugen bestimmte Arten von Interferenzen mehr Dysfunktionen als andere. Ein sehr häufiger Auslösefaktor ist eine instabile Situation zwischen RK und IK[106]. Ein laterales Abgleiten von RK nach IK (lateral slide) ist dabei von größerer Bedeutung als ein rein posterior-anteriores Abgleiten. Solche Funktionsstörungen können am besten elektromyographisch während des unbewußten Schluckens festgestellt werden. Okklusale Instabilität in IK, RK und den dazwischenliegenden Positionen kann auch zu traumatischer Kiefergelenkarthritis und zu Muskelspasmen führen[92].

Okklusale Interferenzen auf der Balanceseite können die Funktion des Kausystems ganz erheblich stören und Bruxismus mit Muskel- und Gelenkschmerzen verursachen[92].

Die Interferenzen auf der Arbeitsseite und bei protrusiven Exkursionen führen selten zu abnormaler Muskelaktivität. Sind dabei jedoch ein Eckzahn oder Frontzähne betroffen, so kann das Kiefergelenk auf der diagonal gegenüberliegenden Seite traumatisiert werden.

Okklusale Interferenzen in Verbindung mit psychischem Streß

Der wichtigste Faktor in der Ätiologie von Kiefergelenkdysfunktionen ist das Unvermögen des einzelnen Patienten, sich an eine nicht ideale Okklusion anzupassen[78]. Diese adaptive Kapazität hängt sehr stark von der psychischen Verfassung des Patienten ab, also davon, ob er sich in einem Zustand von Streß und emotionaler Spannung oder in einer stillen, stabilen Phase befindet. Das Auftreten oder ein Rezidiv von traumatischer Kiefergelenkarthritis und Muskelschmerzen fällt daher oft mit einer Phase nervöser Belastung, wie zum Beispiel bei prämenstrueller Spannung, einem emotionalen Konflikt oder Examen, zusammen. Dabei variiert die Schwelle für

die psychische Reizbarkeit individuell und zeitlich bei derselben Person.
Zweifellos besteht ein klarer Zusammenhang zwischen okklusalen Störungen und traumatischer Kiefergelenkarthritis mit oder ohne Muskel- und Sehnenschmerzen[45, 66, 73, 89]. Dies kann klinisch wie auch elektromyographisch gezeigt werden[92]. Allerdings führt eine okklusale Disharmonie allein noch nicht zu Schmerzen, wenn nicht auch psychische Spannungen vorhanden sind.
Es wäre irreführend, die okklusalen Vorkontakte als primären Faktor in der Ätiologie der funktionellen Störungen anzusehen. Auch psychische Spannungen allein führen beim Vorliegen einer idealen Okklusion nicht zu dysfunktionellen Schmerzen. Es ist vielmehr die Kombination der beiden erwähnten Faktoren, die die schmerzhaften Symptome hervorruft[37, 56, 63, 75, 79, 87].
Im Extremfall kann die psychische Anspannung so groß sein, daß nur eine kleine okklusale Interferenz Muskelverspannungen auslösen kann; andererseits können die okklusalen Interferenzen so schwerwiegend sein, daß schon sehr kleine psychische Spannungen exzessive Muskelkräfte induzieren und so Verletzungen herbeiführen können.

Schmerzen im Kausystem und den angrenzenden Strukturen

Schmerzen, die durch die Zähne selbst[46], das Parodont[32] und die Nasennebenhöhlen[118] verursacht werden, erhöhen die Muskelaktivität ganz allgemein. Sind gleichzeitig noch okklusale Interferenzen vorhanden, so kann es vermehrt zu traumatischer Kiefergelenkarthritis und Muskelschmerzen kommen. Es wurde auch schon dargelegt, daß Muskelverspannungen und Schmerzen das übliche Kaumuster stören und so zur Entstehung neuer okklusaler Interferenzen führen können[6, 101].

Parafunktionen

Das habituelle Beißen auf Fremdkörper und das gewohnheitsmäßige Beißen in einer nichtfunktionellen extremen Unterkieferposition kann dysfunktionelle Schmerzen erzeugen, die nichts mit den funktionellen okklusalen Verhältnissen zu tun haben. Diese Angewohnheiten dienen als Ventile für emotionale Spannungen und stehen daher in enger Beziehung zum Bruxismus. Bei dieser Art von Schmerzen brächte ein okklusales Einschleifen keine Besserung. In einer Studie führte ein dreiminütiges isometrisches Zusammenpressen der Kiefer bei allen sechs Versuchspersonen zu Schmerzen. Im Durchschnitt traten die Schmerzen 64 Sekunden nach dem Zusammenpressen der Zähne auf, und zwar am häufigsten in den Kiefergelenken, im Jochbogen und in der Region des M. temporalis[115]. Experimentell induzierter Bruxismus kann auch Gesichtsschmerzen hervorrufen[116].

Verlust der Seitenzähne

Es wurde schon oft behauptet, daß der Verlust der Seitenzähne für eine traumatische Kiefergelenkarthritis prädisponiere[90, 110], da einerseits das Kiefergelenk durch das Beißen auf den Frontzähnen stärker belastet wird und andererseits eine Bißsenkung entstehen kann[51, 77]. Die Prädisposition zu Kiefergelenkarthritis und Muskelspasmen ergibt sich aber nicht durch die Distalverlagerung des Unterkiefers, sondern durch die Störung des neuromuskulären Gleichgewichts, die durch die Okklusionsveränderung herbeigeführt wird.

Externes Trauma

Ein von außen wirkendes (extrinsic) Trauma kann durch einen Unfall, einen Schlag auf den Unterkiefer oder aber durch zu langes Offenhalten der Kiefer bei zahnärztlichen Behandlungen herbeigeführt werden und eine traumatische Kiefergelenkarthritis oder einfache Muskelschmerzen verursachen. Nach *Hankey* war bei etwa 20% seiner Patienten ein solches Trauma die Ursache der Dysfunktionen[48]. Schlecht verheilte Unterkieferfrakturen und eine möglicherweise andauernde Schädigung des Diskus sind sehr oft der Grund für eine traumatische Kiefergelenkarthritis.

Interne Strukturveränderungen

Über das alte Konzept der *internen Verschiebungen* der Kiefergelenke[5, 55] wurde kürzlich berichtet[33]. Dabei wurde angenommen, daß bei der Verlagerung des Diskus nach vorn der hintere Teil perforiert wird. Auf diese Weise wurden gewisse Verklemmungen und Klickgeräusche des Unterkiefers erklärt. Auch die arthrographischen Beweise, die dieses Theorie untermauern sollten, sind nicht sehr überzeugend[34]. Immerhin gibt einiges Autopsiematerial darüber Aufschluß, daß eine Verlagerung des Diskus nach anterior überhaupt stattfinden kann[49] (s. Kap. 17).

Luxation und Subluxation

Bewegungen des Kondylus im anterioren Bereich werden eher durch die entsprechenden Muskeln als durch Ligamente des Kiefergelenks bestimmt. Bei Koordinationsstörungen der Muskeln und damit verbundenen Muskelspasmen ist es möglich, daß der Kondylus in eine Position vor das Tuberculum articulare gebracht wird und sich dort verklemmt; meist sind beide Kondylen davon betroffen. Dies geschieht sehr oft bei jungen Frauen[102]. Eine rezidivierende Dislokation oder habituelle *Luxation* ist relativ selten und kommt am ehesten während psychischer Spannungen vor. Eine funktionelle okklusale Therapie kann den Muskeltonus verringern, wodurch Muskelspasmen und Dislokation des Gelenks weniger häufig auftreten.

Eine *Subluxation* läßt sich nicht ohne weiteres anatomisch definieren. Der Ausdruck wird dann verwandt, wenn der Unterkiefer temporär in einer gewissen Stellung blokkiert ist. Häufig sind *Klickgeräusche* im Kiefergelenk damit verbunden. Eine Subluxation ist meist die Manifestation einer abnormalen Aktivität der Kaumuskeln, die sowohl durch eine Disharmonie innerhalb des Kausystems als auch durch psychische Spannungen bedingt ist.

Eine Dislokation der Luxation muß behandelt werden, indem der Unterkiefer reponiert wird. Bei der Subluxation geht der Kondylus nach dem Abklingen der Muskelverspannung spontan wieder in seine ursprüngliche Lage zurück.

Fast allen Patienten mit Subluxationen kann mit einer funktionellen Therapie geholfen werden. Somit ist es fraglich, ob interne Veränderungen der Gelenkstrukturen überhaupt Subluxationen verursachen.

Gelenkgeräusche

Knacken entsteht in vielen Gelenken hie und da ganz spontan, ohne daß pathologische Veränderungen vorhanden sind. Im Kniegelenk zum Beispiel kann dies bei plötzlichem Strecken vorkommen. Das Geräusch entsteht vermutlich dadurch, daß sich infolge der Viskosität der Synovialflüssigkeit die Gelenkflächen bei bestimmten Bewegungen plötzlich auseinanderbewegen. *Boman* diagnostizierte vor langer Zeit Knackgeräusche bei rauhen Gelenkoberflächen, die sich aneinander rieben[16]. Diese Art Klicken wird oft bei Osteoarthritis beobachtet.

Bei vielen Patienten treten aufgrund von eckigen Unterkieferbewegungen Gelenkgeräusche auf, ohne daß immer anatomische Strukturveränderungen vorhanden sind. Vor allem bei jungen Patienten können solche Geräusche nach einer funktionellen okklusalen Therapie verschwinden.

Bis heute liegen noch keine Langzeitdaten vor, die zeigen, daß ein Geräusch das Symptom progressiver Gelenkveränderungen ist und somit behandelt werden muß. Viele Patienten berichten, daß solche Geräusche kommen und gehen. Bei bis zu 50% einer Population treten Kiefergelenkgeräusche auf, ohne daß ein Zusammenhang mit Dysfunktionen besteht.

Zerrungen

Zerrungen und Verstauchungen der Kiefergelenkbänder können bei Luxation und Subluxation des Unterkiefers eintreten. Eine Zerrung ist die Folge abnormaler Belastung von Bändern durch Muskelspasmen oder extreme Mundöffnung (Abbeißen eines Apfels, Gähnen usw.). Bei einer Zerrung ändert sich das funktionelle Kaumuster, um die verletzten Gelenkstrukturen zu schützen. Eine Bißnahme soll daher erst nach dem Abklingen der Symptome stattfinden.
Luxation, Subluxation und Zerrung können gelegentlich auch als Folge eines von außen wirkenden (extrinsic) Traumas vorkommen. Die Anamnese gibt in den meisten Fällen über die Ursache Aufschluß.

Histopathologie der traumatischen Arthritis und Osteoarthritis des Kiefergelenks

Die funktionellen Störungen, die mit Kiefergelenk- und Muskelschmerzen in Verbindung gebracht werden, sind die akute traumatische Arthritis, die Myositis, die chronische traumatische Arthritis und die Osteoarthritis. Dabei können auch Kombinationen dieser Störungen vorkommen. Die Manifestationen dieser Krankheitsbilder können unter Umständen das ganze Kausystem und sogar Teile von Kopf und Hals betreffen.
Über die pathologischen Veränderungen des Kiefergelenks gibt es mehrere Autopsieberichte[7, 8, 9, 10, 60, 107, 108]. Nur wenige dieser Studien enthalten eine Vorgeschichte von Kiefergelenkstörungen[11, 14, 20, 21]. Die meisten vorgefundenen pathologischen Veränderungen sind osteoarthritischer Natur. In einigen Fällen wurden auch Präparate von Diskektomien und Kondylektomien untersucht[60]; ohne Serienschnitte ist es allerdings schwierig, eine Diagnose zu stellen. Viele Erkenntnisse über pathologische Gelenkveränderungen wurden auch aus Tierversuchen gewonnen. Das Alter ist ein prädisponierender Faktor für Osteoarthritis. Für eine traumatische Ätiologie gibt es keine wissenschaftlichen Beweise[105], obwohl diese von deutschen Forschern aufgestellte Theorie in den dreißiger Jahren recht verbreitet war[7, 10, 107].
Ein akutes Trauma kann eine periartikuläre Verletzung des Weichgewebes zur Folge haben. Daraufhin können sich die Gelenkräume mit Flüssigkeit füllen; diesem Ödem kann eine Synovitis folgen. Nur ein schweres Trauma führt zur Luxation oder gar Fraktur von Kondylus, Diskus oder Gelenkknorpel. Die eigentlichen Gelenkoberflächen sind resistent gegenüber Verletzungen; aber die adaptiven Veränderungen, die bei Kiefergelenken beschrieben wurden, können erste pathologische Veränderungen einer Osteoarthritis sein.
In welchem Ausmaß traumatische Verletzungen jedoch zu solchen Gewebeveränderungen beitragen, ist schwierig abzuschätzen. Dabei sind auch systemische Faktoren zu berücksichtigen, die wiederum von Alter und Geschlecht eines Patienten abhängen, da osteoarthritische Veränderungen selten bei Patienten unter 40 bis 50 Jahren angetroffen werden; bei Männern treten sie weniger häufig auf als bei Frauen. Die Bedeutung des lokalen Traumas für die Pathogenese dieser Erkrankungen kann an einem Beispiel deutlich gemacht werden: Ein Patient (Abb. 11-11) hatte auf der einen Seite ein deformier-

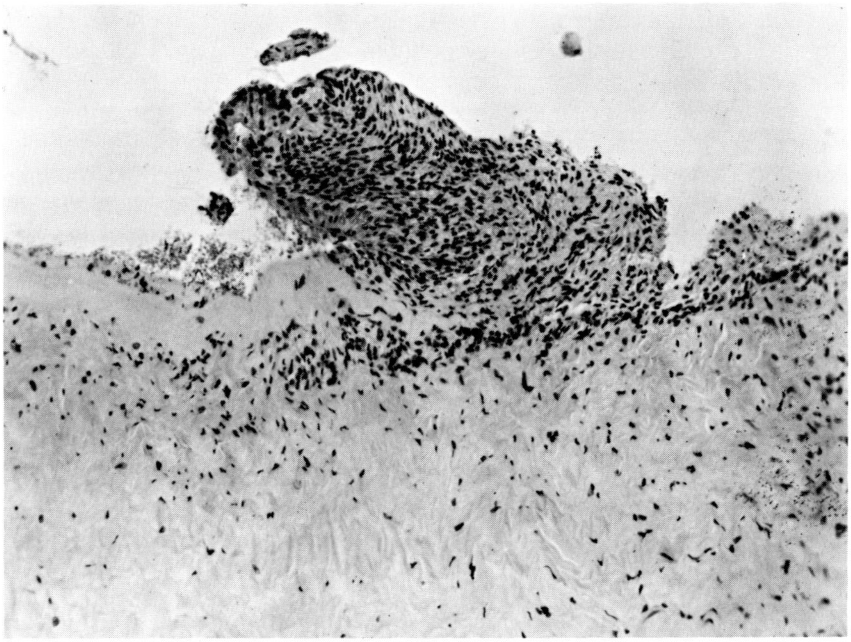

Abb. 8-1 Fibrinoide und hyaline Degeneration eines Diskus nach Synovitis (das Material stammt von einem chirurgisch entfernten Diskus eines Patienten mit traumatischer Kiefergelenkarthritis).

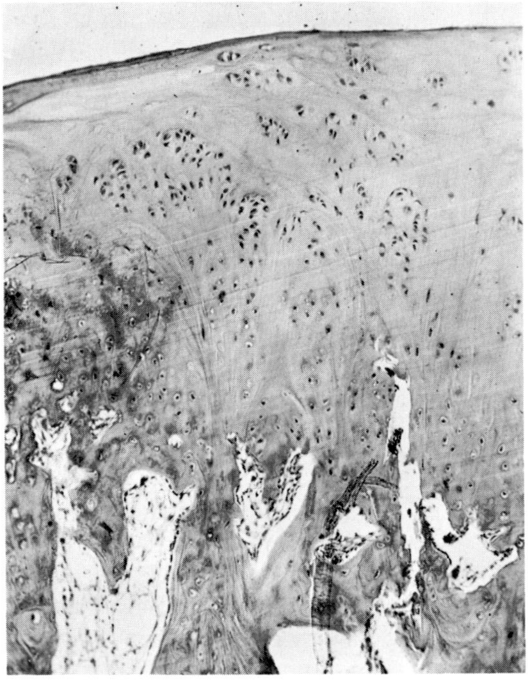

Abb. 8-2 Teil der artikulären Kondylusoberfläche eines 27jährigen Patienten. Man beachte den unregelmäßig strukturierten Hyalinknorpel, die hyaline Degeneration und das Fehlen von gutausgebildeter Kortikalis und normalem fibrösem Bindegewebe zur Kondylusoberfläche hin (das Material stammt aus einer chirurgischen Kondylektomie eines Patienten, der über Jahre Schmerzen hatte). Histopathologie einer Osteoarthritis.

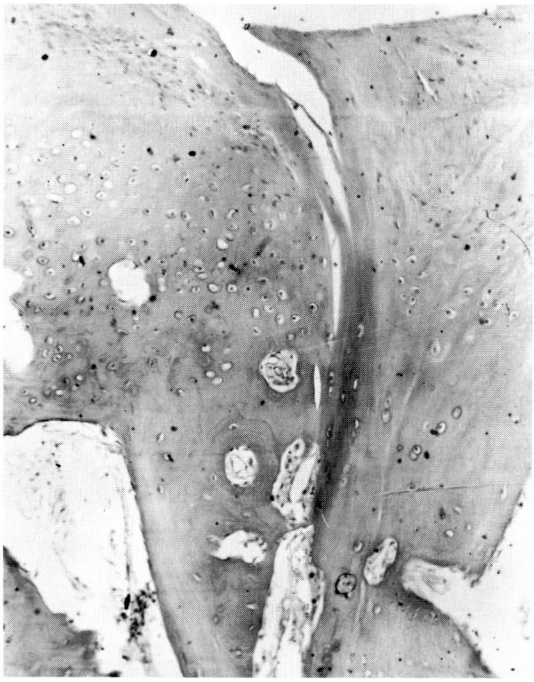

Abb. 8-3 Riß in der Oberfläche des hyalinen Knorpels eines Kondylus, Kiefergelenkarthritis (gleiches Präparat wie Abb. 8-2).

tes Gelenk und eine unharmonische Okklusion mit Vorkontakten, während er auf der anderen Seite ein normales Gelenk und eine normale Okklusion hatte.

Osteoarthritis kann jedes Gelenk befallen und kommt unilateral und bilateral vor; 50% der befallenen Gelenke sind dabei asymptomatisch.

Die Behandlung der Osteoarthritis ist dieselbe wie bei der traumatischen Arthritis. Dabei verursachen Unregelmäßigkeiten des Knochens, wie sie gelegentlich in Röntgenbildern sichtbar sind, selten Symptome einer Dysfunktion; meist sind die klinischen Befunde wichtiger für die Therapie.

Die klassischen Befunde bei Osteoarthritis sind die folgenden:

- fibrinoide und hyaline Degeneration des Diskus (Abb. 8-1) und Bedeckung des Kondylus und gewisser Anteile des Tuberculum articulare mit fibrösem Bindegewebe,
- unregelmäßige Bedeckung der Gelenkstrukturen mit knorpelähnlichem Gewebe (Abb. 8-2),
- degenerative Veränderungen des Diskus mit Rißbildungen (Abb. 8-3),
- traumatische Nekrosen mit Knochenexponierung (Abb. 8-4) und Invasion von knorpeligen Strukturen,
- fokusartige Zonen erhöhter Vaskularisation (Abb. 8-5)[21],
- Hyalinisierung des Diskus (Abb. 8-6),
- chronische Entzündung (Abb. 8-7),
- Perforation oder Fragmentierung des Diskus mit Zonen von Oberflächenerosion des Diskus und der Artikulationsflächen.

In Fällen von chronischer Osteoarthritis können Deformationen der Gelenkoberfläche mit Verdickungen an der Peripherie vorkommen (Abb. 8-8). Dieselben Veränderungen wurden aber auch bei alten Affen gefunden, ohne daß andere pathologische Veränderungen vorhanden waren.

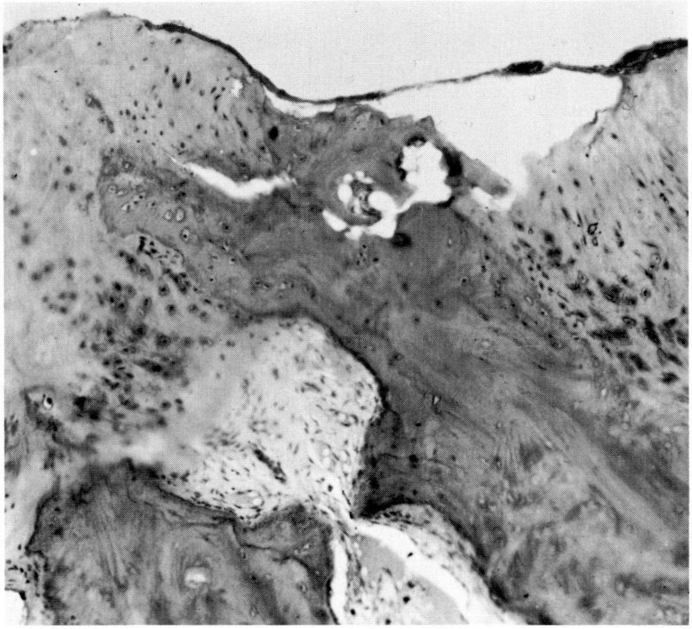

Abb. 8-4 Traumatische Nekrose auf einer artikulären Kondylusoberfläche. Man beachte den unregelmäßigen hyalinen Knorpel und die rauhe Gelenkoberfläche sowie die Fibrose des Knochenmarks und das Fehlen einer gutausgebildeten Kortikalis (das Präparat stammt von einem chirurgisch entfernten Kondylus eines Patienten mit Kiefergelenkarthritis. Es sind histologische Anzeichen von Osteoarthritis vorhanden).

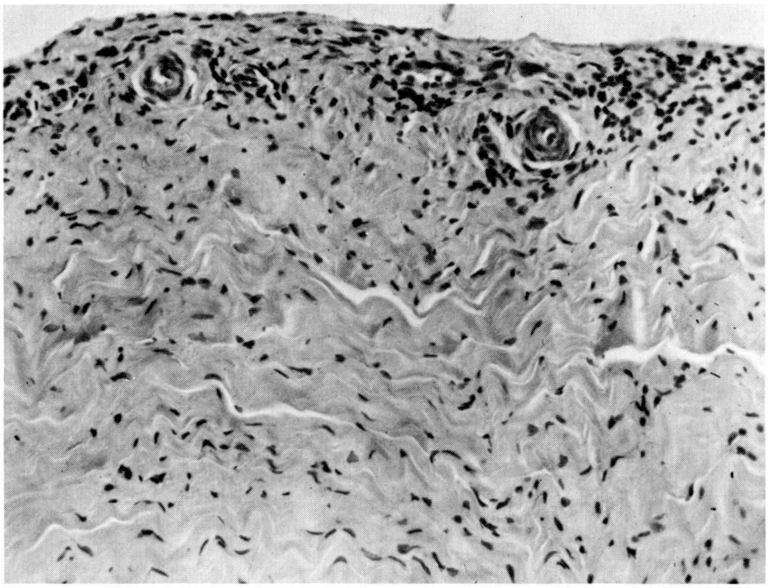

Abb. 8-5 Vaskularisation der traumatisierten peripheren Zone des Diskus mit leichter chronischer Entzündung (das Präparat stammt von einem chirurgisch entfernten Diskus eines Patienten mit Kiefergelenkarthritis).

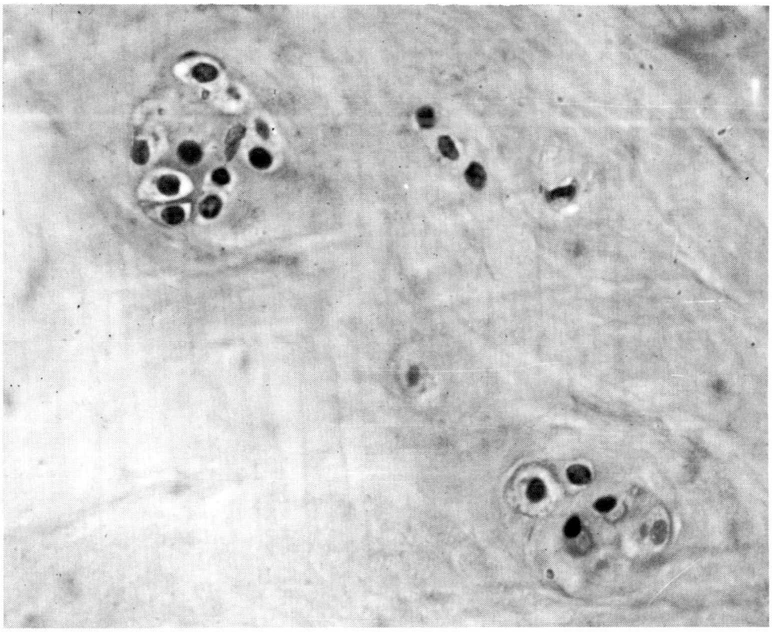

Abb. 8-6 Hyalinisierung und Bildung von Knorpelzellen (das Präparat stammt von einem chirurgisch entfernten Diskus eines Patienten mit Kiefergelenkarthritis).

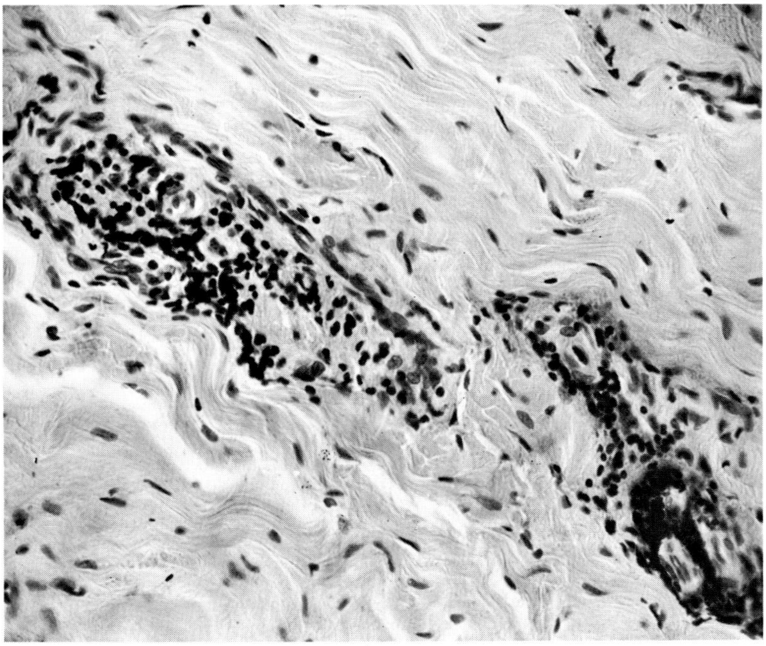

Abb. 8-7 Chronische Entzündungsherde in der Gegend der Diskusperipherie (das Material stammt von einem chirurgisch entfernten Diskus eines Patienten mit Kiefergelenkarthritis).

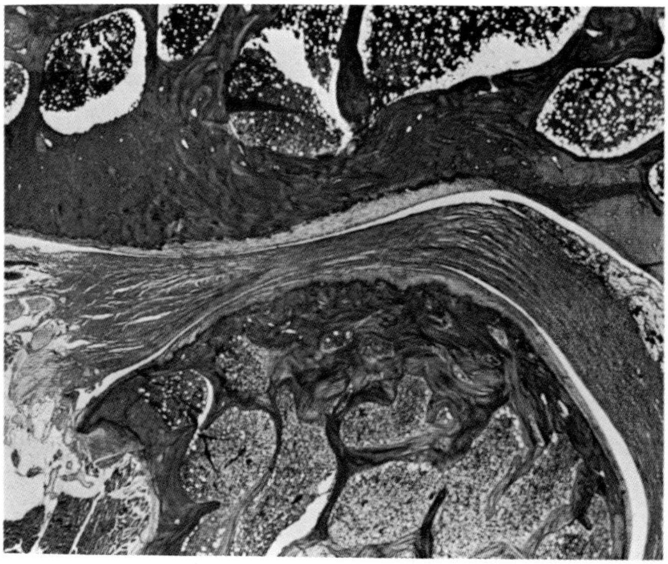

Abb. 8-8 Verdickung im vorderen Anteil des Diskus, aber keine pathologischen Veränderungen des Kiefergelenks (Affe).

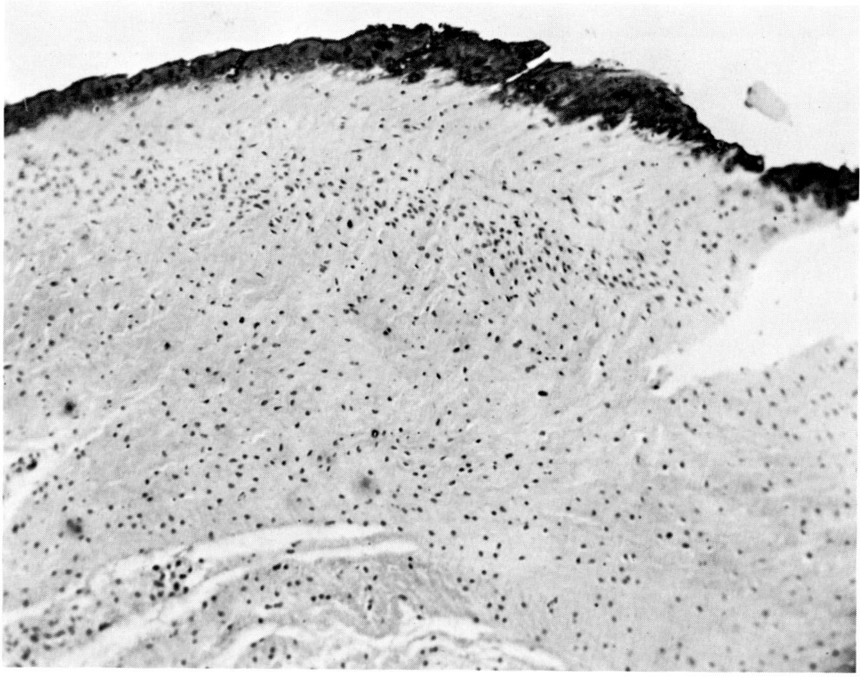

Abb. 8-9 Fragmentierung eines hyalinisierten und zum Teil verkalkten Diskus (das Präparat stammt von einem chirurgisch entfernten Diskus eines Patienten mit Kiefergelenkarthritis).

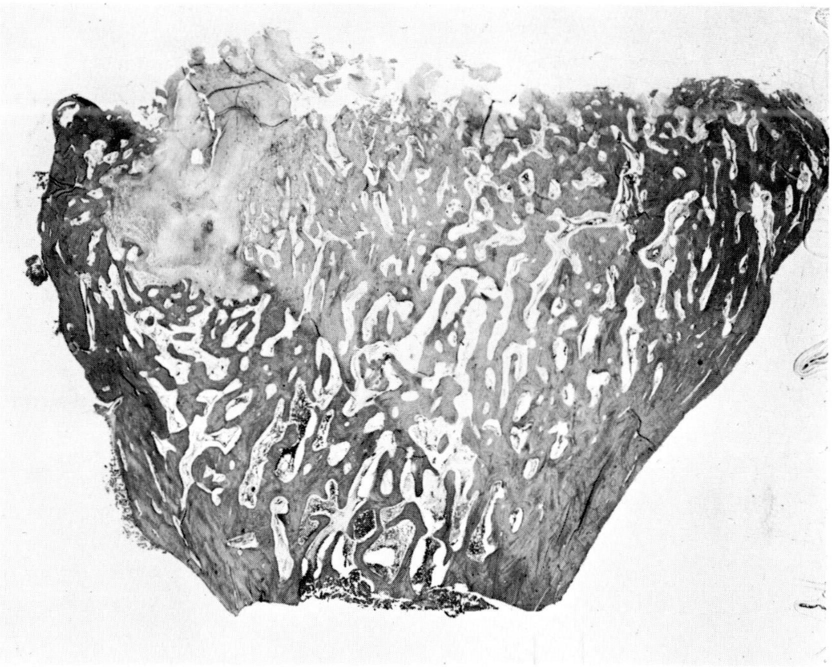

Abb. 8-10 Unregelmäßige artikuläre Kondylusoberfläche mit teilweisem Einwachsen von hyalinem Knorpel (links) und anderen Regionen mit Knochenauflösung (rechts). Man beachte die deutlichen Knochentrabekel und die Fibrose des Knochenmarks (Kondylektomie eines Patienten mit Osteoarthritis).

Eine Verdickung im Röntgenbild ist daher in den meisten Fällen ohne Bedeutung, wenn keine anderen Symptome vorhanden sind. Auch Fragmentierungen und teilweise Verkalkungen des Diskus (Abb. 8-9) und Exponierung von Knochen (Abb. 8-10) können gefunden werden. Sogar kleine verkalkte Partikel können in den Gelenkräumen vorkommen, ohne Symptome zu verursachen (Abb. 8-11).

Bei Affen konnte Osteoarthritis nicht durch experimentelle Anterior-, Posterior-, Lateralverlagerung oder durch Veränderung der Bißhöhe[94] oder der unilateralen Funktion induziert werden. Daher scheint die Okklusion für die Entwicklung einer Osteoarthritis relativ wenig Bedeutung zu haben. Solange die Erkenntnisse in bezug auf die Ätiologie der Krankheit so unvollständig sind, ist es nicht falsch, bei solchen Patienten eine funktionelle Okklusionstherapie durchzuführen, womit auch meist die Schmerzen nachlassen und das Wohlbefinden verbessert wird.

Klinische Bedeutung

Die selbst herbeigeführte Verletzung beim Kiefergelenk- und Muskeldysfunktionssyndrom ist das Ergebnis der abnormalen Muskelaktivität innerhalb des mastikatorischen Systems. Diese abnormale Aktivität kann durch einen erhöhten Stimulus vom Zentralnervensystem, durch Schmerzen innerhalb oder außerhalb des Kausystems,

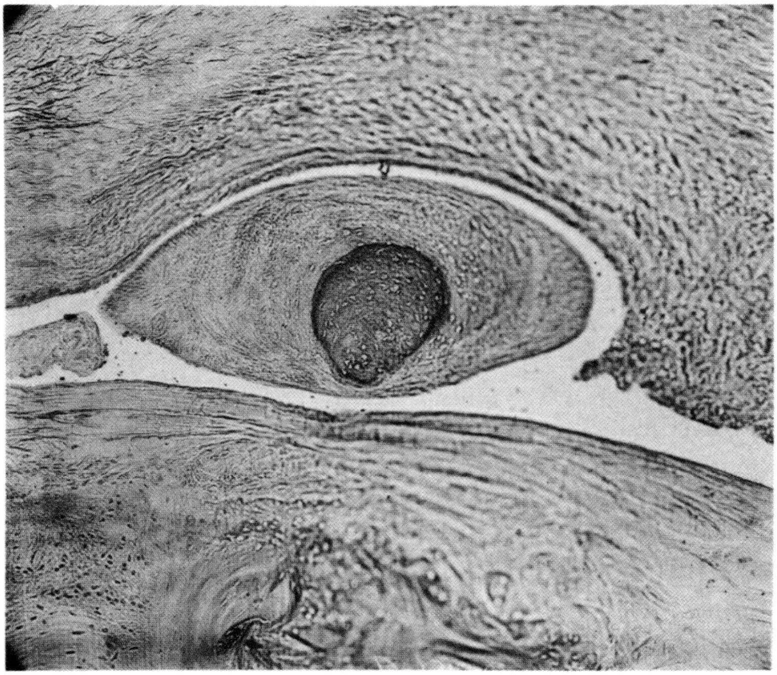

Abb. 8-11 Teilweise verkalkte Absplitterung (Gelenkmaus) von Knorpel im Gelenk eines alten Rhesusaffen mit Osteoarthritis des Kiefergelenks. Die Okklusion war normal.

durch Veränderungen der neuromuskulären Reflexaktivität und durch die falsche Ausrichtung der einzelnen Funktionselemente verursacht werden. Es ist möglich, Kiefergelenk- und Muskeldysfunktionen bei Tieren und auch beim Menschen durch Okklusionsveränderungen zu induzieren[96]. Hat sich eine Dysfunktion einmal etabliert, so wirkt sie auf das zentrale und periphere Nervensystem[23] und führt oft Schmerzen herbei, die wiederum auf das ZNS und die Dysfunktion Auswirkungen haben. So entsteht oft ein Circulus vitiosus[18]. In gewissen Fällen beginnen die dysfunktionellen Probleme mit einer Arthritis innerhalb der Gelenkstrukturen, was durch anatomische Gelenkveränderungen zu einer Dysfunktion führen kann. Gleichzeitig können diese Symptome auch durch eine rheumatoide Arthritis überlagert werden. Deshalb kann eine funktionelle Okklusionstherapie einige Symptome der Dysfunktion beseitigen, aber auf eine Begleitarthritis nur eine geringe oder gar keine Wirkung haben.

Ob ein Dysfunktionssyndrom bei perfekter Okklusion allein durch psychische Faktoren ausgelöst werden kann, ist schwierig herauszufinden, da schon die Definition der idealen Okklusion umstritten ist[122]. Dysfunktionelle Muskelaktivität kann ja bekanntlich ohne Psychotherapie mit alleiniger Behandlung der Okklusion erfolgreich behandelt werden. Dies weist darauf hin, daß Mängel in der Okklusion vorkommen müssen, die in Verbindung mit durch psychische Spannung erhöhter Muskelaktivität das Dysfunktionssyndrom entstehen lassen. Die okklusalen Störungen sind allerdings leichter zu beseitigen als die allgemeinen Streßfaktoren.

Obwohl die Symptome des Dysfunktionssyndroms meist in den Kaumuskeln auftreten, deutet nichts auf eine fehlerhafte Struktur oder Funktion der Muskeln als Ursache hin[65, 100]. Gewisse Muskelgruppen können zwar durch abnormale nervöse Impulse hyperaktiv werden, doch sind für die Krankheit nicht irgendwelche Fehler in den Muskeln, sondern okklusale und psychische Faktoren verantwortlich.
Dysfunktionelle Schmerzen treten als Folge von Verletzungen des Gelenks und von Überlastung der Muskeln, Zähne und des Parodonts auf. Die Verkrampfung der Muskeln bei Disharmonien zwischen Okklusion und Kiefergelenk führt zur Überbeanspruchung der Muskeln mit daraus folgender schmerzhafter Myositis und Ödemen. Die Schmerzen wiederum beeinflussen die Muskelaktivität.
Nicht nur die Okklusion eines Patienten, sondern auch der Zustand des Zentralnervensystems bestimmt die Reaktion der Muskeln. Die Modulation durch die Formatio reticularis, die Basalganglien und das limbische System ist besonders wichtig, da diese die Muskelaktivität beeinflussen[109].
Eine Ausnahme von dieser allgemeinen Regel sind Patienten mit spastischen und neuromuskulären Störungen[43, 68].
Nach neuesten Untersuchungen sind solche Unterkieferdysfunktionen für ältere Patienten ein großes gesundheitliches Problem. Von 384 untersuchten Patienten wiesen 46 % schwere Anzeichen von Dysfunktionen auf; bei 50 % dieser 70jährigen Patienten waren die Kaumuskeln druckempfindlich[85].

Epidemiologie

Gewisse Daten über das Vorherrschen des Kiefergelenk- und Muskeldysfunktionssyndroms sind verwirrend. Die Schlußfolgerungen hängen vor allem davon ab, welche Symptome für die Definition des Dysfunktionssyndroms herangezogen werden[99], ferner spielt die Auswahl der zu untersuchenden Patienten eine Rolle.
Alle Autoren sind sich darin einig, daß Schmerzen während der Funktion und Schmerzen in Kiefergelenken und Muskeln in der Ruhelage Manifestationen einer Dysfunktion darstellen. Schmerzen bei Palpation der Gelenke und Muskeln sind schon ein kontroverses Symptom, vor allem wenn der Schmerz bei Palpation des M. pterygoideus lateralis mit einbezogen wird. Kürzliche Untersuchungen stellen jedoch sehr in Frage, ob dieser Muskel überhaupt manuell palpiert werden kann[57]. Allgemein anerkannte Symptome der Dysfunktion sind aber Schmerzen bei Palpation der Kiefergelenkregion, Schmerzen im Hinterkopf und Halsbereich sowie Schmerzen im Bereich der vorderen Wand des Gehörganges.
Unregelmäßige, eckige Kieferbewegungen und die Unfähigkeit, den Unterkiefer zu öffnen, werden meistens auch in die Diagnose des Dysfunktionssyndroms mit eingeschlossen. Gelenkgeräusche, Kopfschmerzen und einige otologische Symptome werden in epidemiologischen Studien nicht immer aufgeführt. Ob das Vorhandensein von Bruxismus mit oder ohne Abrasionsfacetten zu den Dysfunktionen gezählt werden muß, ist umstritten.
Schon vor mehr als 30 Jahren wurde ein Zusammenhang zwischen chronischen Kopfschmerzen und Kiefergelenk- und Muskeldysfunktionen vermutet[13]. Erst kürzlich wurde dieser Zusammenhang bei Patienten mit Prothesen und bei Patienten mit natürlichen Zähnen erneut untersucht[69, 70, 71]. In einer Studie klagten 78 % der Frauen und 59 % der Männer mit Dysfunktionen über häufige Kopfschmerzen. Bei der Kontrollgruppe, die sich regelmäßig zahnärztlich behandeln ließ, waren dies nur 40 % und 29 %. Auch Totalprothesenträger hatten häufige Kopfschmerzen. Bei allen Gruppen bestand eine signifikante

Korrelation zwischen Kopfschmerzen und dem Zusammenbeißen der Zähne. Ein Jahr nach der Behandlung hatten 70 % der Patienten mit Dysfunktionen und 65 % der Totalprothesenträger weniger Kopfschmerzen. Die Wirkung einer Behandlung durch den praktischen Arzt war natürlich bei den Zahnarztpatienten wesentlich geringer. Daraus kann geschlossen werden, daß zwischen okklusalen Dysfunktionen und Kopfschmerzen in gewissen Fällen ein Zusammenhang besteht. Patienten mit Kopfschmerzen allein sollten aber nicht zu der Gruppe der Patienten mit dysfunktionellen Beschwerden gezählt werden.

Krogh-Poulsen und *Olson* haben vorgeschlagen, den Ausdruck Dysfunktion nur im Zusammenhang mit einer eindeutig erkennbaren Verletzung zu verwenden[62], doch sind organische pathologische Veränderungen innerhalb des Kausystems schwer nachzuweisen. Epidemiologische Studien müssen jedoch immer auf der Grundlage spezifischer Symptome beurteilt werden, deshalb ist es meist schwierig, die Untersuchungen miteinander zu vergleichen.

Ein anderes Problem ist, daß für diese Studien meist Patienten herangezogen wurden, die den Zahnarzt aufsuchten. Es wäre jedoch aufschlußreicher, einfach eine Auswahl aus der allgemeinen Bevölkerung zu treffen. Da Schmerz ein allgemeiner Grund ist, eine Behandlung zu beginnen, wird dieses Symptom denn auch bei Patienten mit Kiefergelenk- und Muskeldysfunktionen am häufigsten aufgeführt. Die Schmerzen treten meist in beiden Gelenken und in den Muskeln gleichzeitig auf, können aber auch nur in den Muskeln oder den Gelenken vorkommen[92]. Da dysfunktionelle traumatische Verletzungen durch allgemeine Überbelastungen des Kausystems entstehen, können Kiefergelenk- und Muskeldysfunktionen nicht voneinander getrennt werden.

In der letzten Zeit haben sich einige epidemiologische Studien mit diesen Dysfunktionen in verschiedenen Populationen befaßt. *Helkimo* entwickelte zu diesem Zweck sogar einen Index[52]. Dieser Index hebt vor allem eine beeinträchtigte Mobilität des Unterkiefers, Schmerzen und Empfindlichkeit gegenüber Palpation hervor. In einer zufällig ausgewählten Gruppe von 1 106 schwedischen Stadtbewohnern gaben 24 % Kopf- und Gesichtsschmerzen an, 12 % klagten über Schmerzen beim Öffnen des Kiefers, und 39 % hatten Kiefergelenkgeräusche. Überraschenderweise traten diese Symptome bei Männern und Frauen in gleichem Umfang auf; Frauen suchten aber eher den Zahnarzt auf. Diese Personen wurden mit einer Patientengruppe verglichen, die in Behandlung gewesen war. Bei den behandelten Patienten hatten 42 % Schmerzen und 79 % Gelenkgeräusche[3]. Diese Gruppe litt auch mehr an allgemein schlechter Gesundheit, allgemeinen Gelenkbeschwerden und Kopfschmerzen als die Kontrollgruppe. In der Gruppe der behandelten Patienten hatten nur 12 % Männer eine Dysfunktion im Vergleich zu 48 % der Vergleichsgruppe.

In den USA konnten bei jungen Erwachsenen ähnliche Beobachtungen gemacht werden: 76 % der Patienten hatten subklinische Symptome von Dysfunktion, aber nur 26 % der Patienten bemerkten diese Symptome selbst. Die erwähnte Studie untersuchte Gelenkgeräusche und die Palpation aller Kaumuskeln einschließlich des M. pterygoideus lateralis. Dabei wurden bei Frauen etwas mehr Dysfunktionen gefunden als bei Männern. Kopfschmerzen waren oft mit schmerzenden Muskeln und eingeschränkter Kieferöffnung verbunden.

Die erstaunlich hohe Prävalenz des Kiefergelenk- und Muskeldysfunktionssyndroms in gewissen Bevölkerungen ist wegen des Einbeziehens von Gelenkgeräuschen künstlich erhöht. Solche Gelenkgeräusche sind jedoch selten von pathologischer Bedeutung[1, 106]. Die schwedischen Studien aber, denen der *Helkimo*-Index zugrunde liegt, liefern die am meisten vergleichbaren Daten über die Epidemiologie der Dysfunktionen des mastikatorischen Systems[52, 53].

Aus diesen Studien können folgende Schlüsse gezogen werden:

1. Symptome von Dysfunktionen im mastikatorischen System werden in jeder Population sehr häufig vorgefunden. Meist sind sie nicht schwerwiegend und nur vorübergehend. Besonders bei Männern werden sie deshalb oft gar nicht behandelt.
2. Bei Männern und Frauen treten Dysfunktionen gleich häufig auf, aber es werden viermal mehr Frauen als Männer behandelt.
3. Dysfunktionssymptome wurden in allen Altersgruppen festgestellt. Die meisten Studien berichten von Patienten zwischen 20 und 40 Jahren[14, 37], andere wiederum von Personen zwischen 40 und 50 Jahren[40, 86]. In anderen Studien waren die Patienten über alle Altersgruppen verteilt[22]. Die *Helkimo*-Studie zeigt eine zunehmende Tendenz zu Dysfunktionen mit steigendem Alter, vor allem wenn alte Patienten (70 Jahre oder älter) mit eingeschlossen werden[3, 50, 85].
4. Aus all diesen Studien kann kein eindeutiger Faktor für die Ursache der Dysfunktionen abgeleitet werden; okklusale Störungen, psychische Faktoren und der allgemeine Gesundheitszustand scheinen aber eine Rolle zu spielen[52].

Literatur

1. Agerberg, G., und Carlsson, G. E.
Functional disorders of the masticatory system. I. Distribution of symptoms according to age and sex as judged from investigation by questionnaire. Acta Odont. Scandinav., 30: 597, 1972.

2. Agerberg, G., und Carlsson, G. E.
Late results of treatment of functional disorders of the masticatory system. A follow-up questionnaire. J. Oral Rehabil., 1: 309, 1974.

3. Agerberg, G., und Carlsson, G. E.
Symptoms of functional disturbances of the masticatory system. A comparison of frequencies in a population sample and in a group of patients. Acta Odont. Scandinav., 33: 183, 1975.

4. Agerberg, G., und Osterberg, T.
Maximal mandibular movements and symptoms of mandibular dysfunction in 70-year-old men and women. Swed. Dent. J., 67: 1, 1974.

5. Annandale, T.
Displacement of the inter-articular cartilage of the lower jaw, and its treatment by operation. Lancet, 1: 411, 1887.

6. Arnaudow, M.
Zur funktionellen Theorie der Arthropathia deformans des Kiefergelenkes. Deutsche zahnärztl. Ztschr., 17: 1317, 1962.

7. Axhausen, G.
Des Kiefergelenkknacken und seine Behandlung. Deutsche Ztschr. Chir., 232: 238, 1931.

8. Axhausen, G.
Pathologie und Therapie des Kiefergelenkes. Fortschr. Zahnhlk., 6: 177, 1930; 7: 199, 1931; und 8: 201, 1932.

9. Axhausen, G.
Ein Beitrag zur deformierenden Arthropathie des Kiefergelenkes. Deutsche zahnärztl. Ztschr., 9: 852, 1954.

10. Bauer, W. H.
Anatomische und mikroskopische Untersuchungen über das Kiefergelenk mit besonderer Berücksichtigung der Veränderung bei Osteoarthritis deformans. Ztschr. f. Stomatol., 30: 1136, 1279, und 1334; 1932.

11. Bauer, W. H.
Osteo-arthritis deformans of the temporomandibular joint. Am. J. Pathol., 17: 129, 1941.

12. Barbenel, J. C.
The mechanics of the temporomandibular joint. A theorétical and electromyographical study. J. Oral Rehabil., 1: 19, 1974.

13. Berlin, R., Dessner, L., und Aaberg, S.
Chronic headache and dysfunction of the temporomandibular joint. Acta Med. Scandinav., 154: 167, 1956.

14. Blackwood, H. J. J.
Arthritis of the mandibular joint. Brit. Dent. J., 115: 317, 1963.

15. Blankenship, J. R., und Ramfjord, S. P. Lateral displacement of the mandible in rhesus monkeys. J. Oral Rehabil., 3: 83, 1976.

16. Boman, K. A. Temporomandibular joint arthrosis and its treatment by extirpation of the disc, a clinical study. Acta Chirurgica Scandinav., Suppl. 118, 1947.

17. Brill, N., Schübeler, S., und Tryde, G. Influence of occlusal patterns on movements of the mandible J. Prosthet. Dent., 12: 255, 1962.

18. Budtz-Jörgensen, E. A three months study in monkeys of occlusal dysfunction and stress. Scandinav. J. Dent. Res., 88: 171, 1981.

19. Butler, J. H., und Stallard, R. E. Physiologic stress and tooth contacts. J. Periodont. Res., 4: 152, 1969.

20. Carlsson, G. E., et al. The temporomandibular joint. A comparative anatomic and radiologic study. Odont. Rev., 19: 171, 1968.

21. Carlsson, G. E., et al. Morphological changes in the mandibular joint disk in the temporomandibular joint pain dysfunction syndrome. Acta Odont. Scandinav., 25: 163, 1967.

22. Carlsson, G. E., und Svärdström, G. Ett bett fysiologisket patient material. En Översikt av symptombilden hos 299 patienter. Swed. Dent J., 64: 889, 1971.

23. Clark, G. T., Rugh, J. D., und Handelman, S. L. Nocturnal masseter muscle activity and urinary catecholamine levels in bruxers, J. Dent. Res., 59, 1571, 1980.

24. Cobin, H. P. The temporomandibular syndrome and centric relation. New York J. Dent., 18: 393, 1952.

25. Cohn, L. A. Factors of dental occlusion pertinent to the restorative and prosthetic problem. J. Prosthet. Dent., 9: 256, 1959.

26. Costen, J. B. A syndrome of ear and sinus symptoms dependent upon disturbed function of the temporomandibular joint. Ann. Otol. Rhinol. Laryngol., 43: 1, 1934.

27. Costen, J. B. Neuralgias and ear symptoms associated with disturbed function of the temporomandibular joint. J. A. M. A., 107: 252, 1936.

28. Decker, J. C. Traumatic deafness as a result of retrusion condyles of the mandible. Ann. Otol. Rhinol. Laryngol., 34: 519, 1925.

29. Donovan, R. W. A method of temporomandibular joint roentgenography for serial or multiple records. J. Am. Dent. A., 49: 401, 1954.

30. Dyer, E. Dental articulation and occlusion. J. Prosthet., Dent., 17: 238, 1967.

31. Ericsson, S., und Lundberg, M. Structural changes in the finger, wrist and temporomandibular joints. A comparative radiologic study. Acta Odont. Scandinav., 26: 111, 1968.

32. Eschler, J. Elektrophysiologische und pathologische Untersuchungen des Kausystems. Deutsche zahnärztl. Ztschr., 7: 1333, 1952.

33. Farrar, W. Diagnosis and treatment of anterior dislocation of the articular disc. New York J. Dent., 41: 348, 1971.

34. Farrar, W. B., und McCarty, W. L. Inferior joint space arthrography and characteristics of condylar paths in internal derangements of the temporomandibular joint. J. Prosthet. Dent., 41: 548, 1979.

35. Findlay, I. A. Mandibular joint pressures. J. Dent. Res., 43: 140, 1964.

36. Franks, A. S. T. Conservative treatment of temporomandibular joint dysfunction. A comparative study. Dent. Prac., 15: 205, 1965.

37. Franks, A. S. T. The social character of temporomandibular joint dysfunction. Dent. Prac., 15: 94, 1964.

38. Freese, A. S. Costen's syndrome. A reinterpretation. Am. Med. A. Arch. Otolaryngol., 67: 410, 1958.

39. Freese, A. S. The myofascial trigger mechanisms in temporomandibular joint and allied disturbances. Oral Surg., 14: 933, 1961.

40. Gelb, H., et al. The role of the dentist and the otolaryngologist in evaluating temporomandibular joint syndromes. J. Prosthet. Dent., 18: 497, 1967.

41. Gerry, R. G. Effects of trauma and hypermotility on the temporomandibular joint. Oral Surg., 7: 876, 1954.

42. Goodfriend, D. Dysarthrosis and subarthrosis of the mandibular articulation. Dent. Cosmos., 74: 523, 1932.

43. Goodfriend, D.
Symptomatology and treatment of abnormalities of the mandibular articulation (normal). Dent. Cosmos, 75: 844, 947, und 1106; 1933.

44. Gopfert, C.
Über die Einwirkung von Zahnschmerz und von Schmerzen der Gesichtshaut auf den reflektorischen Tonus der Kaumuskulatur. Deutsche zahnärztl. Ztschr., 11: 76, 1956.

45. Granger, E. R.
Occlusion in temporomandibular joint pain. J. Am. Dent. A., 56: 659, 1958.

46. Gysi, A.
Modifikation des Artikulators und der Aufstellregeln für Vollprothesen. Bern, Hans Huber, 1958.

47. Hallmann, K.
Kiefergelenk und Okklusion. Österr. Ztschr. Stomatol., 59: 185, 1962.

48. Hankey, G. T.
Temporomandibular arthrosis. An analysis of 150 cases. Br. Dent. J., 97: 249, 1954.

49. Hanson, T. L., Solberg, W. K., und Tenn, M. O.
Temporomandibular joint changes in young adults. J. Dent. Res., Abstract # 700, 1979.

50. Hansson, T., und Öberg, T.
En kliniskt-bettfysiologisk undersökning av 67-aringar in Dalby. Tandläkartidn., 18: 650, 1971.

51. Harris, H. L.
Effect on loss of vertical dimension on the anatomic structures of the head and neck. J. Am. Dent. A., 25: 175, 1938.

52. Helkimo, M.
Studies on function and dysfunction of the masticatory system. II. Index for anamnestic and clinical recordings of dysfunction with the aid of indices. Swed. Dent. J., 67: 165, 1974.

53. Helkimo, M.
Epidemiological surveys of dysfunction of the masticatory system. Oral Sciences Rev., 7: 54, 1976.

54. Hiniker, J. J., und Ramfjord, S. P.
Anterior displacement of the mandible in adult rhesus monkeys. J. Prosthet. Dent., 16: 503, 1966.

55. Ireland, V. E.
The problem of "the clicking jaw." Proc. Roy. Soc. Med., 44: 191, 1951.

56. Jarabak, J. R.
An electromyographic analysis of muscular and temporomandibular joint disturbances due to imbalances in occlusion. Angle Orthod., 26: 170, 1956.

57. Johnstone, D. R., und Templeton, M.
The feasibility of palpating the lateral pterygoid muscle. J. Prosthet. Dent., 44: 318, 1980.

58. Kelly, H. T., und Goodfriend, D. J.
Medical significance of equilibration of the masticating mechanism. J. Prothet. Dent., 10: 496, 1960.

59. Kelly, H. T., und Goodfriend, D. J.
Vertigo attributable to dental and temporomandibular joint causes. J. Prosthet. Dent., 14: 159, 1964.

60. Kerr, D. A.
The pathology of traumatic temporomandibular arthritis produced by traumatic occlusion. J. Dent. Med., 4: 190, 1957.

61. Kloprogge, M. J. G., und Griethnysen, A. M.
Disturbances on the contraction and coordination pattern of the masticatory muscles due to dental restorations. J. Oral Rehabil., 3: 207, 1976.

62. Krogh-Poulsen, W. G., und Olsson, A.
Management of the occlusion of the teeth. In Schwartz, L., und Chayes, C. M. (Eds.): Facial Pain and Mandibular Dysfunction. Philadelphia, W. B. Saunders Company, 1968.

63. Kydd, W. L.
Psychosomatic aspects of temporomandibular joint dysfunction. J. Am. Dent. A., 59: 31, 1959.

64. Lammie, G. A., Perry, H. T., Jr., und Crumm, B. D.
Certain observations on a complete denture patient. Part I: Method and results. J. Prosthet. Dent., 8: 786, 1958.

65. Laskin, D. H.
Etiology of the pain-dysfunction syndrome. J. Am. Dent. A., 79: 147, 1969.

66. Lindblom, G.
Disorders of the temporomandibular joint. Acta Odont. Scandinav., 11: 61, 1953.

67. Lindblom, G.
On the anatomy and function of the temporomandibular joint: studies on clinical bite-rehabilitation material including arthrosis cases with special references to radiographic findings. Acta Odont. Scandinav., 17: Suppl. 28, 1960.

68. Lindquist, B., und Heijbel, J.
Bruxism in children with brain damage. Acta. Odont. Scandinav., 32: 313, 1974.

69. Magnusson, T.
Prevalence of recurrent headaches and mandibular dysfunction in patients with unsatisfactory complete denture. Community Dent. Oral Epidemiol., 8: 159, 1980.

70. Magnusson, T., und Carlsson, G. E.
Recurrent headaches in relation to temporomandibular joint pain-dysfunction. Acta Odont. Scandinav., 36: 333, 1978.

71. Magnusson, T., und Carlsson, G. E.
Changes in recurrent headache and mandibular dysfunction after various types of dental treatment. Acta Odont. Scandinav., 38: 311, 1980.

72. Malmo, R. B., und Shegass, C.
Physiologic studies of reaction to stress and anxiety and early schizophrenia. Psychosom. Med., 11: 9, 1949.

73. Markowitz, H. A., und Gerry, R. G.
Temporomandibular joint disease. Oral Surg., 2: 1309, 1949.

74. Maves, T. W.
Radiology of the temporomandibular articulation with correct registration of vertical dimension for reconstruction. J. Am. Dent. A., 25: 585, 1938.

75. McCall, C. M., Jr., Szmyd, L., und Ritter, R. M.
Personality characteristics in patients with temporomandibular joints symptoms. J. Am. Dent. A., 62: 694, 1961.

76. Molen, C., und Levi, L.
A psycho-odontologic investigation of patients with bruxism. Acta Odont. Scandinav., 24: 373, 1966.

77. Monson, G.
Occlusion supplied to crown and bridgework. Nat. Dent. A. J., 7: 399, 1920.

78. Monson, G.
Impaired function as a result of closed bite. Nat. Dent. A. J., 8: 833, 1921.

79. Moulton, R.
Psychiatric considerations in maxillofacial pain. J. Am. Dent. A., 51: 408, 1955.

80. Myrhaug, H.
Funksjonelle kjevelidelser med Öresymptomer. Norsk. Tand. Tidsk, 64: 61, 1954.

81. Myrhaug, H.
Parafunctions in gingival mucosa as cause of otodental syndrome. Quint. Int., 1: 81, 1970.

82. Myrhaug, H.
The Theory of Otosclerosis and Morbus Meniere (Labyrinthine Vertigo) Being Caused by the Same Mechanism: Physical Irritants. An Otognathic Syndrome Bergen, Studia Publishers, 1981.

83. Newton, A. V.
Predisposing causes for temporomandibular joint dysfunction. J. Prosthet. Dent., 22: 647, 1969.

84. Osing, W.
Untersuchungen über Zusammenhänge von Bißart und Entstellung der Arthropathia deformans im Kiefergelenk. Österr. Ztschr. Stomatol., 55: 374, 1958.

85. Osterberg, T., und Carlsson, G. E.
Symptoms and signs of mandibular dysfunction in 70-year old men and women in Gothenberg, Sweden. Community Dent. Oral Epidemiol., 7: 315, 1979.

86. Perry, H. T.
The symptomology of temporomandibular joint disturbances. J. Prosthet. Dent., 19: 288, 1969.

87. Perry, H. T., et al.
Occlusion in a stress situation. J. Am. Dent. A., 60: 626, 1960.

88. Pinto, O. F.
A new structure related to the temporomandibular joint and middle ear. J. Prosthet. Dent., 12: 95, 1962.

89. Posselt, U., und Addiego, B. J.
A gnatho-thesiometric study of various mandibular positions in individuals with normal and abnormal function of the temporomandibular joints. Odont. Rev., 9 No. 1: 1, 1958.

90. Prentiss, H. J.
Preliminary report upon the temporo-mandibular articulation in the human type. Dent. Cosmos., 60: 505, 1918.

91. Ramfjord, S. P.
Bruxism, a clinical and electromyographic study. J. Am. Dent. A., 62, 21, 1961.

92. Ramfjord, S. P.
Dysfunctional temporomandibular joint and muscle pain. J. Prosthet. Dent., 11: 353, 1961.

93. Ramfjord, S. P.
The significance of recent research on occlusion for the teaching and practice of dentistry. J. Prosthet. Dent., 16: 96, 1966.

94. Ramfjord, S. P., und Blankenship, J. R.
Increased occlusal vertical dimension in adult monkeys. J. Prosthet. Dent., 45: 74, 1981.

95. Ramfjord, S. P., und Hiniker, J. J.
Distal displacement of the mandible in adult rhesus monkeys. J. Prosthet. Dent., 16: 491, 1966.

96. Randow, K., Carlsson, K., Edlund, J., und Öberg, T.
The effect of an occlusal interference on the masticatory system. An experimental investigation. Odont. Rev., 27: 245, 1976.

97. Ricketts, R. M.
Variations of the temporomandibular joint as revealed by cephalometric laminography. Am. J. Orthod., 36: 877, 1950.

98. Rugh, J. D., und Solberg, W. K.
Psychological implications in temporomandibular pain and dysfunction. Oral Sciences Rev., 7: 3, 1976.

99. Schwartz, L.
Temporomandibular joint syndromes. J. Prosthet. Dent., 7: 489, 1957.

100. Schwartz, I.
Conclusions of the temporomandibular joint clinic at Columbia. J. Periodontol., 29: 210, 1958.

101. Schwartz, L.
Disorders of the Temporomandibular Joint. Philadelphia. W. B. Saunders Company, 1959.

102. Schwartz, L., und Chayes, C.
Facial Pain and Mandibular Dysfunction. Philadelphia, W. B. Saunders Company, 1969.

103. Shapiro, H. H.
Differential diagnosis of dental pain. Oral Surg., 4: 1353, 1951.

104. Sicher, H.
Temporomandibular articulation in mandibular overclosure. J. Am. Dent. A., 36, 131, 1948.

105. Sikoloff, L.
The biology of degenerative joint disease. Chicago, The University of Chicago Press, 1969.

106. Solberg, W. K., Woo, M. W., und Houston, J. B.
Prevalence of mandibular dysfunction in young adults. J. A. Dent. A., 98: 25, 1979.

107. Steinhardt, G.
Zur pathologischen Anatomie und Pathogenese einiger akuten und chronischen Kiefergelenkerkrankungen. Deutsche Zahnh. Heft., 86: 66, 1933.

108. Steinhardt, G.
Zur Arthropathia deformans des Kiefergelenkes. Ztschr. Laryng. Rhinol. Otol., 30: 475, 1951.

109. Storey, A. T.
Controversies related to temporomandibular joint function and dysfunction. In Zorb, G. A., und Carlsson, G. E.: Temporomandibular joint Function and Dysfunction. St. Louis, The C. V. Mosby Company, 1979.

110. Summa, R.
The importance of the inter-articular fibro-cartilage of the temporo-mandibular articulation. Dent. Cosmos., 60: 512, 1918.

111. Thomson, H.
Mandibular joint pain. Br. Dent. J., 107: 243, 1959.

112. Thomson, H.
Mandibular dysfunction syndrome. Br. Dent. J., 130: 187, 1971.

113. Thonner, K.-E.
Aural symptoms in relation to the temporomandibular joint. Acta Odont. Scandinav., 10: 180, 1953.

114. Travell, J.
Temporomandibular joint pain referred from muscles of the head and neck. J. Prosthet. Dent., 10: 745, 1960.

115. Vestergaard, C. L.
Facial pain from experimental tooth clenching. Tandlaegebladet, 74: 175, 1970.

116. Vestergaard, C. L.
Facial pain from the masticatory system induced by experimental bruxism. Tandlaegebladet, 71: 1171, 1967.

117. Weeks, V., und Travell, J.
Postural vertigo due to trigger areas in the sternocleidomastoid muscle. J. Pediatrics, 47: 315, 1955.

118. Weisengreen, H., und Elliott, H. W.
Electromyography in patients with oro-facial pain. J. Am. Dent. A., 67: 798, 1963.

119. Wright, W. H.
Deafness as influenced by malposition of the jaws. Nat. Dent. A. J., 7: 979, 1920.

120. Yemm, R.
Variations in the electrical activity of the human masseter muscle occurring in association with emotional stress. Arch. Oral Biol., 14: 873, 1969.

121. Yemm, R.
A comparison of the electrical activity of masseter and temporal muscles of human subjects during experimental stress. Arch. Oral Biol., 16: 269, 1971.

122. Yemm, R.
Neurophysiologic studies of temporomandibular joint dysfunction. Oral Sciences Rev., 7: 31, 1976.

123. Zimmermann, A. A.
An evaluation of Costen's syndrome from an anatomic point of view. In Sarnat, B. G. (Ed.): The Temporomandibular Joint. Springfield, Ill., Charles C. Thomas, 1951.

Dritter Teil

Diagnose

Bevor die Diagnose einer Störung des Kausystems gestellt wird, sollte eine vollständige Anamnese und Untersuchung vorgenommen werden. Man sollte sich nie darauf beschränken, nur die Symptome von Bruxismus, okklusalem Trauma oder Kiefergelenk- und Muskeldysfunktionssyndromen festzustellen, da die Dysfunktion mit dem ganzen Kausystem in Zusammenhang gebracht werden muß. Zum Beispiel ist der Versuch, Bruxismus zu behandeln, zum Scheitern verurteilt, wenn man eine Psychoneurose, Pulpitis oder Parodontitis nicht erkannt hat, die wichtige Faktoren bei der Entstehung dieses Bruxismus sein können.

Der dritte Teil dieses Buches befaßt sich mit den Techniken für die Diagnose der Dysfunktion: klinische Diagnose, diagnostische Hilfsmittel und Diagnose der verschiedenen Krankheitsbilder. Dabei sollen die Methoden der Anamnese und Untersuchung für eine genaue Diagnose der Dysfunktion dargestellt werden.
Für die Diagnose der Dysfunktion können diagnostische Hilfsmittel erforderlich sein, die die aus Anamnese und Untersuchung gewonnenen Informationen ergänzen sollen. Von den in der Literatur vorgestellten Hilfsmitteln hat jedoch nur ein kleiner Teil klinische Bedeutung. In Kapitel 9 werden Röntgenuntersuchungen, Indizes und In-

strumente für die Diagnostik besprochen. Auch das Gebiet der Elektromyographie wird kurz gestreift (vgl. Kap. 3). Das Montieren von Studienmodellen für eine Okklusionsanalyse ist in vielen Fällen von Dysfunktion besonders wichtig. Es wird in Kapitel 9 dargestellt.

Für eine korrekte Diagnose ist ein anamnestische Gespräch notwendig, um überhaupt das Hauptanliegen des Patienten und den bisherigen Krankheitsverlauf festzustellen. Außerdem muß die klinische Untersuchung ganz systematisch durchgeführt werden, um keine Symptome zu übersehen. Einzelheiten über Anamnese und Untersuchung werden in Kapitel 10 im Zusammenhang mit den Symptomen des okklusalen Traumas besprochen.

Die Diagnose von Bruxismus und Dysfunktionssyndromen basiert auf einer gründlichen Kenntnis der Symptome dieser Krankheiten; die Untersuchungsmethoden dafür werden in Kapitel 11 diskutiert. Ein wichtiger Punkt in Kapitel 11 sind die Prinzipien für die Diagnose des traumatischen Kiefergelenk- und Muskeldysfunktionssyndroms. Dabei sollen auch die Symptome anderer Krankheitsbilder mit einbezogen werden.

Kapitel 9

Diagnostische Hilfsmittel

Die Diagnose und Behandlung der Störungen des Kausystems muß nach wissenschaftlichen und praktischen Grundsätzen erfolgen; dies liegt sicher auch im Interesse des Patienten. Obwohl es viele diagnostische Hilfsmittel für eine Diagnose gibt, können sie eine gründliche Anamnese und Untersuchung nicht ersetzen. Anamnese und Untersuchung sind die Voraussetzung für die Entwicklung eines geeigneten Behandlungsplans.

In gewissen Fällen kann eine sensomotorische Untersuchung die übliche Untersuchung ergänzen; hierzu wird auf *Bosmas* detaillierte Beschreibung einer Untersuchung von Mund und Rachen verwiesen[14]. Die Komplexität einiger diagnostischer Probleme erfordert, daß auch die neurologischen Aspekte des motorischen Systems in Betracht gezogen werden.

Es ist aber unrealistisch, routinemäßig den möglichen Zusammenhang zwischen Störungen des endokrinen Systems und Kiefergelenksdysfunktionen zu untersuchen[6]. Auch der Zusammenhang zwischen Okklusion und Störungen im spinalen System ist wissenschaftlich nicht bewiesen. Hingegen haben die Hyperaktivität verschiedener Muskeln und die Haltung von Kopf und Hals eine signifikante Bedeutung für das genannte Krankheitsbild.

Verschiedene Untersuchungen sind berechtigt, wenn man den Zusammenhang zwischen den Dysfunktionen des Kausystems und systemischen Erkrankungen, neurologischen, psychologischen Störungen und Störungen des Ohren-, Nasen- und Halsbereichs in Betracht zieht. Allerdings sollte sich eine Routineuntersuchung auf die wesentlichen Punkte beschränken. In gewissen Fällen, zum Beispiel zur Abklärung einer rheumatoiden Arthritis, sollte auch mit dem Hausarzt zusammengearbeitet werden.

Die Röntgenuntersuchung

Eine routinemäßige Röntgenuntersuchung für die Evaluation von Kiefer- und Muskeldysfunktionen ist nicht zu empfehlen. Eine Röntgenaufnahme ist jedoch angezeigt, wenn Anamnese und Untersuchung auf strukturelle Gelenkveränderungen hinweisen, wenn ein Neoplasma vorhanden ist oder wenn ein Patient über lange Zeit auf keine Behandlung anspricht. Schon wegen der Strahlenbelastung sollten Röntgenuntersuchungen nicht routinemäßig vorgenommen werden. Über die Interpretation dieser Röntgenbilder wurden schon verschiedene Artikel geschrieben[9, 53, 56, 81, 98, 99, 103, 112]. Bei der Interpretation sollten aber auch die verschiedenen klinischen Befunde (Okklusion, Parodont, neuromuskuläres System usw.) zur Beurteilung mit herangezogen werden[8, 19, 22, 41, 61, 68, 85, 89, 109]. Es gibt verschiedene Methoden für die Röntgenuntersuchung des Kiefergelenks[98, 102, 103]. Dazu gehören Arthrographie (mit Kontrastmitteln) [98], die transpharyngeale Methode[98], transkraniale Projektion[72], Laminographie[81] und Xeroradiographie[11]. Die Indikation und der Aussagewert dieser Techniken wurden schon verschiedentlich beschrieben[56, 82, 92, 104]. Die Röntgenuntersuchungen, die sich relativ einfach in der zahnärztlichen Praxis mit der konventionellen Ausrüstung durchführen lassen, sind die schräg transkraniale, die lateral transpharyngeale und die anterior

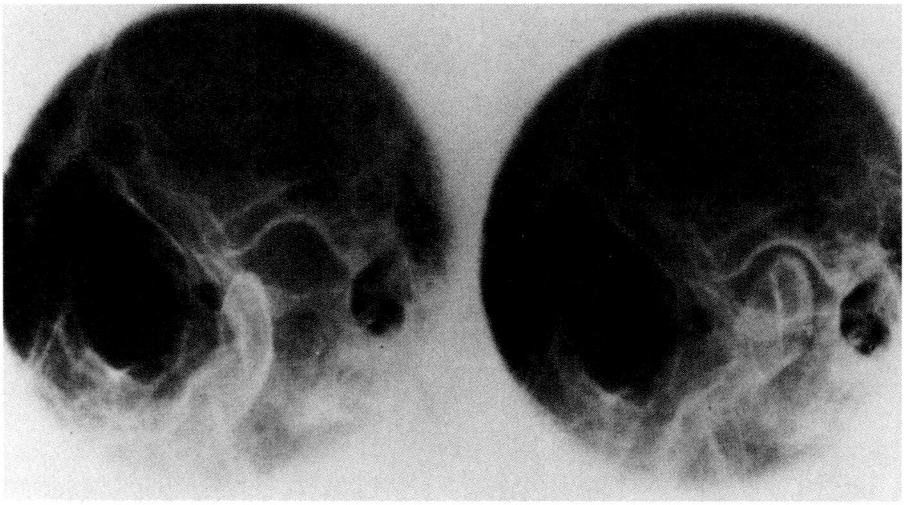

Abb. 9-1 Röntgenbild eines Kiefergelenks. Geöffnete und geschlossene Position des Unterkiefers. Transkraniale Schrägprojektion.

transorbitale Projektion. Ist eine entsprechende Ausrüstung vorhanden, können anteriore, posteriore und laterale Zephalogramme sowie Panoramaaufnahmen von Nutzen sein.
Wegen der knöchernen Strukturen wird die Röntgenuntersuchung des Kiefergelenks erschwert (Processus zygomaticus, Processus mastoideus, Teile des Os temporale). Berücksichtigt man jedoch gewisse Variationen bei Kopfgrößen und -formen, so ergibt die transkraniale Methode im allgemeinen gute Röntgenbilder der Gelenke.

Die transkraniale Schrägprojektion

Die transkraniale Schrägprojektion (Abb. 9-1) ist die am häufigsten angewandte Technik bei der Untersuchung des Kiefergelenks. Sie kann mit einer Standard-Röntgenausrüstung ausgeführt werden. Man braucht zusätzlich nur eine größere Filmkassette und einen modifizierten Röntgentubus. Das Ziel dieser Technik ist es, eine laterale Ansicht des Kiefergelenks und der Fossa glenoidalis zu erhalten. Dazu sollte der Patient aufrecht im Behandlungsstuhl sitzen; die Tragus-Nasenflügellinie sollte dabei parallel zum Fußboden verlaufen. Der zentrale Röntgenstrahl hat zur Horizontalen einen Winkel von 25° abwärts; er muß durch den weiter entfernten Kondylus verlaufen. Sein Eintrittspunkt befindet sich dabei etwa 6 cm oberhalb und 2½ cm hinter dem Gehörgang. Die Position des Kondylus wird durch Palpation bestimmt und mit einem Filzschreiber markiert. Die horizontale und vertikale Richtung des Röntgentubus muß genau überprüft werden.
Der Filmhalter muß auf dem Jochbogen, dem Ohr und dem Os temporale abgestützt sein. Die Kassette sollte parallel zur Sagittalebene des Patienten liegen, sie

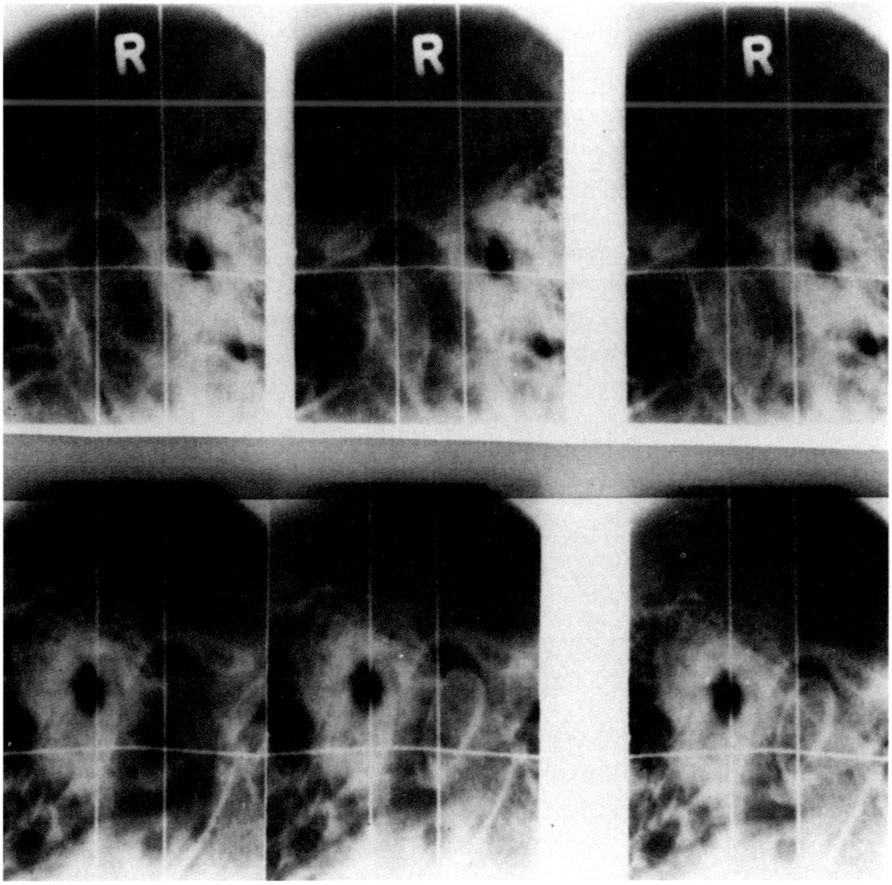

Abb. 9-2 Serie von Röntgenbildern eines Kiefergelenks nach der Methode von *Updegrave*.

wird vom Patienten selbst in situ gehalten. Die Einstelldaten variieren zwischen den einzelnen Apparaturen und hängen auch vom Typ der Kassette (high-speed, low-speed) und vom Röntgentubus ab. Bei einer Kassette von 12 × 18 cm mit Verstärkerplatte und mit einem modifizierten Tubus beträgt die Expositionszeit 75 kVp und 15 mA/0,5 Sek., bei einer 20 × 25 cm großen Kassette betragen die Daten 65 kVp/10 mA/1,5 Sek. oder 90 kVp/15 mA/0,4 Sek.[54]. Mit Filtervorsätzen kann der Abstand zum Objekt verringert werden. Ein Bleifilter hat bei 3 mm Dicke eine Öffnung von 25–35 mm. Die Verwendung der Technik nach *Updegrave*[102] macht mehrere Expositionen auf derselben Kassette möglich (Abb. 9-2), ohne daß die Position des Patienten oder der Kassette verändert werden muß.

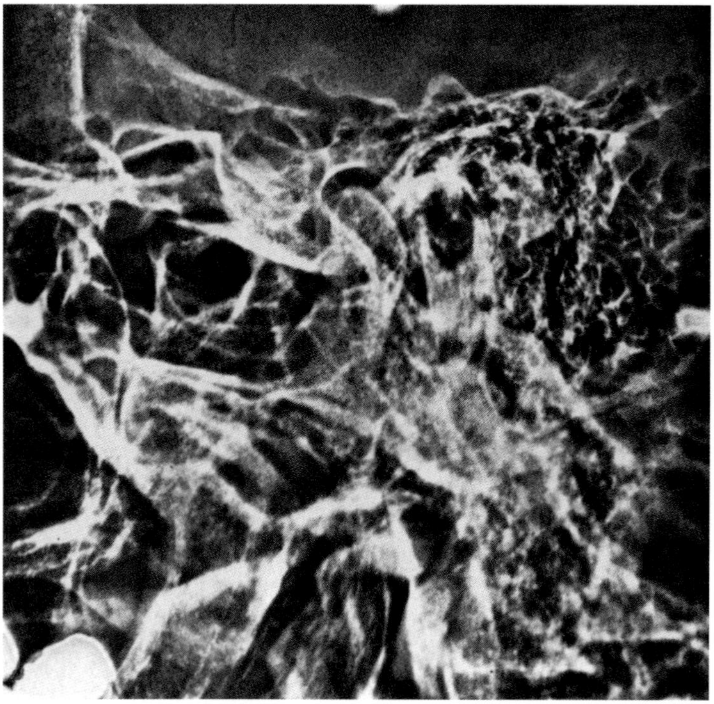

Abb. 9-3 Xeroradiographie eines Kiefergelenks. In Wirklichkeit ist diese Art Röntgenbild weiß (Knochenstruktur) auf blauem Hintergrund.

Arthrographie

Der Einsatz der Arthrographie[69] oder Arthrotomographie des Kiefergelenks erfordert eine spezielle Ausrüstung. Der diagnostische Wert dieser Technik ist noch immer umstritten[98]. Versuche, die Arthrographie beim Vorliegen von Kiefergelenkarthritis und zur Untersuchung des unteren Gelenkspaltes einzusetzen, sind erfolglos geblieben[79].

Xeroradiographie (Abb. 9-3) dient zur Sichtbarmachung von Weichgewebe und wird nur in seltenen Fällen bei der Untersuchung des Kiefergelenks angewandt. Arthrographie mit Kontrastmitteln (Abb. 9-4) dient zur Untersuchung blockierter Gelenke, z. B. wenn der Diskus verschoben ist. Die meisten Beschreibungen dieser Technik sind sich ziemlich ähnlich[98]. Das arthrographische Röntgenbild mit Kontrastmitteln im unteren Gelenkspalt zeigt normalerweise einen kleinen anterioren Sulcus und einen größeren posterioren, D-förmigen Sulcus bei geschlossenem Kiefer. Wird der Unterkiefer weit geöffnet, so fließt das Kontrastmittel in den posterioren Sulcus, wobei der Diskus nach vorn auf die Eminentia articularis ausweicht und sich dabei stark verformt.

Wird der Unterkiefer wieder geschlossen, so nimmt das Kontrastmittel im oberen Gelenkspalt eine sigmoide Form an. Wird ein blockiertes Gelenk gewaltsam geöffnet, so wird der anteriore Sulcus des unteren Gelenkspaltes nicht verringert; es entsteht eine abnormale zeltförmige Opazität an der Stelle der beiden Sulci. Auch im oberen Gelenkspalt können sich in solchen Fällen abnormale Opazitäten ausbilden. Es muß auch in Betracht gezogen werden,

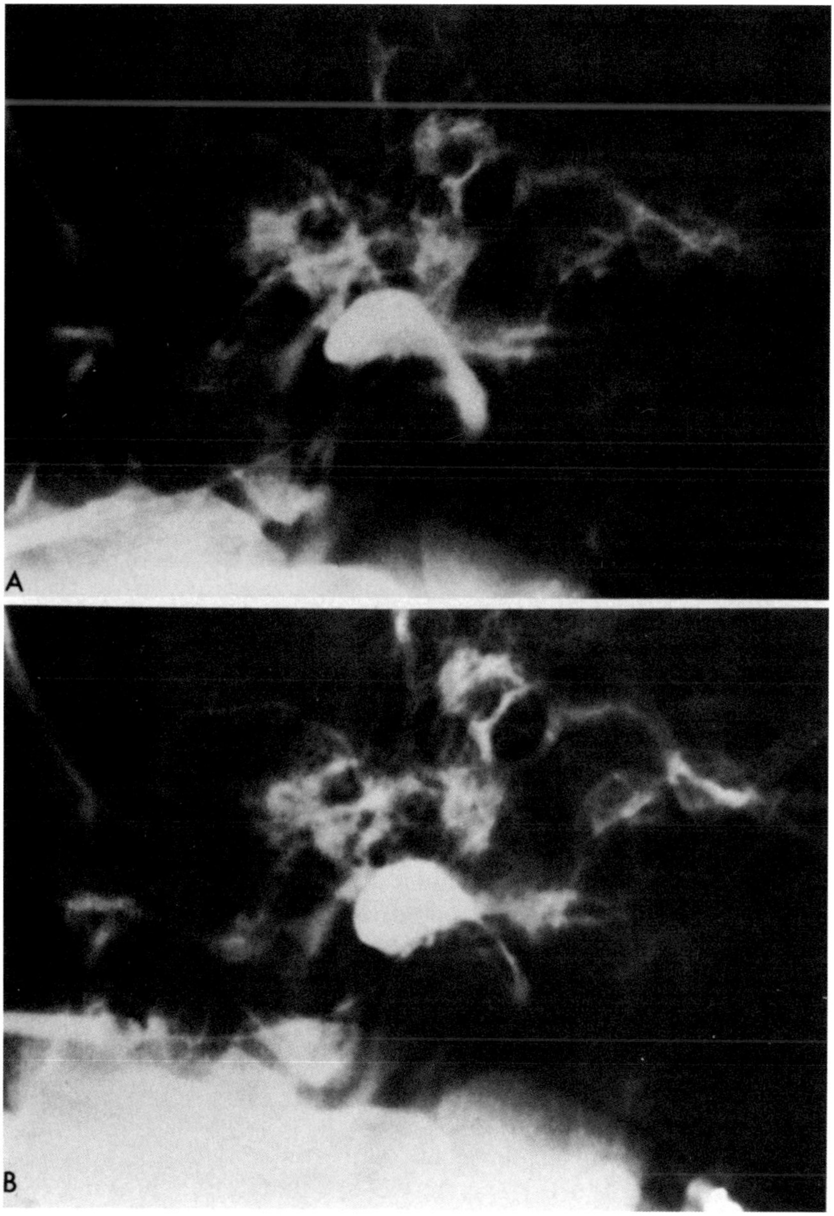

Abb. 9-4 Arthrographie nach der Injektion eines Kontrastmittels. Siehe Text zur Erklärung. A: Kiefer geschlossen. B: Kiefer geöffnet.

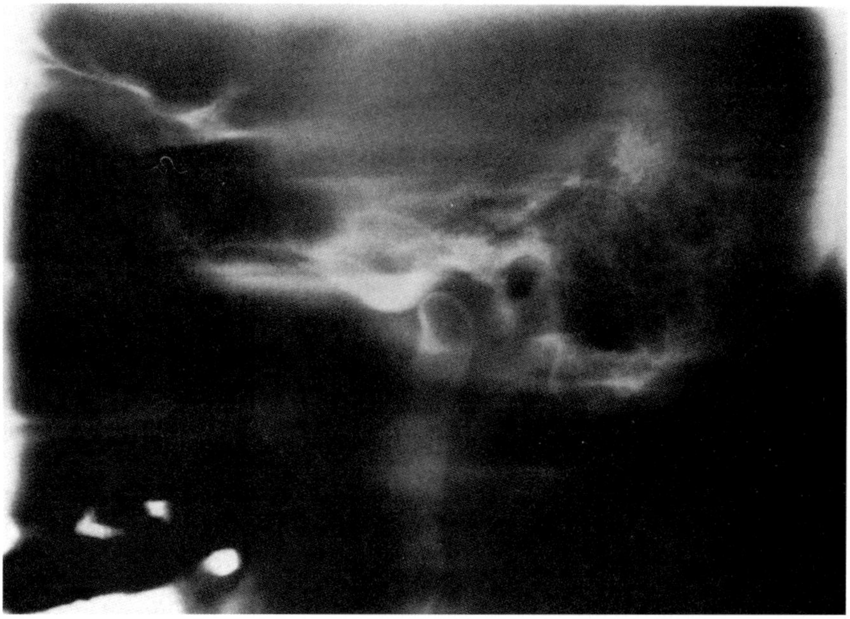

Abb. 9-5 Laminographie des Kiefergelenks.

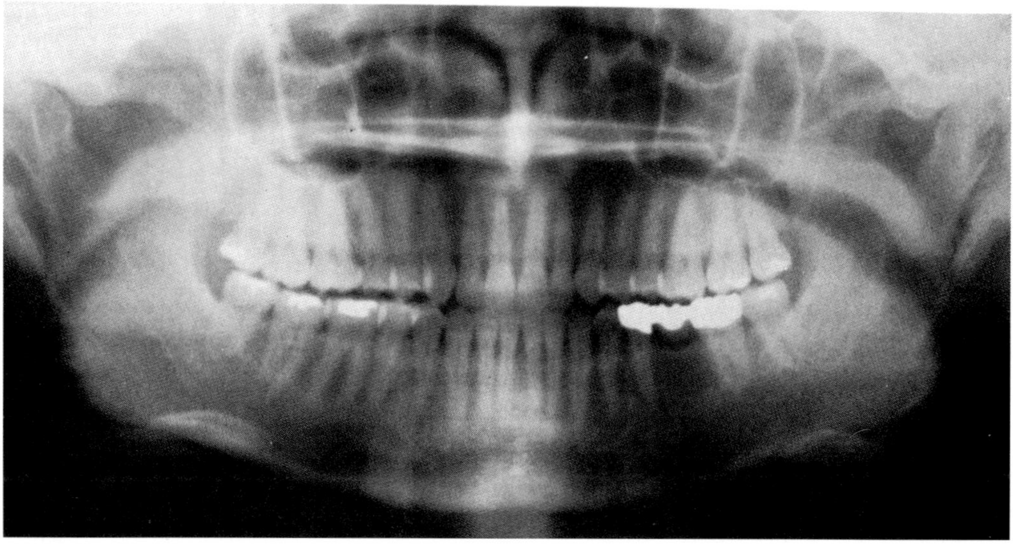

Abb. 9-6 Panoramaaufnahme der Kiefer. Man beachte die Kiefergelenke, den Processus styloideus, die Zähne und Kieferhöhlen.

daß der Druck des Kontrastmittels die Physiologie des Gelenks verändern kann.
Die oben erwähnten Befunde können noch keine chirurgischen Eingriffe rechtfertigen, da der Zusammenhang zwischen Blokkiertsein, Gelenkgeräuschen, Muskelfunktion und Schmerzen noch immer unklar ist. Die durch Arthrographie gewonnene Information kann auch durch konventionelle Röntgentechniken und durch die klinische Untersuchung gewonnen werden[70]. Arthrographie soll nur in Extremfällen angewandt werden, wenn andere Therapien erfolglos sind und die Diagnose schwierig ist.

Andere Röntgentechniken

Die Tomographie oder Laminographie (Abb. 9-5) ist eine ausgezeichnete Methode zur Untersuchung des Kiefergelenks[20]; die Ausrüstung dazu ist aber selten in einer Privatpraxis vorhanden. Dafür ist die Panoramatechnik (z. B. Panorex, Orthopantomographie oder Panellipse) eine gute allgemein übliche Methode, um die Kondylen, den aufsteigenden Unterkieferast und die übrige Mandibula zu untersuchen (Abb. 9-6). Auch für die Abklärung einer möglichen Ossifikation des Processus stylohyoideus (Eagle syndrome) ist diese Technik indiziert[2, 23, 24, 25, 26, 27]. Im allgemeinen verfügt aber eine zahnärztliche Praxis nicht über die entsprechende Ausrüstung. Die Kineradiographie[49, 65] wird meist nur für Forschungszwecke gebraucht, bei ihrer Anwendung gibt es noch viele Beschränkungen und Fehlerquellen[28].

Diagnostische Indizes

In der Wissenschaft wurden schon verschiedene Indizes für die Diagnose von strukturellen und funktionellen Störungen des Kausystems verwandt. Einer dieser Indizes ist der pantographische Reproduzierbarkeitsindex, mit dem abnormale Registrierungen mit normalen Werten verglichen werden können[18]. Ein anderer Index vergleicht anamnestische und klinische Dysfunktion mit der Okklusion[42]. In der zahnärztlichen Praxis werden solche Indizes kaum verwendet.

Diagnostische Instrumente

Viele psychologische und neurologische Tests können dazu dienen, kraniofaziale Schmerzen[51, 58] Kopfschmerzen[100], Furchtsamkeit[32, 51], chronische Schmerzen[15, 25, 66], Aggressionen[30], Depressionen[116], Streß[16, 71], Angst[21, 93, 115] und den persönlichen Charakter[29, 63, 108, 115] eines Patienten einzuschätzen. Solche Tests werden aus verschiedenen Gründen in der Zahnarztpraxis selten verwandt. Bruxismuspatienten zum Beispiel haben kein spezielles Persönlichkeitsprofil[65], auch sind sie nicht feindseliger oder aggressiver als Patienten ohne Bruxismus, obwohl bei ihnen wohl Streß und Angst häufiger sind[84]. EMG-Biofeedbackübungen[48], Konditionierungstherapien[44] und Entspannungsübungen[43] führen selten zum erwünschten Erfolg. In der zahnärztlichen Praxis lassen sich auch psychologische und neurologische Mittel schlecht anwenden.

Diagnostische Methoden

Es wird oft behauptet, daß die vertikale Dimension bei funktionellen Störungen eine große Rolle spiele. Viele Methoden wurden schon für die Bestimmung der vertikalen Dimension oder Ruhelage propagiert: Bestimmung

– des Schluckens[88],

- der maximalen Beißkraft[2, 13],
- des Sprechens[90];
- Zephalometrie[96],
- Elektromyographie[31, 73, 110],
- Infrarottechnik[36],
- Telemetrie[5, 38],
- elektrische Stimulation[80],
- Messungen am Gesichtsschädel,
- optische und magnetische Methoden[34, 55].

Mit solchen Verfahren kann die vertikale Dimension und die Ruheposition des Unterkiefers bestimmt werden. Die physiologischen Parameter für die Ruhelage und vertikale Dimension sind aber noch immer umstritten, da das mastikatorische System viele dynamische Komponenten enthält.

Bis heute wird die Diagnose der Bißsenkung immer noch aufgrund klinischer Erfahrung gestellt. Die Wirkung einer Bißhebung auf das mastikatorische System ist umstritten. Es gibt Hinweise darauf, daß damit die funktionelle Morphologie der Kiefergelenke nicht verändert wird[45, 78]. Apparaturen, die zur Bißhebung dienen, verursachen eine Elongation der Seitenzähne und eine Intrusion der okkludierenden Vorderzähne[35, 105]. Eine mäßige Bißhebung bei Schaffung einer stabilen Okklusion richtet keinen Schaden an[17].

Wird der Biß mit einer Kunststoffschiene erhöht, so ist dieser neue Wert hinsichtlich einer dauerhaften Gesamtrekonstruktion für die vertikale Dimension mit Vorsicht aufzufassen. Eine solche Schiene kann jedoch als diagnostisches Hilfsmittel verwendet werden (vgl. Kap. 12).

Elektromyographie

Die Elektromyographie kann heute an verschiedenen Kliniken durchgeführt werden. Auch für den Gebrauch in der Privatpraxis werden heute Apparaturen angeboten, mit denen die elektromyographische Ruhephase (EMG-silent period) bestimmt werden kann, jedoch haben sich elektromyographische Methoden für den allgemeinen Gebrauch noch nicht durchgesetzt.

Die Elektromyographie wurde vor allem in der Forschung angewandt, doch nach Entwicklung neuerer Meßsysteme[113, 114] kann man jetzt auch den Erfolg nichtchirurgischer Behandlung von Kiefergelenkstörungen „vorhersagen“[7, 33] und Prognosen für eine eventuelle Behandlung stellen. Vor allem die Diagnose von Kiefergelenk- und Muskeldysfunktionen und Kopfschmerzen kann durch EMG-Techniken erleichtert werden[40, 48, 52, 61, 94, 109, 111]. Die EMG-silent period scheint zuverlässiger für die Diagnose des Kiefergelenksyndroms zu sein als Röntgenbilder[8].

Die Silent period ist von besonderem Interesse (vgl. Kap. 2). In einer Studie war die EMG-silent period bei 50% der Patienten mit Kiefergelenksyndromen verlängert[9]. Eine neuere Untersuchung zeigt, daß sogar 90% der Patienten eine verlängerte Silent period für den M. temporalis und/oder den M. masseter haben[91]. Der Unterschied zwischen den Ergebnissen dieser beiden Studien läßt sich durch verschiedene Kriterien bei der Auswahl der Patienten begründen.

Eine Diagnose sollte nie allein aufgrund von Röntgenbefunden gestellt werden, ebenso sollten auch die elektromyographischen Messungen nicht die einzige Grundlage sein. Es gibt auch Patienten mit Dysfunktionssyndromen, die keine verlängerte EMG-silent period zeigen; ebenso kann man bei Patienten ohne Symptome eine verlängerte EMG-silent period finden. Allgemein kann festgestellt werden, daß bei einem Patienten mit klinischen Symptomen die Verlängerung der elektromyographischen Ruhephase ungefähr 35–40 msec beträgt. Diese wird durch einen leichten Schlag auf das Kinn ausgelöst, wenn der Patient mit halber bis dreiviertel maximaler Kraft in IK zubeißt. Mikroprozessoren machen exakte Messungen und Aufzeichnungen dieser Daten möglich[113].

Oft werden Patienten von Neurologen, Internisten, Psychiatern oder Hals-Nasen-Ohrenärzten mit der provisorischen Diagnose eines Kiefergelenk- und Muskeldysfunktionssyndroms zum Zahnarzt überwiesen. Bei der Untersuchung können dann okklusale Interferenzen, erhöhter Muskeltonus, schmerzhafte Muskeln, Ohrenschmerzen, Gelenkgeräusche, oft aber keine radiologisch erkennbaren Veränderungen des Kiefergelenks festgestellt werden. Eine verlängerte EMG-silent period besagt nichts über das Vorliegen bestimmter Syndrome und Störungen des Kausystems; sie kann aber in Verbindung mit einer Anamnese und Untersuchung zur Diagnose und Prognose einer Behandlung mit herangezogen werden.

Studienmodelle

Genaue Studienmodelle sind für die Okklusionsanalyse unerläßlich[10]. An ihnen können die Anzahl der Zähne, ihre Morphologie, eventuelle Schliffacetten, die Kontaktrelation, Zahnstellung und Zahnbogenform genau studiert werden. Auch die RK-Position und die funktionellen Beziehungen können ermittelt werden, wenn die Modelle in einem einstellbaren Artikulator montiert werden.
Korrekt einartikulierte Modelle sind für die Analyse der funktionellen Beziehungen und für die Diagnose und Behandlungsplanung ein wichtiges Hilfsmittel. Die komplizierten Unterkieferbewegungen können jedoch mit einem Artikulator nie ganz genau reproduziert werden; dies ist bei einer Okklusionsanalyse im Artikulator zu berücksichtigen[77].
Einartikulierte Modelle lassen auch Beurteilungen der Okklusion von lingual her zu; auch die Funktion jeder einzelnen Schlifffacette kann genau analysiert werden. Dies ist eine große Hilfe für die Behandlungsplanung und auch für den Unterricht, weil das diagnostische Aufwachsen von Rekonstruktionen für den ungeübten Praktiker absolut unerläßlich und für den erfahrenen Praktiker von großem Wert ist.
Es wurden einige sehr aufwendige Artikulatoren entwickelt, mit denen die Unterkieferbewegungen genau reproduziert werden sollen[6, 35, 74]. Für diagnostische Zwecke läßt sich jedoch der Arbeits- und Zeitaufwand nicht rechtfertigen, der mit dem Gebrauch dieser Instrumente verbunden ist. Die zusätzlichen Informationen, die im Vergleich zu den konventionellen Methoden durch den Einsatz von Artikulatoren gewonnen werden, erhält man auch direkt im Munde des Patienten. Das Einartikulieren der Studienmodelle in einem *Hanau*- oder Dentatus-Artikulator, das mit Hilfe eines Gesichtsbogens durchgeführt wird, genügt in der Praxis vollauf. Außerdem konnte gezeigt werden, daß die unvermeidlichen Fehler beim Gebrauch der komplizierten Artikulatoren im Bereich der Adaptation des Kiefergelenks-, der Kaumuskeln und des Parodonts liegen.
Die komplizierten und zweifellos auch genaueren Artikulatoren sollten für wissenschaftliche Zwecke und bei Patienten mit schlechter Adaptation an kleinste okklusale Interferenzen eingesetzt werden.

Das Einartikulieren der Modelle

Bevor überhaupt Abdrücke für Studienmodelle gemacht werden, sollte eine Okklusionsanalyse am Patienten gemacht werden, und grobe Interferenzen in RK schon bei Behandlungsbeginn entfernt werden. Auf den Modellen sollte die okklusale Anatomie der Kauflächen genau wiedergegeben werden. Die entsprechenden Abdrücke können mit Alginat, Hydrokolloid oder gummielastischen Abdruckmaterialien vorgenommen werden.
Das Wachs für die Bißnahme sollte sehr hart sein und nur mit einem sehr scharfen Messer getrimmt werden, um Verzüge zu vermeiden. Die Modelle sollten aus einem

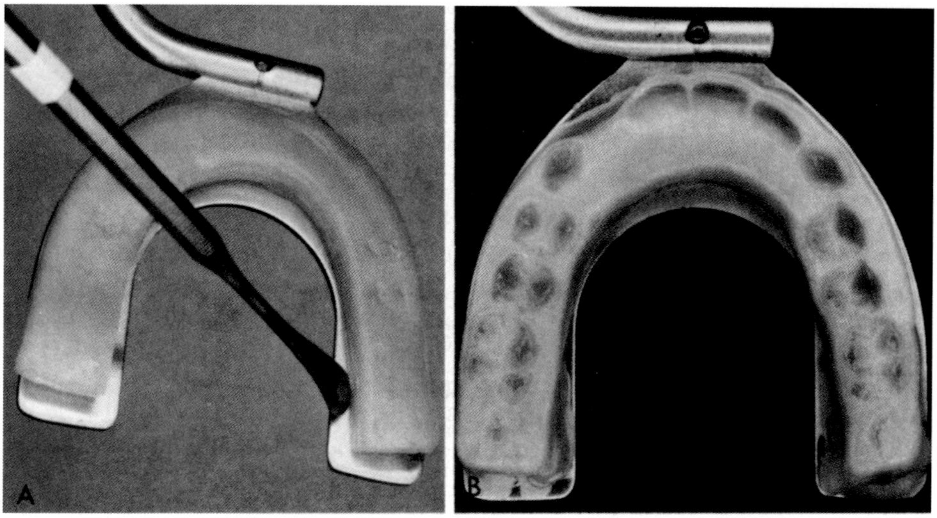

Abb. 9-7 Verwendung der Bißgabel. A: Mit einem heißen Wachsmesser wird ein erwärmter Streifen Wachs auf die Bißgabel geklebt. B: Nach dem sorgfältigen Anpassen der Bißgabel, an die Oberkieferzahnreihe wird das Wachs mit kaltem Wasser abgekühlt. Die von den Zähnen herrührenden Eindrücke sind gleichmäßig über die Bißgabel verteilt.

gefärbten Hartgips bestehen; sie werden mit schnell abbindendem Weißgips, der ein gutes Dimensionsverhalten hat, im Artikulator montiert.

Die Übertragung der Scharnierachse

Meist wird die Position der Scharnierachse (hinge axis) zum Oberkiefer mit einem Gesichtsbogen auf den Artikulator übertragen. Der Gesichtsbogen wird einerseits mit dem Ohrstück im äußeren Gehörgang des Patienten und andererseits mit Hilfe der Bißgabel an den Oberkieferzähnen fixiert (Abb. 9-7).

Der Gebrauch der Bißgabel

Zwei bis drei Lagen rosa Wachs werden mit einem heißen Wachsmesser auf der Oberseite der Bißgabel befestigt (Abb. 9-7 A). Daraufhin wird das Wachs im Wasserbad gleichmäßig erwärmt (47 °C) und die Bißgabel auf die Oberkieferzähne gedrückt, wobei der Stab zur Befestigung am Gesichtsbogen genau nach vorn zeigen soll. Das Wachs wird mit Luft oder kaltem Wasser abgekühlt und aus dem Mund entfernt. Die von den Zähnen herrührenden Eindrücke im Wachs sollten gleichmäßig verteilt sein (Abb. 9-7 B). Eine Penetration des Wachses bis auf das Metall muß dabei vermieden werden, und das Oberkiefermodell sollte auf der Bißgabel nicht schaukeln. Bei irgendwelchen Kontakten mit Weichgewebe sollte Wachs um mindestens 1 mm Dicke weggenommen werden, da das Modell sonst auf der Wachsplatte schaukeln würde. Der Sitz der Bißgabel sollte am Patienten noch einmal überprüft

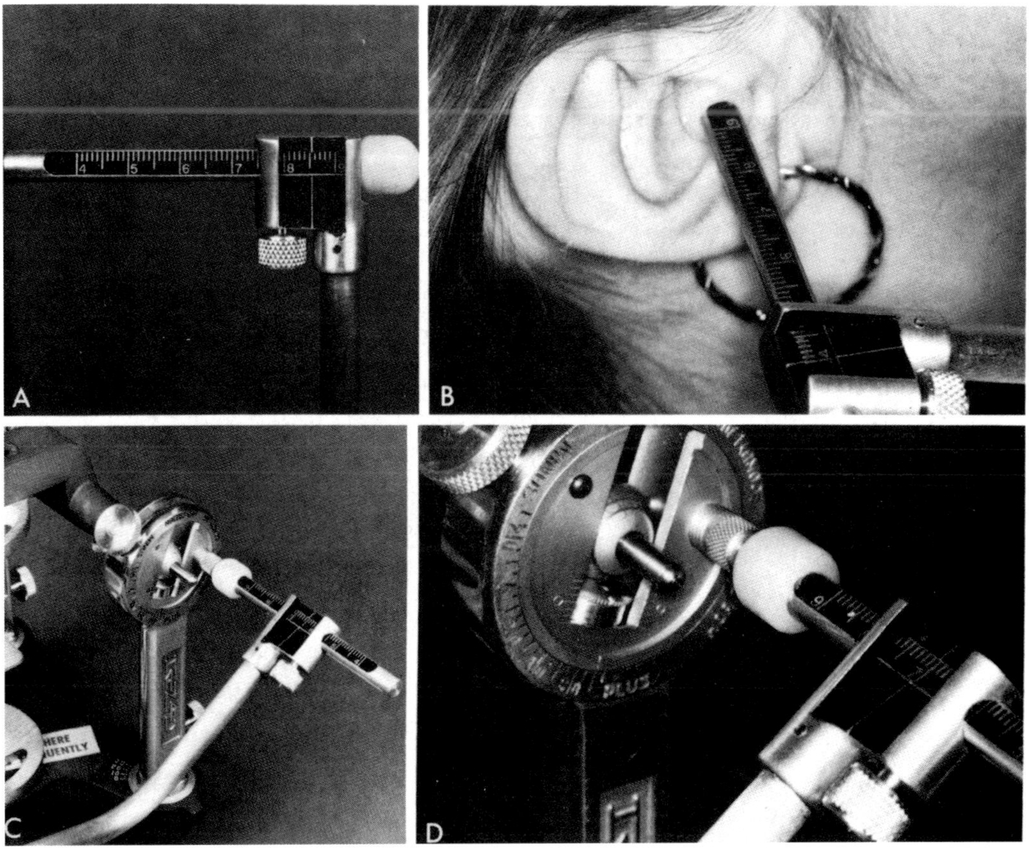

Abb. 9-8 Übertragen des Gesichtsbogens. Das Ohrstück für den Bogen (A) wird im äußeren Gehörgang fixiert (B), nachdem die Bißgabel im Mund in die korrekte Lage gebracht wurde, wie Abb. 9-9 zeigt. Nach dem Anziehen der Schrauben wird der Gesichtsbogen auf den Artikulator übertragen (C). Die Ohrstücke müssen dabei in die Nocken des Artikulators passen. Man beachte, daß der Kondylenbahnwinkel beim Montieren des Oberkiefermodells auf 70° gestellt werden muß.

werden, nachdem das Wachs in kaltem Wasser abgekühlt wurde.

Der Gesichtsbogen

Der *Hanau*-Gesichtsbogen wird im Mund durch die Bißgabel und in den äußeren Gehörgängen mit Ohrstücken fixiert (Abb. 9-8 und 9-9). Man vergewissert sich, daß der Gesichtsbogen seitlich genau ausgerichtet ist, daraufhin können die entsprechenden Schrauben festgezogen werden. Die ganze Apparatur kann dann entfernt und auf den Artikulator übertragen werden.

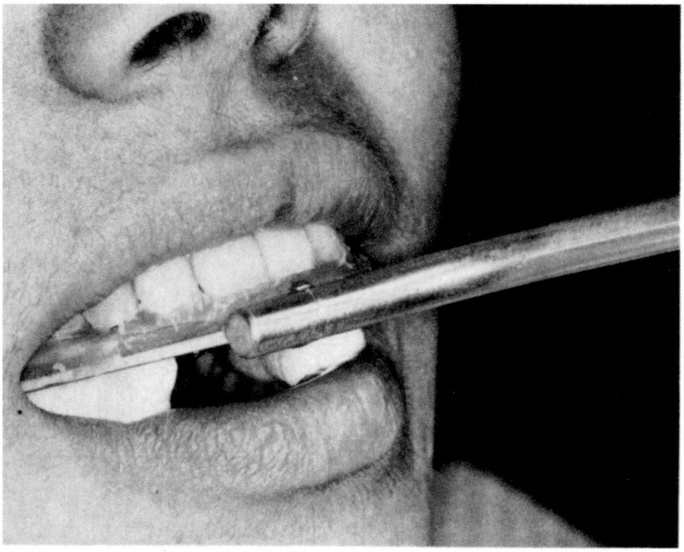

Abb. 9-9 Fixieren der Bißgabel auf der Oberkieferzahnreihe. Die mit Wachs belegte Bißgabel wird vom Patienten durch Watterollen zwischen Unterkiefer und Bißgabel in der richtigen Lage gehalten. Darauf kann der Gesichtsbogen mit der Bißgabel fest verbunden und als stabile Einheit auf den Artikulator übertragen werden.

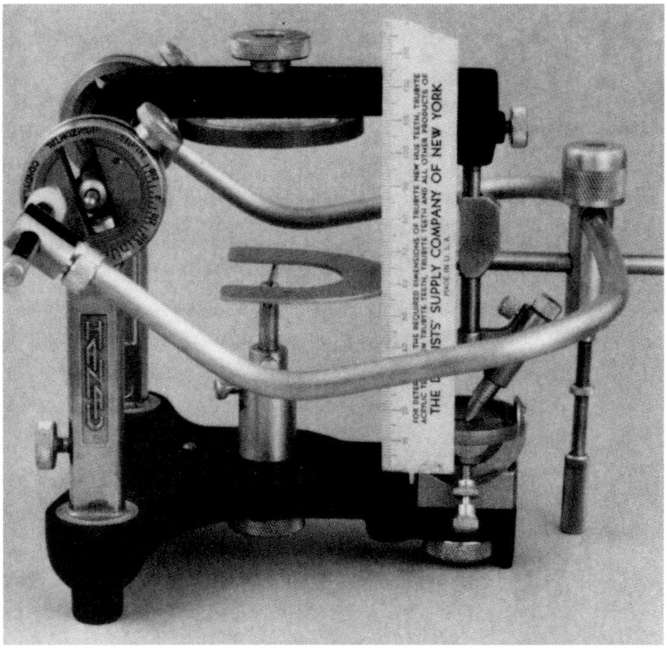

Abb. 9-10 Übertragen des Gesichtsbogens. Beim *Hanau*-Artikulator ist der dritte Referenzpunkt (zusätzlich zu den zwei Kondylen) vorn an der Bißgabel, 58 mm von der Basisplatte entfernt. Unter der Bißgabel befindet sich eine verstellbare Vorrichtung, um das Oberkiefermodell in der richtigen Lage zu halten.

Das Einartikulieren des Oberkiefermodells
Der Kondylenbahnwinkel wird dazu auf 70° und der *Bennett*-Winkel auf 0° eingestellt. Der Gesichtsbogen wird im Bereich der Kiefergelenke und der Bißgabel fixiert[1] (Abb. 9-10). Um das Gewicht des Modells auszugleichen, muß die Bißgabel gestützt werden. Darauf kann das Modell auf dem Artikulator mit Gips befestigt werden.

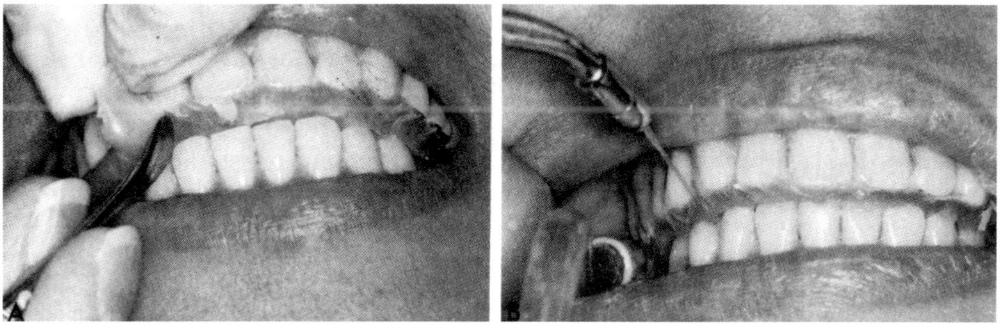

Abb. 9-11 Bißnahme in zentrischer Relation. Die Registrierung in RK wird mit erwärmtem Wachs vorgenommen. Der Wachsbiß wird im Mund getrimmt (A) und nachträglich mit kaltem Wasser gekühlt (B). Mit Hilfe dieses Bisses kann das Unterkiefermodell in der korrekten Lage zum Oberkiefer im Artikulator montiert werden. Der Kondylenbahnwinkel wird vorher von 70° auf 25° verstellt.

Das Einartikulieren des Unterkiefermodells

Der RK-Wachsbiß. Um das Unterkiefermodell im Artikulator zu montieren, muß zuerst am Patienten ein Wachsbiß in RK genommen werden. RK wird am Patienten ohne Wachs im Mund bestimmt, wie es in Kapitel 10 beschrieben wird. Dann wird ein 12 cm langer und 2,5 cm breiter Wachsstreifen erwärmt – am besten im Wasserbad bei 47 °C – gefaltet und anschließend zwischen die Zahnreihen des Patienten gebracht. Indem man die rechte Hand auf das Kinn des Patienten und den rechten Daumen auf seine Unterkieferschneidezähne legt, wird nun der Unterkiefer nach RK und in das weiche Wachs geführt, ohne daß dieses perforiert wird. Bei der Entfernung des überschüssigen Wachses zur Freilegung der bukkalen Höckerspitzen sollte auf die Unterkieferschneidezähne ein leichter, gleichmäßiger Druck ausgeübt werden (Abb. 9-11 A).

Anschließend wird der Wachsbiß mit Wasser oder Luft abgekühlt (Abb. 9-11 B). Um ein Verziehen zu verhindern, werden zuerst die bukkalen und labialen Flächen, danach bei geöffnetem Mund die lingualen Flächen gekühlt. An der dünnsten Stelle soll der Wachsbiß höchstens etwa 0,5 mm dick sein. Sind jedoch Perforationen vorhanden, sollte die Prozedur wiederholt werden.

Indem man den Wachsbiß gegen das Licht hält, kann man abschätzen, wo sich die eventuellen Vorkontakte befinden. Der Wachsbiß kann beliebig oft im Munde reponiert und auf seine Genauigkeit überprüft werden.

Das Einartikulieren des Modells. Der RK-Biß wird für das Einsetzen des Unterkiefermodells in den Artikulator gebraucht. Bei der Montage im Artikulator muß der Stützstift um ca. 2 mm angehoben werden, um die Dicke des Wachsbisses von 0,5 mm zu kompensieren. Der Kondylenbahnwinkel wird auf den Mittelwert von 25° eingestellt. Dann wird der Wachsbiß auf das schon montierte Oberkiefermodell gesetzt, und das Unterkiefermodell wird an den Wachsbiß angepaßt. Der Artikulator kann nun auf den Kopf gestellt werden. Beide Modelle sollten genau in den Wachsbiß passen.

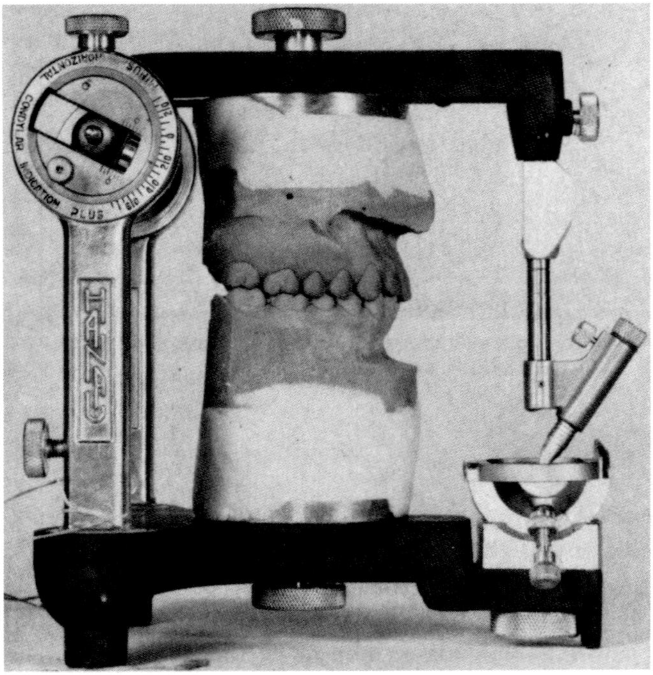

Abb. 9-12 Die montierten Modelle im Artikulator. Die Scharnierachse des Artikulators korrespondiert mit der „arbiträren" Scharnierachse des Patienten.

Während der Montage des Unterkiefermodells im Artikulator muß dieses mit der Hand oder mit einer improvisierten Haltevorrichtung in seiner Lage gesichert werden (Abb. 9-12).
In diesem Stadium hat ein eventueller Materialverzug des Gipses große Auswirkungen. Ein kleiner Abstand zwischen Unterkiefermodell und Montagering des Artikulators ist günstiger als ein großer. Bei großem Zwischenraum kann in zwei Schritten Gips aufgetragen werden.
Mit Okklusionswachs und Okklusionspapier kann nun die Okklusion im Artikulator mit der klinischen Situation verglichen werden. Die Lagebeziehungen sollten für alle Zähne im Artikulator reproduzierbar sein. Vor allem sollte ein eventuelles Abgleiten von RK nach IK (slide in centric) genau reproduziert werden können. Mit dünnen Folien (shim stock) kann der IK Kontakt jedes einzelnen Zahnes, vor allem in der Molarregion, genau überprüft werden. Stimmt die Situation im Artikulator nicht mit der klinischen Situation überein, so muß ein neuer RK-Biß genommen werden, um das Unterkiefermodell neu zu montieren.

Die Kondylenbahnneigung
Der Kondylenbahnwinkel kann im *Hanau*-Artikulator mit einem Wachsbiß in Vorbißstellung eingestellt werden. Der Patient kann diese Stellung erreichen, indem er in einen Handspiegel blickt und 3–4 mm vor RK zubeißt[76, 77]. Abhängig von der Größe des vertikalen Überbisses sollten für den Biß zwei bis vier Wachsschichten verwendet werden; auch dieser Wachsbiß darf nicht perforiert werden.
Dieser Protrusionsbiß wird nun zwischen Oberkiefer- und Unterkiefermodell plaziert und gesichert. Der Inzisalstift wird angehoben, und die Schrauben zum Verstellen der Kondylenbahnneigung sind gelockert. Die Schrauben werden festgezogen, nachdem die Kondylenbahn eingestellt worden ist[84]. Abweichungen zwischen linker und

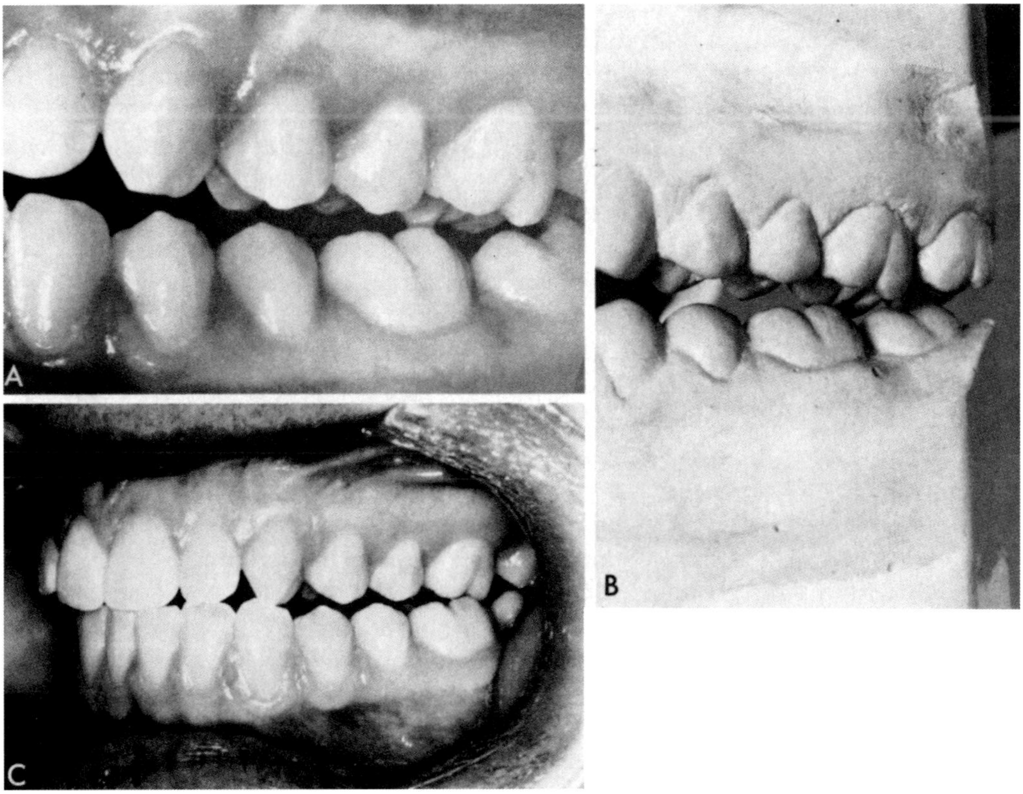

Abb. 9-13 Korrelation der klinischen Okklusionskontakte mit den Kontakten, die auf den montierten Gipsmodellen vorgefunden werden. Die Kontaktrelationen auf den Gipsmodellen (B) sollten mit der klinischen Situation übereinstimmen (A). Dies gilt für jede Kieferposition (C) innerhalb der begrenzten Möglichkeiten eines Artikulators (vgl. Kap. 15).

rechter Kondylenbahn von 2–5° sind üblich, in Extremfällen kann die Differenz bis zu 20° betragen[46]. Bei mehr als 10° Differenz sollte jedoch der ganze Einstellvorgang noch einmal überprüft werden.

Nun können auch die lateralen Exkursionen und auch die Beziehungen auf der Arbeits- und Balanceseite im Detail studiert werden (Abb. 9-13).

Der Denar Centric Relator

Wenn große Restaurationen mit Veränderungen der vertikalen Dimension vorgenommen werden müssen, sollten die Modelle in einem präziseren Artikulator einartikuliert werden. Bei Verwendung eines kinematischen Gesichtsbogens oder eines Pantographen und eines voll einstellbaren Artikulators ist eine vorherige Okklusionsanalyse am Patienten eine große Hilfe.

Der Denar Pantograph kann ohne weiteres direkt auf den Artikulator übertragen werden, ohne daß spezielle Vorrichtungen benötigt werden. Mit dem Denar Centric Relator können Modelle zuverlässig auf alle Arten von Artikulatoren – auch auf Laborinstrumente – übertragen werden. Genauere Informationen über dieses System finden sich in der Arbeit von *Guichet*[39].

Ein erster Schritt für das Registrieren am Patienten besteht darin, die speziellen Biß-

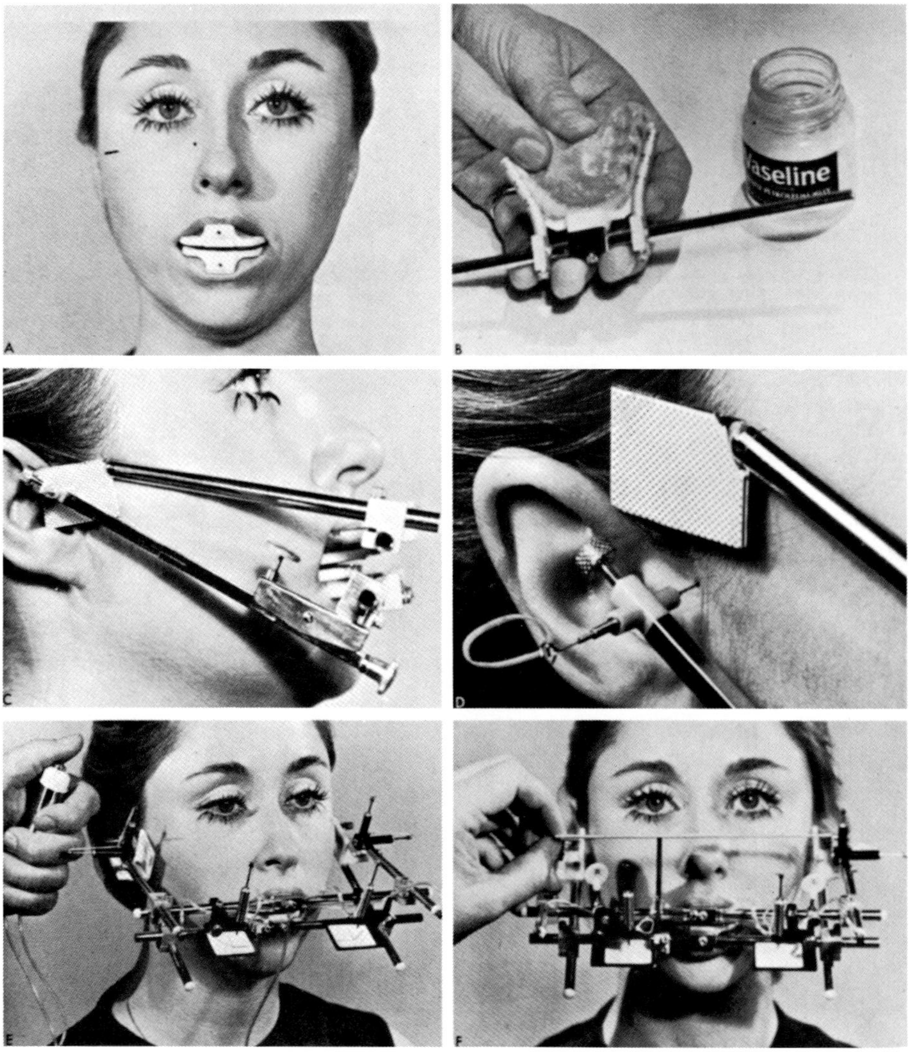

schablonen im Munde des Patienten anzupassen. Ein zentraler intraoraler Stützstift ermöglicht die Verschiebung der Bißschablonen gegeneinander während der Exkursionsbewgungen (Abb. 9-14). Mit kaltpolymerisierendem Kunststoff erhält man nun eine Schablone, die die Gelenkführung und die RK-Stellung reproduziert.

Anschließend werden die beiden Bißschablonen mit je einem Gesichtsbogen verschraubt und mit Zinkoxid und Eugenolpaste auf den Okklusionsflächen fixiert. Die Schablonen werden mit Vaseline eingeschmiert, um die Gleitbewegungen zu erleichtern. Mit dem Denar Scharnierachsenanalysator wird die Position der Scharnierachse auf dem oberen Gesichtsbogen markiert, indem der Unterkiefer in der RK-Position auf und zu bewegt wird (Abb. 9-14D und E). Mit dem Pantographen können nun alle Exkursionsbewgungen mit einem pneumatisch einschaltbaren Stift aufgezeichnet (Abb. 9-14E) und nötigenfalls wiederholt werden.

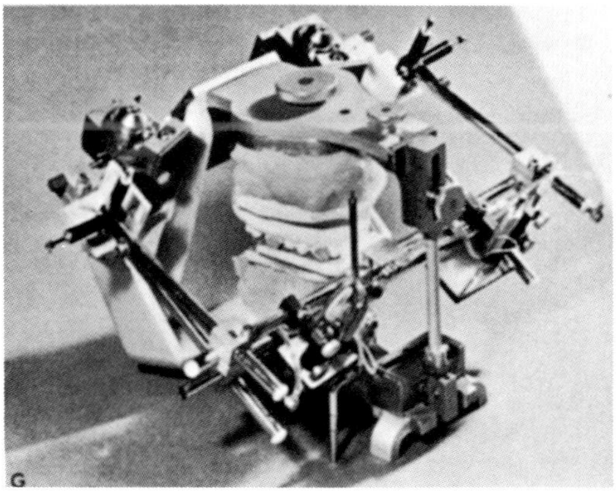

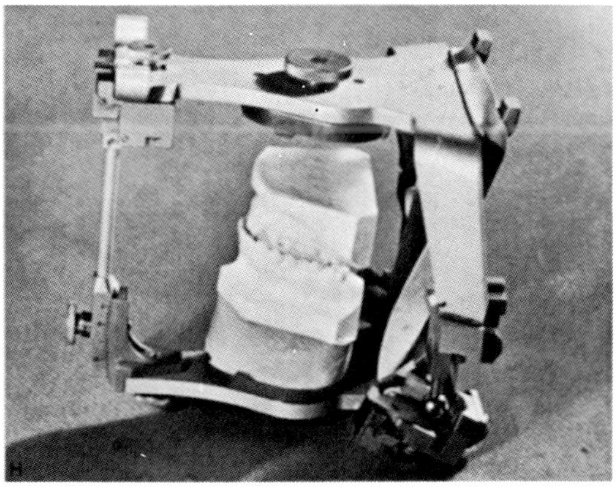

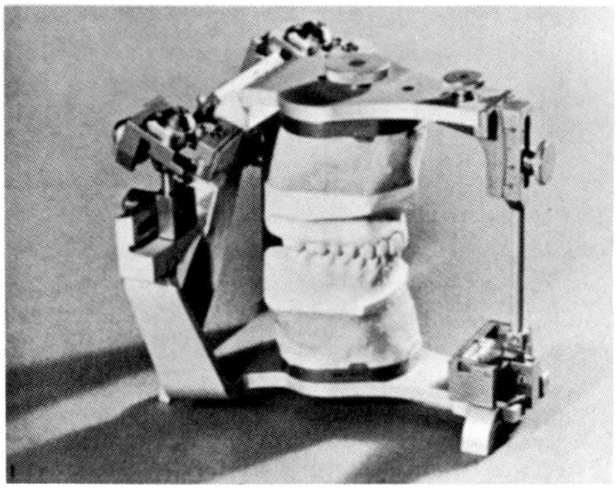

Abb. 9-14 Die Montage von Studienmodellen auf einem voll einstellbaren Artikulator. A: Bißschablonen im Mund. Die Referenzlinie und der Referenzpunkt sind zu sehen. B: Isolieren der Bißschablonen mit Vaseline. C: Die beiden Gesichtsbogen werden in die richtige Lage gebracht, damit die Scharnierachse bestimmt werden kann. D: Die Position der Scharnierachse wird auf der Haut markiert. E: Der Pantograph wird an den Bißschablonen befestigt, es kann mit der eigentlichen Untersuchung begonnen werden. F: Die Referenzachse des Artikulators wird mit den Referenzpunkten des Patienten in Übereinstimmung gebracht. G: Übertragen von Pantograph-Oberkiefermodell und Position der Scharnierachse auf den Artikulator. H: Montieren des Unterkiefermodells in RK mit dem Checkbiß. F: Studienmodelle, montiert und bereit für eine Okklusionsanalyse (Photos Denar Corp., Anaheim, Kalifornien).

Nach der Aufzeichnung wird der Pantograph auf den Denar D4-A Artikulator übertragen (Abb. 9-14G). Der Kondylenbahnwinkel und der *Bennett*-Winkel werden auf 25–30° bzw. 5–10° eingestellt. Der obere und der untere Teil des Pantographen werden mit dem Artikulator verbunden, worauf das Oberkiefermodell in den Artikulator montiert werden kann (Abb. 9-14H). Nun können die mittelwertig eingestellten Winkelwerte an die individuellen Werte angepaßt werden (Abb. 9-15 und 9-16). Der Winkel bei Protrusion, der immediate side shift sowie der progressive side shift, die hintere Gelenkbegrenzung, der Weg des Balancekondylus und die Bewegung des Arbeitskondylus müssen im Artikulator reproduziert werden können. Die wechselseitigen Einflüsse müssen bei der Einstellung unter Beachtung aller Erfordernisse hinsichtlich der Verwendung von Pantographen berücksichtigt werden.

Nach dem Einstellen des Artikulators kann das Unterkiefermodell mit Hilfe des RK-

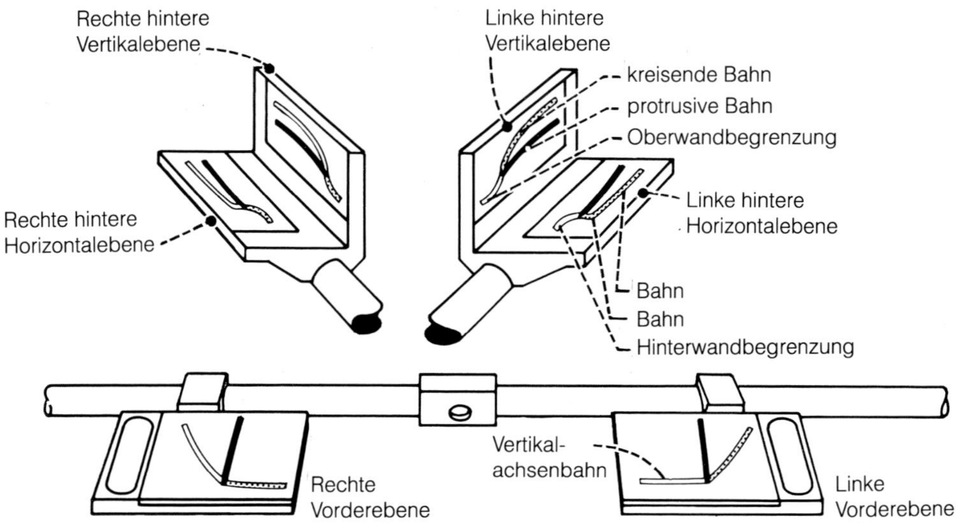

Abb. 9-15 Diagramm der Aufzeichnungen, mit denen der Artikulator eingestellt wird (vgl. Abb. 9-14G).

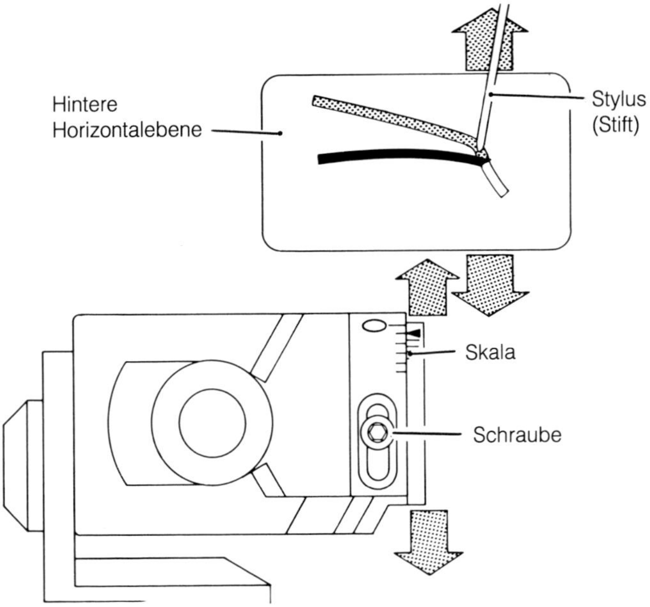

Abb. 9-16 Vergrößerung der Schraubeneinstellung für den immediate side shift. Das entsprechende Diagramm ist oben abgebildet.

Bisses einartikuliert werden. Anschließend kann man die Okklusion im Artikulator mit der klinischen Okklusion analytisch vergleichen.

Diskussion über das Einartikulieren von Modellen

Für das Einartikulieren von Studienmodellen gibt es noch andere annehmbare Methoden. Die folgende Diskussion soll Antwort auf einige Fragen hinsichtlich anderer möglicher Techniken geben.

Warum soll die stationäre Scharnierachse nicht mit einem kinematischen Gesichtsbogen bestimmt werden?

Es spricht nichts gegen dieses Vorgehen, aber für den Nutzen für die Montage von Studienmodellen wäre der zusätzliche Aufwand nicht wert[77, 107]. Mit der oben beschriebenen Methode können die initialen RK-Kontakte genau reproduziert werden, wenn der Wachsbiß dünn genug ist und die gröbsten Interferenzen vor der Abdruckabnahme eliminiert wurden. Hat man jedoch eine Veränderung der vertikalen Dimension im Artikulator geplant, so muß man den kinematischen Gesichtsbogen verwenden; mit diesem kann vor allem die *Bennett*-Bewegung besser reproduziert werden[64, 95].

Warum wird die Bennett-Bewegung nicht mit Hilfe lateraler Checkbisse registriert?

Auch mit den kompliziertesten Artikulatoren und Registriermethoden ist die Reproduktion der verschiedenen Unterkieferbewegungen im Artikulator nur begrenzt möglich[106]. Experimentell konnte gezeigt werden, daß Mittelwerte, wie sie im *Hanau-* oder Dentatus-Artikulator erreicht werden, für den klinischen Gebrauch durchaus genügen.
Eine korrekte individuelle Reproduktion der *Bennett*-Bewegung wäre höchstens für Rekonstruktionen mit der klassischen „balancierten Okklusion" von Bedeutung.
Nach heutigen Gesichtspunkten sollen die Kontakte auf der Arbeitsseite stärker sein als die auf der Balanceseite[86]. Daher ist die übergenaue Registrierung des *Bennett*-Winkels überflüssig; außerdem ist das Einstellen der erwähnten Artikulatoren auf diese Werte nur beschränkt möglich.

Könnte man mit einer Split-cast-Montage die RK-Position auf dem Artikulator überprüfen?

Die klinische Erfahrung zeigt, daß Modelle genügend genau mit den beschriebenen Wachstechniken einartikuliert werden können. Eventuelle Fehlerquellen können, leider, bei beiden Techniken vorkommen[107].

Kann auch ein anderes Material anstelle des harten Wachses für den RK-Biß verwendet werden?

Es wurden schon weichere Wachse ausprobiert; sie verzogen sich aber oft. Hartes Wachs kann leicht getrimmt werden; außerdem lassen sich die Modelle darin leicht reponieren. Diese Vorteile haben andere Materialien nicht.

Kann für die RK-Bißnahme eine Führung aus Gips oder Kunststoff verwendet werden?

Diese Methode wird nur empfohlen, wenn Patienten während der Bißnahme den Unterkiefer nach vorn pressen[59]. Bei korrekter Anpassung einer solchen Führung ist gegen ihre Verwendung nichts einzuwenden.

Die Okklusionsanalyse im Artikulator

Initiale Kontakte in RK können auf dem Modell auf die gleiche Weise wie im Munde festgestellt werden. Dafür sollten Okklusionspapier, Zahnseide, Wachsstreifen

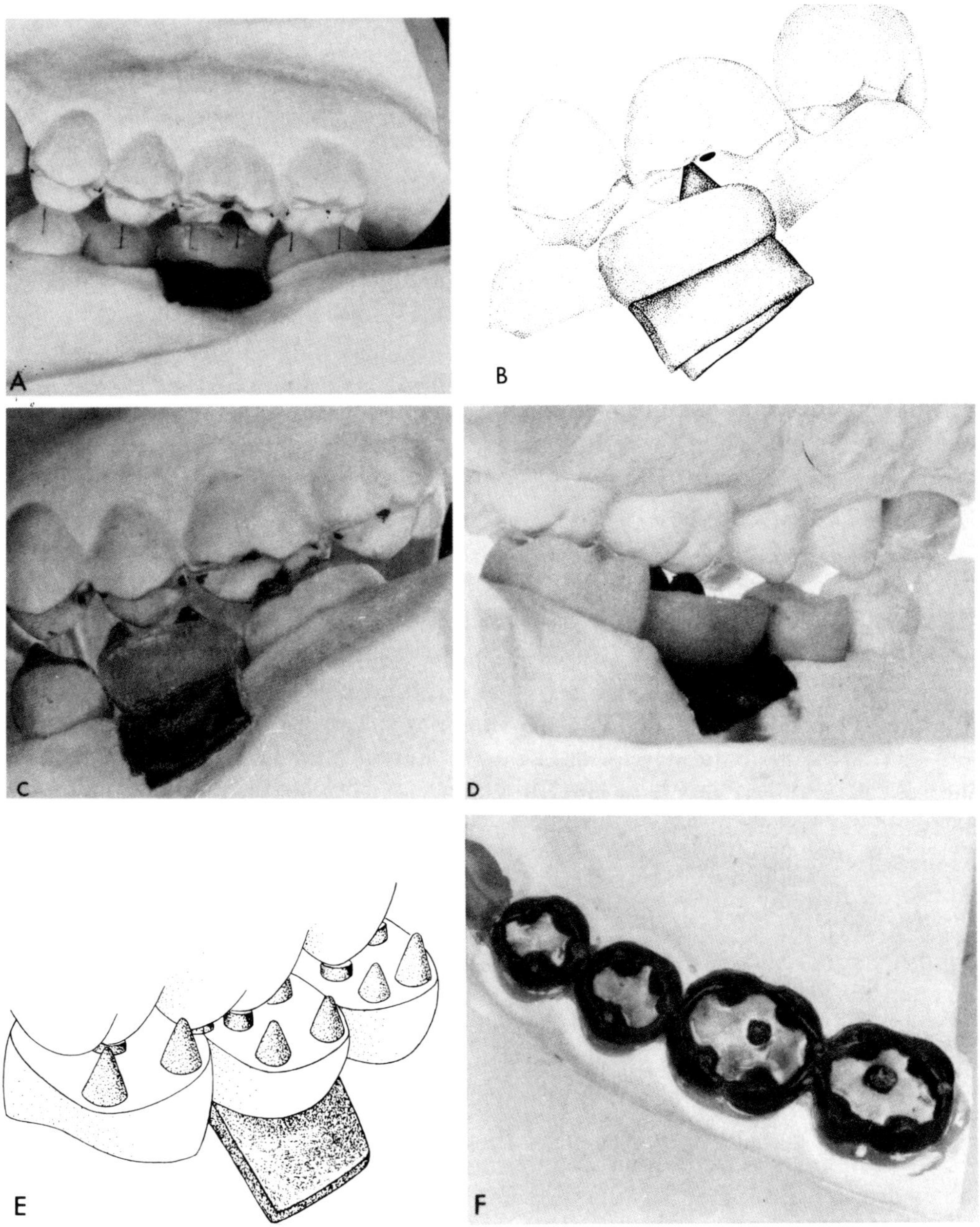

Abb. 9-17 Diagnostisches Aufwachsen der Okklusion. A: Lokalisieren der zentrischen Stops für die Plazierung der tragenden Höcker. B, C und D: Aufwachsen der tragenden Höcker. E: Aufbau der nichttragenden Höcker. F: Aufwachsen der Randwülste, der Höckerwülste und der axialen Konturen.

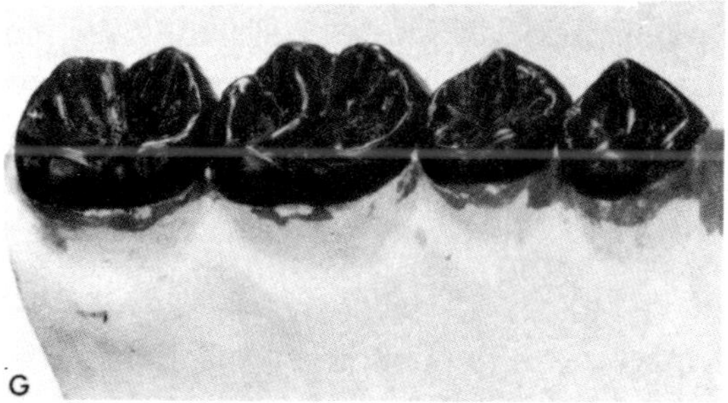

Abb. 9-17 G Aufbau der Dreieckswülste und Feinausarbeitung. Die Kontakte in Wachs werden mit Talkumpuder überprüft. Okklusionskontakte sollten nur bei zentrischen Stops und, wenn angezeigt, auf Führungsflächen bukkaler Höcker von Unterkieferzähnen bei Arbeitsbewegungen vorkommen.

oder dünne Metallfolie (0,01 mm) verwendet werden. Ein Vorteil der Modelle ist, daß die Funktion von allen Seiten eingesehen werden kann, vor allem während eines Abgleitens.

Bei der Beurteilung der Lateralexkursionen kann die Höcker-Fossabeziehung von lingual und bukkal studiert werden. Protrusionsbewegungen können nur für die ersten paar Millimeter reproduziert werden; dies ist jedoch auch der wichtigste Bereich. Gleichzeitig kann die Beziehung zwischen Inzisivenführung und den Höckern der Seitenzähne studiert werden.

Einartikulierte Studienmodelle sind für eine Okklusionsanalyse, besonders aber für die Behandlungsplanung von großem Nutzen. Eine definitive Okklusionsanalyse muß jedoch im Munde des Patienten vorgenommen werden, da die Okklusionstherapie nicht nach Regeln starrer mechanischer Konzepte bewertet werden kann[90].

Das diagnostische Aufwachsen

Für die Planung großer Rekonstruktionen ist oft ein diagnostisches Aufwachsen eine große Hilfe. Damit ist es leichter, die optimale Okklusion zu bestimmen, die auch in schwierigen Fällen erreicht werden kann, und das Ausmaß der Präparationen, einer eventuellen orthodontischen Behandlung, sowie die optimale Position von Brückenzwischengliedern abzuschätzen.

Nach dem Einartikulieren der Modelle werden alle zu überkronenden Zähne um 2 mm gekürzt. Danach wird die Okklusion in Wachs aufgebaut, indem zuerst die zentrischen Stops auf den Modellen markiert (Abb. 9-17A) und die tragenden Höcker bis zu der richtigen Höhe aufgebaut werden (Abb. 9-17B); dabei sollten keine Kontakte bei lateralen Exkursionen entstehen (Abb. 9-17C). Danach können die zentrischen Stops der Antagonisten (Abb. 9-17D) und die nichttragenden Höcker aufgebaut werden (Abb. 9-17E). Immer wieder werden die Exkursionsbewegungen überprüft, bevor die Randwülste und die Höckerabhänge modelliert werden (Abb. 9-17F). Zum Schluß werden die Dreieckswülste modelliert und die Fissuren ausgearbeitet (Abb. 9-17G).

Während des Aufwachsens können okklusale Probleme rechtzeitig erkannt werden, was eine effizientere Behandlung und ein besseres Resultat zur Folge hat.

Literatur

1. Ash, M. M., Jr., und Ramfjord, S. P.
An Introduction to Functional Occlusion. Philadelphia, W. B. Saunders Company, 1982.

2. Aubin, A., und Estenne, P.
La stylagic. Ann. Oto-Laryngol, 71: 949, 1954.

3. Ayer, W. A., und Levin, M. P.
Elimination of tooth grinding habits by massed practice therapy. J. Periodontol., 44: 569, 1973.

4. Bailey, J. O., McCall, W. D., und Ash, m. M., Jr.
Electromyographic silent periods and jaw motion parameters: quantitative measures of temporomandibular joint dysfunction. J. Dent. Res., 56: 249, 1977.

5. Bando, E., et al.
Continuous observations of mandibular positions by telemetry. J. Prosthet. Dent., 28: 485, 1972.

6. Bergstrom, G.
On the reproduction of dental articulation by means of articulators: a kinematic investigation. Acta Odont. Scandinav., 9: Suppl. 4, 1950.

7. Bessette, R. W., und Shatkin, S. S.
Predicting by electromyography the results of nonsurgical treatment of temporomandibular joint syndrome. Plastic and Reconstructive Surg., 64: 234, 1979.

8. Bessette, R. W., Bishop, B., und Mohl, N. D.
Duration of the masseteric silent period in patients with the TMJ syndrome. J. Appl. Physiol., 30: 864, 1971.

9. Bessette, R. W., Mohl, N. D., und DiCosimo, C. J., II
Comparison of results of electromyographic and radiographic examinations in patients with myofascial pain-dysfunction syndrome. J. Am. Dent. A., 89: 1358, 1974.

10. Beyron, H. L.
Det adulta bettet ur funktionell synpunkt. Nordisk Klinish Odontologi. Kapitel., 8: 3–11, Copenhagen, Forlaget for Faglitteratur, 1959.

11. Binnie, W. H., et al.
Applications of xeroradiography. J. Dent., 3: 99, 1975.

12. Blackman, S.
Radiography of the temporomandibular joint. Br. J. Oral Surg., 1: 132, 1963.

13. Boos, R. H.
Intermaxillary relation established by biting power. J. Am. Dent. A., 27: 1192, 1940.

14. Bosma, J. F.
Sensorimotor examination of the mouth and pharynx. In Kawamura, Y. (Ed.): Frontiers of Oral Physiology. Vol. 2. Basel, S. Karger, 1976.

15. Brena, S. F., und Koch, D. D.
A "pain estimate" model for quantification and classification of chronic pain states. Anesthesiol. Rev., 2: 8, 1975.

16. Butler, J. H., und Stallard, R. E.
Physiologic stress and tooth contact. J. Periodont. Res., 4: 152, 1969.

17. Carlsson, G. E., Ingervall, B., und Kocak, G.
Effect of increasing vertical dimension on the masticatory system in subjects with natural teeth. J. Prosthet. Dent., 41: 284, 1979.

18. Clayton, J. A., et. al.
A pantographic reproducibility index (PRI) for detection of TMJ dysfunction. J. Dent. Res., 55: 161, 1976.

19. Clinical Research in Behavioral Dentistry. Morgantown, West Virginia University, Proc. Nat. Conf. Behav. Dent., 1979.

20. Coin, C. G.
Tomography of the temporomandibular joint. Med. Radiogr. Photogr., 50: 26, 1974.

21. Costello, C. G., und Comrey, A. L.
Scales for measuring depression and anxiety. J. Psychol., 66: 303, 1967.

22. Darian-Smith, I.
The trigeminal system. In Iggo, A. (Ed.): Handbook of Sensory Physiology. Vol. II. Somatosensory System. Berlin, Springer-Verlag, 1973.

23. Donohue, W. B.
Styloid syndrome. J. Can. Dent. A., 25: 283, 1959.

24. Douglas, T. E.
Facial pain from elongated styloid process. Am. Med. A. Arch. Otolaryngol., 56: 635, 1952.

25. Duncan, G. H., Gregg, J. M., und Ghia, J. N.
The pain profile: a computerized system for assessment of chronic pain. Pain, 5: 275, 1978.

26. Dwight, T.
Stylohyoid ossification. Ann. Surg., 46: 721, 1907.

27. Eagle, W. W.
Elongated styloid process. Am. Med. A. Arch. Otolaryngol., 49: 490, 1949.

28. Eliasson, S., und Isberg-Holm, A.
Cineradiographic equipment and its inherent sources of error. a. Equipment components. b. Errors of cineradiographic technique with special reference to the imaging of the temporo-

mandibular joint. Dentomaxillofac. Radiol., 10 (2): 69 und 70, 1981.

29. Eysenck, H. J., und Eysenck, S.
Manual for the Eysenck Personality Inventory. Educational and Industrial Testing Service, 1968.

30. Frisch, J., Katz, L., und Ferreiva, A. J.
A study on the relationship between bruxism and aggression. J. Periodontol., 31: 409, 1960.

31. Garnick, J., und Ramfjord, S. P.
Rest position. J. Prosthet. Dent., 12: 895, 1962.

32. Geer, J. H.
The development of a scale to measure fear. Res. Therapy, 3: 45, 1965.

33. Geister, D. E., McCall, W. D., und Ash, M. M., Jr.
Computerized data acquisition and analysis for real-time electromyography in clinical dentistry. Inst. Electrical and Electronics Eng. Proc., 63: 1404, 1975.

34. George, J. P., und Boone, M. E.
A clinical study of rest position using the kinesiograph and myomonitor. J. Prosthet. Dent., 41: 456, 1979.

35. Glickman, I., Stein, R. S., und Smulow, J. B.
The effect of increased functional forces upon the periodontium of splinted and non-splinted teeth. J. Periodontol., 32: 290, 1961.

36. Graf, H.
Occlusal forces during function. In Rowe, N. H. (Ed.): Occlusion: Research in Form and Function. Proc. Symp. on Occlusion: Research in Form and Function. Ann Arbor, The University of Michigan Dental School Publ. Comm., 1975.

37. Granger, E. R.
Establishment of occlusion. The articulator and the patient. Dent. Clin. North Am., Nov.: 527, 1960.

38. Griffiths, M. J.
Telemetry and the study of vertical jaw relations. J. Dent., 3: 261, 1975.

39. Guichet, N. F.
Procedures for Occlusal Treatment. A Teaching Atlas. Anaheim, California, Denar Corporation, 1969.

40. Hannam, A. G., et al.
The relationship between dental occlusion, muscle activity and associated jaw movements in man. Arch. Oral Biol., 22: 25, 1977.

41. Hansen, A. J.
Neuro-histological reactions following tooth extractions. Int. J. Oral Surg., 9: 411, 1980.

42. Helkimo, M.
Studies on function and dysfunction of the masticatory system. II. Index for anamnestic and clinical dysfunction and occlusal state. Swed. Dent. J., 67: 101, 1974.

43. Heller, R. F., und Forgione, A. G.
An evaluation of bruxism control: massed negative practice and automated relaxation training. J. Dent. Res., 54, 1120, 1975.

44. Heller, R. F., und Strang, H. R.
Controlling bruxism through automated adversive conditioning. Behavior Res. Therapy, 11: 327, 1973.

45. Hiniker, J. J., und Ramfjord, S. P.
Anterior displacement of the mandibular in adult rhesus monkeys. J. Prosthet. Dent., 16: 503, 1966.

46. Isaacson, D.
A clinical study of the condyle path. J. Prosthet. Dent., 9: 927, 1959.

47. Joniot, B.
Physiologic mandibular resting posture. J. Prosthet. Dent., 31: 4, 1974.

48. Kardachi, B. J., und Clarke, N. G.
The use of biofeedback to control bruxism. J. Periodontol., 48: 639, 1977.

49. Karlsson, S.
Cineradiography in odontology. An evaluation of cineradiography as a diagnostic method in odontological research and practice with special reference to bolus position, mandibular movements, and denture mobility. Swed. Dent. J., Suppl. No. 4, page 1, 1979.

50. Katzberg, R. W., et al.
Arthrotomography of the temporomandibular joint: new technique and preliminary observations. Am. J. Roentgenol., 132: 949, 1979.

51. Kleinknecht, R. A., und Bernstein, D. A.
Assessment of dental fear. Behav. Res. Therapy, 9: 626, 1978.

52. Kotani, H., et al.
Quantitative electromyographic diagnosis of myofascial pain-dysfunction syndrome. J. Prosthet. Dent., 43: 450, 1980.

53. Landa, J. W.
Study of the temporomandibular joint syndrome. Ann. Dent., 9: 5, 1950.

54. Langland, O. E., und Sippy, F. H.
Textbook of Dental Radiography, Springfield, Illinois, Charles C. Thomas, 1973.

55. Lindblom, G.
Disorders of the temporomandibular joint. Causal factors and the value of temporomandibular

joint radiographs in their diagnosis and therapy. Acta Odont. Scandinav., 11: 61, 1953.

56. Lemmer, J., Lewin, A., und van Rensburg, L. B. The measurement of jaw movement. J. Prosthet. Dent., 36: 312, 1976.

57. Leonard, M. S., et. al. Automated diagnosis of craniofacial pain. J. Dent. Res., 52: 1297, 1973.

58. Leonard, M. S., et al. Automated diagnosis and treatment planning for craniofacial pain. J. Dent. Res., 53: 1155, 1974.

59. Lucia, V. O. A technique for recording centric relation. J. Prosthet. Dent., 14: 492, 1964.

60. Lund, P., Nishiyama, T., und Miller, E. Postural activity in the muscles of mastication with subject upright, inclined, and supine. Scandinav. J. Dent Res., 78: 417, 1970.

61. Magnusson, T. Mandibular dysfunction and recurrent headache. Thesis, University of Göteborg, Sweden, 1981.

62. Marbach, J. J. Phantom bite. Am. J. Orthod., 70: 190, 1976.

63. McCall, C. M., Szmyd, L., und Ritter, R. M. Personality characteristics in patients with temporomandibular joint symptoms. J. Am. Dent. A., 62: 695, 1961.

64. McCollum, B. B., und Stuart, C. E. A Research Report (Gnathology). South Pasadena, California, Scientific Press, 1955.

65. McLeran, J. H., Montgomery, J. C., und Hale, M. L. A cinefluorographic analysis of the temporomandibular joint. J. Am. Dent. A., 75: 1394, 1967.

66. Melzask, R. The McGill pain questionnaire: major properties and scoring methods. Pain, 1: 277, 1975.

67. Miller, E. The chewing apparatus. An electromyographic study of the action of the muscles of mastication and its correlation to facial morphology. Acta Physiol. Scandinav., 69: Suppl. 280, 1966.

68. Mumford, J. M., und Bowsher, D. Pain and protopathic sensibility. A review with particular reference to the teeth. Pain, 2: 223, 1976.

69. Norgaard, F. Temporomandibular Arthrography. Copenhagen, Einar Munksgaard, 1947.

70. Ogus, H. D., und Toller, P. A. Common Disorders of the Temporomandibular Joint. Bristol, John Wright and Sons, Limited, 1981.

71. Olkinuora, M. A psychosomatic study of bruxism with emphasis on mental strain and familial predisposition factors. Suomen Hammaslaak. Toim., 68: 110, 1972.

72. Omnell, K.-A., und Petersson, A. Radiography of the temporomandibular joint utilizing oblique lateral transcranial projection. Odontol. Rev., 27: 77, 1976.

73. Palla, S., und Ash, M. M., Jr. Frequency analysis of human jaw tremor at rest. Arch. Oral Biol., 24: 709, 1979.

74. Posselt, U. The physiology of occlusion and rehabilitation. Philadelphia, F. A. Davis Company, 1962.

75. Posselt, U., und Franzen, G. Registration of the condyle path inclination by intraoral wax records. Variations in three instruments. J. Prosthet. Dent., 10: 441, 1960.

76. Posselt, U., und Nevstedt, P. Registration of the condyle path inclination by intraoral wax records – its practical value. J. Prosthet. Dent., 11: 43, 1961.

77. Puff, A., und Krause, G. Röntgen-kinematographische Untersuchungen am Kiefergelenk unter funktioneller Belastung. Deutsche zahnärztl. Ztschr., 20: 189, 1965.

78. Ramfjord, S. P., und Hiniker, J. J. Distal displacement of the mandible in adult rhesus monkeys. J. Prosthet. Dent., 16: 491, 1966.

79. Rasmussen, O. C. Semiopaque arthrography of the temporomandibular joint. Scandinav. J. Dent. Res., 88: 521, 1980.

80. Remien, J. C., und Ash, M. M., Jr. Myo-monitor centric: an evaluation. J. Prosthet. Dent., 31: 137, 1974.

81. Ricketts, R. M. Laminagraphy in the diagnosis of temporomandibular joint disorders. J. Am. Dent. A., 46: 620, 1953.

82. Ricketts, R. M. Present status of laminagraphy as related to dentistry. J. Am. Dent. A., 65: 56, 1962.

83. Rothwell, P. S. Personality and temporomandibular joint function. Oral Surg. Oral Med. Oral Path., 34: 734, 1972.

84. Rugh, J. D., und Solberg, W. K.
Electromyographic studies of bruxist behavior: before and during treatment. J. Calif. State Dent. A., 3: 56, 1975.

85. Rugh, J. D., und Solberg, W. K.
Psychological implications in temporomandibular pain and dysfunction. Oral Sciences Rev., 7: 3, 1976.

86. Schuyler, C. H.
An evaluation of incisal guidance and its influence in restorative dentistry. J. Prosthet. Dent., 9: 374, 1959.

87. Schweitzer, J. M.
A conservative approach to oral rehabilitation. J. Prosthet. Dent., 11: 119, 1961.

88. Shanahan, T. E. J.
Physiologic vertical dimension and centric relation. J. Prosthet. Dent., 6: 741, 1956.

89. Sharer, P.
Bruxism front. Oral Physiol., 1: 293, 1974.

90. Silverman, M. U.
Speaking method in measuring vertical dimension. J. Prosthet. Dent., 3: 193, 1953.

91. Skiba, T. J., und Laskin, D. M.
Masticatory muscle silent periods in patients with MPD syndrome before and after treatment. J. Dent. Res., 60: 699, 1981.

92. Smith, N. J. D., und Harris, M.
Radiology of the temporomandibular joint and condylar head. Br. Dent. J., 129: 361, 1970.

93. Spielburger, C. K., Gorsuch, R. L., und Lushene, R. E.
State-Trait Anxiety Inventory. Palo Alto, California, Consulting Psychologist Press, 1970.

94. Stahler, C., und Ash, M. M., Jr.
The chewing sequence, an approach for its quantification. Store Kro Club Symposium. Saltsjobaden, Stockholm, Sweden, 1981.

95. Stuart, C. E.
Accuracy in measuring functional dimensions and relations in oral prosthesis. J. Prosthet. Dent., 9: 220, 1959.

96. Thompson, J. R.
The rest position of the mandible and its significance to dental science. J. Am. Dent. A., 33: 151, 1946.

97. Toller, P. A.
Transpharyngeal radiography for osteoarthritis of the mandibular condyle. Br. J. Oral Surg., 7: 347, 1969.

98. Toller, P. A.
Opaque arthrography of the temporomandibular joint. Int. J. Oral Surg., 3: 17, 1974.

99. Toller, P. A.
Temporomandibular arthropathy. Proc. Roy. Soc. Med., 67: 153, 1974.

100. Toole, J. F., et al.
Use of computerized questionnaire in the etiologic diagnosis of headache. Headache, 14: 73, 1974.

101. Tueller, V. M.
The relationship between the vertical dimension of occlusion and forces generated by closing muscles of mastication. J. Prosthet. Dent., 22: 284, 1969.

102. Updegrave, W. J.
Temporomandibular articulation, x-ray examination. Dent. Radiogr. Photogr., 26: 41, 1953.

103. Updegrave, W. J.
Radiography of the temporomandibular joint. In Schwartz, L., und Chayes, C. (Eds.): Facial Pain and Mandibular Dysfunction. Philadelphia, W. B. Saunders Company, 1968.

104. Updegrave, W. J.
Radiography of the temporomandibular joints. Semin. Roentgenol., 6: 381, 1971.

105. Waerhang, J., und Hansen, E. R.
Periodontal changes incident to prolonged occlusal overload in monkeys. Acta Odont. Scandinav., 24: 91, 1966.

106. Weber, R.
Die dreidimensionale Kondylenhalsregistrierung und ihre Konsequenzen. Schw. Monats. Zahnh., 65: 499, 1955.

107. Weinberg, L. A.
An evaluation of the facebow mounting. J. Prosthet. Dent., 11: 32, 1961.

108. Welsh, G. S., und Dahlstrom, S. G. (Eds.)
Basic Readings on the MMPI In Psychology and Medicine. Minneapolis, The University of Minnesota Press, 1956.

109. Windmalm, S. E.
The silent period in the masseter muscle of patients with TMJ dysfunction. Acta Odont. Scandinav., 34: 43, 1976.

110. Williamson, E. H., Woelfel, J. P., und Williams, B. H.
A longitudinal study of rest position and centric occlusion. Angle Orthod., 45: 130, 1975.

111. Wolff, H. G.
Headache and Other Head Pain (ed. by D. J. Dalessio). 4th ed. New York, Oxford University Press, Inc., 1980.

112. Worth, H. M.
The role of radiological interpretation in disease of the temporomandibular joint. Oral Sciences Rev., 6: 3, 1974.

113. Yamada, Y., und Ash, M. M., Jr.
Microcomputer application for dental clinic: silent period measurement. Abstract # 398, J. Dent. Res., 60 (Special Issue A): 410, 1981.

114. Yamada, Y., Ishiska, K., und Ash, M. M., Jr.
An automated measuring system for EMG silent period. Inst. Electrical and Electronics Eng. Trans. Biomed. Eng., 27: 413, 1980.

115. Zarem, P.
Psychological factors and bruxism. Thesis. Ann Arbor, University of Michigan, 1973.

116. Zung, W. W.
A self-rating depression scale. Arch. Gen. Psychiat. (Chgo.), 12: 63, 1965.

Kapitel 10

Die klinische Diagnose des okklusalen Traumas

Die Diagnose des okklusalen Traumas sollte auf Beobachtungen von Abweichungen von den gängigen Prinzipien der physiologischen und normalen funktionellen Beziehungen des Kausystems beruhen. Da immer noch umstritten ist, welche Werte in diesem Bereich normal sind, können auch keine absolut verbindlichen Angaben für die Definition dysfunktioneller Zustände gemacht werden. Zum Beispiel werden auch heute noch die verschiedenen Okklusionsarten nach der Klassifikation von *Angle* aus dem Jahre 1899 eingeteilt[2]. Diese Klassifikation basiert ganz auf den morphologischen Beziehungen der Zähne, sagt jedoch nichts über die funktionellen Verhältnisse, die Kiefergelenke und die Muskeln aus.

Ein anderer allgemeiner Standard für die Bewertung einer Okklusion ist die klassische balancierte Okklusion für Totalprothesen von *Gysi*[14]. Die routinemäßige Anwendung dieses Konzepts auf natürliche Gebisse hatte oft verheerende Folgen. Viele gut funktionierende Gebisse wurden durch okklusales Einschleifen oder durch „orale Rehabilitationen" verunstaltet. Schon vor mehr als 40 Jahren wurde die sogenannte funktionelle Okklusionsanalyse oder Bißanalyse von *Schuyler*[53] und *Lindblom*[24] eingeführt; dabei wurde die tatsächlich vorliegende Funktion eines Gebisses beurteilt und nicht nur dessen morphologische Kriterien. Aber erst in den letzten 20 Jahren wurden wissenschaftliche Konzepte für die Physiologie des Kausystems entwickelt. Die in diesem Kapitel dargelegten Grundsätze für eine Diagnose basieren daher auf den physiologischen Konzepten der Okklusion.

Das diagnostische Vorgehen

Anamnese

Eine gründliche Anamnese gibt Aufschluß über den Krankheitsverlauf und die hauptsächlichen Beschwerden des Patienten. Viele Patienten mit Dysfunktion des Kausystems haben leider keine subjektiven Beschwerden. Sie können z. B. hypermobile Zähne und eine Parodontitis haben und sich dessen nicht bewußt sein. Wenn ein Patient subjektiv beschwerdefrei ist, heißt das also noch nicht, daß keine Störungen des Kausystems vorliegen. Eine Anamnese soll auch Aufschluß über vorherige Behandlungen, wie Restaurationen, kieferorthopädische Behandlungen und Extraktionen, sowie über Verletzungen geben.

Parafunktionen

Unbewußt ausgeführte Parafunktionen sind dem Patienten meist nicht bekannt. Die Diagnose von Bruxismus, von Kiefergelenk- und Muskeldysfunktionen und von habituellen Parafunktionen wird in den entsprechenden Kapiteln behandelt.

Psychischer Zustand

Der psychische Zustand eines Patienten ist für die Bedeutung jeder Disharmonie des Kausystems ungemein wichtig. Deshalb soll die Anamnese ergeben, ob ein Patient unter Spannung steht oder nicht. Einige Patienten mit okklusalen Beschwerden brauchen statt der zahnärztlichen Behandlung unter Umständen eher eine psychotherapeutische Behandlung. Schwere psychische Störungen sollten so früh wie

möglich erkannt werden, damit eine Behandlung den richtigen Verlauf nimmt und der Patient wie der Zahnarzt nicht unnötig Zeit verlieren.
Auch kann die Psychose eines Patienten während der zahnärztlichen Behandlung ein kritisches Stadium erreichen; so gibt es Berichte über Patienten, die während der Behandlung okklusaler Störungen Selbstmord verübten[26].

Klinische Untersuchung

Das Kausystem ist eher eine funktionelle Einheit als ein anatomisch definierbares Organ. Deshalb müssen bei einer klinischen Untersuchung auch Strukturen untersucht werden, die nur indirekt von der Funktion dieses Systems beeinflußt werden[15].
Bei der ersten Untersuchung sollten auch der Kopf, der Hals, die Kopfhaltung, eventuelle Asymmetrien des Gesichtes sowie irgendwelche großen Abnormalitäten betrachtet werden[21]. Man sollte auf Muskelhyperaktivitäten und Hypertrophien achten, und die Kiefergelenke sollten in Ruhe und während verschiedener Exkursionen palpiert werden; dies gilt auch für die Kau- und Halsmuskeln. Die Lippenposition sollte in der Ruhelage und während des Sprechens beurteilt werden.
Bei der intraoralen Untersuchung sollten alle Strukturen routinemäßig untersucht und palpiert werden, auch der M. pterygoideus internus. Auch Verletzungen von Weichgewebe (Wangenbeißen) sollten beachtet werden. Bei der Untersuchung des Parodonts werden dessen Farbe und Form, Festigkeit, Taschentiefe und Attachmentniveau sowie auch die Blutungstendenz festgestellt. Auch das Fehlen von Zähnen, Zahnmobilität, die Form von Interdentalräumen und perkussionsempfindliche Zähne sollten beachtet werden. Ebenso sollte die Okklusion auf Schliffacetten, auf die Lage der zentrischen Stops und ihre Funktion bei verschiedenen Exkursionsbewegungen des Unterkiefers untersucht werden. Dazu kann man eine Metallfolie (shim stock) verwenden, wenn die Zähne in Interkuspidationsstellung sind.
Die statische und funktionelle Beziehung zwischen Kiefergelenken und Zähnen muß sorgfältig untersucht werden. Wenn der Patient den Unterkiefer aus der Ruhelage zur Interkuspidationsposition schließt, sollte man die Bahn des Inzisivenpunktes genau beobachten; gleichzeitig müssen die Kondylen palpiert werden, um festzustellen, ob sie frei beweglich sind. Jede Einschränkung der Kondylenbewegung interferiert mit dem Schließen des Unterkiefers von der Ruhelage zur Interkuspidationsposition, wodurch eventuelle seitliche Abgleitbewegungen entstehen können[10].
Normalerweise beträgt die maximale Mundöffnung ohne Schmerz und Unbehagen 50–60 mm. Dabei kann eine laterale Abweichung von 10–12 mm und eine protrusive Abweichung von 8–12 mm als normal angesehen werden.
Für die Okklusionsanalyse sind vor allem die funktionellen Beziehungen zwischen Oberkiefer- und Unterkieferzähnen wichtig. Auch das Geräusch beim Zusammenbringen der Zähne in IK kann Aufschluß über die Okklusion geben; eventuell muß man dabei ein Stethoskop zu Hilfe nehmen. Bei stabilen Zahnkontakten und harmonischer Muskeltätigkeit entsteht ein gut definierter scharfer Ton; eine instabile Okklusion ergibt mehrere undeutliche Geräusche[65]. Okklusale Exkursionen in alle Richtungen sollten nicht durch okklusale Interferenzen behindert werden[5].
Die Okklusionsanalyse ist von großer Bedeutung, da eine hohe Korrelation zwischen der Beseitigung von okklusalem Trauma und Schmerzen infolge von Kiefergelenk- und Muskeldysfunktion und der Eliminierung okklusaler Interferenzen besteht[49].
Die Untersuchung der okklusalen Verhält-

nisse muß sich auf die Kiefergelenke erstrecken, um die Funktion des Kausystems voll beurteilen zu können. Dies geschieht am besten in der zentrischen Relation des Unterkiefers. Diese ist für die Harmonie der Kaumuskeln und für den Kaukomfort sehr wichtig, obwohl sie selten spontan eingenommen wird. In der zentrischen Relation sollten die beiden Kondylen gleichzeitig in der Fossa glenoidalis zentriert sein.

Die Bestimmung der zentrischen Relation

Der schwierigste Teil einer Analyse des Kausystems ist die Bestimmung der zentrischen Relation CR bzw. der Retrusionskontakt Position RK des Unterkiefers. (Definition siehe Abb. 4-1) Bei Patienten mit verspannten Kaumuskeln und/oder Kiefergelenkbeschwerden ist es oft mit keiner der verfügbaren Methoden möglich, CR und RK genau zu bestimmen.
CR ist normalerweise eine ligamentöse Position der Kiefergelenke, die durch die Sehnen und Kiefergelenkstrukturen bestimmt wird[7]. Bei verspannten Kaumuskeln und damit verbundenen Schmerzen oder schwerer Muskelhypertonie in Verbindung mit okklusalen Interferenzen und psychischer Spannung kann es aber unmöglich sein, den Kondylus in die Fossa glenoidalis nach hinten und oben zu führen, wie dies für eine Registrierung von CR nötig wäre.
Die wichtigste Voraussetzung für die genaue Bestimmung von CR ist, daß die Kaumuskeln des Patienten völlig entspannt sind; aber gerade für die Patienten mit verspannten Muskeln wäre eine genaue CR/RK-Registrierung am wichtigsten[48].
Um CR/RK bestimmen zu können, müssen drei Faktoren, die abnormale Muskelverspannungen verursachen, untersucht werden: psychische oder emotionale Spannungen, Schmerzen im Kiefergelenk oder in anderen Teilen des Kausystems und schließlich die Schutzreflexe, die durch falsche okklusale Kontakte verursacht werden. Die folgende Anleitung für die CR/RK-Registrierung berücksichtigt alle diese Faktoren.

Technisches Vorgehen

Der Patient soll bequem auf dem Behandlungsstuhl sitzen, Arme und Beine entspannen und ganz normal durch die Nase atmen.
Während der Patient seinen Mund 30–60 Sekunden lang so weit wie möglich öffnet, legt der Behandler den Daumen auf den Unterkieferinzisiven und Zeige- und Mittelfinger gegabelt unter das Kinn des Patienten (Abb. 10-1). Der Daumen soll den Zahnkontakt verhindern, falls der Patient die Zähne zusammenbeißen will, um zu schlucken. Auch die bimanuelle *Dawson*-Technik kann für die Führung des Unterkiefers nach CR/RK angewendet werden (Abb. 10-2). Der Zahnarzt sollte dem Patienten beruhigend zureden, ihn langsam durch die Nase atmen lassen und den Behandlungsvorgang eventuell noch einmal erklären. Im Sprechzimmer sollte es so ruhig wie möglich sein, und der Behandler sollte versuchen, mit dem Patienten in unmittelbaren Kontakt zu kommen. Diese Kontaktaufnahme ähnelt dem Vorgehen bei Entspannungstechniken oder beim Beginn einer Hypnose.
Ohne irgendwelche Schmerzen zu verursachen, führt der Behandler den Unterkiefer des Patienten von der maximalen Öffnung in die stationäre Scharnierachsenstellung (CR), indem er den Unterkiefer leicht auf- und zubewegt. Es muß von der maximalen Öffnung ausgegangen werden, da die Schutzreflexe und die Muskelorientierung, die mit falschen Kontakten verbunden sind, in dieser Stellung schwach sind.
Der Unterkiefer wird dann mit kleinen Auf- und-Abbewegungen langsam um die Scharnierachse geschlossen, bis der Daumennagel des Zahnarztes die Oberkieferfrontzähne berührt (Abb. 10-1 B).

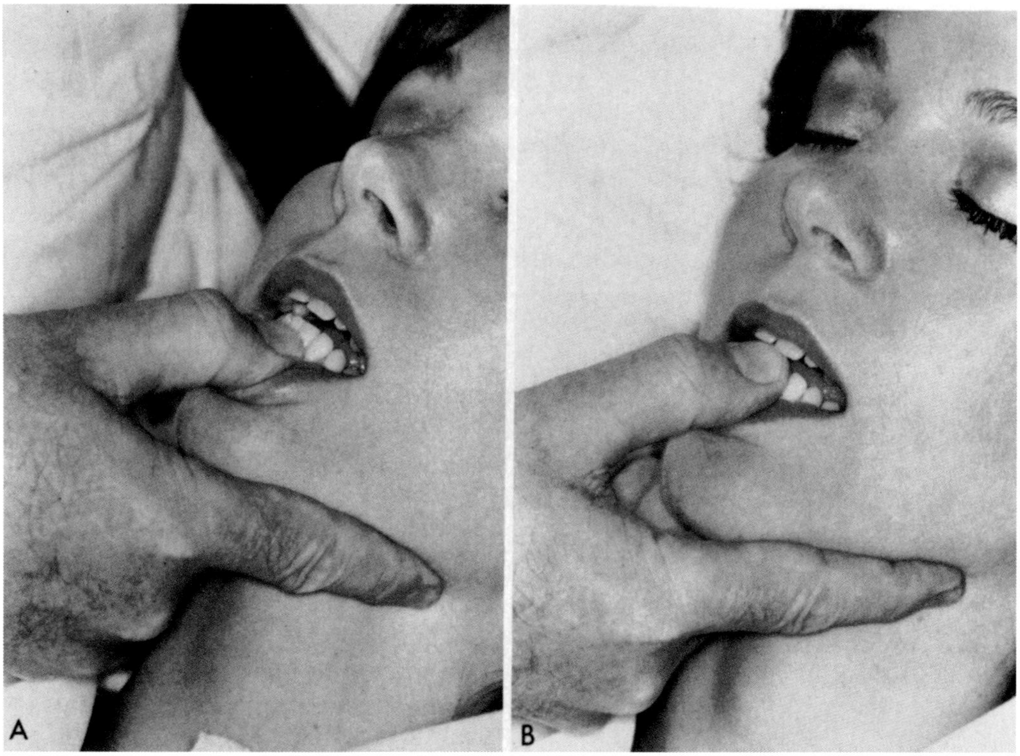

Abb. 10-1 Bestimmung der zentrischen Relation am Patienten. A: Position von Daumen, Zeige- und Mittelfinger zur sicheren Führung des Unterkiefers. B: Bestimmung des Initialkontaktes in zentrischer Relation auf dem Daumen.

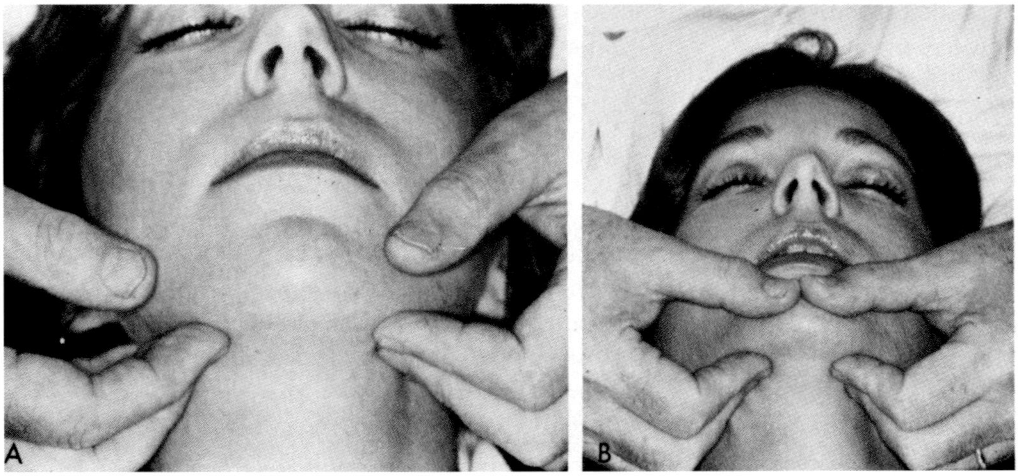

Abb. 10-2 Bimanuelle Methode zur Bestimmung der zentrischen Relation.

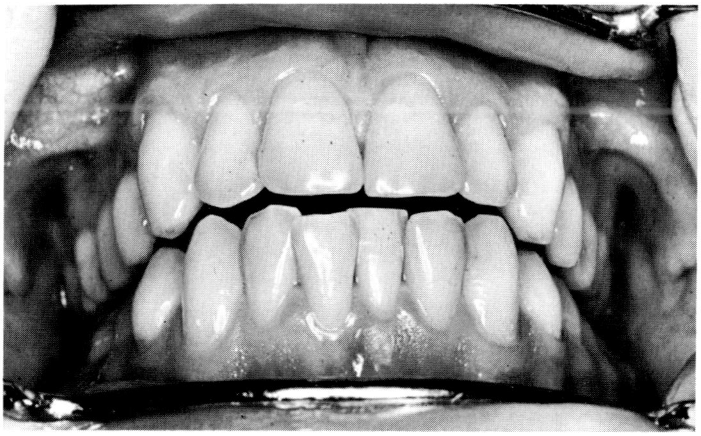

A

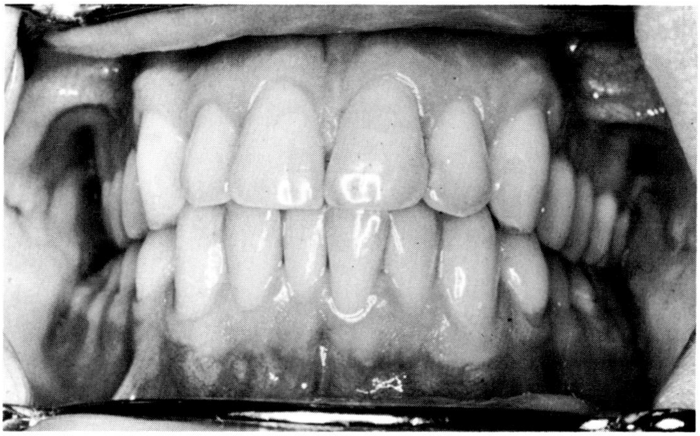

B

Abb. 10-3 A: Initialer Okklusionskontakt mit dem Unterkiefer in der RK-Position. B: Maximale Interkuspidation oder habituelle Okklusion (IK) desselben Patienten.

Versucht der Patient bei dieser Prozedur die Zunge anzuheben, um die Position des Unterkiefers herauszufinden, so fordert man ihn auf, die Zunge entweder zu entspannen oder mit der Zungenspitze den Gaumen zu berühren. Man darf den Patienten die Zunge nicht nach hinten rollen lassen, da sich dadurch Muskelverspannungen ergeben und die Kondylen an einer genauen Zentrierung in der Fossa glenoidalis gehindert werden.

Die Schneidekante der Unterkieferinzisiven soll nun nicht mehr mit dem Daumen abgedeckt werden, während der Unterkiefer in die RK-Position gebracht wird, bzw. der erste Zahnkontakt zwischen Oberkiefer und Unterkiefer zustande kommt (Abb. 10-3). Die RK-Position kann vom Behandler sowohl gehört als auch gefühlt werden. Im allgemeinen ist diese Prozedur für den Patienten nicht mit Schmerzen verbunden, da es im zentralen Teil des Diskus und den entsprechenden Teilen des Kondylus und der Fossa glenoidalis keine Schmerzrezeptoren gibt.

Einsatz von Medikamenten

Es wurden schon Medikamente wie Barbiturate, Tranquilizer und Muskelrelaxanzien zur Unterstützung bei der Lokalisierung von RK eingesetzt – anscheinend mit einigem Erfolg. Placebo-Tabletten erbringen aber nach klinischen und elektromyographischen Untersuchungen dieselben Resultate. Um eine Relaxierung der Kaumuskeln mit Meprobamaten zu bewirken, muß der Patient über mehrere Tage 800–1200 mg pro Tag einnehmen. Da Patienten mit stark verspannten Kaumuskeln oft psychische Probleme haben, ist vom Gebrauch von Medikamenten wenn möglich abzusehen. Ein weit wirksameres Mittel zur Lockerung der Kaumuskulatur ist eine Okklusionsschiene.

Andere Methoden für die Lokalisierung von RK

Es wurden schon verschiedene andere Techniken für die Lokalisierung der RK- oder Scharnierachsenposition vorgeschlagen. Einige sollen hier kurz besprochen werden. Die bekannteste Methode ist das Registrieren mit dem gotischen Bogen nach *Gysi*[14]. Die Methode kann bei Patienten mit natürlicher Bezahnung unter Einsatz eines sogenannten Okklusolators angewendet werden[67]. Diese Apparatur wird auf den Zahnreihen befestigt, wobei der Biß mit einem schraubbaren Stützstift angehoben wird. Der gotische Bogen wird durch einen anderen Stift extraoral aufgezeichnet. Dabei kann es aber auch vorkommen, daß eine fehlerhafte Aufzeichnung einen typischen gotischen Bogen ergibt; ferner stimmt die Pfeilwinkelspitze des gotischen Bogens nicht immer mit der CR-Position des Unterkiefers, die man durch Zentrierung der Kondylen in der Fossa glenoidalis erreicht, überein.

Eine weit verbreitete Methode ist auch die Lokalisierung von CR/RK mit Hilfe eines kinematischen Gesichtsbogens[34]. Dies ist auch eine recht schwierige Methode. Dabei kann sich die stationäre Scharnierachse nach einer Okklusionstherapie bei Patienten mit Bruxismus oder Kiefergelenkstörungen ohne weiteres noch um einige Millimeter verschieben[18]. Das bedeutet, daß bei der Bestimmung der stationären Scharnierachse sich die Kondylen nicht unbedingt in einer zentrischen Lage befinden müssen. Für den diagnostischen Einsatz ist der kinematische Gesichtsbogen daher nicht zu empfehlen.

Das gewaltsame Retrudieren des Unterkiefers mit der Hand oder einem Retrusionsapparat ist unzuverlässig für die Bestimmung von CR/RK, da sich der Patient gegen solche Kräfte meist wehrt. Auch wenn die Kraft symmetrisch auf beide Seiten verteilt wird, kann der Patient immer noch unilaterale Muskelkräfte dagegen entwickeln, vor allem bei Schmerzen. Zahlreiche Autoren behaupten, daß der Unterkiefer mit der erwähnten Methode in eine Stellung distal von RK gebracht werden könne[19]; dafür gibt es jedoch keine Beweise[46]. Ein mechanisches Retrudieren des Unterkiefers wird vor allem deshalb nicht empfohlen, weil dadurch keine Entspannung der Muskeln verhindert wird, die ja für die Bestimmung der CR/RK-Position unerläßlich ist, und es zu zweifelhaften Ergebnissen kommt.

Eine andere Methode besteht darin, daß man den Patienten seine Zungenspitze zurück zum Pharynx biegen läßt, um so den Unterkiefer zu retrudieren. Oft können die Kondylen so nicht in der Fossa glenoidalis zentriert werden, und der Unterkiefer gerät in eine Position, die sich erheblich von der CR/RK-Position unterscheidet, die man mit anderen Methoden bestimmt hat.

Da die RK-Stellung beim Schlucken von Nahrung erreicht wird, wäre es eigentlich logisch, die RK-Stellung beim Schlucken zu bestimmen. Dies ist aber bei Patienten mit natürlicher Bezahnung praktisch nicht durchführbar. Am besten kann das Erreichen der CR/RK-Stellung vom Behandler selbst beurteilt werden, indem er fühlt, daß der Unterkiefer vollkommen entspannt ist und sich leicht führen läßt.

Die Bestimmung des initialen Zahnkontaktes in zentrischer Relation (= RK)

Allgemein werden okklusale Vorkontakte mit verschiedenen Okklusionspapieren und Farbband markiert. Leider ist dies aus folgenden Gründen nicht immer ganz problemlos:

1. Kohlepapier und Farbband markieren auf hochglanzpolierten Oberflächen meist schlecht. Normalerweise befinden sich aber RK-Vorkontakte auf polierten Schliffacetten.
2. Papier oder Farbband ist zu dick, um zwischen tatsächlichen und beinahe stattfindenden Kontakten zu unterscheiden.
3. Empfindliches, gut färbendes Okklusionspapier oder Farbband markiert auch Stellen, die akzidentell berührt werden.
4. Papier oder Band in zu trockenem oder zu nassem Zustand markiert überhaupt nicht.

Die Effizienz von Okklusionspapier oder Farbband kann verbessert werden, indem man die Okklusalflächen der Zähne trocknet und das Farbband über der Flamme erwärmt. Dann wird es zwischen die Zahnreihen plaziert, worauf der Unterkiefer nach der erwähnten Methode nach CR gebracht und bis zum ersten Zahnkontakt (RK) geschlossen wird.

Eine andere Methode besteht darin, solche initialen Zahnkontakte in RK mit farbigem Wachs von 0,3 mm Dicke zu lokalisieren. Vorkontakte perforieren das Wachs, was leicht intraoral festgestellt werden kann; noch leichter können die Perforationen erkannt werden, wenn man den Wachsstreifen gegen eine Lichtquelle hält (Abb. 10-4 B). Dabei kann man sich an der Lage der Pinzette zum mesiobukkalen Höcker des ersten Molaren orientieren (Abb. 10-4 A). Verwendet man Wachs, das auf der einen Seite auf der Zahnoberfläche klebt (occlusal indicator wax, Kerr Dental Manufacturing Company), so kann ein Vorkontakt intraoral an der Stelle der Perforation markiert werden, bevor man das Wachs aus dem Mund nimmt.

Anstelle von Farbbändern oder Wachs kann auch ein Lack auf die vorher getrockneten Okklusalflächen der Oberkiefer- oder Unterkieferzähne appliziert werden; nach dem Trocknen werden die Zähne des Patienten nach obiger Methode zusammengeführt[61]. Allerdings ist diese Methode zeitraubender. Auch müssen die Zähne nachträglich wieder gereinigt werden.

Die Untersuchung des „slide in centric“

Zu einem Abgleiten von RK nach IK (slide in centric) kommt es, wenn der Patient von der RK-Stellung aus die Zähne langsam zusammenbeißt. Wichtig ist vor allem die Richtung des Abgleitens, da ein gerade nach vorn gerichtetes Abgleiten sich weit weniger schlimm auswirkt als ein laterales. Die Zähne, die während des Abgleitens Kontakt haben, können leicht mit Okklusionspapier oder Farbband markiert werden. Die Kräfte, die auf die Zähne, besonders auf die Frontzähne, wirken, kann man leicht durch Palpation oder dünnes Okklusionspapier ermitteln.

Vorkontakte in IK

Vorkontakte in der maximalen Interkuspidationsstellung (IK) werden am besten festgestellt, indem man den Patienten mit Okklusionspapier oder Wachs zwischen den Zahnreihen leicht zusammenbeißen läßt. Wieder können solche Vorkontakte ermittelt werden, indem der Behandler die bukkalen Seiten der geschlossenen Zähne mit den Fingerspitzen palpiert. Für die Lokalisation von Vorkontakten sollte man sich

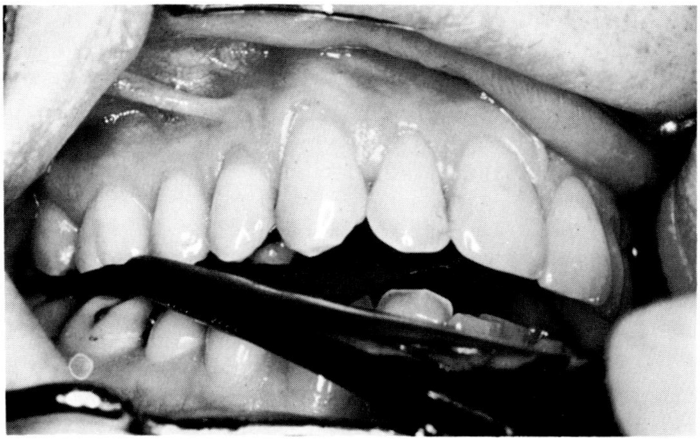

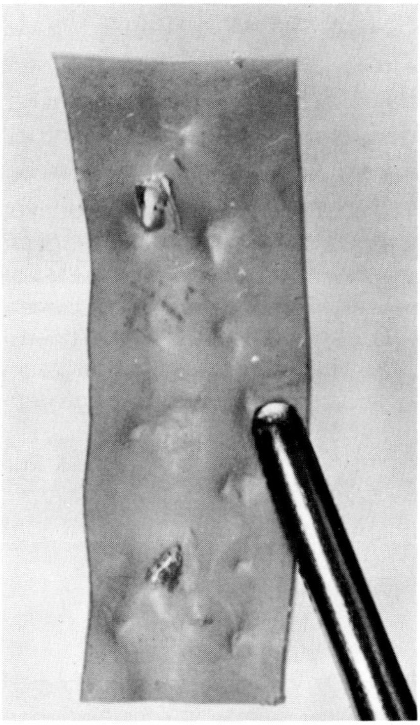

Abb. 10-4 A: Zur Lokalisierung der RK-Vorkontakte wird ein Wachsstreifen verwendet. B: Hält man den Wachsstreifen gegen eine Lichtquelle, so sind die Perforationsstellen, welche die Vorkontakte darstellen, leicht zu erkennen. Durch die Lage der Pinzette zum mesiobukkalen Höcker des ersten Molaren kann man sich orientieren.

nicht zu sehr auf Angaben des Patienten verlassen, da diese unzuverlässig sind. Gleichzeitig sollte man die Stabilität der Okklusion in bezug auf die Höcker-Fossa-Beziehungen beurteilen. Auch ein offener Biß in IK läßt sich bei dieser Gelegenheit leicht bemerken, man sollte den Grund dafür feststellen.

Okklusale Interferenzen bei lateralen und protrusiven Exkursionen

Okklusale Interferenzen, die sanft gleitende laterale oder protrusive Exkursionsbewegungen behindern oder unmöglich machen, können leicht durch visuelle Inspektion, Palpation und Markierungen mit Farbbändern oder Wachs diagnostiziert werden. Wird ein Patient aufgefordert, mit geschlossenen Zähnen laterale Exkursionsbewegungen auszuführen, so folgt er seinem üblichen Kaumuster und vermeidet dabei alle okklusalen Interferenzen, die so unter Umständen nicht markiert werden. Daher soll der Behandler solche Exkursionsbewegungen manuell führen, indem er die Bewegungen von IK aus nach beiden Seiten hin ausführen läßt. *Adams* und *Zander*[2] haben gezeigt, daß die lateralen Exkursionsbewegungen beim Kauen üblicherweise nicht von der RK-Stellung, sondern von der RK-Stellung aus vorgenommen werden[1]. Um wieviel der Unterkiefer jedoch bei lateralem Bruxismus posterior bewegt wird, ist nicht bekannt. Um sicherzugehen, daß man alle bei Lateralexkursionen auftretenden Interferenzen entdeckt, sollte man die Lateralexkursionen aus RK nach der Methode von *Gysi* ausführen lassen. Bei Zähnen mit erhöhter Mobilität kann man Vorkontakte besser durch Inspektion und Palpation als durch Markierungen feststellen.
Während lateraler und protrusiver Exkursionen können auch Interferenzen auf der Balanceseite lokalisiert werden, die eine Disklusion auf der Arbeitsseite bewirken, posteriore Kontakte, welche anteriore Kontakte der Inzisiven in protrusiven Exkursionen verhindern und Interferenzen auf der Arbeitsseite, die zur Disklusion bei Zähnen führt, die normalerweise funktionalen Kontakt haben. Oft werden solche Interferenzen durch neue Füllungen und Rekonstruktionen verursacht. Dabei kann man dann beobachten, daß sich bei gewissen Exkursionen gut entwickelte Schliffacetten nicht berühren können.
Die Steilheit einer Eckzahn- oder Frontzahnführung und das Ausmaß des Überbisses sind für die Funktion des natürlichen Gebisses von untergeordneter Bedeutung, solange die Arbeitsbewegungen ungehindert ausgeführt werden können. Die Messung des vertikalen (overbite) und horizontalen Überbisses (overjet) hat also nur eine Bedeutung für die Funktion, wenn Weichgewebe traumatisiert wird (impinging overbite).
Verspannte Muskeln und Schutzreflexe im Zusammenhang mit okklusalen Interferenzen machen es oft schwierig, laterale und protrusive Exkursionen zu untersuchen. In solchen Fällen kann man eine Technik, ähnlich wie bei der Lokalisation der zentrischen Relation, anwenden, um geführte Lateralexkursionen zu ermöglichen. Manchmal kann der Zahnkontakt auch erst bei der manuellen Führung solcher Exkursionen hergestellt werden.

Habituelle Kaumuster

Wenn man einen Patienten ein Stück Wachs kauen läßt, kann man leicht feststellen, ob das Kaumuster behindert ist. Dazu sollte die Okklusion auch auf Schäden an Zähnen untersucht werden, die auf Parafunktionen schließen lassen.

Diagnostische Hilfsmittel

Röntgenaufnahmen

Oft werden Röntgenbilder der Kiefergelenke für die Beurteilung von Dysfunktionssyndromen des Kausystems herangezogen. Sie sind jedoch wegen der anatomischen Variationen von begrenztem Wert[15] (vgl. Kap. 9). Röntgenbilder, auf denen Unterkieferbewegungen aufgezeichnet sind, ergeben weniger Informationen als die klinische Untersuchung. Röntgenaufnahmen der Kiefergelenke sind vor allem für die Differentialdiagnose von pathologischen Veränderungen der Gelenkstrukturen wertvoll, die nichts mit der Okklusion zu tun haben[62]. Die richtige zentrische Relation des Kondylus in der Fossa glenoidalis kann also nicht auf dem Röntgenbild beurteilt werden; ebenso ist eine distale oder anteriore Verschiebung darauf nicht ersichtlich. Die alte Vorstellung von Hypermobilität oder Subluxation, die diagnostiziert wurden, wenn auf dem Röntgenbild der Kondylus bei maximaler Öffnung vor dem Tuberculum articulare lag, ist nicht mehr haltbar, denn bei mehr als einem Drittel der Patienten mit normalfunktionierenden Gelenken findet man dieses Phänomen auf dem Röntgenbild[52].

Elektromyographie

Dies ist eine Labormethode, mit der die Muskelfunktion gemessen werden kann. Erst während der letzten 20–30 Jahre wird sie in der Literatur im Zusammenhang mit der Okklusion erwähnt. Diese Technik erlaubt es, funktionelle Störungen innerhalb des Kausystems objektiv zu dokumentieren (vgl. Kap. 9). Durch die Kombination der Elektromyographie mit anderen Methoden können aufschlußreiche Erkenntnisse über die jeweiligen okklusalen Verhältnisse gewonnen werden.

Die Diagnose des okklusalen Traumas

Die Diagnose des okklusalen Traumas gründet sich auf eine Funktionsanalyse der okklusalen Verhältnisse des Parodonts, der Kaumuskeln und der Zähne. Auch Zahnröntgenbilder sind dazu nötig[25]. Eine positive Diagnose kann nur gestellt werden, wenn man in einem Teil des Kausystems eine Verletzung feststellt, die mit der Okklusion in Zusammenhang gebracht werden kann.[49, 50]. Dies wird noch dadurch erschwert, daß die meisten Fälle traumatischer Okklusion vorübergehender Natur sein können.

Die Befunde des okklusalen Traumas

Die klinische Manifestation des okklusalen Traumas ist oft unauffällig. Keines der Symptome läßt für sich allein schon auf ein okklusales Trauma schließen. Erst im Zusammenhang mit der Anamnese, Okklusionsanalyse und den Röntgenbildern kann eine definitive Diagnose gestellt werden. Dabei sind aber erhöhte Zahnbeweglichkeit und Perkussionsempfindlichkeit eines Zahnes die wichtigsten Anzeichen für ein parodontales okklusales Trauma.

Die erhöhte Zahnbeweglichkeit

Das häufigste klinische Symptom des okklusalen Traumas ist die erhöhte Zahnbeweglichkeit[6, 20, 33, 56]; ein weit verbreiteter Fehler ist es jedoch, diese mit einem okklusalen Trauma gleichzusetzen.

Eine initiale Erhöhung der Zahnbeweglichkeit ist die Folge einer Verdickung der Parodontalmembran, die mit der Resorption des Alveoloarknochens und dem Ersatz der festen kollagenen Parodontalmembran durch weiches Granulationsgewebe verbunden ist. Bei lange andauerndem Trauma kann das Granulationsgewebe durch Bindegewebe mit Kollagenfasern ersetzt werden, doch läßt die erweiterte Parodontalmembran immer noch eine erhöhte Zahnbeweglichkeit zu. Im Extremfall trägt eine mögliche Wurzelresorption und eine Resorption des Alveolarknochens zusätzlich zur Hypermobilität bei.

Klinisch ist ein okklusales Trauma oft nicht zu erkennen, wenn keine parodontalen oder pulpalen Schmerzen oder Überempfindlichkeiten vorhanden sind und wenn das Röntgenbild keine Rückschlüsse auf aktuelle Knochenresorption zuläßt. Erhöhte Hypermobilität allein ist lediglich die Manifestation einer Hyperfunktion. Sie kann fortbestehen, ohne daß ein neues Trauma vorhanden ist[58]. Das Ausmaß der Hyperfunktion hängt von der Adaptationsfähigkeit des Parodonts ab; deshalb ist es nötig, die progressive Natur der Störung, wie Überempfindlichkeit und aktive Knochenresorptionen, festzustellen. Eine begrenzte und über lange Zeit konstante erhöhte Zahnbeweglichkeit ist mit parodontaler Gesundheit und normaler Funktion vereinbar.

Das Ausmaß der Beweglichkeit eines Zahnes hängt von der einwirkenden Kraft und vom Zustand des Zahnhalteapparates ab. Daher soll man den Ursprung, die Richtung, Größe und Frequenz einer Kraft mit berücksichtigen. Die Widerstandsfähigkeit des Parodonts hängt vom Ausmaß und der Unversehrtheit des Stützgewebes ab[39]. Die parodontale Struktur ändert sich durch okklusales Trauma, parodontale Entzündungen, neoplastische und systemische Veränderungen oder Krankheiten, die die Polymerisation der Grundsubstanz verändern und die Gesundheit der Kollagenfasern der Parodontalmembran beeinträchtigen.

Die Mobilität eines Zahnes soll immer im Vergleich zur Fläche des verbleibenden Parodonts gesehen werden, bei fortgeschrittener Parodontitis ist die Hypermobilität immer mit Taschenbildung und Verminderung von parodontalem Gewebe verbunden. Für jede Beurteilung der Mobilität sollten deshalb Röntgenbilder mit herangezogen und die Taschentiefe untersucht werden. Auch periapikale Gewebeveränderungen muß man beachten, da auch Krankheiten der Pulpa zu Hypermobilität von Zähnen führen können. Die Richtung, die die größte Amplitude der Zahnbeweglichkeit zuläßt, kann über die Richtung der traumatischen Kraft Aufschluß geben; allerdings können approximale Zahnkontakte die Krafteinwirkung auf das Parodont verändern. Ist jedoch bei einem Zahn mit normalem Parodont die Mobilität erhöht, so ist ein okklusales Trauma die wahrscheinlichste Ursache dafür. Die Zahnbeweglichkeit kann auf verschiedene Arten wissenschaftlich gemessen werden[4, 37, 38, 41]. Klinisch wird sie meist beurteilt, indem der betreffende Zahn mit zwei Instrumenten[43] oder mit Instrument und Fingerspitze hin und her bewegt wird[49]. Die meisten anderen Methoden[22, 36, 40, 41, 42, 44] sind für den klinischen Einsatz zu kompliziert.

Viele klinische Meßmethoden sind ziemlich subjektiv[9, 28, 35, 64], der modifizierte *Miller*-Index[35] erweist sich jedoch als sehr genau für die Messung der horizontalen Zahnbeweglichkeit[23].

Der *Miller*-Mobilitätsindex unterscheidet folgende Mobilitätsgrade: Die Mobilität ersten Grades ist eine klinisch erste wahrnehmbare Beweglichkeit, die etwas größer als die normale Beweglichkeit eines Zahnes ist.

Die Mobilität zweiten Grades läßt Bewegungen von 1 mm in einer Richtung zu.

Bei der Mobilität dritten Grades wird die Spanne von 1 Millimeter in jeder Richtung überschritten.

Dabei werden oft halbe Werte angegeben (0, ½, 1, 1½, 2, 2½, 3).

Auch eine einfache Modifikation dieses Index kann man anwenden:

- Mobilität 1 ist die erste wahrnehmbare Mobilität, die etwas größer als normal ist.
- Mobilität 2 ist eine mittlere Erhöhung der Mobilität (0,5 mm).
- Mobilität 3 ist eine stark erhöhte Mobilität (0,75 mm) in irgendeiner Richtung.

Erhöhte Zahnbeweglichkeit kann systemische wie auch lokale Ursachen haben. Zum Beispiel kann während der Schwangerschaft eine Erhöhung der Zahnmobilität gemessen werden[38]; diese hat also eine systemische Ursache. Die Zahnbeweglichkeit von Bruxismuspatienten ist am Morgen größer als am Abend[17], was ihren lokalen Ursprung zeigt.

Veränderung des Perkussionsgeräusches

Klopft man in einem durch okklusales Trauma beeinträchtigten Parodont mit einem Instrument auf einen Zahn, so ergibt sich ein stumpfer Perkussionston; bei einem Zahn mit normalem Parodont entsteht jedoch ein scharfer Ton. Diese Veränderung des Perkussionsgeräusches resultiert aus der partiellen Resorption der Lamina dura und der veränderten Weite und Konsistenz der Parodontalmembran.

Zahnwanderungen

Andere Auswirkungen des okklusalen Traumas sind Zahnwanderungen und der Verlust von approximalen Kontakten. Ungewöhnliche Parafunktionen verursachen bisweilen Zahnwanderungen und ein okklusales Trauma in Stellungen, in denen kein funktioneller Zahnkontakt möglich ist; fast immer können dann atypische Abrasionen festgestellt werden.

Atypische Abrasionsmuster

Abrasionen, die durch das Kaumuster des Patienten nicht zu erklären sind, weisen auf Bruxismus und das Auftreten abnormaler okklusaler Kräfte hin. Diese atypischen Abrasionen sollten den Untersucher veranlassen, nach eventuellen traumatischen Verletzungen des Parodonts zu suchen. Bei vielen Bruxismuspatienten gibt es aber keine Anzeichen traumatischer Verletzungen im Bereich der parodontalen Strukturen; oft betrifft das Trauma nur die Zahnhartsubstanzen und beeinträchtigt das Parodont überhaupt nicht.

Hypertonizität der Kaumuskeln

Bruxismus führt zu abnormaler Muskelaktivität und erhöht damit die Gefahr, daß die parodontalen Strukturen traumatisiert werden[48]. Ein okklusales Trauma, das mit Bruxismus zusammenhängt, kann sich auch in Kaumuskeln und Muskelansätzen manifestieren.

Parodontale Abszesse

Hat ein Patient tiefe parodontale Taschen und Furkationsprobleme, so kann ein okklusales Trauma die Entstehung eines Parodontalabszesses beschleunigen (Abb. 10-5). Die in den Taschen vorhandenen Bakterien können in das traumatisierte Gewebe gedrückt werden. Aufgrund der erniedrigten Resistenz kann es dann zu einer bakteriellen Infektion der geschwächten Gewebe und nachfolgender Abszeßbildung kommen.

Veränderungen der Gingiva

Seit der Beschreibung der *McCall*-Girlanden und *Stillman*-clefts (Abb. 10-6) gibt es ein großes Interesse, aber auch kontroverse Meinungen darüber, ob ein okklusales Trauma gingivale Veränderungen induzieren kann[57]. Daß das okklusale Trauma eine Gingivitis oder Parodontitis nicht verursacht, wenn keine Plaque vorhanden ist, ist zwar bewiesen. Auch in Tierstudien konnten keine gingivalen Veränderungen durch okklusales Trauma herbeigeführt werden. Fälle von Atrophie der Gingiva können gewöhnlich auf falsche Zahnputztechnik oder andere Reizungen der Gingiva zurückgeführt werden. Das heutige Wissen über die Gefäßversorgung der gingivalen Gewebe[11] widerlegt die Theorien, wonach ein okklusales Trauma durch Störungen dieser Versorgung Ödeme, Zyano-

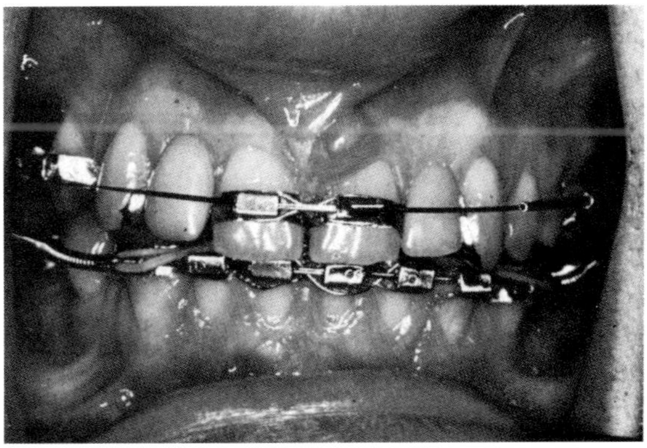

Abb. 10-5 Parodontalabszeß nach dem Versuch, einen Zahn ohne vorheriges Scaling und Wurzelglätten orthodontisch in eine infraossäre Tasche zu bewegen.

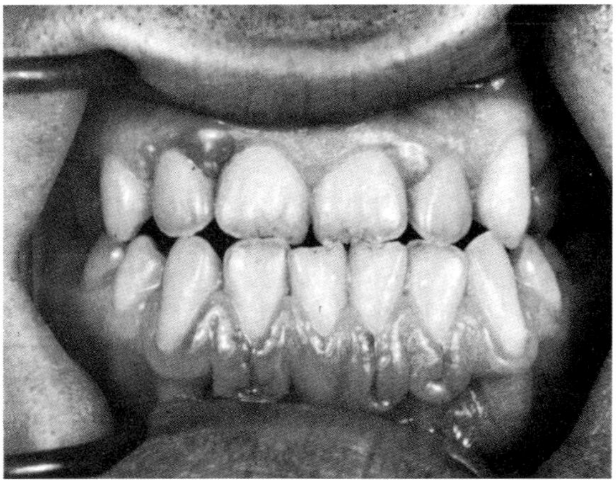

Abb. 10-6 *Stillmann*-Spalten und *McCall*-Girlanden bei Unterkiefer-Frontzähnen. Gingivitis und subgingivaler Zahnstein sind ebenfalls zu erkennen.

se oder sogar Atrophie von Geweben verursachen könnte. Höchstens bei abnormaler Gefäßversorgung könnten solche Überlegungen angestellt werden.

Veränderungen der Kiefergelenke

Die durch okklusales Trauma bedingten Kiefergelenksveränderungen werden in Kapitel 11 besprochen.

Symptome des okklusalen Traumas

Gelegentlich klagen Patienten über vage und schlecht definierte Symptome im Kieferbereich, ohne daß auf den ersten Blick ein Zusammenhang mit den Zähnen ersichtlich ist. Obwohl diese Symptome auf ein okklusales Trauma zurückzuführen sein können, müssen für die Differentialdiagnose noch viele andere Möglichkeiten in Betracht gezogen werden.

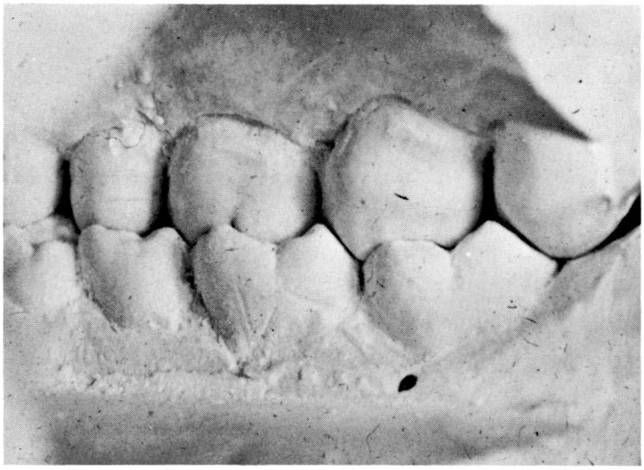

Abb. 10-7 Abnormal abradierte Höcker (Plunger cusps), linguale Ansicht am Gipsmodell. Tiefer Überbiß und extensive laterale Funktion haben die Randwülste übermäßig abradiert, und die Hökkerabhänge sind mesiodistal sehr steil geworden. Ein harter Bolus kann einen Stempeleffekt hervorrufen, wodurch Speisereste in den Interdentalraum der Antagonisten gepreßt werden können.

Parodontale Schmerzen

Bei schwerem okklusalem Trauma von kurzer Dauer können Zähne perkussionsempfindlich werden. Solch ein Trauma wird oft durch neue Füllungen und Rekonstruktionen oder durch Verletzungen des Kiefers oder der Zähne verursacht. Beim chronischen okklusalen Trauma besteht kaum oder gar keine Perkussionsempfindlichkeit mehr. Die Symptome – falls vorhanden – sind meist relativ undefiniert und äußern sich eher in regionalem Unbehagen als in genau lokalisierbaren Schmerzen.

Pulpale Schmerzen

In Verbindung mit dem okklusalen Trauma kann im allgemeinen eine Überempfindlichkeit der Zähne gegenüber Kälte festgestellt werden. Sie wird durch eine Erhöhung des Blutdruckes und eine venöse Hyperämie innerhalb der Pulpa verursacht, da traumatischer Druck auf die Zähne weniger die arterielle Versorgung der Pulpa behindert als den Rückfluß des venösen Bluts durch das Foramen apicale. Die übliche pulpale Hypersensitivität nach dem Legen von neuen Füllungen kann in fast allen Fällen durch eine Korrektur der Okklusion beseitigt werden. Eine generalisierte Überempfindlichkeit von Zähnen bei schwerem Bruxismus geht im allgemeinen mit pulpaler und parodontaler Sensitivität einher. Sie kann durch okklusales Einschleifen beseitigt werden. Gelegentlich kann es bei schwerem Bruxismus zum Absterben der Pulpa kommen.

Ein schwieriges diagnostisches Problem ist der traumatische Schmerz, der durch Haarrisse in der Längsrichtung eines Zahnes verursacht wird[15]. Er kann aber auch – besonders bei Unterkiefermolaren – mit einer Pulpitis oder einem parodontalen Abszeß im Zusammenhang stehen. Ein solcher Zahn reagiert oft atypisch auf den Pulpatest oder auf den Klopftest. Die Schmerzen können auch nach abgeschlossener endodontischer Therapie fortbestehen.

Festklemmen von Speiseresten

Gewisse Höckerkonfigurationen können zur Öffnung von Zahnkontakten führen. An diesen Stellen können dann Speisereste eingeklemmt werden (food impaction) (Abb. 10-7)[16]. Geschieht dies, ohne daß eine abnormale Kontaktrelation vorliegt, so muß auf gestörte funktionelle Verhältnisse geschlossen werden, die oft im Zusammenhang mit einem okklusalen Trauma stehen. Der Keileffekt tritt vor allem auf, wenn sich nach Zahnverlust die interproximalen Verhältnisse verändert haben, oder nach einer Abrasion der Randwülste.

Traumatische Kiefergelenkarthritis und Muskelschmerzen

Die Symptome einer traumatischen Kiefergelenkarthritis mit den dazugehörigen Schmerzen treten praktisch immer zusammen mit einer okklusalen Disharmonie auf, die zu einer Verletzung des Parodonts führen könnte. Solche Verletzungen finden sich jedoch bei vielen Patienten mehr im Kiefergelenk und in den Kaumuskeln als in den Zähnen und im Parodont.

Lockere Zähne und andere Symptome

Bei schwerem okklusalem Trauma, besonders wenn es mit Parodontitis verbunden ist, kann ein Patient über lockere Zähne klagen. Das durch die erhöhte Zahnbeweglichkeit verursachte orale Mißbehagen kann wiederum zu Parafunktionen wie Pressen oder Knirschen führen.

Radiologische Anzeichen eines okklusalen Traumas

Röntgenologisch ist ein okklusales Trauma schwer zu erkennen, das Röntgenbild muß vor allem von guter technischer Qualität sein[66]. Die durch das okklusale Trauma verursachten pathologischen Veränderungen können vor allem auf der Wurzeloberfläche oder auf der Oberfläche der Alveolen wahrgenommen werden. Auch die Parodontalmembran, d. h. – röntgenologisch sichtbar – der Parodontalspalt, ist beim okklusalen Trauma verändert[27].

Ein okklusales Trauma findet oft in bukkolingualer Richtung statt, doch sind Veränderungen der Oberfläche des Alveolarknochens auf der bukkalen oder lingualen Seite eines Zahnes im Röntgenbild nicht klar zu erkennen[12]. Die mesiobukkale, mesiolinguale, distobukkale und distolinguale Seite eines Zahnes kann am besten durch eine Serie von Röntgenbildern aus verschiedenen Winkeln beurteilt werden[3].

Es ist wichtig, daß alle Röntgenbilder eines Röntgenstatus beurteilt werden. Wirkt sich ein okklusales Trauma auf der mesialen oder distalen Seite eines Zahnes aus, so ist dies leicht festzustellen, indem man die Kontinuität der Lamina dura, die Weite des Parodontalspaltes und die Ausbildung der Wurzeloberfläche betrachtet. Auch nach Verkalkungen der Pulpa und Resorptionen oder Kondensationen des Knochens im Alveolarbereich sollte man suchen.

Eines oder mehrere der auf den Röntgenbildern sichtbaren Anzeichen wird man in allen Fällen von okklusalem Trauma finden, doch ist keines für sich allein von diagnostischem Wert. Daher sind neben der Röntgenuntersuchung die Anamnese und die klinische Untersuchung für eine Diagnosestellung unerläßlich.

Veränderungen der Lamina dura

Die Veränderung der Lamina dura kann sich beim schweren okklusalen Trauma in einer ungleichmäßigen Verdickung[45], in einem Verlust ihrer Kontinuität oder in einem vollständigen Verlust der Lamina dura äußern (Abb. 10-8).

Auch andere als krankheitsbedingte Ursachen beeinflussen das Erscheinungsbild der Lamina dura auf dem Röntgenbild[48]. Ihre Dicke ist meist ein unzuverlässiges Kriterium; sie kann durch die Überlagerung der bukkolingualen Seiten der Lamina dura infolge der Konkavität der mesialen oder distalen Wurzeloberflächen der Prämolaren oder Molaren zustande kommen. Auch eine Veränderung des vertikalen oder horizontalen Winkels des Röntgenstrahls kann das Erscheinungsbild beeinflussen.

Wichtiger als die Dicke ist der Kontinuitäts-

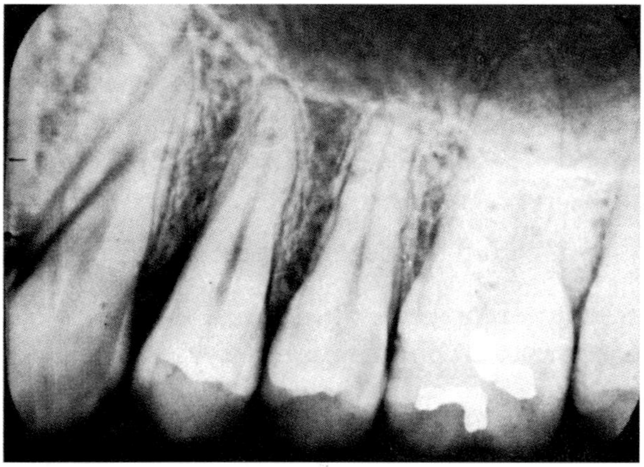

Abb. 10-8 Partieller Verlust der Lamina dura mesial der beiden Prämolaren. Beide Zähne sind in traumatischer Okklusion.

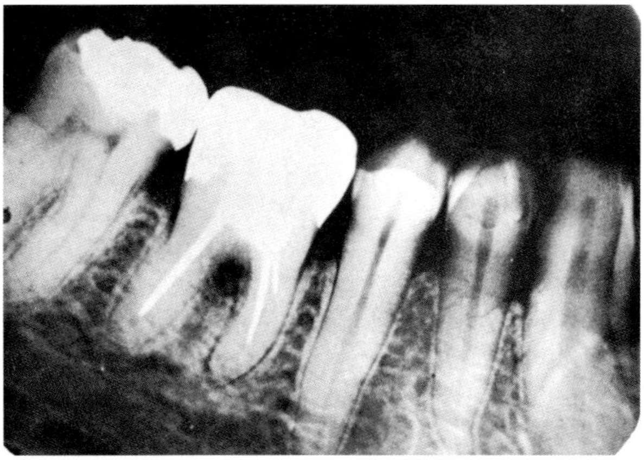

Abb. 10-9 Resorption der Lamina dura in der Bifurkation eines traumatisch belasteten ersten Molaren. Es sind keine parodontalen Taschen vorhanden.

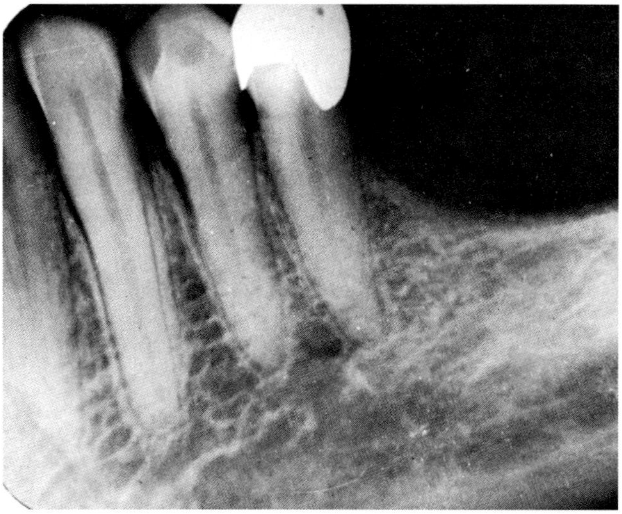

Abb. 10-10 Unterkiefer-Prämolaren mit erweitertem Parodontalspalt mesial. Durch eine falsch konstruierte Oberkieferbrücke stehen die Zähne in traumatischer Okklusion.

verlust der Lamina dura, der Resorptionsprozesse anzeigt, die durch ein okklusales Trauma, z. B. durch Kieferpressen, verursacht werden können. Eine Verdickung der Lamina dura wird eher durch Zugspannungen induziert[30]. Die Lokalisation einer Resorption hängt von der Richtung der traumatischen Kräfte ab. Bei horizontal gerichteten Kräften ist eine Knochenresorption hauptsächlich im Bereich von Apex und Zahnhals anzutreffen; axiale Kräfte wirken sich in Furkationen und um den Apex herum aus (Abb. 10-9). Meist haben traumatische Kräfte jedoch axiale und laterale Komponenten und führen zur Resorption um den Apex und den Zervikalbereich herum. Bei schwerem okklusalem Trauma kann es zu einem vollständigen Verlust der Lamina dura kommen.

Resorptionen können auch über die Lamina dura hinaus gehen und sich bis in den Knochen erstrecken. Im Röntgenbild zeigt sich dies im Zervikalbereich als trichterförmige Resorption des Alveolarknochens[59].

Veränderungen des Parodontalspaltes

Der Weite des Parodontalspaltes zwischen Wurzeloberfläche und umgebendem Knochen sollte man besondere Aufmerksamkeit schenken (Abb. 10-10). Kleine Unterschiede sind dabei normal[27]. Nach *Coolidge*[8] liegt die normale physiologische Abweichung bei ca. 0,05 mm. Die Weite des Parodontalspaltes muß mit der klinisch gemessenen Zahnbeweglichkeit, der Funktion und der Weite des Parodontalspaltes benachbarter Zähne verglichen werden. Sie ist unterschiedlich je nach Funktion, okklusaler Belastung und Zahnbewegung, kann aber im Röntgenbild durch Änderung von Expositionsdauer und elektrischer Spannung gleich aussehen[63].

Normalerweise ist der Parodontalspalt im mittleren Drittel der Wurzel am schmalsten und etwas breiter im Zervikal- und Apikalbereich des Zahnes, was auf Röntgenbildern mit dem bloßen Auge nicht ohne weiteres festgestellt werden kann. Sind offensichtliche Abweichungen in der Breite des Parodontalspaltes zu erkennen, so muß auf exzessive okklusale Kräfte geschlossen werden. Solch eine Erweiterung kann aber auch Teil einer kompensatorischen Hypertrophie der parodontalen Strukturen in Verbindung mit Bruxismus sein. In solchen Fällen ist die Lamina dura dick und intakt. Die Erweiterung des Parodontalspaltes ist bei der Diagnose eines okklusalen Traumas von größerer Bedeutung, wenn auch die Lamina dura resorbiert ist[32, 33, 54, 55].

Die ersten radiologischen Anzeichen einer Wurzelresorption sind ein Kontinuitätsverlust und eine verschwommene Kontur der Wurzeloberfläche im Apexbereich, was man mit einem Vergrößerungsglas leicht erkennen kann. Es ist sehr wichtig, daß solche Wurzelresorptionen bei einer orthodontischen Therapie oder bei großen Rekonstruktionen frühzeitig erkannt werden. Im frühen Stadium sind Wurzelresorptionen reversibel durch Zementneubildung; eine endgültige Verkürzung der Wurzel ist jedoch irreversibel[31]. Extensive Wurzelresorptionen können mit dysfunktionellen okklusalen Belastungen während orthodontischer Therapie im Zusammenhang stehen (Abb. 10-11) oder durch Bruxismus und zu hohe Restaurationen hervorgerufen werden. Sie müssen von Hypoplasie und mangelhafter Entwicklung der Wurzelstrukturen unterschieden werden.

Auch radiologisch erkennbare *interne Resorptionen* können auf abnormale okklusale Belastung zurückgehen (Abb. 10-12). Meist liegt die Ursache dafür im Parodont und nicht in der Pulpa. Durch reparative Prozesse können das resorbierte Zement und das Dentin teilweise durch Osteodentin, Osteozement und Knochen mit Granulationsgewebe ersetzt werden. Während der Reparaturvorgänge kann ein Zahn auch ankylotisch werden. Ist das Resorptionsgebiet lokal beschränkt und nicht zur Mundhöhle hin offen und ist der Zahn

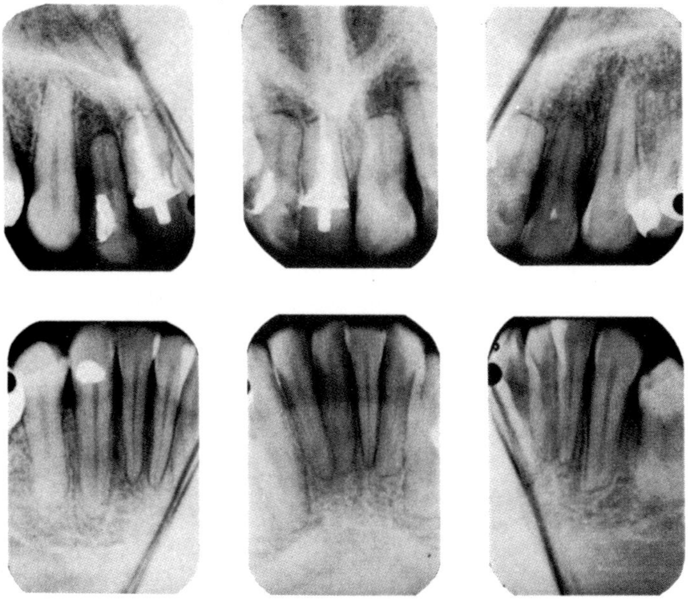

Abb. 10-11 Wurzelresorption nach forcierter orthodontischer Behandlung. Die Wurzellänge war vier Monate zuvor noch normal (26jähriger Patient).

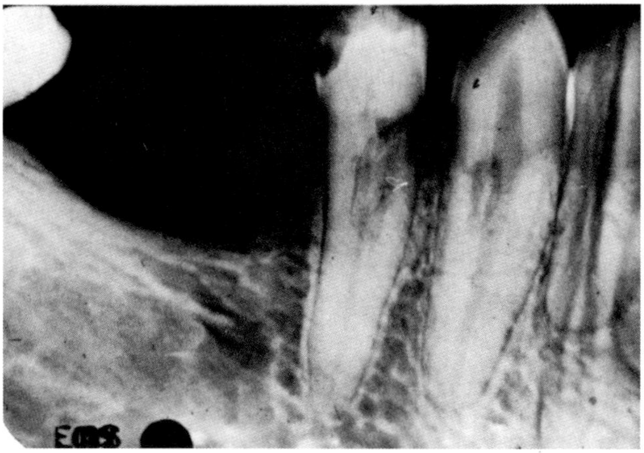

Abb. 10-12 Interne Resorption bei einem Eckzahn und Prämolaren im Unterkiefer, durch Bruxismus wurden beide Zähne überlastet. Der Prämolar mußte nach einem Rettungsversuch extrahiert werden, der Eckzahn wurde nur okklusal eingeschliffen. Die Resorption kalzifizierte, und dreizehn Jahre später ist der noch immer vitale Zahn voll funktionsfähig.

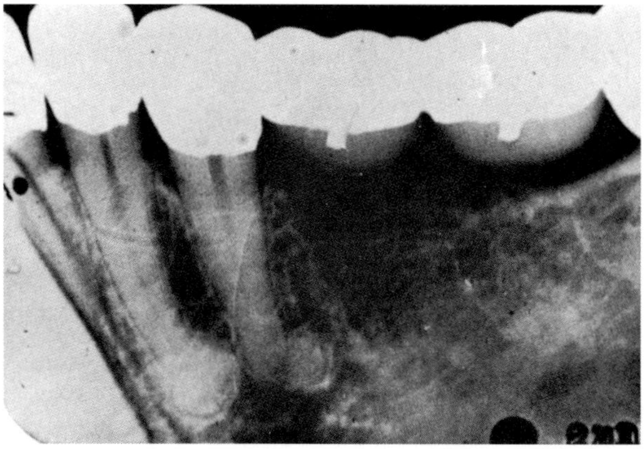

Abb. 10-13 Hyperzementose bei Pfeilerzähnen einer zu hohen Brücke.

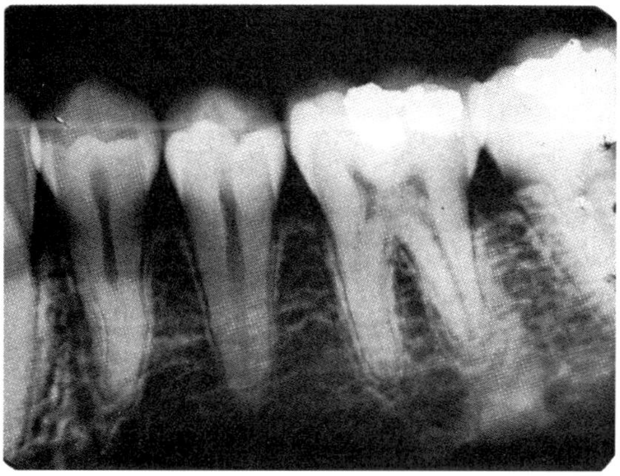

Abb. 10-14 Osteosklerose des Knochens und abnormal kurze Wurzeln bei einem ersten Molaren nach vierjähriger extensiver orthodontischer Behandlung. Die ersten Molaren dienten als Ankerzähne.

vital, so besteht die Behandlung darin, die traumatischen okklusalen Kräfte zu beseitigen.

Hyperzementose

Typische Hyperzementosen im Apexbereich können auf exzessive okklusale Kräfte zurückgeführt werden (Abb. 10-13). Häufig findet man auch Kombinationen von Resorptionen im Apexbereich und Hyperzementose[32, 33, 51, 55]. Die Hyperzementose muß als Adaptation angesehen werden, durch die der Zahn einer größeren funktionellen Belastung durch mehr parodontale Fasern besser widerstehen kann. Die Hyperzementose verringert die Möglichkeit eines zukünftigen okklusalen Traumas.

Osteosklerose

Gelegentlich kann man bei okklusalem Trauma eine Kondensation oder Sklerosierung von Knochen im Apexbereich finden. Die Sklerose wird im allgemeinen als eine verzögerte Reaktion auf ein früheres parodontales Trauma interpretiert und hat keine klinische Bedeutung (Abb. 10-14).

Verkalkung der Pulpa

Okklusales Trauma kann zu Zirkulationsstörungen der Pulpa mit dystrophischer Verkalkung und Bildung von Sekundärdentin führen[51]. Eine vollständige Verkalkung des Nervenkanals kommt bei lange dauerndem schwerem okklusalem Trauma oder nach einer einzigen ernsten Traumatisierung eines Zahnes vor.
Der Zusammenhang zwischen okklusalem Trauma und Pulpasteinen wurde nie genügend untersucht. Aber da solche Dentikel schon bei Zähnen im Durchbruch vorkommen, und bei Zähnen, die nie eine Funktion erfüllten, muß eine andere Ursache als okklusales Trauma in Betracht gezogen werden.

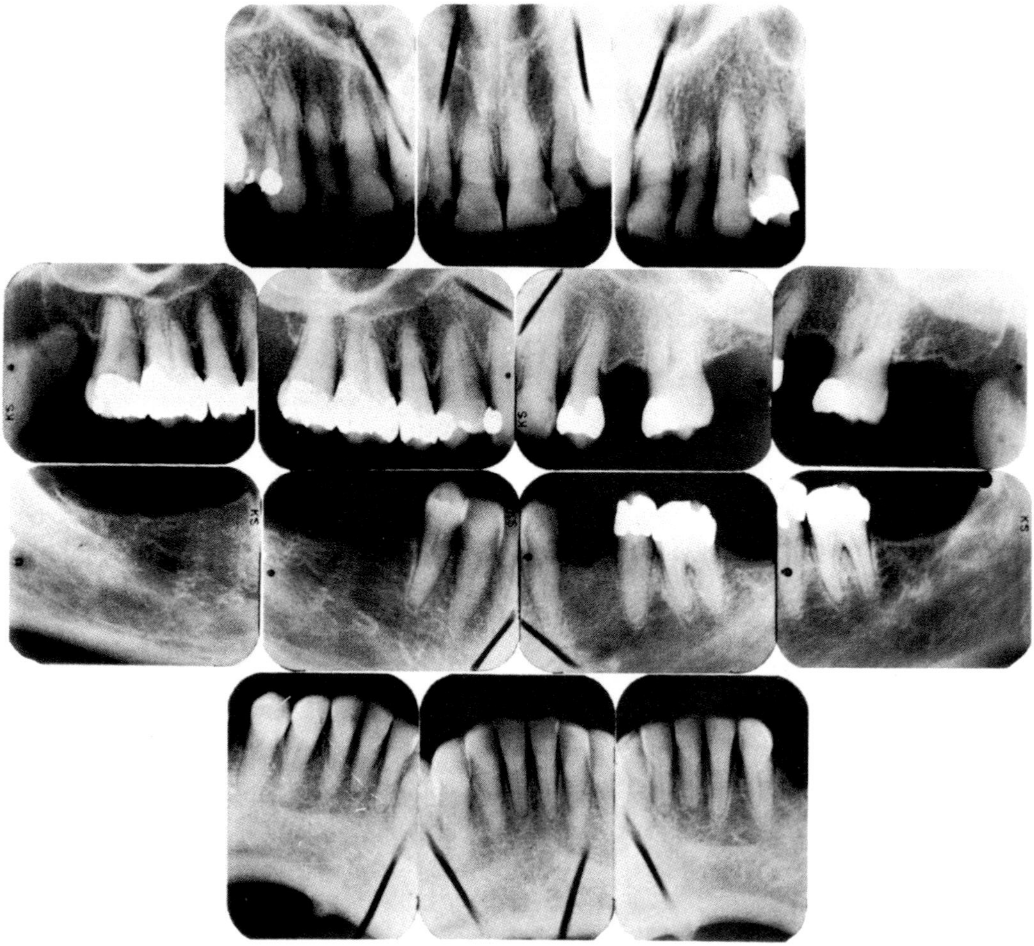

Abb. 10-15 Kalzifikation der Pulpen und erweiterte Parodontalspalte marginal und in der Gegend der Bifurkationen. Extremer starker Bruxismus führte zu Frakturen und nachfolgender Extraktion mehrerer Zähne (36jährige Patientin).

Zahnfrakturen

Zahnfrakturen können vor allem bei Restaurationen vorkommen, die nicht den ganzen Zahn bedecken. Auch unpräparierte Zähne können bei Bruxismus im Kronen- oder Wurzelbereich frakturieren. Querfrakturen kann man auf dem Röntgenbild diagnostizieren, Längsfrakturen sind in vielen Fällen auf dem Röntgenbild jedoch unmöglich zu erkennen. Solche Haarrisse können manchmal erst nach dem Entfernen der Füllungen und Rekonstruktionen diagnostiziert werden. Man findet sie meist bei endodontisch behandelten Zähnen.

Röntgenbilder des Kiefergelenks

Der Wert von Röntgenbildern des Kiefergelenks für die Diagnose eines okklusalen Traumas wird in Kapitel 11 besprochen.

Literatur

1. Angle, E. H.
Classification of malocclusion. Dent. Cosmos, 41: 248 und 305, 1899.

2. Adams, S. H., und Zander, H. A.
Functional tooth contacts in lateral and in centric occlusion. J. Am. Dent. A., 69: 465, 1964.

3. Berghagen, N., und Hjelstrom, P. A.
Three-dimensional intra-oral radiograph. Acta Odont. Scandinav., 14: 189, 1956.

4. Beyeler, K., und Dreyfus, J.
Prinzip einer elektrodynamischen Apparatur zur Messung des Lockerungsgrades der Zähne. Parodontologie, 7: 113, 1947.

5. Beyron, H. L.
Characteristics of functionally optimal occlusion and principles of occlusal rehabilitation. J. Am. Dent. A., 48: 648, 1954.

6. Bonis, F., Jr.
Etiologische Faktoren der sogenannten Alveolar-Pyorrhoe mit besonderer Berücksichtigung der Überlastungslehre. Ztschr. F. Stomatol., 21: 527, 1923.

7. Brill, N., et al.
Mandibular positions and mandibular movements. A review. Br. Dent. J., 106: 391, 1959.

8. Coolidge, E.
The thickness of the periodontal membrane. J. Am. Dent. A., 24: 1260, 1937.

9. Forsberg, A., und Hagglund, G.
Mobility of the teeth as a check of periodontal therapy. Acta Odont. Scandinav., 15: 305, 1958.

10. Garnick, J., und Ramfjord, S. P.
Rest position. J. Prosthet. Dent., 12: 895, 1962.

11. Goldman, H. M.
Gingival vascular supply in induced occlusal traumatism. Oral Surg., 9: 939, 1956.

12. Goldman, H. M., Millsap, J. S., und Brenman, H. S.
Origin of registration of the architectural pattern, the lamina dura, and the alveolar crest in the dental radiograph. Oral Surg., 10: 749, 1957.

13. Graf, H., und Zander, H. A.
Tooth contact patterns in mastication. J. Prosthet. Dent., 13: 1055, 1963.

14. Gysi, A.
The problem of articulation. Dent. Cosmos, 52: 1, 1910.

15. Hiatt, W. H.
Incomplete crown-root fracture in pulpal-periodontal disease. Periodontics, 1: 152, 1963.

16. Hirschfeld, I.
Food impaction. J. Am. Dent. A., 17: 1504, 1930.

17. Hirt, H. A., und Mühlemann, H. R.
Diagnosis of bruxism by means of tooth mobility measurements. Paradontologie, 9: 47, 1955.

18. Hughes, H. J.
The Terminal Hinge-Axis of the Mandible. Thesis, University of Michigan, 1963.

19. Ingle, J. D.
Determination of occlusal discrepancies. J. Am. Dent. A., 54: 6, 1957.

20. Karolyi, M.
Beobachtungen über Pyorrhoe alveolaris: Österr.-ungar. Vrtljschr. Zahnh., 17: 279–283, 1901.

21. Kerr, D. A., Ash, M. M., Jr., und Millard, H. D.
Oral Diagnosis, 2nd ed. St. Louis. The C. V. Mosby Company, 1965.

22. Korber, K. H., und Korber, E.
Untersuchungen über die kaufunktionelle Beanspruchung des Zahnes. Deutsche zahnärztl. Ztschr., 18: 576, 1963.

23. Laster, L., Laudenback, K. W., und Stoller, N. H.
An evaluation of clinical tooth mobility. J. Periodontol., 46: 603, 1975.

24. Lindblom, G.
I St. Appolonias vald. Stockholm, Nordisk Bokhandels Forlag, 1946.

25. Lindblom, G.
The significance of "bite-analysis" in modern dentistry. Dent. Rec., 68: 254, 1948.

26. Lipke, D., und Posselt, U.
Parafunctions of the masticatory system (bruxism). Panel discussion. J. West. Soc. Periodont., 8: 133, 1960.

27. Lonberg, P.
Om periodontal rummet i rontgenbilden. Sv. Tand. Tidsk., 53: 477, 1960.

28. Lordal, A., et al.
Tooth mobility and alveolar bone resorption as a function of occlusal stress and oral hygiene. Acta Odont. Scandinav., 17: 61, 1959.

29. Manly, R. S., Yurkstas, A., und Reswick, J. B.
An instrument for measuring tooth mobility. J. Periodontol., 22: 148, 1951.

30. Massler, M.
Changes in the lamina dura during tooth movement. Am. J. Orthod., 40: 364, 1954.

31. Massler, M., und Malone, A. J.
Root resorption in human permanent teeth. Am. J. Orthod., 40: 619, 1954.

32. McCall, J. O.
The radiograms as an aid in the diagnosis and prognosis of periodontal lesions. J. Am. Dent. A., 14: 2073, 1927.

33. McCall, J. O.
Traumatic occlusion. J. Am. Dent. A., 26: 519, 1939.

34. McCollum, B. B.
Fundamentals involved in prescribing restorative dental remedies. Dent. Items Interest, 61: 522, 641, 724, 852, und 942, 1939.

35. Miller, S. C.
Textbook of Periodontia. Philadelphia, Blakiston Co., Inc., 1936.

36. Mühlemann, H. R.
Periodontometry, a method of measuring tooth mobility. Oral Surg., 4: 1220, 1951.

37. Mühlemann, H. R.
Tooth mobility. The measuring method, initial and secondary tooth mobility. J. Periodontol., 25: 22, 1954.

38. Mühlemann, H. R.
Ten years of tooth mobility measurements. J. Periodontol., 31: 110, 1960.

39. Mühlemann, H. R., Wartmann, P., und Marthaler, T. M.
Zahnbeweglichkeit, intra-alveolare Wurzellänge, biologischer Faktor. Parodontologie, 9: 24, 1955.

40. Noyes, D. H., und Solt, C. W.
Relationship between "tooth mobility" and "mechanical mobility of teeth." J. Periodontol., 43: 301, 1972.

41. O'Leary, T. J., und Rudd, K. D.
An instrument for measuring horizontal tooth mobility. Periodontics, 1: 249, 1963.

42. Parfitt, G. J.
Measurement of the physiological mobility of individual teeth in an axial direction. J. Dent. Res., 39: 608, 1960.

43. Parfitt, G. J.
Indices for measurement of tooth mobility in clinical studies. Formal discussion. J. Periodont. Res., 9 (Suppl. 14): 100, 1974.

44. Picton, D. C. A.
A method of measuring physiologic tooth movements in man. J. Dent. Res., 36: 814, 1957.

45. Pollia, J.
Fundamental principles of alveolo-dental radiology. Dental Items of Interest. Brooklyn, N.Y., Brooklyn Publishing Co., 1930.

46. Posselt, U.
Studies in the mobility of the human mandible. Acta Odont. Scandinav., 10 (Suppl. 10): 19, 1952.

47. Ramfjord, S. P.
Diagnosis of traumatic temporomandibular joint arthritis. J. Calif. State Dent. A., 32: 300, 1956.

48. Ramfjord, S. P.
Dysfunctional temporomandibular joint and muscle pain. J. Prosthet. Dent., 11: 353, 1961.

49. Ramfjord, S. P., und Ash, M. M., Jr.
Periodontology and Periodontics. Philadelphia, W. B. Saunders Company, 1979.

50. Ramfjord, S. P., Kerr, D. A., und Ash, M. M., Jr. (Eds)
World Workshop in Periodontics. Ann Arbor, The University of Michigan Dental School Publ. Comm. 1966.

51. Reichborn-Kjennerud, I.
Funktionell prothetische Behandlung und Prophylaxe der Zahnlockerung und der Dysgnathien. In Haupl, K.: Die Zahn-, Mund-, und Kieferheilkunde. Vol. 4. München, Urban und Schwarzenberg, 1956.

52. Ricketts, R. M.
Variations of the temporomandibular joint as revealed by cephalometric laminography. Am. J. Orthod., 36: 877, 1950.

53. Schuyler, C.
Fundamental principles in the correction of occlusal disharmony: natural and artificial. J. Am. Dent. A., 22: 1193, 1935.

54. Smith, T.
Traumatic occlusion and its correction in the treatment of pyorrhea alveolaris. Nat. Dent. A. J., 8: 971, 1921.

55. Stillman, P. R.
Traumatic occlusion. Nat. Dent. A. J., 6: 691, 1919.

56. Stillman, P. R.
Occlusion – the fundamental element in dental science. Int. J. Orthod. and Oral Surg., 11: 822, 1925.

57. Stillman, P. R., und McCall, J. O.
A Textbook of Clinical Periodontia. New York, The Macmillan Co., 1922.

58. Svanberg, G., und Lindhe, J.
Vascular reactions in periodontal ligament incident to trauma from occlusion. J. Clin. Periodont., 1: 58, 1974.

59. Thielemann, K.
Biomechanik der Parodontose. Leipzig, Herman Meusser, 1938.

60. Travell, J., und Rinzler, S. H.
The myofascial genesis of pain. Postgrad. Med., 11: 425, 1952.

61. Troest, T.
Diagnosing minute deflective occlusal contacts. J. Prosthet. Dent., 41: 71, 1964.

62. Updegrave, W. J.
Radiography of the temporomandibular joint. In Schwartz, L., und Chayes, C. M. (Eds.): Facial Pain and Mandibular Dysfunction. Philadelphia, W. B. Saunders Company, 1969.

63. Van der Linden, L. W. J., und Van Aken, J.
The periodontal ligament in the roentgenogram. J. Periodontal., 41: 243, 1970.

64. Wasserman, B. H., et al.
Relationship of occlusion and periodontal disease. VII. Mobility. J. Periodontol., 44: 572, 1973.

65. Watt, D. M.
Classification of occlusion. Dent. Prac., 20, 305, 1970.

66. Worth, H. M.
Principles and Practice of Oral Radiographic Interpretation. Chicago, Year Book Medical Publishers, Inc., 1963.

67. Zander, H. A., und Hurzeler, B.
Diagnosis of occlusal disharmonies. J. So. Calif. State Dent. A., 26: 382, 1958.

Kapitel 11

Die Diagnose von Bruxismus und anderen Dysfunktionssyndromen

Bruxismus

Bruxismus hat eine große klinische Bedeutung; das Vorliegen oder Fehlen von Bruxismus zeigt, wie ein Patient auf seine okklusalen Mängel reagiert. Patienten mit wenigen okklusalen Interferenzen und starkem Bruxismus sind mit okklusalen Therapien schwierig zu behandeln. Das Vorhandensein von Bruxismus deutet auf eine niedrige Toleranzschwelle für okklusale Interferenzen hin. Andererseits entwickelt ein Patient ohne Bruxismus, aber mit erheblichen okklusalen Interferenzen, niemals ein okklusales Trauma oder andere funktionelle Störungen, auch wenn die Okklusion infolge eventueller Rekonstruktionen nicht perfekt ist.

Überempfindlichkeit der Zähne, Muskeln und Kiefergelenke im Zusammenhang mit Bruxismus ist vor allem in Zeiten psychischer Spannung anzutreffen, die wiederum zu erhöhtem Muskeltonus und Bruxismus führen kann. Deshalb ist es wichtig, daß Bruxismus diagnostiziert und behandelt wird, bevor durch diesen Teufelskreis dem Kausystem bleibender Schaden zugefügt wird.

Obwohl Bruxismus eine abnormale Aktivität des Kausystems darstellt, hat er oft keine schädliche Wirkung. In solchen Fällen ist er nicht von klinischer Bedeutung und wird gewöhnlich nicht als Dysfunktion betrachtet. Oft sind jedoch ausgeprägte okklusale Abrasionen zu sehen, ohne daß Schmerzen auftreten und sich der Patient dessen bewußt ist. Bei jeder Befundaufnahme sollte das Gebiß deshalb immer auf Anzeichen von Bruxismus untersucht werden, auch wenn sich in der Anamnese durch das Fehlen von Schmerzsymptomen kein Hinweis darauf ergibt.

Einige Anzeichen und Symptome wiesen auf Bruxismus hin, doch eine zuverlässige Diagnose ermöglichen sie nicht[72]; auch Labortests können in Grenzfällen für eine sichere Diagnose von Bruxismus nicht herangezogen werden. Schwere Fälle von Bruxismus können jedoch durch sorgfältige Beobachtung aller Anzeichen und Symptome entdeckt werden. Die meisten Patienten üben Parafunktionen unbewußt aus, weshalb die Anamnese in dieser Hinsicht im allgemeinen unzuverlässig ist[29, 54]. In vielen Fällen wird ein Patient erst durch Freunde oder Familienmitglieder auf seine Gewohnheit aufmerksam gemacht. Angeblich ist es schon vorgekommen, daß bei gewissen Patienten durch den Hinweis auf ein mögliches Vorliegen von Bruxismus dieser erst induziert wurde; das heutige Wissen über die neuromuskulären Mechanismen auf diesem Gebiet lassen dies jedoch als unwahrscheinlich erscheinen[48, 71].

Fast jeder Mensch preßt oder knirscht in Streßsituationen mit seinen Zähnen. Liegt kein Trauma vor, so ist diese Angewohnheit ohne Bedeutung. Das okklusale Trauma, das durch Bruxismus verursacht wird, kann sich in verschiedenen Strukturen des Kausystems manifestieren. Es können Verletzungen von Kronen und Wurzeln, der Pulpa, des Parodonts, des masti-

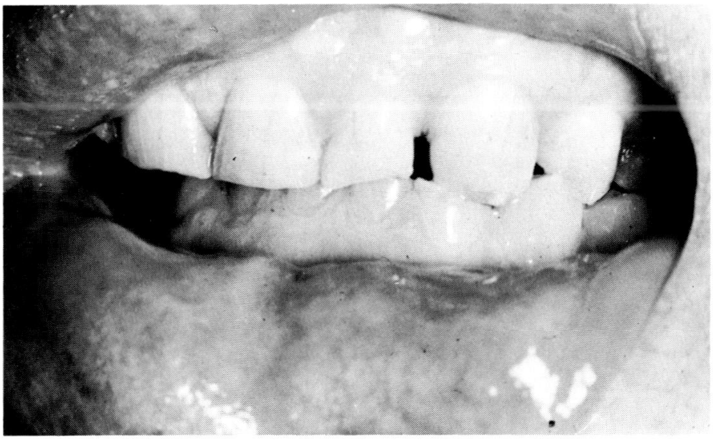

Abb. 11-1 Extensive Abrasion von Frontzähnen läßt auf Bruxismus schließen (31jähriger Patient).

katorischen und neuromuskulären Systems und der oralen Mukosa vorkommen.

Die Diagnose von Bruxismus gründet sich auf klinische Anzeichen und Symptome und eine die Befunde bestätigende Anamnese. Eine Okklusionsanalyse ist bei Patienten mit Bruxismus schwierig durchzuführen und liefert oft falsche Resultate. Deshalb muß man manchmal temporäre Okklusionsschienen, Medikamente oder Psychotherapie anwenden, um eine völlige Entspannung der Kaumuskeln zu erreichen, die für die Diagnose der Auslösefaktoren für Bruxismus unerläßlich ist. Neben Röntgenbildern und elektromyographischen Messungen können auch andere Maßnahmen, die den Perkussionston, die Zahnbeweglichkeit und die Muskeltätigkeit bestimmen, für eine Bruxismusdiagnose hilfreich sein.

Anzeichen und Symptome von Bruxismus

Nichtfunktionelle Abrasionsmuster

Vielleicht die wichtigsten Anzeichen für Bruxismus sind okklusale oder inzisale Abrasionsmuster, die nicht der normalen Kaufunktion entsprechen (Abb. 11-1). Solche funktionell abnormalen Abrasionsmuster oder Schliffacetten findet man häufig an den Oberkiefereckzähnen; sie gehen oft in die Labialfläche dieser Zähne über, haben also im Gegensatz zu den durch Kauen entstandenen lingualen Schliffacetten keine funktionelle Bedeutung. Auch bei Inzisiven und Prämolaren gibt es solche Schliffacetten. Sie können auch weit entfernt von der normalen Okklusalfläche vorkommen, so daß es für einen Patienten unter Umständen schmerzhaft ist, diese Schliffacetten in Okklusion zu bringen.

Die orale Untersuchung soll abgeschlossen werden, ohne daß man den Patienten auf solche abnormalen Schliffacetten aufmerksam macht, da dieser eventuell bei schwierigen oder empfindlichen Fragen unaufgefordert extreme nichtfunktionelle Unterkieferstellungen einnimmt. So kann dann die Diagnose Bruxismus aufgrund direkter Beobachtung gestellt werden.

Der eigentliche Abnutzungsmechanismus beruht nach *Uhlig* auf dem Ablösen und Abradieren von Schmelzprismen zwischen sich berührenden Schmelzoberflächen, wodurch gleichzeitig die Partikel entste-

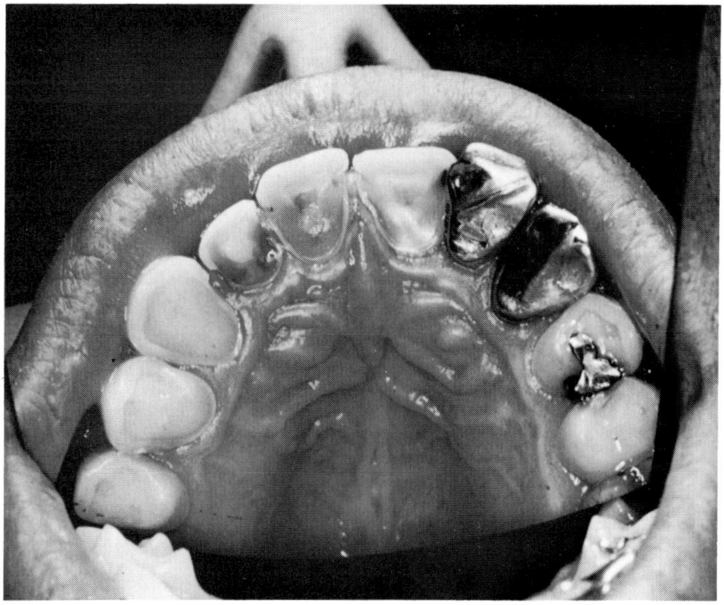

Abb. 11-2 Bruxismus und Regurgitation von Magensäure. Palatinal ist ein exzessiver Verlust von Zahnsubstanz festzustellen. Goldkronen erweisen sich dabei als säureresistent (46jähriger Patient).

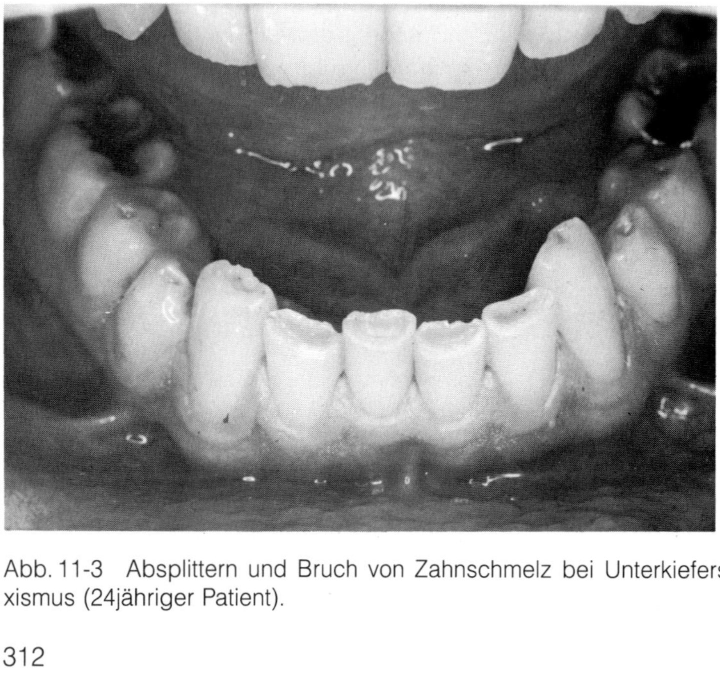

Abb. 11-3 Absplittern und Bruch von Zahnschmelz bei Unterkieferschneidezähnen durch Bruxismus (24jähriger Patient).

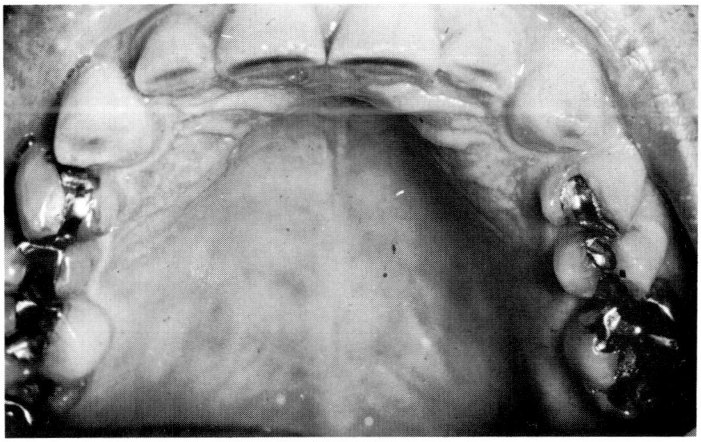

Abb. 11-4 Die durch Bruxismus verursachten Abrasionen sind an den Frontzähnen ausgeprägter als an den Seitenzähnen (31jähriger Patient).

hen, die für eine schnelle Abnutzung verantwortlich sind[94]. Selbst bei normaler Funktion ist starke Abrasion die Folge von Bruxismus, besonders bei jungen Menschen. Die heutige Ernährung trägt nicht sehr viel zur Abrasion der Zähne bei. Daraus kann man schließen, daß die okklusale Abnutzung mehr durch direkten Zahnkontakt verursacht werden als durch den Kontakt mit Nahrungsbestandteilen, auch wenn man den Zahnkontakt beim Kauen und Schlucken berücksichtigt.
Bruxismus kann in Kombination mit nervöser Regurgitation von Magensäure oder Erbrechen zu Schmelzerosionen und extremen lingualen Abrasionen führen (Abb. 11-2). Weshalb sich bei Bruxismus die Schmelzkanten konkav aushöhlen, ist nicht bekannt (Abb. 11-3). Das Abrasionsmuster, das durch jahrelangen Bruxismus entsteht, ist oft sehr ungleichmäßig und gewöhnlich auf den Frontzähnen ausgeprägter als auf den Seitenzähnen (Abb. 11-4). Bei Prothesenpatienten hingegen können die Abrasionen auf den Seitenzähnen stärker sein, da dort wegen der Stabilität der Prothese größere Kräfte einwirken können (Abb. 11-5).

Frakturierte Zähne und Füllungen

Auch Haarrisse und Frakturen von Zähnen sind auf Bruxismus zurückzuführen (Abb. 11-6)[43]. Frakturen können bei intakten Zähnen vorkommen, sie sind aber hauptsächlich bei gefüllten Zähnen anzutreffen, die eine okklusale Interferenz aufweisen. Zu Frakturen von Zähnen und Restaurationen kann es auch weit außerhalb des funktionellen Okklusionsbereichs kommen, wenn ein Bruxismuspatient dort in zeitweiliger extremer Malposition der Kiefer große Kräfte ausübt. Nach parodontalchirurgischen Eingriffen wird auf diese Weise oft der Parodontalverband durch nächtliche Parafunktionen frakturiert. Solche Parodontalverbände sollten daher die Funktion nie behindern und auch weite Exkursionsbewegungen außerhalb der Kaufunktion zulassen.

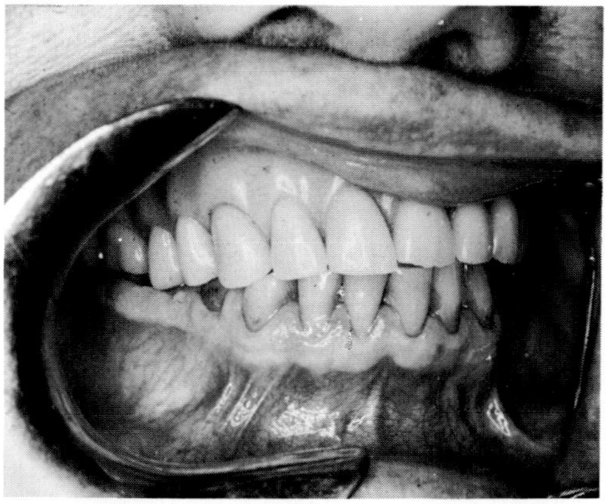

A

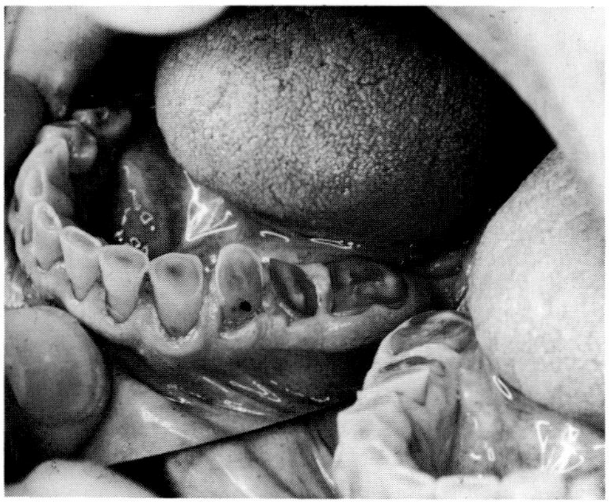

B

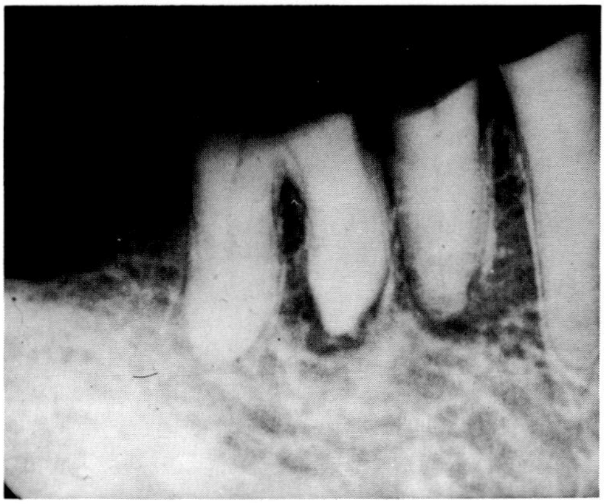

C

Abb. 11-5 A: Bruxismus bei einem Patienten mit Oberkieferprothese. B: In der Molarenregion sind die Abrasionen ausgeprägter als bei den Frontzähnen. C: Da die Abrasionen sich bis in die Pulpen erstrecken, sind auf dem Röntgenbild periapikale Läsionen sichtbar.

Erhöhte Zahnbeweglichkeit

Erhöhte Zahnbeweglichkeit findet man oft im Zusammenhang mit Bruxismus, sie ist von besonderer Bedeutung bei Zähnen ohne Anzeichen einer Parodontalerkrankung. *Hirt* und *Mühlemann* haben gezeigt, daß die Zähne von Bruxismuspatienten am Morgen meßbar mobiler sind als während des späteren Tages[44]. Diese Zähne haben einen stumpfen Perkussionston[74] und können vor allem am Morgen überempfindlich sein.

Bei Bruxismus können vermehrt pulpale Hyperämien mit Überempfindlichkeit gegenüber Kälte festgestellt werden; gelegentlich werden Pulpanekrosen durch schweren Bruxismus hervorgerufen.

Erhöhter Muskeltonus und Hypertrophie der Kaumuskeln

Ein erhöhter Tonus der Kaumuskeln, der sich in einem unkontrollierbaren Widerstand bei dem Versuch, den Unterkiefer des Patienten in die RK-Stellung zu bringen, zeigt, ist bei Bruxismuspatienten sehr häufig.

Bei ihnen wird oft ein labiler Ruhetonus festgestellt. Wird elektromyographisch ein erhöhter Muskeltonus der Kiefermuskeln

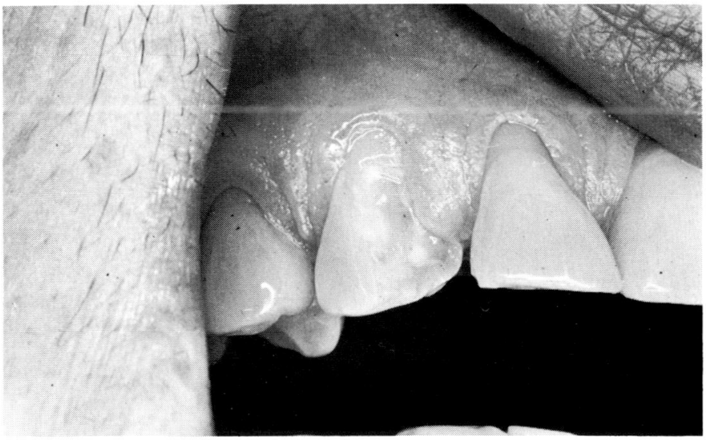

A

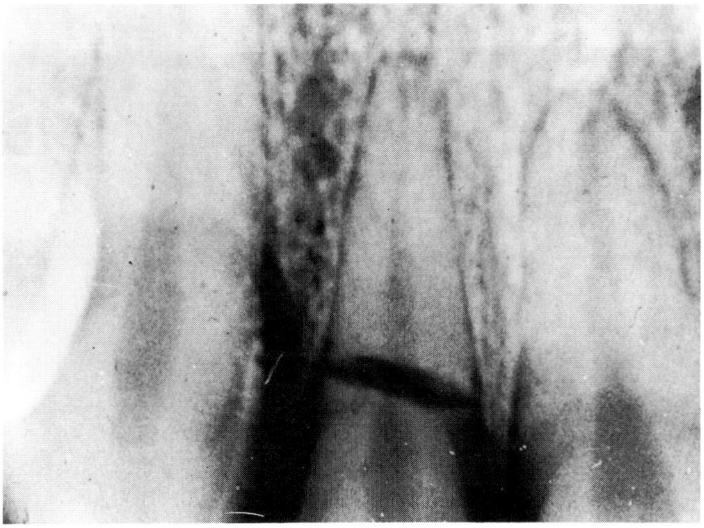

B

Abb. 11-6 A: Fraktur eines intakten Eckzahnes durch Bruxismus (66jährige Patientin). B: Querfraktur eines intakten lateralen Inzisiven durch Bruxismus (30jähriger Patient).

gemessen und ist ein Patient unfähig, zwischen den einzelnen okklusalen Kontakten seine Muskeln zu lockern, so ist dies ein Zeichen von Bruxismus[70]. Einige Bruxismuspatienten können lernen, ihre Kaumuskeln zu entspannen; erwähnt man dann im Gespräch mit diesen Patienten etwas Unerfreuliches, so kann man gleich beobachten, wie der Muskeltonus sich wieder erhöht.

Der erhöhte Muskeltonus bei Bruxismuspatienten macht es sehr schwierig, wenn nicht gar unmöglich, okklusale Interferenzen zwischen RK und IK zu lokalisieren,

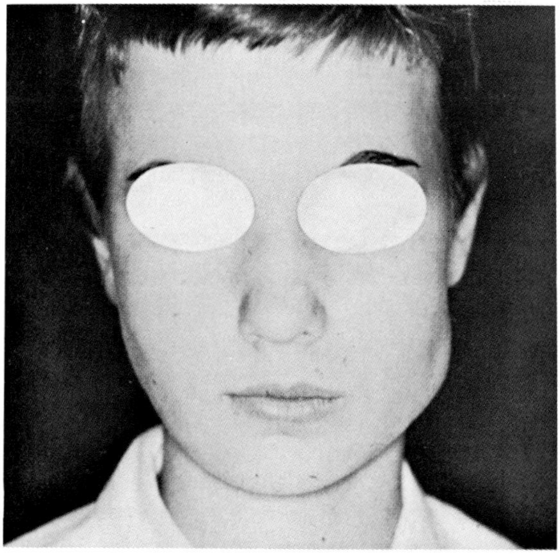

A

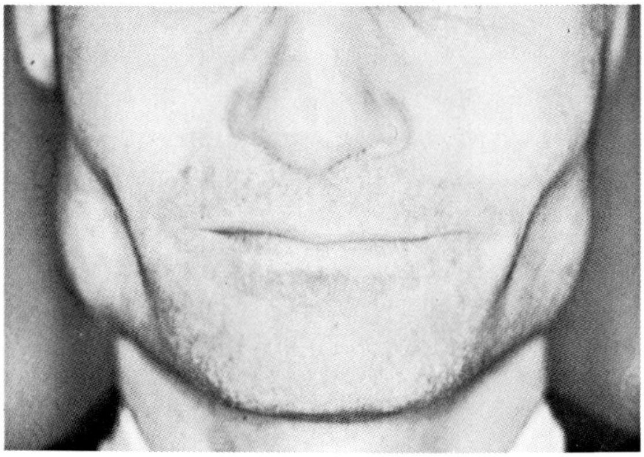

B

Abb. 11-7 A: Unilaterale Hypertrophie des M. masseter infolge von Bruxismus. Drei Jahre nach okklusalem Einschleifen waren Bruxismus und Hypertrophie nicht mehr vorhanden (13jährige Patientin). B: Bilaterale Hypertrophie des M. masseter bei Bruxismus (37jähriger Patient).

ohne daß eine Okklusionsschiene oder andere Maßnahmen zur Entspannung angewendet werden. Solche Patienten entwickeln ab und zu eine unilaterale oder bilaterale Hypertrophie der Kaumuskeln, vor allem der Massetermuskeln (Abb. 11-7). Eine unilaterale Hypertrophie kann fälschlicherweise als Tumor der Ohrspeicheldrüse interpretiert werden[2, 45]. Die Hypertrophie oder Hyperfunktion des M. masseter kann die Entwicklung des Unterkiefers während des Wachstums beeinflussen und im Extremfall zu fazialer Asymmetrie führen.

Überempfindlichkeit der Kaumuskeln

Bei Bruxismuspatienten reagieren die Kaumuskeln manchmal empfindlich auf Palpation[72, 78]. Dies ist vor allem am anterioren und unteren Rand des M. masseter und des M. pterygoideus medialis sowie im Bereich des M. temporalis der Fall; solche Symptome können die Diagnose eines

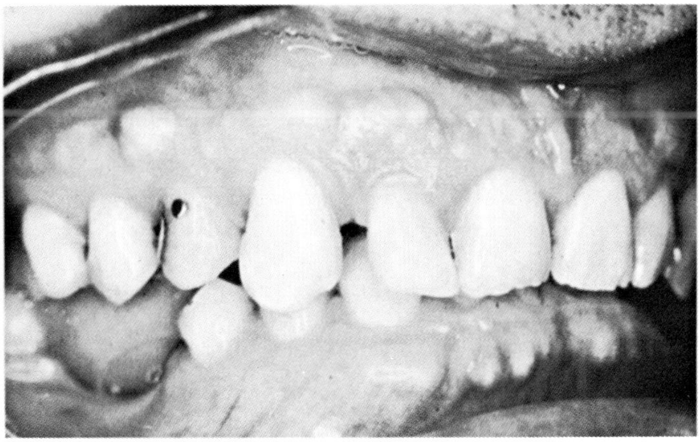

A

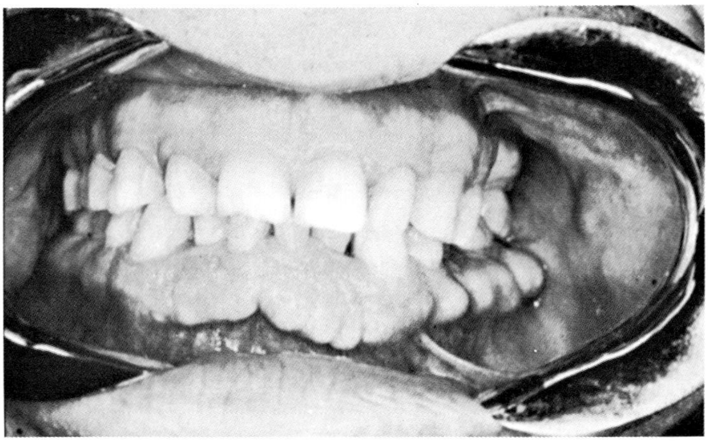

B

Abb. 11-8 A: Beginnende knotenförmige Exostosen im Oberkiefer bei einem 37jährigen Patienten mit Bruxismus. B: Extensive mandibuläre Exostosen waren bei diesem Patienten auf einer Seite chirurgisch entfernt worden, rezidivierten aber nach zwei Jahren im Zusammenhang mit schwerem Bruxismus (65jähriger Patient).

Dysfunktionssyndroms erleichtern. Patienten mit Bruxismus klagen auch des öfteren über eine Müdigkeit der Kaumuskeln beim Erwachen oder stellen eine Blockierung der Kiefer fest; dann müssen die Muskeln erst massiert werden, bevor die Kiefer geöffnet werden können.

Patienten mit verspannten Kaumuskeln und Bruxismus können auch auf Wange, Zunge und Lippen beißen, wenn sich ihre verspannten Muskeln plötzlich zusammenziehen. Auch Kopfschmerzen und Spannungszustände können manchmal durch Muskelverspannungen herbeigeführt werden[6, 58].

Schmerzen im Kiefergelenk

Patienten mit Kiefergelenkschmerzen knirschen meist mit den Zähnen[72]. Dieses Phänomen wird noch im Zusammenhang mit dysfunktionellen und Kiefergelenkstörungen besprochen.

Maxilläre und mandibuläre Exostosen und Tori

Exostosen im Ober- und Unterkiefer können die Folge von Bruxismus sein (Abb. 11-8). Diese knöchernen Wucherungen können sogar nach chirurgischer Entfernung wieder nachwachsen, wenn der Bruxismus fortbesteht. Exostosen sollten nur aus ästhetischen Gründen und bei präprothetischer Indikation entfernt werden. Maxilläre und mandibuläre Tori findet man eher bei Bruxismuspatienten als bei Patienten ohne Bruxismus.

Hörbare Knirschgeräusche bei nichtfunktionellen Parafunktionen

Wenn ein Patient mit den Zähnen Geräusche erzeugt, was meist unbewußt während der Nacht geschieht und auf Tonband aufgenommen werden kann, so ist dies natürlich ein Zeichen von Bruxismus. Oft stören solche Geräusche vor allem den Ehepartner und Zimmergenossen, die deswegen keinen Schlaf finden.

Die Geräusche werden nach *Uhlig* durch das Aufeinanderreiben der Zähne und die angewandte Kraft bestimmt[94]. *Uhlig* stellte auch fest, daß 90% der Bruxismuspatienten bei ihren Parafunktionen keine hörbaren Geräusche erzeugen.

Alle Forscher auf diesem Gebiet betonen, daß es ungeheuer wichtig sei, dem Patienten die Auswirkungen von Bruxismus klarzumachen und daß Freunde und Familienmitglieder mithelfen müssen, ihn von dieser Angewohnheit abzubringen.

Geräusche durch Bruxismus bedeuten eine starke Abrasion der Zahnsubstanz, die nur mit dem Tragen einer Okklusionsschiene verhindert werden kann.

Röntgenologische und elektromyographische Befunde

Es gibt keine röntgenologischen Befunde, die für Bruxismus typisch sind, aber ein trichterförmig erweiterter Parodontalspalt im Apex- und Zahnhalsbereich läßt einen Bruxismus vermuten.

Auch eine verlängerte Silent period und eine unverändert hohe elektromyographische Aktivität zwischen einzelnen Muskelkontraktionen lassen auf Bruxismus schließen[87].

Das Kiefergelenk- und Muskeldysfunktionssyndrom

Die Voraussetzungen für die Behandlung der oben genannten Kiefergelenk- und Muskeldysfunktionen ist eine gründliche Diagnose unter individueller Berücksichtigung der ätiologischen Faktoren. Neben der Beseitigung der ursächlichen Faktoren müssen auch Residualdefekte des Gelenks in Betracht gezogen werden. Unglücklicherweise werden solche Patienten immer noch experimentell und empirisch behandelt, um die Symptome zum Verschwinden zu bringen, ohne daß man die Ursache der Krankheit versteht und die ätiologischen Faktoren beseitigt.

Jeder der in Kapitel 8 aufgeführten ätiologischen Faktoren kann für die Entwicklung eines dysfunktionellen Syndroms verantwortlich sein. Ganz wichtig ist es jedoch, daß die Rolle des erhöhten Muskeltonus in der Pathogenese der traumatischen Kiefergelenkarthritis erkannt wird. Mit Ausnahme einiger weniger Fälle von externem Trauma ist die traumatische Kiefergelenkarthritis das Ergebnis einer abnormal erhöhten Aktivität der Kaumuskeln, die wiederum mit erhöhter psychischer Span-

nung, mit Schmerzen und okklusalen Interferenzen verbunden ist. Erreicht eine funktionelle Störung ein solches Ausmaß, daß schmerzhafte Verletzungen entstehen, so erhöht der Schmerz wieder die Muskelaktivität. Die erhöhte Muskelaktivität wiederum erhöht die Gefahr für Verletzungen und daraus resultierende stärkere Schmerzen. *Travell*[93], *Schwartz*[79] und *Freese*[32] haben darauf hingewiesen, daß es äußerst wichtig ist, daß der Feedback-Mechanismus durch Beseitigung der Schmerzen unterbrochen wird. Trotzdem sollte die Behandlung nicht darin bestehen, den Schmerz rein symptomatisch zu eliminieren.
Die Diagnose der funktionellen Störungen des Kiefergelenks und der Kaumuskeln sollte auf der Anamnese und den bei der Untersuchung festgestellten Symptomen sowie auf einem gründlichen Verständnis der Ätiologie (Kap. 8) basieren.

Anamnese und Befundaufnahme

Anamnese

Lokale Anamnese. Da der Patient zuallererst über seine hauptsächlichen Beschwerden sprechen möchte, beginnt man am besten damit und mit der Anamnese der gegenwärtigen Krankheit. Auch wenn der Patient über keine Beschwerden in bezug auf die Funktion seines Kausystems klagt, kann man mit wenigen Fragen doch wichtige Informationen erhalten. Allgemeine Fragen können folgendermaßen lauten:

- Können Sie alle Speisen kauen, die Sie essen wollen?
- Haben Sie während des Essens und nach dem Essen Beschwerden?
- Haben Sie empfindliche Kiefergelenke oder Kaumuskeln?
- Verspüren Sie eine Müdigkeit im Kiefer, wenn Sie am Morgen aufwachen?
- Knirschen Sie mit den Zähnen?
- Beißen Sie auf Fingernägel oder andere Gegenstände?
- Haben Sie oft Kopfschmerzen?

Um Zeit zu sparen, sollte zuerst nach lokalen Symptomen gefragt werden. Dies kann in der folgenden Reihenfolge geschehen:

1. Auftreten der Symptome.
2. Art und Lokalisation der Schmerzen.
3. Sind die Schmerzen mit bestimmten Bewegungen, mit dem Kauen oder mit einer bestimmten Tageszeit verbunden?
4. Ist eine Behinderung oder ein Blockieren von Unterkieferbewegungen festzustellen?
5. Sind Gelenkgeräusche vorhanden?
6. Sind Symptome in der Nähe der Kiefergelenke vorhanden?

Systemische Anamnese. Es ist auch wichtig, Informationen über Arthritis und Rheumatismus in anderen Teilen des Körpers zu erhalten sowie herauszufinden, ob der Patient an Myalgien, emotionalem oder psychischem Streß, physischem Streß und Müdigkeit und systemischen Erkrankungen leidet.
Auch die mentalen und körperlichen Reaktionen des Patienten auf die Fragen sollten beobachtet werden. Patienten, die z. B. in unkontrolliertes Weinen ausbrechen, sobald man sie befragt, haben wohl erst eine psychiatrische Behandlung dringend nötig, bevor eine zahnärztliche Behandlung begonnen wird. Patienten, die mit Fingern und Beinen unbewußte Bewegungen ausführen, stehen sehr wahrscheinlich unter emotionalem Streß. Oft kann die Spannung eines Patienten an leichten Zuckungen des M. masseter abgelesen werden. Solche Patienten nehmen auch oft im Behandlungsstuhl eine unmögliche Haltung ein.
Frühere Behandlungen. Frühere zahnärztliche Behandlungen können hilfreiche Hinweise für die Diagnose erbringen. Auch wenn ein Patient schon einmal eine Behandlung mit okklusalem Einschleifen oder Okklusionsschienen hatte, darf die Okklu-

sion als wichtiger Faktor in der Ätiologie der Beschwerden noch nicht ausgeklammert werden. Die Therapie der funktionellen Störungen kann äußerst schwierig sein und wird oft mangelhaft durchgeführt, was bei vielen Patienten die Symptome nur verschlimmert.

Befundaufnahme

Die klinische Untersuchung besteht in einer systematischen Untersuchung der Kiefergelenke sowie der Kopf- und Halsregion. Ebenso können Beobachtungen am übrigen Körper sowie – falls indiziert – therapeutische Tests und Röntgenbilder mit herangezogen werden.

Die Untersuchung von Kiefergelenken, Kopf- und Halsregion. Eine Asymmetrie von Gesicht und Kopf kann auf eine Hyper- oder Atrophie bestimmter Muskeln sowie auf Schwellungen und traumatische Verletzungen hinweisen. Dies sollte man genau untersuchen. Narben und damit zusammenhängende Verletzungen oder chirurgische Eingriffe sind manchmal ebenfalls für eine Diagnose von Bedeutung.

Daraufhin können die Unterkieferbewegungen analysiert werden. Jede Unregelmäßigkeit kann auf okklusale Interferenzen, Frakturen, Muskelparalyse oder Kiefergelenkstörungen hinweisen.

Die Kiefergelenke sollten bei geschlossenen Zähnen in IK und in Ruhelage, bei weit offenen Kiefern und bei Bewegungen des Unterkiefers palpiert werden. Ruckartige Bewegungen können so festgestellt werden, auch wenn dabei keine Geräusche entstehen. Abweichungen des Unterkiefers können auf das Gelenk oder okklusale Interferenzen zurückgeführt werden. Der Untersucher kann dabei seinen kleinen Finger in den äußeren Gehörgang des Patienten stecken und mit leichtem Druck gegen die Kondylen auf Schmerzpunkte untersuchen.

Gelenkgeräusche sollten beachtet werden, nicht hörbare Gelenkgeräusche können durch Palpation oder mit einem Stethoskop festgestellt werden.

Die Kopf- und Halsmuskeln sollten gleichzeitig bilateral abgetastet werden; dabei sollte man soviel Kraft aufwenden, daß auch die tieferliegenden Muskelbereiche erreicht werden. Besondere Aufmerksamkeit sollte man den Muskelansätzen wie dem Processus mastoideus und dem Processus occipitalis schenken. Der M. pterygoideus medialis sollte intraoral palpiert werden; dem M. pterygoideus lateralis hingegen kann man nicht erreichen. Außer auf Überempfindlichkeiten der Muskeln sollte man auch auf Muskelverhärtungen, die vermutlich durch chronische Fibrositis hervorgerufen wurden, sein Augenmerk richten.

Der von *Krogh-Poulsen* empfohlene sogenannte *Provokationstest* fordert, daß der Patient hart auf Schliffacetten beißt, von denen man annimmt, daß sie mit dem Dysfunktionssyndrom im Zusammenhang stehen[80]. Verspürt der Patient dabei seine üblichen Schmerzsymptome, so sind diese Facetten vermutlich schmerzauslösend; verläuft der Test negativ, so sind die entsprechenden Facetten „neutral". Dieser Test ist nicht sehr sinnvoll, da die Ursache-Wirkung-Beziehung beim Dysfunktionssyndrom selten so spezifisch ist. Gelegentlich kann auch ein leichtes Abklopfen des Kinns über den Muskeln eine empfindliche Stelle anzeigen, die bei der Palpation ausgelassen wurde.

Alle Anzeichen von Bruxismus und Muskelhyperaktivität solten beachtet werden. Die Symptome von Bruxismus wurden am Anfang dieses Kapitels besprochen.

Bei einer Funktionsanalse des Kausystems müssen die RK-Position und okklusale Interferenzen im RK sowie bei lateralen und protrusiven Exkursionsbewegungen des Unterkiefers lokalisiert werden. Man sollte auf Schliffacetten und erhöhte Mobilität von Zähnen sowie auf jedes Anzeichen einer traumatischen oder unstabilen Okklusion achten. Eine solche Analyse ist schwierig durchzuführen und bei Patienten mit traumatischer Kiefergelenkarthritis und Muskelhyperaktivität nie ganz zuverlässig, da sich die RK-Position im Laufe der Behandlung verändern kann[15], wenn die Muskelverspannungen nachlassen. Im Extremfall kann eine Muskelverspannung eine Untersuchung sogar ganz unmöglich machen, wenn der Patient den Mund nicht weit genug öffnen kann.

Die Untersuchung der übrigen Körperteile. Die Untersuchung sollte sich auf alle allgemeinen Krankheitserscheinungen erstrekken, die mit den Störungen des mastikatorischen Systems irgendwie im Zusammenhang stehen könnten. Bei der Betrachtung der Körperhaltung eines Patienten sollte man nach Anzeichen für Skelettdeformationen, Muskelstörungen und Störungen des Nervensystems suchen. Vor allem die Fingergelenke müssen auf Anzeichen einer generalisierten Arthritis untersucht werden. Einige Arten von Arthritis, z. B. die Rheumatoidarthritis, können auch die Kiefergelenke in Mitleidenschaft ziehen. Eventuell sind Labortests notwendig, um systemische Erkrankungen abzuklären oder eine Differentialdiagnose zu ermöglichen.

Röntgenuntersuchung. Eine Kiefergelenkarthritis äußert sich nicht in knöchernen Veränderungen; deshalb kann dieses Syndrom nicht auf dem Röntgenbild diagnostiziert werden[31].

Röntgenbilder sind aber unentbehrlich für eine Differentialdiagnose, um Frakturen oder abnormal verheilte Frakturen auszuschließen. Aufgrund von Röntgenbildern können Osteoarthritis, Ohren-, Sinus- und paranasale Krankheiten, Krankheiten der Zähne und des Parodonts sowie eine unilaterale Hyperplasie des Kondylus[86] und neoplastische Veränderungen festgestellt werden.

Es wurde auch behauptet, daß auf Röntgenbildern eine distale Verschiebung der Kondylen erkannt werden könne (Abb. 11-9)[75].

Obwohl Röntgenbilder keine direkte Diagnose von traumatischer Kiefergelenkarthritis oder Muskeldysfunktionen zulassen, sind sie doch sehr wichtig für eine Differentialdiagnose, da andere pathologische Zustände ähnliche Symptome aufweisen. *Lindblom* hat eine umfassende Abhandlung über die Röntgenuntersuchung des Kiefergelenks geschrieben[53]. In einem anderen Artikel diskutiert *Boering* die verschiedenen Röntgentechniken für das Kiefergelenk[10].

Dabei ist es wichtig, daß die Gelenkregion auf dem Röntgenbild deutlich dargestellt ist (Abb. 11-10). Wegen individueller anatomischer Unterschiede[20] ist es aber schwierig, Röntgenbilder des Kiefergelenks von gleicher Qualität zu erhalten[63]. Mit Hilfe der Arthrographie können zum Beispiel viele Details dargestellt werden; diese Methode ist aber schwierig und außerdem schmerzhaft.

Von jedem Kiefergelenk sollten mindestens zwei Aufnahmen gemacht werden, eine mit geschlossenem und eine mit weit offenem Kiefer. Angesichts der normalen anatomischen Unterschiede der Kiefergelenkstrukturen kann die Interpretation der Röntgenbilder jedoch widersprüchlich sein[7]. Die Röntgenbilder sollten im Hinblick auf die Konturen der Gelenkoberfläche der Kondylen, der Fossa glenoidalis und des Tuberculum articulare genau studiert werden. Dabei sollte man die Position des Kondylus bei geschlossenem und offenem Kiefer sorgfältig betrachten, um pathologische Veränderungen zu erkennen.

Die Verlagerung des Kondylus nach anterior zum Tuberculum articulare bei weiter Kieferöffnung ist oft auf Röntgenbildern des normalen Kiefergelenks zu sehen; sie läßt nicht unbedingt auf eine pathologische Subluxation schließen[53]. Einige Autoren behaupten, daß eine Beziehung zwischen Größe und Form von Kondylus und Fossa und Kiefergelenkstörungen bestehe[40, 52], was jedoch noch nicht bewiesen werden konnte. Anzeichen einer Bewegungseinschränkung können natürlich auf dem

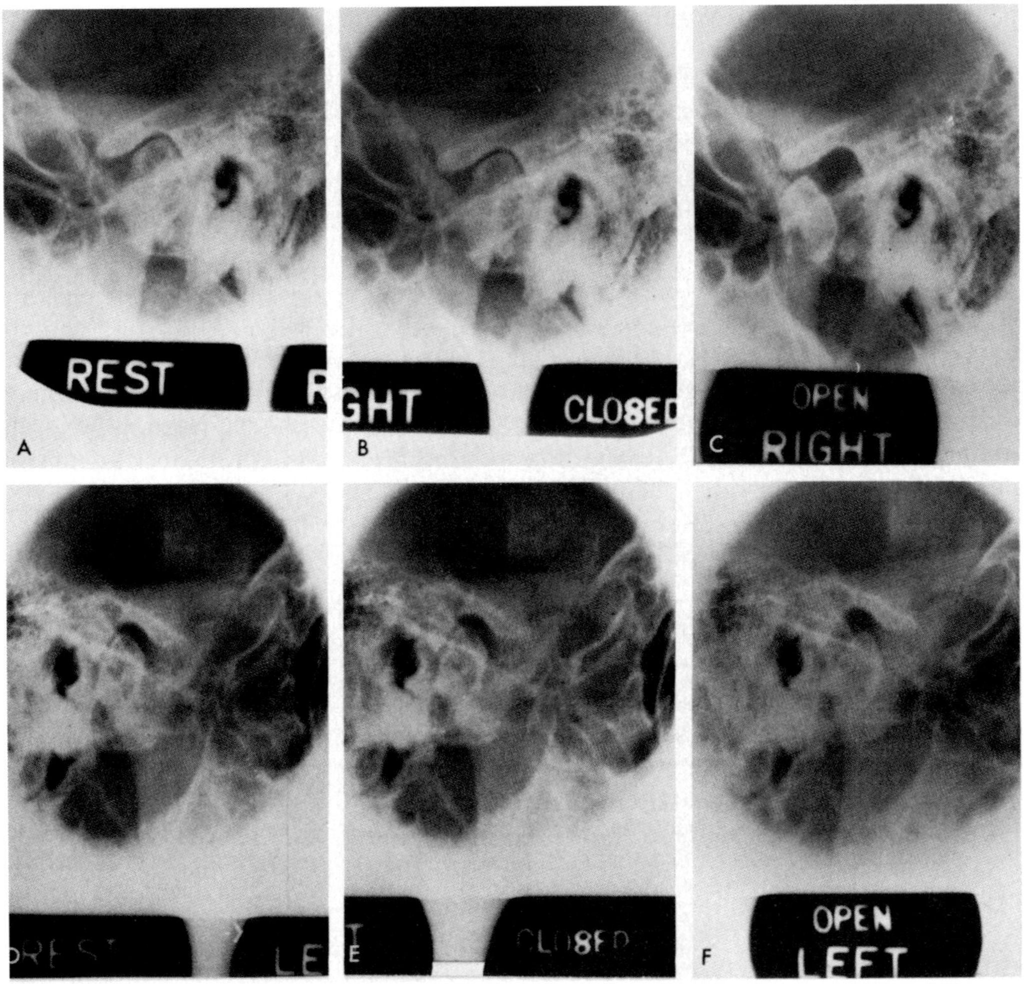

Abb. 11-9 A: Asymptomatisches rechtes Kiefergelenk, Ruhelage. B: Kiefergelenk mit dem Unterkiefer in maximaler Interkuspidation (IK). Man beachte die distale Lage des Kondylus. C: Unterkiefer geöffnet mit normaler Translation des Kondylus. Das linke Kiefergelenk dieses Patienten hatte Symptome von Funktionsstörungen mit starken Schmerzen, limitierten und „eckigen“ Kieferbewegungen und Gelenkknacken. D: Linkes Kiefergelenk in Ruhelage. Die Situation ist ähnlich wie auf der symptomfreien rechten Seite. E: Maximale Interkuspidationsstellung (IK) mit dem Kondylus in mehr distaler Position, ähnlich wie auf der symptomfreien rechten Seite. Man beachte, daß der Kondylus in IK weiter vorn liegt als in der Ruhelage. Die Kaumuskeln versuchen, den Kondyus bei Schmerzen im Gelenk nach distal zu verlagern, was den Druck von dem schmerzenden Bereich nimmt. F: Versuchte Öffnung, bei der der Kondylus durch verkrampfte Muskeln behindert wird (53jährige Patientin).

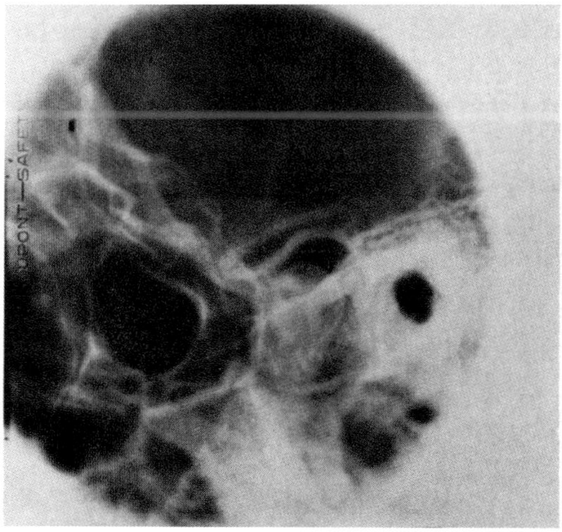

A Unterkiefer in Ruhelage

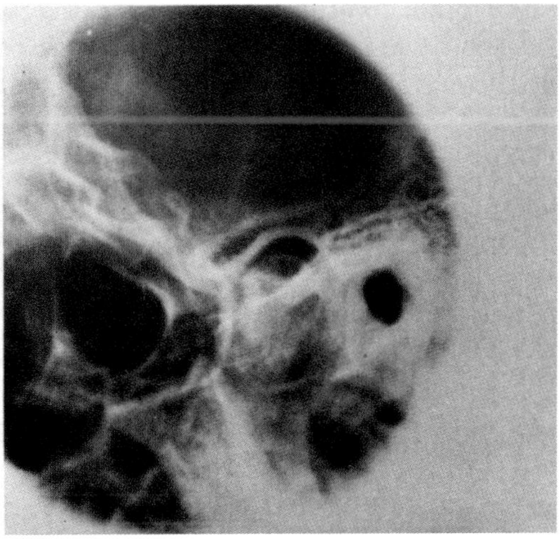

B Normaler Kieferschluß

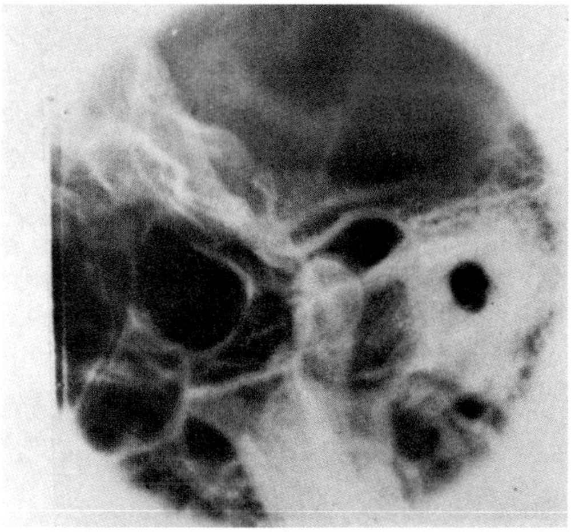

C Geöffneter Unterkiefer

Abb. 11-10 A: Normales Kiefergelenk mit dem Unterkiefer in Ruhelage. Die Gelenkstrukturen sind gut sichtbar. B: Normaler Kieferschluß in maximaler Interkuspidationsstellung (IK). Der Kondylus liegt tiefer in der Fossa glenoidalis als in der Ruhelage. C: Geöffneter Unterkiefer. Die anteriore Translation der Kondylen variiert auch bei normal funktionierenden Kiefergelenken von Patient zu Patient.

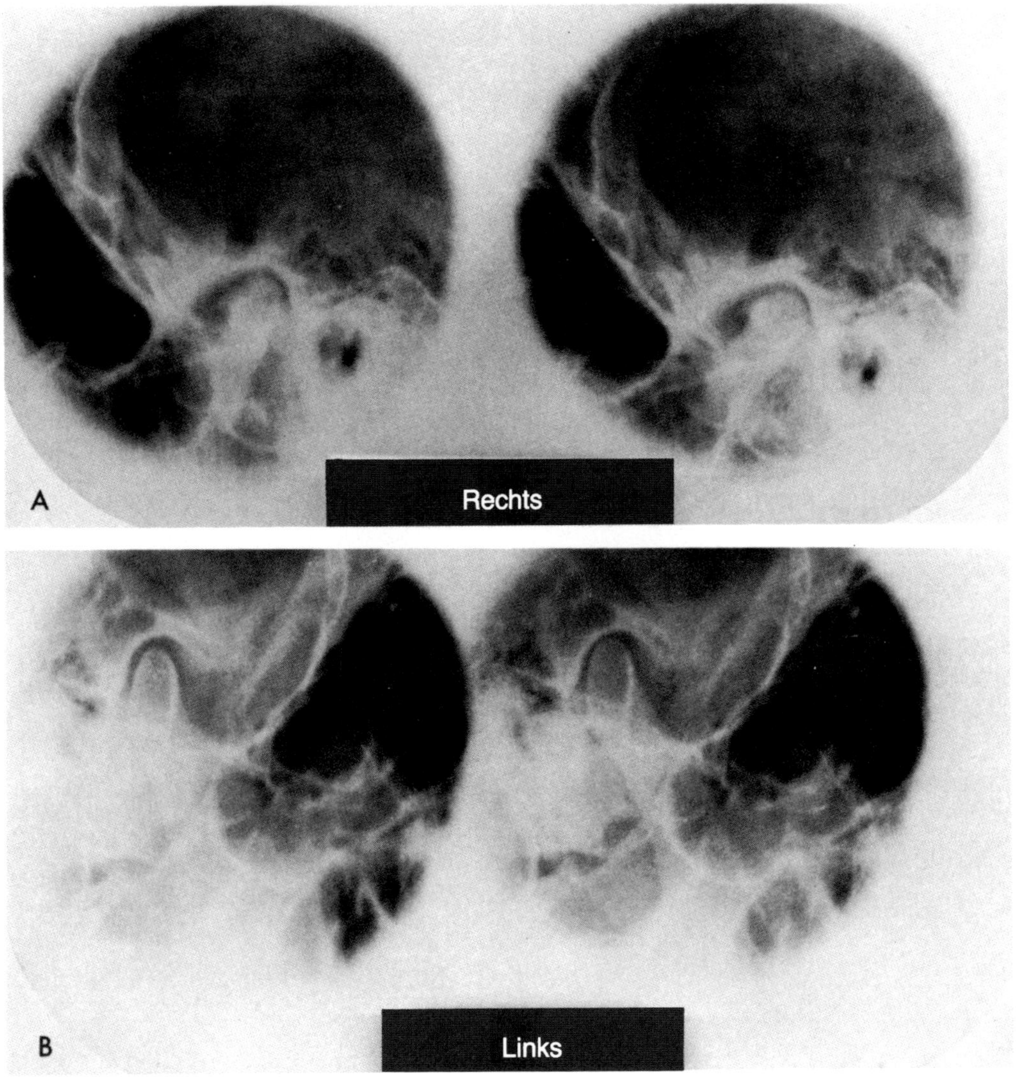

Abb. 11-11 A: Osteoarthritis des rechten Kiefergelenks. Sowohl in geschlossener Position als auch in Ruhelage ist eine eindeutige Deformation des Kondylus sichtbar. B: Das linke Kiefergelenk derselben Patientin erweist sich als völlig normal. Durch das Tragen einer Okklusionsschiene und durch selektives Einschleifen konnte die Patientin von ihren Schmerzen und Funktionsstörungen befreit werden, obwohl die anatomischen Veränderungen des rechten Gelenks weiterbestanden (35jährige Patientin).

Röntgenbild festgestellt werden; man kann sie aber besser klinisch beobachten.
Röntgenbilder des Kiefergelenks sind in jedem Fall völlig unzuverlässig für die Bestimmung der optimalen Lage des Kondylus in der IK-Positon[6]. Eine Einschränkung der Kondylenbewegung beim Öffnen kann man auf dem Röntgenbild erkennen, man kann sie aber auch einfach durch eine klinische Inspektion feststellen (Abb. 11-9F).
Die röntgenologisch erkennbaren Veränderungen bei Osteoarthritis des Kiefergelenks sind:

1. Undefinierbarer anteriorer Teil des Kondylus.
2. Periphere Wulstbildung des kondylären Knochens und Verflachung der Gelenkoberfläche.
3. Knochenresorption auf der posterioren Seite des Tuberculum articulare gegen die Fossa glenoidalis.
4. Fragmentierung des Diskus (diese kann nur mit Kontrastmitteltechnik dargestellt werden)[33, 63].
5. Dystrophische Verkalkungen des Diskus (sehr schwierig zu erkennen) (Abb. 11-11).

Elektromyographie. Falls man über eine EMG-Einrichtung verfügt, kann die elektromyographische Messung der Dauer der Ruhephase (silent period) des M. masseter und M. temporalis für die Diagnose des Kiefergelenk- und Muskeldysfunktionssyndroms sehr hilfreich sein und den Erfolg einer okklusalen Therapie voraussagen[87] (vgl. Kap. 3).
Therapeutische Tests. In einigen Grenzfällen kann es sehr schwierig sein, zwischen dem Kiefergelenk- und Muskeldysfunktionssyndrom und ähnlichen Krankheitsbildern diagnostisch zu unterscheiden. In solchen Fällen kann man versuchen, mit einer funktionellen Okklusionstherapie weiterzukommen, indem man eine Okklusionsschiene eingliedert. Dieser Versuch kann jedoch nur als erfolgreich betrachtet werden, wenn der Patient über lange Zeit keine Symptome mehr hat. Die psychische Komponente und die Tendenz zur Veränderung einiger Bedingungen von differentialdiagnostischer Bedeutung machen es jedoch schwer, die wirkliche Bedeutung der Symptomfreiheit in einem therapeutischen Test einzuschätzen. Therapeutische Tests mit Okklusionsschienen sollte man bei Patienten, deren Hauptsymptom Kopfschmerzen sind, die aber sonst keine Symptome eines Kiefergelenk- und Muskeldysfunktionssyndroms aufweisen, mit Zurückhaltung durchführen.
Oft erreicht man durch jede Behandlung ein Nachlassen der Kopfschmerzen oder psychischer Spannung, solange solche Patienten Aufmerksamkeit und Sympathie erfahren. Sobald diese Patienten jedoch Streßsituationen ausgesetzt sind, kehren die Kopfschmerzen wieder zurück. Ein solcher Patient wird dann zu dem Schluß kommen, daß mit seiner Okklusion immer noch etwas nicht in Ordnung sei, da ihm ja die Okklusionstherapie Erleichterung verschafft hat; aber er wird nie einsehen, daß seine Kopfschmerzen psychisch bedingt sind.

Symptome

Die charakteristischen Anzeichen und Symptome des Kiefergelenk- und Muskeldysfunktionssyndroms müssen erkannt werden, um eine Diagnose stellen zu können. Es besteht jedoch keine Übereinstimmung darüber, welche und wie viele Symptome vorliegen müssen; auch ist man sich nicht einig, welche Symptome für das Dysfunktionssyndrom am wichtigsten sind (vgl. Kap. 8). Hinzu kommt noch, daß sich bei vielen solcher Patienten gleichzeitig noch andere pathologische Vorgänge im Kausystem abspielen können, wie zum Beispiel Osteoarthritis oder rheumatoide Arthritis. Es ist also schwierig festzustellen, welche der Symptome auf die Dysfunktion

und welche auf andere pathologische Prozesse zurückzuführen sind[87].
Die hauptsächlichen Symptome des Dysfunktionssyndroms sind die folgenden:

1. Schmerz bei Kieferbewegungen und Palpation.
2. Einschränkung der Kieferbewegungen.
3. Unregelmäßiges Bewegungsmuster.
4. Schmerzen im Kopf, Hals und in den Ohren.
5. Kiefergelenkgeräusche (die jedoch nicht unbedingt mit einer Dysfunktion im Zusammenhang stehen müssen).
6. Verlängerte elektromyographische Ruhephase (silent period).
7. Anzeichen und Symptome von Bruxismus.

Es können ein oder mehrere dieser Symptome zu irgendeinem Zeitpunkt auftreten, wobei Kiefergelenk, Kiefer, Gesicht und Muskeln sowie Knochen und Weichgewebe betroffen sein können.
Die sogenannte Hypermotilität oder Subluxation des Unterkiefers wurde oft diagnostiziert, wenn sich der Kondylus bei maximaler Kieferöffnung über das Tuberculum articulare hinaus bewegt. Dieses Phänomen kann auch bei normalen Patienten ohne Symptome beobachtet werden. Auch wurde der Kondylenposition in IK zuviel Bedeutung beigemessen, indem man sie als Zeichen einer Distalverlagerung und einer Bißsenkung ansah. (Abb. 11-10).
Oft verläuft das Kiefergelenk- und Muskeldysfunktionssyndrom bei gewissen Patienten sehr unregelmäßig, indem Phasen der Abschwächung und erneuter Verstärkung vorkommen. Letztere können die Folge eines initialen Reizes sein, sie können sich aber auch allmählich über einen langen Zeitraum entwickeln. Bei vielen Patienten treten akute Symptome im Zusammenhang mit Streß oder neuen zahnärztlichen Füllungen auf. Andere Patienten wiederum entwickeln ihre Symptome allmählich, manchmal über eine unbestimmte lange Zeit.

Das akute Dysfunktionssyndrom

Die akuten Fälle sind durch plötzliches Auftreten von Schmerzen und Trismus gekennzeichnet, die normalerweise schwerer sind als bei chronischen Fällen.
Einschränkung der Kieferbewegungen. Das Hauptsymptom beim akuten Dysfunktionssyndrom ist eine schmerzhafte Behinderung der Unterkieferbewegungen mit Trismus unterschiedlichen Grades. Die Diagnose des akuten Dysfunktionssyndroms hängt zu einem großen Teil vom Krankheitsverlauf und der Lokalisation der Schmerzen ab. Oft verspüren diese Patienten einen scharfen, stechenden Schmerz, der in einen dumpfen Schmerz und eine Berührungsempfindlichkeit der Kaumuskeln und Kiefergelenke übergehen kann. Selten wird jedoch eine Schwellung beobachtet; auch Rötungen im Gelenkbereich kommen nie vor. Die Symptome treten meist unilateral auf, was zu einer Deviation des Unterkiefers führt. Manchmal treten die Beschwerden nach einem Unfall oder einer lange dauernden Extraktion eines festsitzenden Zahnes auf[38]; auch kräftiges Zubeißen oder Gähnen kann solche Symptome hervorrufen. Manchmal wachen Patienten während der Nacht mit Schmerzen auf, weil es im Schlaf zu einer Kieferverrenkung gekommen ist. Dies kann vor allem im Anschluß an eine zahnärztliche Behandlung geschehen, in der durch Restaurationen die Okklusion verändert wurde. Eine andere Ursache kann auch eine Perikoronitis an einem durchbrechenden dritten Unterkiefermolaren sein, die den Patienten zwingt, sein gewohntes Kaumuster zu verändern. Dasselbe kann auch durch Parodontalchirurgie, Zahnverlust und Zahnschmerzen verursacht werden, da jede Veränderung des Kaumusters zu Interferenzen führen kann, die die Dysfunktion verurschen. Ein häufiger Grund für die Schmerzen kann auch eine emotionale Krise sein, ohne daß sich an der Okklusion etwas verändert hat.

Die Unfähigkeit, Zahnkontakt herzustellen. Während einer akuten Phase ist es dem Patienten oft nicht möglich, die Seitenzähne auf der befallenen Seite in Kontakt zu bringen. Auf den Röntgenbildern kann dann häufig ein erweiterter Längsspalt auf der betreffenden Seite diagnostiziert werden. Ob dies durch ein Ödem im Gelenk (Hydroarthrose) oder durch verspannte Muskeln bedingt ist, läßt sich nicht bestimmen.

Empfindlichkeit gegenüber Palpation. In einigen Fällen von akuten Muskel- und Sehnenschmerzen weisen die Symptome nicht direkt auf die Kiefergelenke. Eine sorgfältige Palpation bringt dann meist empfindliche Stellen der Kaumuskeln zutage. Zweifellos entstehen solche Schmerzen durch Muskelverspannungen, zu denen es kommt, wenn der Unterkiefer okklusalen Interferenzen ausweichen muß. Diese Muskelschmerzen gleichen den Myalgien, die durch falsche Haltungen entstehen[71]. Kiefergelenk- und Muskelsymptome treten oft zusammen auf, wobei die Muskelschmerzen durch Impulse aus dem schmerzhaften Gelenk noch verstärkt werden, wenn durch Einschränkung der Kieferbewegung versucht wird, den schmerzhaften Kontakt zwischen den traumatischen Gelenkflächen oder Zähnen zu vermeiden. Auch treten oft Schmerzen in den umliegenden Bereichen von Ohr und Kiefergelenk auf, wo auch eine Überempfindlichkeit bei Palpation besteht.

Das chronische Dysfunktionssyndrom

Schmerzen. Nach klinischem Untersuchungsmaterial suchen die meisten Patienten mit Funktionsstörungen den Zahnarzt wegen Schmerzen auf[12, 80]. Eine größere Studie gibt dabei die Lokalisation der Schmerzen in absteigender Reihenfolge an:

1. Kiefergelenkbereich,
2. Kieferwinkel,
3. Ohr,
4. Jochbogen,
5. anteriorer Bereich des Kiefergelenks,
6. submandibulärer Bereich,
7. subokzipitaler Bereich.

In der Gegend der Kondylen und der Muskelansätze treten häufig Palpationsschmerzen auf. Es handelt sich dabei gewöhnlich um dumpfe Schmerzen, wie sie auch für die Überbeanspruchung der Muskeln bei Bruxismus typisch sind[13]. Die Patienten beschreiben die Schmerzen gelegentlich auch als ziehend, meist treten sie unilateral, manchmal auch bilateral auf.

Die Kieferregion sollte zuerst mit dem Unterkiefer in IK, anschließend während Unterkieferbewegungen palpiert werden. Palpationsschmerzen sind das wichtigste Symptom für das chronische Dysfunktionssyndrom.

Neuere Studien haben eine signifikante Korrelation zwischen der Häufigkeit chronischer Kopfschmerzen und der Schwere mandibulärer Dysfunktionen gezeigt; die Daten wurden dabei nach dem *Helkimo*-Index miteinander verglichen[41]. Die Kopfschmerzen traten nach der Behandlung der Dysfunktionen vermindert auf[56]. Diese Studien beweisen nicht, daß Kopfschmerzen ein diagnostisches Symptom der Unterkieferdysfunktion sind, doch treten die Kopfschmerzen bei Patienten mit noch anderen Symptomen der Dysfunktion offenbar nicht mehr so häufig auf, wenn die Dysfunktion behandelt wurde.

Diese Korrelation ließ sich auch in der klinischen Praxis beobachten.

Einschränkung und Abweichung von Bewegungsmustern. Neben den Schmerzen treten auch sehr häufig Behinderungen der Unterkieferbewegungen auf[28]. Versucht der Behandler, den Unterkiefer in bestimmte Positionen zu führen, so verspürt der Patient im allgemeinen Schmerzen. Bei manchen Patienten kann der Unterkiefer blockieren, worauf die Kiefermuskeln massiert werden müssen, um eine Bewegung zu ermöglichen. Die Ursachen für diese

Luxationen wurden in Kapitel 8 besprochen.

Hypertonus oder mangelhafte Muskelkontrolle zeigen sich in schlechter Koordination der Unterkieferbewegungen oder in der Neigung zu akzidentellem Beißen auf Zunge oder Wange[38]. Da der Arbeitskondylus weniger belastet wird als der Balancekondylus, wird meist auf der Seite mit dem schmerzenden Gelenk gekaut. Bei der Öffnung des Mundes stellt man dann auch eine Deviation der Kieferbewegung zur schmerzenden Seite hin fest[38].

Um solche unregelmäßigen Kieferbewegungen objektiver als durch einfache Beobachtung festzuhalten, wurde der pantographische Index entwickelt[76]. Nach der funktionellen okklusalen Therapie können mit dem Pantographen regelmäßigere Bewegungen festgestellt werden.

Gelenkgeräusche. Ein anderes häufigeres Symptom der Dysfunktionen sind knakkende oder knirschende Geräusche im Kiefergelenk[1, 3, 11, 17, 28, 37, 86, 91]. Diese Geräusche können zusammen mit Schmerzen auftreten[38], doch sind sie meist mehr störend als schmerzhaft. Ein Knakken kann verschiedene Ursachen haben:

1. Rauhigkeiten oder Risse im Diskus oder den Gelenkoberflächen.
2. Anteriore oder laterale Subluxation des Kondylus über den Diskusrand bei Grenzbewegungen.
3. Gestörte neuromuskuläre Koordination (wie sie ab und zu bei Bruxismuspatienten und Patienten mit Kreuzbiß festgestellt wird).
4. Ungenügende Gleitfähigkeit der Gelenkoberflächen aufgrund ungenügender Produktion von Synovialflüssigkeit. Diese Behinderung der Gelenkfunktion ist vollkommen schmerzlos und hat keine pathologische Bedeutung.

Solche Gelenkgeräusche können mit sogenannten Phonogrammen oder Phonoarthrogrammen aufgezeichnet werden. Den verschiedenen Kiefergelenkstörungen können jedoch keine spezifischen Schallmuster zugeordnet werden[23, 27].

Die Hypertonizität des M. pterygoideus lateralis scheint bei der „Subluxation des Kiefergelenks“ eine wichtige Rolle zu spielen[26, 68, 95]. Dies kann zu einem gestörten Verhältnis zwischen Diskus und Kondylus führen, wenn der Kondylus mehr den Rand als das Zentrum des Diskus belastet[1, 3, 22, 37, 47, 73, 85]. Dieser Zustand wurde auch schon vor über 100 Jahren von *Cooper* beschrieben[17]. Meist kann dabei auch ein knackendes oder schnappendes Geräusch diagnostiziert werden. *Bowman* beobachtete, daß ein knackendes Geräusch auch dann entstehen kann, wenn der Kondylus eine Rauhigkeit der Gelenkoberfläche passiert[11].

Das Costen-Syndrom

Die meisten von *Costen* beschriebenen Schmerzsymptome haben sich als myofaziale Schmerzen erwiesen[30]. Diese dumpfen Schmerzen können durch die Funktion noch verstärkt werden. Die Symptome, die von *Costen* im Bereich der Ohren aufgeführt wurden, sind immer noch umstritten; es kann nicht eindeutig festgestellt werden, ob Störungen der Hörfunktion durch eine Veränderung der Bißhöhe oder andere Kiefergelenkstörungen verursacht werden.

Osteoarthritis des Kiefergelenks

Klinisch manifestiert sich die Osteoarthritis des Kiefergelenks genauso wie die chronische traumatische Kiefergelenkarthritis, doch ist die Differentialdiagnose der Osteoarthritis und der traumatischen Arthritis wichtig, da sich beide in ihrer Bedeutung, Behandlung und Prognose unterscheiden. Patienten mit Osteoarthritis kann oft mit einer funktionellen Therapie geholfen werden, ohne daß sich jedoch die pathologischen Vorgänge im Gelenk bessern.

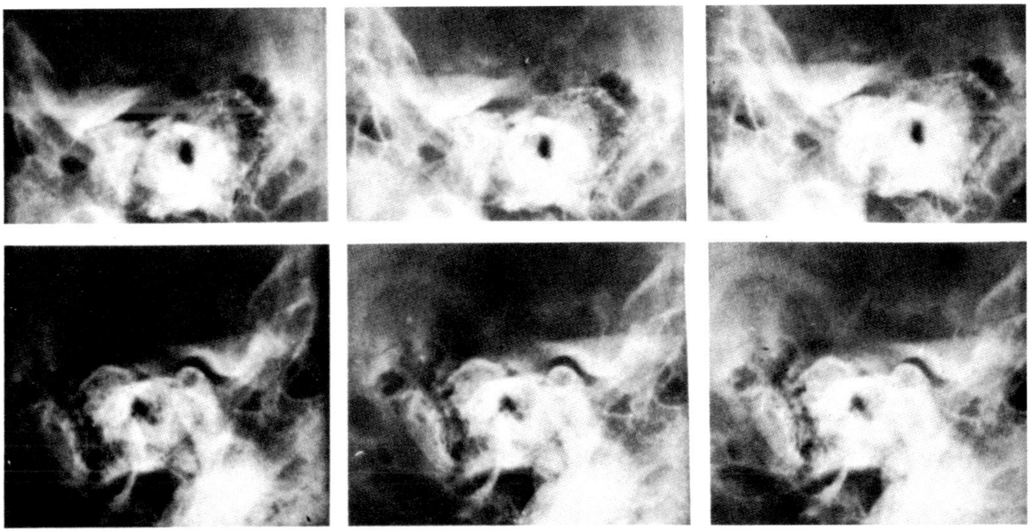

A

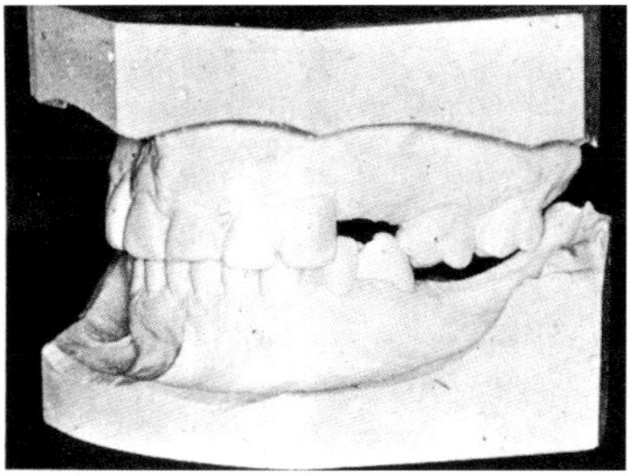

B

Abb. 11-12 A: Osteoarthritis des linken Kiefergelenks (obere drei Abbildungen). Von links nach rechts: Ruhelage, maximale Interkuspidation (IK) und retrudierte Lage des Kiefergelenks. Man beachte die starke Deformation dieses linken Kondylus. Die untere Bilderserie zeigt das asymptomatische und normal aussehende rechte Kiefergelenk desselben Patienten in denselben Lagen. B: Die Studienmodelle zeigen die okklusale Instabilität der linken Seite, auf der sich das deformierte Kiefergelenk befindet, während die Okklusion auf der Gegenseite normal ist. Die Symptome konnten nach funktioneller okklusaler Therapie zum Abklingen gebracht werden (55jährige Patientin).

Die knöchernen Veränderungen, die oft als Gelenkdeformationen sichtbar und palpierbar sind, gehören zu den typischen Symptomen der Osteoarthritis. Es besteht aber kein direkter Zusammenhang zwischen der Größe der knöchernen Veränderungen und der Schwere der Symptome[9]; es können auch knöcherne Veränderungen vorkommen, die keine Gelenksymptome hervorrufen[25].

Die lokale Ätiologie und die meisten Symptome der Osteoarthritis einschließlich der Muskelsymptome sind die gleichen wie die der traumatischen Kiefergelenkarthritis. Ob ein traumatisiertes Kiefergelenk jemals eine Osteoarthritis entwickelt, wird auch von systemischen Faktoren bestimmt, die mit dem Alter oder Geschlecht zusammenhängen. Osteoarthritis tritt selten bei Patienten auf, die jünger als 40–50 Jahre sind; bei Männern ist diese Krankheit weniger häufig als bei Frauen. Wie wichtig ein lokales Trauma für die Pathogenese der Erkrankung ist, zeigt das Beispiel in Abbildung 11-12. Das Gelenk auf der Seite mit okklusaler Disharmonie ist schwer deformiert, während das andere Gelenk völlig asymptomatisch und die Okklusion dort normal ist.

Differentialdiagnose

Die Diagnose der funktionellen Störungen des Kiefergelenks und der Muskeln erfordert oft die Eliminierung anderer Störungen, die Symptome verursachen, die denen der traumatischen Kiefergelenkarthritis und Muskeldysfunktion ähneln.

Rheumatoide Arthritis. Die rheumatoide Arthritis ist eine systemische Erkrankung unbekannter Ätiologie. Bei etwa 8–12% dieser Patienten ist auch das Kiefergelenk betroffen[4, 18, 57, 64]. Die Pathologie und die Symptome des Kiefergelenks lassen sich mit denen der anderen von der rheumatoiden Arthritis befallenen Gelenke vergleichen; sehr selten ist das Kiefergelenk das einzige betroffene Gelenk. 80% der Fälle sind 25–50jährige Patienten, wobei die 35–40jährigen Patienten den Hauptanteil bilden; Frauen leiden dreimal so häufig unter der Krankheit wie Männer.

Die Behandlung der rheumatoiden Arthritis gehört nicht zum Fachgebiet des Zahnarztes. In vielen Fällen ist jedoch gleichzeitig eine traumatische Kiefergelenkarthritis mit den entsprechenden Symptomen anzutreffen.

Patienten mit rheumatoider Arthritis können auch eine lokalisierte traumatische Kiefergelenkarthritis entwickeln, die nichts mit ihrer systemischen Arthritis zu tun hat. Solche Patienten sprechen dann sehr gut auf eine lokale funktionelle Therapie an, da durch diese die verspannten Kaumuskeln gelockert werden, und die Belastung des betroffenen Gelenks abnimmt.

Die rheumatoide Arthritis kann das Kiefergelenk so weit beeinträchtigen, daß eine funktionelle Okklusionstherapie nötig ist. Bei einigen wenigen Patienten kann es durch die rheumatoide Kiefergelenkarthritis zu einer solchen Deformation der Kiefergelenke kommen, daß ein offener Biß oder eine deutliche Deviation des Unterkiefers entstand (Abb. 11-13).

Die infektiöse Arthritis. Sie kann durch direkte oder hämatogene Infektionen mit verschiedenen pyogenen Kokken entstehen[90, 98] (Gonococcus, Meningococcus, Pneumococcus, Staphylococcus und Streptococcus). Das betroffene Gelenk ist dann akut suppurativ entzündet; die Synovialgewebe sind hyperämisch geschwollen und verdickt, und es hat eine Infiltration von Leukozyten mit polymorphen Kernen stattgefunden. Der Gelenkknorpel kann zerstört sein, was zu einer Ankylose führt. Abszesse können sich auch im Knochen der Mandibula bilden, wobei die periartikulären Strukturen dann oft akut entzündet sind.

Diese Form der Arthritis, die gelegentlich auch das Kiefergelenk befällt, kann nach einer Infektion der Fossa pterygoidea,

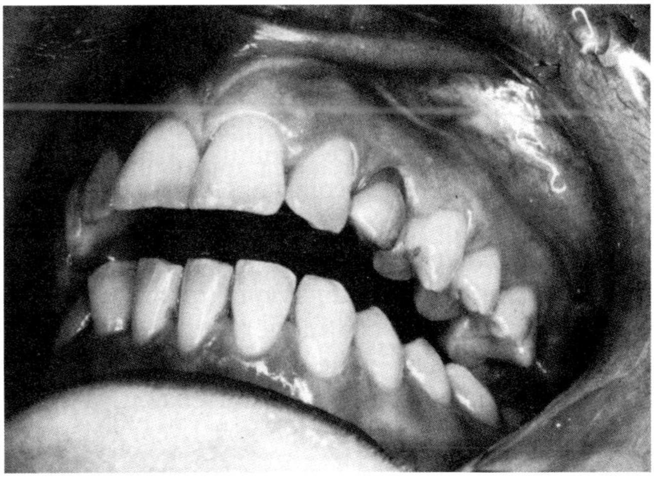

Abb. 11-13 Entwicklung eines offenen Bisses bei einer 35jährigen Patientin mit rheumatoider Kiefergelenkarthritis während der letzten 2 Jahre. Vorher hatte die Patientin normale Bißverhältnisse.

einer mandibulären Osteomyelitis oder Otitis media auftreten. Auch eine Infektion auf dem Blutweg durch Gonokokken ist möglich. Oft ermöglichen erst systemische Symptome und Laborwerte eine Differentialdiagnose. Dabei muß man immer wissen, daß eine Erhöhung der Körpertemperatur mit einer Infektion einhergeht.

Eine tuberkulöse Arthritis kann sich bei Kindern unter 14 Jahren mit Lungentuberkulose als tuberkulöse Spondylitis äußern. Eine syphilitische Arthritis kann in jedem Alter als Komplikation einer kongenitalen oder erworbenen Syphilis vorkommen[42]. Allerdings rufen diese Erkrankungen sehr selten Kiefergelenkbeschwerden hervor.

Odontalgie, Sinusitis und Myalgien. Oft sind der N. trigeminus und der N. facialis mit ihren komplexen Verbindungen für unerklärliche Schmerzen in Kopf und Hals verantwortlich. Der Ursprung solcher Schmerzen kann wegen ihrer Ausstrahlung oft schlecht lokalisiert werden. Zahnärzte beobachten dieses Phänomen sehr oft bei Patienten mit Kiefergelenkarthritis, die auch pulpale Beschwerden haben und bei denen der Schmerz vom Kiefergelenk zum Hals, Ohr oder zu den Schläfen ausstrahlt. Schmerzen im Bereich der Zähne, Nebenhöhlen, Ohren und Muskeln können auch auf das Kiefergelenk übertragen werden. Eine Differentialdiagnose kann man in jedem Fall erst nach dem Auffinden der primären Ursache stellen[12, 81, 84].

Eine kurze Übersicht über die verschiedenen Schmerzarten wurde in Kapitel 2 gegeben, ebenso wurde auf Literatur verwiesen, die sich ausführlicher mit diesem komplexen Thema befaßt.

Neuralgien. Trigeminale Neuralgien oder „Tic douloureux", die einen oder mehrere Äste des N. trigeminus befallen, können differentialdiagnostische Probleme schaffen[14, 24, 39]. Die Schmerzen bei diesen Krankheiten sind aber meist verschieden und vor allem stärker als die dumpfen Schmerzen der traumatischen Kiefergelenkarthritis oder des Muskeldysfunktionssyndroms. Die plötzlich auftretenden Schmerzen bei der trigeminalen Neuralgie sind jeweils nur von kurzer Dauer (selten mehr als 5 Minuten), danach folgt eine Periode der Schmerzfreiheit. Dies steht in krassem Gegensatz zu den andauernden stumpfen Schmerzen bei der traumatischen Kiefergelenkarthritis oder den dysfunktionellen Muskelschmerzen.

Ménière-Krankheit. Diese Krankheit befällt die semizirkulären Gehörgänge und führt zu Vertigo, Nausea, Pallor, Tinnitus, Taubheit und manchmal zu Nystagmus[97]. Im frühen Stadium der Krankheit kann Ohrensausen das einzige Symptom sein und mit dem Tinnitus, der bei der traumatischen Kiefergelenkarthritis vorkommt, verwechselt werden[61]. Oft wurde die schlechte Aussprache dieser Patienten fälschlicherweise auf Kiefergelenkbeschwerden zurückgeführt.

In einer kürzlich von *Myrhaug* veröffentlichten Arbeit wird dargestellt, daß die *Ménière*-Krankheit und auch die Otosklerose auf okklusale Dysfunktionen zurückgeführt werden können[62]. *Myrhaug* weist dabei auf die frühen Beziehungen zwischen dem M. pterygoideus medialis, dem M. tensor veli palatini und dem M. tensor tympani in der Embryonalphase hin. Die Fasern dieser Muskeln können ineinander übergehen; auch die Nervenversorgung bei allen drei Muskeln ist dieselbe. Die Hypertonizität des M. tensor tympani kann auf einen verspannten M. pterygoideus medialis zurückzuführen sein und einen Tinnitus verursachen. Diese interessante Vorstellung wird jedoch von HNO-Spezialisten allgemein nicht akzeptiert.

Kopfschmerzen. Die verschiedenartigen Kopfschmerzen stellen für eine Differentialdiagnose ein großes Problem dar[34], da manche Patienten ständig Kopfschmerzen in Verbindung mit verspannten Kaumuskeln haben[6]. Diese Muskelverspannungen sind das Ergebnis zentralnervöser Spannungen und okklusaler Interferenzen[65]. Es gibt ganz verschiedene Arten von Kopfschmerzen:

- Spannungskopfschmerzen,
- vaskuläre Kopfschmerzen einschließlich Migräne, Kopfschmerzen bei erhöhtem Blutdruck und posttraumatische Kopfschmerzen,
- Kopfschmerzen, die auf kranke Nebenhöhlen, Nase, Ohren oder Augen zurückgeführt werden können,
- Kopfschmerzen, die durch Fieber oder Hirntumore verursacht werden.

Da es so viele Arten von Kopfschmerzen gibt[99] und praktisch jeder Patient auch okklusale Interferenzen hat, bei denen der psychogene Faktor eine große Rolle spielt, ist es sehr schwierig, die Rolle der Okklusion für die Ätiologie der Kopfschmerzen zu bestimmen. Trotzdem sollte jeder Patient mit chronischen Kopfschmerzen auf Symptome von Dysfunktionen des Kiefergelenks und der Kaumuskeln untersucht werden.

Arteriitis temporalis und andere Kollagenstörungen. Eine Arteriitis temporalis kann ein schwieriges differentialdiagnostisches Problem darstellen, da ihre Symptome denen der Kiefergelenkarthritis stark ähneln[86]. Meist kann dann eine verhärtete Arteria temporalis palpiert werden; die endgültige Diagnose kann aber nur nach einer Biopsie und einer mikroskopischen Untersuchung gestellt werden.

Neoplasma. Neoplastische Veränderungen können das Kiefergelenk und die umliegenden Gewebe betreffen und Symptome verursachen, ähnlich sind[8, 90]. In solchen Fällen können Röntgenbilder zur Sicherung der Diagnose herangezogen werden.

Rheumatisches Fieber. Rheumatisches Fieber ist eine akute oder chronische Entzündung, die durch eine vorhergegangene hämolysierende Streptokokken-Infektion (*Lancefield* Gruppe A) hervorgerufen wird. Es befällt das Bindegewebe verschiedener Gelenke und vieler anderer Organe. Diese systemische Erkrankung, die vor allem während der Kindheit auftritt, kann mit der Kiefergelenkarthritis verwechselt werden.

Rheumatismus. Man kann generell zwei Arten von nicht artikulärem Rheumatismus unterscheiden:

1. Fibrositis und Myositis,
2. Bursitis, Tendinitis und Tendosynovitis.

Die Ursachen von Fibrositis und Myositis sind nicht bekannt. Beide Arten können lokalisiert oder dann weit verstreut vorkommen. Einige Autoren führen diese Entzündungen auf metabolische physiochemische Ursachen zurück. Vor allem sind junge Erwachsene von diesen Krankheiten betroffen, die sehr plötzlich auftreten können. Auch Gicht ist eine Stoffwechselstörung, die das Kiefergelenk befallen kann[51].

Bursitis, Tendonitis und Tendosynovitis sind lokalisierte Formen der Fibrositis und können jede Gelenkkapsel oder Sehne befallen. Solche Störungen treten oft bei traumatischer Kiefergelenkarthritis auf. In einigen Fällen ist die Ätiologie unbekannt.

Bei psychoneurotischen Patienten mit emotionalen Konflikten kommt es oft zu psychisch hervorgerufenen rheumatischen Beschwerden, die die Beweglichkeit des Kiefergelenks behindern. Dabei können natürlich keine Gelenkveränderungen festgestellt werden, und durch systemische Untersuchungen lassen sich keine organischen Ursachen für den Rheumatismus feststellen. Solchen Patienten kann weder mit Analgetika, Wärmeapplikation oder Physiotherapie geholfen werden.

Angina pectoris. Die Schmerzen, die beim Verschluß von Koronararterien und bei Angina pectoris auftreten, können in die linke Hals- und Ohrregion ausstrahlen; manchmal scheinen sie auch im linken Kiefer und Kiefergelenk lokalisiert zu sein[31]. Da die Schmerzen bei traumatischer Kiefergelenkarthritis und Muskelverspannungen auch in den Hals und den linken Arm ausstrahlen können, kann es zu Verwechslungen kommen.

Nitroglyzerin oder Sauerstoff hilft bei Angina pectoris, aber nicht bei Muskel- oder Gelenkschmerzen.

Das Fehlen klarer Kiefergelenksymptome und schmerzhafter Bereiche bei der Palpation des Kausystems bei Patienten mit Angina pectoris ist für die Differentialdiagnose auch sehr hilfreich.

Otitis. Schmerzen von pathologischen Vorgängen im Ohr können auch differentialdiagnostische Probleme bereiten. Deshalb müssen Patienten in unklaren Fällen zum HNO-Spezialisten überwiesen werden, damit eventuelle Erkrankungen der Ohren diagnostiziert werden können.

Literatur

1. Axhausen, G.
   Das Kiefergelenkknacken und seine Behandlung. Deutsche Ztschr. Chir., 232, 238, 1931.
2. Barton, R. T.
   Benign masseteric hypertrophy; a syndrome of importance in the differential diagnosis of parotid tumors. J. A. M. A., 164: 1646, 1957.
3. Bauerle, J. E., und Archer, W. H.
   Incidence of subluxation of the temporomandibular joint. J. Am. Dent. A., 43: 434, 1951.
4. Bayles, T. B., und Russell, L. A.
   The temporomandibular joint in rheumatoid arthritis. J. Am. Dent. A., 28: 533, 1941.
5. Beard, C. C., und Clayton, J. A.
   Effects of occlusal splint therapy on TMJ dysfunction. J. Prosthet. Dent., 44: 324, 1980.
6. Berlin, R., und Dessner, L.
   Bruxism and chronic headache. Odont. Tidsk., 68, 261, 1960.
7. Berry, D. C.
   The relationship between some anatomical features of the human mandibular condyle and its appearance on radiographs. Arch. Oral Biol., 2: 203, 1960.
8. Blackwood, H. J. J.
   Metastatic carcinoma of the mandibular condyle. Oral Surg., 9: 1318, 1956.
9. Blackwood, H. J. J.
   Arthritis of the mandibular joint. Br. Dent. J., 115: 317, 1963.
10. Boering, G.
    Arthrosis of the temporomandibular joint. I. Clinical symptoms and radiological devices. Ned. T. and T., 74: 79, 1967.
11. Boman, K. A.
    Temporomandibular joint arthrosis and its treatment by extirpation of the disk; a clinical study. Acta Chirurgica Scandinav., Suppl. 118, 1947.
12. Campbell, J.
    Distribution and treatment of pain in temporomandibular arthrosis. Br. Dent. J., 105: 393, 1958.

13. Christensen, L. V.
Facial pain and internal pressure of masseter muscle in experimental bruxism. Arch. Oral Biol., 16: 1021, 1971.

14. Cohen (Lord of Birkenhead)
Facial neuralgias. Br. Dent. J., 107: 9, 1959.

15. Cohn, L. A.
Factors of dental occlusion pertinent to the restorative and prosthetic problem. J. Prosthet. Dent., 9: 256, 1959.

16. Coleman, R. D.
Temporomandibular joint: Relation of the retrodiskal zone to Meckel's cartilage and lateral pterygoid muscle. J. Dent. Res., 49: 626, 1970.

17. Cooper, A. P.
Treatise on Dislocations and Fractures of the Joints. London, J. & A. Churchill, Limited, 1842.

18. Copland, J.
Diagnosis of mandibular joint dysfunction. Oral Surg., 13: 1106, 1960.

19. Costen, J. B.
Syndrome of ear and sinus symptoms dependent upon disturbed function of the temporomandibular joint. Ann. Otol. Rhinol. & Laryngol., 43: 1, 1934.

20. Craddock, F. W.
Radiography of the temporomandibular joint. J. Dent. Res., 32: 302, 1953.

21. Decker, J. C.
Traumatic deafness as a result of retrusion of condyles of the mandible. Ann. Otol. Rhinol. Laryngol., 34: 519, 1925.

22. Dixon, A. D.
Structure and functional significance of the intra-articular disc of the human temporomandibular joint. Oral Surg., 15: 48, 1962.

23. Ekensten, B.
Jamförande undersökningar av 400 St. käkleder i klinisket, röntgenologiskt och fonogram – metriskthänseende. Odont. Tidsk., 63: 18, 1955.

24. Engler, G. L.
Primary atypical facial neuralgias: an hysterical conversion symptom. Psychosom. Med., 13: 375, 1951.

25. Ericson, S., und Lundberg, M.
Structural changes in the finger, wrist, and temporomandibular joints. A comparative radiologic study. Acta Odont. Scandinav., 26: 111, 1968.

26. Farrar, W.
Characteristics of the condylar path in internal derangements of the TMJ. J. Prosthet. Dent., 39: 319, 1978.

27. Findlay, I. A., und Kilpatrick, S. J.
An analysis of the sounds produced by the mandibular joint. J. Dent. Res., 39: 1163, 1960.

28. Foged, J.
Temporomandibular arthrosis. Lancet, 2: 1209, 1949.

29. Forsberg, A.
Parodontalsjukdom som led i ett psykomotorik syndrom. Sv . Tand. Tidsk., 49: 681, 1956.

30. Freese, A. S.
Costen's syndrome. A reinterpretation. Am. Med. A. Arch. Otolaryngol., 67: 410, 1958.

31. Freese, A. S.
The temporomandibular joint and myofascial trigger areas in the dental diagnosis of pain. J. Am. Dent. A., 59: 448, 1959.

32. Freese, A. S., und Scheman, P.
Management of Temporomandibular Joint Problems. St. Louis, The C. V. Mosby Company, 1962.

33. Frenkel, G.
Untersuchungen mit der Kombination Arthrographie und Tomographie zur Darstellung des Discus articularis des Menschen. D. Z. Z., 20: 1261, 1965.

34. Friedman, A. P., und Merrit, H. H.
Headache: Diagnosis and Treatment. Philadelphia, F. A. Davis Company, 1959.

35. Goodfriend, D. J.
Dysarthrosis and subarthrosis of the mandibular articulation. Dent. Cosmos, 74, 523, 1932.

36. Goodfriend, D. J.
Symptomatology and treatment of abnormalities of the mandibular articulation (normal). Dent. Cosmos, 75: 844, 947, und 1106; 1933.

37. Götte, H.
Zur Frage des intermediären Kiefergelenkknakkens. Deutsche zahnärztl. Ztschr., 15: 1629, 1960.

38. Hankey, G. T.
Temporomandibular arthrosis. An analysis of 150 cases. Br. Dent. J., 97: 249, 1954.

39. Harris, W.
The Facial Neuralgias. London, Humphrey Milford, Oxford University Press, 1937.

40. Hausser, E.
Der Aufbau des Kiefergelenkes bei den verschiedenen Gebißanomalien. Deutsche Zahn-, Mund-, u. Kieferh., 16: 177 und 266, 1953.

41. Helkimo, M.
Studies on function and dysfunction of the masticatory system. II. Index of anamnestic and

clinical dysfunction and occlusal state. Swed. Dent. J., 67: 101, 1974.

42. Heuser, H.
Röntgenologische Untersuchungen über die Erkrankungen im Bereich des Kiefergelenkes. Deutsche Zahn-, Mund-, u. Kieferh., 14: 97, 1951.

43. Hiatt, W. H.
Incomplete crown-root fractures in pulpal-periodontal disease. 44: 369, 1973.

44. Hirt, H. A., und Mühlemann, H. R.
Diagnosis of bruxism by means of tooth mobility measurements. Parodontologie, 9: 47, 1955.

45. Hultin, M.
Hypertrofi av musculus masseter. Sv. Tand. Tidsk., 53: 549, 1960.

46. Ingle, J. I.
Alveolar osteoporosis and pulpal death associated with compulsive bruxism. Oral Surg., 13: 1371, 1960.

47. Ireland, V. E.
The problem of the "clicking jaw". Roy. Soc. Med. Sec. Odont. Proc., 44: 363, 1951.

48. Kawamura, Y., Tsukamoto, S., und Miyoshi, K.
Experimental studies on neural mechanisms of bruxism. J. Dent. Res., 40: 217, 1961.

49. Kelly, H. T., und Goodfriend, D. J.
Medical significance of equilibration of the masticating mechanism. J. Prosthet. Dent., 10: 496, 1960.

50. Kelly, H. T., und Goodfriend, D. J.
Vertigo attributable to dental and temporomandibular joint causes. J. Prosthet. Dent., 14: 159, 1964.

51. Kleinman, H. Z., und Ewbank, R. L.
Gout of the temporomandibular joint. Report of three cases. Oral Surg., 27: 281, 1969.

52. Kyes, F. M.
Temporomandibular joint disorders. J. Am. Dent. A., 59: 1137, 1959.

53. Lindblom, G.
Anatomy and function of the temporomandibular joint. Acta Odont. Scandinav., 17: 7, Suppl. 18, 1960.

54. Lipke, D., und Posselt, U.
Parafunctions of the masticatory system (bruxism). J. West. Soc. Periodont., 8: 133, 1960.

55. Magnusson, T., und Carlsson, G. E.
Recurrent headaches in relation to temporomandibular joint pain dysfunction. Acta Odont. Scandinav., 36: 333, 1978.

56. Magnusson, T., und Carlsson, G. E.
Changes in recurrent headache and mandibular dysfunction after various types of dental treatment. Acta Odont. Scandinav., 38: 311, 1980.

57. Markowitz, H. A., und Gerry, R. G.
Temporomandibular joint disease. Oral Surg., 2: 1309, 1949.

58. Monica, W. S.
Headaches caused by bruxism. Ann. Otology, 68: 1159, 1959.

59. Monson, G. S.
Impaired function as a result of closed bite. Nat. Dent. A. J., 8: 833, 1921.

60. Myrhaug, H.
Funksjonelle kjevelidelser med öresymptomer. Norsk Tand. Tidsk., 64: 61, 1954.

61. Myrhaug, H.
Parafunctions in gingival mucosa as cause of an otodental syndrome. Quint. Int., 1: 81, 1970.

62. Myrhaug, H.
The Theory of Otosclerosis and Morbus Meniere (Labyrinthine Vertigo) Being Caused by the Same Mechanism: Physical Irritants. An Oto-Gnathic Syndrome. Bergen, Studia Publ., 1981.

63. Nørgaard, F.
Temporomandibular Arthrography. Copenhagen, Einar Munksgaard, 1947.

64. Oshrain, H. I., und Sackler, A.
Involvement of the temporomandibular joint in a case of rheumatoid arthritis. Oral Surg., 8: 1039, 1955.

65. Perry, H. T., Jr.
Facial, cranial and cervical pain associated with dysfunction of the occlusion and articulations of the teeth. Angle Orthod., 26: 121, 1956.

66. Pinto, O. F.
A new structure related to the termporomandibular joint and middle ear. J. Prosthet. Dent., 12: 95, 1962.

67. Prentiss, H. J.
A preliminary report upon the temporo-mandibular articulation in the human type. Dent. Cosmos, 60: 505, 1918.

68. Pringle, J. H.
Displacement of the mandibular meniscus and its treatment. Br. J. Surg., 6: 375, 1918.

69. Ramfjord, S. P.
Diagnosis of traumatic temporomandibular joint arthritis. Nev. Dent. Soc., J., 32: 300, 1956.

70. Ramfjord, S. P.
Bruxism, a clinical and electromyographic study. J. Am. Dent. A., 62: 21, 1961.

71. Ramfjord, S. P.
Dysfunctional temporomandibular joint and muscle pain. J. Prosthet. Dent., 11: 353, 1961.

72. Ramfjord, S. P.
Diagnosis of bruxism. Parodontopath., 17th Congrès, 53, 1963.

73. Rees, L. A.
Structure and function of the mandibular joint. Br. Dent. J., 96: 125, 1954.

74. Reichborn-Kjennerud, I.
Tennenes Fysiologiske og pathologiske Mobilitet. Odont. Tidsk., 62: 154, 1954.

75. Ricketts, R. M.
Abnormal function of the temporomandibular joint. Am. J. Orthod., 41: 435, 1955.

76. Roura, N., und Clayton, J. A.
Pantographic records on TMJ dysfunction subjects treated with occlusal splint: A progress report. J. Prosthet. Dent., 33: 442, 1975.

77. Rushton, M. A.
Unilateral hyperplasia of the jaws in the young. Int. Dent. J., 2: 41, 1951.

78. Schaps, P.
Schmerzhafte, isolierte Crampi im Bereich der Kaumuskulatur. Deutsche Zahn-, Mund- u. Kieferh., 34: 120, 1960.

79. Schwartz, L.
Disorders of the Temporomandibular Joint. Philadelphia, W. B. Saunders Company, 1959.

80. Schwartz, L., und Chayes, C. M.
Facial Pain and Mandibular Dysfunction. Philadelphia, W. B. Saunders Company, 1968.

81. Shapiro, H. H.
Differential Diagnosis of dental pain. Oral Surg., 4: 1353, 1951.

82. Shore, N. A.
Occluseal equilibration and temporomandibular joint dysfunction. Philadelphia, J. B. Lippincott Company, 1959.

83. Sicher, H.
Temporomandibular articulation in mandibular overclosure. J. Am. Dent. A., 36: 131, 1948.

84. Sicher, H.
Problems of pain in dentistry. Oral Surg., 7: 149, 1954.

85. Sicher, H.
Structural and functional basis for disorders of the temporomandibular articulation. J. Oral Surg., 13: 275, 1955.

86. Siemssen, S. O.
Arteritis temporalis. Odont Tidsk., 60: 314, 1952.

87. Skiba, T. J., und Laskin, D. M.
Masticatory muscle silent periods in patients with MPD syndrome before and after treatment. J. Dent. Res., 60: 699, 1981.

88. Summa, R.
The importance of the inter-articular fibro-cartilage of the temporo-mandibular articulation. Dent. Cosmos, 60: 512, 1918.

89. Sved, A.
The problem of retention. Am. J. Orthod., 39: 659, 1953.

90. Thoma, K. H., und Goldman, H. M.
Oral Pathology. 5th ed. St. Louis, The C. V. Mosby Company, 1960.

91. Thomson, H.
Mandibular joint pain. Dent. Prac. Dent. Rec., 13: 477, 1963.

92. Thonner, K. E.
Aural symptoms in relation to the temporomandibular joint. Acta Odont. Scandinav., 10: 180, 1953.

93. Travell, J.
Temporomandibular joint pain referred from muscles of the head and neck. J. Prosthet. Dent., 10: 745, 1960.

94. Uhlig, H.
Sollen Metallkronen „abriebfest" sein? Deutsche Zahn-, Mund- u. Kieferh., 25: 276, 1957.

95. Vaughan, H. C.
Temporomandibular joint pain. A new diagnostic approach. J. Prosthet. Dent., 4: 694, 1954.

96. Weeks, V., und Travell, J.
Postural vertigo due to trigger areas in the sternocleidomastoid muscle. J. Pediatrics, 47, 315, 1955.

97. Williams, H. L.
Meniere's Disease. Springfield, Illinois, Charles C. Thomas, 1952.

98. Winters, S. E.
Staphylococcus infection of the temporomandibular joint. Oral Surg., 8: 148, 1955.

99. Wolff, H. G.
The nature and causation of headache. J. Dent. Med., 14: 3, 1959.

100. Wright, W. H.
Deafness as influenced by malposition of the jaws. Nat. Dent. A. J., 7: 979, 1920.

101. Zimmermann, A. A.
An evaluation of Costen's syndrome from an anatomic point of view. In Sarnat, B. G. (Ed.): The Temporomandibular Joint. Springfield, Illinois, Charles C. Thomas, 1951.

Vierter Teil

Die Behandlung von Funktionsstörungen

Dieser Teil befaßt sich mit den Prinzipien und Behandlungsmethoden für Bruxismus, okklusales Trauma und Kiefergelenk- und Muskeldysfunktionssyndrom. Dabei werden die Rolle der Orthodontie bei der Behandlung okklusaler Disharmonie und Dysfunktion, die okklusalen Prinzipien in der konservierenden und restaurativen Zahnmedizin sowie das Schienen von Zähnen besprochen. Die Grundsätze für die Gestaltung und den Gebrauch von okklusalen Bißschienen werden ebenso dargestellt wie die Prinzipien und Indikationen für okklusales Einschleifen.

Die Behandlung einer Störung im Kausystem muß im Lichte des gesamten Behandlungsplans für den Patienten gesehen werden. Außer in akuten Fällen soll die Therapie entsprechend der allgemein üblichen Reihenfolge der Behandlung erfolgen. Beispielsweise soll okklusales Einschleifen nach Beseitigung der aktiven Entzündung der parodontalen Gewebe durchgeführt werden, aber vor parodontalchirurgischen Maßnahmen.

Die Behandlung von Bruxismus wird sowohl vom Standpunkt psychologischer als auch okklusaler Therapien besprochen. Eine Reihe von Ansatzpunkten für die Eindämmung des Bruxismus durch Herabsetzung emotionalen oder psychischen Stresses wird im Abschnitt über begleitende Therapien besprochen, einschließlich Psychotherapie, medikamentöser Therapie, Autosuggestion, Hypnose, Entspannungsübungen und Biofeedback. Die Rolle des okklusalen Einschleifens bei der Behandlung von Bruxismus wird angedeutet, aber die Details des okklusalen Einschleifens werden in einem gesonderten Kapitel behandelt.

In Kapitel 12 werden Bißplatten, Aufbißebenen und okklusale Schienen besprochen, nicht nur zur Bruxismusbehandlung, sondern auch zur Behandlung von okklusalem Trauma und Kiefergelenk- und Muskeldysfunktionssyndrom. In diesem Kapitel sind auch die Indikationen für Rekonstruktionen in der Bruxismusbehandlung aufgeführt.

Die Behandlung des okklusalen Traumas wird in mehreren Kapiteln besprochen, weil dieses Trauma auf verschiedene Arten beseitigt werden kann:

1. durch die Herabsetzung der gesamten auf die Zähne einwirkenden Muskelkräfte durch Ausschalten von Bruxismus und unnatürlicher Muskelspannung (dieser Weg wird im Kapitel über Diagnose und Behandlung des Bruxismus diskutiert),
2. durch Verteilen der okklusalen Kräfte über mehr Zähne durch okklusales Einschleifen oder Schienung,
3. durch Änderung der Richtung von lateralen Kräften in tolerierbare axiale Kräfte durch okklusales Einschleifen, orthodontische Therapie oder restaurative Zahnmedizin,
4. durch eine Erhöhung der Gewebetoleranz für okklusale Kräfte durch Parodontaltherapie (dieser indirekte Weg liegt nach allgemeiner Auffassung nicht im Bereich okklusaler Therapie und wird nicht besprochen).

Die Beziehungen zwischen okklusalem Trauma und okklusalem Einschleifen, kleinerer orthodontischer Therapie, restaurativen Arbeiten und Schienung von Zähnen werden in gesonderten Kapiteln behandelt.

Die Ziele, Indikationen, Begründungen und Prozeduren für okklusales Einschleifen werden in Kapitel 13 dargestellt. Die hier besprochenen Prinzipien des okklusalen Einschleifens basieren auf dem Konzept der „Freiheit in der Zentrik" und sind auf das Konzept der idealen Okklusion gerichtet, das früher dargestellt wurde.

Obwohl die Orthodontie einen wichtigen Teil der Korrektur okklusaler Störungen ausmachen kann, werden umfassende orthodontische Maßnahmen hier nicht besprochen, denn sie stellen eine komplizierte Disziplin dar, die besondere Fertigkeiten verlangt. Einige voraussagbare Maßnahmen allerdings fördern die physiologische Kraftverteilung und die funktionelle Effizienz. Deshalb werden einige Grundlagen orthodontischer Therapie und einige wenige Geräte und Techniken für spezifische Orthodontie in Kapitel 14 dargestellt.

Konservierende und restaurative Maßnahmen können zur optimalen funktionellen Kapazität und Stabilität okklusaler Beziehungen erforderlich werden. Die Prinzipien für individuelle Restaurationen und orale Rekonstruktion und Rehabilitation sind in Kapitel 15 dargestellt. Diese Prinzipien sind vereinbar mit dem Konzept der „Freiheit in der Zentrik".

Die Verwendung von Schienen in der okklusalen Therapie kann zur Erreichung okklusaler Stabilität indiziert sein. Eine umfassende Diskussion der Arten, Ziele und der Biomechanik von Schienen findet sich in Kapitel 16. Das Hauptziel dieses Kapitels ist, eine Begründung für die Wahl und den Einsatz von Schienen in der okklusalen Therapie zu liefern.

Die Behandlung von Kiefergelenk- und Muskeldysfunktionen ist ebenso wie die Behandlung aller Störungen des Kausystems darauf gerichtet, die Symptome, psychischen Streß oder Spannung zu verringern und die okklusalen Beziehungen zu verbessern. Verschiedene Therapieformen einschließlich symptomatischer Therapie, Psychotherapie, Änderung im Verhalten und okklusaler Therapie werden in Kapitel 17 besprochen. Dieses enthält auch eine Diskussion der chirurgischen Behandlung des Kiefergelenk- und Muskeldysfunktionssyndroms. Ziel dieses Kapitels ist, eine Einschätzung gebräuchlicher Konzepte zur Behandlung von Kiefergelenk- und Muskelstörungen zu geben und die Rolle der okklusalen Therapie bei der Beherrschung dieser Dysfunktion aufzuzeigen.

Kapitel 12

Die Behandlung von Bruxismus

Bruxismus

Für die erfolgreiche Behandlung jeder Störung von der Art einer Dysfunktion ist es wesentlich, daß während der diagnostischen Maßnahmen die ätiologischen Faktoren erkannt und die verursachenden Momente ausgeschaltet werden. Die komplexe Ätiologie des Bruxismus und das Fehlen eindeutiger diagnostischer Kriterien lassen es verständlich erscheinen, daß gegenwärtig Verwirrung und Kontroversen über die Behandlung von Bruxismus bestehen. Auch ist es sehr schwierig, befriedigend zu beweisen, daß Bruxismus mit irgendeiner Behandlungsmaßnahme beseitigt wurde[28,48,76,81].

Bruxismus wird sowohl durch psychische als auch lokale okklusale Faktoren verursacht[8]. Somit sollte eine vernünftige Behandlung beides ausschalten. Da jedoch sowohl psychische Spannung als auch lokale Auslösefaktoren für die Entstehung von Knirschen oder exzentrischem Bruxismus[76] vorhanden sein müssen, kann diese dysfunktionelle Gewohnheit entweder durch Psychotherapie oder lokale okklusale Therapie beseitigt werden. Es wurde schlüssig gezeigt, daß dies für Knirschen oder exzentrischen Bruxismus zutrifft, aber es ist nicht völlig klar, ob die lokale Therapie bei der Eliminierung von Pressen oder zentrischem Bruxismus dieselbe Bedeutung erlangt wie die Psychotherapie.

Die Behandlung von Bruxismus muß von der Reizschwelle des Patienten für die Toleranz okklusaler Interferenzen abhängig sein. Entsprechend den unterschiedlichen Streßzuständen des Patienten kann die gleiche okklusale Interferenz in einer Woche als sehr wirksamer Triggerfaktor für Bruxismus auftreten und in der nächsten Woche den Patienten weder stören noch ein Auslöser für Bruxismus sein. Die gleiche okklusale Interferenz kann bei einem Menschen Bruximus auslösen und bei einem anderen ohne Konsequenz bleiben, je nach dem Grad von psychischem Streß. Um Bruxismus zu beseitigen, muß der Behandler entweder die Schwelle neuromuskulärer Reizbarkeit herabsetzen, damit die okklusale Interferenz des Patienten nicht Bruxismus auslöst, oder genügend okklusale Interferenz entfernen, damit der Reiz von den neuromuskulären Mechanismen des Patienten toleriert werden kann.

Die beste Behandlung von Bruxismus beeinflußt sowohl die psychischen als auch die okklusalen Faktoren in günstiger Weise.

Vom klinischen und praktischen Standpunkt aus sollte der Bruxismus auf das Niveau reduziert werden, auf dem er keinen erkennbaren Schaden an Zähnen, Parodont oder einem anderen Teil des mastikatorischen Systems anrichtet. Dieses Resultat bedeutet nicht notwendigerweise, daß der behandelte Patient nie mehr preßt oder knirscht, aber der Teufelskreis von gewohnheitsmäßigem Bruxismus und zunehmender Muskelspannung (neuromuskuläre Rückkoppelungsmechanismen) ist durchbrochen und Bruxismus als schädliche Gewohnheit eliminiert.

Ergänzende Therapie

Beratung durch den Zahnarzt

Für die überwiegende Mehrzahl der Patienten mit Bruxismus ist eine umfassende Psychotherapie nicht durchführbar und von zweifelhaftem Wert, da ihnen durch einfache Beratung durch den Zahnarzt geholfen werden kann. Man sollte versuchen, dem Patienten den Zusammenhang zwischen Bruxismus und seiner emotionalen oder nervlichen Spannung zu erklären. Der Gedanke, daß Bruxismus ein Ventil für nervöse Spannungen ist, wird vom Patienten meist vehement zurückgewiesen und sollte nie diskutiert werden. Hat jedoch der Patient Zeit und Gelegenheit, darüber nachzudenken, wird er bei folgenden Sitzungen meist zugeben, daß das über Bruxismus Gesagte wahrscheinlich zutreffe und seine Probleme besser erkläre.

Psychotherapie

Einige Patienten mit Bruxismus leiden unter tiefsitzenden emotionalen oder psychischen Störungen. Während der Behandlung von Bruxismus sind schon Selbstmorde vorgekommen. *Bundgaard-Jörgensen* berichtete über drei Suizide in einer Gruppe von 50 erwachsenen Patienten, die wegen Bruxismus in Behandlung waren[13]. Psychotherapie wurde vorgeschlagen, um die emotionalen oder psychischen Spannungen des Patienten herabzusetzen, was gelegentlich gelingt[55]. Es steht außer Frage, daß eine richtig durchgeführte Psychotherapie Spannungen reduzieren kann und wenigstens zeitweise Bruxismus beseitigt. Zwanzig der fünfzig Patienten in der *Bundgaard-Jörgensen*-Studie unterzogen sich psychiatrischer Behandlung, und die Hälfte wurde erfolgreich behandelt. Auch Psychoanalyse wurde für Bruxismus-Patienten empfohlen. Wahrscheinlich braucht weniger als ein Prozent der Bruxismuspatienten eine Psychotherapie; der Zahnarzt ist nicht dafür ausgebildet, diese Patienten zu beurteilen und zu behandeln. Deshalb sollte er es sorgfältig vermeiden, über die allgemeine Beratung hinaus in irgendeine Art Psychotherapie hineinzusteuern. Er sollte sich hüten, allzu tief in die emotionalen Probleme des Patienten einzudringen, da dadurch die Instabilität des Psychoneurotikers verschlimmert werden kann.

Psychotherapie ist komplex und zeitraubend und sollte jenen Patienten vorbehalten bleiben, die offensichtlich eine solche Behandlung brauchen. Unnötige Enttäuschung und sogar Unannehmlichkeiten können vermieden werden, wenn der Zahnarzt während der Untersuchung und der diagnostischen Maßnahmen solche Patienten herauslesen kann. Diesen Patienten sollte mit Entschiedenheit mitgeteilt werden, daß sie Hilfe von jemandem brauchen, der besser qualifiziert ist, ihre Probleme zu lösen, als der Zahnarzt.

Autosuggestion und Hypnose

Autosuggestion war viele Jahre lang eine bevorzugte Therapie für Bruxismus und wurde von mehreren Autoren empfohlen[9,22,53,61].

Werden die auslösenden Faktoren für Bruxismus nicht erkannt und behandelt, ist Autosuggestion in den meisten Fällen von geringem oder gar keinem Wert, wenn nicht bewußt oder unbewußt eine andere Angewohnheit als Ersatz für Bruxismus entsteht. Kürzlich wurde die Hypnose als Mittel zur Beseitigung der Bruxismusgewohnheit empfohlen, doch kann diese Art von Behandlung unter gewissen Bedingungen gefährlich sein. Wenn sowohl die psychische Spannung als auch der okklusale Auslösefaktor für Bruxismus unbehandelt bleiben und dem Patienten durch posthypnotische Suggestion verboten wird, zu einem bewährten Ventil für emotionale Spannung Zuflucht zu nehmen, kann es unter Umständen zu einer ernsten psychoneurotischen Reaktion kommen. Eine solche Reaktion kann nach der Frustration eintreten, den okklusalen Auslösepunkt berühren zu können, ohne danach die gewohnte Muskelreaktion ablaufen lassen zu dürfen. In den meisten Fällen wird die posthypnotische Suggestion selbstverständlich schnell überwunden, und der Patient nimmt seine Bruxismusgewohnheit ohne ernste psychische Reaktion wieder auf.

Lockerungsübungen, „Massed practice"[4] und Physiotherapie

Lockerungsübungen[30] allgemeiner und lokaler Art können dazu dienen, Muskelspannungen und Bruxismus abzubauen[13,84]. Haltungsübungen, die oft im Zusammenhang mit dem *Mensendieck*-System stehen, sind für Bruxismuspatienten empfohlen worden[59]. Andere Autoren haben lokale Übungen für die Kaumuskeln empfohlen[80]. Obwohl diese Übungen zeitweilig das unangenehme Gefühl von Muskelspannungen bei Bruxismus beseitigen mögen, zielen sie alle auf Symptomerleichterung und nicht auf Ursachenbekämpfung. Der Bruxismus tritt jedesmal dann wieder auf, wenn eine psychische Spannung das Toleranzniveau für okklusale Disharmonie unter die Bruxismusschwelle herabsetzt. Übungen, Massage, Wärme und andere Formen der Physiotherapie bewirken dieselbe Linderung bei Bruxismus wie bei Myalgien durch Fehlhaltungen oder anderer Art; aber Physiotherapie heilt Bruxismus nicht und sollte nur als Unterstützung anderer Therapieformen angewandt werden.

„Massed practice"[4], Entspannungsübungen[38], Vermeidungstraining[39] und andere Therapiemethoden, die auf dem Lernen beruhen, wurden versucht, aber ihre Wirksamkeit konnte noch nicht klar gezeigt werden.

Biofeedback

Biofeedback oder externes psychophysiologisches Feedback ist ein Konzept der Bruxismusbehandlung, bei dem dem Patienten die EMG-Muskelaktivitätssignale mitgeteilt werden, um dadurch sein Verhalten zu ändern und z. B. Reduktion der Muskelhyperaktivität zu erreichen. Wie schon angedeutet, müssen verschiedene Vermutungen über die Beziehung zwischen EMG-Aktivität und Bruxismus noch geklärt werden. Nur wenige Bruxismus-Studien[39,76,78] haben sich auf die verschiedenen Stadien des Schlafens und Aufwachens bezogen, und die Anwendung akustischer Methoden der Schlafunterbrechung wurde noch nicht umfassend erforscht.

Studien, in denen okklusale Therapie und Biofeedback miteinander verglichen werden, lassen den Schluß zu, daß Biofeedback als unabhängige Behandlungsmethode nicht funktioniert[42]. Tragbare EMG-Ausrüstungen wurden verwendet, um die Wirksamkeit der Biofeedback-Therapie zu bestimmen, bei der die EMG-Aktivität während des Schlafens reduziert werden soll[6,41,76,77], aber die Muskelaktivität scheint nach Unterbrechung des Biofeedbacks wieder auf das gleiche Niveau von Hyperaktivität zurückzukehren. Man sollte nicht erwarten, daß die Biofeedback-Therapie über längere Zeit wirksam ist, solange störende okklusale Interferenzen die Funktion beeinträchtigen.

Medikamentöse Therapie

Systemische medikamentöse Therapie (um psychische Spannung zu verringern und damit Bruxismus zu reduzieren) kann zeitweilig wirksam sein, aber sie ist nicht ratsam. Beruhigende Medikamente (Tranquilizer) können vorübergehend die Muskelspannung mildern und die Schwelle für die neuromuskuläre Reaktion auf okklusale Interferenzen genügend herabsetzen, um Bruxismus zu stoppen, aber sobald das Medikament abgesetzt wird, kehrt der Bruxismus zurück[31]. Mehrere Muskelrelaxantien wurden getestet[88,91], aber ihre Wirkung ist unbeständig, und die Nebenwirkungen sind oft ein Problem.

Außerdem können Bruxismuspatienten psychische Probleme haben, wodurch ihnen Tranquilizer als Mittel zur Flucht aus ihren Spannungen willkommen sind, was zur Sucht prädisponieren kann. Der einzig zulässige (wenn auch nicht ratsame) Gebrauch solcher Medikamente bei Bruxismuspatienten dient zur zeitweiligen Eliminierung schmerzhafter Muskelspasmen, um dem Zahnarzt eine Gelegenheit zu geben, okklusale Interferenzen zu diagnostizieren und zu beseitigen.

Eliminierung oraler Schmerzen und oralen Unbehagens

Die Beseitigung oraler Schmerzen und oralen Unbehagens im Zusammenhang mit Parodontalerkrankungen oder pathologischen Prozessen in Lippe, Wange und Zunge sowie von Schmerzen oder Irritation anderswo im mastikatorischen System setzt den Muskeltonus herab und hat eine günstige Wirkung auf Bruxismus sowohl hinsichtlich der lokalen Faktoren als auch hinsichtlich des Zentralnervensystems.

Okklusales Einschleifen

Okklusale Therapien, wie okklusales Einschleifen, bißerhöhende Goldkronen auf Molaren und vulkanisierte Schienen, die die okklusalen Oberflächen aller Zähne bedecken, wurden von *Karolyi* zu Beginn dieses Jahrhunderts empfohlen[43,44]. Im Prinzip sind dies immer noch die erfolgreichsten Behandlungsmethoden für Bruxismus, obwohl seit jener Zeit viele Varianten und Verfeinerungen der Techniken für okklusales Einschleifen, Schienen und okklusale Rehabilitation eingeführt wurden.

Es scheint, daß die Eliminierung der okklusalen Auslöserbereiche (okklusale Interferenzen) das Mittel der Wahl ist, wenigstens was den Zahnarzt anbelangt[95]. Kombinierte klinische und elektromyographische Studien haben auch gezeigt, daß Bruxismus durch genaues okklusales Einschleifen beseitigt oder wenigstens derart eingedämmt werden kann, daß er kein klinisch erkennbares Problem darstellt[70]. Diese Therapie setzt natürlich eine genügende Anzahl okkludierender Zähne mit gutem parodontalem Halt voraus, wodurch es möglich ist, nach dem Einschleifen eine stabile, ausgeglichene Okklusion herzustellen.

Nach einer Studie von *Ramfjord*[70] wurden 75 Patienten über verschieden lange Zeiträume von bis zu fünf Jahren beobachtet, und die Resultate bestätigen die Ergebnisse aus früher publizierten Untersuchungen. Einige wenige Patienten erlebten zeitweilige Rückfälle in Bruxismus im Zusammenhang mit dem Wiederauftreten okklusaler Interferenzen, meist als Resultat neuer dentaler Rekonstruktionen. Geringeres okklusales Einschleifen hat ihren Bruxismus wiederum gelindert.

Obwohl okklusales Einschleifen eine einfache Bruxismusbehandlung zu sein scheint, ist es oft zeitaufwendig. Außerdem ist es schwierig, es mit einer solchen Perfektion auszuführen, wie dies für die Eliminierung sämtlicher Interferenzen, die Bruxismus auslösen könnten, erforderlich ist. Noch schwieriger, manchmal sogar unmöglich ist die Schaffung einer stabilen okklusalen Beziehung nach der Beseitigung der Interferenzen.

Der hohe Grad an Muskelhyperaktivität, der gewöhnlich bei Bruxismuspatienten festgestellt wird, macht es äußerst schwierig, wenn nicht sogar unmöglich, die vollständige Entspannung der Kaumuskeln des Patienten zu erreichen, die zur Lokalisierung von RK oder der stationären Scharnierachsenposition des Unterkiefers erforderlich ist. Eine häufig gemachte Erfahrung ist, daß das, was fälschlicherweise in der ersten Sitzung einer okklusalen Einschleiftherapie für RK gehalten wurde, sich nach weiteren Adjustierungen mehrmals verändert hat. Solche scheinbaren Veränderungen der zentrischen Relation geschehen fortlaufend, bis eine stabile terminale Scharnierachsenposition gefunden wird, nachdem die meisten okklusalen Interferenzen ausgeschaltet wurden, oder eine Akrylat-Bißschiene verwendet wurde. Das okklusale Einschleifen soll im einzelnen so durchgeführt werden, wie es in Kapitel 13 beschrieben wird. Das Wahrnehmungsvermögen für interokklusale Interferenzen ist bei Bruxismuspatienten offenbar noch schärfer als das anderer Menschen, bei denen das durchschnittliche Niveau 0,02 mm beträgt[12]. Man berührt kaum das okklusale Kontaktgebiet mit einem feinen Stein, und schon bemerkt der Patient den Unterschied. Obwohl es wesentlich ist, eine stabile RK-Position herzustellen, ist es auch wichtig, daß keine Vorkontakte oder okklusalen Interferenzen zwischen RK und IK belassen werden. Eine unruhige Kontaktbeziehung beim Schließen von der Ruhelage zum okklusalen Kontakt (zentrische Position) löst oft Pressen oder kleine Knirschbewegungen aus. Eine solche leichte okklusale Instabilität bei habituellem Schließen wird am besten entdeckt, wenn der Patient die Zähne leicht zusammentippt, während er in aufrechter Position ohne Kopfstützen sitzt.

Jede mögliche Anstrengung sollte auch unternommen werden, Balanceinterferenzen aufzuspüren und zu beseitigen. Viele Bruxismuspatienten bewegen ihren Unterkiefer weit außerhalb des normalen Kaubereiches, um okklusale Interferenzen zu suchen. Das okklusale Einschleifen muß deshalb auch den Bereich jenseits normaler funktioneller Bewegungen berücksichtigen. Leisten an Vorderzähnen zwischen normalen Schliffacetten und Bruxismusfacetten sollten sorgfältig eliminiert werden, da solche Leisten als Auslösefaktoren (trigger) für Bruxismus wirken können. Auch der sehr erfahrene Behandler muß meistens mehrere Sitzungen aufwenden, ehe Bruxismus durch okklusales Einschleifen beseitigt worden ist.

Bißplatten, Aufbißebenen und Okklusionsschienen

Viele Typen von Bißplatten, Aufbißebenen und Okklusionsschienen sind für die Bruxismusbehandlung empfohlen worden, seit *Karolyi* die okklusale Kautschukschiene eingeführt hat. Die Begriffe Bißplatte und Okklusionsschiene werden häufig gleichbedeutend verwendet.

Mehrere verschiedene Arten von Bißplatten wurden für die Behandlung von strukturellen und funktionellen Störungen des mastikatorischen Systems verwendet. Sie wurden bei der Behandlung von Bruxismus, Kiefergelenk- und Muskeldysfunktion, okklusalem Trauma, Kopfschmerzen durch Muskelspannung, Schädel-Gesichtsschmerz und verschiedenen Formen von Arthritis, die das Kiefergelenk betreffen, gebraucht. Der Erfolg der Behandlung mit einer Aufbißschiene hängt oft ab von deren Konstruktion, von der behandelten Störung* und von der Beziehung der Schiene zu anderen Therapieformen.**

Studien über die Effektivität der Therapie mit Okklusionsschienen behaupten im allgemeinen deren Wirksamkeit; die Vorhersagbarkeit der Behandlung funktioneller Störungen von Muskeln und Gelenken wurde in Frage gestellt[7,62,87]. Die Wirksamkeit von stabilisierenden Okklusionsschienen wurde ebenfalls in Frage gestellt, meist weil andere oder zusätzliche Therapieformen propagiert wurden[20,33,52,54,88]. Die Ablehnung oder Befürwortung einer bestimmten Schienenart hängt meist mit einem besonderen ätiologischen Konzept zusammen*** und damit, ob eine Schiene hinsichtlich der Schmerzlinderung versagt hat oder ob sich durch ihre Verwendung die Störung verschlimmert hat. Eine Diskussion über die Vor- und Nachteile der verschiedenen Schienen findet man in Kapitel 17.

* Vgl. Lit. 1, 15, 34, 49, 54, 60, 68, 91, 98, 101, 102.
** Vgl. Lit. 20, 21, 25, 52, 88, 96, 100.
*** Vgl. Lit. 51, 64, 67, 71, 81, 83, 89, 93, 99.

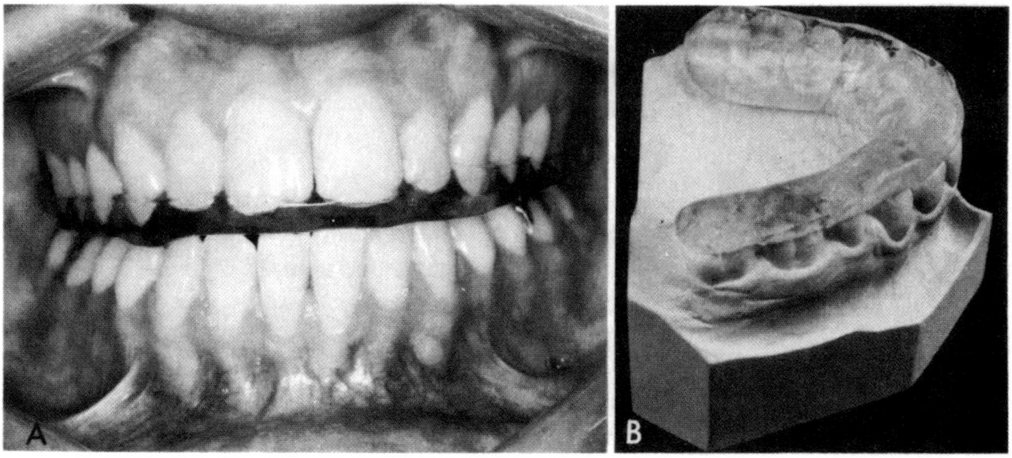

Abb. 12-1 A: Okklusale Schiene im Oberkiefer mit zentrischen Stops für alle Unterkieferzähne. B: Der palatinale Bereich wird vom Kunststoff nicht bedeckt.

Schienen werden auf verschiedene Arten klassifiziert, aber auch die sorgfältigsten Einteilungen[15,50] scheinen Probleme für die allgemeine Akzeptanz zu schaffen. Die Verwendung des Begriffs „Stabilisierungsschiene“ für Schienen, die alle Zähne bedecken (im Ober- oder Unterkiefer) und somit die Zähne zusammenhalten, ist vernünftig (Abb. 12-1), vorausgesetzt, daß Geräte zur „Reposition“ und Molarenstütze allein nicht inbegriffen sind und daß der Begriff nicht bedeutet, daß die Zähne nach RK geführt werden. Stabilisierung der Zähne sollte nicht verwechselt werden mit Stabilisierung der Kieferposition. Eine Schiene sollte eine stabile Kieferposition bewirken, definiert als eben, bilateral, mit anterior-posterioren Kontakten zwischen den Zähnen und der Schiene in zentrischer Relation, in der Zentrik beim Schlucken und der habituellen Schienenzentrik.

Die *Hawley*-Platte, das *Sved*-Gerät und die *Dessner*-Bißschiene wurden als „Entspannungs-Ebenen“-Schienen[15] bezeichnet (Abb. 12-2). Da sie einfach herzustellen sind, wurden sie für die Behandlung funktioneller Störungen befürwortet einschließlich jener Störungen, von denen man glaubte, sie stünden im Zusammenhang mit mandibulärem „Überschließen“ mit Schäden an Meniskus, Kondylus und Fossa glenoidalis,[69] sowie für jene Störungen, die man mit der Kompression der Eustachischen Röhre, des Nervus auriculotemporalis und der Chorda tympani in Zusammenhang brachte[19]. Obwohl letzteres widerlegt wurde[86], bleibt die Beziehung zwischen mandibulärem Überschließen und strukturellen und/oder funktionellen Störungen umstritten. Die anteriore Aufbißplatte ist ein wirksames Gerät; allerdings werden Entspannungsebenen zur Behandlung funktioneller Störungen nicht befürwortet[15,65], außer für sehr kurzzeitigen Gebrauch. Klinische Studien und Tierexperimente zeigen, daß die Seitenzähne, die durch eine nichtstabilisierende Bißschiene betroffen werden, in den Proces-

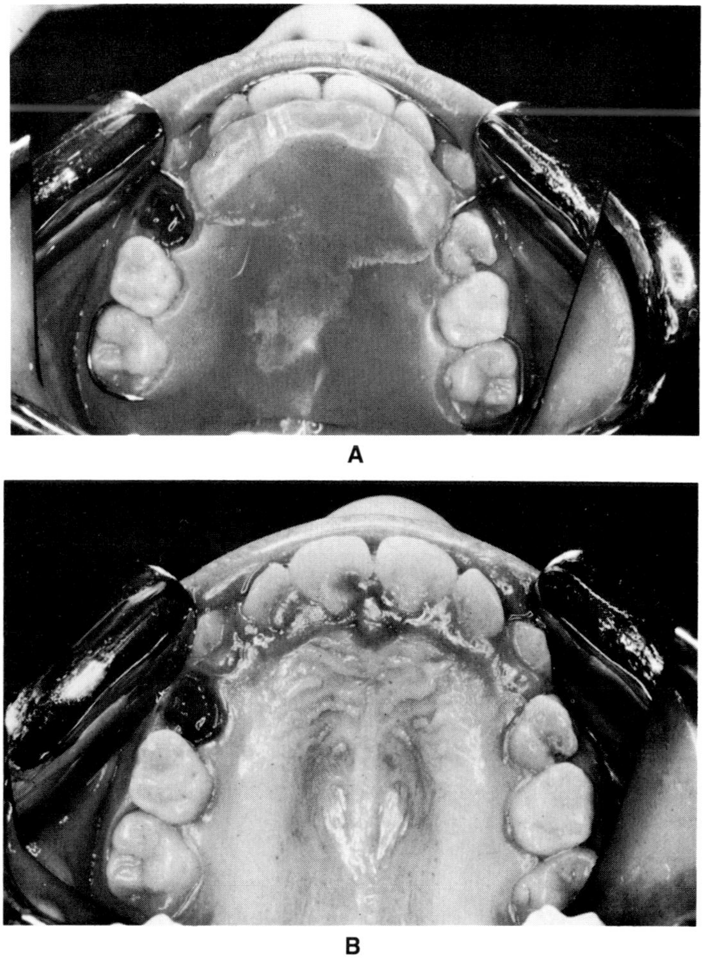

Abb. 12-2 A: *Hawley*-Platte mit einem anterioren Plateau zur Bißhebung. B: Diese Platte hat zur Traumatisierung der Weichgewebe geführt.

sus alveolaris intrudieren[10,29,97] und bewirken, daß die nichtokkludierenden Frontzähne elongieren[73].

Bißplatten und einige Schienen bestehen in ihrer einfachsten Form aus einer Akrylplatte mit einer Halteklammer auf jeder Seite des Zahnbogens im Molarbereich.

Die Akrylmasse bildet hinter den Frontzähnen ein flaches Plateau, mit dem die unteren Inzisiven in Kontakt kommen. Dieses Akrylplateau erhöht den Biß, so daß die Seitenzähne außer Kontakt stehen. Eine andere Modifikation enthält einen Labialbogen als *Hawley*-Retainer. Diese Arten von Geräten neigen dazu, die gingivalen Gewebe zu traumatisieren (Abb. 12-2). Die

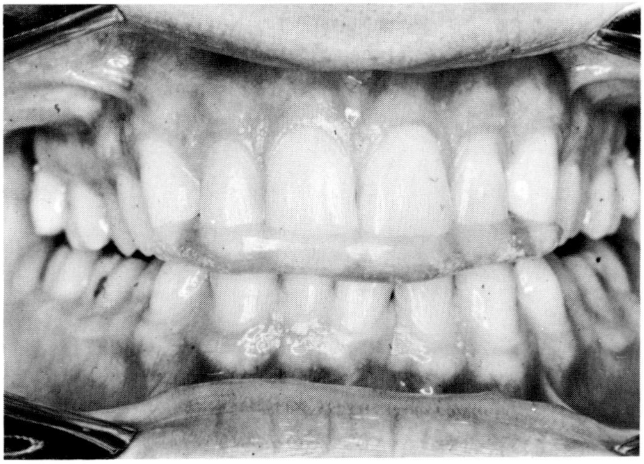

A

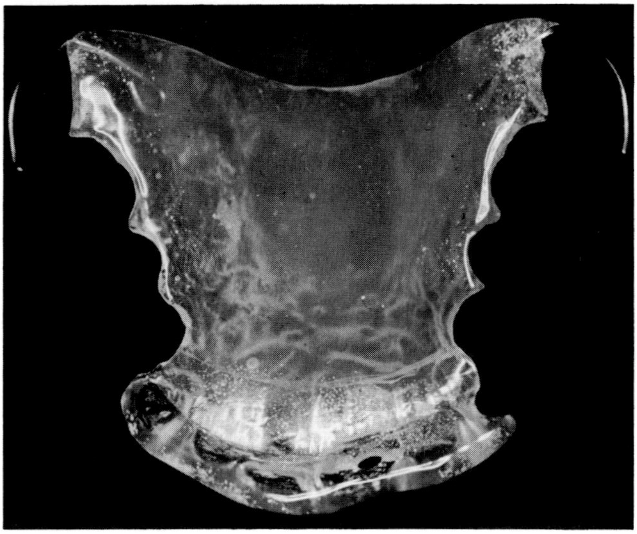

B

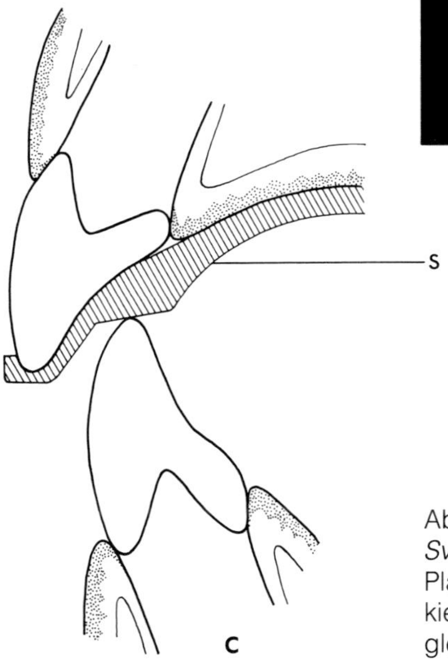

C

Abb. 12-3 A: *Sved*-Platte mit minimaler Bißerhöhung. B: *Sved*-Platte. C: Schematisches Profil der *Sved*-Platte. Das Plateau steht im rechten Winkel zur Längsachse der Unterkieferschneidezähne. Alle Unterkieferfrontzähne sollten gleichmäßig Kontakt zu der Platte haben. S = *Sved*-Platte.

dritte und beste Modifikation von Bißebenen wurde von *Sved*[93] vorgeschlagen. Sie besteht darin, daß die Akrylmasse vom Plateau über die Inzisalkante der Oberkieferfrontzähne gezogen wird (Abb. 12-3).

Alle Bißplatten sind sehr einfach mit kalt- oder heißpolymerisierendem Akrylat auf einem Oberkiefermodell herzustellen[24,36,65]. Die Platte wird direkt im Munde eingepaßt, und selbsthärtendes Akrylat wird – falls nötig – auf das palatinale Plateau aufgetragen, um gleichmäßige Kontakte mit den Unterkieferinzisiven herzustellen. Der Biß soll nur so weit gehoben werden, bis die Seitenzähne außer Kontakt sind. Nach der Justierung sollte die Bißkraft gleichmäßig in den unteren Zähnen gegen die palatinale Akrylplatte verteilt werden. Diese Bißplatten eliminieren okklusale Interferenzen in der Zentrik und Balanceinterferenzen bei lateralen Exkursionen. Protrusive Interferenzen werden gewöhnlich von keiner dieser Bißplatten ausgeschaltet, aber diese Art von Interferenzen ist oft weniger bedeutsam als die zentrischen Interferenzen und solche der Balanceseite.

Das ästhetische Resultat kann recht gut sein, und die Bißplatte wird vom Patienten gut angenommen, weil mit dieser einfachen Vorrichtung allgemeine Symptomerleichterung erreicht wird.

Eine verbreitete Art von Aufbißschiene, das bilaterale posteriore Onlay, bedeckt gewöhnlich die Molaren und Prämolaren des Unterkiefers (Abb. 12-4). Diese Vorrichtung wird entweder angefertigt, um die vertikale okklusale Dimension zu vergrößern oder um bilaterale Pfeilerkontakte im Bereich des ersten Molaren herzustellen[83]. Vor Jahren wurden solche Schienen gewöhnlich aus Metall hergestellt und oft einzementiert. Heute werden sie aus Akrylat oder Metall angefertigt und sind entweder abnehmbar oder temporär zementiert. Beidseitige posteriore Onlays können zeitweilige Erleichterung von Symptomen bei Patienten mit Bruxismus und Kiefergelenk- oder Muskelschmerzen bringen, da jede Therapie, die die Triggerfaktoren (okklusale Interferenzen) ausschaltet, Erleichterung schafft. Dennoch sind solche Schienen unannehmbar; sie führen meist zur Intrusion der Molaren und Prämolaren und zur Elongation der Frontzähne mit nachfolgenden okklusalen Interferenzen und wiederauftretenden Symptomen.

Es gibt keine wissenschaftlichen Beweise dafür, daß erhöhter Muskeltonus und Bruxismus mit übermäßig erhöhtem Interokklusalabstand zusammenhängen. Es scheint jedoch, daß die Empfindlichkeit der neuromuskulären Mechanismen für okklusale Interferenzen größer ist, wenn die vertikale okklusale Dimension erhöht und der Interokklusalabstand verringert ist. Diese Beobachtung deckt sich mit der klinischen Erfahrung in der Totalprothetik, wo die Tendenz zu Dekubitalulzera und Protheseninstabilität mit vergrößerter vertikaler Dimension zunimmt.

Eine andere Art Vorrichtung wird aus weichem Akrylat oder Latexgummi hergestellt[57]. Einige dieser Schienen, wie die *Kesling*-Schiene[47], sind dazu gedacht, den Unterkiefer in einer bestimmten Beziehung zum Oberkiefer zu halten, indem die oberen und unteren Zähne in der gleichen Schiene gefaßt werden[92,94]. Eine solche Schiene ist in der Regel bei Bruxismuspatienten nicht erfolgreich; sie beißen die Schiene in Stücke oder entfernen sie im Schlaf. Weniger klobig als die Bißschoner, aber dem gleichen Zweck dienend, sind Schienen, bei denen weiches Akrylat auf der okklusalen Oberfläche der regulären, vorher beschriebenen harten Akrylschiene aufgetragen wurde. Diese Schienen mögen für Patienten mit Preßgewohnheit zum Zeitpunkt des Einsetzens angenehm sein, da das weiche Akrylat beim Zubeißen eine gleichmäßige Druckverteilung auf die Zähne bewirkt. Aber die Patienten haben die Neigung, mit diesen Schienen zu „spielen", indem sie auf die nachgebende Oberfläche beißen. Außerdem können sol-

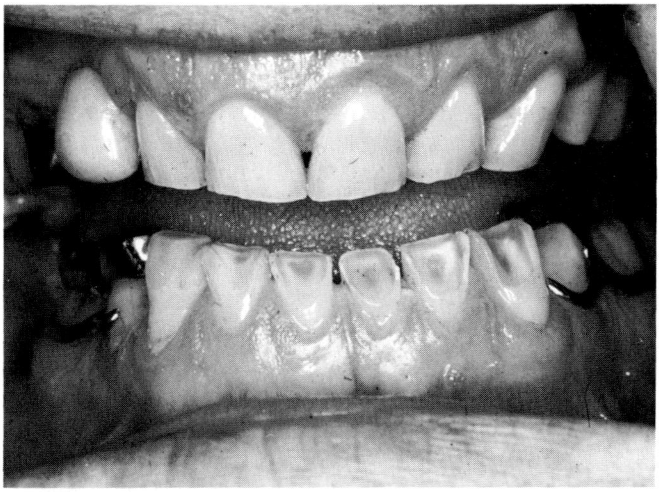

A

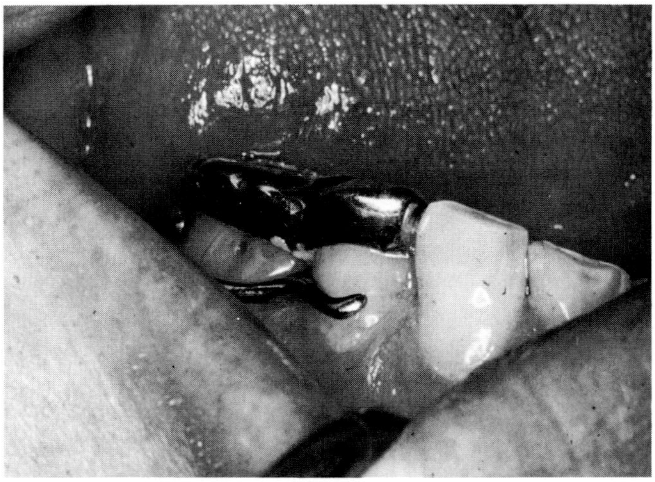

B

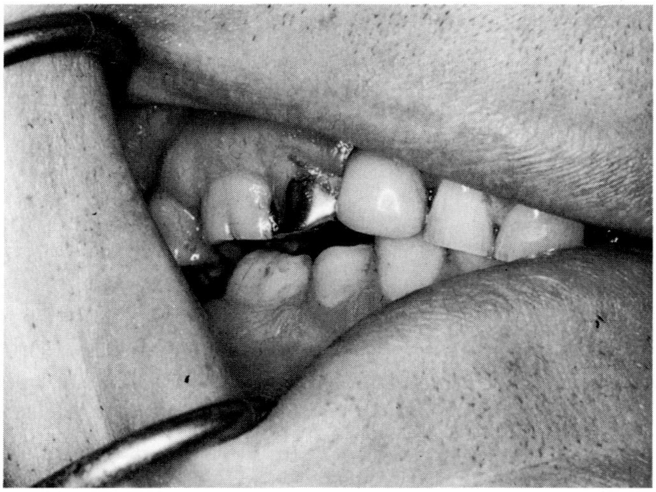

C

Abb. 12-4 A und B: Onlay-Schiene zur Bißerhöhung und zum Schutz der Frontzähne vor weiterer Abrasion. C: Nach drei Monaten standen die Frontzähne erneut in Kontakt. Die Seitenzähne waren durch die Schiene intrudiert, während die Frontzähne elongierten, so daß die Seitenzähne ohne Schiene überhaupt nicht mehr okkludierten.

che Oberflächen nicht so exakt ausgearbeitet werden wie die harten, weshalb weiche Akrylatgeräte mehr Triggerzonen für Bruxismus bieten.
Der Hauptnachteil aller nichtstabilisierenden Bißplatten ist, daß sie Zahnbewegungen zulassen. Dieser Nachteil zeigt sich bei der einfachen Bißplatte am deutlichsten, da diese keinen Labialbogen hat und Bewegungen der Vorder- und Seitenzähne möglich sind. In der modifizierten *Hawley*-Platte soll der Labialbogen die Oberkieferfrontzähne in ihrer Position halten; allerdings kann es zum Hin- und Herbewegen dieser Zähne kommen, und natürlich können die Seitenzähne elongieren. Die Schienungswirkung auf die Oberkieferfrontzähne bei der *Sved*-Bißschiene[93,94] bewirkt im Frontzahnbereich eine viel bessere Stabilität als bei den anderen beiden Schienentypen, weil die Kräfte axial auf die Frontzähne gerichtet sind[67]. Die Tendenz der Seitenzähne zur Elongation bei längerer Anwendung macht diese Platte hingegen für den Langzeitgebrauch ungeeignet. Ein anderer Nachteil besteht darin, daß die Inzisalführung der Platte mit der *Bennett*-Bewegung inferferiert. Die Platte bewirkt Linderung bei ungefähr 50 Prozent der Patienten mit lang andauernden Symptomen einer Kiefergelenkdysfunktion.
Einige Aufbißschienen und Bißplatten können beim okklusalen Einschleifen und bei oraler Rekonstruktion nützlich sein; sie können eine Entspannung der Muskeln bewirken und für den Patienten angenehm sein; dadurch erlauben sie dem Zahnarzt, die wahre RK-Position aufzuzeichnen. Für gewöhnlich genügt es, den Patienten für eine oder zwei Wochen die Bißplatte nachts tragen zu lassen, um eine Entspannung der Muskulatur zu erreichen. Ist nach zwei- oder dreiwöchigem Tragen der Bißplatte noch keine Symptomerleichterung eingetreten, sollte man zum Gebrauch okklusaler Schienen übergehen.

Okklusale Aufbißschiene. Die Stabilisationsbißschiene, die hier besprochen wird, wird oft okklusale Aufbißschiene[3,40], Michigan-Aufbißschiene[27,90] oder okklusale Michigan-Schiene genannt. Es wurde berichtet, daß bei Verwendung einer vollbedekkenden Schiene ein höherer Prozentsatz von Patienten Fortschritte macht als bei anderen Schienenarten[33], aber es wurde auch behauptet, daß alle Arten von Bißschienen und okklusalen Schienen bei 70–90% der behandelten Patienten erfolgreich seien[79].
Wenn eine Isolierung der störenden Einflüsse der Okklusion nötig ist, z. B. bei Bruxismus, okklusalem Trauma, Muskelhyperaktivität (ob durch periphere und/oder zentrale Einflüsse ausgelöst), übermäßiger Abrasion der Zähne, sogenannter Diskusdislokation und bei einigen Formen von Arthritis, ist die Verwendung einer gut geplanten okklusalen Schiene – zusammen mit zusätzlicher Therapie, falls nötig, – eine wirksame Behandlung für die meisten strukturellen und funktionellen Störungen des Kausystems. Die okklusale Schiene ist auch nützlich als diagnostisches Hilfsmittel, um primäre und sekundäre Symptome zu unterscheiden.
Obwohl es über die Wirksamkeit der okklusalen Aufbißschiene im Vergleich zu anderen Therapieformen für Kiefergelenk- und Muskeldysfunktion gegensätzliche Auffassungen gibt, rühren solche Meinungsverschiedenheiten oft her von:

1. falscher Anfangsdiagnose und somit falscher Verwendung der Schiene,
2. der Annahme, daß alle Formen solcher Störungen in derselben Zeitspanne auf die Behandlung ansprechen,
3. der Unkenntnis darüber, daß eine Kiefergelenk- oder Muskeldysfunktion sekundär auf eine primäre Störung folgen kann,
4. falschem Design der Schiene,
5. der Unfähigkeit, die Schiene korrekt anzupassen,
6. dem Unvermögen, dem Patienten die Anforderungen an eine Schienentherapie genügend zu erklären, und

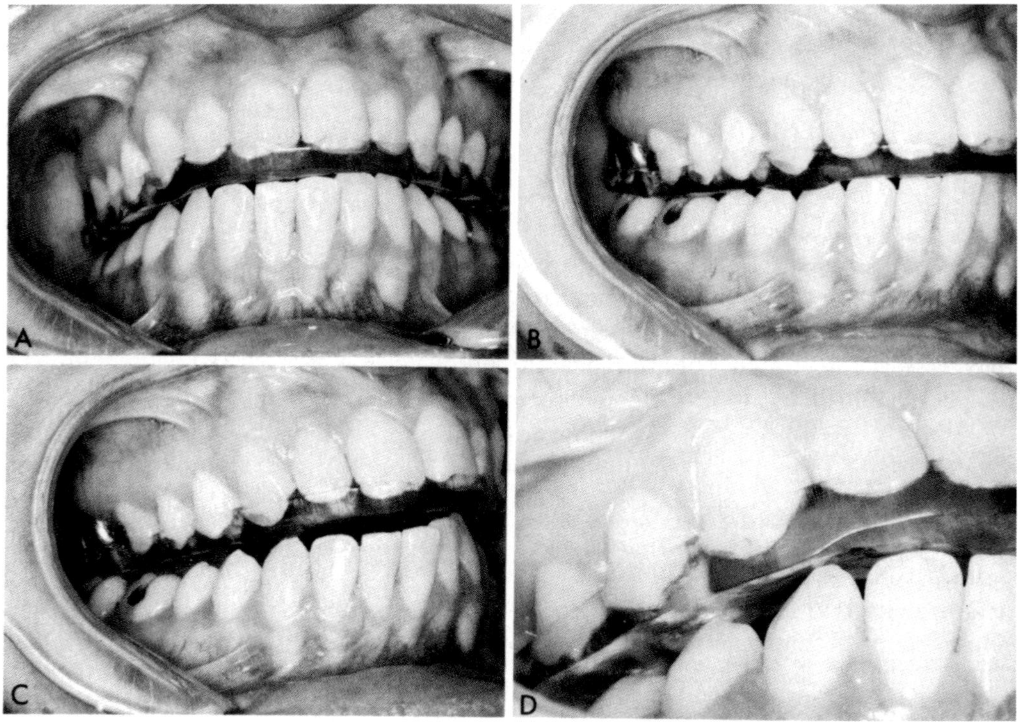

Abb. 12-5 Okklusale Aufbißschiene (Michigan-Schiene). A: Flach gestaltete Schiene im Oberkiefer. Jeder tragende Höcker des Unterkiefers ist in Kontakt. B: Um Wangenbeißen und ein Einklemmen von Mukosa beim Einsetzen der Schiene zu vermeiden, sollte die Schiene im Molarenbereich horizontal etwas vorstehen. C: Disklusion auf der Arbeits- und Balanceseite durch die Eckzahnführung. D: Die Eckzahnführung verhindert auch den Kontakt des lateralen Schneidezahnes.

7. der Vorstellung, daß die Bißschienentherapie alle anderen Behandlungsformen ausschließt.

Das weitaus beste Gerät für Patienten mit Dysfunktionssymptomen ist die okklusale Schiene, die alle Zähne des Ober- oder Unterkiefers bedeckt[65]. Es ist gewöhnlich einfacher, die Schiene im Oberkiefer als im Unterkiefer anzupassen (Abb. 12-5). Die Schiene sollte eine flache okklusale Oberfläche mit okklusalen Kontakten in der Zentrik für alle Antagonisten aufweisen, und sie sollte bei jeder Exkursionsbewegung absolut frei von okklusalen Interferenzen sein. Die Eckzahnführung auf dem Akrylat sollte genügend groß sein, um Balanceinterferenzen zu vermeiden (Abb. 12-5). Eine solche Schiene wird am besten auf Modellen in einem einstellbaren Artikulator hergestellt.

Eine vollbedeckende Akrylatschiene bewirkt eine sofortige Verringerung des Muskeltonus, was sowohl klinisch als auch elektromyographisch festgestellt werden kann[23]. Die Tendenz zum Bruxismus wird durch die Schiene meist stark vermindert oder beseitigt, und deshalb gibt es selbst nach längerem Gebrauch keine oder nur geringe Anzeichen von Tragspuren auf der Akryloberfläche. Die vollbedeckende Schiene kann beliebig lange verwendet werden, sie läßt keine Bewegung der Zähne zu. Auch stabilisiert sie die Zähne und verhindert deren okklusale Abrasion. Es wurde festgestellt, daß nach einer Tragdauer von zwei bis drei Wochen die Muskeln meist entspannt sind und okklusales Einschleifen so genau erfolgen kann, daß die Schiene nicht mehr länger nötig ist. Falls der Bruxismus nach dem okklusalen Einschleifen nicht verschwindet und deutliche okklusale Tragspuren oder bewegliche Zähne vorhanden sind, kann die vollbedeckende Schiene nachts für unbestimmte Zeit verwendet werden, sofern periodische Kontrollen der Schienen durchgeführt werden.

Wirkungsmechanismus der Schiene. Hypothesen, die die Wirkungsmechanismen einer Aufbißschiene zur Eindämmung von Bruxismus und Linderung von strukturellen und funktionellen Störungen erklären sollen, sind im allgemeinen nicht sehr befriedigend; die aufgezählten Beweise sind häufig indirekt, oft subjektiv und selten vollständig. Dennoch hat eine Hypothese mit vernünftig begründendem Beweismaterial eine rationale Basis für ihre Anwendung.

Eine einfache Erklärung ist, daß die Aufbißschiene eine Reduktion der Muskelaktivität bewirkt. Sie kann für den Patienten auch sicht- und fühlbar eine Mahnung sein, zentrale Einflüsse zu vermindern, die zu Muskelhyperaktivität führen können. Reduktion der Muskelhyperaktivität, erhöhte vertikale Dimension und stabiler Halt für den Unterkiefer führen dazu, daß weniger Druck auf die Gelenkstrukturen ausgeübt wird.

Mit einer flachen Aufbißschiene mit Freiheit in der Schienenzentrik können die Zähne mit einer stabilen, unterstützenden Ebene in einer für das Wohlbefinden der Gelenke und Muskeln optimalen Position in Kontakt kommen, sowohl während des Schluckens als auch während der Anspannung der Zähne und des Unterkiefers beim Heben, Stoßen oder bei anderen Arten körperlicher Anstrengung. Mehrere Studien haben die Wirkung der Schiene auf die Reduktion der Muskelaktivität [32,35,49,58], auf die „silent period" des M. masseter und M. temporalis [5,7,87] und auf klinische Symptome [7,15,18,32,75,87] gezeigt.

Es ist bewiesen, daß während einer wirksamen Bißschienen-Therapie eine Reposition des Unterkiefers stattfindet und daß die Einschränkung dieser Bewegung eine Symptomerleichterung verhindert und sogar eine Kiefergelenk- und Muskeldysfunktion verschlimmern kann [49,56]. Der Beweis, daß eine vergrößerte vertikale Dimension der Bißebene sich günstig auswirkt, ist indirekt und klinisch zu erbringen. Die Muskelaktivität scheint bei vergrößerter vertikaler Dimension geringer zu sein [16,56], und die Kaukräfte können dabei größer sein. Eine vergrößerte vertikale Dimension ist für die Symptomerleichterung nicht notwendig; in einigen Fällen allerdings tritt eine Symptomerleichterung bei der Schienentherapie erst ein, wenn die vertikale Dimension der Schiene über jenen Punkt angehoben wird, bei dem Reiben, Knacken oder Sperren auftreten. Die Rolle möglicher Schutzreflexe bezüglich der Gelenke, Zähne, der vertikalen Dimension sowie der Notwendigkeit einer stabilen Kieferposition während gewisser körperlicher Aktivitäten ist nicht klar.

Zusammenfassend kann gesagt werden, daß der mögliche Mechanismus der Symptombeeinflussung von Kiefergelenk- und Muskeldysfunktionen durch eine Aufbißschiene hauptsächlich darin besteht, daß die Muskelhyperaktivität, die auf okklusale Dysfunktion folgt, verringert wird, während andere physiologische und sogar psychologische Faktoren an einer wirksamen Schienentherapie beteiligt sind.

Die Muskelhyperaktivität wird durch die Schiene verringert; die Schiene ersetzt störende okklusale Einflüsse durch eine nichtstörende okklusale Plattform, was dem Unterkiefer erlaubt, in einer stabilen Position zu schließen, wenn Kieferpressen beim Schlucken oder bei körperlicher Anstrengung notwendig ist. Die Schiene erlaubt auch eine optimale Kondylenreposition, sie unterbindet Bruxismus, Knirschen und abnormales Pressen, indem sie die gewohnheitsmäßig benutzten dysfunktionellen Kontaktbeziehungen ausschaltet.

Zweck der Aufbißschienen. Der Zweck einer okklusalen Aufbißschiene ist folgender:

1. Eindämmung von okklusalem Trauma und Muskelhyperaktivität,
2. Beseitigung von Schmerz und Unwohlsein im Zusammenhang mit Kiefergelenk-Muskeldysfunktion,
3. Eindämmung von Bruxismus und Verhütung ausgeprägter Zahnabrasion,
4. Reduktion von Muskelhyperaktivität zur Erleichterung der Kieferregistrierung in RK,
5. Differentialdiagnose von Störungen, die ähnliche Symptome bewirken wie das Kiefergelenk-Muskeldysfunktionssyndrom,
6. Retention der Oberkieferzähne im Anschluß an orthodontische Therapie,
7. Disklusion der Zähne während orthodontischer Therapie und
8. Stabilisierung hypermobiler Zähne.

Indikation für die Verwendung. Eine Aufbißschiene ist indiziert für die Behandlung von Bruxismus, okklusalem Trauma oder Störungen des Kiefergelenks und der Kaumuskeln. Sie kann auch als Diagnostikum verwandt werden, als zusätzliche Hilfe in der Parodontaltherapie oder anderen Therapieformen, die entweder funktionelle Störungen angehen oder die Muskelhyperaktivität reduzieren wollen, um einen genauen Checkbiß in RK zu erhalten. Eine Aufbißschiene kann vor dem okklusalen Einschleifen indiziert sein, weil nämlich Muskelhyperaktivität die Führung des Unterkiefers in RK verhindern kann. Ein solches Vorgehen ist beim Vorhandensein grober okklusaler Interferenzen wirksamer, wenn diese vor der Abdrucknahme zur Schienenherstellung entfernt werden.

Eine Aufbißschiene ist indiziert bei der Behandlung von Kiefergelenk- und Muskeldysfunktion mit okklusaler Dysfunktion, falls ein okklusales Einschleifen nicht möglich ist, weil Schmerzen und Unbehagen eine Führung des Unterkiefers in die zentrische Relation unmöglich machen. Als Diagnostikum kann die okklusale Aufbißschiene verwendet werden, um die Komponenten von Okklusion und Muskelaktivität bei jenen Symptomen festzustellen, die möglicherweise nur sekundäre Dysfunktionen primärer Störungen, wie Migräne oder andauernder und aktiver Bruxismus, sind. Die Schiene kann ein wirksames Gerät zur Stabilisierung von Zähnen sein, die im Zusammenhang mit parodontaler Erkrankung und Bruxismus eine progressive Beweglichkeit zeigen. Es gibt keinen annehmbaren Beweis, daß das Schienen Heilung und Regeneration der parodontalen Strukturen bewirkt[74], aber es ist möglich, daß sich zeitweiliges Schienen von Zähnen mit progressivem okklusalem Trauma während der postoperativen Heilungsphase einer Parodontaltherapie günstig auswirkt[72]. Die okklusale Schiene ist sehr wirksam für eine schnelle temporäre Beseitigung eines okklusalen Traumas.

Die Verwendung einer Aufbißschiene ist besonders wichtig für die Eindämmung okklusaler Kräfte bei Bruxismus, vor allem beim Vorliegen einer fortgeschrittenen parodontalen Erkrankung. In Verbindung mit okklusalem Einschleifen kann die Aufbißschiene oft okklusales Trauma eliminieren; der Zahnarzt muß nicht auf permanente Schienung zurückgreifen, nicht einmal bei fortgeschrittenem Verlust stützender Strukturen.

Eine Aufbißschiene ist oft nützlich für die Retention der Oberkieferfrontzähne nach orthodontischer Therapie. Die Schiene ist auch anwendbar bei Patienten mit beginnendem Kiefergelenk- und/oder Muskeldysfunktionssyndrom. Für die Retention von Oberkieferzähnen mit Tendenz zum Rezidiv ist diese Schiene ein günstigeres parodontales Instrument als der *Hawley*-Retainer[38].

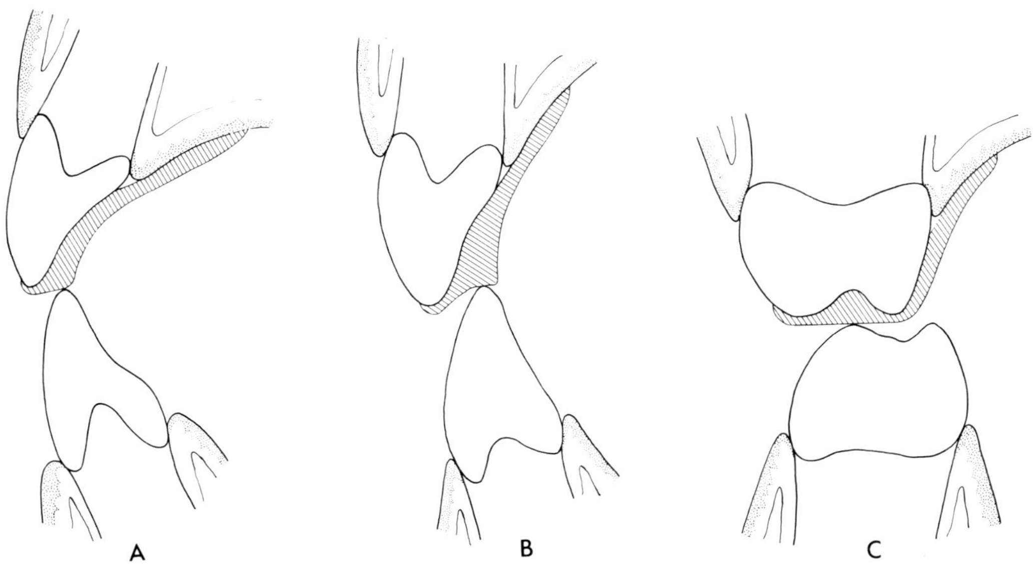

Abb. 12-6 Schematische Darstellung einer Okklusionsschiene. A: Die Abstützung für die Frontzähne sollte so ausgestaltet werden, daß die Achse der Unterkieferfrontzähne im rechten Winkel dazu steht. Der Biß muß so weit angehoben werden, daß die Unterkieferfrontzähne sich ungehindert über die von Kunststoff bedeckten Oberkieferinzisalkanten nach vorne bewegen können. B: Ca. 1–2 mm von der Schienenzentrik entfernt sollte eine leichte Eckzahnführung in die Schiene eingebaut werden, um Balancekontakte zu verhindern. C: Bukkale und linguale Höcker der Unterkieferprämolaren und -molaren sollten in zentrischer Relation mit der Schiene Kontakt haben. Wenn die Molaren jedoch nach lingual gekippt sind genügt es oft, auf den distobukkalen Höckern Kontakt zu haben.

Die Konstruktion der okklusalen Aufbißschiene. Die Konstruktion der okklusalen Schiene richtet sich nach den beabsichtigten Mechanismen ihrer Funktion und der Einfachheit der Anpassung (Abb. 12-6). Die Prinzipien und Regeln beziehen sich auf:

1. das Fehlen von Oberflächencharakteristika, die Bewegung des Unterkiefers zur optimalen Lage der Kondylen, zum Kieferschluß in einer stabilen Position beim Schlucken, Pressen bei körperlicher Anstrengung und in „Schienenzentrik" stören könnten, sowie
2. das Vorhandensein von Oberflächencharakteristika, die eine Eckzahnführung ermöglichen, um Balance- und Arbeitsseiteninterferenzen zu eliminieren und um Kontakte der Unterkieferfrontzähne bei Protrusionsbewegungen zu verhindern.

Tatsächlich sollten keine Vorkontakte in Zentrik vorkommen, keine Kontakte der Seitenzähne bei lateralen oder protrusiven Bewegungen, keine Frontzahnkontakte bei lateralen oder protrusiven Bewegungen, keine Kontakte auf der Arbeits- oder Balanceseite weg von der „Schienenzentrik". Die Freiheit in der Schienenzentrik sollte ungefähr 1–2 mm betragen, je nach den Kontaktbeziehungen in der natürlichen Okklusion (anteriores und laterales Gleiten).

Die vertikale Dimension. Die Dicke und die vertikale Dimension einer Schiene werden bestimmt durch biomechanische, physiologische und psychologische Faktoren. Um den vorher erwähnten Prinzipien zu

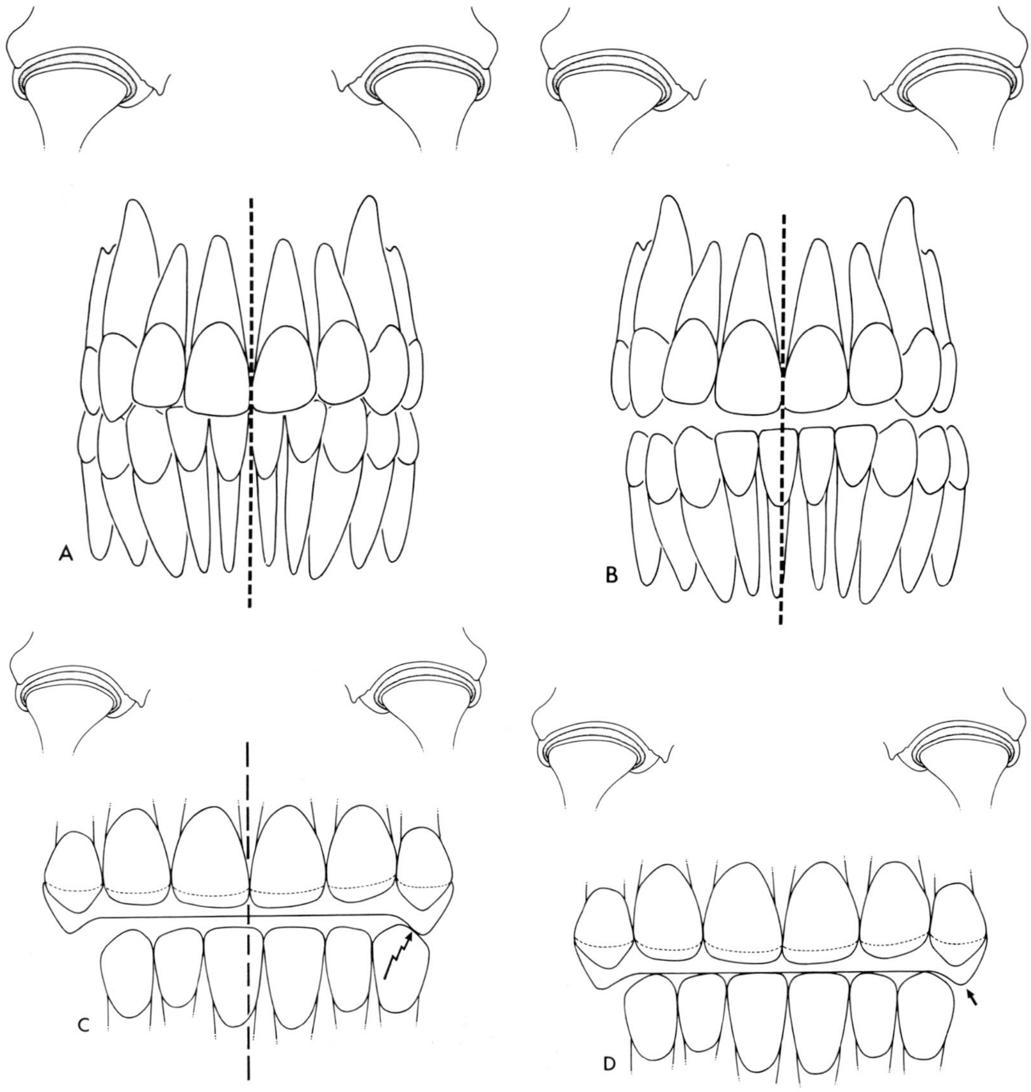

Abb. 12-7 Platzierung der Eckzahnführung. A: Harmonie der Kondylen und IK-Position. Die gestrichelte Linie zeigt die Mittellinie an.
B: Bei der Öffnungs- und Schließbewegung des Unterkiefers in zentrischer Relation ist eine laterale Abweichung des Unterkiefers sichtbar. C: Die Eckzahnführung kann eine Interferenz darstellen, wenn diese Lateralabweichung beim Aufwachsen der Schiene nicht berücksichtigt wird. D: Die Eckzahnführung (Pfeil) wurde so ausgestaltet, daß der Unterkiefer eine gewisse Bewegungsfreiheit von RK aus (Freedom in centric) hat.

genügen, hängt die vertikale Dimension weitgehend von der *Spee*-Kurve, der *Wilson*-Kurve, von Balancekontakten und dem vertikalen Überbiß der Oberkieferfrontzähne ab. Je ausgeprägter die *Spee*-Kurve, desto größer die vertikale Dimension. Je größer die Balancekontakte, desto größer die vertikale Komponente der Eckzahnführung. Je größer die Eckzahnführung, desto dünner kann die Schiene sein, aber je größer der vertikale Überbiß der Oberkieferfrontzähne, desto dicker muß die Schiene sein, damit sich die Unterkieferfrontzähne nicht verfangen. Die vertikale Dimension sollte größer oder kleiner sein als jener Punkt, bei dem Knacken, Sperren oder Springen des Kiefergelenks vorkommen. Die Schiene soll so dünn wie möglich sein, um Schlucken, Sprechen und Lippenschluß zu ermöglichen; deshalb muß oft ein Kompromiß zwischen der Schienendicke und der Höhe der Eckzahnführung geschlossen werden.

Bei der Konstruktion der Schiene ist es von großer Bedeutung, daß ein Verfangen der Frontzähne bei Frontzahnführung vermieden wird. Gewöhnlich ist es einfacher, die vertikale Dimension bis ungefähr auf die Höhe der oberen Inzisalkante zu vergrößern, als die Eckzahnführung stark zu erhöhen, um Inzisalführung zu vermeiden. Eine solche vertikale Dimension ist bei Patienten nötig, die mit den Frontzähnen knirschen. Weitere Einzelheiten zur Anfertigung einer Schiene werden an anderer Stelle besprochen[3].

Eckzahnführung. Die Eckzahnführung dient zur Eliminierung okklusaler und inzisaler Kontakte außerhalb der Zentrik. Sie muß so plaziert werden, daß der Unterkiefer bei Kieferschluß nicht seitlich auszuweichen braucht, um die Eckzahnführung zu meiden (Abb. 12-7). Das ist meist der Fall, wenn ein lateraler Slide in centric besteht. Im allgemeinen wird die Eckzahnführung in Beziehung zum Unterkiefereckzahn aufgestellt.

Freiheit in der Schienenzentrik. Die tragenden Höcker der Unterkieferzähne sollten mit der Schiene in zentrischer Relation in Kontakt kommen, ebenso in der „habituellen Zentrik auf der Schiene" (tap centric) und beim Schlucken, sofern solche funktionellen Kontakte vorkommen. Diese Kontaktzone ist relativ flach und erlaubt Freiheit in der Schienenzentrik, bevor die Zähne wegen der Eckzahnführung diskludieren. Stehen Zähne in Fehlstellung, müssen nicht unbedingt alle tragenden Höcker mit der Schiene Kontakt haben.

Herstellung der Schiene. Die besten Aufbißschienen werden auf Modellen in einem einstellbaren Artikulator hergestellt. Die Art, wie die Modelle einartikuliert werden, hängt von der vorhandenen Störung ab. Das Oberkiefermodell wird mit Hilfe eines Gesichtsbogens einartikuliert. Das Unterkiefermodell kann auf drei verschiedene Arten einartikuliert werden: 1. in zentrischer Relation CR mit einem CR-Checkbiß, 2. in IK mit den Modellen in Interkuspidation, mit einem IK-Checkbiß, 3. mit einem Checkbiß in offener vertikaler Dimension bei lateralem Slide in centric, beim Fehlen der kondylären Translationsbewegung eines Kondylus beim Öffnen und bei einseitigem Fehlen eines Kondylus. Wegen Schmerzen und Dysfunktion kann eine CR-Checkbißnahme unmöglich sein, und die Modelle müssen in IK einartikuliert werden. In Fällen, wo die anterio-posteriore Diskrepanz zwischen RK und IK weniger als 1–2 mm beträgt, kann auch mit einer simulierten zentrischen Relation gearbeitet werden[3].

Einstellung des Artikulators. Nach dem Einartikulieren der Modelle müssen die Kondylenbahnwinkel sowie die Frontzahnführung am inzisalen Führungstisch eingestellt werden. Die sagittalen Kondylenbahnen sollten parallel zur Okklusionsebene eingestellt werden. Der inzisale Führungstisch wird so steil eingestellt, daß sich die Inzisiven bzw. Eckzähne bei Exkursionsbewegungen gerade leicht berühren (Abb. 12-8).

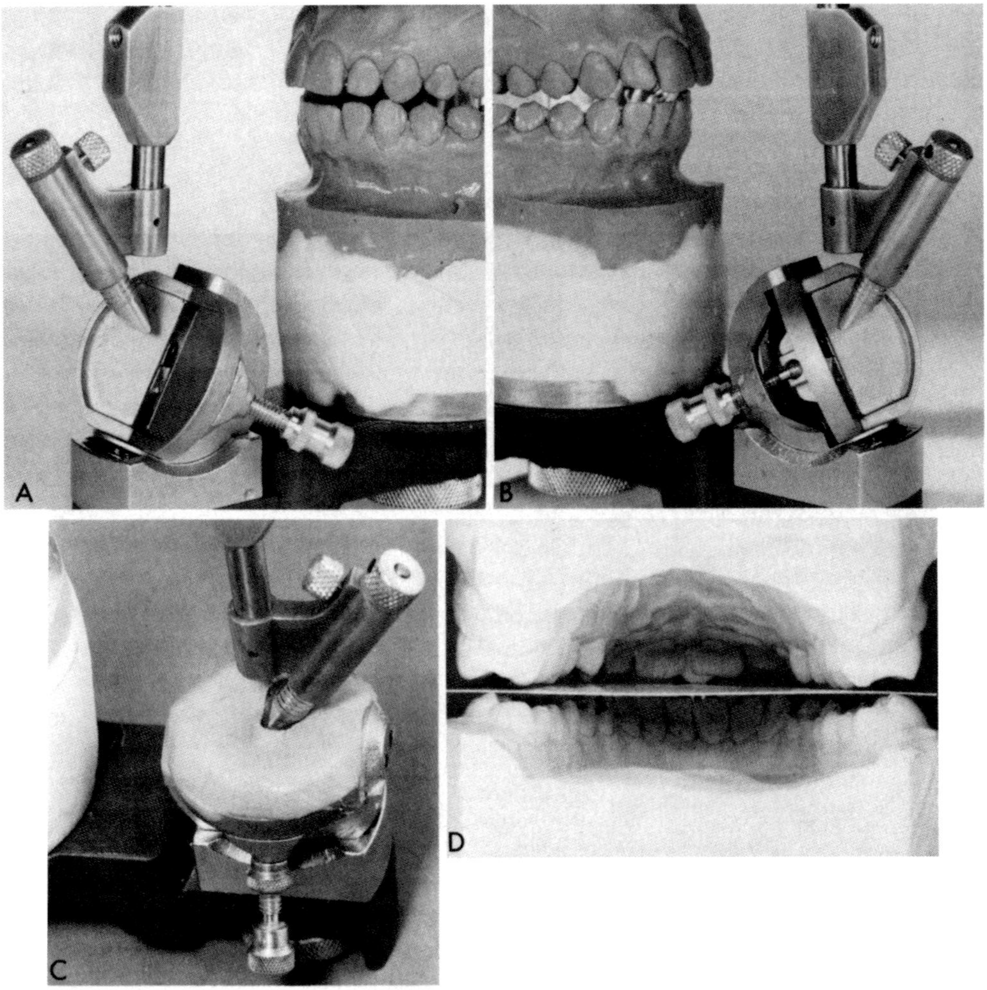

Abb. 12-8 Die vertikale Dimension der Schiene. A und B: Die Schneidezahnführung sollte so eingestellt werden, daß Eck- und Schneidezähne gerade noch leicht Kontakt haben. Darauf wird der Biß mit dem Offset pin angehoben, um eine Disklusion zu erreichen. C: Nach Bedarf kann auch eine individuelle Frontzahnführung aus Kunststoff angefertigt werden. D: Mit dünnem Karton kann dann die vertikale Dimension ohne Berücksichtigung der Eckzahnführung auf der Schiene dargestellt werden. Die Eckzahnführung verringert die vertikale Dimension.

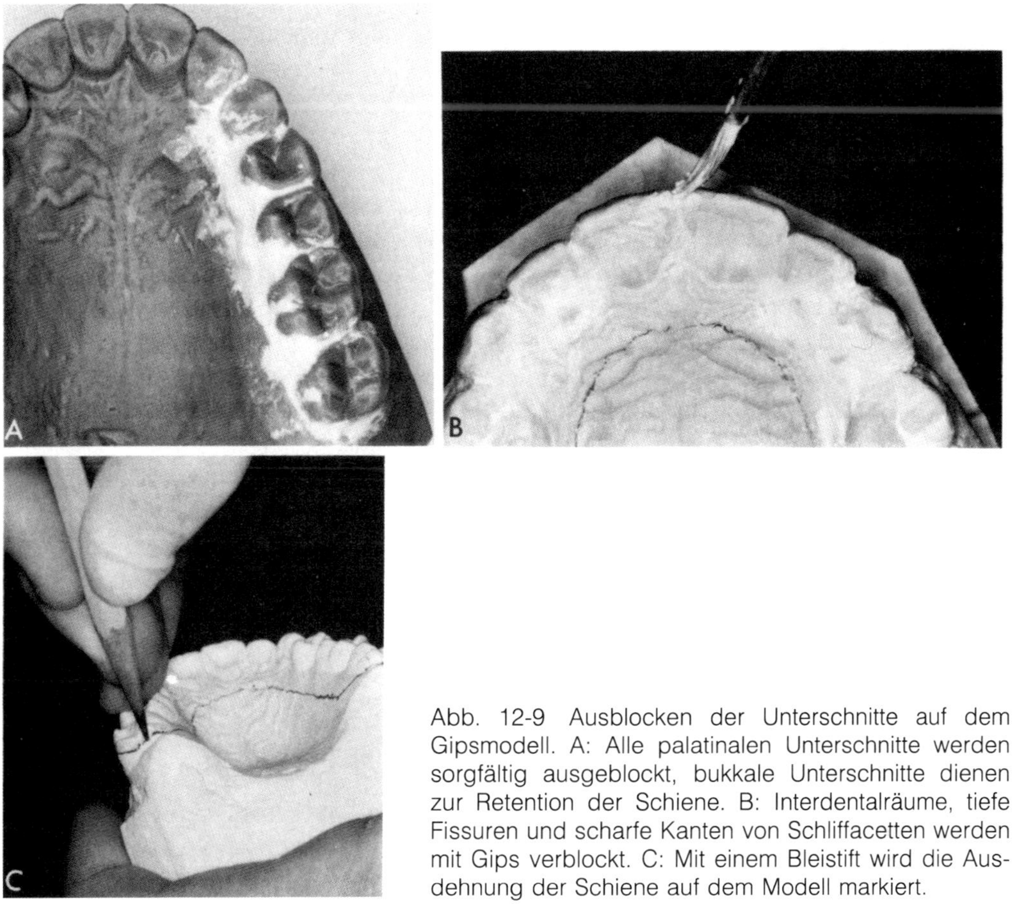

Abb. 12-9 Ausblocken der Unterschnitte auf dem Gipsmodell. A: Alle palatinalen Unterschnitte werden sorgfältig ausgeblockt, bukkale Unterschnitte dienen zur Retention der Schiene. B: Interdentalräume, tiefe Fissuren und scharfe Kanten von Schliffacetten werden mit Gips verblockt. C: Mit einem Bleistift wird die Ausdehnung der Schiene auf dem Modell markiert.

Ein langer zentraler Stützstift (im Führungstisch) und ein abgewinkelter Führungsstift (offset pin) sind für das Aufwachsen einer Schiene mit *freedom in centric* sehr hilfreich. Die vertikale Dimension soll soweit angehoben werden, daß keine Balancekontakte bestehen und für die Schienendicke ein Raum von ungefähr 1 mm entsteht.

Palatinale Unterschnitte sollen ausgeblockt werden (Abb. 12-9), jedoch nicht die bukkalen Unterschnitte, die der Retention der Schiene dienen. Interdentalräume, tiefe Fissuren und Grübchen sollten völlig ausgeblockt werden.

Der Rand der Schiene sollte auf den Modellen markiert werden. Diese Linie sollte über dem Äquator der bukkalen Flächen der distalen Molaren liegen und auf dem Äquator der bukkalen Flächen der Prämolaren. Die Linie muß bis auf 2–3 mm an die Inzisalkanten der Oberkieferfrontzähne hinuntergehen, je nach der für die Schiene nötigen Einschubrichtung. Die Linie auf der lingualen Seite muß etwa 1 mm über dem freien Gingivalrand auf der angewachsenen Gingiva liegen. Die Kante der Schiene sollte die palatinalen Rugae nicht quer überschneiden, sondern davor und dahinter liegen, damit die Zunge nicht mit dem Rand der Schiene „spielen“ kann.

Das Aufwachsen der Schiene. Der Zahn-

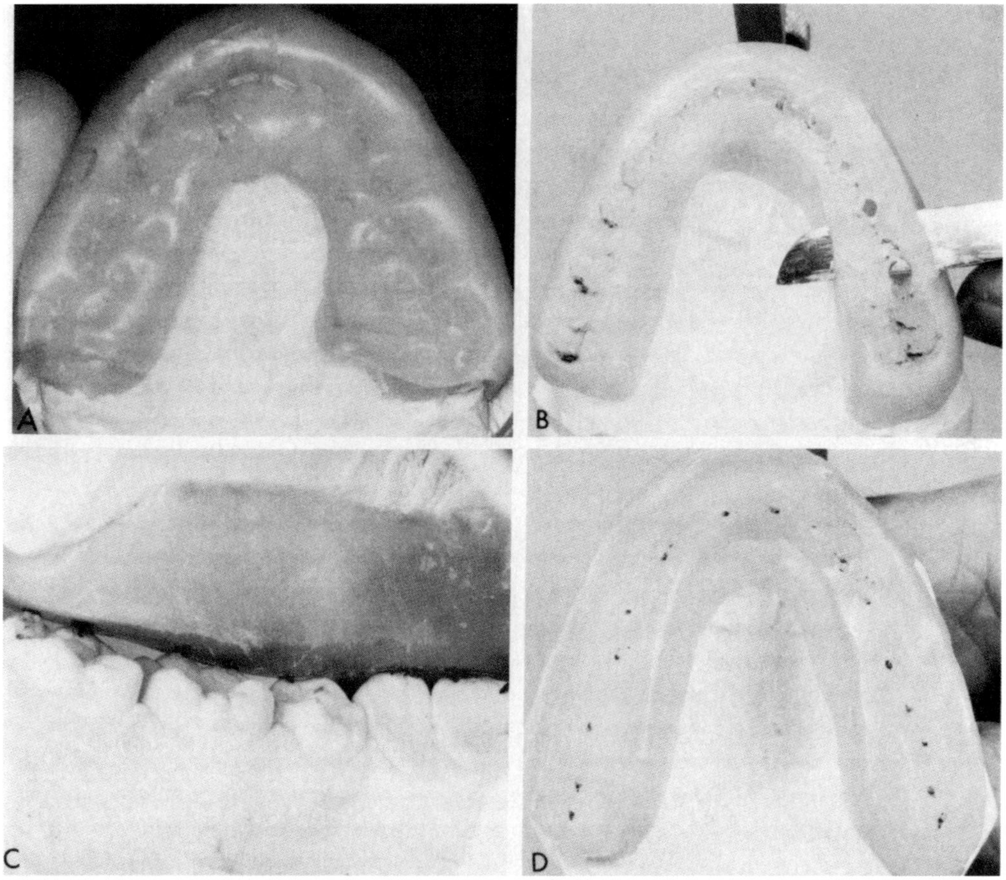

Abb. 12-10 Aufwachsen der Schiene. A: Erwärmtes Wachs wird auf den Zahnreihen des Oberkiefergipsmodells angepaßt. Der Artikulator wird dann so weit geschlossen, bis der Stützstift den Inzisaltisch berührt. B: Das überflüssige Wachs wird mit einem scharfen Messer entfernt, so daß nur noch die tragenden Höcker in Kontakt stehen. C: Um Balanceinterferenzen zu vermeiden, genügt es, wenn nur die bukkalen Höcker der Seitenzähne und alle Frontzähne des Unterkiefers mit der Schiene Kontakt haben. D: Mit Artikulationspapier können die Kontaktpunkte markiert werden.

arzt sollte Grundplattenwachs erwärmen, einen hufeisenförmigen Streifen (2–3 Lagen dick) formen und ihn an das Oberkiefermodell anpassen. Das Wachs wird wieder erhitzt, und der Artikulator wird geschlossen, bis der Inzisalstift mit dem Führungstisch in Kontakt kommt (Abb. 12-10). Das Wachs muß bis auf das Grundniveau der Höckerspitzeneindrücke weggeschnitten werden. Alle tragenden Höcker sollten Kontakt haben, außer dort, wo ein besonderer Höcker das Konzept der flachen Schienenebene zerstören würde. Die Eckzahnführung sollte nicht an der gleichen Stelle angebracht werden wie ein Eckzahn, der als Hauptknirschpunkt dient. Die Eckzahnführung soll gerade groß genug sein, um außerhalb der Zentrik Disklusion zu bewirken (Abb. 12-11).

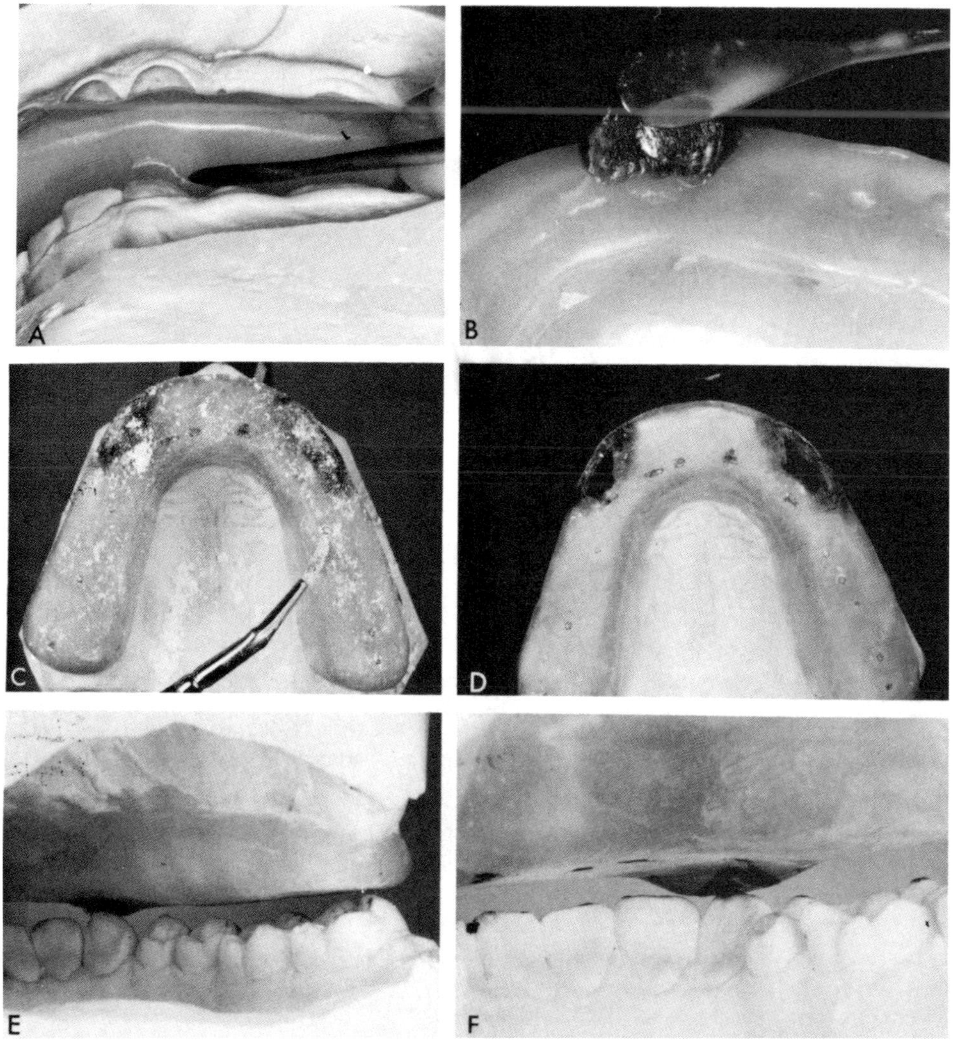

Abb. 12-11 Aufbauen der Eckzahnführung. A: Die Position der Eckzahnführung wird angezeichnet. B: Mit hartem Inlaywachs wird eine Erhöhung modelliert. C: Mit Talkumpuder werden die Unterkieferbewegungen nach lateral, nach vorn und nach schräg vorn überprüft. Die Kontaktführungen sollten gleichmäßig sein. Dann wird das überschüssige Wachs entfernt. D: Eckzahnführung und Kontakte der Unterkiefereckzähne. E: Durch die Eckzahnführung diskludieren die Seitenzähne der Arbeitsseite. F: Man beachte die fächerförmigen Markierungen des Eckzahnes für alle Bewegungen.

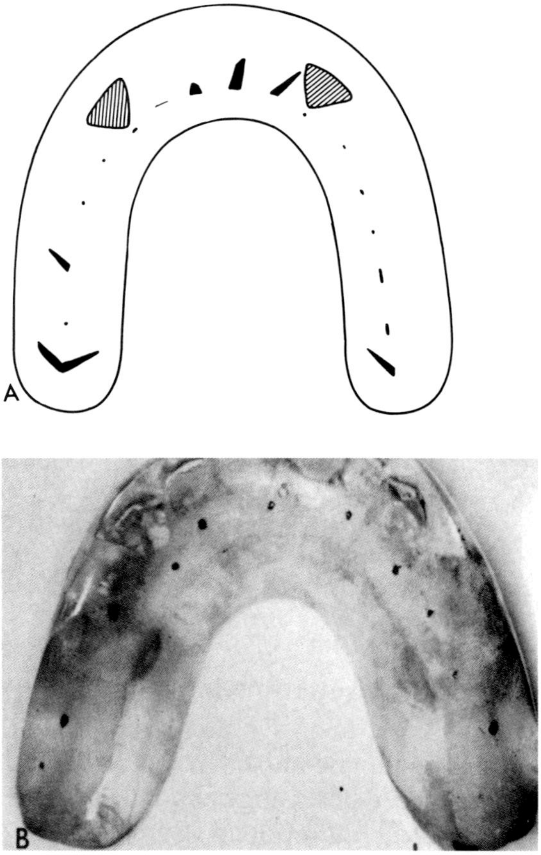

Abb. 12-12 Ausarbeiten der Schiene. A: Schematische Darstellung der Kontakte der tragenden Höcker bei verschiedenen Exkursionsbewegungen. Mit Ausnahme der fächerförmigen Eckzahnmarkierungen sollten keine Balance-, Arbeits- oder Protrusionskontakte vorhanden sein. Auf der Abbildung sind solche noch zu erkennen; B: Zentrische Stops sollten klein, gut definiert und nicht eingeschränkt sein und so Freiheit in der Schienenzentrik erlauben.

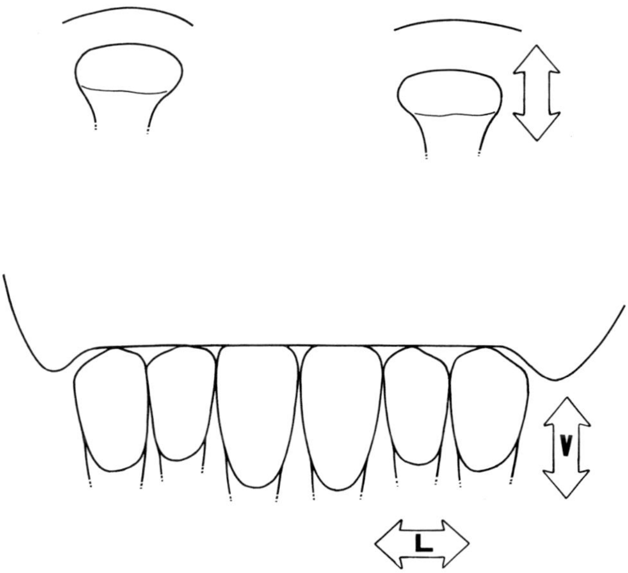

Abb. 12-13 Reposition des Unterkiefers und der Kondylen durch die Schienentherapie. Es können laterale oder vertikale Schienenveränderungen auftreten. Beide Arten von Interferenzen können die therapeutische Wirkung der Schiene aufheben.

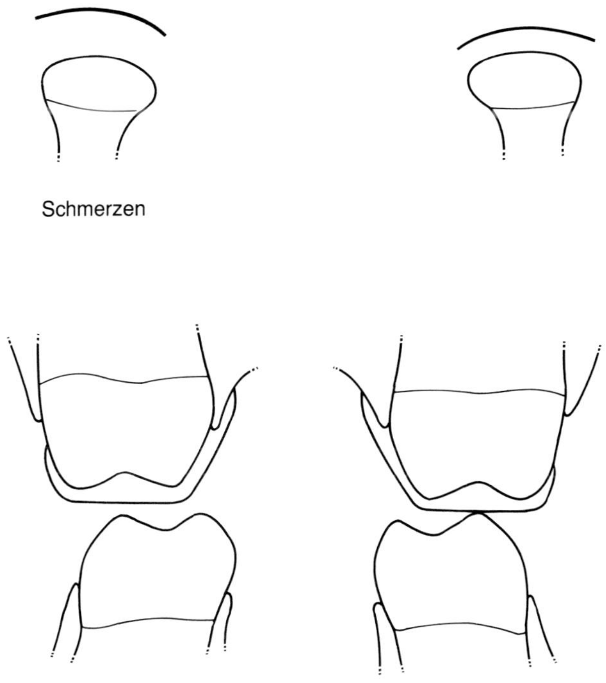

Abb. 12-14 Anpassung der Schiene. Wenn das eine Gelenk Schmerzen verursacht und entzündet ist, sollten die Okklusionskontakte auf dieser Seite ein wenig leichter sein, vor allem wenn der Patient beim Zubeißen Schmerzen verspürt. Im allgemeinen müssen die Kontakte aber bilateral ausgeglichen sein. Die Anpassung sollte immer in zentrischer Relation vorgenommen werden:

Einschleifen der Schiene. Stellen auf der Schiene, die außerhalb der Zentrik (Bereich der Freiheit in Zentrik) Kontakt machen, wie dies in Abb. 12-12 dargestellt ist, müssen entfernt werden. Spuren, die vom Patienten stammen, sollen auf Bruxismusabrasionen untersucht werden; solche Stellen müssen weggeschliffen werden.

Die Verringerung der Muskelhyperaktivität und der Gelenkentzündung bewirkt eine Änderung der Kontakte auf der Schiene (Abb. 12-13). Die Eckzahnführung darf nie die Bewegung stören. Jede nachlässige Inzisalführung kann zum Verfangen oder zur Verhinderung einer besseren Kondylenverlagerung führen. Das schwierigste Problem ist die erforderliche vertikale Dimension zur Veränderung. Unterschiedliches Einschleifen, z. B. gegenüberliegende oder anteriore gegen posteriore Kontakte, muß in Betracht gezogen werden. Im Zweifelsfall sollte der Zahnarzt die posterioren Kontakte eine Idee weniger hart gestalten als die anterioren, vor allem wenn der Patient ein schmerzendes Kiefergelenk hat (Abb. 12-14).

Einschleifplan. Der Patient sollte am Tag nach Anpassen der Schiene untersucht werden, sofern Schmerzen oder Unbehagen zugenommen haben. Andernfalls kann die erste Kontrolle 5–7 Tage später durchgeführt werden. Bei Patienten mit negativer Reaktion auf die Schiene besteht der häufigste Grund in übermäßigen posterioren Kontakten, gewöhnlich auf der einen oder anderen Seite. Wie schon gesagt, hängt die Dauer der Schienentherapie von der Störung ab, die behandelt wird. Wird die Schiene jedoch richtig und periodisch eingeschliffen, kann sie beliebig lange angewandt werden. Manchmal muß die Okklusion etwas eingeschliffen werden, damit die Behandlung zufriedenstellende Fortschritte machen kann.

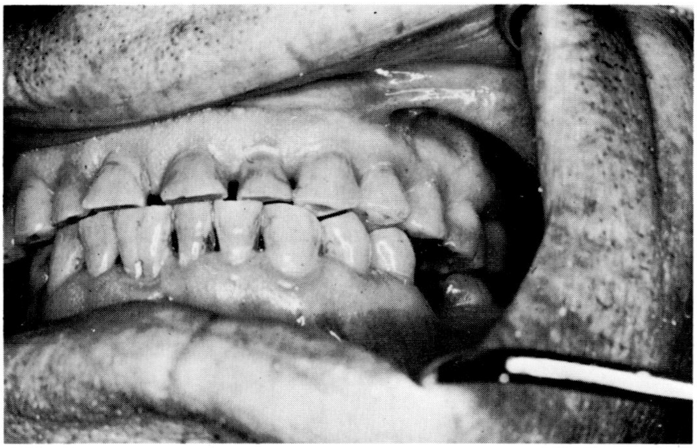

A

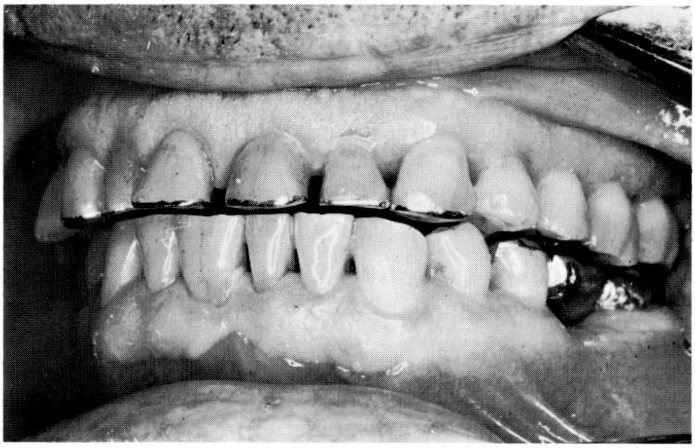

B

Abb. 12-15 A: Schwere Abrasionen bei einem Patienten mit Bruxismus. B: Goldonlays mit Stiftchen bedecken die Abrasion. Mit dieser Therapie kann der Bruxismus nicht gestoppt werden, Zahnsubstanz und Rekonstruktionen werden im allgemeinen weiterhin abradiert (45jähriger Patient).

Restaurative Behandlung

Restaurative Arbeiten in der Behandlung von Bruxismus sind angezeigt, wenn eine stabile, ausgeglichene Okklusion durch okklusales Einschleifen allein nicht erreicht werden kann. Okklusale Rekonstruktionen können auch indiziert sein, um übermäßigen Verlust an Zahnsubstanz durch Bruxismus zu ersetzen oder zu verhindern (Abb. 12-15). Muß die okklusale vertikale Dimension aus ästhetischen oder technischen Gründen vergrößert werden, sollte diese Erhöhung so gering wie möglich ausfallen. In der Zentrik müssen die Rekonstruktionen mit allen gegenüberliegenden Zähnen in Kontakt kommen, um ein stabiles Resultat aufrechtzuerhalten. Es ist sehr wichtig, daß das Okklusionsmuster solcher Rekonstruktionen so ideal wie möglich ist, damit die Tendenz zum Bruxismus minimal bleibt und künftige Abrasion vermieden wird. Die Rekonstruktionen sollten von gleicher Härte sein, um ungleichmäßiger Abrasion vorzubeugen. Es ist ratsam, den Patienten eine Okklusionsschiene 2–3 Monate lang tragen zu lassen, bevor die zentrische Relation endgültig registriert wird.

Oft findet nach dem Tragen einer Okklusionsschiene eine sehr bemerkenswerte Veränderung der Kieferrelation statt, wie

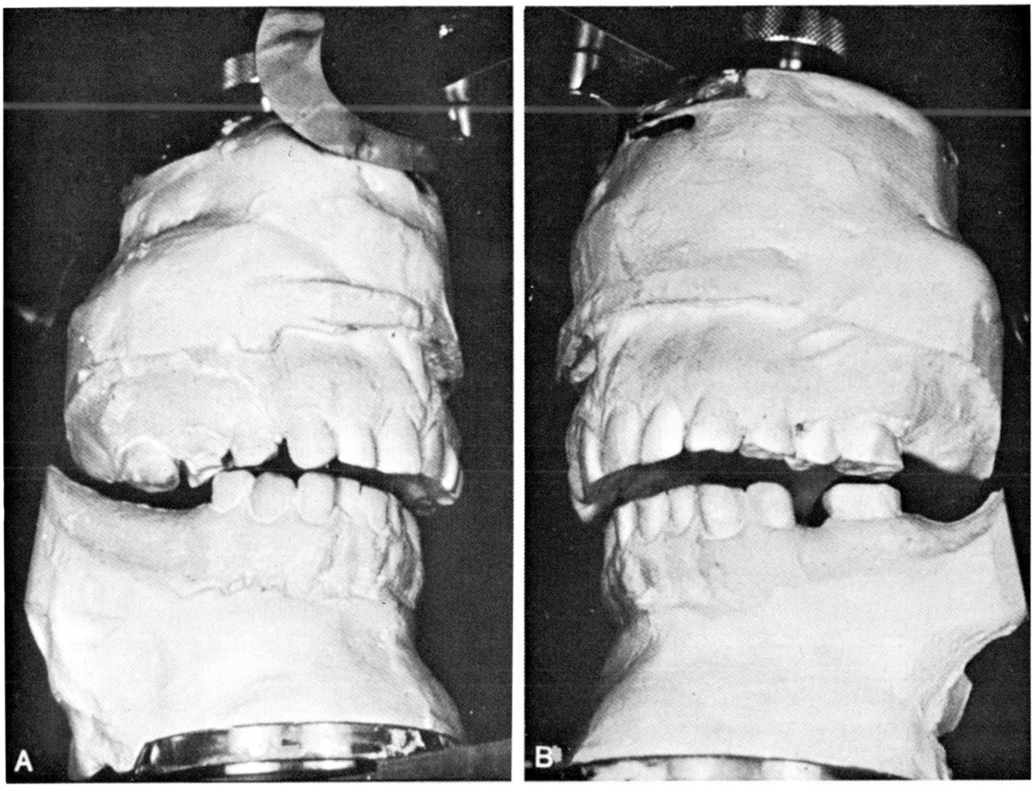

Abb. 12-16 Gipsmodell, in Relation montiert, nach zweimonatigem Tragen einer Okklusionsschiene.

dies in Abbildung 12-16 bei einem Patienten zu sehen ist, der zwei Monate lang eine Schiene getragen hatte. Rekonstruktionen, die nach einer solchen Reposition des Unterkiefers angefertigt werden, sind in der Regel erfolgreich, da die Diskrepanz zwischen RK und der abnormalen Position, die mit Bruxismus einherging, beseitigt wurde. Wird hingegen das okklusale Bruxismus-Abrasionsmuster der Patienten einfach in die Rekonstruktion übernommen, wie das einige Autoren empfehlen[11], so bestehen Bruxismus und übermäßige Abrasion weiter.

Ein fehlerhaftes Okklusionsmuster in oralen Rekonstruktionen bei Bruxismuspatienten kann zu verstärktem Bruxismus, Zerstörung der Rekonstruktionen und Kiefergelenk- und Muskelschmerzen führen.

Aus Gründen, die in der Diskussion über temporäre Onlayschienen besprochen werden, ist es unbefriedigend und möglicherweise schädlich, den Biß dadurch zu erhöhen, daß Rekonstruktionen nur auf den Prämolaren und Molaren aufgesetzt werden.

Was über Bruxismus bei Patienten mit natürlicher Bezahnung gesagt wurde, gilt auch für Patienten mit abnehmbaren Teil- und Totalprothesen. Statt sich an nicht perfekte Prothesenokklusion anzupassen, indem ein erlerntes Muster für die Kaubewegungen angewandt wird, suchen solche Patienten nach Interferenzen und beginnen mit ihren Geräten als Ausdruck von Bruxismus zu „spielen“. Die Folge kann sein: *Prothesenstomatitis*[63], übermäßige Abrasion sowohl der Prothesen als auch der gegenüberliegenden Zähne, Bruch der Geräte und Unbehagen oder Schmerzen im Kiefergelenk und in den Kaumuskeln.

Es hat Fälle gegeben, bei denen den Patienten gute natürliche Zähne extrahiert und dafür Oberkiefertotalprothesen in der Hoffnung angefertigt wurden, den Bruxismus dadurch zu verringern und Linderung von Kiefergelenkbeschwerden herbeizuführen. Unglücklicherweise enden solche Patienten meist bei einer Serie schlechtsitzender Prothesen, bei verstärkten Beschwerden und okklusalen Problemen, die viel befriedigender hätten behandelt werden können, wenn die natürlichen Zähne nicht extrahiert worden wären.

Hat ein Patient mit Totalprothesen starken Bruxismus, ist es sehr schwierig, eine korrekte zentrische Relation festzustellen, es sei denn, die Prothesen werden einige Tage nicht getragen oder eine flache Akrylatschiene wird auf die okklusale Oberfläche der Prothesenzähne gesetzt. Diese Schiene wird dann eingeschliffen und für 2–3 Wochen getragen, bis die Muskeln entspannt sind und eine verläßliche Registrierung der zentrischen Relation durchgeführt werden kann.

Okklusales Einschleifen von Prothesen bei Bruxismuspatienten kann in der Regel besser im Artikulator ausgeführt werden als im Mund. Gespannte Kiefermuskeln und schlechte Koordination der Kieferbewegungen, verbunden mit Resilienz der Mukosa, machen intraorales Einschleifen bei solchen Patienten äußerst problematisch.

Bißgewohnheiten im Zusammenhang mit Bruxismus

Die gewohnheitsmäßige Neigung, auf verschiedenen Gegenständen, die in den Mund genommen werden, herumzubeißen[85] oder auf orale Weichteile zu beißen, stellt ein Ventil für emotionale oder psychische Spannung dar und hängt deshalb mit Bruxismus zusammen. Einige Bruxismuspatienten haben nach Entfernung der okklusalen Interferenzen andere Gewohnheiten an ihre Stelle gesetzt, indem sie an den Fingernägeln kauten, die Brille in den Mund nahmen, auf Lippen oder Zunge bissen, mit den Fingern auf die Zähne drückten und die Zunge gegen die Zähne preßten. In extremen oder ernsten Fällen von Zungen- oder Wangenbrennen ist unter Umständen eine psychiatrische Behandlung nötig; aber bei der großen Mehrheit der Fälle sind diese Gewohnheiten von geringer klinischer Bedeutung. Allerdings sind fest etablierte Gewohnheiten des Zungen- und Lippenbeißens bei Erwachsenen sehr schwierig zu durchbrechen, sogar dann, wenn konditionierende „Erinnerungs-Apparate“ verwendet werden. Es ist oft ratsam, solche Gewohnheiten nicht weiter zu beachten, falls keine erkennbaren Schäden entstanden sind. Hypnose soll nicht angewandt werden, um solche Gewohnheiten zu stoppen, denn dies könnte eine psychoneurotische Krise auslösen.

Berufliche Gewohnheiten, wie Nägel im Mund zu halten oder Faden zu beißen, oder andere Gewohnheiten, wie Bleistiftkauen, können oft durch bewußte Bemühungen des Patienten beseitigt werden.

Spastische Störungen und Bruxismus

Bruxismus, der von spastischen Störungen herrührt, ist sehr selten. Soweit solche Störungen mit den abnormalen neuromuskulären Mechanismen des Patienten zusammenhängen, gehört die Behandlung größtenteils zum Aufgabenbereich des Arztes. Man hat jedoch festgestellt, daß Patienten mit beispielsweise Chorea in gewissem Ausmaß (was ihren Bruxismus anging) geholfen werden konnte, indem die Okklusion eingeschliffen oder eine Akrylatschiene verwandt wurde, um die Hypertonizität der Kaumuskeln herabzusetzen, die im Zusammenhang mit okklusalen Interferenzen steht.

Literatur

1. Agerberg, G., und Carlsson, G. E.
Late results of treatment of functional disorders. J. Oral Rehabil., 1: 309, 1974.

3. Ash, M. M., Jr., und Ramfjord, S. P.
An Introduction to Functional Occlusion. Philadelphia, W. B. Saunders Company, 1982.

4. Ayer, W. A., und Levin, M. P.
Elimination of tooth-grinding habits by massed practice therapy. J. Periodontol., 44: 569, 1973.

5. Beemsterboer, P. L., Clark, G. T., und Rugh, J. D.
Treatment of bruxism using nocturnal biofeedback with an arousal task. (Abst.) J. Dent. Res., 57, Spec. Issue A: 366, 1978.

6. Beemsterboer, P., et al.
The effect of the bite splint on electromyographic silent period duration. J. Oral. Rehabil., 3: 349, 1976.

7. Bessette, R. W., und Shatkin, S. S.
Predicting by electromyography the results of nonsurgical treatment of temporomandibular joint syndrome. Plastic and Reconstructive Surg., 64: 232, 1979.

8. Bober, H.
Grundlage der Therapie der Hauptformen des nächtlichen Zähneknirschens. Österr. Ztschr. Stomatol., 52: 449, 1955.

9. Boyens, P. J.
Value of autosuggestion in the therapy of "bruxism" and other biting habits. J. Am. Dent. A., 27: 1773, 1940.

10. Box, H. K.
Experimental traumatogenic occlusion in sheep. Oral Health, 25: 9, 1935.

11. Brecker, S. C.
A clinical approach to occlusion. Dent. Clin. North Am., 163, March, 1962.

12. Brill, N., Schubeler, S., und Tryde, G.
Aspects of occlusal sense in natural and artificial teeth. J. Prosthet. Dent., 12: 123, 1962.

13. Bundgaard-Jörgensen, F.
Afslapningsovelser som led i behandlingen of habituelle dysfunktioner i mastikationsapparatet. Odon. Tidsk., 58: 448, 1950.

14. Carlsson, G., et al.
Käkledsbesvär sartryck ur sveriges tandlakärforbunds tindning. Sv. Tandlf. Tidn. 62: 1072, 1970.

15. Carraro, J. J., und Caffesse, R. G.
Effect of occlusal splints on TMJ symptomatology. J. Prosthet. Dent., 40: 563, 1978.

16. Casteyde, J. P.
Contribution à l'étude des dysfunctions de l'appareil masticateur. Experimentation de leur traitement par les plans de morsure. Thesis, Université René Descartes, Paris, 1975.

17. Chasins, A. I.
Methocarbamol (Robaxin) as an adjunct in the treatment of bruxism. J. Dent. Med., 14: 166, 1959.

18. Clark, T. G., et al.
Nocturnal electromyographic evaluation of myofacial pain-dysfunction in patients undergoing occlusal splint therapy. J. Am. Dent. A., 99: 607, 1979.

19. Costen, J. B.
Syndrome of ear and sinus symptoms dependent upon disturbed function of temporomandibular joint. Ann. Otol. Rhinol. Laryngol., 43: 1, 1934.

20. Eversaul, G. A.
Applied kinesiology and the treatment of TMJ dysfunction. In Gelb, H. (Ed.): Clinical Management of Head, Neck and TMJ Pain and Dysfunction. Philadelphia, W. B. Saunders Company, 1977.

21. Franks, A. S. T.
Conservative treatment of temporomandibular joint dysfunction: a comparative study. Dent. Pract., 15: 205, 1965.

22. Frohman, B.
The application of psychotherapy to dental problems. Dent. Cosmos, 73: 1117, 1931.

23. Fuchs, P.
Neue Untersuchungen über die Kaumuskeltätigkeit während des Nachtschlafes. D.Z.Z., 24: 563, 1969.

24. Gecker, L. M., und Weil, R. B.
Bruxism – a rationale of therapy. J. Am. Dent. A., 66: 14, 1963.

25. Gelb, H.
Effective management and treatment of the craniomandibular syndrome. In Clinical Management of Head, Neck and TMJ Pain and Dysfunction. Philadelphia, W. B. Saunders Company, 1977.

26. Gelbred, M. B.
Treatment of bruxism. A case report. J. Hypnos. & Psychol. Dent., 1: 18, 1958.

27. Gerring, A. H., und Lang, N. P.
Die Michigan-Schiene, ein diagnostisches und therapeutisches Hilfsmittel bei Funktionsstörungen im Kausystem. Schw. Monats. Zahnh., 88: 32, 1978.

28. Glaros, A. G., und Rao, S. M.
Bruxism: a critical review. Psychol. Bull., 84: 767, 1977.

29. Glickman, I., Stein, R. S., und Smulow, J. B.
The effect of increased functional forces upon the periodontium of splinted and non-splinted teeth. J. Periodontol., 32: 290, 1961.

30. Goldfried, M. R.
The use of relaxation in cognitive relabeling as coping skills. In Stuart, R. B. (Ed.): Behavioral Self-Management. New York, Bruner/Mazel, 1977.

31. Goldstein, M.
A clinical investigation of mephate in dentistry. Dent. Digest, 62: 454 und 62: 498, 1956.

32. Graf, H.
Bruxism. Dent. Clin. North Am., 13: 659, 1969.

33. Greene, C. S., und Laskin, D. M.
Splint therapy for the myofacial pain and dysfunction syndrome. A comparison study. J. Am. Dent. A., 84: 624, 1972.

34. Greene, C. S., und Laskin, D. M.
Long-term evaluation of conservative treatment of myofacial pain-dysfunction syndrome. J. Am. Dent. A., 89: 1365, 1974.

35. Griffin, C. J., und Munro, R. R.
Electromyography of the masseter and anterior temporalis muscle in patients with temporomandibular dysfunction. Arch. Oral Biol., 16: 929, 1971.

36. Grupe, H. E., und Gromek, J. J.
Bruxism splint. Technique using quick cure acrylic. J. Periodontol., 30: 156, 1959.

37. Hawley, C. A.
A removable retainer. Int. J. Orthod., 5: 291, 1919.

38. Heller, R. F., und Forgione, A. G.
An evaluation of bruxism control: massed negative practice and automated relaxation training., J. Dent. Res., 54: 1120, 1975.

39. Heller, R. F., und Strang, H. R.
Controlling bruxism through automated aversive conditioning. Behavior Res. and Therapy, 11: 327, 1973.

40. Helmts, H. von
Klinische Erfahrungen mit der Aufbißschiene nach Ash (1). Deutsche Zahnärztl. Ztschr., 35: 673, 1980.

41. Kardachi, B. J. R., und Clarke, N. G.
The use of biofeedback to control bruxism. J. Periodontol., 48: 639, 1977.

42. Kardachi, B. J. R., Bailey, J. O., und Ash, M. M. Jr.
A comparison of biofeedback and occlusal adjustment on bruxism. J. Periodontol., 49: 367, 1978.

43. Karolyi, M.
Beobachtungen über Pyorrhoea alveolaris. (Ref. der 40. Jahresversammlung des Centralvereins deutscher Zahnärzte, Leipzig, 1901). Österr.-ungar. Vrtljschr. Zahnh., 17: 279, 1901.

44. Karolyi, M.
Über Alveolarpyorrhoe. (Ref. der Jahresversammlung des Standesvereines Berliner Zahnärzte, Berlin, 1904). Österr.-ungar. Vrtljschr. Zahnh., 21: 85, 1905.

45. Karolyi, M.
Zur Therapie der Erkrankungen der Mundschleimhaut. Österr.-ungar. Vtljschr. Zahnh., 22: 226, 1906.

46. Kawamura, Y., Tsukamoto, S., und Miyoshi, K.
Experimental studies on neural mechanisms of bruxism. J. Dent. Res., 40: 217, 1961.

47. Kesling, H. D.
Co-ordinating the predetermined pattern and tooth positioner with conventional treatment. Am. J. Orthod. and Oral Surg., 32: 285, 1946.

48. Klepac, R. K.
Behavioral Treatment of Bruxism. Proc. Nat. Conf. Behav. Dent. Morgantown, West Virginia University, 1977.

49. Kovaleski, W. C., und DeBoever, J.
Influence of occlusal splints on jaw position and musculature in patients with temporomandibular joint dysfunction. J. Prosthet. Dent., 33: 321, 1975.

50. Krogh-Poulsen, W. G., und Olsson, A.
Management of the occlusion and teeth. Part I. Background, definition, rationale. In Schwartz, L., und Chayes, C. M. (Eds.): Facial pain and Mandibular Dysfunction. Philadelphia, W. B. Saunders Company, 1968.

51. Laskin, D. M.
Etiology of the pain dysfunction syndrome. J. Am. Dent. A., 79: 147, 1969.

52. Lay, E. M.
The osteopathic management of temporomandibular joint dysfunction. In Gelb, H. (Ed.): Clinical Management of Head, Neck and TMJ Pain and Dysfunction. Philadelphia, W. B. Saunders Company, 1977.

53. Leof, M.
Clamping and grinding habits: their relation to periodontal disease. J. Am. Dent. A., 31: 184, 1944.

54. Lerman, M. D.
The hydro-static appliance: a new approach to treatment of the TMJ pain-dysfunction syndromes. J. Am. Dent. A., 89: 1343, 1974.

55. Lipke, D., und Posselt, U.
Parafunctions of the masticatory system (bruxism). J. West. Soc. Periodont., 8: 133, 1960.

56. Manus, A., Miralles, R., und Guerrero, F.
The changes in electrical activity of the postural muscles of the mandible upon varying the vertical dimension. J. Prosthet. Dent., 45: 438, 1981.

57. Matthews, E.
A treatment for the teeth-grinding habit. Dent. Rec., 62: 154, 1942.

58. McNamara, D. C.
Electrodiagnosis at median occlusal position for human subjects with mandibular joint syndrome. Arch. Oral Biol., 21: 325, 1976.

59. McNamara, D. C.
Pathophysiology of median occlusal position. Thesis, University of Western Australia, Perth, 1976.

60. Mesendieck, B. M.
The Mesendieck System of Functional Exercises. Portland, Maine, 1937.

61. Miller, S. C., und Firestone, J. M.
Psychosomatic factors in the etiology of periodontal disease. Am. J. Orthod. and Oral Surg., 33: 675, 1947.

62. Millstein-Prentky, S., und Olson, R. E.
Predictability of treatment outcome in patients with myofascial pain dysfunction (MPD) syndrome. J. Dent. Res., 58: 1341, 1979.

63. Moore, D. S.
Bruxism, diagnosis and treatment. J. Periodontol., 27: 277, 1956.

64. Peterson, R.
A historical review of temporomandibular joint dysfunction syndrome. Periodontol. Abstracts, 25: 22, 1977.

65. Posselt, U.
Physiology of Occlusion and Rehabilitation. Philadelphia, F. A. Davis Company, 1962.

66. Posselt, V.
The temporomandibular joint syndrome and occlusion. J. Prosthet. Dent., 25: 432, 1971.

67. Posselt, U., und Wolff, I. B.
Bite Guards and Bite Plates: Follow-Up Examination of Their Effect on Bruxism and Temporomandibular Joint Systems. Parodontopath., 17th Congrés, 326, 1963.

68. Posselt, U., und Wolff, I. B.
Treatment of bruxism by bite guards and bite plates. J. Can. Dent. A., 29: 773, 1963.

69. Prentiss, H. J.
Preliminary report upon temporomandibular articulation in human type. Dent. Cosmos, 60: 505, 1918.

70. Ramfjord, S. P.
Bruxism, a clinical and electromyographic study. J. Am. Dent. A., 62: 21, 1961.

71. Ramfjord, S. P., und Ash, M. M., Jr.
Occlusion. 1st ed. Philadelphia, W. B. Saunders Company, 1966.

72. Ramfjord, S. P., und Ash, M. M., Jr.
Periodontology and Periodontics, Philadelphia, W. B. Saunders Company, 1979.

73. Ramfjord, S. P., und Blankenship, J. R.
Increased occlusal vertical dimension in adult monkeys. J. Prosthet. Dent., 45: 74, 1981.

74. Renggli, H. H.
Splinting of teeth – an objective assessment. Helv. Odont. acta, 14: 129, 1971.

75. Roura, M., und Clayton, J. A.
Pantographic records on TMJ dysfunction subjects treated with occlusal splints: a progress report. J. Prosthet. Dent., 33: 42, 1975.

76. Rugh, J. D.
Electromyographic analysis of bruxism in the natural environment. In Weinstein, P. (Ed.): Advances in Behavioral Research in Dentistry. Seattle, University of Washington Press, 1978.

77. Rugh, J. D., und Solberg, W. K.
Electromyographic studies of bruxist behavior

before and during treatment. J. Calif. Dent. A., 3: 56, 1975.

78. Satoh, T., und Harada, Y.
Electrophysiological study on tooth-grinding during sleep. Electroencephalogr. Clin. Neurophysiol., 35: 267, 1973.

79. Schaerer, P.
Bruxism. In Kawamura, Y. (Ed.): Frontiers in Oral Physiology. Vol. 1. Basel, S. Karger, 1974.

80. Schwartz, L. L.
Temporomandibular joint syndromes. J. Prosthet. Dent., 7: 489, 1957.

81. Schwartz, M. S.
Electromyographic strip-chart recording of nocturnal bruxism and contingent audio sleep-interruption biofeedback: rationale and description of new clinical and research instrument package. In Clinical Research in Behavioral Dentistry. Proc. Nat. Conf. Behav. Dent. Morgantown, West Virginia University, 1979.

82. Schwartz, W. D.
Occlusal pivot appliances. Br. Dent. J., 132: 172, 1972.

83. Sears, V. H.
Occlusal pivots. J. Prosthet. Dent., 6: 332, 1956.

84. Seyffart, H., und Steen-Johnson, S.
Belastnings sykdommer i tyggeapparatet hos barn. Norsk Tand. Tidsk., 66: 295, 1956.

85. Shiau, Yuh-Yuan
The effect of the bite plane splint on mandibular position of bruxers. Thesis, University of Michigan, Ann Arbor, 1979.

85. Sicher, H.
Temporomandibular articulation in mandibular overclosure. J. Am. Dent. A., 36: 131, 1948.

87. Skiba, T. J., und Laskin, D. M.
Masticatory muscle silent periods in patients with MPD syndrome before and after treatment. J. Dent. Res., 60: 699, 1981.

88. Solberg, W. K., und Clark, G. T. (Eds.)
Temporomandibular Joint Problems. Biologic Diagnosis and Treatment. Proceedings of the 1st International Symposium. Chicago, Quintessence Pub. Co., Inc. 1980.

89. Sollberg, W. K., Clark, G. T., und Rugh, J. D.
Nocturnal electromyographic evaluation of bruxing patients undergoing short term splint therapy. J. Oral Rehabil., 2: 215, 1975.

90. Spirgi, M., Bender, P., und Chevrolet, S.
Plaques et gouttières de liberation occlusale. Schw. Monats. Zahnh., 87: 1004, 1977.

91. Stone, S., et al.
The temporomandibular joint pain dysfunction syndrome as diagnosed and treated by the general practitioner. J. Amer. Equil. Soc., 12: 281, 1972.

92. Strother, E. W., und Mitchell, G. E.
Bruxism: A review and a case report. J. Dent. Med., 9: 189, 1954.

93. Sved, A.
Changing the occlusal level and a new method of retention. Am. J. Orthod. and Oral Surg., 30: 527, 1944.

94. Sved, A.
The problem of retention. Am. J. Orthod., 39: 659, 1953.

95. Tishler, B.
Occlusal habit neuroses. Dent. Cosmos, 70: 690, 1928.

96. Toller, P.
Non-surgical treatment of dysfunctions of the temporomandibular joint. Oral Sciences Rev., 7: 70, 1976.

97. Waerhang, J., und Hansen, E. R.
Periodontal changes incident to prolonged occlusal overload in monkeys. Acta Odont. Scandinav., 24: 91, 1966.

98. Wagner, E. P., und Crandall, S. K.
Splints. In Morgan, D. H., Hall, W. P., und Vamvas, S. J. (Eds.): Diseases of the Temporomandibular Apparatus. St. Louis, The C. V. Mosby Company, 1977.

99. Watt, D., und Lindsay, K.
Occlusal pivot appliances. Br. Dent. J., 132: 110, 1972.

100. Williamson, E. H., et al.
The effect of bite plane uses on terminal hinge axis location. Angle Orthod., 47: 25, 1977.

101. Zarb, G. A., und Speck, J. E.
The treatment of mandibular dysfunction. In Zarb, G. A., und Carlsson, G. E. (Eds.): Temporomandibular Joint. Function and Dysfunction. Copenhagen, Einar Munksgaard, 1979.

102. Zarb, G. A., und Thompson, G. W.
The treatment of patients with temporomandibular joint pain dysfunction syndrome. J. Can. Dent. A., 4: 410, 1975.

Kapitel 13

Das okklusale Einschleifen natürlicher Zähne

Die Geschichte des okklusalen Einschleifens ist lang und stürmisch, vor allem deshalb, weil okklusales Einschleifen oft nicht auf annehmbaren biologischen Prinzipien beruhte.

Wenn beispielsweise ein Zahn, der auf Belastung empfindlich reagiert, gekürzt wird, tritt eine offensichtliche zeitweilige Symptomverringerung ein. Stört ein Zahn oder ein zu „hoher Punkt" auf einer Rekonstruktion die neuromuskulären Mechanismen, ist es logisch, die überhöhte Stelle abzuschleifen. Das sogenannte „Punktschleifen" ist daher praktiziert worden, seit Instrumente dafür erhältlich waren.

Aber gewöhnlich wurde ohne Verständnis und Rücksicht auf die funktionelle Gesamtheit des Kausystems eingeschliffen. So kam es nach vorübergehender Linderung von Schmerzen oft zu komplexen okklusalen Problemen, weil die Zähne ihre Stellung veränderten.

Ein anderer irrationaler Grund für okklusales Einschleifen war, daß man das natürliche Gebiß so „äquilibrieren" wollte, daß es soweit wie möglich einer fiktiven Idealokklusion oder „balancierten" Okklusion der Totalprothese entsprach. Die Idee dazu stammte von *Bonwill*[6]; richtig bekannt wurde die Theorie aber erst durch die Anwendung bei Totalprothesen durch *Gysi*[14,15]. Nach der Einführung dieses Konzeptes wurden unzählige normal funktionierende natürliche Gebisse nach diesen Grundsätzen sinnlos verstümmelt. Erst in den letzten 10 Jahren wurde dieses irreführende Konzept durch unser heutiges Verständnis der Physiologie und Dynamik der individuellen Okklusion ersetzt, die durch die individuellen Varianten und die adaptive Kapazität eines jeden Patienten gekennzeichnet ist.

Ziele

Die Gründe für ein okklusales Einschleifen können in folgende Kategorien eingeteilt werden:

1. Verbesserung der funktionellen Beziehungen und physiologische Stimulation des gesamten Kausystems.
2. Beseitigung eines okklusalen Traumas.
3. Beseitigung abnormaler Muskelspannung und von Bruxismus und damit verbundenem Unbehagen oder Schmerzen.
4. Beseitigung von Kiefergelenkdysfunktionen und damit verbundenen Schmerzen.
5. Schaffung einer optimalen okklusalen Situation vor extensiven Restaurationen.
6. Umformen und Konturieren von Zähnen für eine optimale Kaufunktion und den Schutz des Zahnfleisches.
7. Hilfe bei der Stabilisierung nach kieferorthopädischer Behandlung.
8. Korrektur abnormer Schluckgewohnheiten[25].

Das primäre Ziel des okklusalen Einschleifens ist die Verbesserung der funktionellen Beziehung aller Zähne, derart, daß Zähne und Parodont ausgeglichene funktionelle Stimulation erfahren und daß die Okklusalflächen der Zähne einer gleichmäßigen physiologischen Abnutzung ausgesetzt werden. Das Kausystem ist ein funktionelles Ganzes, und richtige funktionelle Stimuli sind äußerst wichtig für die Entwicklung und Erhaltung eines kräftigen und gesunden Parodonts mit hoher funktioneller Kapazität und optimalem Widerstand gegen Verletzungen.

Die funktionelle Selbstreinigung der Zahnoberflächen als Vorbeugung gegen margi-

nale Gingivitis durch Plaqueretention wird ebenfalls durch eine normale okklusale Funktion begünstigt.
Unter primitiven Lebensbedingungen stellt sich eine derartige Funktion von selbst ein, weil sie lebenswichtig ist; aber bei der weichen Nahrung in der modernen Zivilisation können durch leichte Höckerdisharmonien entstandene Gewohnheitsmuster eingeschränkter okklusaler Bahnen fortbestehen und sich aufgrund von ungleichmäßiger Abrasion noch verstärken.
Es wurde gezeigt, daß okklusales Einschleifen multidirektionale Funktionsbahnen herbeiführen kann, wenn es gelingt, in den verschiedenen Richtungen gleichermaßen bequeme wie effiziente Funktionsbeziehungen zu schaffen[3].
Ein anderes Ziel des okklusalen Einschleifens, das nicht übersehen werden sollte, ist die Gestaltung und Rekonstruierung der Zähne zur Erreichung von maximaler Kaueffizienz und Gingivaschutz. Dieses Ziel ist nicht auf die Abflachung von Höckern oder einfache Reduzierung von Kauflächen, sondern eher auf erhöhte Schneideeffizienz und Ausschaltung von Speiseimpaktion gerichtet.

Indikationen für okklusales Einschleifen

1. *Primäres okklusales Trauma*
   A. Parodontale Gewebe
   B. Zahnsubstanz
   C. Pulpa
   D. Kiefergelenk
   E. Neuromuskuläres System
   F. Orale Weichteile
2. *Sekundäres okklusales Trauma*
   Erhöhte Zahnbeweglichkeit in Verbindung mit Verlust an parodontalem Stützgewebe
3. *Vor großen Rekonstruktionen*
4. *Eingeschränkte funktionelle Bewegungen*
5. *Instabilität der Okklusion nach kieferorthopädischer oder anderer zahnärztlicher Behandlung*

Bevor irgendein Schleifkörper zur Hand genommen wird, ist es äußerst wichtig, daß sowohl der Zahnarzt als auch der Patient ganz genau wissen, warum das vorgesehene Einschleifen durchgeführt werden muß. Wie schon zu Beginn dieses Kapitels angedeutet wurde, gab es viele verschiedene Vorschläge, warum okklusal eingeschliffen werden solle, und einige davon sind sehr umstritten. Viele Patienten bekamen durch okklusales Einschleifen Okklusionsprobleme, und der Prozentsatz von Patienten, die an iatrogenen Störungen leiden, ist auf diesem Gebiet beunruhigend hoch. Die Hauptursachen dafür sind:

1. Falsche Diagnose am Anfang.
2. Falsche Indikation oder Voraussetzungen für ein okklusales Einschleifen.
3. Falsches oder inadäquates technisches Vorgehen.
4. Ungenügende technische Fähigkeiten des behandelnden Zahnarztes beim Einschleifen.

Es liegt daher im Interesse von Patient und Zahnarzt, daß okklusales Einschleifen nur bei eindeutiger Indikation durchgeführt wird, und auch dann nur im geringsten Ausmaß, das für den gewünschten Effekt bei dem einzelnen Patienten nötig ist.
Wie schon im Kapitel „Physiologie der Okklusion“ erwähnt wird, ist es für das Wohlbefinden des Kausystems gewisser Patienten unumgänglich, daß sie eine ideale Okklusion haben. Die meisten Patienten haben allerdings innerhalb eines anpassungsfähigen Spielraums für Unregelmäßigkeiten in den okklusalen Beziehungen eine physiologisch normale Okklusion. Von gleicher Bedeutung oder sogar noch wichtiger als die okklusalen Beziehungen ist jedoch, wie der Patient okklusale Interferenzen verträgt oder darauf reagiert.

Diese Anpassungsfähigkeit oder Reaktionslage muß zusammen mit den Indikationen für ein Einschleifen berücksichtigt werden. Okklusale Interferenzen, die bei einem Patienten mit Sicherheit entfernt werden müssen, können bei einem anderen Patienten innerhalb des Anpassungsspielraumes liegen und somit toleriert werden.

Einige Indikationen für okklusales Einschleifen, die in der zahnärztlichen Literatur genannt werden, sind:

- das Vorliegen einer traumatischen Okklusion[10,36],
- Bruxismus[5,25],
- gewisse Formen von Kiefergelenkpathologie[5,26],
- Hypertonizität von Kau-, Kopf- und Halsmuskeln[26,43],
- eingeschränkte Unterkieferbewegungen[5],
- mesiale Position des Unterkiefers[5,43],
- disharmonische Beziehungen während der Funktion und bei Ruhelage,
- unilaterales Kauen[5],
- Nonokklusion, die durch Einschleifen korrigiert werden kann[5,29],
- Verbesserung der funktionellen Beziehungen, erhöhte Kaueffizienz und gleichmäßige Verteilung okklusaler Kräfte[5,11,27,37],
- Traumatisieren von Weichteilen durch Zähne[5],
- Food impaction[5,29,36,41,45],
- hypermobile Zähne[37],
- Reduktion der schrägen Belastung einzelner Zähne[5],
- Zahnschmerzen, die mit der Okklusion in Verbindung gebracht werden können[5,43],
- unebene Randwülste[5,29,41],
- frakturierte Höcker oder wiederholte Frakturen von Jacketkronen[43],
- Vorliegen gewisser Parodontalerkrankungen[5,11,27,37],
- übermäßige Zahnsteinbildung[5,37],
- Sprachfehler[5].

Okklusales Einschleifen wird gelegentlich auch empfohlen,

- vor dem Eingliedern großer okklusaler Rekonstruktionen,
- nach orthodontischer Behandlung,
- für Rekonstruktionen[43],
- für das Eingliedern verschiedener abnehmbarer Rekonstruktionen.

Gelegentlich wird das Einschleifen nur dann befürwortet, wenn eine oder mehrere der obengenannten Indikationen gegeben sind[5], aber andere Autoren empfehlen ein prophylaktisches Einschleifen, damit das Potential für zukünftige pathologische Zustände beseitigt werde[34,36,45].

Wie später in diesem Kapitel gezeigt wird, akzeptieren wir keinesfalls alle diese vorgeschlagenen Indikationen.

Vollständiges okklusales Einschleifen

Anzeichen für okklusales Trauma

Okklusales Einschleifen steht natürlich an erster Stelle, wenn ein okklusales Trauma und die damit verbundenen Zeichen und Symptome behandelt werden sollen. Mit okklusalem Einschleifen können jedoch nicht alle Fälle von okklusalem Trauma behandelt werden. Auch andere Behandlungsmethoden, wie Kieferorthopädie, Schienung von Zähnen oder Rekonstruktionen, müssen in Betracht gezogen werden. Es ist nicht ratsam, okklusales Einschleifen als Routineverfahren durchzuführen, wenn keine andere Indikation als das Verhindern eines potentiellen okklusalen Traumas gegeben ist.

Liegt eindeutig eine traumatische Okklusion vor, so ist oft eine ungenügende neuromuskuläre Koordination dafür verantwortlich, die nur korrigiert werden kann, wenn die Okklusion vollständig eingeschliffen wird. Das einfache Wegschleifen eines einzelnen zu hohen Punktes auf einem Zahn kann die Aufmerksamkeit des

Patienten auf einen anderen Vorkontakt lenken, der möglicherweise dann als genauso störend empfunden wird wie jener, der entfernt wurde. Nicht jeder Fall von okklusalem Trauma kann durch okklusales Einschleifen geheilt werden. Auch das Schienen oder sogar die Extraktion von Zähnen bei fortgeschrittener Parodontitis kann angezeigt sein. Allerdings sollte okklusales Einschleifen die erste Überlegung zur Beseitigung des okklusalen Traumas sein.

Vorausgesetzt, das Gleiten in die Zentrik findet gleichmäßig auf allen betroffenen Zähnen statt und ist geradlinig nach vorn gerichtet, ist es in vielen Fällen vorstellbar, daß der Zahnarzt die zentrale Bahn von IK nach RK nicht zu einer flachen Ebene einzuschleifen braucht, um ein gutes Resultat zu erreichen.

Es gibt darüber keine gut dokumentierte Studie. Der Grund, warum empfohlen wird, das Gleiten in die Zentrik zu beseitigen und eine flache „lange Zentrik" zu schaffen, ist der, daß mit diesem Prinzip funktionelle Störungen wirksam eliminiert werden konnten. Überdies wäre ein gleichmäßiges Gleiten nach vorn rein in der sagittalen Ebene weit schwieriger zu bewerkstelligen und würde zu weniger okklusaler Stabilität führen als die empfohlene Methode.

Bruxismus

Die Rolle des okklusalen Einschleifens bei Bruxismuspatienten wurde schon in der Diskussion über die Behandlung des Bruxismus erörtert (S. 339). Das okklusale Einschleifen bei Patienten mit Kiefergelenkstörungen wird ausführlich im Kapitel über die Behandlung dieser Störungen besprochen (S. 499). Auf die Rolle des okklusalen Einschleifens bei Rekonstruktionen und bei kieferorthopädischen Behandlungen wird in den entsprechenden Kapiteln eingegangen.

Die Bedeutung okklusaler Interferenzen als Auslöser für Parafunktionen bei Patienten mit hohem Muskeltonus ist wohlbekannt. Bei diesen Patienten führen vor allem Vorkontakte in RK beim Schlucken zu Muskelspasmen. Für solche Patienten ist eine ideale Okklusion in allen möglichen Funktionsbereichen anzustreben, was sehr schwierig durchzuführen ist. Meist ist es ratsam, vor dem Einschleifen eine Okklusionsschiene zu verwenden, die den Unterkiefer reponiert und die Muskulatur entspannt.

Schmerzen aufgrund von Dysfunktionen

Die Überlegungen für das okklusale Einschleifen bei Bruxismuspatienten gelten auch für Patienten mit Kiefergelenk- oder Muskelschmerzen. Solche Patienten benötigen gewöhnlich mehrmaliges Einschleifen, bis die wirkliche RK-Position des Unterkiefers etabliert ist, wenn nicht eine Okklusionsschiene oder ein anderes Hilfsmittel verwendet wird, um den Unterkiefer vor dem okklusalen Einschleifen in die richtige Lage zu bringen.

Fortgeschrittener Verlust parodontalen Stützgewebes

Bei reduziertem Parodont kommt der Okklusion vermehrte Bedeutung zu, und okklusale Stabilität ist dort schwieriger zu bewerkstelligen als bei Patienten mit normalem Parodont. Es ist deshalb vernünftig, eine möglichst ideale okklusale Beziehung zu schaffen, um okklusales Trauma zu vermeiden, ohne die Zähne schienen zu müssen. Bei fortgeschrittenem parodontalem Gewebeverlust kann es aber unmöglich sein, eine traumatische Okklusion zu verhindern, wenn die Zähne nicht geschient werden.

Ausgedehnte okklusale Rekonstruktionen

Die Rolle des okklusalen Einschleifens bei Rekonstruktionen der gesamten Ober- und Unterkieferzahnreihe wird in den gesonderten Kapiteln über Rekonstruktionen und Schienungen behandelt.

Schlucken ohne Zahnkontakt

Einigen Patienten, die die Angewohnheit haben, ohne Zahnkontakt zu schlucken (infantiles Schlucken), kann mit okklusalem Einschleifen zu normalem Schlucken verholfen werden. Dabei scheint es am allerwichtigsten zu sein, daß das Abgleiten in die maximale Interkuspidation (slide in centric) beseitigt wird.

Es wurde in einer Bruxismus-Studie beobachtet, daß einige Patienten mit der Gewohnheit, ohne Zahnkontakt zu schlucken, nach okklusalem Einschleifen in RK normal schluckten[25]. Dies konnte auch bei anderen Patienten festgestellt werden, vor allem wenn nach kieferorthopädischer Behandlung RK und IK weit auseinander lagen.

Partielles okklusales Einschleifen

Die meisten Patienten haben Vorkontakte und okklusale Interferenzen, ohne daß deswegen die gesamte Okklusion eingeschliffen werden müßte. In der Literatur ist man sich nicht einig, ob man bei solchen Patienten ein okklusales Einschleifen „prophylaktisch" durchführen sollte[28]. Die vorherrschende Meinung ist, daß an der Okklusion nichts verändert werden sollte, außer wenn Zeichen oder Symptome von traumatischer Okklusion oder neuromuskulären Störungen vorliegen. Eines der Probleme in dieser Kontroverse ist die Definition von Gesundheit und Krankheit. Wenn Gesundheit das Fehlen von klinisch erkennbarer Krankheit bedeutet, so kann man sagen, daß eine Okklusion ohne erkennbare Anzeichen von Trauma mit Gesundheit vereinbar ist. Wird auf der anderen Seite unter Gesundheit der optimale Zustand jeder einzelnen Zelle sowie auch klinisches Wohlbehagen und Wohlergehen verstanden, so wird das Erkennen von Krankheit schon schwieriger. In diesem Fall müßte neuromuskuläre Harmonie, deren feinere Aspekte nur elektromyographisch ermittelt werden können, zur Bestimmung des Gesundheitszustandes des mastikatorischen Systems mit herangezogen werden. Die Empfindlichkeit der Muskeln gegenüber okklusalen Interferenzen geht weit über die klinisch erkennbaren Zeichen und Symptome hinaus.

Auch die Stoffwechselaktivität und die Selbstreinigung der Zähne werden durch eine normale Funktion gefördert. *Beyron*[3] konnte zeigen, daß die unbehinderte beidseitige Funktion, verglichen mit eingeschränkter oder unilateraler Funktion, einen günstigen Effekt auf die Gesundheitsprognose der Zähne hat.

Daraus ergibt sich, daß wenn immer möglich multidirektionale Funktionsbewegungen angestrebt werden sollen. Dies wird durch Eliminieren aller okklusaler Interferenzen, die eine solche Funktion behindern, ermöglicht.

Betrachtet man die subtilen Auswirkungen eines Abgleitens in die maximale Interkuspidation (slide in centric) mit klinisch nicht erkennbaren Muskelverspannungen und Bruxismus, so wäre es aufgrund des heutigen Wissens ein fragwürdiges Vorgehen, die Okklusion routinemäßig einzuschleifen, wenn keine offensichtlichen neuromuskulären oder Schluckprobleme oder parodontalen Störungen vorliegen. Dafür kann empfohlen werden, grobe Interferenzen, die laterale und protrusive Unterkieferbewegungen einschränken, routinemäßig zu entfernen, solange nicht übermäßig viel Zahnsubstanz geopfert werden muß und die Ästhetik nicht beeinträchtigt wird. Ein solches Einschleifen dauert nur 5–10 Minuten. Das einzige Ziel dabei ist, eine unbehinderte, glatte okklusale Gleitbewegung in verschiedenen Richtungen zu ermöglichen, so daß eine physiologische Abnutzung später durch die normale Funktion entstehen kann.

Hat sich der Patient an die Einschränkung

der Kieferbewegungen durch eine Eckzahnführung gewöhnt, wird gewöhnlich nicht versucht einzuschleifen. Liegt ein Slide in centric ohne seitliche Verschiebung vor und klagt der Patient nicht über neuromuskuläre oder Kiefergelenkbeschwerden, so wird an der Okklusion nichts verändert.

Das Entfernen grober Interferenzen bei lateraler und protrusiver Bewegung zur Verbesserung der Funktion oder teilweises okklusales Einschleifen wirkt nicht direkt prophylaktisch gegen Parodontitis oder okklusales Trauma. Doch wird dadurch der funktionelle Komfort des gesamten Kausystems erhöht und damit die Langzeitprognose eindeutig verbessert.

Oft wird befürchtet, daß durch Einschleifen bei gewissen Patienten eine „okklusale Neurose" hervorgerufen wird. Dies ist aber nur der Fall, wenn fehlerhaft eingeschliffen wird und dem Patienten der Behandlungsvorgang nicht richtig erklärt wird. Bis heute hat niemand wissenschaftlich bewiesen, daß richtig durchgeführtes okklusales Einschleifen, wie es im vorliegenden Kapitel beschrieben wird, irgendeinen Schaden verursachen kann.

Wird die Okklusion nur partiell eingeschliffen, um die Funktion zu verbessern, so sollte man dem Patienten ganz deutlich sagen, daß damit das bilaterale Kauen erleichtert werden solle, und daß es Zeit brauche, sich an diese okklusale Veränderung zu gewöhnen etc. Die Patienten, die nach falschem Einschleifen eine sogenannte Einschleifneurose entwickeln, waren sehr wahrscheinlich schon vor der Behandlung unbewußte Bruxismuspatienten. Bei solchen Patienten sollte die Okklusion entweder hervorragend eingeschliffen oder aber überhaupt nicht behandelt werden.

Zuletzt soll noch betont werden, daß Korrekturen der Okklusion so zahnschonend wie möglich durchgeführt werden sollen. Bestehen Zweifel, wieviel Zahnsubstanz abzutragen ist, soll man eher weniger abtragen.

Anforderungen an eine annehmbare Technik

Für das okklusale Einschleifen oder „Äquilibrieren" sind verschiedene Techniken empfohlen worden.* Diese Techniken sollten danach beurteilt werden, ob sie die physiologischen Prinzipien des Kausystems berücksichtigen. Die wichtigsten Anforderungen an diese Einschleiftechniken werden im folgenden beschrieben.

Herstellen optimaler Kaueffizienz

Die funktionellen Prinzipien, nach denen eingeschliffen werden soll, wurden ungefähr vor 55 Jahren von *Schuyler*[30] eingeführt. Er gründete seine sehr logischen Regeln für okklusales Einschleifen auf die Entfernung von Vorkontakten und okklusalen Interferenzen einerseits, sowie die Schaffung einer optimalen Zahl funktioneller okklusaler Kontakte andererseits.

Die meisten nachfolgenden Autoren haben *Schuylers* Prinzipien mehr oder weniger unverändert wiedergegeben, was auch hier geschieht.

Die meisten früheren Regeln für okklusales Einschleifen hatten zwei hauptsächliche Schwachstellen:

1. Erfahrungen aus der Prothetik wurden direkt auf die natürliche Bezahnung angewandt ohne gebührende Beachtung der Dynamik des einzelnen Zahnes und seiner Tendenz, sich zu bewegen, wenn die okklusale Belastung sich ändert.
2. Dem Prinzip der balancierten Okklusion mit tripodisierten Kontakten wurde ungerechtfertigterweise im natürlichen Gebiß die gleiche Bedeutung zugesprochen wie im künstlichen.

Wegen dieser falschen Auffassungen bewegten sich Zähne in der Folge oft in neue

* Vgl. Lit. 1, 7–9, 12, 17–19, 21, 23, 24, 28, 30, 31, 33–36, 38, 42, 44, 46

okklusale Interferenzen, nachdem okklusal eingeschliffen worden war.
Zusätzlich bewirkte dieses Einschleifen eine viel zu radikale Äquilibrierung, weil man versuchte, die Okklusion zu balancieren, wie dies für Totalprothesen als nötig erachtet wurde.
Bilaterale Balance okklusaler Kontakte ist im natürlichen Gebiß kein erstrebenswertes Ziel; es wurde sowohl klinisch als auch elektromyographisch festgestellt, daß Kontakte auf der Balanceseite, sofern vorhanden, leichter sein sollten als Kontakte auf der Arbeitsseite, wenn eine optimale Funktion erreicht werden soll.

Eliminieren von Vorkontakten und okklusalen Interferenzen

Die Eliminierung von Vorkontakten im Bereich zwischen RK und IK ist vor allem für Bruxismuspatienten und für Patienten mit Muskel-, Kiefergelenk- und Schluckstörungen wichtig. Weitere Interferenzen, die ein unbehindertes Gleiten des Unterkiefers in andere Richtungen stören und so eine harmonische Funktion des gesamten Kausystems verhindern, sollen ebenfalls entfernt werden. Sogar die frühesten Versuche des punktuellen Wegschleifens von Vorkontakten hatten zum Ziel, okklusale Interferenzen zu eliminieren. Wären Interferenzen die einzige Sorge, so könnte eine funktionelle Okklusion einfach auch mit „Schleifpasten" oder Vibrationsapparaten erreicht werden, aber es wurde schon vor langer Zeit entdeckt, daß das unterschiedslose Entfernen von okklusalen Interferenzen oft zu einer unkomfortablen Okklusion während des Kauens und zu neuen Interferenzen führt.

Die Richtung der hauptsächlichen okklusalen Kräfte

Eine weitere wichtige Überlegung ist, die okklusalen Kräfte durch gut geplantes Einschleifen innerhalb der physiologischen Toleranzgrenze jedes einzelnen Zahnes zu halten. Es ist ein bewährtes Prinzip, daß axial gerichtete Kräfte besser toleriert werden als laterale Kräfte. Vor allem bei Zähnen mit reduziertem Parodont sollten deshalb die lateral gerichteten Kräfte auf ein Minimum reduziert werden. Dennoch sind laterale Kräfte im gesunden Gebiß physiologisch und hinsichtlich der Entwicklung und Erhaltung eines starken Parodonts wünschenswert. Man muß wissen, daß die Größe der Lateralkräfte nicht unbedingt proportional zur Steilheit der Höcker oder der inzisalen Führung ist, da diese Kräfte ja unter normalen Bedingungen durch neuromuskuläre Mechanismen und durch die schützende Propriozeption der parodontalen Membran kontrolliert werden. Andererseits können die lateralen Kräfte bei Bruxismus sogar bei flachen Höckern übergroß werden.
Die wirksamste Kontrolle über laterale Kräfte wird erreicht, indem einzelne Zähne mit schwachem Halt (z. B. Prämolaren) aus dem Lateralkontakt herausgeschliffen werden, so daß ein Eckzahn oder ein stabiler Molar die gesamte Last der Seitbewegung tragen kann. Immer wenn die Stabilität der Zähne ein Problem darstellt, sollten die okklusalen Kräfte soweit wie möglich in axialer Richtung einwirken können.
Es ist besonders wichtig, daß keine palpierbare horizontal gerichtete Kraft auf irgendeinen Zahn einwirkt, wenn der Patient in IK fest zusammenbeißt.

Herstellen eines effizienten multidirektionalen Kaumusters

Multidirektionale Funktion wird herbeigeführt durch ausgeglichenen Kaukomfort und Kaueffizienz in den verschiedenen Richtungen. Dies bedeutet, daß Höckersteilheit und Schneidefähigkeit der okklusalen Flächen beidseitig ungefähr gleich sind. Gleiche Wirksamkeit hängt auch davon ab, ob in Ober- und Unterkiefer vollständige funktionelle Einheiten vorhanden sind und keine Schmerzen oder Speiseimpaktion auftreten.

Herstellen stabiler Okklusionsverhältnisse

Das Herstellen stabiler Okklusionsverhältnisse im Anschluß an okklusales Einschleifen ist bei weitem die am meisten vernachlässigte und am schwierigsten zu erfüllende Grundregel. In der gesamten zahnärztlichen Literatur hat diese wichtige Phase des okklusalen Einschleifens sehr wenig Beachtung gefunden, obwohl Einschleifen sinnlos wird, wenn danach die okklusalen Beziehungen nicht stabilisiert werden können. Manchmal kann es unmöglich sein, allein durch Einschleifen okklusale Stabilität zu erreichen, und restaurative Behandlungen können erforderlich sein. Dennoch sollte man sicherstellen, daß jedes Vorgehen beim okklusalen Einschleifen darauf gerichtet ist, soviel wie möglich zur Stabilität der okklusalen Beziehungen der Zähne beizutragen.
Mehrere Faktoren bestimmen die Stabilität der Okklusion: die funktionelle und statische Stabilität der Zähne[40], die reproduzierbare Stabilität der Scharnierachsenposition des Unterkiefers[16] und die Erhaltung eines ungestörten, harmonischen neuromuskulären Musters bei funktionellen Bewegungen[25].

Technik des okklusalen Einschleifens

Die Technik des okklusalen Einschleifens sollte sich so genau, wie es technisch möglich ist, an die vorher aufgezählten Prinzipien oder Forderungen halten. Auch sollte das Einschleifen in einer logischen Reihenfolge der Arbeitsgänge erfolgen, weil jeder Schritt den nächsten erleichtert. Zuerst wird eine Technik für umfassendes okklusales Einschleifen aufgezeigt; Modifikationen dieses Verfahrens werden später diskutiert.
Exakt einartikulierte Modelle sind hilfreich für die Okklusionsanalyse und für die Planung des okklusalen Einschleifens (p. 269)[20]. Hat jedoch der Ausführende einige Erfahrung, so kann das Einschleifen auch direkt im Munde des Patienten exakt durchgeführt werden, ohne daß zuerst auf einartikulierten Modellen ein Probeeinschleifen stattfindet. Es wird empfohlen, daß dort auf Modellen eingeschliffen wird, wo der Ausführende sich das Resultat nach dem Einschleifen nicht genau vorstellen oder voraussagen kann (beispielsweise bei anteriorem funktionellem Kreuzbiß). Materialien zur Lokalisation von Interferenzen sind: Kohlepapier, Inlaywachs, Okklusionswachs und ein weicher Bleistift. Für das eigentliche Entfernen von Zahnsubstanz durch Schleifen können verschiedene geeignete Steine verwendet werden. Es ist wichtig, daß die Steine, die für das Einschleifen der Zentrik benutzt werden, klein genug sind, um genauen Zugang zu den anatomischen Besonderheiten der okklusalen Oberflächen zu ermöglichen. Ein kleiner, kantiger Stein im Handstück ist nützlich, um Schliffacetten des Slide in centric zu beschleifen. Die Kontakte für die Höckerspitzen und die Long centric werden durch sehr kleine, umgekehrte Kegeldiamanten im Winkelstück eingeschliffen. Die Korrekturen für Lateral- und Protrusionsbewegungen können mit kleinen oder mittleren Steinrädchen vorgenommen werden.
Wasserkühlung ist nötig, und der Ausführende sollte einen Finger gegen die bukkale Fläche des zu beschleifenden Zahnes drücken. Der Stein sollte in Richtung des benachbarten Zahnes drehen, um Vibrationen und Unbehagen für den Patienten so gering wie möglich zu halten.

Ein leicht abrasives Gummirad, eingetaucht in 2 % Natriumfluorid, sollte für das Ausarbeiten und Polieren der Schleifstellen für die lateralen und protrusiven Bewegungen benutzt werden. Zur Abrundung der scharfen Kanten von Frontzähnen eignen sich Sandpapierscheiben verschiedener Körnung.

Einschleifen der Zentrik

Ziele

Das Einschleifen der Zentrik hat folgendes Ziel:

1. Eliminierung der Vorkontakte in RK und IK.
2. Herstellen einer Freiheit in der Zentrik in der Horizontalen, wobei IK in der Kieferrelation ein wenig vor RK liegen soll und alle Seitenzähne gleichmäßig belastet werden.
3. Eliminierung aller horizontal-lateralen Krafteinwirkungen beim Schließen in der Zentrik.

Die individuellen Variationen der Höcker-Fossa-Beziehungen der natürlichen Bezahnung machen es unmöglich, unmißverständliche, allgemein anwendbare Regeln für okklusale Kontakte bei Patienten mit „normaler" Interkuspidation aufzustellen. Es ist jedoch möglich, einige Verallgemeinerungen für ein vernünftiges Vorgehen im Hinblick auf das Einschleifen zu formulieren, die sich sorgfältig nach den Gesichtspunkten richten, die schon früher als Prinzipien für das okklusale Einschleifen besprochen wurden.
Bevor nach irgendwelchen auswendig gelernten Regeln eingeschliffen wird, ist es wichtig, daß der Ausführende eine genaue Antwort auf die äußerst wichtige Frage hat, was nach dem Einschleifen nicht nur mit dem beschliffenen Zahn, sondern auch mit der gesamten Bezahnung geschehen wird. Wird das Einschleifen den Vorkontakt oder die Interferenz eliminieren? Wird die Funktion verbessert? Wird es eine stabile Okklusion und ein dauerhaftes gutes Resultat zur Folge haben? Wird die Kräfteverteilung nach dem Einschleifen günstig sein? Wird das Einschleifen die neuromuskuläre Wahl multidirektionaler funktioneller Bewegungen erleichtern? Ist der vorgeschlagene Zahn geeigneter als sein Antagonist, aufgrund der vorher aufgezählten Kriterien eingeschliffen zu werden?

Technisches Vorgehen

Eine detaillierte Diskussion über die Lage von Vorkontakten in RK ist in Kapitel 9 zu finden.
Es ist sehr wichtig, für die genaue Bestimmung von Vorkontakten genügend Zeit und Mühe aufzuwenden. Lack ist wahrscheinlich das genaueste Mittel[39], aber er ist unbequem und klinisch nicht sehr praktisch. Grünes Okklusionswachs (ca. 0,6 mm dick) und Kohlepapier liefern klinisch akzeptable Genauigkeit.
Außer dem Markieren des initialen Vorkontaktes in RK sollte der Zahnarzt auch den Weg des Slides von RK nach IK und die Schlußkontakte in IK aufzeichnen, indem er den Patienten mit dünnem Kohlepapier zwischen den Zähnen von RK nach IK zubeißen läßt.
Es wird empfohlen, Wachs zu verwenden, um festzustellen, welche Zähne vorzeitige okklusale Kontakte aufzeigen; mit Kohlepapier wird bestimmt, wo auf den Zähnen Vorkontakte auftreten, wo Gleithindernisse lokalisiert sind und wo sich die Schlußkontakte oder zentrischen Stops befinden, die für die okklusale Stabilität wichtig sind.
Der Kieferschluß in RK sollte immer vom Zahnarzt geführt werden. Dem Patienten darf es nicht überlassen werden, die RK-Position zu suchen, denn die propriozeptiven Signale der Zähne können sich während der verschiedenen Einschleifphasen verändern, da die Kontaktbeziehungen sich ändern.

Sind die RK-Vorkontakte einmal lokalisiert, so muß der Zahnarzt durch visuelle Beobachtung bestimmen, in welche Richtung diese Vorkontakte den Unterkiefer führen, während der Patient langsam von RK aus nach IK schließt. Da die Zahnbögen hufeisenförmig sind, hinten weiter als vorn, führt eine Distalverschiebung des Unterkiefers (in bezug auf IK) die mesial und bukkal gerichteten Flächen der palatinalen Höcker der Oberkiefermolaren und Prämolaren gegen die distal und lingual gerichteten Flächen der bukkalen Höcker der Unterkiefermolaren und Prämolaren. Die Spitzen der palatinalen Oberkieferhöcker und die bukkalen Unterkieferhöcker können an dieser Kontaktbeziehung auch beteiligt sein. Ferner können palatinale Oberkieferhöcker und ihre mesialen und bukkalen Abhänge Vorkontakte gegen distal und lingual gerichtete Flächen (Randwülste und transversale Leisten) in der mandibulären Fossa herbeiführen und so eine Vorwärtsbewegung des Unterkiefers von RK nach IK bewirken.

Da man sowohl klinisch als auch elektromyographisch[24] festgestellt hat, daß sowohl optimale Entspannung der Kaumuskeln als auch harmonische Muskeltätigkeit beim Schlucken am besten durch Eliminieren des Slides von RK nach IK erreicht werden, stellt diese Eliminierung den ersten Schritt zu umfassendem okklusalem Einschleifen dar. Dazu ist es nötig, einige der Höcker oder Abhänge zu beschleifen, die während des Slides miteinander in Kontakt kommen. Die okklusale Stabilität und Funktion beruhen zum großen Teil darauf, daß die bukkalen Höcker im Unterkiefer in die zentralen Fossae und Zwischenräume der Oberkieferzähne passen und die lingualen Oberkieferhöcker in die zentralen Fossae und Zwischenräume der Unterkieferzähne.

Beim Einschleifen des Slide in centric oder eines exzentrischen Slides sollte man versuchen, die Okklusion zu stabilisieren und die Höckerfunktion zu erhalten, indem man die bukkalen Höcker der Unterkieferzähne in die zentralen Fossae der Oberkieferzähne und die lingualen Höcker der Oberkieferzähne in die zentralen Fossae der Unterkieferzähne einpaßt.

Dies wird vor allem durch Beschleifen der beteiligten Abhänge gegen die Fossae hin in der Weise erreicht, daß in die Fossae des Oberkiefers ein Lager für die bukkalen Höcker der Unterkieferzähne eingeschliffen wird.

Das Lager für den Höcker sollte bis auf das gleiche Niveau eingeschliffen werden wie das Lager des Höckers in IK. Ein solches Beschleifen führt zu einem horizontalen, flachen Gebiet der „Zentrik“ zwischen RK und IK. Dieses flache Gebiet bildet die „lange Zentrik“ (*Mann* und *Pankey*[22]) oder sogenannte „Freiheit in der Zentrik“[32]. Ähnliche Vorkehrungen werden für die palatinalen Oberkieferhöcker in den Unterkieferfossae getroffen. Um diesem Prinzip zu folgen, werden vor allem mesiale und bukkale Flächen von palatinalen Oberkieferhöckern beschliffen und distale Seiten von Rand- und Transversalwülsten im Unterkiefer, manchmal auch die distolingualen Flächen bukkaler Unterkieferhöcker. Die bukkalen Höcker im Unterkiefer und die palatinalen Höcker im Oberkiefer sollten überall zwischen RK und IK in Kontakt kommen, und zwar auf einer ebenen Fläche, so daß die durch diesen Kontakt einwirkenden Kräfte axial auf die Zähne gerichtet sind. So werden Kippkräfte als Folge des Einschleifens vermieden.

Es gibt allerdings gewisse anatomische Probleme, welche die Ausführung dieser generellen Prinzipien erschweren. Die bukkalen Höcker der Unterkieferprämolaren und die mesiobukkalen Höcker der Molaren passen in die gegenüberliegenden Interdentalräume, wie dies auch für die palatinalen Höcker der Oberkieferprämolaren und die distopalatinalen Höcker der Molaren gilt. Bei der nichtabradierten Bezahnung kann der Höckerabhang eher an den approximalen Randleisten in Kontakt kom-

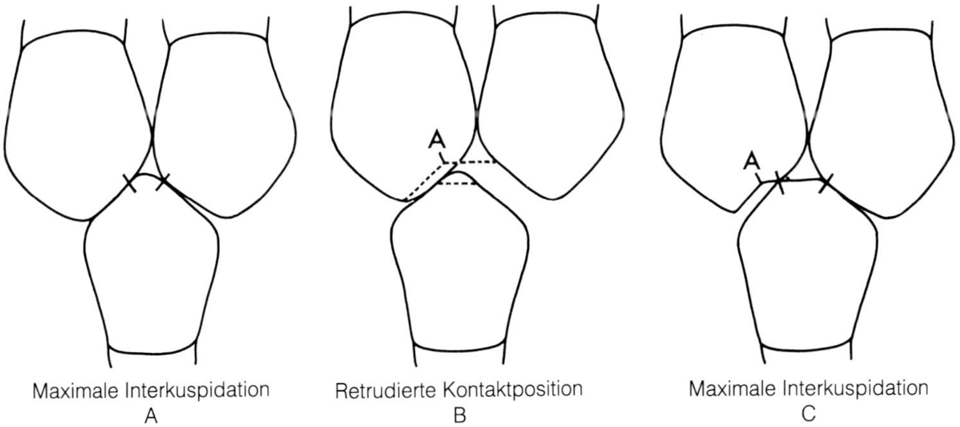

Abb. 13-1 Schematische Darstellung des Einschleifens von Vorkontakten und Slide in centric, wenn der tragende Höcker bei maximaler Interkuspidation (IK) auf die Randwülste der gegenüberliegen Prämolaren beißt. A: Okklusionskontakt in IK. B: Vorkontakt bei A auf dem zweiten Oberkieferprämolaren in RK. Die *punktierte Linie* bezeichnet das Ausmaß des Einschleifens, um ein Lager für den Höcker des zweiten Unterkiefermolaren zu schaffen. Die Höckerspitze des Unterkieferprämolaren wird etwas gekürzt, damit sie keine Keilwirkung auf die Randwülste der Oberkieferprämolaren ausüben kann. C: Nach dem Einschleifen sind die zentrischen Stops in IK immer noch vorhanden, und die Stabilität zwischen RK und IK ist gewährleistet.

men, als daß die Höckerspitze am Boden des Interdentalraumes auftrifft. In diesem Fall kann sich die Höckerspitze leicht über den Randwulst-Kontakt in den Interdentalraum erstrecken (Abb. 13-1A). Wenn für einen solchen Höcker ein Lager auf dem Niveau des vorherigen zentrischen Stops auf dem marginalen Wulst eingeschliffen wurde, erscheint der Höcker zu hoch, wenn der Unterkiefer sich in RK befindet. Ein solcher Höcker darf leicht gekürzt werden bis zum oberen Niveau des IK-Kontaktes des Höckers mit dem Randwulst. (Abb. 13-1B und C). Es wäre nicht richtig, die distale Fläche des bukkalen Höckers im Unterkiefer zu beschleifen, weil dies einige zentrische Stops in IK gefährden könnte, die Einwirkung der Kaukräfte auf die Zähne verändern und möglicherweise die Voraussetzung für Zahnwanderungen schaffen würde (Abb. 13-2). Nach neueren Forschungsergebnissen muß angenommen werden, daß ein Patient weiter in seiner vorherigen IK-Position kaut, auch wenn seine Okklusion, wie hier beschrieben, nach RK eingeschliffen wurde[13]. Es ist deshalb wesentlich, daß die okklusale Stabilität und die volle funktionelle Kapazität in IK auch nach dem Einschleifen erhalten bleiben.

Ein laterales Gleiten des Unterkiefers von RK nach IK wird nach den gleichen Prinzipien korrigiert wie ein Vorwärtsgleiten. Das heißt, das okklusale Lager für die bukkalen Unterkieferhöcker in den Oberkieferfossae wie auch für die palatinalen Oberkieferhökker in den zentralen Unterkieferfossae eingeschliffen werden.

Die Fossae sollten bis zum tiefsten Niveau des zentrischen Stops in IK erweitert werden (Abb. 13-3). Eine Kombination von Interferenzen kann es notwendig machen, gleichzeitig sowohl maxilläre als auch mandibuläre Fossae zu erweitern.

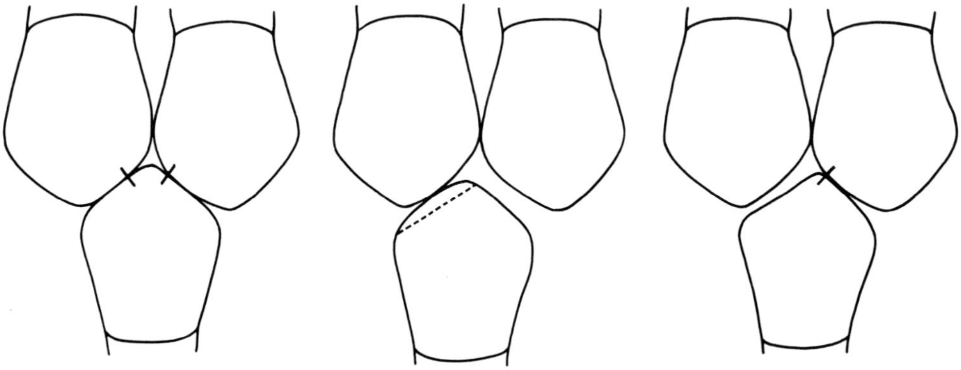

Abb. 13-2 Falsches Einschleifen der Situation von Abb. 13-1. A: Okklusionskontakte in IK auf den Randleisten. B: Vorkontakte in RK. Die punktierte Linie zeigt falsches Einschleifen. C: Resultat des falschen Einschleifens. In IK ist ein zentrischer Stop verlorengegangen, außerdem ging auch ein Arbeitskontakt verloren.

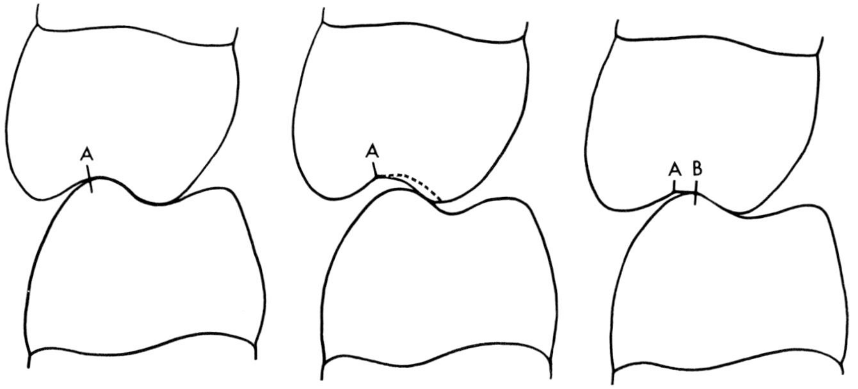

Abb. 13-3 Korrektur eines lateralen Slide des Unterkiefers von RK nach IK. A: Situation des bukkalen Höckers in der Fossa bei A in IK. B: Situation in RK. Die punktierte Linie zeigt das notwendige Ausmaß des Einschleifens an, um die Fossa zu erweitern. Damit wird das laterale Abgleiten verhindert. C: Nach dem Einschleifen ist ersichtlich, daß der Kontakt bei (B) in RK auf gleicher Höhe ist wie Kontakt A in IK.

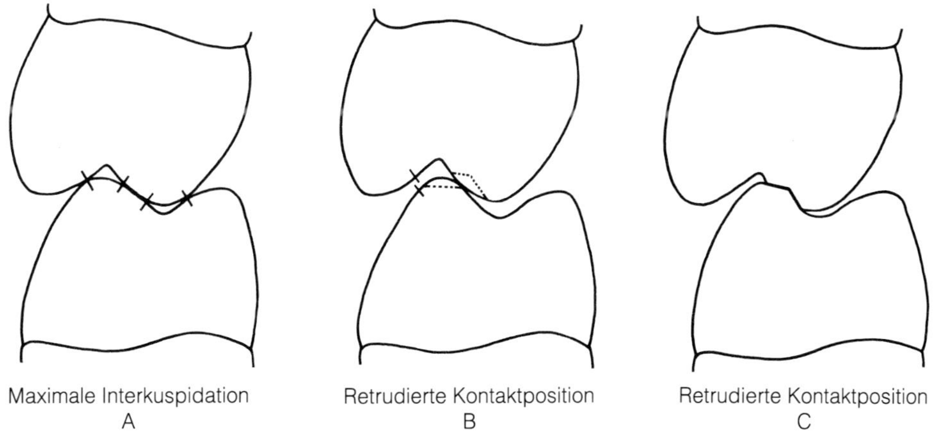

Abb. 13-4 Einschleifen eines lateralen Slide. Die zentrischen Stops liegen auf den Höckerabhängen, nicht am Boden einer Fossa. A: Zentrische Stops in IK. B: Vorkontakt in RK. Die punktierten Linien zeigen, wieviel eingeschliffen werden muß, um das seitliche Abgleiten zu verhindern. Der bukkale Höcker des Unterkiefermolaren sollte ein wenig gekürzt werden, um ein Verfangen in der Fossa des Oberkiefermolaren zu verhindern. C: Die RK-Kontakte sind auf derselben Höhe wie die IK-Kontakte. Freiheit in der Zentrik und funktionelle Stabilität sind gewährleistet.

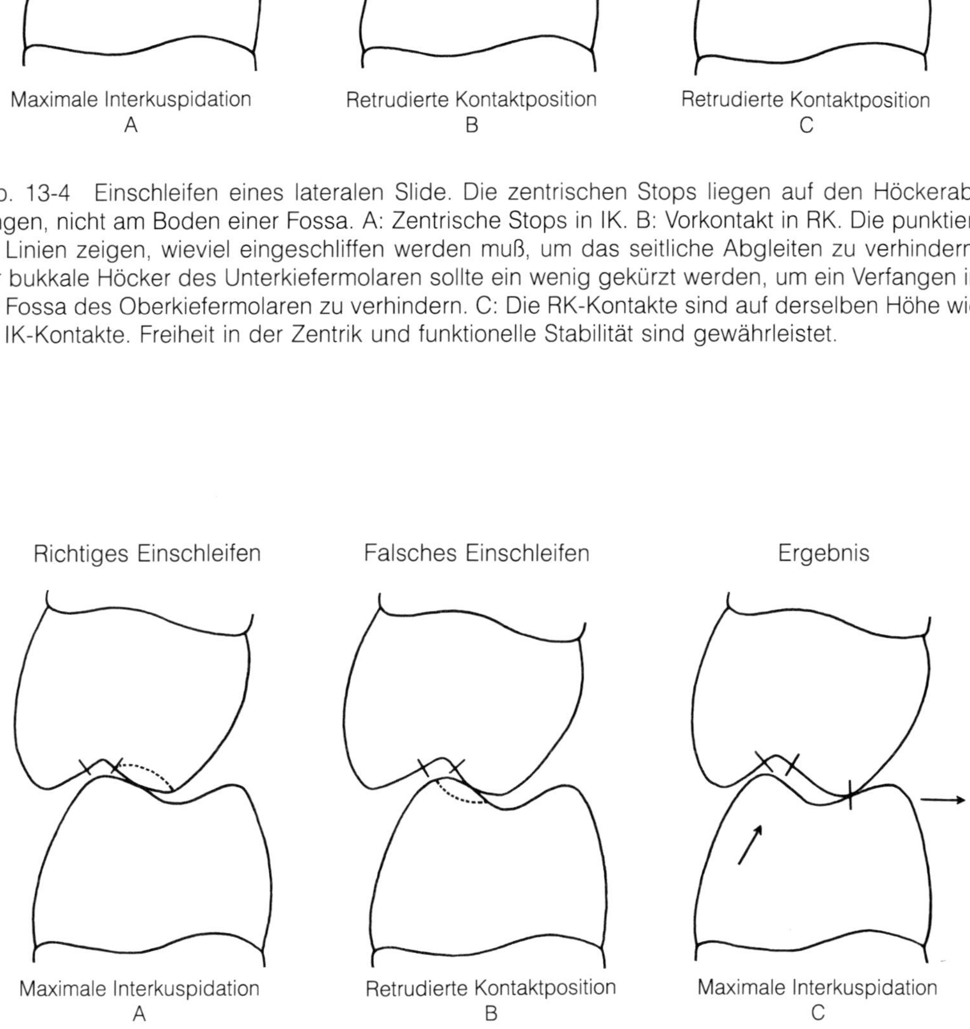

Abb. 13-5 Einschleifen von starken lateralen Slides, der durch Vorkontakte der beiden zentrischen Höcker verursacht wird. A: Die punktierte Linie am Oberkiefermolaren zeigt das richtige Einschleifen. Die zentrischen Stops in IK müssen belassen werden. B: Falsches Einschleifen des Unterkiefermolaren. C: Als Resultat des falschen Einschleifens gehen die zentrischen Stops in IK verloren. Der Unterkiefermolar kann so in Pfeilrichtung kippen.

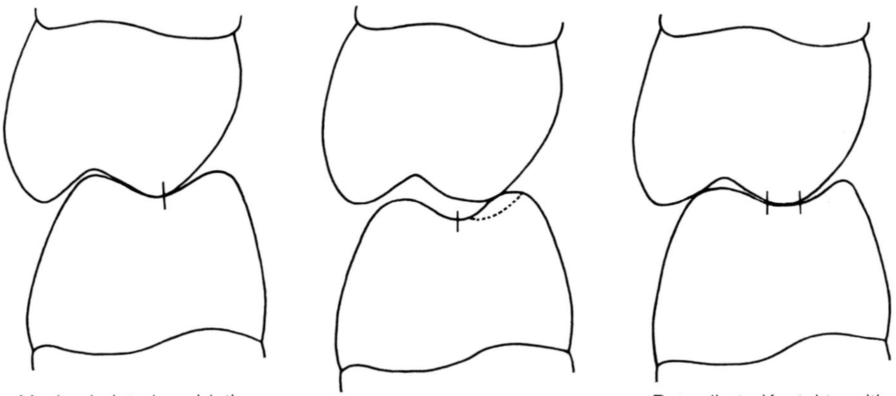

Abb. 13-6 Einschleifen eines lateralen Slide, der durch einen Vorkontakt zwischen palatinalem Höcker eines Oberkiefer Molaren und lingualem Höcker eines Unterkiefer Molaren verursacht wird. A: Zentrischer Stop in IK. B: Die punktierte Linie zeigt das richtige Einschleifen zur Korrektur des Abgleitens. C: Die Situation in RK nach richtigem Einschleifen.

Befindet sich der zentrische Stop in IK auf bukkalen oder lingualen Abhängen statt auf dem Grund der Fossa, so soll man trotzdem die Fossa vom tiefsten Niveau des zentrischen Stops aus erweitern und die Spitze des gegenüberliegenden Höckers leicht kürzen, wenn dieser tiefer in die zentrale Fossa eingreift als bis zum Niveau des zentrischen Stops in IK (Abb. 13-4).

Wenn ein starkes laterales Gleiten durch Kontakte zwischen den lingualen Abhängen der bukkalen Höcker im Unterkiefer und den bukkalen Abhängen der palatinalen Höcker im Oberkiefer verursacht wird, und wenn dieses Gleiten so stark ist, daß es nicht behoben werden kann, ohne einen Höcker zu opfern, muß gewöhnlich der palatinale Oberkieferhöcker eher gekürzt werden als der bukkale Unterkieferhöcker (Abb. 13-5). Allerdings ist es in gewissen Fällen erlaubt, beide Höcker etwas abzutragen, sofern die Kontakte der bukkalen Unterkieferhöcker in IK- und Arbeitsposition nicht verlorengehen. Diese Wahl wird im Interesse von Stabilität und Funktion getroffen.

Wenn das laterale Gleiten durch Kontakte zwischen den bukkalen Abhängen eines lingualen Unterkieferhöckers und eines palatinalen Oberkieferhöckers verursacht wird, sollte die Korrektur auf dem bukkalen Abhang des lingualen Unterkieferhöckers durchgeführt werden, indem die zentrale Fossa auf dem tiefsten Niveau des IK-Stops erweitert wird (Abb. 13-6).

Wenn in dieser Situation eine Höckerspitze gekürzt werden muß, um das Gleiten zu beheben, sollte die Kürzung den lingualen Unterkieferhöcker betreffen, da dieser Höcker keine stabilisierende oder unterstützende Funktion hat, weder in RK noch in IK. Ein flacher Bereich von „Freiheit in der Zentrik“ oder „Spiel in der Zentrik“ in Kombination mit der „langen Zentrik“ in anteriorer und posteriorer Richtung ist das übliche Resultat eines solchen okklusalen Einschleifens.

Ein Vorkontakt in RK oder IK oder eine Interferenz mit glattem, leichtem Gleiten zwischen RK und IK kann die okklusale Harmonie stören, ohne daß ein Gleiten entsteht, wenn der Patient zusammenbeißt.

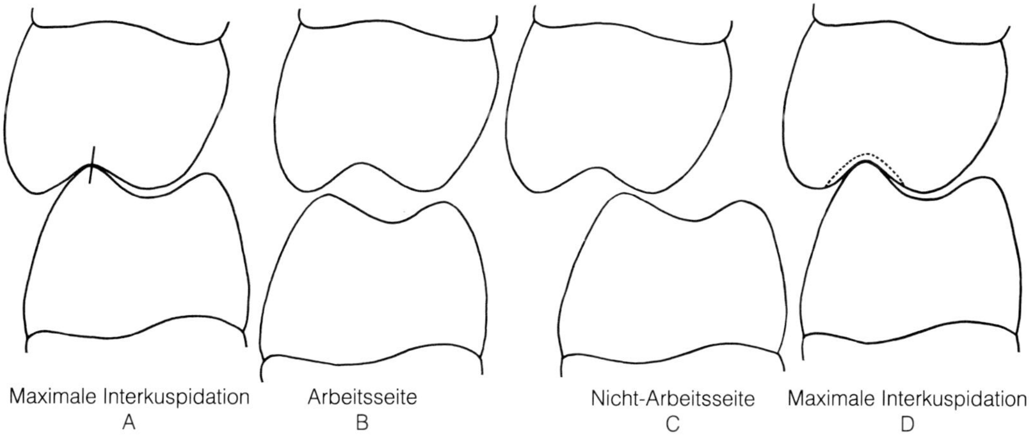

Abb. 13-7 Einschleifen eines Vorkontaktes, der nur in IK besteht. A: Vorkontakt in IK. B und C: Kein Kontakt bei Arbeits- und Balancebewegungen. D: Die punktierte Linie zeigt das korrekte Einschleifen durch Vertiefen der Fossa, die dem zu hohen Unterkieferhöcker gegenüberliegt.

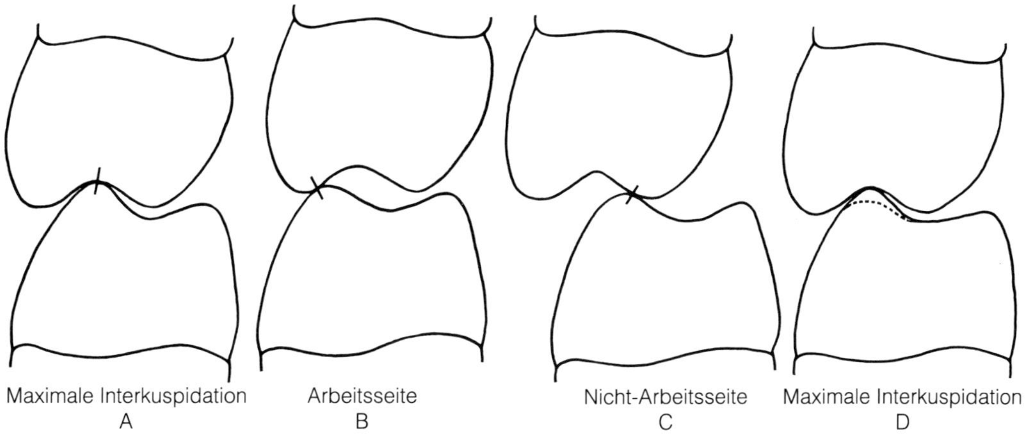

Abb. 13-8 Einschleifen eines Vorkontaktes, der in IK und bei Lateralbewegungen besteht. A: Kontaktverhältnisse in IK. B und C: Situation bei Arbeits- und Balancebeziehungen. D: Die punktierte Linie zeigt das richtige Einschleifen des bukkalen Höckers des Unterkiefermolaren.

Solche „hohen Punkte" sollen weggeschliffen werden gemäß den bewährten *Schuyler*schen Prinzipien für das Einschleifen von Vorkontakten in der Zentrik[30]. Wenn ein Höcker in der Zentrik einen Vorkontakt bewirkt, ohne im Seitbiß Kontakt zu haben, soll die dem zu hohen Höcker gegenüberliegende Fossa eingeschliffen werden (Abb. 13-7). Nur wenn der Höcker sowohl in der Zentrik als auch bei lateralen Bewegungen einen Vorkontakt erzeugt, soll der Höcker gekürzt werden (Abb. 13-8). Ein solches Einschleifen soll auch zu zentrischen Stops und axial gerichtetem Auftreffen der okklusalen Kräfte in der Zentrik führen.

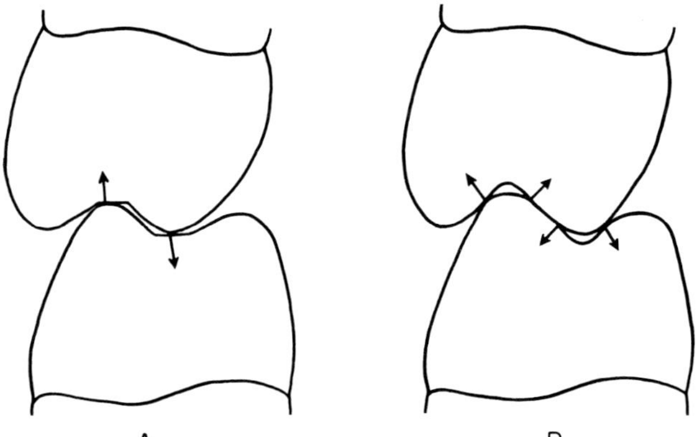

Abb. 13-9 Das Einschleifen der Zentrik sollte flache „zentrische Stops“ oder Stops auf gegenüberliegenden balancierten Abhängen zur Folge haben. A: Tragende Höcker sollten die Fossa des gegenüberliegenden Zahnes parallel zur Längsachse belasten. B: Lager für tragende Höcker auf gegenüberliegenden balancierten Abhängen.

Nach Vollendung des Einschleifens in RK sollen die antagonistischen Molaren und Prämolaren gleichzeitig in Kontakt kommen, wenn der Unterkiefer in RK gegen den Oberkiefer „geklappt“ wird (S. 289). Wenn der Patient aus dieser Kontaktposition heraus stark zusammenbeißt, soll der Unterkiefer nicht gleiten oder kippen. Kontakte in IK sollen gleichmäßig sein. Bewegt sich der Unterkiefer zwischen RK und IK, sollen die Kontakte erhalten bleiben. Die eingeschliffene IK-Position soll gerade vor RK liegen (in bezug auf die Unterkieferbewegung) und parallel zur sagittalen Ebene. Diese stabile Okklusion im Bereich der „langen Zentrik“ oder der „Freiheit der Bewegungen in der Zentrik“ soll weder Verlust noch Gewinn an vertikaler Dimension bedeuten. Die Frontzähne sind in RK meist nicht in Kontakt, können sich in IK aber leicht berühren.

Die wichtigste Regel für das Einschleifen der Zentrik ist, die okklusalen Kräfte in RK oder IK niemals auf unausgeglichene Schrägflächen auftreffen zu lassen, was Zahnbewegungen zur Folge haben könnte. Die Lager für die tragenden Höcker (zentrische Stops) müssen entweder auf einer Fläche liegen, senkrecht zur Längsachse des Zahnes, oder auf gegenüberliegenden Abhängen (Abb. 13-9). Wenn solche Beziehungen nicht hergestellt werden können, muß die Okklusion oft mit Hilfe von okklusalen und marginalen Restaurationen stabilisiert werden, besonders bei Patienten mit Kiefergelenkdysfunktion oder Bruxismus.

Einschleifen der Exkursionsbewegungen

Ziele

Die Ziele für das Einschleifen der Exkursionsbewegungen sind die folgenden:

1. Es sollen hindernisfreie Gleitkontakte in allen Richtungen ermöglicht werden.
2. Eckzahn- und Inzisivenführung sollen bilateral ähnlich sein.
3. Interferenzen oder Führungen auf der Balanceseite sollen eliminiert werden.

Technisches Vorgehen

Interferenzen der Arbeitsseite und der Protrusion. Die Bestimmung von Interferenzen auf der Arbeitsseite und bei Protrusionsbewegungen wurde schon in Kapitel 10 besprochen. Solche Interferenzen sind

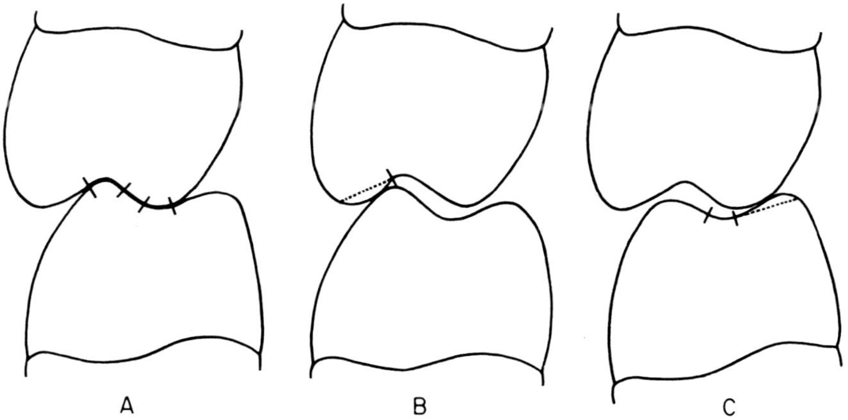

Abb. 13-10 Einschleifen okklusaler Interferenzen auf der Arbeitsseite bei Lateralexkursionen. A: Die Situation in IK. B: Die punktierte Linie auf dem palatinalen Abhang des bukkalen Höckers des Oberkiefermolaren zeigt das richtige Einschleifen. C: Das Einschleifen des lingualen Höckers des Unterkiefermolaren ist eine andere Möglichkeit.

viel leichter zu bestimmen als Interferenzen in der Zentrik, weil sowohl Kohlepapier als auch Okklusionsbänder relativ gute Markierungen liefern, wenn die okklusalen Kontakte mit leichtem Druck aufeinander gerieben werden. Für Feinkorrekturen im letzten Stadium des Einschleifens können Okklusionswachs oder Lack gebraucht werden[39].

Wenn auch die Patienten nicht weiter hinten als lateral von IK kauen[2], so könnten sie beim Bruxismus den Unterkiefer doch weit genug nach hinten bewegen, um auf Interferenzen zu treffen.

Deshalb wird empfohlen, zur Diagnose und zum Einschleifen der Seitbewegungen den Unterkiefer so weit nach hinten zu führen wie bei einer Aufzeichnung des gotischen Bogens. Diese Bewegung mag ein etwas größeres Feld abdecken, als für einige Patienten nötig wäre, aber man hat so die Sicherheit, daß der Patient nicht weiter hinten und lateral okklusale Interferenzen erreichen kann, die zurückgelassen worden wären, wenn das Einschleifen nicht die retrusiven lateralen Bewegungen mit einbezogen hätte. Laterales und protrusives Einschleifen soll das genannte Feld innerhalb der funktionellen Grenzen des Kiefers abdecken, sowohl in kombinierter lateraler und protrusiver als auch in geradlinig protrusiver Eskursion.

Die Eliminierung von okklusalen Interferenzen der Seitbewegung auf der Arbeitsseite soll nach *Schuylers* altehrwürdiger *BOLU-Regel*[30] (bukkal oben, lingual unten) geschehen. Dies bedeutet, daß die bukkookklusalen Abhänge (die lingualen Abhänge der bukkalen Höcker) der Oberkieferzähne und die linguo-okklusalen Abhänge (die bukkalen Abhänge der lingualen Höcker) der Unterkieferzähne beschliffen werden (Abb. 13-10). Diese Einschleifmethode beläßt die zentrischen Kontakte und die okklusale Stabilität ungestört und bewirkt einen maximalen funktionellen Kontakt um die Zentrik herum, wo der größte Teil der Kaufunktion ausgeführt wird. Gleichzeitig sorgt diese Methode für die Eliminierung von Interferenzen und für die Einengung des okklusalen Feldes bei Zähnen mit schwachem parodontalem Halt (Abb. 13-11).

Es muß ernsthaft davor gewarnt werden,

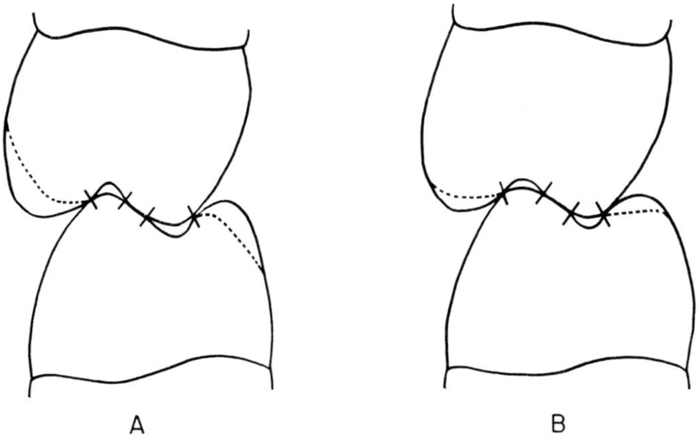

Abb. 13-11 Einschleifen zur Verminderung der funktionellen Kontakte bei reduziertem parodontalem Halt. A: Richtiges Einschleifen des lingualen Höckers eines Unterkiefermolaren. Zu starkes Reduzieren der bukkalen Fläche des Oberkieferhöckers kann zu Wangenbeißen führen. B: Die punktierte Linie zeigt das richtige Einschleifen der oberen bukkalen Höcker. Die bestmögliche Funktion bleibt so im Bereich der Zentrik erhalten.

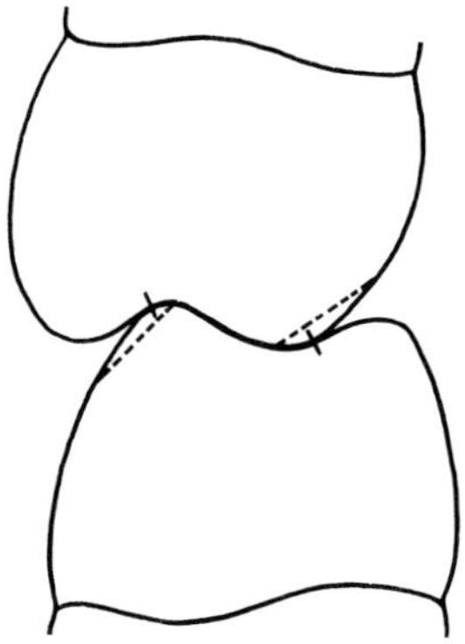

Abb. 13-12 Falsches Einschleifen zur Eliminierung okklusaler Interferenzen. Einschleifen im Bereich der punktierten Linien führt einerseits zum Verlust funktioneller Kontakte bei Arbeitsbewegungen, andererseits auch zu Instabilität durch den Verlust der zentrischen Stops.

die bukkale Seite des bukkalen Höckers im Unterkiefer und die linguale Seite des lingualen Höckers im Oberkiefer zu beschleifen, denn dies könnte sowohl die okklusale Stabilität als auch die Funktion in jenem Gebiet gefährden, in dem funktionelle Kontakte am wichtigsten sind (Abb. 13-12).

In einer Untersuchung von bukkolingualen Querschnitten an einer Anzahl einartikulierter Modelle von Gebissen mit unterschiedlicher okklusaler Abrasion bis zu fast flachen Kauflächen wurde niemals beobachtet, daß die bukkalen Höcker des Unterkiefers für die Fossae des Oberkiefers oder die lingualen Höcker im Oberkiefer für die zentralen Fossae im Unterkiefer zu breit waren, jedenfalls nicht in einem Ausmaß, das eine Verschmälerung dieser Höcker gerechtfertigt hätte.

Es ist wichtig, ein beidseitiges, glattes Mu-

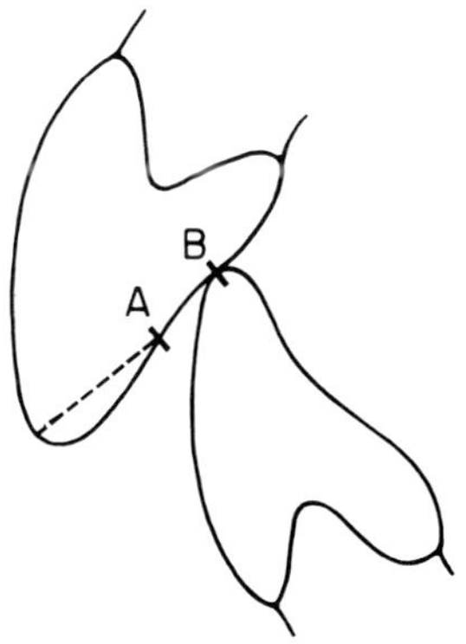

Abb. 13-13 Einschleifen von Interferenzen zwischen Oberkiefer- und Unterkieferfrontzähnen bei Protrusions- und Lateralbewegungen. A: bezeichnet den ersten Kontakt bei Protrusion. B: stellt den IK-Kontakt dar. Um Interferenzen zu beseitigen, muß die Zahnsubstanz entlang der punktierten Linie inzisal vom ersten Kontaktpunkt entfernt werden.

ster von Gleitbewegungen mit annähernd gleicher Höckerneigung und gleicher Schneidewirksamkeit der okklusalen Anatomie zu erreichen, denn die bilaterale Funktion ist abhängig von gleicher Leichtigkeit der Bewegung und gleicher Kaueffizienz auf beiden Seiten.

Ungehinderte, glatte Okklusionsbahnen sind wichtiger als die Anzahl von Arbeitskontakten bei Lateralbewegungen. Im Fall von Seitenzähnen mit minimalem parodontalem Halt kann es ratsam sein, die Arbeitskontakte eng um IK herum und für weitere Lateralexkursionen eine Eckzahnführung zu schaffen[10], sofern die Eckzähne guten parodontalen Halt haben.

Interferenzen zwischen den oberen und unteren Frontzähnen bei Lateral- und Protrusionsexkursionen sollten auf der lingualen Seite der Oberkieferschneidezähne und -eckzähne entlang der Bahn der Interferenz eingeschliffen werden.

Das Einschleifen soll vom Punkt des ersten Kontaktes in lateraler oder protrusiver Exkursion gegen inzisal ausgeführt werden, wobei der Kontaktpunkt selber unangetastet bleibt. Dies bedeutet oft, daß in einem Gebiet beschliffen wird, das mehrere Millimeter vom zentrischen Stop auf den Oberkieferzähnen entfernt liegt, denn die funktionelle Frontzahnführung folgt nicht immer der gesamten Kontur der lingualen Oberfläche der oberen Frontzähne (Abb. 13-13).

Manchmal ist kein funktioneller Stop oder Kontakt zwischen den oberen und unteren Frontzähnen vorhanden. Die Lage der Zähne wird dann entweder durch Zungen- oder Lippengewohnheiten gehalten oder durch Kontakte bei lateralen und protrusiven Exkursionen, vor allem bei Patienten mit Bruxismus. Wenn dann allerdings die Schneidekanten der Unterkieferschneidezähne oder -eckzähne weggeschliffen werden, um einen übermäßigen Überbiß oder Protrusionsinterferenzen zu verringern, elongieren diese Zähne und bewegen sich in ihre frühere inzisale Position zurück, wobei der Überbiß und die Protrusionsinterferenz wiederhergestellt werden – es sei denn, der Patient entwickelt in der Zwischenzeit eine unerwünschte Zungengewohnheit oder Bruxismus, wodurch der offene Biß erhalten bleibt.

Ästhetik und Veränderung der Zahnstellung setzen ziemlich enge Grenzen für das, was durch okklusales Einschleifen bei der Korrektur von Malokklusion oder okklusalen Interferenzen im Gebiet der Frontzähne erreicht werden kann. Allerdings scheinen die Steilheit der Frontzahnführung und die Tiefe des Überbisses im Hinblick auf die Funktion, die muskuläre Harmonie und den Kaukomfort nicht sehr wichtig, solange Freiheit für Lateralbewegungen geschaffen werden kann.

Sogar bei Überbiß mit Einbeißen in das Zahnfleisch, wo okklusales Einschleifen die krasse Malokklusion sicher nicht beheben kann, kann eine Verringerung der Steilheit der Frontzahnführung auf der lingualen Seite der Oberkieferzähne die Funktion stark verbessern, wenn ein solches Einschleifen laterale funktionelle Bewegungen ermöglicht, die vorher durch die steile Schneidezahnführung blockiert waren. Solche Patienten können einen zweiphasigen Kauzyklus entwickeln, wobei in der ersten Phase die Speisen mit den Frontzähnen zerschnitten werden, und zwar ohne vollständiges Schließen der Seitenzähne. In der zweiten Phase werden die Speisen unter vollständigem Kieferschluß nach hinten zu den Seitenzähnen gebracht, und das Zerkauen geschieht, ohne daß die Speisen gegen den Gaumen oder die labiale Unterkiefergingiva gepreßt werden.

In den meisten Fällen wird nicht versucht, die Protrusionsführung mit der Höckersteilheit im Bereich der Molaren und Prämolaren in Übereinstimmung zu bringen, denn diese Harmonie ist für gute Funktion und muskuläres Wohlbefinden nicht wesentlich. Allerdings kann nach *Beyrons* Beobachtungen[3] ein tiefer Überbiß mit eingeengter Protrusion ein ungünstiges okklusales Abrasionsmuster bewirken. Aus diesem Grund ist es wünschenswert, als Kompromiß ein kombiniertes laterales und protrusives Muster herzustellen mit gleichzeitigen funktionellen Kontakten oder Gruppenkontakt auf dem Eckzahn, den lateralen und zentralen Schneidezähnen auf beiden Seiten.

Unter keinen Umständen sollen starke Kontakte in den posterioren Bereichen bei protrusiven Bewegungen hergestellt werden. Außerdem gibt es keine Beweise dafür, daß selbst leichte posteriore Kontakte bei Protrusionsexkursionen wünschenswert wären. Die inzisale Führung wird deshalb nicht zu dem Zweck reduziert, posteriore Kontakte im protrusiven Funktionsbereich herzustellen. Treten bei protrusiven Bewegungen im posterioren Bereich Interferenzen auf, sollen diese auf den bukkookklusalen Flächen (den lingualen Flächen der bukkalen Höcker) der Oberkieferzähne und auf den linguo-okklusalen Flächen (den bukkalen Flächen der lingualen Hökker) der Unterkieferzähne entlastet werden, wie bei der Korrektur von Interferenzen auf der Arbeitsseite.

Balanceinterferenzen. Die Bestimmung von Balanceinterferenzen kann mit ähnlichen Methoden erfolgen, wie sie zur Bestimmung von Interferenzen in der Zentrik und auf der Arbeitsseite angewendet werden. Interferenzen der Balanceseite sind solche, die zwischen den tragenden Höckern des Ober- und Unterkiefers und ihren okklusalen Abhängen auftreten. Da diese Höcker zentrische Stops erhalten und somit wesentlich für die Stabilität der Zahnstellung sind, muß das Entfernen von Interferenzen mit großer Sorgfalt geschehen, damit nach dem Einschleifen so viele und so weitverteilte zentrische Stops wie möglich erhalten bleiben. Die Hauptregel, wie von *Schuyler* hervorgehoben wird[30], ist, daß das ganze Einschleifen nur an einem von zwei störenden Höckern oder Abhängen durchgeführt wird, wenn beide als zentrische Stops dienen. Allerdings wird man bei sorgfältiger Analyse finden, daß zentrische Stops oft teilweise durch sehr präzises Einschleifen erhalten werden können, wobei nur die Bahnen für die störenden Höcker erweitert werden und nicht der Höcker radikal gekürzt wird.

Einige zentrische Stops müssen unter Umständen geopfert werden, um Interferenzen auszuschalten, aber alle zentrischen Kontaktpunkte oder Stops dürfen an einem einzigen Zahn nie weggeschliffen werden. Es ist sehr wichtig, die zukünftigen Folgen in bezug auf okklusale Stabilität und Funktion sorgfältig zu analysieren, bevor man entscheidet, ob die palatinalen Höcker (einschließlich ihrer bukkalen Abhänge im Oberkiefer) oder die bukkalen Höcker (einschließlich ihrer lingualen Abhänge im Unterkiefer) eingeschliffen werden sollen,

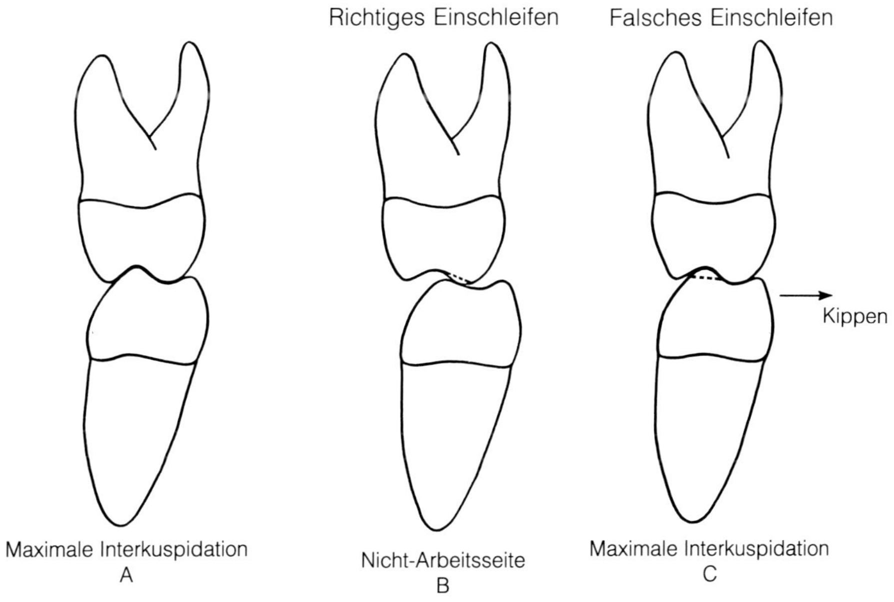

Abb. 13-14 Einschleifen von Balanceinterferenzen. A: Situation in maximaler Interkuspidation. B: Okklusale Interferenzen auf der Balanceseite. Die punktierte Linie gibt an, wie die Interferenz eingeschliffen werden muß, um die Stabilität zu erhalten. C: Einschleifen des unteren bukkalen Höckers (siehe punktierte Linie) kann zum Lingualkippen des Molaren führen. Dabei kann die Balanceinterferenz erneut auftreten.

wenn zentrische Stops geopfert werden müssen. Die Entscheidung, wo geschliffen werden soll, wird nach Berücksichtigung folgender Punkte getroffen:

1. Die Tendenz der Zähne, im Anschluß an das Einschleifen zu wandern oder zu kippen.
2. Die durch das Einschleifen entstehenden Kraftrichtungen in IK in bezug auf den parodontalen Halt der Zähne.
3. Der Effekt der Funktion auf der Arbeitsseite nach dem Einschleifen.
4. Die Möglichkeit, einige der zentrischen Stops, die an der Interferenz beteiligt sind, zu erhalten.

Diese Betrachtungen sind besonders wichtig bei Patienten mit der Tendenz zum Pressen und Knirschen, da die starken Kontaktkräfte bei Bruxismus die Zähne schnell kippen, sobald die Möglichkeit dazu besteht. Dann entstehen zwangsläufig wieder okklusale Interferenzen (Abb. 13-14).

Wenn ein Seitenzahn gekippt ist oder okklusale Unregelmäßigkeiten bestehen, so daß der Höcker oder der Abhang, der bei Balanceexkursionen eine Interferenz hervorruft, in der Zentrik außer Kontakt ist, soll der Höcker oder Abhang eingeschliffen werden. Die Stabilität wird dann von dem Kontakthöcker aufrechterhalten, der nicht beschliffen wurde (Abb. 13-15).

Die Kontakte auf der Balanceseite, sofern vorhanden, sollen so weggeschliffen werden, daß sie bei okklusalen Leerbewegungen leicht außer Kontakt sind oder sich wenigstens schwächer berühren als die Kontakte auf der Arbeitsseite. Man soll nicht versuchen, Führungsflächen auf der

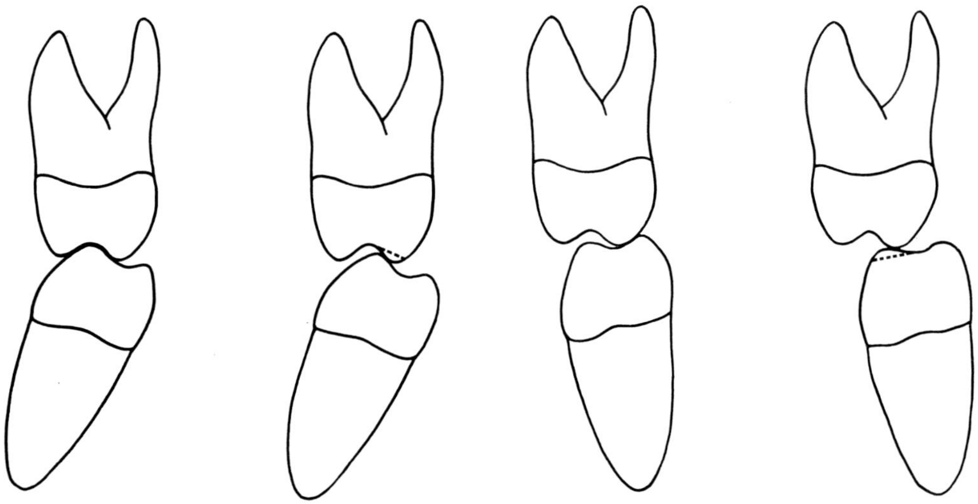

Abb. 13-15 A und B: Einschleifen einer Balanceseiteninterferenz bei lingual gekipptem Unterkiefermolaren. A: Kontaktsituation in IK. B: Das richtige Einschleifen der Interferenz wird durch die punktierte Linie dargestellt. C und D: Einschleifen einer Balanceseiteninterferenz bei bukkal gekipptem Unterkieferseitenzahn. C: Kontaktsituation in IK. D: Das richtige Einschleifen des bukkalen Höckers des Unterkiefermolaren wird durch die punktierte Linie dargestellt.

Arbeitsseite einzuschleifen, nur um Kontakte auf der Balanceseite herzustellen. Eine gute Methode zur Kontrolle von Balancekontakten besteht darin, einen Streifen grünen Inlaywachses über die Okklusalflächen einer Seite zu legen und den Patienten zu veranlassen, den Unterkiefer mit Zahnkontakt auf die dem Wachsstreifen gegenüberliegende Seite zuzubewegen, ohne in IK zusammenzubeißen. Das Wachs sollte bei diesem Verfahren nicht vollständig durchgebissen werden, wenn die Balancekontakte so leicht sind, wie sie sein sollen.

Kreuzbiß. Obwohl für das Einschleifen des Kreuzbisses die gleichen Grundsätze gelten wie für die normale Okklusion, müssen die vorher genannten Einschleifregeln für die besonderen okklusalen Beziehungen und die Dynamik des Kreuzbisses modifiziert werden.

Beim Kreuzbiß wirken die bukkalen Höcker der Oberkieferzähne und die lingualen Höcker der Unterkieferzähne als tragende Höcker für die okklusale vertikale Dimension. Ein Vorwärtsgleiten von RK nach IK aufgrund von Vorkontakten im Prämolaren- und Molarenbereich soll korrigiert werden, indem die distalen oder distolingualen Abhänge der bukkalen Unterkieferhöcker eingeschliffen werden. Dieses Einschleifen führt zu einem zentrischen Stop in der zentralen Fossa der Unterkieferzähne, der weiter mesial oder bukkal liegt als der frühere IK-Kontakt. Die „lange Zentrik" oder die „Freiheit in der Zentrik" (Okklusionsbereich zwischen IK und RK) soll glatt sein.

Kommt der Vorkontakt dadurch zustande, daß ein lingualer Höcker im Unterkiefer gegen einen nach mesial gerichteten Abhang in der oberen zentralen Fossa und gegen den oberen lingualen Höcker stößt, soll im

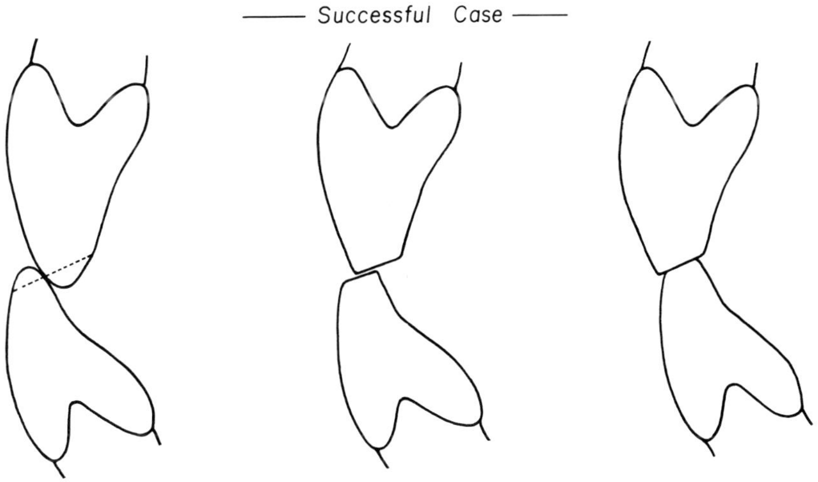

Maximale Interkuspidation A — Retrudierte Kontaktposition B — Retrudierte Kontaktposition C

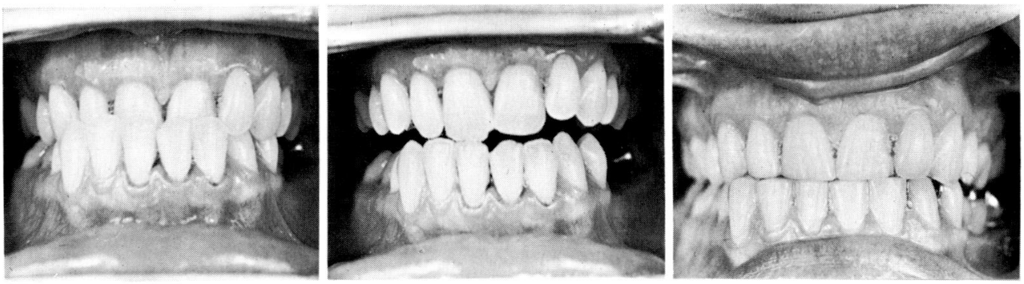

D **E** **F**

Abb. 13-16 Einschleifen eines anterioren funktionellen Kreuzbisses. A: Situation in IK. Die punktierte Linie gibt der Winkel des Einschleifens an. B: RK nach dem Einschleifen der Frontzähne. C: RK ein Jahr nach der Korrektur. D: Klinische Situation des anterioren Kreuzbisses in IK. E: Situation in RK. F: Kontaktverhältnisse in RK ein Jahr nach dem Einschleifen und der Rekonstruktion der Seitenzähne.

Oberkiefer eingeschliffen werden, um ein stabiles Lager für den tragenden lingualen unteren Höcker zu schaffen.
Laterales Gleiten wird in ähnlicher Weise korrigiert, indem die untere zentrale Fossa zu einem stabilen RK-Lager für den oberen bukkalen Höcker erweitert wird und ebenso die obere zentrale Fossa für den lingualen unteren Höcker. Ist ein Seitenzahn zu hoch (ohne Gleiten im Schlußbiß), so wird genauso eingeschliffen wie bei einem zu hohen Zahn in normaler Okklusion. Man beschleife den hohen Höcker nur, wenn er sowohl in der Zentrik als auch bei Lateralexkursionen zu hoch ist, sonst soll man die ihm gegenüberliegende Fossa vertiefen.
Ein anteriorer Kreuzbiß funktioneller Art

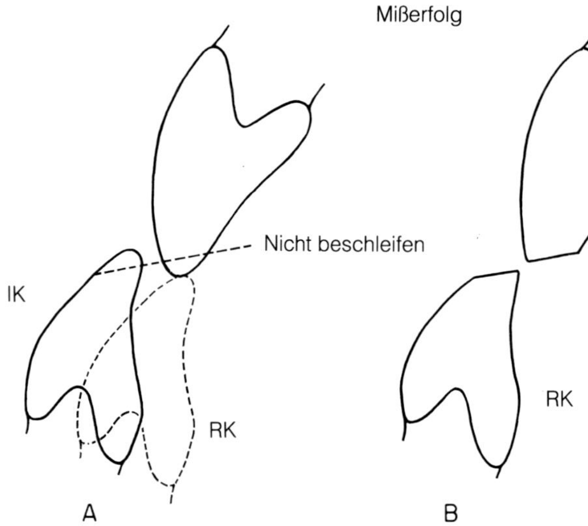

Abb. 13-17 Mißerfolg nach dem Einschleifen eines anterioren Kreuzbisses bei *Angle*-Klasse-III-Malokklusion. A: Relation der Frontzähne in IK (CO) und RK (CR). Da die Oberkieferzähne nach labial und die Unterkieferzähne nach lingual gekippt sind, wäre das Einschleifen entlang der punktierten Linie falsch. B: Nach dem Einschleifen hätten die Zähne keinen funktionellen Kontakt mehr.

kann manchmal korrigiert werden, indem man den Unterkiefer nach hinten führt bis in zentrische Relation, die durch die Kiefergelenke bestimmt ist. Diese Reposition kann nicht nur ein Beschleifen der Frontzähne enthalten, sondern auch ein Beschleifen aller Kontaktgebiete, die am Vorwärtsgleiten des Unterkiefers bis in die IK-Position beteiligt sind. Bevor so eingeschliffen wird, muß man sicher sein, daß sich nach dem Einschleifen die Unterkieferfrontzähne hinter den Schneidekanten der oberen Frontzähne verfangen werden, wenn der Kiefer sich in RK befindet.

Ohne vorheriges Montieren und Beschleifen von Modellen, die in einem Artikulator in der stationären posterioren Scharnierachsenposition (CR) einartikuliert sind, ist es schwierig, sich vorzustellen, ob ein solches inzisales „Verfangen" direkt im Mund des Patienten hergestellt werden kann. Allgemein gesagt sind die Chancen, den Kreuzbiß erfolgreich einzuschleifen, dann gut, wenn die Kronen der oberen Frontzähne nach lingual und die unteren Frontzähne nach labial stehen (Abb. 13-16). Wenn der Patient allerdings eine Malokklusion der *Angle*-Klasse III aufweist, bei der die Kronen der oberen Schneidezähne gegen labial und die unteren Schneidezähne gegen lingual gerichtet sind, würde das Einschleifen die Inzisalkanten dieser Zähne weiter voneinander entfernen (Abb. 13-17). Kann bei einem anterioren Kreuzbiß in RK Kontakt hergestellt werden, sollten die Schneidekanten derart abgeschrägt werden, daß durch die Krafteinwirkung in IK die oberen Frontzähne nach labial und die unteren Frontzähne nach lingual gestoßen werden (Abb. 13-17A und B).

Das Prinzip des Führens oder Bewegens von Zähnen durch bewußtes Versetzen der zentrischen Stops auf schiefe Ebenen wird

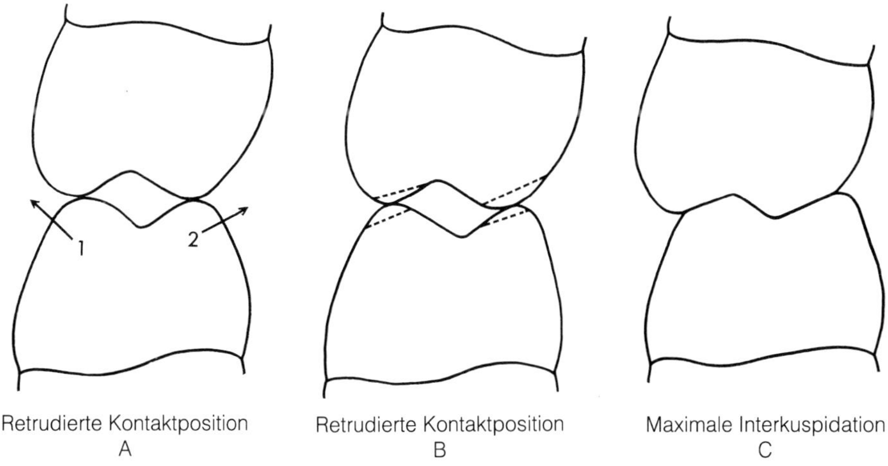

Abb. 13-18 Einschleifen von Molaren zur vorbeugenden Steuerung okklusaler Verhältnisse bei Kindern. A: Kontaktverhältnisse in RK. Pfeil 1 gibt an, wie sich in IK ein Kreuzbiß entwickeln könnte. Pfeil 2 zeigt, wie sich in IK normale okklusale Beziehungen ergeben könnten. B: Die punktierten Linien zeigen, auf welche Weise eingeschliffen werden muß, damit normale Beziehungen in IK entstehen. C: Okklusale Beziehungen in IK nach dem Einschleifen. Wenn die Situation stabil geworden ist, können erneute Korrekturen nötig sein. Untere bukkale und obere palatinale Höcker sollen möglichst nicht beschliffen werden.

häufig angewendet zur vorbeugenden Führung der okklusalen Beziehungen bei Kindern (Abb. 13-18). Manchmal können bei funktionellem posteriorem Kreuzbiß oder gestörtem Eruptionsmuster sehr dramatische Wirkungen erzielt werden.

Die Korrektur von Interferenzen auf der Arbeitsseite beim Kreuzbiß muß entweder auf dem palatinalen Abhang der oberen bukkalen Höcker (evtl. einschließlich dieser Höcker) oder auf dem bukkalen Abhang der unteren lingualen Höcker (evtl. einschließlich dieser Höcker) durchgeführt werden. Diese Höcker sind beim Kreuzbiß tragende Höcker und somit wichtig für die Stabilität. Falls ein Höcker mit einem zentrischen Stop geopfert werden muß, sollte derjenige Höcker eingeschliffen werden, der für Stabilität und Funktion am wenigsten wichtig ist.

Interferenzen auf der Balanceseite beim Kreuzbiß sollten auf den bukkalen Abhängen der oberen palatinalen Höcker und/ oder den lingualen Abhängen der unteren bukkalen Höcker eingeschliffen werden, einschließlich allein der Höcker, die für eine glatte, ungehinderte Funktion nötig sind.

Vollendung des Einschleifens

Nach dem Einschleifen von Zentrik, lateralen und protrusiven Exkursionen soll das gesamte Feld okklusaler Funktion überprüft werden, indem man den Patienten selber okklusale Kontaktbewegungen in verschiedenen Richtungen ausführen läßt. Währenddessen legt der Behandler seine Hand auf das Kinn des Patienten, um zu fühlen, ob alle Bewegungen unbehindert und glatt ablaufen. Kleine Interferenzen für glatte Bewegungen werden am besten lo-

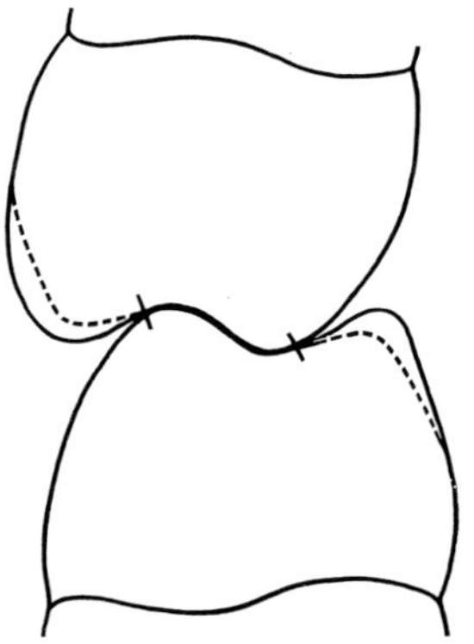

Abb. 13-19 Reduktion der bukkolingualen Dimension von Seitenzähnen. Zu starkes Reduzieren der bukkalen Flächen im Oberkiefer sollte vermieden werden, um Wangenbeißen zu verhindern.

kalisiert, indem man grünes Inlaywachs auf die Okklusalflächen gibt und den Patienten leicht zusammenbeißen läßt. Dann soll der Patient den Unterkiefer mit leichtem okklusalem Druck in die Richtung der Interferenz führen. Der hohe Punkt drückt durch das Wachs, so kann er lokalisiert und mit einem weichen Bleistift markiert werden, bevor das Wachs entfernt wird. Der hohe Punkt wird dann gemäß den vorher besprochenen Regeln und Prinzipien eingeschliffen.

Nach der Eliminierung aller Vorkontakte und okklusalen Interferenzen sollen die okklusalen Flächen, die Inzisalkanten und die Höcker im Hinblick auf optimale funktionelle Wirksamkeit und Ästhetik rekonturiert werden. Die okklusale Anatomie der Zähne und Füllungen kann meistens ohne Verlust von zentrischen Stops oder Kontakten aktiviert und verbessert werden. Durch ein solches Beschleifen kann der zum Kauen zäher Speisen nötige Druck merklich verringert werden, und die gingivalen Gewebe können gegen Speiseimpaktion oder Verletzung geschützt werden.

Die bukkolinguale Breite der Kauflächen bei Molaren und Prämolaren kann auch reduziert werden, indem auf den bukkalen Flächen der oberen Zähne und den lingualen Flächen der Kronen der unteren Zähne beschliffen wird (Abb. 13-19). Dies kann die funktionelle laterale Belastung verringern und bei Bruxismus für die Zähne von Bedeutung sein. Übermäßiges Beschleifen des bukkalen Höckers kann zu Wangenbeißen im Molarenbereich führen.

Routinemäßiges Umschleifen von Schliffacetten ist nicht angezeigt, wenn das Einschleifen nach den dargestellten Prinzipien durchgeführt wurde. Es gibt keinen wissenschaftlichen Beweis, der für die routinemäßige Beseitigung von Schliffacetten spricht. Schleift man solche Facetten weg, besteht meist die Tendenz, daß sich die Zähne neu einstellen und die Funktion beeinträchtigt wird, bis nach einiger Zeit die Schliffacetten wieder erscheinen. Starke Abrasion der Zähne ist gewöhnlich die Folge von Bruxismus, und die Kaueffizienz solcher Gebisse ist meistens gut, trotz oder wegen der Abrasionen. Sofern das okklusale Einschleifen richtig durchgeführt wurde, ist der Bruxismus im Anschluß an das Einschleifen gewöhnlich merklich verringert. Dadurch wird auch die Bedeutung der funktionellen Kontakte entlang der Oberflächen der Schliffacetten reduziert.

Die Ästhetik kann oft stark verbessert werden, wenn zackige Schneidekanten geglättet und scharfe Ecken an den Zähnen abgerundet werden. Bei solchem Vorgehen muß man sorgfältig darauf achten, keine zentrischen Stops oder funktionellen Kontakte an den betreffenden Zähnen zu entfernen.

Nachdem das Einschleifen vollendet ist, ist es wichtig, alle beschliffenen Oberflächen zu polieren, denn Rauhigkeiten können Auslöser für Bruxismus sein und so zu abnormalen okklusalen Belastungen führen. Schleifpaste soll in keiner Phase des Einschleifens von natürlichen Zähnen verwandt werden, denn die unterschiedslose Abrasion, die der Gebrauch eines solchen Mittels bewirkt, beseitigt zentrische Kontakte und führt dadurch zu unkontrollierbaren Positionsänderungen der Zähne, wobei okklusale Interferenzen möglicherweise wiederauftauchen. Auch können funktionelle Kontakte rund um die Zentrik verlorengehen, wenn man eine solche Paste verwendet. Der Gebrauch von Schleifpaste wird selbst dann nicht empfohlen, wenn eine Metallfolie benutzt wird, um die Höckerspitzen eines Zahnbogens vor Abrasion zu schützen[4], denn die Folie verändert die okklusalen Beziehungen der Zähne.

Wenn ziemlich ausgedehnt eingeschliffen wurde oder empfindliche Oberflächen getroffen wurden, ist es ratsam, eine desensibilisierende Lösung aufzutragen, bevor man den Patienten entläßt (2 % Natriumfluorid, 8 % Zinnfluorid oder ein anderes desensibilisierendes Mittel). Man soll dem Patienten auch klarmachen, daß die Empfindlichkeit nach dem Einschleifen kein Anzeichen einer Schwächung der Zähne ist und daß die Empfindlichkeit vergehen wird.

Der Patient soll 4–6 Wochen nach dem Einschleifen zur Kontrolle des Ergebnisses wieder untersucht werden. Es ist unmöglich, jegliche Positionsveränderung der Zähne nach okklusalem Einschleifen zu verhindern. Einige Zahnbewegungen mögen wünschenswert sein, denn dadurch können Kontakte geschlossen werden, die durch traumatische Okklusion geöffnet worden waren (Abb. 13-20). Allerdings kann jede Zahnbewegung zum Wiederauftreten von leichten okklusalen Interferenzen führen, die in der Kontrollsitzung entfernt werden sollten. Ein anderes störendes Phänomen ist, daß die RK-Position oder die terminale Scharnierachsenposition des Unterkiefers sich nach dem Einschleifen bedeutend verändern kann, und zwar bei Patienten mit verspannten Kiefermuskeln und/oder Kiefergelenkschmerzen oder -dysfunktionen. Die Okklusion solcher Patienten muß so lange eingeschliffen werden, bis der Unterkiefer eine stabile terminale Scharnierachsenposition einnimmt, was mehrere über einige Monate verteilte Sitzungen erfordern kann.

Die am meisten herausfordernde Phase des okklusalen Einschleifens bildet das Erreichen okklusaler Stabilität nach dem Einschleifen. Dies kann nicht immer nur durch Beschleifen erreicht werden, und das Eingliedern von Restaurationen, orthodontische Therapie oder Zahnschienungen sind unter Umständen zur Stabilisierung der Okklusion nötig. Solche Maßnahmen sollten dem Patienten vor dem Beginn des Einschleifens erklärt werden. Die häufigste Ursache für rezidivierende Kiefergelenk- und Muskelschmerzen, begleitet von Bruxismus, nach okklusalem Einschleifen ist der Mangel an okklusaler Stabilität, und dieser Faktor verdient die sorgfältigste Analyse vor, während und nach dem Einschleifen.

Demonstrationsfall

Die Abbildungen 13-21 bis 13-32 sind ein Bildbericht über ein durchgeführtes okklusales Einschleifen bei einem Patienten mit chronischer Kiefergelenkarthritis und Muskelschmerzen. Der Patient hatte Vorkon-

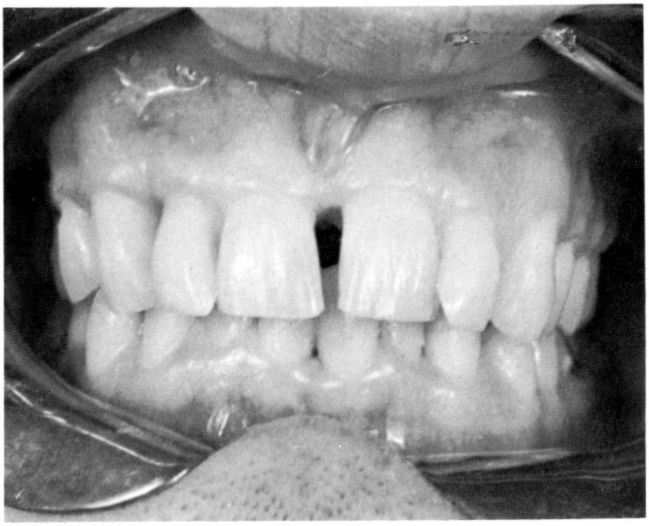

A

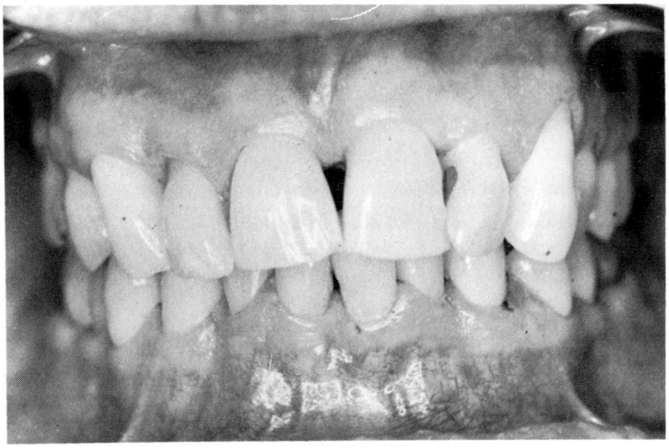

B

Abb. 13-20 Spontaner Schluß eines zentralen Diastemas nach erfolgtem okklusalem Einschleifen. A: Lücke vor dem Einschleifen. B: Lückenschluß nach einem Jahr.

takte in RK, die zu einem Gleiten in Zentrik sowohl nach vorn als auch nach lateral führten. Obwohl die Bezahnung auf den Zeichnungen relativ normal aussieht, war sie es beim Patienten in bezug auf die Okklusionsbeziehungen nicht. Die Abnormalität dieser Okklusion kann leicht erkannt werden in Abbildung 13-21, die die okklusalen Stops in RK zeigt. Man vergleiche mit Abbildung 1-3, wo die Positionen der okklusalen Stops in RK so angegeben sind, wie sie für typisch gehalten werden.

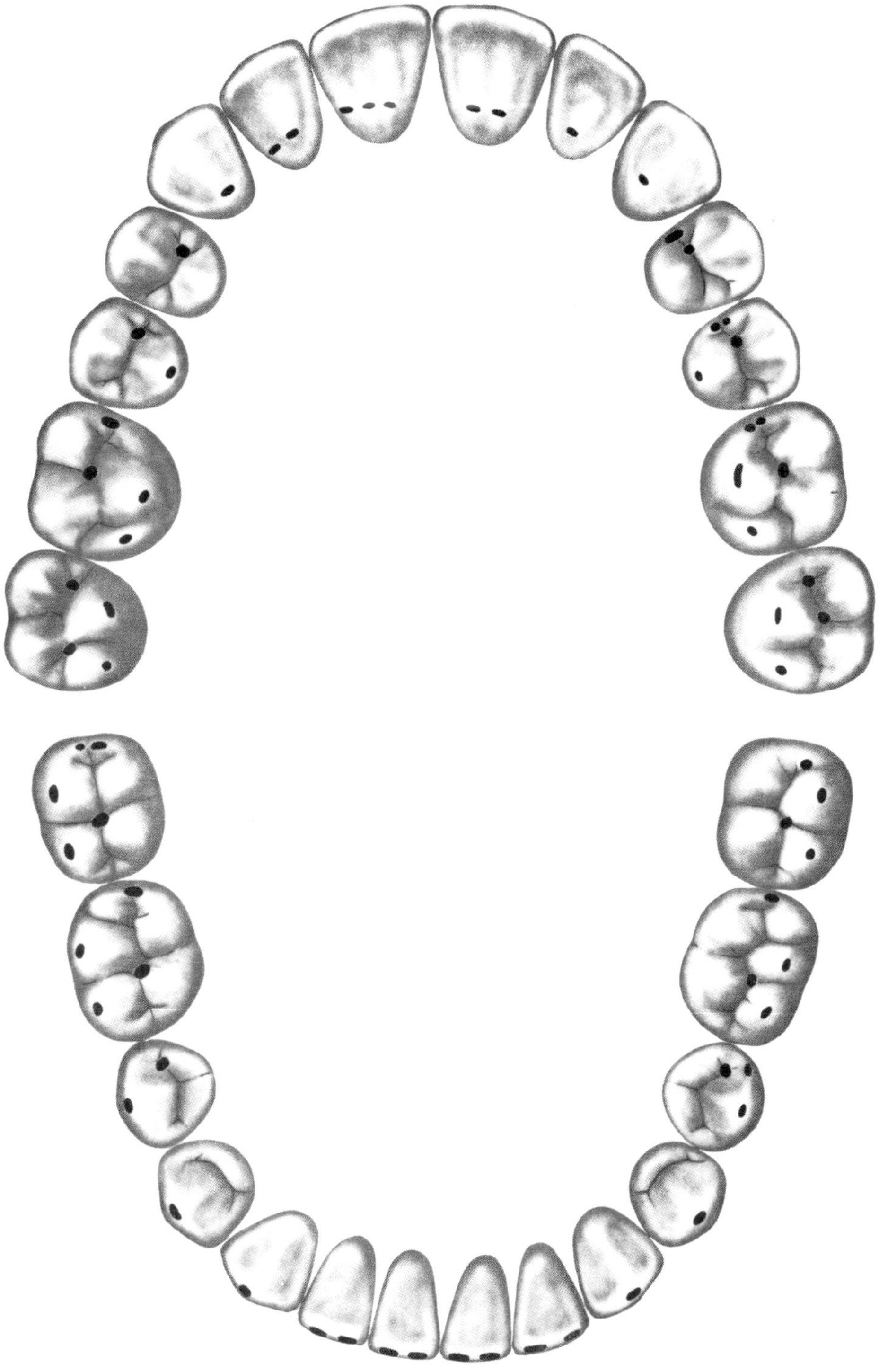

Abb. 13-21 Okklusale und inzisale Stops in IK sind durch schwarze Punkte dargestellt.

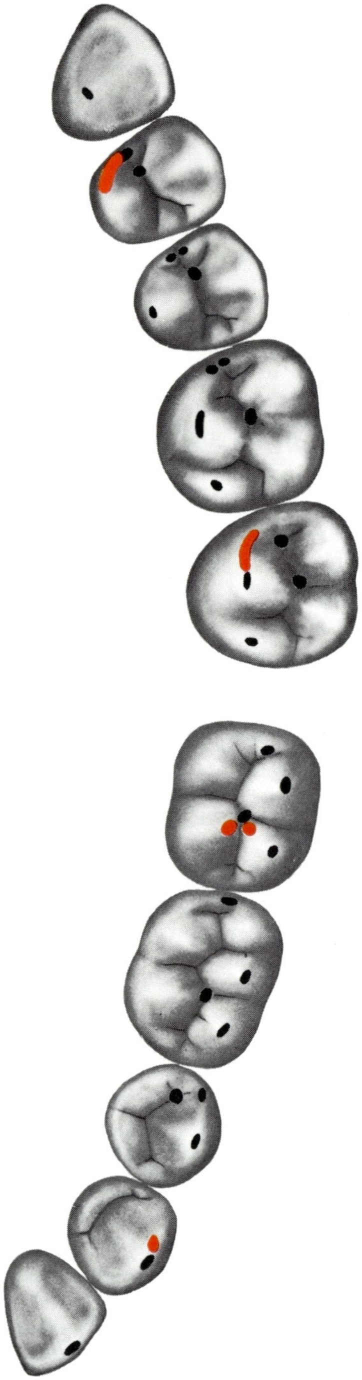

Abb. 13-22 Vorkontakte in RK sind durch rote Gebiete dargestellt.

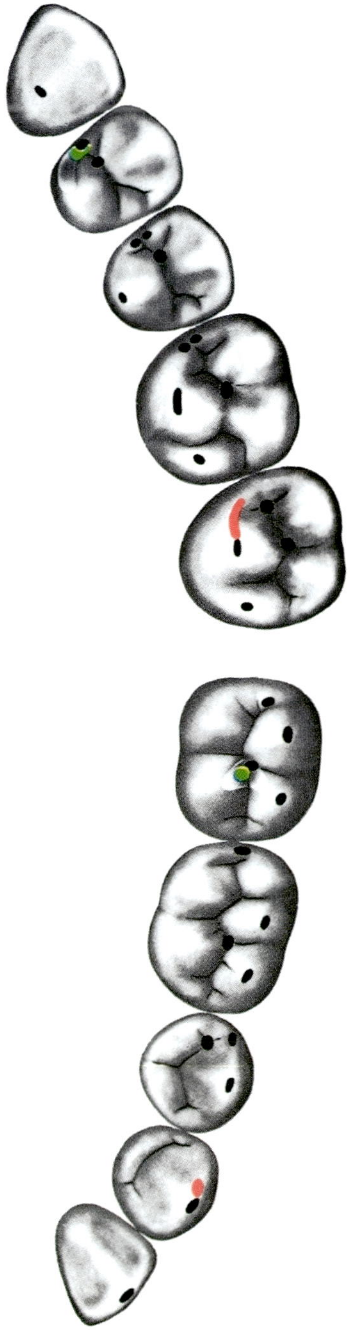

Abb. 13-23 Das Einschleifen der Vorkontakte von Abb. 13-22 wird nach den vorher beschriebenen Richtlinien durchgeführt. Es ist darauf zu achten, daß zentrische Stops und tragende Höcker erhalten bleiben. Eingeschliffen wird deshalb in der Region des mesiolingualen Höckerabhanges des ersten Oberkieferprämolaren und im Bereich der distalen Abhänge der mesialen, lingualen und bukkalen Höcker des zweiten Unterkiefermolaren.

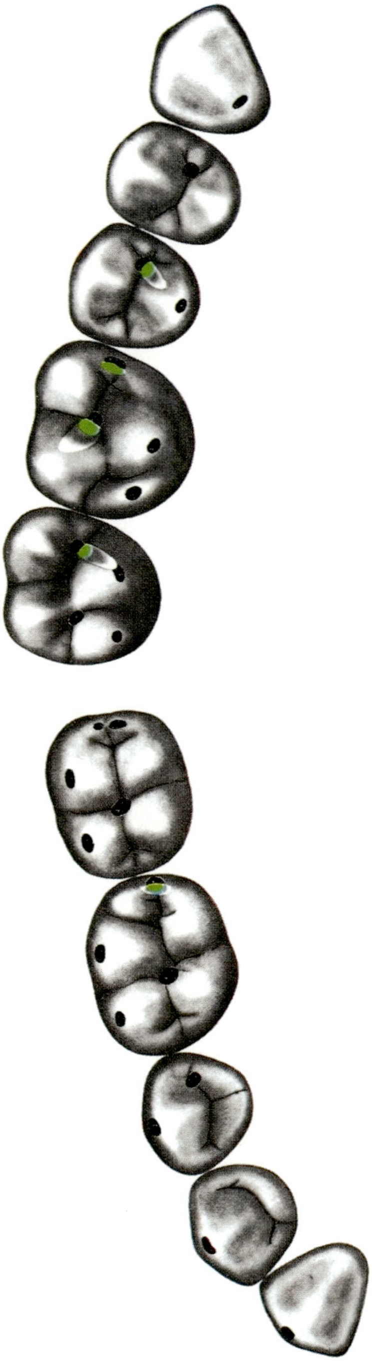

Abb. 13-24 Einschleifen von Vorkontakten auf der rechten Seite. Die grünen Punkte geben die okklusalen Stops in RK an. Im Bereich der grünen Punkte und distal davon (Oberkiefer) muß eingeschliffen werden, um die RK-Vorkontakte zu eliminieren und gleichzeitig ein Lager für die tragenden Höcker zu schaffen. Diese Kontakte in RK sind auf gleicher Höhe wie die Stops in IK (schwarze Punkte).

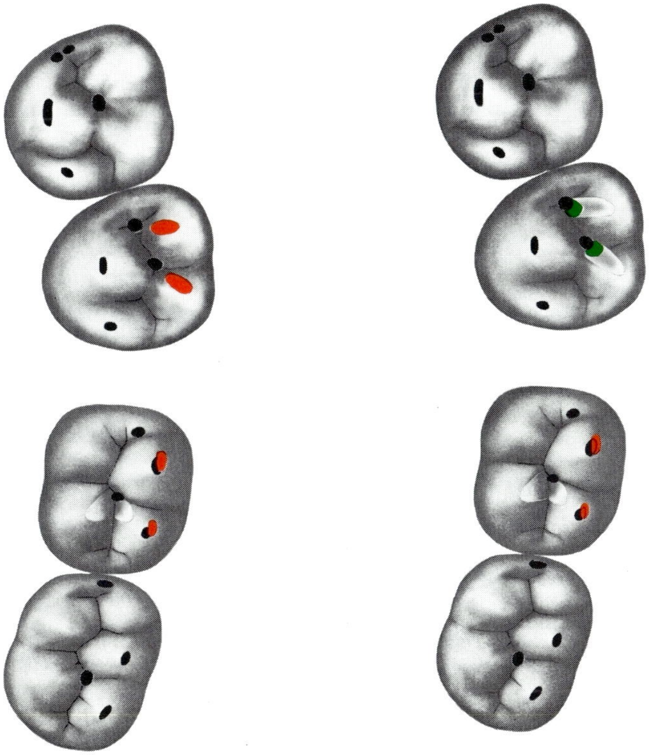

Abb. 13-25 Einschleifen der Vorkontakte, die einem lateralen Slide in centric verursachen. A: Die Vorkontakte sind durch rote Gebiete an den bukkalen Höcker der zweiten UK-Molaren sowie an den palatinalen Abhängen der bukkalen Höcker des zweiten OK-Molaren gekennzeichnet. B: Die grünen Gebiete am zweiten OK-Molar zeigen die neuen Lager für die bukkalen Höcker des zweiten UK-Molaren. Geschliffen wurde distal und bukkal dieser Lager, um Platz für die UK Höcker zu schaffen. Die zentrischen Stops (schwarze Gebiete) wurden erhalten, und die neuen Lager für die tragenden Höcker in RK (grüne Gebiete) sind auf derselben Höhe wie die Stops in IK.

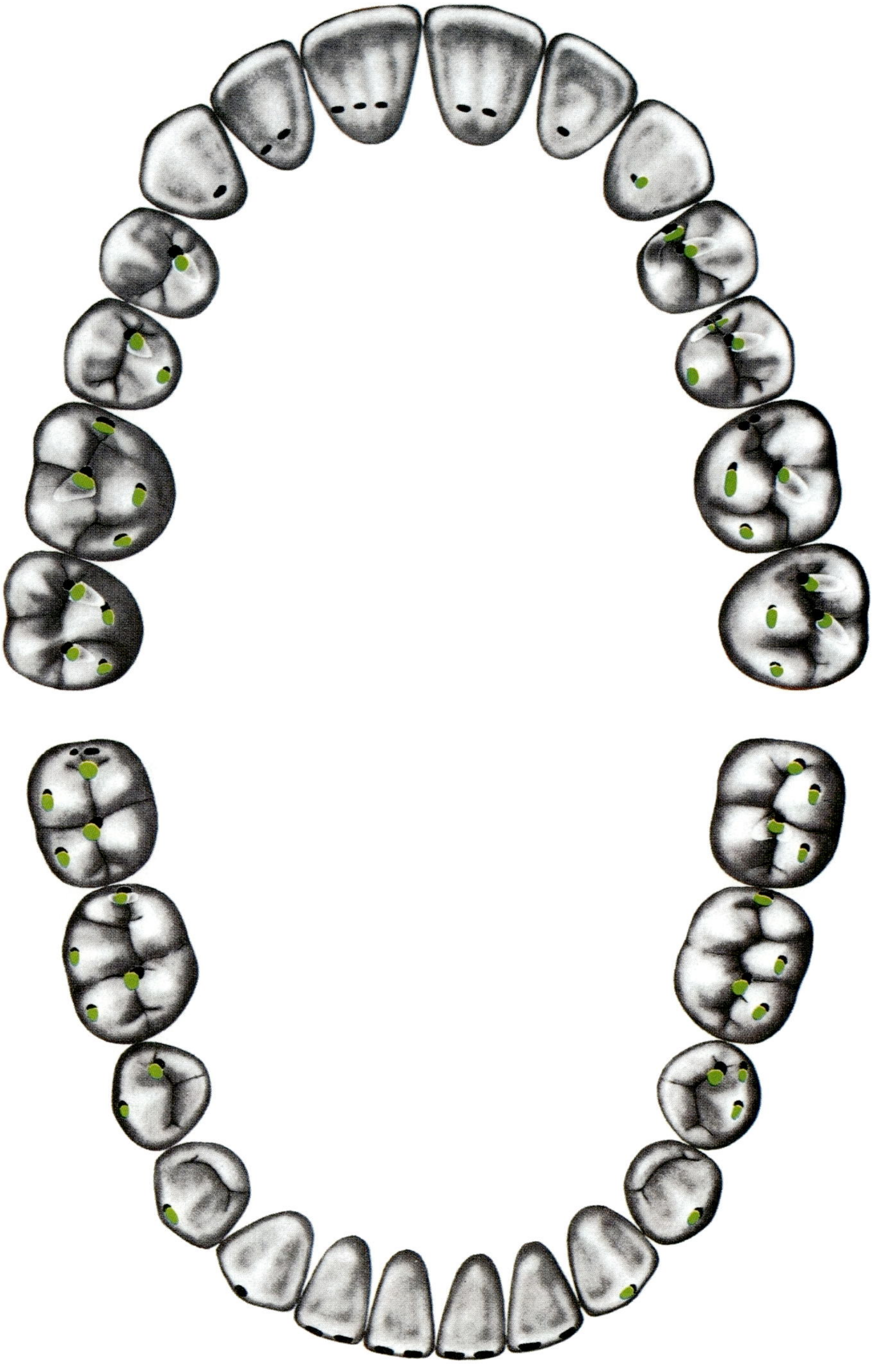

Abb. 13-26 Vollendung des Einschleifens der Zentrik. Die grünen Felder zeigen die Stops in der Retrusionskontaktstellung RK, und die schwarzen Felder zeigen die IK-Stops. Der anterior-laterale Slide wurde eliminiert, und die horizontalen Kontakte zwischen RK und IK lassen eine lange Zentrik zu.

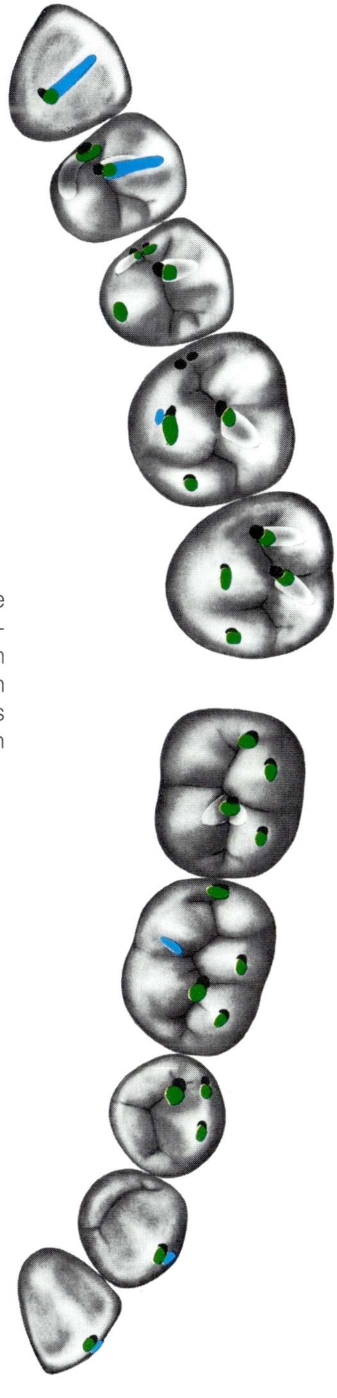

Abb. 13-27 Korrektur der Arbeitsseiten-Verhältnisse. Die blauen Gebiete zeigen Kontakte in lateraler Exkursion. Gemäß der BOLU-Regel wird am *bukkalen* Höcker des ersten Prämolaren *oben* und am *lingualen* Höcker des 1. Molaren *unten* geschliffen. Zur Erschaffung der zentrischen Stops und der Arbeitsseitenkontakte wird eher am oberen Eckzahn geschliffen als am unteren.

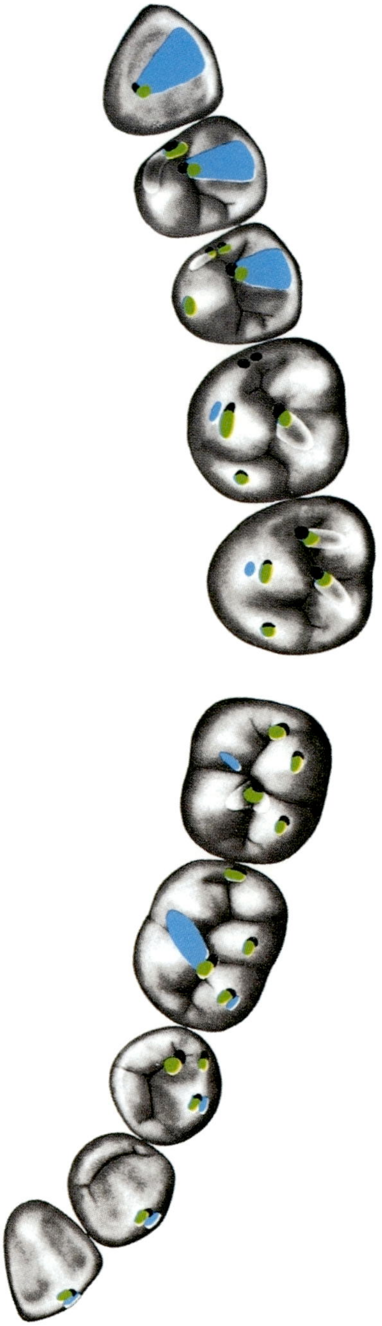

Abb. 13-28 Nach weiterem Einschleifen sind die okklusalen Interferenzen entfernt, und es herrscht größerer funktioneller Kontakt bei Exkursionen auf der Arbeitsseite. Geschliffen wurde auf den palatinalen Seiten des Eckzahns, der bukkale Höcker der Prämolaren und Molaren und an der Inzisalkanten des Oberkiefers, sowie an den lingualen Höckern der Unterkiefermolaren. Zu Prinzipien und Ausmaß des Schleifens auf der Arbeitsseite siehe Text.

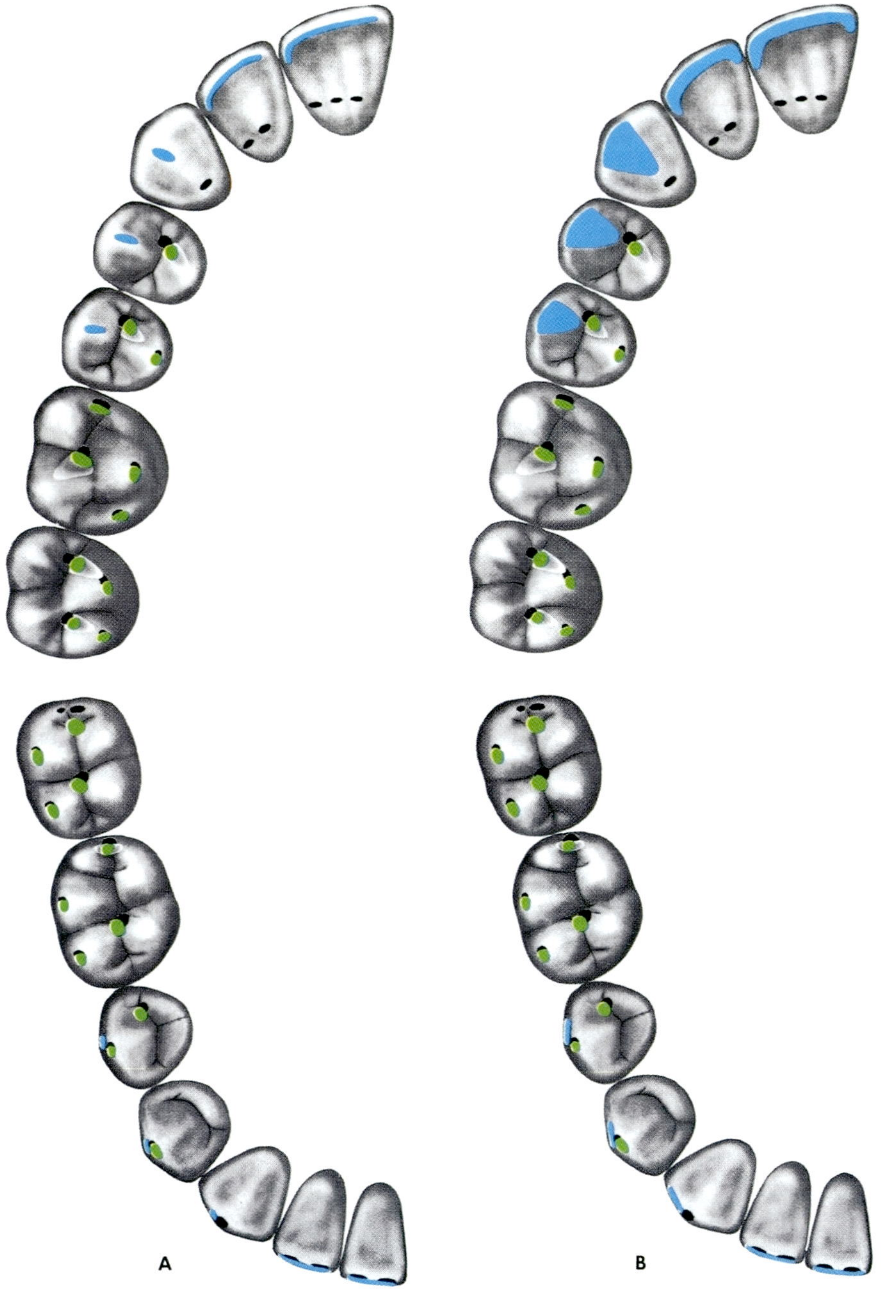

Abb. 13-29 Einschleifen der Arbeitsseite auf der gegenüberliegenden Seite zu Abb. 13-7 und 13-8. A: Die blauen Gebiete zeigen die Arbeitsseitenkontakte vor den Schleifen. Das Einschleifen beschränkt sich auf den Oberkiefer. B: Nach zusätzlichem Einschleifen wurde das Gebiet der funktionellen Arbeitskontakte vergrößert, und okklusale Unterferenzen wurden entfernt; Balanceinterferenzen wie sie in Abb. 13-30 gezeigt sind, verhindern jedoch noch uneingeschränkte Gleitbewegungen.

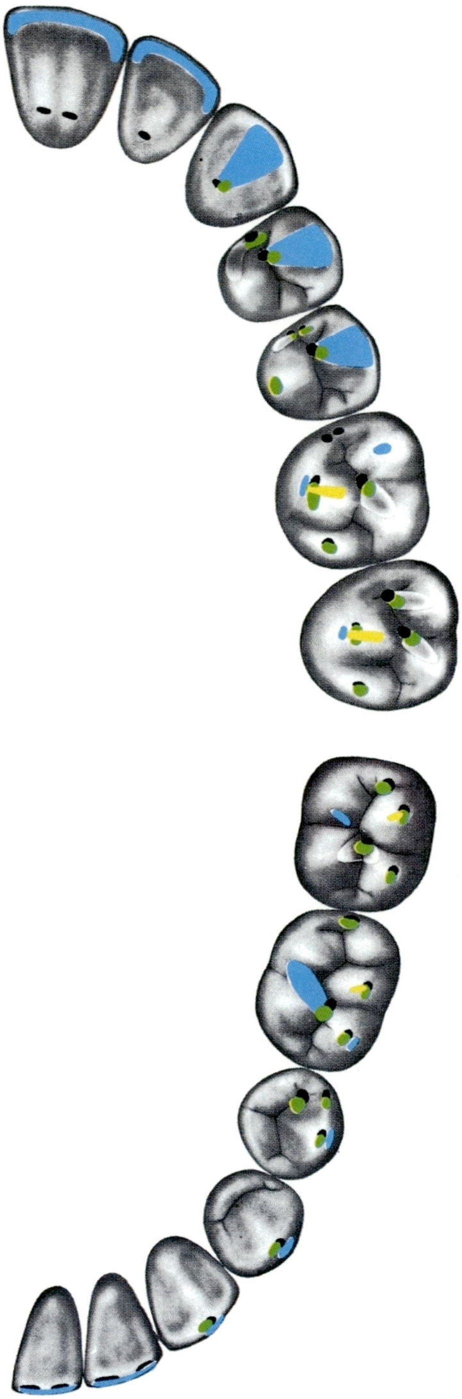

Abb. 13-30 Korrektur der Balanceseiteninterferenzen. Die gelben Gebiete an den palatinalen Höckern der OK-Molaren zeigen die einzuschleifenden Interferenzen.

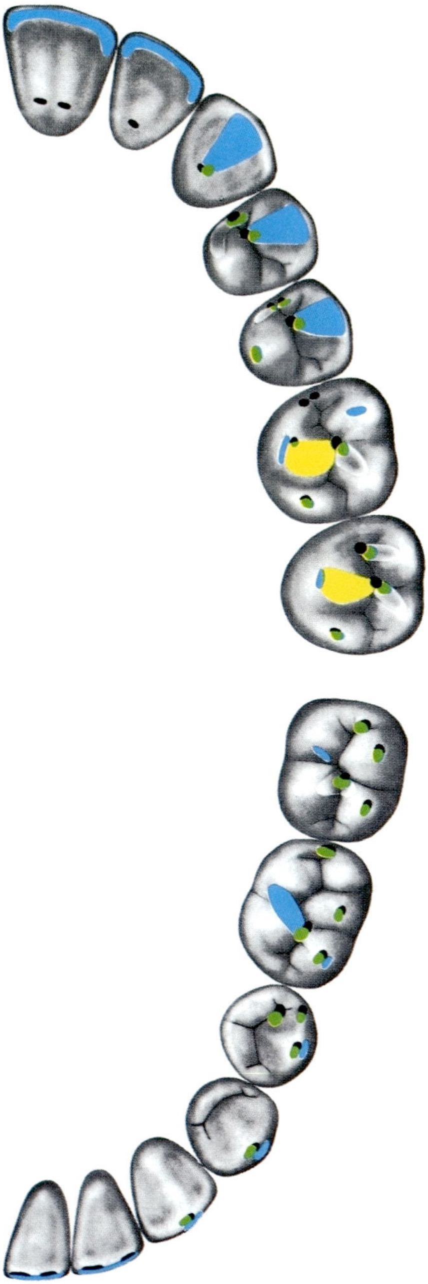

Abb. 13-31 Nach dem Einschleifen der gelben Felder an den OK-Molaren sollten nur sehr schwache (oder keine) Kontakte auf der Balanceseite bestehen bleiben. Während die Balanceinterferenzen entfernt werden, kommt es voraussichtlich zu größerem funktionellen Kontakt auf der Arbeitsseite, wie in Abb. 13-32 gezeigt ist. Man bemerke, daß am palatinalen Höcker des ersten OK-Molaren ein Teil der zentrischen Stops entfernt werden mußte, am palatinalen Höcker des zweiten Molaren sogar alle.

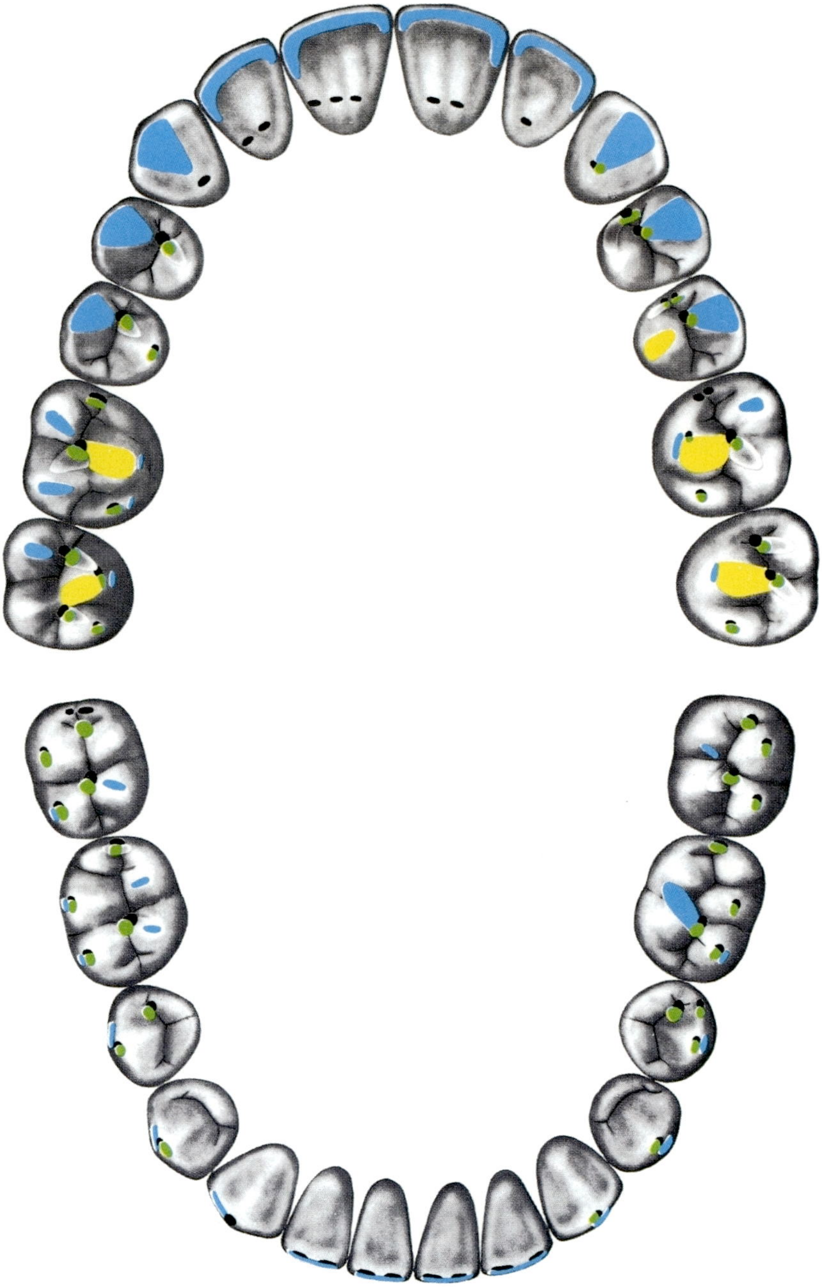

Abb. 13-32 Nach Abschluß des Einschleifens. Die schwarzen Felder zeigen die Stops in IK; grüne Felder die Stops in RK; blaue Gebiete die Arbeitsseitenkontakte; und gelbe Gebiete, wo Balanceinterferenzen entfernt werden. Durch zusätzliches Einschleifen der Arbeitsseite werden zusätzliche Kontakte an bukkalen Höckern des OK-Molaren geschaffen. Man beachte auch, daß es nötig war, den zentrischen Stop des palatinalen Höckers des oberen linken zweiten Prämolaren zu entfernen, um eine Balanceinterferenz zu entfernen.

Literatur

1. Ackermann, F.
Equilibre-Déséquilibre, Les équilibrations occluso-articulées Meulages Fonctionnels. Schw. Monats. Zahnh., 62: 49, 1952.
2. Adams, S. H., und Zander, H. A.
Functional tooth contacts in lateral and in centric occlusion. J. Am. Dent. A., 69: 465, 1964.
3. Beyron, H. I.
Characteristics of functionally optimal occlusion and principles of occlusal rehabilitation. J. Am. Dent. A., 48: 648, 1954.
4. Blass, J. L.
Controlled use of an abrasive in occlusal surface adjustment. J. Am. Dent. A., 29: 259, 1942.
5. Blass, J. L.
Occlusal equilibration in periodontal treatment. New York J. Dent., 22: 121, 1956.
6. Bonwill, W. G. A.
The geometrical and mechanical laws of the articulation of the human teeth. The anatomical articulator. In Litch, W. F.: The American System of Dentistry. Vol. 2. Philadelphia, Lea Brothers, 1887.
7. Brown, S. W.
Disharmony between centric relation and centric occlusion as a factor in producing improper tooth wear and trauma. Dent. Digest, 52: 434, 1946.
8. Cerveris, A. R.
Vibracentic equilibration of centric occlusion. J. Am. Dent. A., 63: 476, 1961.
9. Cripps, S.
Occlusal equilibration of the natural dentition. Br. Dent. J., 88: 90, 1950.
10. D'Amico, A.
Canine teeth – normal functional relation of the natural teeth of man. J. So. Calif. State Dent. A., 26: 6, 1958.
11. Emslie, R. D.
Malocclusion and periodontal health. A periodontologist's viewpoint. Europ. Orthod. Soc., 254: 265, 1954.
12. Engelberger, A., et al.
Diagnostik und Therapie der funktionellen Störungen im Kausystem. Schw. Monats. Zahnh., 70: 586, 1960.
13. Graf, H., und Zander, H. A.
Tooth contact patterns in mastication. J. Prosthet. Dent., 13: 1055, 1963.
14. Gysi, A.
Masticating efficiency in natural and artificial teeth. Dent. Digest, 21: 1, 1915.
15. Gysi, A.
Der Wert der seitlichen Kaubewegungen. Schw. Vrtljschr. Zahnh., 29: 1, 1919.
16. Hughes, H. J.
The terminal hinge-axis of the mandible. Thesis, University of Michigan, 1963.
17. Jankelson, B.
A technique for obtaining optimum functional relationship for the natural dentition. Dent. Clin. North Am. 00: 131, 1960.
18. Karolyi, M.
Beobachtungen über Pyorrhea Alveolaris und Caries dentium. Österr.-ungar. Vrtljschr. Zahnh., 18: 520, 1902.
19. Lauritzen, A. G.
Function prime object of restorative dentistry; a definitive procedure to obtain it. J. Am. Dent. A., 42: 523, 1951.
20. Lindblom, G.
The significance of "bite analysis" in modern dentistry. Dent. Rec., 68: 254, 1948.
21. Madsen, B. C.
Occlusion: A cardinal consideration. J. Am. Dent. A., 41: 691, 1950.
22. Mann, A. W., und Pankey, L. D.
Oral rehabilitation utilizing the Pankey-Mann instrument and functional bite technique. Dent. Clin. North Am., March: 215, 1959.
23. Maunsbach, O., und Posselt, U.
Bettslipning som funktionskorrigerande hjälpmedel. Odont. Rev., 6: 163, 1955.
24. McLean, D. W.
Diagnosis and correction of pathologic occlusion. J. Am. Dent. A., 29: 1202, 1942.
25. Ramfjord, S. P.
Bruxism, a clinical and electromyographic study. J. Am. Dent. A., 62: 21, 1961.
26. Ramfjord, S. P.
Dysfunctional temporomandibular joint and muscle pain. J. Prosthet. Dent., 11: 353, 1961.
27. Reeves, R. L.
Occlusal traumatism – its pathological effects and diagnosis. J. Am. Dent. A., 59: 439, 1959.
28. Schireson, S.
Grinding teeth for masticatory efficiency and gingival health. J. Prosthet. Dent., 13: 337, 1963.
29. Schreiber, H. R.
Occlusal equilibration in abnormal occlusions. J. Periodontol, 27: 47, 1956.

30. Schuyler, C. H.
Functional principles in the correction of occlusal disharmony, natural and artificial. J. Am. Dent. A., 22: 1193, 1935.

31. Schuyler, C. H.
Correction of occlusal disharmony of the natural dentition. New York J. Dent., 13: 445, 1947.

32. Schuyler, C. H.
Freedom in centric. Dent. Clin. North Am., 13: 681, 1969.

33. Shore, N. A.
Equilibration of the occlusion of natural dentition. J. Am. Dent. A., 44: 414, 1952.

34. Simring, M.
Occlusal equilibration of the dentition. J. Am. Dent. A., 56: 643, 1958.

35. Sorrin, S.
Traumatic occlusion. Its detection and correction. Dent. Digest, 40: 170, 1934.

36. Sorrin, S.
Traumatic occlusion and occlusal equilibration. J. Am. Dent. A., 57: 477, 1958.

37. Stillman, P. R.
Traumatic occlusion. Nat. Dent. A. J., 6: 691, 1919.

38. Thomas, B. O. A., und Gallagher, J. W.
Practical management of occlusal dysfunctions in periodontal therapy. J. Am. Dent. A., 46: 18, 1953.

39. Troest, T.
Diagnosing minute deflective occlusal contacts. J. Prosthet. Dent., 14: 71, 1964.

40. Vale, D. F.
Occlusal stability following occlusal adjustment. A stereophotogrammetric study. Thesis, University of Michigan, 1970.

41. Weinberg, L. A.
Diagnosis of facets in occlusal equilibration. J. Am. Dent. A., 52: 26, 1956.

42. Westbrook, J. C., Jr.
A pattern of centric occlusion. J. Am. Dent. A., 39: 407, 1949.

43. Wick. A. E.
Treatment of functional occlusal disharmonies. J. Am. Dent. A., 58: 16, 1959.

44. Williams, C. H. M.
Correction of abnormalities of occlusion. J. Am. Dent. A., 44: 748, 1952.

45. Winslow, M. B.
The preventive role of occlusal balancing of natural dentition. J. Am. Dent. A., 48: 293, 1954.

46. Zander, H. A., und Hürzeler, B.
Diagnosis of occlusal disharmonies. J. So. Calif. State Dent. A., 26: 392, 1958.

Films

"Occlusal Adjustment, Part I – Centric"
"Occlusal adjustment, Part II – Lateral and Protrusive Excursions"

May be borrowed through:
V. A. Central Office Film Library
810 Vermont Avenue, N.W.
Washington, D.C. 20420

Film Library
American Dental Association
211 East Chicago avenue
Chicago, Ill. 60611

Kapitel 14

Kleinere kieferorthopädische Therapie

Kieferorthopädische Behandlungen können einen wichtigen und oft unentbehrlichen Teil der Korrektur okklusaler Disharmonien darstellen. Komplexe Therapien auf diesem Gebiet gehören in die Hand des Spezialisten. Es gibt aber einfache Behandlungsmethoden, die in ausgewählten Fällen zur Verbesserung der physiologischen Verteilung okklusaler Kräfte sowie zu einer höheren funktionellen Effizienz und besseren Ästhetik beitragen. Solche Behandlungen können von einem gut ausgebildeten Allgemeinpraktiker durchgeführt werden.

Ein einfacher Fall, der scheinbar nur kleine Zahnverschiebungen erfordert, stellt sich oft als komplexes Problem heraus. Deshalb sollen nachfolgend einige grundlegende Regeln erörtert werden, bevor auf das technische Vorgehen eingegangen wird.

Beseitigung der Gründe für Malokklusionen

Es mag durch rein mechanische Mittel möglich sein, Zähne in die richtige Position zu bringen, ohne daß man die Ursachen kennt, die zur Malokklusion geführt haben. Wegen der dynamischen Natur der Okklusion stellt sich jedoch sehr schnell ein Rezidiv ein, solange der Grund für die Malokklusion nicht beseitigt ist. Die Ursachen der Malokklusion sollen, wenn immer möglich, vor der orthodontischen Therapie beseitigt werden, um mögliche Komplikationen und Verzögerungen zu vermeiden.

Um das Gebiet kleinerer orthodontischer Behandlungen zu umreißen, können die Gründe für Malokklusion in zwei Hauptgruppen eingeteilt werden. Die erste Gruppe enthält genetische Faktoren und Wachstumseinwirkungen, die die Zellentwicklung und das Wachstum beeinflussen und so die ganze Okklusion betreffen. In solchen Fällen ist die orthodontische Behandlung meist sehr komplex und übersteigt die Fähigkeiten des Allgemeinpraktikers. In der zweiten Gruppe verursachen äußere Faktoren oder Umwelteinflüsse die Malokklusion, die dann meist durch kleinere orthodontische Maßnahmen wirksam zu beheben ist.

Jeder Zahn behält seine Position im Zahnbogen aufgrund des Gleichgewichts verschiedener Kräfte, die auf ihn wirken (okklusale Kräfte; Lippen-, Wangen- und Zungenkräfte; Kräfte von Entzündungen und anderen Gewebeveränderungen im Parodont; Kräfte, die durch die Eruptionstendenz aller Zähne entstehen). Da Malokklusionen, die aufgrund einer lokal gestörten Okklusionsdynamik entstanden sind, sich für kleinere orthodontische Korrekturen am besten eignen, soll nachfolgend auf die häufigsten Faktoren eingegangen werden, die zu solchen Störungen führen.

Wenn der Zahndurchbruch gestört ist und verlorene Zähne nicht ersetzt oder keine Platzhalter getragen werden, führt dies sehr leicht zu lokalisierter Malokklusion. Die Folgen können gravierend sein; die Behandlung zum richtigen Zeitpunkt kann jedoch sehr einfach sein (kippende Molaren).

Fehler in der zahnärztlichen Behandlung sind häufig der Grund für dysfunktionelle Fehlstellung von Zähnen. Dies wurde schon im Kapitel über die Ätiologie des okklusalen Traumas erwähnt (vgl. Kap. 6).

Auch verschiedene Parafunktionen können eine Fehlstellung von Zähnen hervorrufen (Bruxismus; gewohnheitsmäßiges Beißen auf verschiedene Gegenstände; Zungen-, Lippen- und Wangenbeißen; Sauggewohnheiten). Alle diese Gewohnheiten können nach orthodontischer Therapie zum Rezidiv führen, wenn sie nicht erkannt und beseitigt werden.
Sowohl proliferativ hyperplastische wie auch destruktive parodontale Erkrankungen können zu Fehlstellung oder Wanderung von Zähnen führen. Die Wanderung der Zähne ist eine häufige Folge fortgeschrittener Parodontitis.
Im allgemeinen ist es wichtig zu wissen, ob Zähne in Fehlstellung ursprünglich in einer normalen Position waren. Ist dies der Fall, so liegt der Verlagerung eher eine okklusale Funktionsstörung als eine typische Malokklusion zugrunde. Also muß man den Störfaktor eliminieren, statt mit einer umfassenden orthodontischen Therapie zu beginnen.

Krafteinwirkung und -verteilung

Die diagnostische Entscheidung, ob ein Patient sich für eine einfache orthodontische Therapie eignet, ob er zum Spezialisten überwiesen werden muß oder ob er einer palliativen Behandlung bedarf, soll auf dem Verständnis der biomechanischen Okklusionsprinzipien beruhen.
Orthodontische Kräfte wirken über die Zahnkronen auf die Zähne ein. Die resultierenden Kräfte können jedoch durch Aufrichten, körperliche horizontale Bewegung, vertikale Bewegung und Rotation der Zähne auf jeden beliebigen Teil des Parodonts übertragen werden. Bei komplexen orthodontischen Behandlungen sind alle diese Komponenten bei einem einzigen Patienten möglich. Bei kleineren orthodontischen Behandlungen geht es jedoch mehr um das Aufrichten einzelner Zähne mit Hilfe einfacher Apparaturen mit momentanen, intermittierenden oder kontinuierlich wirkenden Kräften und relativ einfacher Kräfteverteilung. Bei jeder Krafteinwirkung auf das Parodont muß sich dessen Metabolismus so ändern, daß Resorption und Neubildung von Knochen induziert werden. Die Reaktion des parodontalen Gewebes auf verschiedene Arten, Größen und Frequenzen von orthodontischen Kräften wurde in der entsprechenden Literatur sehr gut beschrieben[10,13,14,18,20].
Momentane und intermittierende Kräfte verschiedener Stärke werden toleriert, ohne daß sie eine Zahnbewegung einleiten. Solche Kräfte kommen beim täglichen Kauen und Schlucken vor. Bei Patienten mit Bruxismus oder kompensatorischer Hyperplasie des Parodonts kann das Parodont großen momentanen und intermittierenden Kräften standhalten, ohne daß sich Zähne verschieben. Zähne in Nonokklusion lassen sich jedoch mit relativ kleinen Kräften bewegen. Okklusale Kräfte werden hauptsächlich als Zugkräfte oder als Spannung auf den Alveolarknochen übertragen, wenn die parodontale Membran aus kräftigen Kollagenfasern besteht. Sind wenige solcher gut ausgebildeten Fasern vorhanden, so führt ein Druck viel eher zu Knochenresorption. Untersuchungen über Zahnbeweglichkeit haben gezeigt, daß sich Zähne nach kurzer Krafteinwirkung an ihre alte Stelle zurückbewegen (wahrscheinlich aus hydrodynamischen Gründen), was die normale Toleranz gegenüber solchen Kräften erklärt.
Bei normaler Kaufunktion treten kontinuierlich wirkende Kräfte nicht auf; daher gibt es dafür auch keine Kompensationsmechanismen im Parodont. So können Zähne durch viel geringere kontinuierliche Kräfte bewegt werden, als dies bei momentanen oder intermittierenden Kräften der Fall wäre. Auch auf dem Gebiet der Knochenphysiologie ist bekannt, daß nur ein kleiner kontinuierlich wirkender Druck nötig ist, um Knochenresorptionen hervorzurufen.

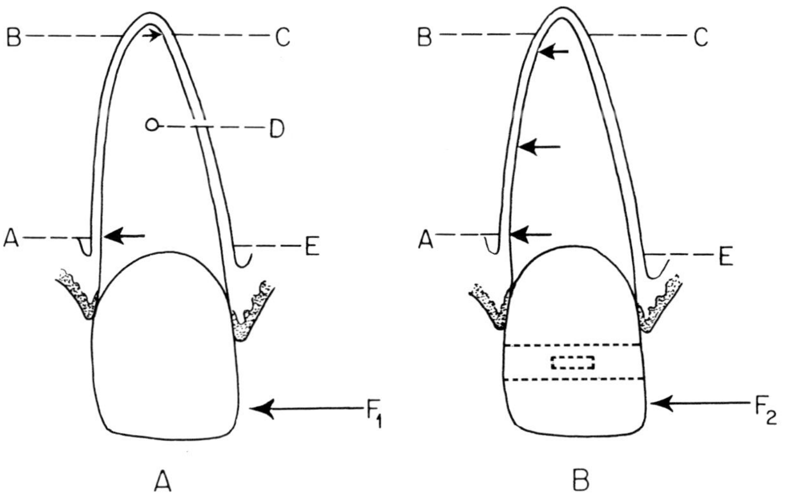

Abb. 14-1 A: Kippende Kraft (F1). Die resultierende Kraft wirkt sich bei (A) und (C) aus. Da sich das Rotationszentrum in (D) befindet, wird bei (A) und (C) Knochen resorbiert, und der Zahn kann kippen. Im Bereich von (B) und (E) treten Zugkräfte auf. B: Körperliche Verschiebung (bodily movement) (F2). Bei dieser Art der Krafteinwirkung wird der Druck auf die ganze Alveolarwand von (A) bis (B) verteilt. Zugkräfte kommen von (C) bis (E) vor. Körperliche Zahnverschiebungen erfordern mehr Kraft und Zeit als Kippungen.

Die Verteilung der orthodontischen Krafteinwirkungen reicht von der konzentrierten Resultierenden der Kippkräfte (Abb. 14-1A) bis zu den breit wirkenden Intrusions- oder Verschiebungskräften (Abb. 14-1B). Für Intrusionen und Parallelverschiebungen von Zähnen bedarf es deshalb viel größerer Gesamtkräfte als für eine Kippbewegung. Auch Rotationen erfordern wegen der breiten Wirkungsfläche beachtliche Kräfte. Extrusionen brauchen relativ wenig Kraft, da diese Bewegungen auch natürlicherweise vorkommen können und keine Knochenresorption einschließen, sofern die Wurzeln nicht gekrümmt sind oder der Zahn mehrere Wurzeln hat. Den reziproken Kräften, also der Verankerung, muß bei der Verteilung orthodontischer Kräfte große Beachtung geschenkt werden. Beim Lückengebiß und bei parodontal geschädigten Gebissen stellt die Verankerung oft das größte Problem dar.

Die Länge und die Form der Wurzeln sind wichtige Faktoren bei der Kraftverteilung. Ein Verlust an parodontalem Stützgewebe oder Wurzelresorptionen können darauf einen Einfluß haben. Auch Veränderungen des Parodonts durch Entzündungen und Trauma können die Biomechanik orthodontischer Behandlungen verändern. Ob eine Änderung der Grundsubstanz der Parodontalgewebe, bedingt durch systemische Einflüsse, für die orthodontische Behandlung von Bedeutung ist, ist nicht bekannt.

Nebenwirkungen orthodontischer Behandlung

Zementresorptionen sind meist das Ergebnis übergroßer Kompressionskräfte mit Nekrose der Parodontalmembran und der Zementoblasten[15]. Nekrotische Zellen wer-

den durch das umliegende noch intakte Gewebe abgebaut. Dabei kommt es zu einer Resorption von Knochen und Zement.
Wird nur ein kleiner Teil der Wurzeloberfläche infolge eines vorübergehenden Traumas resorbiert, so wird der Schaden normalerweise ohne größeren bleibenden Defekt repariert. Mikroskopisch kleine Flächen von Zementresorption und nachfolgenden Reparaturvorgängen sind eine häufige Folge zufälliger Traumata[9]. Wird jedoch durch ein schweres Trauma eine größere Wurzelfläche mehrmals oder andauernd beschädigt, so kann es zu einer klinisch bedeutsamen Wurzelresorption kommen.
Wurzelresorptionen im apikalen Bereich treten nicht selten bei orthodontischer Intrusion oder bei Verschiebung des Apex mit andauernden starken Kräften auf. Wurzelresorptionen können auch entstehen, wo übermäßige Kräfte kontinuierlich oder intermittierend auf das Parodont einwirken, beispielsweise in schweren Fällen von Bruxismus. Röntgenologisch erkennbare Wurzelresorptionen geben zweifellos an, daß das physiologische Toleranzniveau des Parodonts überschritten wurde und daß die orthodontischen Kräfte drastisch reduziert werden müssen.
Die orthodontischen Kräfte sollen genügend groß sein, um die Resorption von Alveolarknochen zu induzieren. Andererseits soll durch die einwirkende Kraft die normale Aktivität der Zementoblasten auf der Wurzeloberfläche nicht eingeschränkt werden. Für orthodontische Behandlungen ist ein gewisser Toleranzbereich für den Druck zwischen Knochen und Zement absolut notwendig.
Bei abnehmbaren Apparaturen ist die Gefahr von Wurzelresorptionen relativ klein. Wenn die eigenen funktionellen Kräfte des Patienten als orthodontische Kräfte wirken, kommt es durch die neuromuskulären Mechanismen kaum zu parodontalen Schäden, die zu Resorptionen führen.
Dehiszenzen des Processus alveolaris mit Rezession der Gingiva können dadurch entstehen, daß Zähne auf dem Zahnbogen zu weit nach außen bewegt werden. Dies muß unbedingt vermieden werden, da sonst der parodontale Halt solcher Zähne vermindert wird und es oft zu freiliegenden Wurzeloberflächen kommt. Mißglückte Versuche, einen ausgeprägten Kreuzbiß zu korrigieren, wenn der Oberkiefer im Verhältnis zum Unterkiefer eindeutig zu klein ist, können im Oberkiefer bukkale und im Unterkiefer linguale Dehiszenzen verursachen. Die Dehnung eines Zahnbogens kann zu bukkaler Knochenapposition führen, wenn mehrere Zähne langsam und gleichzeitig nach außen bewegt werden. Bewegt man jedoch einen einzelnen Zahn in kurzer Zeit nach bukkal, wird meist die labiale Knochenplatte durchbrochen. Auch die apikale Basis der Zähne muß berücksichtigt werden, damit die apikale Knochenabstützung ausreichend ist und die Zähne nicht in einem funktionell ungünstigen Winkel stehen.
Die dritte Gefahr bei orthodontischen Behandlungen ist die Bildung von parodontalen Taschen. Bei gesunden gingivalen Geweben wird dies aber nicht geschehen[14]. Liegt hingegen eine schwere Gingivitis oder eine Parodontitis mit intraossären Taschen vor, so besteht sicher die Gefahr der Vertiefung solcher Taschen[4] und der Bildung von Parodontalabszessen. Solche Veränderungen entstehen durch die Kombination von lokaler Irritation und Störung des Gewebemetabolismus durch das orthodontische Trauma. Daher darf eine orthodontische Behandlung erst dann begonnen werden, wenn alle gingivalen und parodontalen Entzündungen durch Entfernen lokaler Reizfaktoren erfolgreich behandelt worden sind[5]. Die gingivale Gesundheit muß während der gesamten Zeit der orthodontischen Behandlung sorgfältig aufrechterhalten werden[1].

Auswahl der Patienten für kleinere orthodontische Behandlungen

Bevor man sich für eine bestimmte Apparatur oder Methode entscheidet, muß der Praktiker entscheiden, ob eine Malokklusion mit einfachen orthodontischen Maßnahmen korrigiert werden kann oder ob eine umfassende Behandlung notwendig ist und eine Überweisung zu einem Spezialisten erfordert. Eine gründliche Untersuchung, Analyse und Diagnose sind von grundlegender Bedeutung, damit über die am besten geeignete Behandlung entschieden werden kann. Das Verstehen der verschiedenen Arten von Malokklusion, ihrer Ätiologie und der funktionellen und dysfunktionellen Eigenschaften ist viel wichtiger als die Kenntnis der neuesten Behandlungstechniken. Nachfolgend werden nur einige wenige Prinzipien besprochen, nach welchen Patienten für kleinere orthodontische Behandlungen ausgewählt werden sollen.

Grundsätzlich ist es wichtig zu wissen, ob die Malokklusion schon immer vorhanden war oder ob sie sich erst im Anschluß an eine zahnärztliche Behandlung entwickelt hat. Die letztere Art von Malokklusion ist weit einfacher zu behandeln als die erstgenannte.

Bei der Behandlung von Erwachsenen mit Malokklusion werden Rekonstruktionen oft orthodontischen Behandlungen vorgezogen. Komplizierte orthodontische Maßnahmen, wie die Veränderung der vertikalen Dimension oder der Zentrik, sind selbst für den Spezialisten schwierig und sollten vom Allgemeinpraktiker nicht durchgeführt werden. Die vertikale Dimension der Okklusion Erwachsener ist das Resultat jahrelanger Adaptation an die verschiedenen Kräfte, die auf die Zähne einwirken. Zehn Millimeter interokklusaler Abstand mögen für den einen Patienten so normal sein wie ein Millimeter für einen anderen Patienten. Versuche, die Kieferrelationen eines Patienten zu verändern, um einer Norm zu genügen, können leicht zu Mißerfolgen führen. Die Intrusion von Frontzähnen in Verbindung mit der Extrusion von Seitenzähnen ist selten eine befriedigende Maßnahme zur Behandlung des Tiefbisses beim Erwachsenen, da dieses orthodontische Resultat durch Vorrichtungen aufrechterhalten werden muß, die eine chronische traumatische Okklusion dauerhaft erhalten. Der Nichtspezialist sollte nur in besonderen Fällen und nur bei einwurzeligen Zähnen eine Intrusion versuchen.

Die Parallelverschiebung von Zähnen oder die kontrollierte Bewegung der apikalen Basis von Zähnen erfordert große orthodontische Erfahrung und technisches Können und ist daher für gewöhnlich Sache des Spezialisten. Solche Fälle eignen sich nicht für einfachere Therapien des Allgemeinpraktikers.

Rotation, jedenfalls von einwurzeligen Zähnen, ist technisch nicht so schwierig; ein Problem stellt jedoch die Retention nach der Behandlung dar, die oft eine Schienung nötig macht. Mit dem Eingliedern einer Einzelzahnkrone kann das Problem der Fehlstellung eines rotierten Zahnes oft einfacher gelöst werden.

Beachtet man die vorher genannten Prinzipien, so beschränkt sich die Indikation für kleinere orthodontische Behandlungen beim Erwachsenen auf das Aufrichten gekippter Zähne. Sind die parodontalen Gewebe gesund und können die angewandten Kräfte kontrolliert werden, so kann das Aufrichten von Zähnen erfolgreich und risikolos von einem gut informierten Allgemeinpraktiker durchgeführt werden.

Das Resultat rekonstruktiver Behandlungen kann sowohl funktionell als auch ästhetisch oft durch einfaches Aufrichten von Zähnen erheblich verbessert werden.

Probleme bei orthodontischen Behandlungen

Auch bei kleineren orthodontischen Therapien müssen verschiedene Faktoren berücksichtigt werden, nämlich Platzangebot, Okklusion, Parodontitis, Alter des Patienten und Retention. Die Auswirkungen dieser Probleme sollten vor der Behandlung gründlich überlegt werden.

Platzmangel

Ist zu wenig Platz vorhanden, um einen Zahn in die Zahnreihe einzugliedern, so kann dies eine größere Behandlung notwendig machen. Um die Platzverhältnisse zu studieren, ist es ratsam, die Studienmodelle genau zu vermessen und eventuell das Modell zu zersägen und eine Behandlung zu simulieren. Das Verhältnis von Zahngröße zur Größe des Zahnbogens ist ein wichtiger Gesichtspunkt, ebenso die Frage, ob auf dem gegebenen Alveolarkamm genügend Platz geschaffen werden kann. Jede Veränderung der Zahnbogenverhältnisse liegt jenseits der Möglichkeiten des Allgemeinpraktikers.
Oft wurde empfohlen, bei Platzmangel die Zahnkronen approximal um ca. 0,25 mm zu reduzieren, um Platz zu gewinnen. Auch wenn dieses Vorgehen vom funktionellen und ästhetischen Standpunkt aus vertretbar ist, kann es doch Nachteile für das Parodont mit sich bringen. Interproximales Abtragen von Zahnsubstanz (stripping) verändert die Kontaktzonen und schränkt den Raum für die Papille ein, wodurch die Selbstreinigung des approximalen Gingivasaumes erschwert wird. Dies geschieht, weil der bukkale und linguale Anteil der Papille hyperplastisch wird; der interproximale Col vertieft sich, da der Approximalkontakt wegen des Strippings apikaler als normal liegt. Falls jedoch interdentales Gewebe verlorengegangen ist und der Gingivarand apikaler als normal liegt, kann es durchaus erlaubt und sogar wünschenswert sein, die Zähne näher zusammenzubringen, vorausgesetzt, daß noch genügend Platz für die interdentale Plaqueentfernung vorhanden ist.

Verankerung

Jede orthodontische Kraft ruft notwendigerweise eine Gegenkraft hervor. Um Zähne kontrolliert bewegen zu können, müssen die Gegenkräfte derart verankert oder verteilt werden, daß die bewegende Kraft die Zähne in die gewünschte Position bringt, ohne die okklusalen Verhältnisse der Ankerzähne zu beeinträchtigen. Die Wirkung der bewegenden Kraft muß immer gegen die möglichen Folgen der Gegenkraft auf die Verankerung abgewogen werden.
Man unterscheidet zwischen intraoralen und extraoralen Verankerungen. Für die kleineren Eingriffe kommen intra- und intermaxilläre Verankerungen in Frage. Zähne und Alveolarfortsatz können zur Verankerung dienen, wobei letzteres nur bei kurzzeitiger Zahnbewegung und beim Bewegen gegen geringen knöchernen Widerstand geschehen soll.
Da das Kippen von Zähnen bei gleichem parodontalem Halt sehr viel weniger Kraft erfordert als eine körperliche Verschiebung, sollen die reziproken Kräfte, wenn immer möglich, als nichtkippendes Moment auf die Ankerzähne wirken. Ankerzähne, die in größerem Ausmaß parodontalen Halt verloren haben, bedürfen vorübergehender Schienung, wenn abnehmbare Apparaturen verwandt werden sollen (Abb. 14-2). Auch muß der Zahnarzt die okklusalen Beziehungen der Zähne mit ihren Antagonisten berücksichtigen, wenn er mit abnehmbaren Geräten arbeitet. Jeder Zahn kann einzeln in die richtige Lage gebracht werden, oder ein Nackenband (headgear) kann als Verankerung dienen[2].

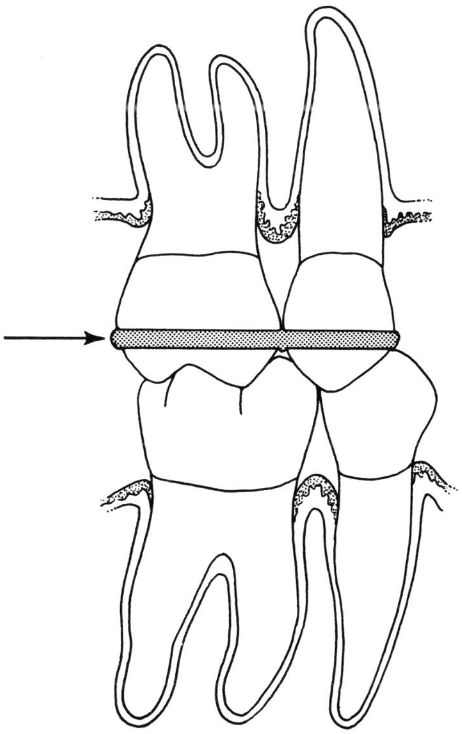

Abb. 14-2 Temporäre Schienung mit Draht und Kunststoff führt dazu, daß die Kräfte auf das Parodont mehrerer Zähne verteilt werden. Ohne Schienung ergäben sich resultierende Kräfte mit Kippwirkung, was zum Verlust von Stützstrukturen führen könnte. Man beachte auch die stabilisierende Wirkung der Antagonisten.

Okklusale Funktion

Da okklusale Kräfte die Zahnstellung wesentlich bestimmen, liegt es auf der Hand, daß funktionelle okklusale Kräfte orthodontische Zahnbewegungen beeinflussen und an der nachfolgenden Retention beteiligt sind. Funktionelle Kräfte sind vor allem bei abnehmbaren Apparaturen, die mit intermittierenden Kräften wirken, wichtig. Es ist nicht ratsam, mit einer abnehmbaren Apparatur einen Zahn gegen eine funktionelle okklusale Kraft bewegen zu wollen, es sei denn, man hebt den Effekt dieser Kraft durch eine temporäre Bißerhöhung auf. Bei der Behandlung eines Kreuzbisses oder einer Nonokklusion mit abnehmbaren Geräten wird deshalb durch eine Bißerhöhung erreicht, daß sich Höcker und Schneidekanten bei funktionellem Kontakt gegenseitig nicht mehr behindern. In solchen Fällen muß auch eine abnehmbare Apparatur rund um die Uhr getragen werden, bis die funktionellen okklusalen Kräfte selbst in Richtung der gewünschten Zahnbewegung zu wirken beginnen. Bei festsitzender Bebänderung können Zähne zwar gegen funktionelle Kräfte bewegt werden, doch kann dies die Kaufunktion oder die Kiefergelenke beeinträchtigen.

Parodontitis

Vor allem bei jugendlichen Patienten beweist der Verlust von parodontalem Stützgewebe infolge einer Parodontitis, daß die Antwort auf lokale Reizfaktoren nicht optimal ist. Deshalb ist es wichtig, daß die kieferorthopädische Behandlung gerade bei solchen Patienten so geplant und durchgeführt wird, daß der gingivale Reiz durch die angewandten Apparaturen möglichst klein gehalten wird.
Bei Patienten mit Tendenz zu Parodontitis

ist eine gute Mundhygiene besonders wichtig, um während der kieferorthopädischen Therapie Taschenbildung zu vermeiden.

Die Wirkung einer gegebenen orthodontischen Kraft ist bei reduziertem Parodont natürlich größer. Auf solche Zähne können die gebräuchlichen orthodontischen Apparaturen unter Umständen zu große Kräfte ausüben. Beispielsweise können Kippkräfte wegen veränderter Hebelverhältnisse zu stark werden. Der Verlust an parodontalem Stützgewebe soll durch Verwendung schwächerer Drähte und Ligaturen ausgeglichen werden. Wenn der Gewebewiderstand durch Parodontitis herabgesetzt ist, sollten orthodontische Kräfte verringert und sorgfältig kontrolliert werden.

Werden Bänder routinemäßig bei orthodontischen Behandlungen verwendet, kann es zu parodontalem Attachmentverlust kommen[21]. Dieses Risiko läßt sich jedoch durch gute Mundhygiene[1] oder aufgeklebte Brackets vermeiden.

Extrudierte Zähne oder Zähne mit schweren parodontalem Knochenverlust können orthodontisch intrudiert werden. Aus supraalveolären Taschen können so intraalveoläre Taschen entstehen, was eine Reattachmenttherapie erleichtern kann.

Die klinische Erfahrung und wissenschaftliche Beweise zeigen[17], daß es möglich ist, bei Patienten mit fortgeschrittener Parodontitis eine orthodontische Behandlung durchzuführen, ohne Risiken einzugehen. Allerdings dürfen nicht zu große Kräfte angewendet werden, und die Gingiva darf nicht gereizt werden[6].

Alter des Patienten

Das Alter eines Patienten ist für die orthodontische Verschiebung von Zähnen keinesfalls so wichtig, wie dies noch vor kurzem angenommen wurde. Die parodontalen Gewebe behalten ihre adaptiven Fähigkeiten das ganze Leben lang. Die Autopsie eines 93jährigen Patienten erbrachte den eindeutigen histologischen Beweis für die aktive Reorganisation der parodontalen Strukturen. Im Fall eines 69jährigen Patienten konnte nach einer Veränderung der okklusalen Funktion ein Wiederaufbau parodontaler Strukturen und angrenzenden Knochens nachgewiesen werden[17]. Orthodontische Zahnbewegungen wurden schon bei 70jährigen Patienten erfolgreich durchgeführt. Allerdings ist ein jugendliches Alter dort von Vorteil, wo eine umfassende orthodontische Behandlung durchgeführt wird, die auf größere Veränderungen der okklusalen Beziehungen oder sogar der vertikalen Dimension abzielt; dort kann das Wachstum ausgenutzt werden. Die parodontalen Strukturen mit ihren Kollagenfasern können ebenfalls viel leichter beeinflußt und verändert werden, bevor diese Fasern ausgereift sind und ein stabiles funktionelles Okklusionsmuster erreicht ist.

Retention

Die erste Bedingung für die Retention von Zähnen nach orthodontischer Bewegung ist die Beseitigung derjenigen Faktoren, die ursprünglich zur Fehlstellung geführt haben. Können diese Faktoren nicht erkannt und eliminiert werden und werden die Zähne nicht durch Schienung gehalten, so kommt es unweigerlich zum Rezidiv.

Einige Gewohnheiten, wie Zungen-, Lippen- und Wangenbeißen, sind äußerst schwierig zu beseitigen, vor allem bei Erwachsenen, bei denen sich solche Gewohnheiten oft über Jahre hinweg ausgebildet haben. Oft spielen psychische Gründe eine Rolle für diese Gewohnheiten, die ein Ventil für emotionale Spannungen darstellen. In solchen Fällen kann es praktisch unmöglich sein, die Gewohnheit aufzugeben, und es müssen daher Apparate

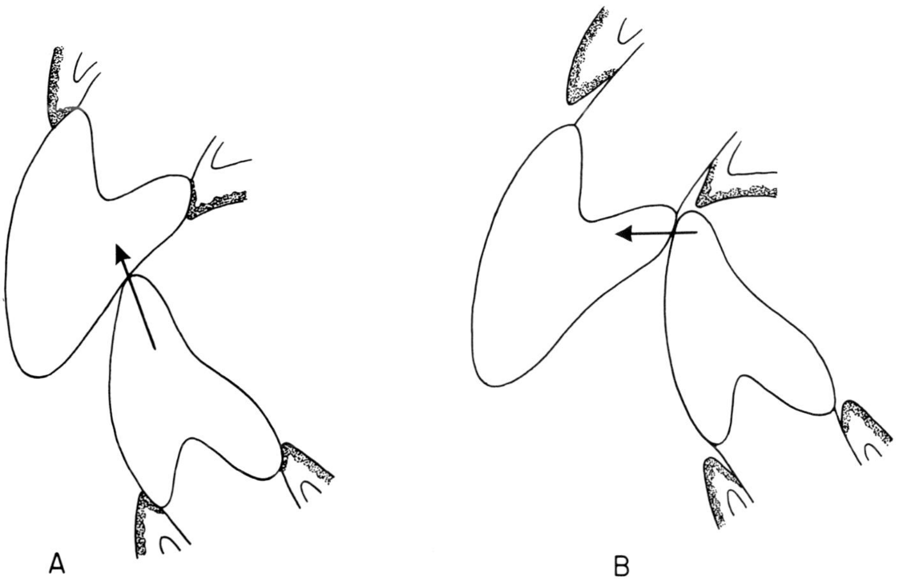

Abb. 14-3 A: vor der Parodontitis und der Wanderung der Zähne ist die resultierende Kraft axial gerichtet. B: Nachdem der Oberkieferschneidezahn orthodontisch nach palatinal bewegt wurde, ist die resultierende Kraft nach labial gerichtet.

zur permanenten Retention eingegliedert werden.

Soll ein durch Parafunktion entstandenes zentrales Diastema beim Erwachsenen geschlossen werden, so soll man eine Behandlung gar nicht erst einleiten, wenn diese Zähne nachträglich nicht verblockt werden können. Versucht man, Zähne mit einer *Hawley*-Platte zu retrudieren und kann die Zunge diese Zähne immer wieder nach labial drücken, so entsteht eine andauernde traumatische Okklusion, die eine größere Gefahr für das Parodont darstellt als der stabile offene Biß, den der Patient vor der Behandlung hatte.

Um Zähne in der gewünschten Position zu halten, ist es wichtig, daß nach der orthodontischen Therapie die Okklusion eingeschliffen wird, oder daß durch andere Methoden harmonische, ausgeglichene okklusale Kräfte stabilisierend auf die Zähne wirken. Je weniger Stützgewebe einem Zahn geblieben ist, desto leichter läßt er sich durch kleine Veränderungen der okklusalen Krafteinwirkung bewegen.

Daher wird es schwierig, eine Schienung zu vermeiden, wenn es darum geht, parodontal stark geschwächte Zähne zu stabilisieren.

Die Verschiebung von Zähnen kann auch die Richtung der okklusalen Kräfte verändern und dadurch die Retention gefährden. Bei einem Oberkieferfrontzahn mit einem gut ausgebildeten Cingulum ist eine recht große Komponente der Kaukraft axial gerichtet (Abb. 14-3A). Bei einer Parodontitis können sich solche Frontzähne nach labial bewegen und elongieren. Versucht man nun, solche Zähne orthodontisch nach palatinal zu verschieben, wird der zentrische Stop apikal des Cingulums liegen (Abb. 14-3B). Dadurch hat die Kaukraft in der Interkuspidation und bei lateralen Exkursionsbewegungen eine starke

nach labial gerichtete Komponente und wird versuchen, den Zahn wiederum nach labial zu bewegen. Solche Mechanismen müssen vorausgesehen und schon im Behandlungsplan berücksichtigt werden.
Bei Erwachsenen ist es wichtiger als bei Kindern, nach der aktiven Phase der Behandlung genügend Zeit einzuplanen, damit sich die kollagenen Fasern des Parodonts reorganisieren können, denn die Kollagenfasern des Parodonts Erwachsener sind sehr beständige Strukturen.
Wenn die orthodontische Bewegung sich innerhalb des physiologischen Toleranzbereichs der Parodontalmembran abspielt, finden die adaptiven Veränderungen an der Oberfläche des Alveolarknochens statt, aber es dauert lange, bis neue, reife Kollagenfasern gebildet sind, deren Ausrichtung den funktionellen Anforderungen an den Zahn in seiner neuen Position genügt.
Dieses Problem stellt sich vor allem im Anschluß an eine Rotation eines einwurzeligen Zahnes[20] oder beim Halten eines Zahnes in Nonokklusion. Es ist wichtig, daß während der Retentionsphase die Zähne funktionellen Kräften ausgesetzt sind, da solche Kräfte das Parodont anregen, sich in der neuen Stellung zu reorganisieren. Wenn ein Zahn mit einem orthodontischen Band in einer nichtbelasteten Position gehalten wird, geht die parodontale Reorganisation langsam vor sich und ist ungenügend. Beim jungen Patienten mit noch nicht abgeschlossenem Wurzelwachstum ist diese Reorganisationszeit kurz, aber beim Erwachsenen ist es ratsam, für die Retentionsphase 1–2 Jahre vorzusehen und während dieser Zeit die funktionellen Beziehungen regelmäßig zu überprüfen.
Nach der Korrektur eines Kreuzbisses oder einer falschen Interkuspidation werden normale okklusale Verhältnisse allein schon durch die Funktion gesichert; die Retention stellt in solchen Fällen kein Problem dar.

Festsitzende oder abnehmbare Apparaturen

Der Hauptvorteil festsitzender orthodontischer Apparaturen besteht darin, daß die Bewegung des ganzen Zahnes beherrscht werden kann. Die Apparaturen gewährleisten gute Verankerungsmöglichkeiten für reziproke Kräfte. Außerdem können Zähne gegen funktionelle Okklusionskräfte ohne großes Trauma bewegt werden. Die Nachteile festsitzender Apparaturen sind: schlechte Ästhetik, gingivale Irritation und Komplexität in Technik und Handhabung. Neuere Methoden mit aufgeklebten Brakkets und zahnfarbenen Hilfsteilen haben die ästhetischen und parodontologischen Bedenken größtenteils ausgeräumt. Deshalb werden auch bei Erwachsenen umfassende kieferorthopädische Behandlungen immer häufiger. Um größere Malokklusionen bei Erwachsenen zu korrigieren, stehen heute auch chirurgische Methoden zur Verfügung.
Die sichere Handhabung der meisten festsitzenden orthodontischen Apparaturen erfordert vom Behandler eine entsprechende Ausbildung und viel Erfahrung und kann in diesem kurzen Kapitel nicht dargestellt werden. Es wird auch nicht versucht, die Verwendung solcher Apparaturen für kleinere kieferorthopädische Therapien lückenlos aufzuzeigen.
Abnehmbare Apparaturen sind ästhetisch weniger störend als festsitzende, vor allem bei Erwachsenen. Die gingivalen Gewebe werden weniger irritiert, und eine gute Mundhygiene kann leichter aufrechterhalten werden als bei der Bebänderungstechnik. Jedoch können abnehmbare Apparaturen eine körperliche Zehnbewegung nicht genügend genau bewirken; sie werden deshalb hauptsächlich für Kippbewegungen verwendet. In ausgewählten Fällen sind mit abnehmbaren Apparaturen Intrusionen, Extrusionen und Rotationen von Zähnen möglich, aber nicht so wirksam, wie dies mit festsitzenden Apparaturen der Fall ist.

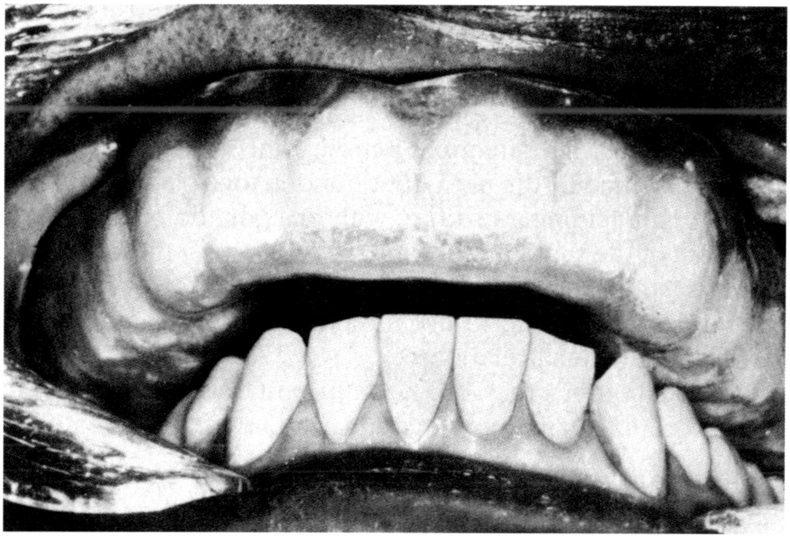

Abb. 14-4 Bei einer Schutzschiene, die im Inzisiven- und Molarenbereich gleich dick ist, stehen nur die Molaren in Okklusion.

Abnehmbare Apparaturen lassen auch komplexe orthodontische Behandlungen zu, aber im Rahmen dieses Buches beschränkt sich die Besprechung ihrer Verwendung auf die Korrektur kleiner okklusaler Störungen.

Schutzschienen für Sportler (mouthguards)

Bei verschiedenen Sportarten werden Schienen getragen, die verhindern sollen, daß Lippen und Wangen durch die Zähne verletzt werden. Sie werden aus weichbleibendem Kunststoff hergestellt und sind nicht für die Behandlung organischer und funktioneller Störungen zu empfehlen. Werden sie fachgerecht angefertigt, führen solche Schutzschienen nicht zu Kiefergelenkbeschwerden; sie können helfen, Verletzungen beim Sport zu vermeiden. Früher wurden solche Schienen aus einer Kunststoffplatte von einheitlicher Dicke gefertigt, was zur Folge hatte, daß nur die Seitenzähne okkludierten (Abb. 14-4). Beim Versuch, mit den Frontzähnen in Kontakt zu kommen, kam es zu einer Drehbewegung. Manchmal schnitten die Sportler auch einfach die Molarenanteile der Schiene weg. Dies ist jedoch keine befriedigende Lösung des Problems. Vielmehr kann leicht eine zusätzliche Schicht des Materials vom mesiobukkalen Höcker des ersten Oberkiefermolaren entlang der Frontzähne bis zum Molaren der Gegenseite aufgetragen werden.

Die Schiene wird mit einem *Hanau*-Brenner erhitzt, im heißen Wasserbad etwas abgekühlt und dem Patienten in den Mund gegeben. Man läßt den Patienten geführt so einbeißen, daß keine lateralen oder protrusiven Bewegungen ausgeführt werden. Am besten beißt der Patient während einer sportlichen Betätigung (z. B. Liegestütze oder Gewichtheben) auf die noch weiche Schiene. Sobald das Material abgekühlt

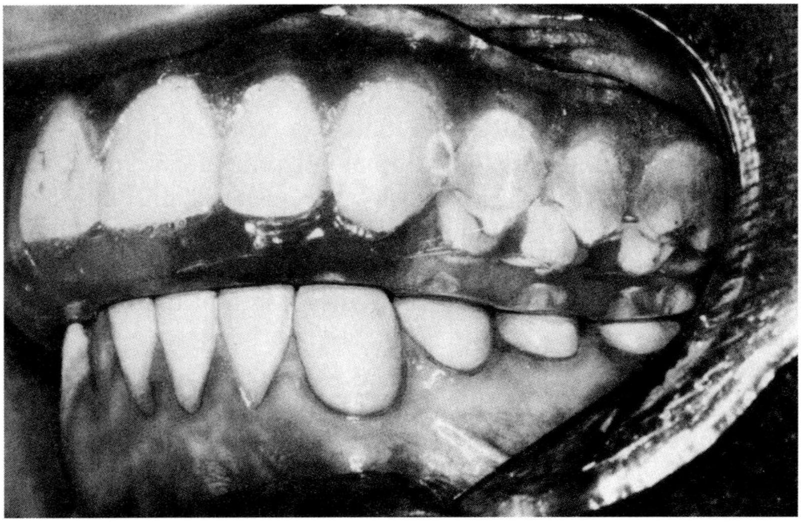

Abb. 14-5 Richtig konstruierte Schutzschiene, bei der Front- und Seitenzähne gleichzeitig Kontakt haben.

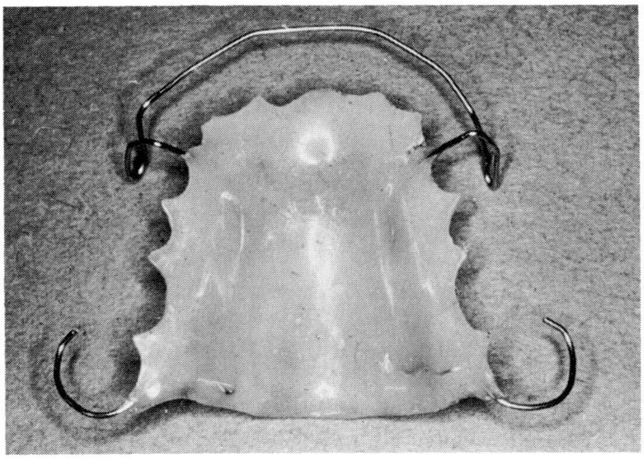

Abb. 14-6 *Hawley*-Platte im Labialbogen und Klammern im Bereich der Molaren.

ist, werden die Überschüsse entfernt. Dann wird die Schiene eingesetzt und der Unterkiefer in leichte Kontaktstellung geführt. Alle Zähne sollten gleichzeitig Kontakt haben (Abb. 14-5). Ist dies nicht der Fall, muß man die Schiene wieder anwärmen und erneut anpassen. Die Seitenzähne dürfen etwas stärkeren Kontakt haben als die Frontzähne.

In der Molarengegend soll die vertikale Dimension der Schiene nicht weniger als eine Schichtdicke betragen. Solche Schutzschienen aus tiefgezogenem, zähem Kunststoff sind anderen Schienen aus hartem Kunststoff mit oder ohne Klammern auf jeden Fall vorzuziehen.

Die Verschiebung von Zähnen

Retrudieren von Frontzähnen

Die am häufigsten für die Retrusion von Frontzähnen verwandte Apparatur ist die *Hawley*-Platte (Abb. 14-6)[8]. Obwohl sie sehr bekannt ist, wird sie oft falsch gebraucht, und selten werden ihre Vorzüge voll ausgenutzt.

Bei der Planung einer Apparatur soll man immer daran denken, welche Zähne als Verankerung dienen sollen. Bei der *Hawley*-Platte dienen alle Seitenzähne als Verankerung, indem der letzte Molar auf beiden Seiten distal mit einer Drahtklammer (0,8 mm) gefaßt wird. Indem der Kunststoff der Platte alle Interdentalräume gut ausfüllt, wird eine körperliche Verankerung erreicht, wie sie auch bei Bebänderungen möglich ist. Dient nur eine Klammer als Verankerung, so resultiert daraus eine Kippkraft auf den Ankerzahn. Eine Kippkraft ist weit weniger effizient als eine körperliche Verankerung, bei der die Kräfte auf die gesamte Parodontalmembran verteilt werden.

Wenn die Seitenzähne ein reduziertes Parodont haben, ist es sogar ratsam, sie mit einer Schiene aus Draht und Kunststoff zu verbinden, bevor die *Hawley*-Platte eingegliedert wird. Sind Lücken im Seitenzahngebiet vorhanden, so muß man diese für die Verankerung der Platte ausnutzen.

Besondere Sorgfalt ist nötig, wenn auf der einen Seite noch alle Seitenzähne vorhanden sind, auf der anderen Seite aber nur noch ein oder zwei Zähne. Wird die *Hawley*-Platte nun aktiviert, um die Frontzähne zu retrudieren, so entstehen asymmetrische Kräfte. Außerdem ziehen funktionelle Kräfte zwischen den Frontzähnen einzeln stehende Ankerzähne nach vorn, was zu unerwünschten Nebeneffekten führen kann.

Der Labialbogen soll aus einem Draht von ca. 0,9 mm Dicke hergestellt werden, wenn die Seitenzähne eine normale parodontale Abstützung haben. Bei reduziertem Parodont muß ein 0,7 oder 0,8 mm dicker Draht verwendet werden. Führt der Labialbogen weiter nach hinten bis in den Molarenbereich, so kann man 0,9- oder 1,0-mm-Draht verwenden. Wenn der Draht ohne okklusale Interferenzen von bukkal nach lingual zur Platte geführt werden soll, muß er bis zur distalen Seite des letzten Oberkiefermolaren geführt werden. Der Labialbogendraht soll sich inzisal des Äquators der zu retrudierenden Zähne befinden, um neben der palatinalen auch eine apikale Kraft auf die Frontzähne auszuüben. Die Eckzahnschlingen dienen zur Aktivierung des Labialbogens. Längere Eckzahnschlingen ergeben eine sanftere Federwirkung und lassen beträchtliche Zahnbewegungen zu. Kürzere Eckzahnschlingen werden mehr bei Retentionsplatten im Anschluß an die aktive Phase der Therapie verwendet.

Starke okklusale Kontakte zwischen *Hawley*-Platte und unteren Schneidezähnen sollen vermieden werden. Hebt man den Biß nur im Frontzahnbereich an, kann dies zu einer Traumatisierung der palatinalen Gingiva führen, und es besteht auch die Gefahr einer Elongation der Seitenzähne, wenn die Apparatur über lange Zeit getragen wird. Palatinal soll im Frontzahnbereich genügend Platz für die gingivalen Gewebe freigeschliffen werden (Abb. 14-7A und B). Die Entlastungszone im palatinalen Kunststoff soll Raum für ca. 0,5 mm Zahnbewegung zulassen, bei reduziertem Parodont kann es 1,0 mm sein. Der Kunststoff soll wenn möglich inzisal des Cingulums mit dem Zahn in Kontakt stehen, damit bei der Aktivierung des Labialbogens eine Kraftkomponente in apikaler Richtung entsteht (Abb. 14-7C und D). Berühren die Frontzähne den palatinalen Kunststoff, so kann der Labialbogen ruhig weiter aktiviert werden, um die Intrusion der Frontzähne zu beschleunigen. Bei schwerer Protrusion des Oberkiefers dür-

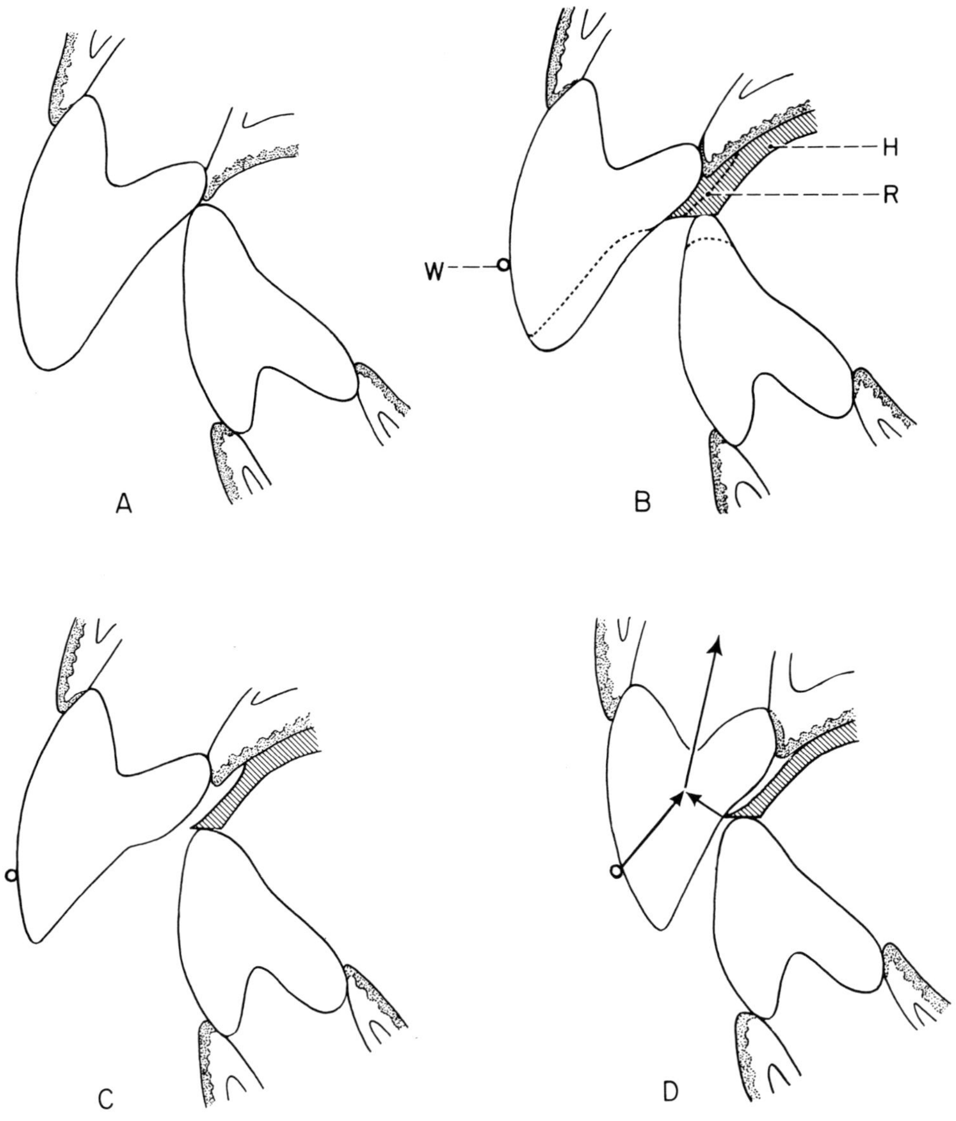

Abb. 14-7 A: Schematische Darstellung eines elongierten und protrudierten Inzisiven. B: Eine *Hawley*-Platte (H) ist in situ. Bei (R) wird die Schiene entlastet, damit der Oberkieferschneidezahn nach palatinal retrudiert werden kann, ohne die marginale Gingiva zu traumatisieren. Die punktierte Linie gibt an, wie der Oberkieferschneidezahn für eine ungehinderte Funktion eingeschliffen werden muß. Der Unterkieferschneidezahn wird soweit gekürzt, daß nur leichter Kontakt zur Schiene besteht. Der Labialbogen (W) soll sich inzisal des Zahnäquators befinden. C: Nach dem Einschleifen von Schiene und Zähnen wird der Labialbogen aktiviert. D: Nachdem die Oberkieferfrontzähne soweit retrudiert sind, daß Kontakt zur Schiene besteht, wirken die resultierenden Kräfte nach apikal. Der Apex kann sich so gleichzeitig nach labial bewegen, was zum erfolgreichen Aufrichten der Frontzähne führt. Intrusion, kombiniert mit Kippung, ist mit weniger Kraftaufwand verbunden als reine Intrusion, da bei kombinierten Bewegungen weniger Resorption von Alveolarknochen nötig ist.

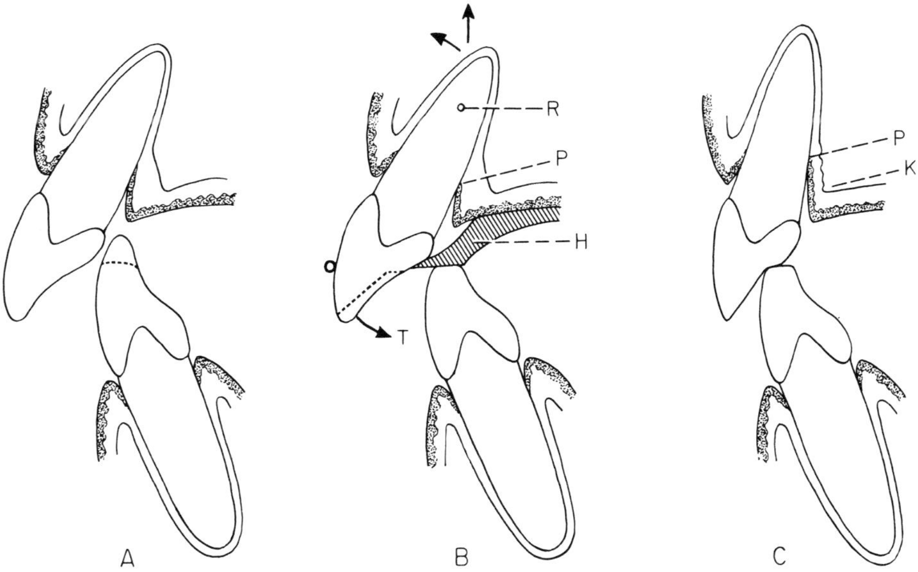

Abb. 14-8 A: Die Situation vor kieferorthopädischer Behandlung und Eingliederung der *Hawley*-Platte. Die punktierte Linie zeigt an, in welchem Ausmaß die Unterkieferfrontzähne eingeschliffen werden müssen. B: Nach dem Aktivieren der *Hawley*-Platte (H) dreht sich der Zahn um das Rotationszentrum (R), gleichzeitig wird er intrudiert. Bewegt sich der Zahn nach palatinal (T), muß der Oberkieferschneidezahn entsprechend der punktierten Linie eingeschliffen werden. (P) bezeichnet den parodontalen Taschenfundus. C: Durch die orthodontische Behandlung wird der Zahn intrudiert. Dabei wird zwar bei (K) kein neuer Knochen gebildet, aber die Chancen für ein Reattachment sind größer, da sich die supraossäre Tasche zu einer infraossären Tasche umwandelt. Die Lage des Taschenfundus im Verhältnis zum Zahn ändert sich dabei natürlich nicht. Da die okklusalen Kräfte nach der Therapie mehr axial verlaufen, ist ein Rezidiv unwahrscheinlich.

fen die Frontzähne nicht nur intrudiert werden; dies ergäbe ein ästhetisch wie auch funktionell ungünstiges Resultat. Durch das kombinierte Retrudieren und Intrudieren solcher Zähne in den Processus alveolaris werden manchmal supraossäre in infraossäre Taschen umgewandelt, die eher einer Reattachmenttherapie zugänglich sind (Abb. 14-8).

Sind die nach palatinal zu retrudierenden Frontzähne in funktionellem Kontakt mit den Unterkieferzähnen, so müssen die palatinalen Flächen und Schneidekanten der Oberkieferzähne und die Schneidekanten der Unterkieferinzisiven eingeschliffen werden. Dieses Einschleifen soll nicht nur Kontakte in der Zentrik beseitigen, sondern funktionelle Bewegungen nach der Seite oder nach vorne ermöglichen. Sind momentan keine IK-Kontakte auf den Oberkieferfrontzähnen vorhanden, so kann man durch Auftragen von Kunststoff auf den Unterkieferfrontzähnen Kontakte schaffen und die Zähne gegen die *Hawley*-Platte okkludieren lassen.

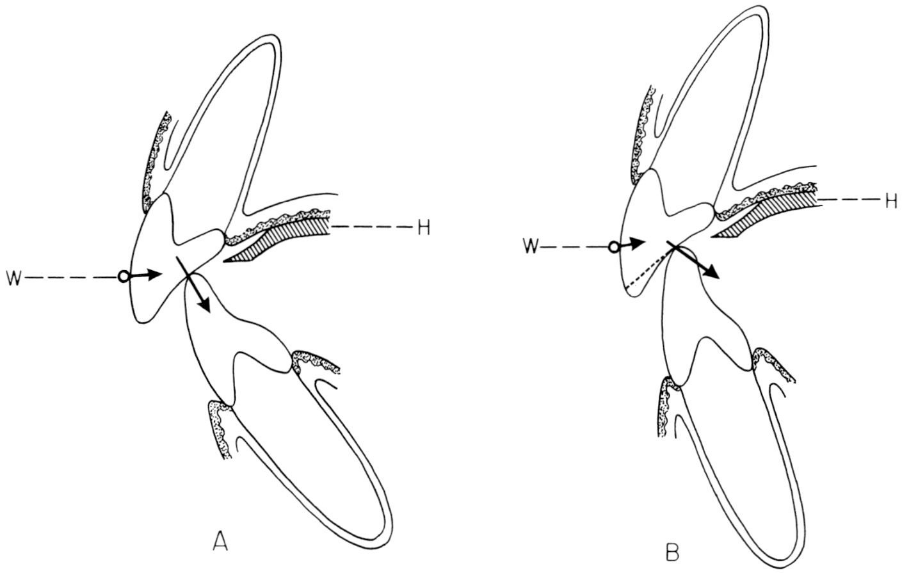

Abb. 14-9 A: Falscher Gebrauch der *Hawley*-Platte (H), um die Oberkiefer- und Unterkieferzähne gleichzeitig zu retrudieren. Da die Frontzähne stark protrudiert sind, wirkt die resultierende Kraft des Labialbogens (W) auf die Unterkieferfrontzähne in axialer Richtung. Die Unterkieferfrontzähne lassen sich nicht leicht intrudieren, eher besteht die Gefahr einer Wanderung der Ankerzähne im Oberkiefer nach anterior. B: Sind die Frontzähne jedoch weniger protrudiert, können Oberkiefer- und Unterkieferfrontzähne gleichzeitig nach lingual retrudiert werden. Die Funktion wird nicht eingeschränkt, wenn entsprechend der punktierten Linie eingeschliffen wird. Der Labialbogen (w) soll inzisal des Zahnäquators aktiviert werden.

Bestehen auch zwischen den Unterkieferfrontzähnen Lücken, so können diese gleichzeitig mit den Lücken im Oberkiefer geschlossen werden. Dabei sollte jedoch die Verankerung der Platte an den Seitenzähnen optimal sein, da sonst die Oberkiefermolaren nach mesial kippen (Abb. 14-9A). In solchen Fällen kann es besser sein, im Unterkiefer zusätzlich eine Platte einzugliedern. Wird die Oberkiefer-*Hawley*-Platte aktiviert, um untere Frontzähne durch die funktionellen Kräfte zu retrudieren, so sind die Oberkieferfrontzähne eventuell einzuschleifen, um die Richtung der Kräfte zu verbessern (Abb. 14-9B). Solche Apparaturen sollen immer nachts und auch soviel wie möglich während des Tages getragen werden. Alle drei bis vier Wochen sollten die Federn aktiviert werden. Abbildung 14-10 zeigt ein klinisches Beispiel.

Abb. 14-10 Typische Indikation für eine *Hawley*-Platte. Frontal- (A) und Okklusalansichten (B und C) vor der Behandlung. D: Nach Parodontalchirurgie. Mit Zahnseide werden Kontakt und Druck des aktivierten Labialbogens überprüft. E: Ansicht von palatinal mit der *Hawley*-Platte in situ. F: Nach erfolgreicher Therapie. Die Zähne erscheinen kürzer nach dem Einschleifen der Schneidekante und Intrusion. G und H: Schienung mit Pin-ledge-Inlays. Palatinal wurden auf den Oberkieferschneidezähnen Plateaus für die zentrischen Stops geformt. I: Im Unterkiefer wurden Seitenzähne rekonstruiert. Man beachte auch die geschlossenen Approximalkontakte.

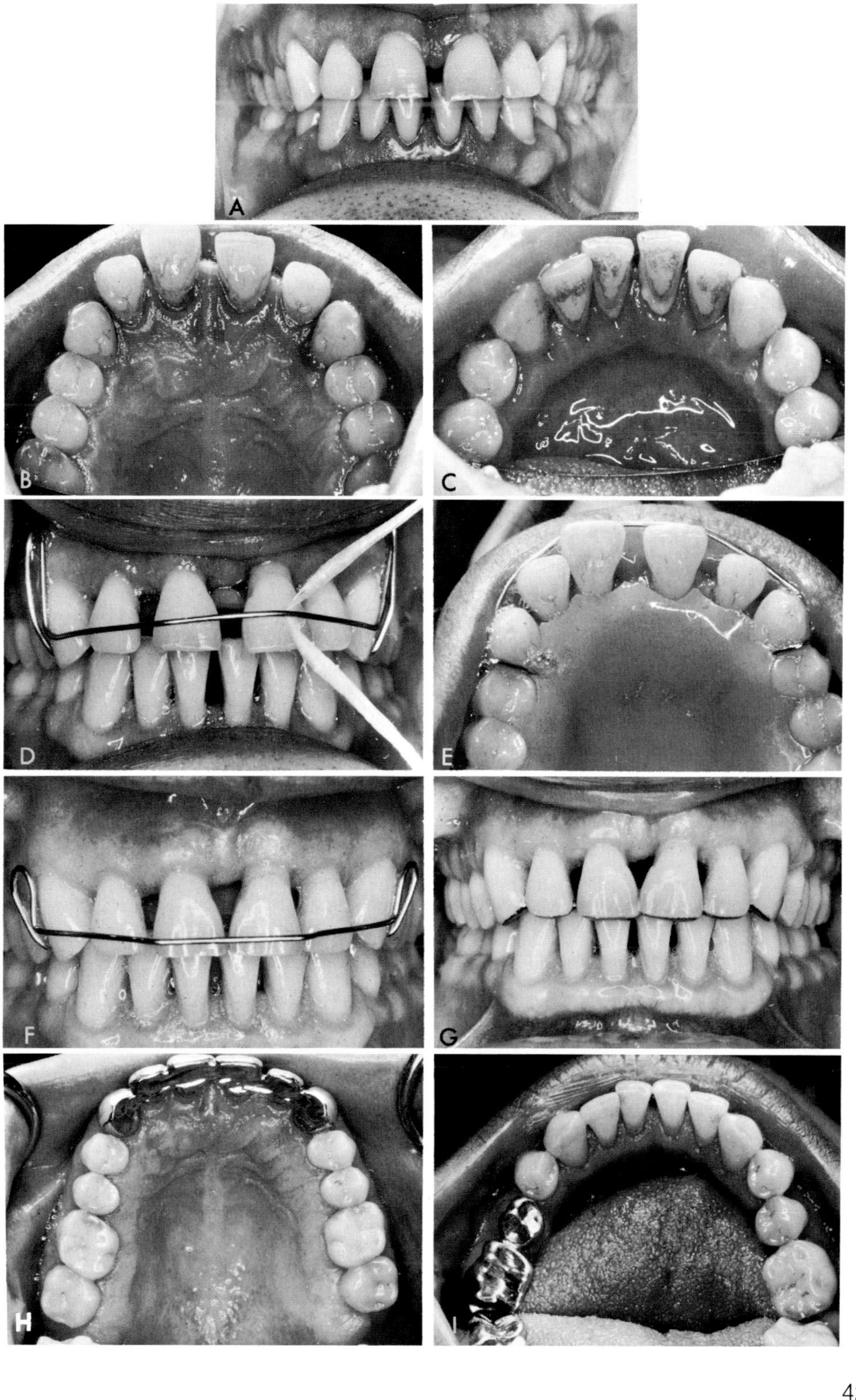
A
B
C
D
E
F
G
H
I

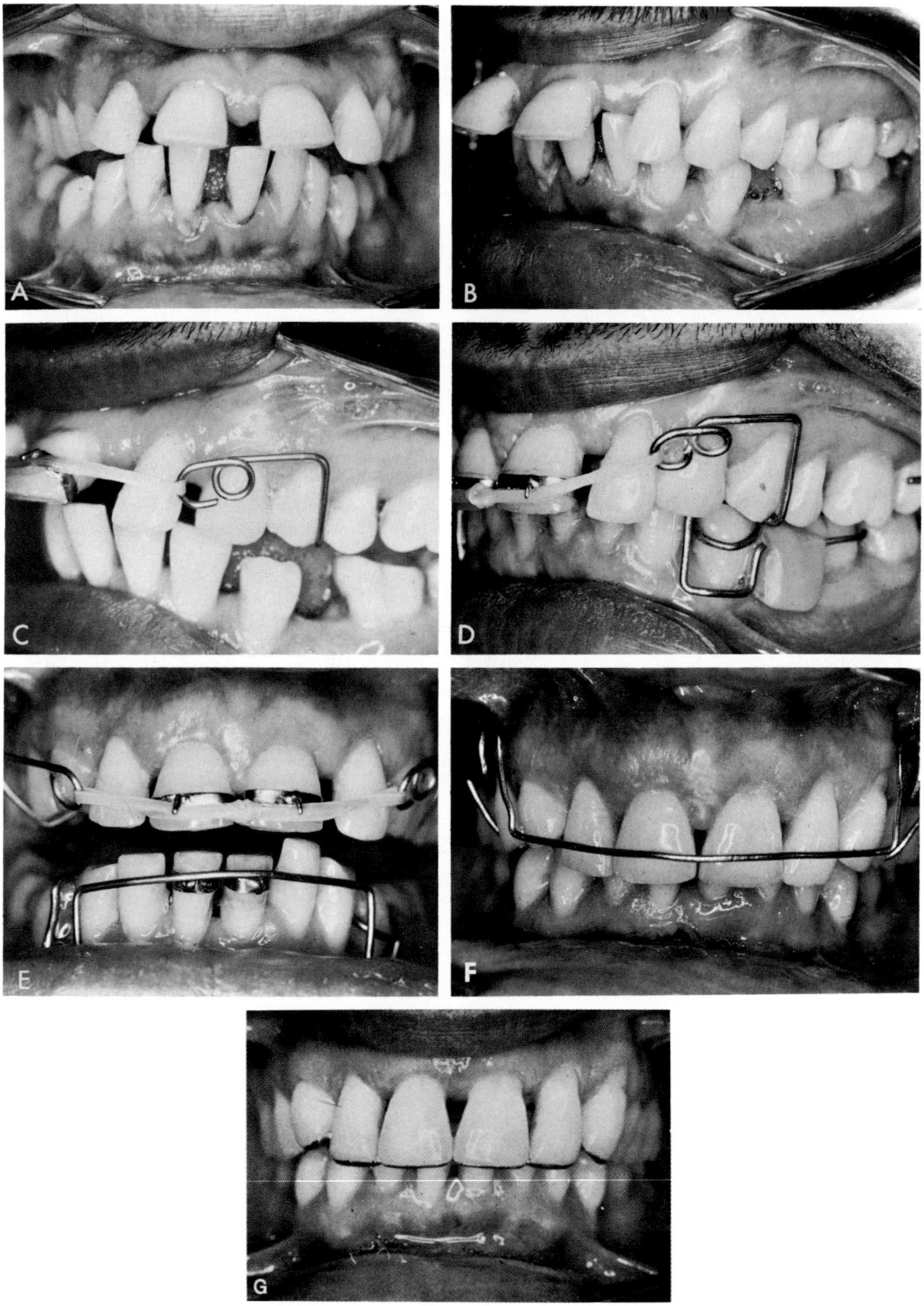
A
B
C
D
E
F
G

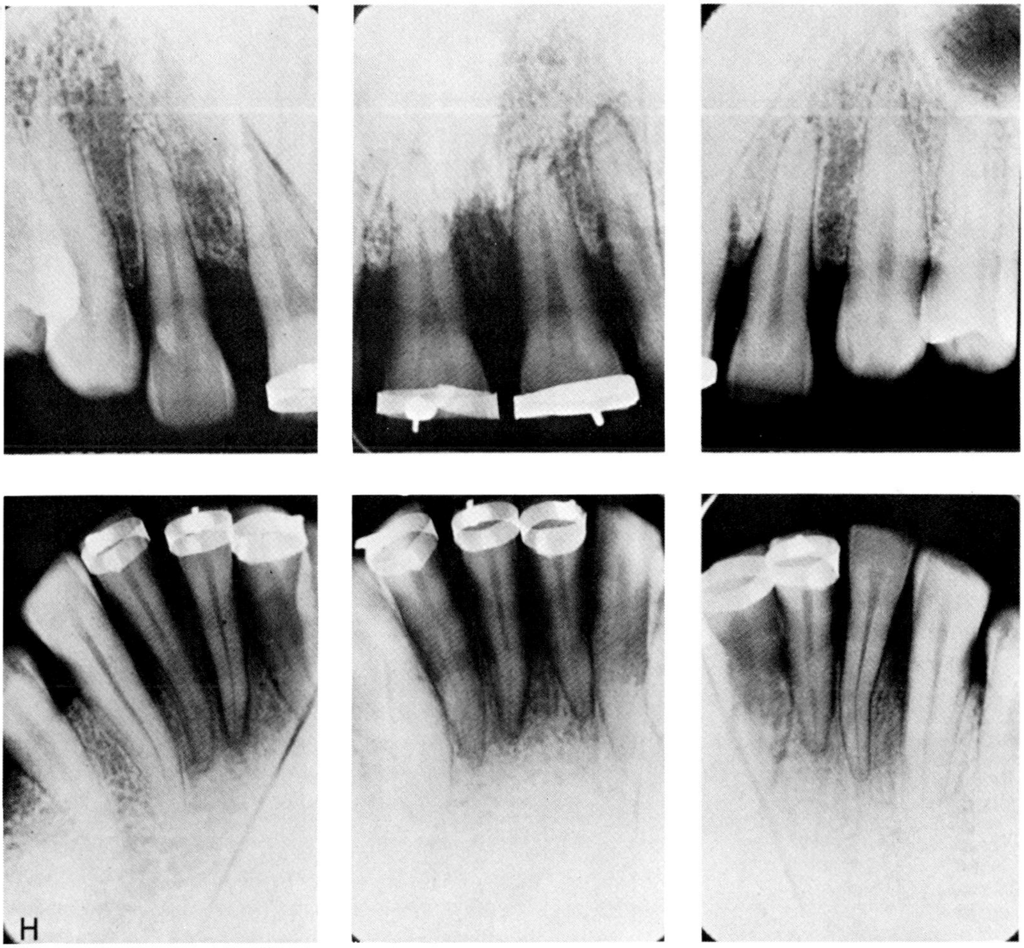

Abb. 14-11 Behandlung extremer Protrusion von Ober- und Unterkieferfrontzähnen. A und B: Vor der Behandlung. C: Modifizierte *Hawley*-Platte in situ. D und E: Resultat nach achtmonatiger Behandlung mit Oberkiefer- und Unterkieferplatten. Man beachte die Intrusion der Unterkieferschneidezähne. Zur Intrusion des linken lateralen Unterkieferschneidezahnes wurde auch noch ein Band mit Häkchen zementiert. F: Die kieferorthopädische Behandlung ist abgeschlossen. G: Schienung der Oberkieferschneidezähne mit Pin-ledge-Inlays nach erfolgter Parodontalchirurgie. H: Die Röntgenbilder zeigen Bebänderung der Zähne. I: Röntgenbilder ein Jahr nach Behandlungsabschluß.

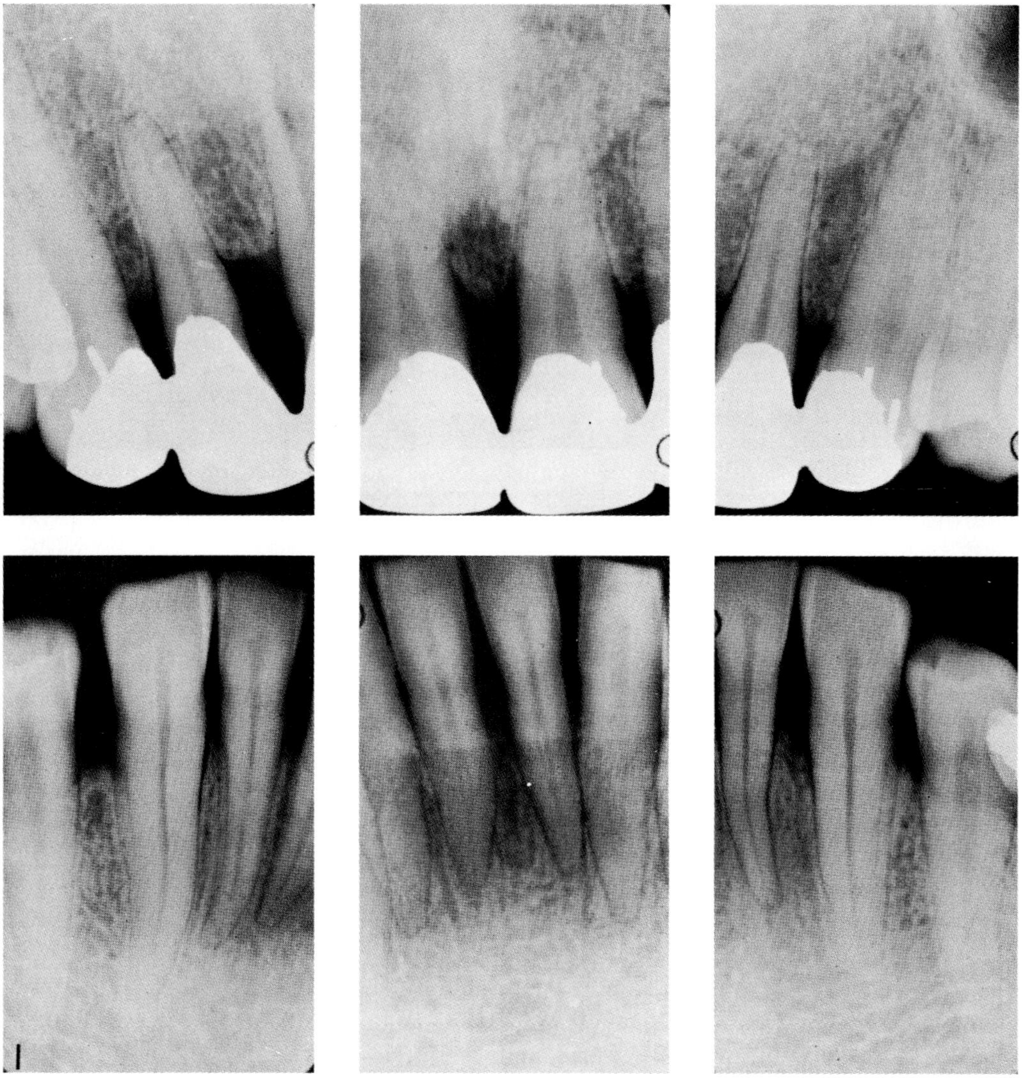

Abb. 14-11

Besteht eine ausgeprägte Protrusion der Frontzähne, so kann der Labialbogen nach oben abgleiten und die Apparatur im Seitenzahngebiet dislozieren. In einem solchen Fall können zwar die Klammern im Seitenzahngebiet verstärkt werden, doch ist es besser, mit Hilfe von Bändern Retentionen an den Frontzähnen zu schaffen, die den Labialbogen abstützen. So können diese Zähne auch leichter intrudiert werden (Abb. 14-11).

Anstelle des Labialbogens werden oft Gummibänder verwandt, die an Seitenhäkchen befestigt werden. Dies ist jedoch zu gefährlich, da diese Gummibänder leicht abrutschen und so extrudierende Kräfte und schwere gingivale Irritationen verursachen. Außerdem wirken mit Gummiband-

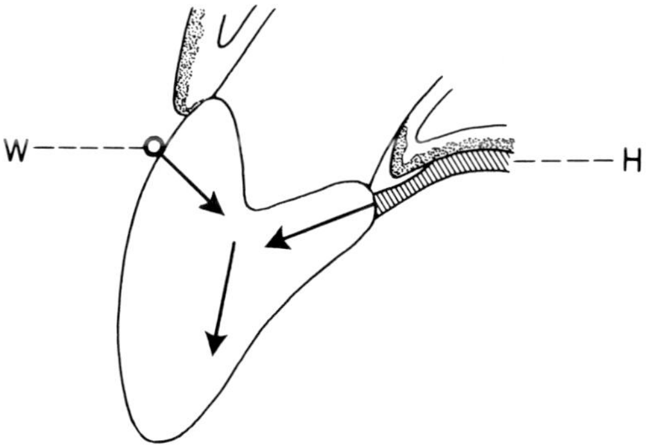

Abb. 14-12 Falsches Anbringen der *Hawley*-Platte. Sowohl der Labialbogen (W) als auch die Platte (H) haben mit dem Zahn apikal der größten Zirkumferenz der Zahnkrone Kontakt. Die resultierenden Kräfte können den Zahn extrudieren.

chen oft exzessive Kräfte auf die zu bewegenden Zähne ein. Die Behandlung mit einem gutsitzenden Labialbogen ist leichter und hat auch die erwünschte intrudierende Wirkung.

Werden orthodontische Bänder oder labiale Stops an den Frontzähnen angebracht, so können Gummibänder gefahrlos verwandt werden. Sind provisorische Kunststoffkronen vorhanden, kann man labiale Kerben für die Führung des Labialbogens oder für Gummibänder anbringen. So können die Kräfte optimal kontrolliert und verteilt werden. Es muß davor gewarnt werden, den Labialbogen zu hoch an den Zahnkronen anzulegen und den palatinalen Kontakt der *Hawley*-Platte apikal des Cingulums herzustellen (Abb. 14-12). Palatinales Einschleifen der *Hawley*-Platte kann die Frontzähne auch in lateraler Richtung führen und als Stop für Rotationskräfte dienen. Es wäre falsch, die *Hawley*-Platte palatinal soweit zu entlasten, daß die einmal retrudierten Oberkieferschneidezähne keinen Kontakt mehr mit ihr haben. Die palatinalen Stops an der *Hawley*-Platte hinter den Oberkieferfrontzähnen beugen auch traumatischen Zahnbewegungen vor, wenn der Labialbogen zu stark aktiviert wurde; außerdem tragen sie viel zu der erwünschten Intrusion bei, was bei Zähnen mit zu geringen parodontalen Stützstrukturen besonders wichtig ist.

Frontzähne können auch mit einem hochliegenden Labialbogen, an dem Fingerfedern befestigt sind, retrudiert werden (Abb. 14-13). Diese werden aus 0,5–0,6 mm dickem Draht angefertigt. Ein Nachteil dieser Apparaturen besteht darin, daß sie leicht verbogen werden. Die einfache *Hawley*-Platte mit Labialbogen ist immer noch das einfachste und zuverlässigste Mittel, um Frontzähne zu retrudieren.

Dieselbe Apparatur kann auch verwendet werden, um die Unterkieferfrontzähne zu retrudieren. Dabei ist wichtig, daß der Zungenraum nicht eingeengt wird. Der Patient kann am besten darüber Auskunft geben, wie die Zahnstellung vor der Parodontitis war.

Ist die erwünschte Zahnposition erreicht, so soll die Okklusion kontrolliert und wenn nötig eingeschliffen werden. Gleichzeitig soll die *Hawley*-Platte mit selbstpolymerisierendem Kunststoff zu einer Retentionsplatte umgebaut werden. Dies kann direkt im Munde geschehen. Die Zähne kann man gegen den weichen Kunststoff isolieren, indem man sie ebenso wie den Gaumen mit Saran Wrap (dünne Haushaltsfolie) bedeckt. Dann wird die Retentionsplatte eingesetzt und der überschüssige Kunststoff entfernt. Dieses Vorgehen gewährleistet für die Zähne einen stabilen und genauen Sitz, wenn der Labialbogen mit ganz wenig Druck auf jedem Zahn ein-

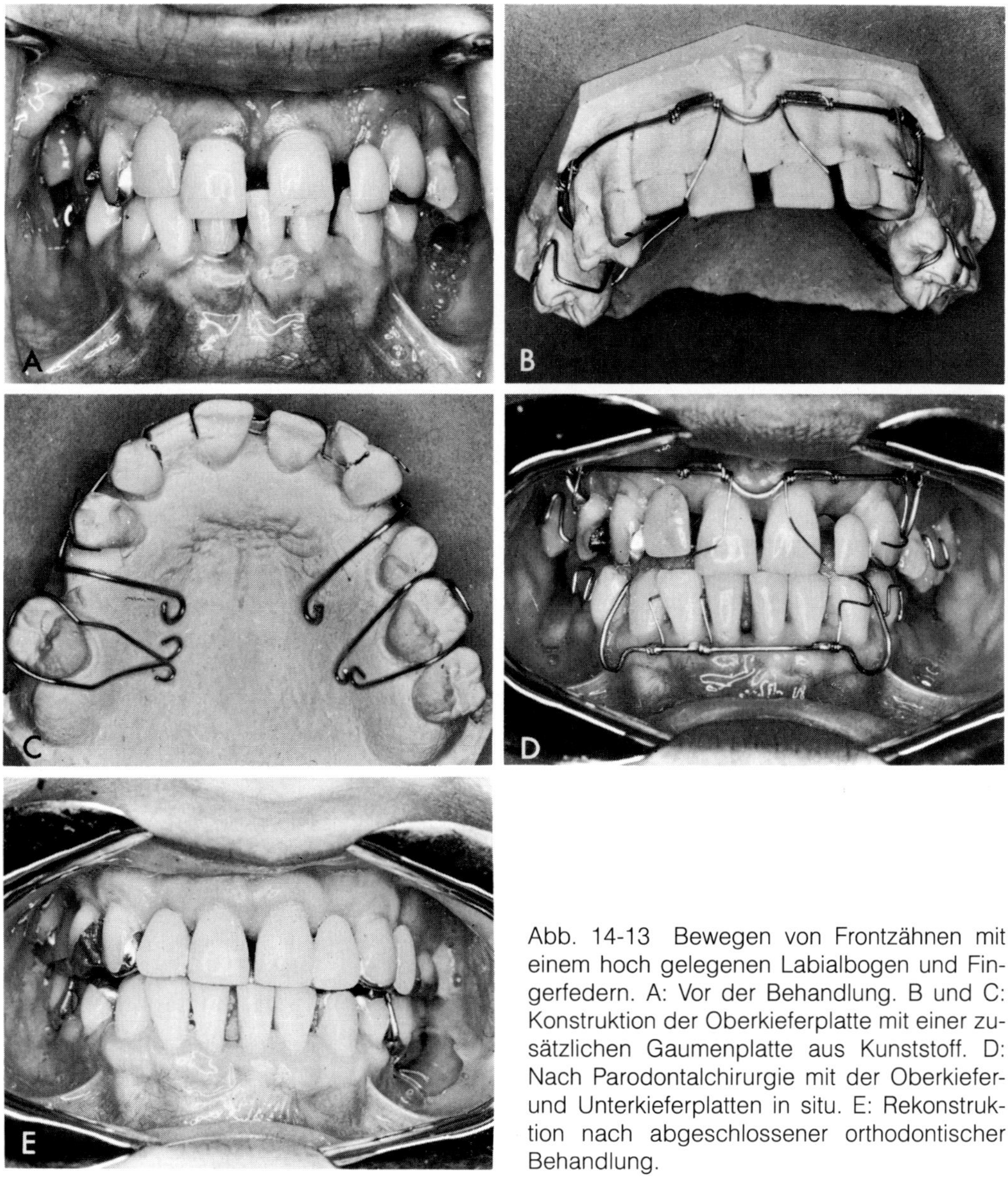

Abb. 14-13 Bewegen von Frontzähnen mit einem hoch gelegenen Labialbogen und Fingerfedern. A: Vor der Behandlung. B und C: Konstruktion der Oberkieferplatte mit einer zusätzlichen Gaumenplatte aus Kunststoff. D: Nach Parodontalchirurgie mit der Oberkiefer- und Unterkieferplatten in situ. E: Rekonstruktion nach abgeschlossener orthodontischer Behandlung.

gestellt wird. Die Okklusion kann dann dauerhaft eingestellt werden. Der Patient soll dann die Retentionsplatte mindestens ein Jahr lang jede Nacht tragen, in den nachfolgenden zwei bis drei Jahren nur noch jede dritte Nacht. Werden die Zähne auf Dauer geschient, so ist keine orthodontische Retentionsphase nötig.
Ist die Lückenbildung zwischen den Frontzähnen auf eine Parodontitis zurückzuführen, so ist die Prognose für die Retention nach der orthodontischen Therapie gut. Wenn bereits eine Protrusion der Unterkieferfrontzähne vorliegt, so stellt deren Retention in der lingualen Position ein Problem dar. Wurde ein anteriorer Kreuzbiß korrigiert, so ist die Retention der Frontzähne unproblematisch, da die nun normale Okklusion die Retention gewährleistet.

Korrektur von Kreuzbissen

Bei Patienten mit anteriorem Kreuzbiß ohne mandibuläre Prognathie ist es oft wünschenswert, die Oberkieferfrontzähne zu protrudieren und die Unterkieferfrontzähne zu retrudieren, um eine normale Verzahnung herzustellen. Dies kann man gut mit abnehmbaren Apparaten erreichen, solange diese Tag und Nacht und sogar während des Essens getragen werden. Im Schlußbiß sollen die Oberkieferfrontzähne im Verhältnis zu den unteren Frontzähnen deutlich labial stehen, damit sich ein stabiles Resultat ergibt.
Die Beziehungen der Zähne in RK sind entscheidend, will man sich zur Behandlung eines anterioren Kreuzbisses entschließen. Liegt in RK ein Kopfbiß der Frontzähne und eine Höcker-zu-Höcker-Verzahnung der Seitenzähne vor, so ist die Prognose für eine eventuelle Behandlung gut. In einem solchen Fall ist der Kreuzbiß funktioneller Art. Besteht jedoch in der RK-Position des Unterkiefers noch immer ein Kreuzbiß der Frontzähne, so kommen für die orthodontische Behandlung keine abnehmbaren Apparaturen in Frage. Entweder entschließt man sich dann zu einer komplexen orthodontischen Behandlung mit festen Apparaturen, oder man beläßt die Okklusion so, wie sie ist. Bei der Behandlung eines Kreuzbisses besteht auch die Gefahr von Dehiszenzen, wenn man die Zähne nach bukkal oder lingual bewegt.
Der gebräuchlichste Typ einer abnehmbaren Apparatur zur Behandlung eines Kreuzbisses im Frontzahngebiet ist eine im Unterkiefer eingegliederte Platte mit schiefer Ebene (Abb. 14-14). Diese Platte sollte nur zur Mundhygiene herausgenommen werden. Der Patient darf erst wieder ohne Platte zusammenbeißen, wenn die Korrektur des Kreuzbisses erfolgt ist.
Diese Behandlungsmethode ist für den Patienten beschwerlich und umständlich und setzt daher eine gute Kooperation voraus. Während sich die Oberkieferfrontzähne nach labial bewegen, kann die schiefe Ebene von Zeit zu Zeit mit selbstpolymerisierendem Kunststoff ergänzt werden. Zur größeren Effizienz ist der Biß genügend anzuheben und die schiefe Ebene relativ steil zu gestalten. Sobald sich der gewünschte normale Überbiß der Frontzähne eingestellt hat, soll die Apparatur abgesetzt werden. Sind im Unterkiefer offene Kontakte vorhanden, so können die Unterkieferfrontzähne retrudiert werden. Eventuelle Rekonstruktionen sollten erst etwa 6 Monate nach der orthodontischen Behandlung eingegliedert werden, wenn sich die neue Bißhöhe eingestellt hat.
Verschiedene Arten von Platten mit Fingerfedern können zu demselben Resultat führen, natürlich muß dann der Biß angehoben werden. Die Apparatur muß kontinuierlich getragen werden, bis eine normale Frontzahnrelation besteht. Zwei Fälle dieser Art werden in den Abbildungen 14-15 und 14-16 dargestellt. Mit solchen Platten kann auch ein Kreuzbiß im Seitenzahngebiet behandelt werden. Bei richtiger Indikation und Selektion der Patienten dauert die Behandlung ein bis drei Monate.

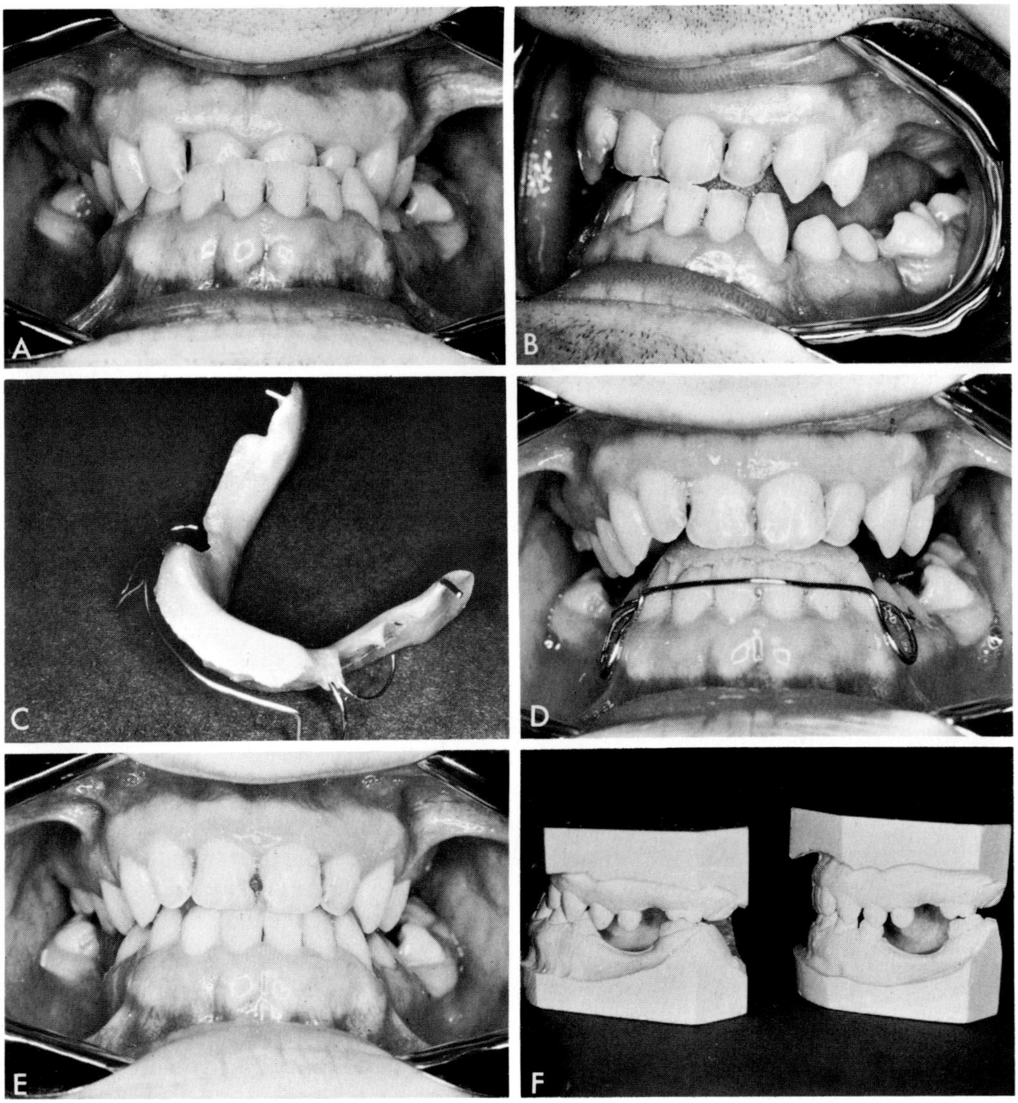

Abb. 14-14 Behandlung eines anterioren Kreuzbisses mit einer Unterkieferplatte mit eingebauter schiefer Ebene. A: Funktionelle *Angle*-Klasse-III-Okklusion. B: Beziehung der Frontzähne in retrudierter Kontaktstellung (RK). C: Unterkieferplatte mit Labialbogen und Klammern und Aufbißebene. D: Unterkieferplatte in situ. Die Oberkieferfrontzähne beißen auf die schiefe Ebene. E: Relation der Frontzähne nach der Behandlung. F: Die Gipsmodelle zeigen die Kieferrelation vor und nach der Behandlung. Man beachte, daß der Unterkiefer nach RK zurückversetzt wurde.

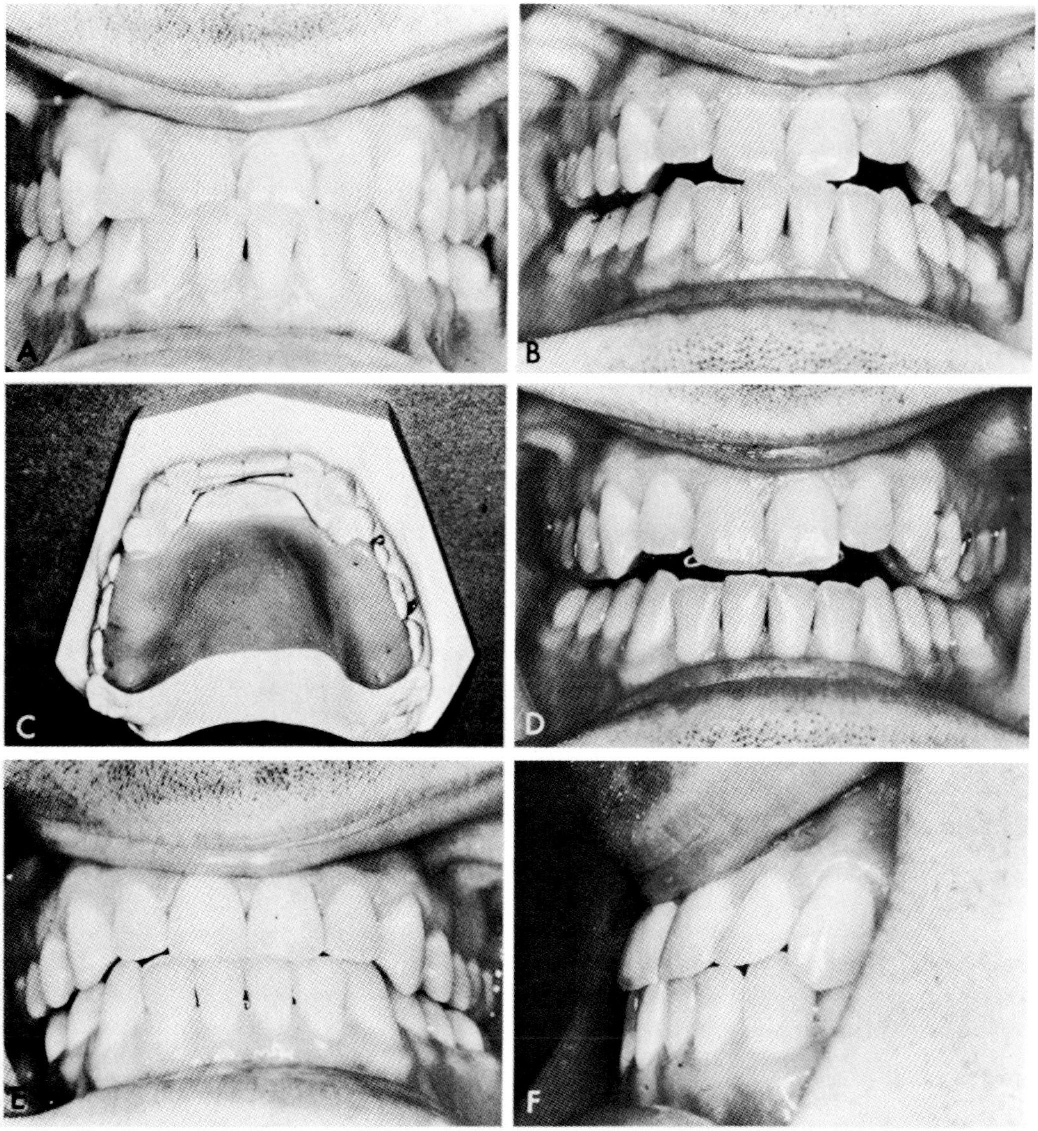

Abb. 14-15 Oberkieferplatte für die Korrektur eines anterioren Kreuzbisses. A: Protrusion des Unterkiefers, um in maximaler Interkuspidation (IK) mit den Seitenzähnen in Kontakt zu kommen (funktionelle *Angle*-Klasse-III-Beziehung). B: Situation mit dem Unterkiefer in der retrudierten Kontaktstellung (RK). C: Oberkieferplatte aus Kunststoff mit Fingerfedern für die Oberkieferfrontzähne. D: Die Platte muß den Biß genügend öffnen, um die Frontzähne interferenzfrei zu protrudieren. E und F: Position der Zähne in der maximalen Interkuspidation (IK).

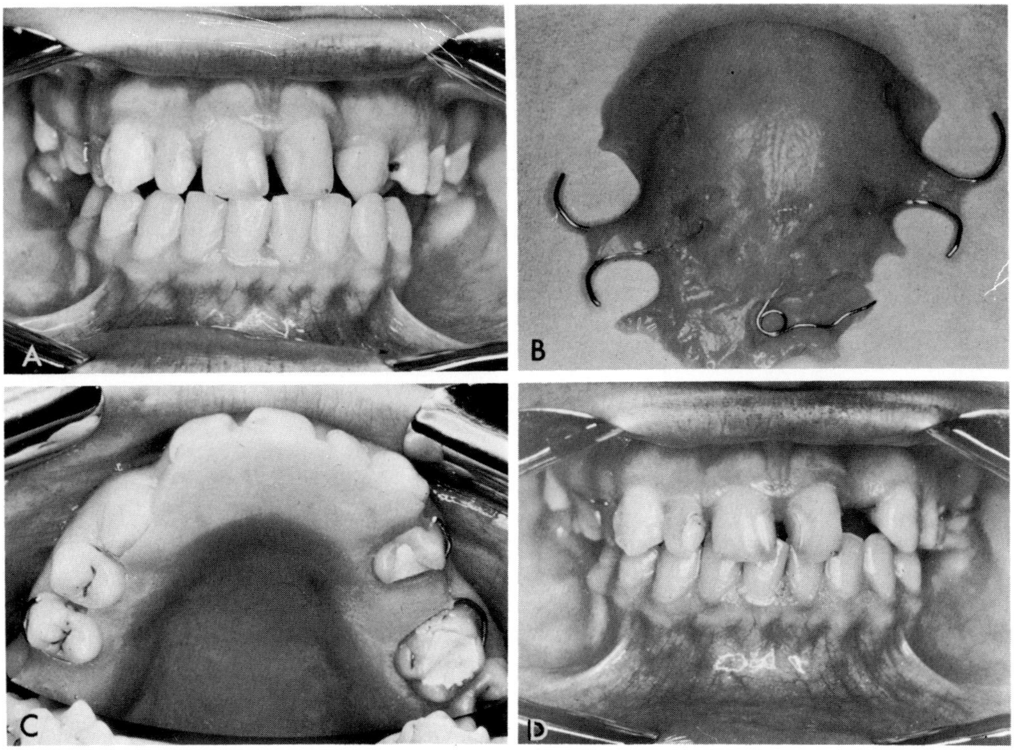

Abb. 14-16 Korrektur eines Eckzahnkreuzbisses. A: Relation des Eckzahnes in RK. B: Oberkieferplatte mit Fingerfeder zur Bewegung des Eckzahnes. C: Oberkieferplatte in situ. Der Biß wird temporär soweit angehoben, daß der Eckzahn nach labial bewegt werden kann. D: Der Unterkiefer in IK. Der Eckzahn wurde nach labial und distal bewegt.

Mesial- und Distalbewegungen

Mit Fingerfedern, die man an der lingualen oder bukkalen Seite einer *Hawley*-Platte anbringt, können Zähne nach mesial oder distal gekippt werden (Abb. 14-17). Die Fingerfedern können auch an hoch verlaufenden Labialbögen oder im palatinalen Kunststoff der Platten verankert werden. Sie werden aus 0,5–0,6 mm dickem Draht angefertigt, je nach dem Zustand des Parodonts[19]. Für eine erfolgreiche Behandlung ist es wesentlich, daß die Zähne eingeschliffen werden, um alle die Okklusion störenden Interferenzen auszuschalten. Sonst muß zu diesem Zweck der Biß temporär erhöht werden (Abb. 14-18). Dies ist bei abnehmbaren Apparaturen immer zu berücksichtigen.

Es ist auch möglich, kleine Lücken im Frontzahngebiet mit Hilfe von Gummibändern oder Elastik- bzw. Seidenligaturen zu schließen. Gummibänder haben den Nachteil, daß sie abgleiten und so die gingivalen Gewebe verletzen können. Oft üben Gummibänder zu große Kräfte aus, die schwierig abzuschätzen sind.

Grassline- (japanische Hanffaser) und andere Ligaturen können so an den Zähnen befestigt werden, daß sie die Gingiva unmöglich traumatisieren können. Außerdem

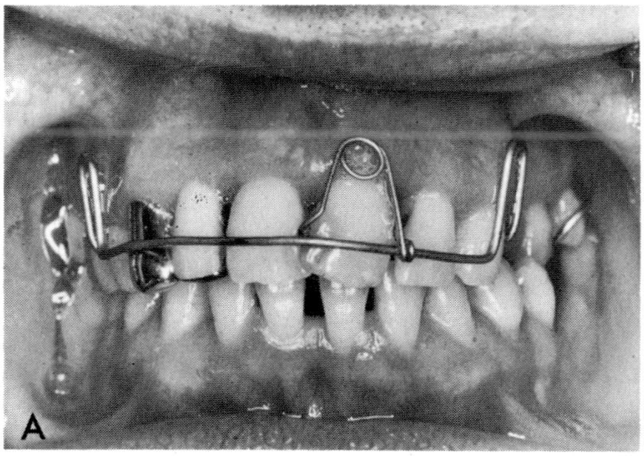

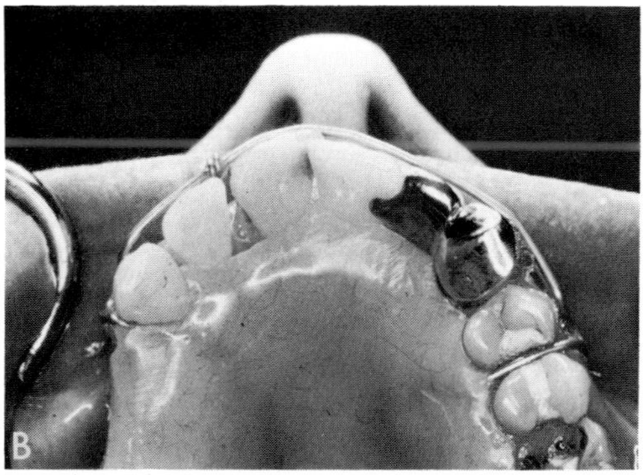

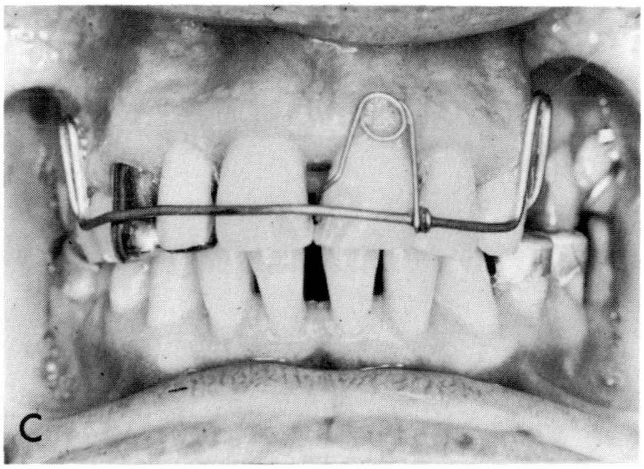

Abb. 14-17 Verwendung einer *Hawley*-Platte mit Fingerfeder zur Korrektur eines überstehenden Frontzahnes. A und B: Oberkieferplatte in situ. Palatinal muß die Platte im Bereich des nach distal zu bewegenden Zahnes entlastet werden. C: Nach erfolgter distaler Bewegung des Schneidezahnes.

können auf diese Art mehrere Zähne zur Verankerung miteinander verbunden werden. Orthodontische Kräfte von Ligaturen sind jedoch schwieriger zu bemessen als solche von Fingerfedern. Eine „Grassline"-Ligatur kann nur zwei bis drei Tage im Mund belassen werden, da sie danach inaktiv wird und Geruch bildet. Plastikbeschichtete Nylonfäden können vier bis fünf Tage in situ belassen werden, bevor sie durch den Zahnarzt ausgewechselt werden müssen. Zähne bewegen sich nach dem Entfernen der Ligaturen meist unmittelbar in ihre alte Lage zurück. Daher ist diese Behandlungsart nur zur Schließung von leicht geöffneten Kontakten zu empfehlen, wenn anschließend eine Schiene oder feste Brücke eingegliedert wird.

Werden „Grassline"-Ligaturen zur Verschiebung von Zähnen mit reduziertem Parodont verwendet, so soll man Einzelfäden von der Dicke Nr. 3 mit leichtem Druck anwenden, da diese Ligaturen stark traumatisch wirken können.

Zähne mit stark reduziertem Parodont können auch mit Drahtligaturen aus 0,2 mm dickem weichem Stahldraht direkt zusammengezogen werden. Dieses Verfahren ist jedoch nicht zu empfehlen, da oft über-

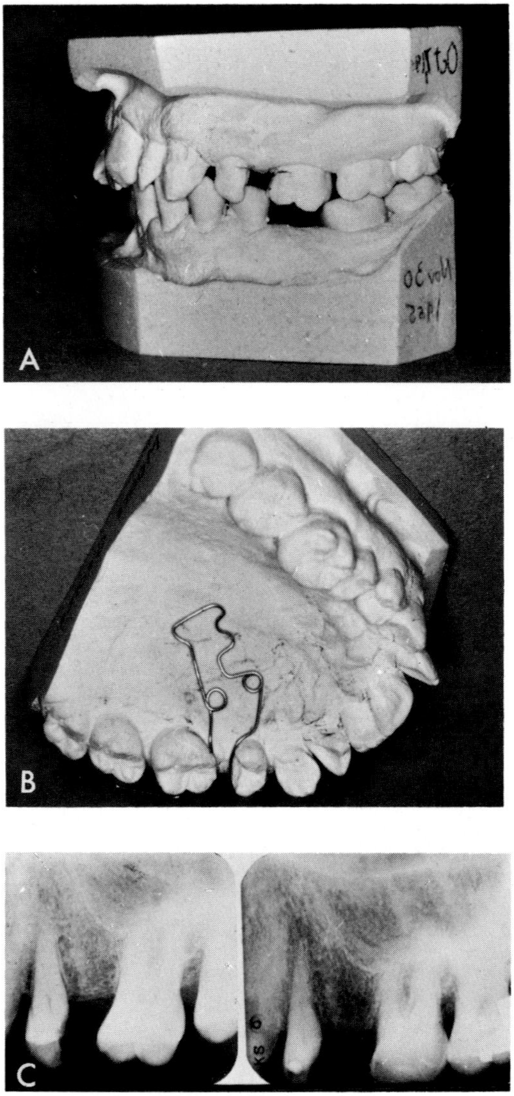

Abb. 14-18 Wiederherstellung der Lücke nach Wanderung des Prämolaren und Molaren. A: Das Gipsmodell zeigt, wie im Oberkiefer der erste Prämolar und Molar in die Lücke des zweiten Prämolaren gewandert sind. B: Die Lücke wird mit Fingerfedern geöffnet. Zur Vermeidung okklusaler Interferenzen sind des öfteren okklusale Korrekturen nötig. C: Röntgenbilder vor und nach der Behandlung.

große Kräfte auf die Wurzeln wirken, was zum Verlust von parodontalem Attachment und zu Wurzelresorptionen führen kann.

Oft wäre es sehr wünschenswert, einen mesial gekippten Molaren aufzurichten, bevor man eine feste Brücke eingliedert oder andere Rekonstuktionen vornimmt. Dies ist jedoch ein komplexeres Problem als das Aufrichten eines gekippten Frontzahnes. Kippt ein Molar nach mesial, so elongiert die distale Wurzel. Diese Wurzel muß also intrudiert werden, um den Zahn in seine frühere Position zurückzubringen. Jede Apparatur, die zur Aufrichtung eines solchen Zahnes dient, hat aber die Tendenz, die mesiale Wurzel zu extrudieren, statt die distale Wurzel zu intrudieren. Daher soll in einem solchen Fall unbedingt eine okklusale Kraftkomponente auf den Zahn einwirken. Mit einer abnehmbaren Apparatur ist dies sehr schwierig zu bewerkstelligen, wenn nicht der Biß temporär erhöht oder der Zahn okklusal eingeschliffen wird. Ist ein solcher Zahn einmal aufgerichtet, soll er in dieser Stellung retiniert werden, bis sich für die Bißhöhe ein neues Gleichgewicht eingestellt hat.

Festsitzende Apparaturen eignen sich besser als abnehmbare Apparaturen zum Aufrichten gekippter Molaren. Bei beiden Arten dauert die Behandlung mindestens ein Jahr, bis sich die Bißhöhe eingestellt hat.

Es sind zwei gut dokumentierte klinische Studien bekannt, die das Aufrichten gekippter Unterkiefermolaren beschreiben[3,12]. Dabei wurden nicht nur parodontale Taschen reduziert, sondern auch klinisch meßbares Attachment gewonnen. Das Hauptproblem solcher Therapien besteht in den veränderten okklusalen Verhältnissen, da der aufgerichtete Zahn nun ernsthaft mit seinem Antagonisten interferiert. Ein solcher Zahn soll schrittweise intrudiert oder okklusal gekürzt werden.

Ein klinisches Beispiel wird in Abbildung 14-19 dargestellt. Da eine solche Behandlung zeitaufwendig und teuer ist, sollte sie nur für stark gekippte Molaren in Frage kommen, die als Pfeilerzähne wichtig sind.

Intrusion

Die parodontalen Strukturen sind sehr widerstandsfähig gegen Kräfte in Richtung der Längsachse. Daher sind zur Intrusion beträchtliche Kräfte über eine lange Zeitdauer notwendig. Die Intrusion von einwurzeligen Zähnen, besonders von Frontzähnen, ist viel einfacher als diejenige von mehrwurzeligen Molaren. Um die initiale Knochenresorption zu beschleunigen, ist es ratsam, Intrusion mit etwas Kippung zu kombinieren, um nicht gerade alle parodontalen Fasern auf Zug zu belasten. Sonst müssen zur Intrusion von Zähnen, die lange okklusal stark belastet wurden, starke Kräfte aufgewandt werden.
Die Kollagenfasern der Parodontalmembran übertragen vertikal und axial gerichtete Kräfte wie auch tolerierte Druck- und Zugkräfte auf den Alveolarknochen.
Intrusion mit kombinierter Retrusion von Oberkieferfrontzähnen wurde schon im Zusammenhang mit der Anwendung der *Hawley*-Platte erörtert. Einzelne Zähne können auch mit einer von *Hirschfeld* beschriebenen Apparatur[4] intrudiert werden (Abb. 14-20). Auch Platten nach *Andresen* (Abb. 14-21) können dafür verwendet werden. Dabei muß der Unterkiefer in einer geöffneten protrudierten Position auf ein Plateau aufbeißen. Die dadurch erhöhte Muskelaktivität bewirkt, daß der elongierte Zahn intrudiert wird.
Keine der beschriebenen Methoden, Zähne zu intrudieren, ist sehr wirkungsvoll. Eine lange Retentionsphase oder eine permanente Schienung ist oft zur Vermeidung von Rezidiven notwendig. Vor allem die Intrusion mehrwurzeliger Zähne ist sehr schwierig zu planen und führt oft zu traumatischen Verletzungen im Furkationsbereich. Bei Intrusionen sind vor allem die

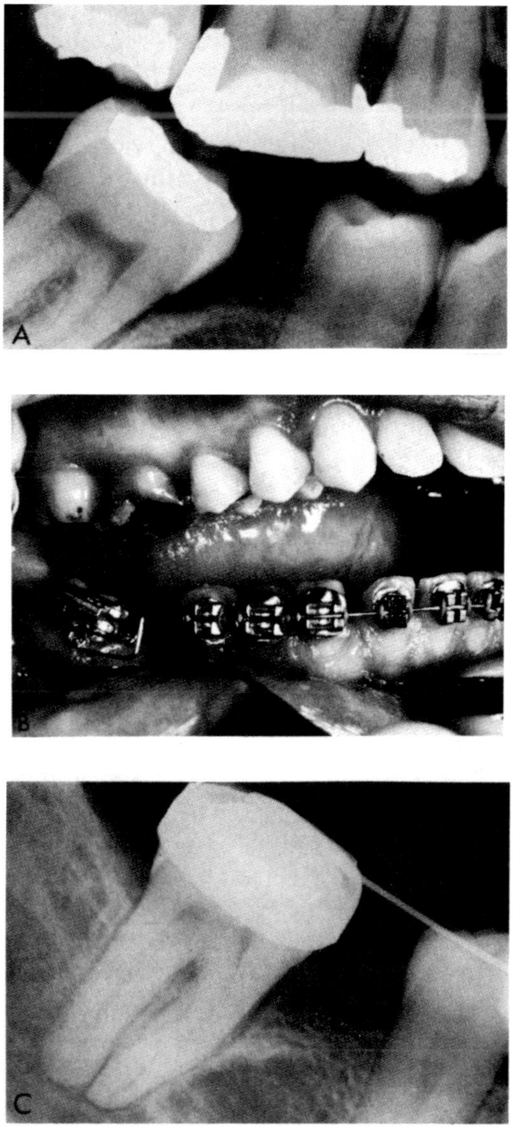

Abb. 14-19 A: Mesial gekippter Unterkiefermolar einer 37jährigen Patientin. B: Um den Molaren aufzurichten und zu intrudieren, ist eine Bebänderung notwendig. C: Nach erfolgter orthodontischer Behandlung.
(Sammlung *N. P. Lang*)

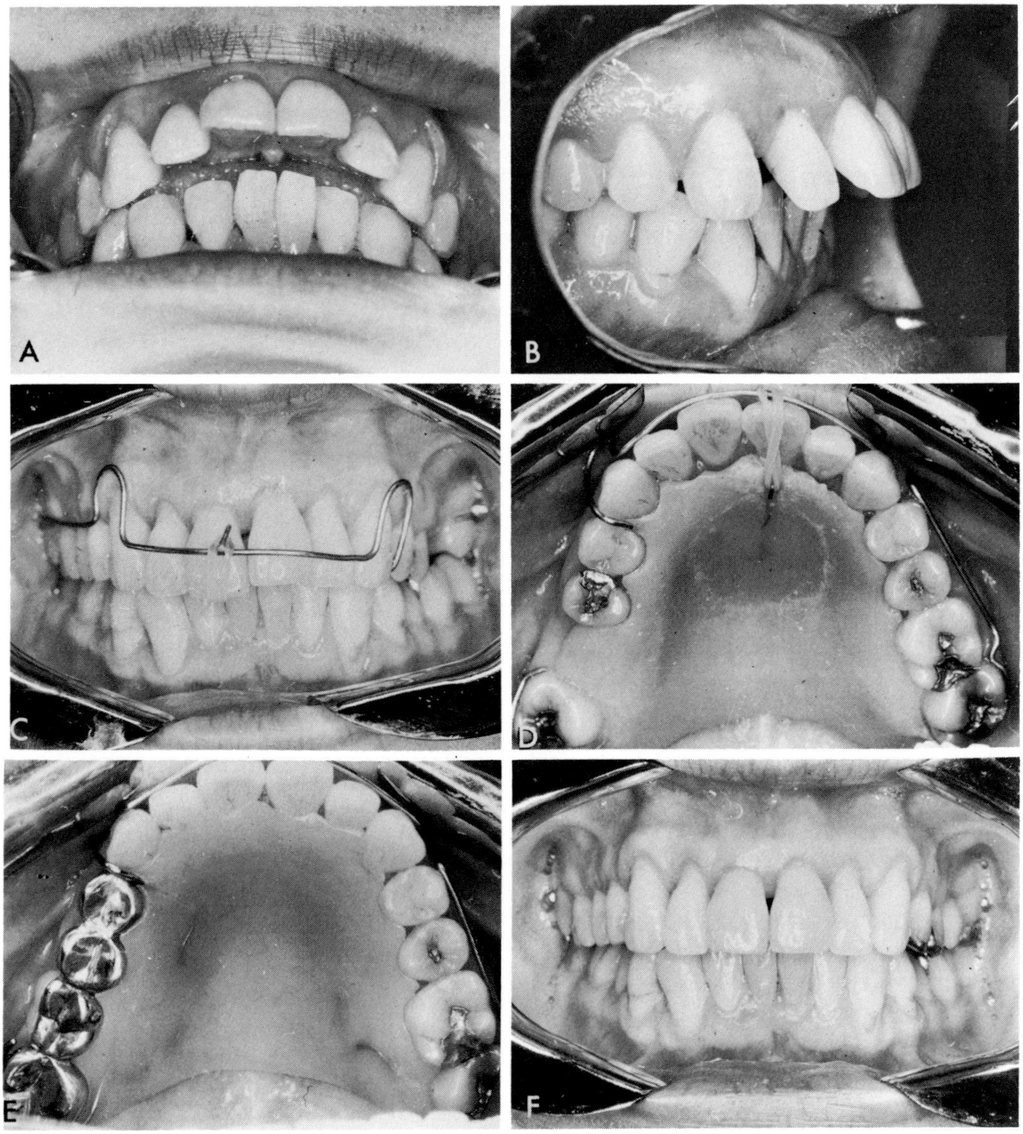

Abb. 14-20 Intrudieren eines einzelnen Frontzahnes mit Hilfe einer modifizierten *Hawley*-Platte und Gummibändern. A und B: Vor der orthodontischen Behandlung. C: Der rechte zentrale Schneidezahn elongierte durch den falschen Gebrauch der *Hawley*-Platte. Mit Hilfe eines am Labialbogen verankerten Gummibandes wird der Zahn wieder intrudiert. D: Palatinale Ansicht der modifizierten Platte. E und F: Resultat nach erfolgter Behandlung. Die *Hawley*-Platte wird zur Retention weiterhin getragen.

reziproken Kräfte und die Verankerung schwierig zu kontrollieren, so daß nur die Zähne bewegt werden, die man bewegen will. Es ist nicht ratsam, mit abnehmbaren Apparaturen eine Intrusion von Molaren zu versuchen.

Extrusion

Die Eruption von ganz oder teilweise impaktierten oberen Eckzähnen ist oft durch eine kieferorthopädische Behandlung möglich, indem durch die Verschiebung von Nachbarzähnen Platz geschaffen wird oder einfach nur direkt Zug am Eckzahn angewandt wird. Bevor man diese Behandlung einleitet, muß man sicher sein, daß keine Ankylose besteht. Am Eckzahn muß ein Haken für die Befestigung einer Feder oder eines Gummibandes angebracht werden. Die Verankerung wird am besten im gleichen Zahnbogen vorgenommen, da Zähne leichter extrudiert als intrudiert werden können.
Weit apikal frakturierte Zähne oder Zähne mit subgingivaler Karies können oft orthodontisch extrudiert werden. Auch Zähne mit persistierenden ein- oder zweiwandigen Taschen kann man extrudieren, um die Taschentiefe zu reduzieren.
Abnehmbare Schienen mit anteriorer Aufbißebene werden oft bei Patienten mit tiefem anteriorem Überbiß eingegliedert, um den Seitenzähnen ein Elongieren zu ermöglichen. Dieses Vorgehen ist bei Erwachsenen nicht zu empfehlen, da sich nach der Behandlung unweigerlich ein Rezidiv einstellt.

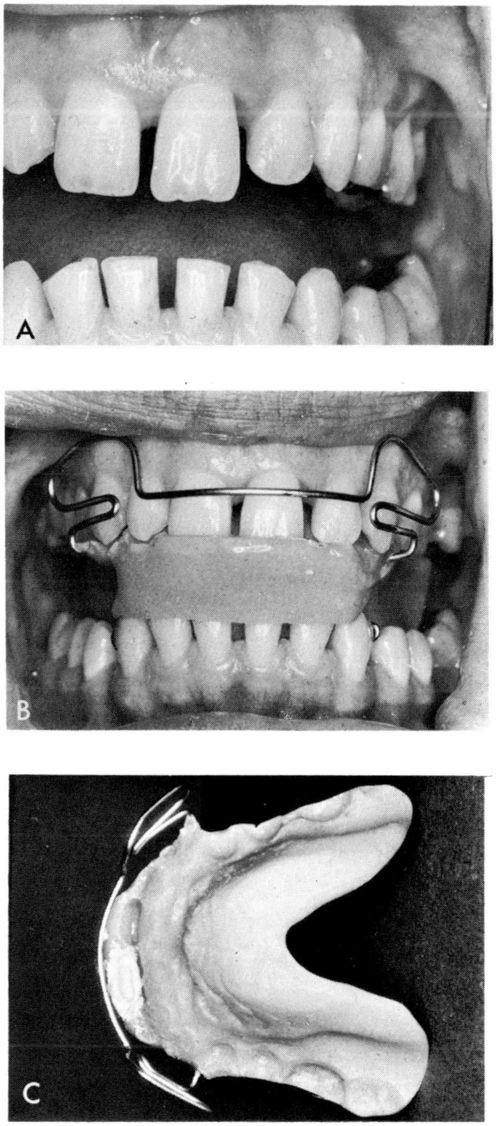

Abb. 14-21 Intrusion eines Oberkieferfrontzahns. A: Elongierter zentraler Schneidezahn links. B: *Andresen*-Platte zur Intrusion von Frontzähnen. C: Selbstpolymerisierender Kunststoff dient zur Bestimmung der Intrusionskräfte, die auf den Frontzahn wirken (Sammlung *Egil Harvold*).

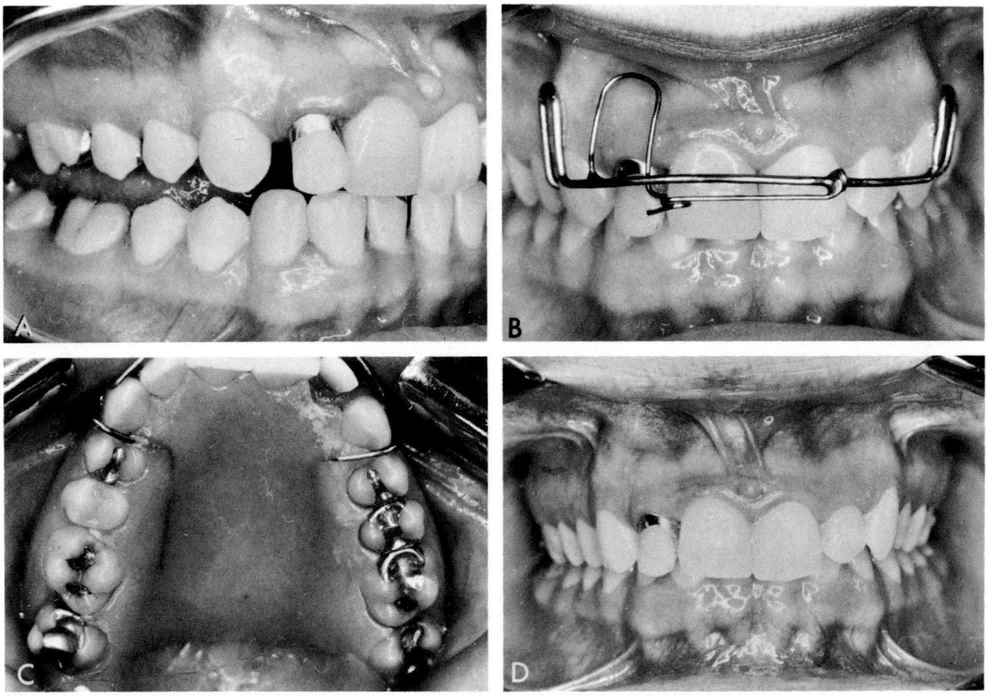

Abb. 14-22 Korrektur eines rotierten seitlichen Oberkieferschneidezahnes mit Hilfe einer modifizierten *Hawley*-Platte. A: Rotierter und mesial gekippter lateraler Oberkieferschneidezahn, der den zentralen Schneidezahn überlappt. B: Oberkieferplatte in situ. Die Fingerfedern fassen den Zahn von mesial. C: Palatinal muß Kunststoff weggeschliffen werden, um dem Zahn die Eingliederung zu ermöglichen. D: Das Behandlungsresultat. Der laterale Schneidezahn wurde nach distal und palatinal bewegt und gleichzeitig ein wenig rotiert.

Rotation

Rotationen einwurzeliger Zähne können manchmal durch abnehmbare Apparaturen mit Fingerfedern durchgeführt werden. Die Verankerung wird dann durch die Kunststoffplatte gewährleistet (Abb. 14-22). Die Rotation von Zähnen mit Hilfe von abnehmbaren Apparaturen ist leichter möglich, wenn sie mit anderen Zahnverschiebungen kombiniert werden kann, z. B. eine partielle Rotation in Verbindung mit einer Reposition von Frontzähnen mit einer *Hawley*-Platte. Festsitzende Apparaturen sind in den meisten Fällen vorzuziehen, um Zähne zu rotieren.

Retention

Beim Erwachsenen ist die Retention nach orthodontischer Behandlung ein größeres Problem als bei Kindern im Wachstum. Soll ein Behandlungsresultat stabil sein, so müssen die ätiologischen Faktoren, die zur Malokklusion führten, beseitigt sein.

Nach jeder orthodontischen Behandlung soll im Hinblick auf die Stabilisierung der Okklusion ein selektives Einschleifen durchgeführt werden. Eventuelle parodontale Chirurgie nach Beendigung der kieferorthopädischen Therapie kann insofern zu einem stabilen Resultat beitragen, als die regenerierenden gingivalen und transsep-

talen Fasern in der neuen Zahnstellung reifen können. Eine Retentionsphase nach Chirurgie soll deshalb mindestens drei Monate betragen. Es wurde auch schon empfohlen, nach Beendigung einer kieferorthopädischen Therapie eine vertikale Inzision bis zum Knochenseptum um die zu retinierenden Zähne herum vorzunehmen, um Rezidive zu verhindern.
Bei Erwachsenen wird die Retention meist mit abnehmbaren oder festsitzenden Apparaturen vorgenommen. Nur wenn Zähne in normale funktionelle Positionen gebracht werden (z.B. bei der Behandlung eines Kreuzbisses), kann man vor Rezidiven einigermaßen sicher sein. In Kapitel 16 sollen mehrere Arten von Stabilisationsschienen besprochen werden.
Heute können viele Patienten mit schweren Malokklusionen und parodontalen Erkrankungen erfolgreich behandelt werden, wenn eine sorgfältige Behandlungsplanung durchgeführt wird und die Vor- und Nachteile einer kieferorthopädischen Behandlung gegeneinander abgewogen werden. Auf jeden Fall soll im Zweifel vor und während der Behandlung ein Spezialist herangezogen werden.

Literatur

1. Alstad, S., und Zachrisson, B. U.
   Longitudinal study of periodontal condition associated with orthodontic treatment in adolescents. Am. J. Orthod., 76: 279, 1979.
2. Becher, A.
   The retraction of the maxillary anterior segment by simple orthodontic means. Br. Dent. J., 128: 585, 1970.
3. Brown, J. S.
   The effect of orthodontic therapy on certain types of periodontal defects. I. Clinical findings. J. Periodontol., 44: 742, 1973.
4. Ericsson, I., et al.
   The effect of orthodontic tilting movements in the periodontal tissues of infected and noninfected dentitions in dogs. J. Clin. Periodont., 4: 278, 1977.
5. Ericsson, I., und Lindhe, J.
   Lack of effect of trauma from occlusion in the recurrence of experimental periodontitis. J. Clin. Periodont., 4: 115, 1977.
6. Ericsson, I., und Thilander, B.
   Orthodontic forces and recurrence of periodontal disease. Am. J. Orthod., 74: 41, 1978.
7. Ericsson, I., Thilander, B., und Lindhe, J.
   Periodontal conditions after orthodontic tooth movements in the dog. Angle Orthod., 48: 210, 1978.
8. Hawley, C. A.
   A removable retainer. Int. J. Orthod., 5: 291, 1919.
9. Henry, J. L., und Weinmann, J. P.
   The pattern of resorption and repair of human cementum. J. Am. Dent. A., 42: 270, 1951.
10. Hirschfeld, L.
    Minor Tooth Movement in General Practice. St. Louis, The C. V. Mosby Company, 1960.
11. Ingber, J.
    Forced eruption: Part I. A method of treating isolated one and two wall infrabony osseous defects – rationale and case report. J. Periodontol., 45: 199, 1974.
12. Lang, N. P.
    Das präprothetische Aufrichten von gekippten untern Molaren im Hinblick auf den parodontalen Zustand. Schw. Monats. Zahnh., 87: 560, 1977.
13. Lundstrom, A.
    Introduction to Orthodontics. 2nd ed. New York, McGraw-Hill Book Company, 1960.
14. Moyers, R. E.
    Handbook of Orthodontics, 3rd ed. Chicago, Year Book Medical Publishers, Inc., 1973.
15. Oppenheim, A.
    Human tissue response to orthodontic intervention of short and long duration. Am. J. Orthod. and Oral Surg., 28: 263, 1942.
16. Picton, D. C. A.
    Effect of repeated thrusts on normal axial tooth mobility. Arch. Oral Biol., 9: 55, 1964.
17. Ramfjord, S. P., und Kohler, C. A.
    Periodontal reaction to functional occlusal stress. J. Periodontol., 30: 95, 1959.
18. Reitan, K.
    The initial tissue reaction incident to orthodontic

tooth movements as related to the influence of function. Acta Odont. Scandinav., 9: Suppl. 6, 1951.

19. Reitan, K.
Some factors determining the evaluation of forces in orthodontics. Am. J. Orthod., 43: 32, 1957.

20. Reitan, K.
Biomechanical principles and reactions. In Graber, T. M., und Swain, B. F. (Eds.): Current Orthodontic Concepts and Techniques. Vol. I. Philadelphia, W. B. Saunders Company, 1960.

21. Zachrisson, B. U., und Alnaes, L.
Periodontal conditions in orthodontically treated and untreated individuals. I. Loss of attachment, gingival pocket depth, and clinical crown height. Angle Orthod., 43: 402, 1973.

Kapitel 15

Die Okklusion in der konservierenden und restaurativen Zahnmedizin

Optimale funktionelle Kapazität und Stabilität der okklusalen Beziehungen sind wichtige Überlegungen in jeder Phase konservierender oder restaurativer Zahnmedizin. Das Eingliedern zahnärztlicher Rekonstruktionen bietet sogar noch bessere Möglichkeiten, diese Ziele zu erreichen, als die bloße Korrektur okklusaler Disharmonien durch Beschleifen.

Die Okklusion vor restaurativen Verfahren

Bevor konservierende oder restaurative Verfahren begonnen werden, soll der Behandler feststellen, ob die okklusalen Beziehungen des Patienten angemessen sind und es verdienen, in den Restaurationen aufrechterhalten zu werden. Wie in Kapitel 6 gezeigt wurde, prädisponieren oder führen gerade jene Prozesse, die eine konservierende oder restaurative Behandlung notwendig machen (Karies, ungenügende Restaurationen, Parodontitis, Zahnverlust), zu gestörten okklusalen Verhältnissen. Die Bahnen der Kaufunktion werden bei solchen Verhältnissen oft eingeengt. Die daraus entstehenden Bequemlichkeitsmuster begrenzen die Funktion des Gebisses durch ungleiche okklusale Abrasion und konditionierte okklusale Reflexe. Solche begrenzten Bewegungsmuster schließen den funktionellen Gebrauch von Restaurationen aus, die außerhalb der etablierten Bequemlichkeitsbahn liegen, bis die Hindernisse für harmonische, weich gleitende okklusale Bewegungen beseitigt sind. Die Verwendung der besten Artikulatoren oder die funktionell aufgezeichneten okklusalen Wachsmuster sind sinnlos, wenn unharmonische okklusale Beziehungen in der Bezahnung mit solchen Methoden reproduziert werden.

Es ist deshalb für das Erlangen einer harmonischen, multidirektionalen okklusalen Funktion sehr wichtig, daß okklusale Interferenzen vor den konservierenden oder restaurativen Maßnahmen beseitigt werden. Nur dann kann der Patient aus der Restauration den größten Nutzen ziehen (Abb. 15-1).

Manchmal kann der funktionelle Teil der Okklusion eines Patienten frei von okklusalen Interferenzen sein, während andere Zähne, die nicht an der okklusalen Funktion beteiligt sind, in eine Fehlstellung gekippt sind, weil der Antagonist verlorenging oder aus anderen Gründen. Die Okklusion mit solchen Interferenzen erfordert eine Korrektur, bevor optimale funktionelle Beziehungen zwischen dem Zahnersatz und den verbliebenen Antagonisten hergestellt werden können. Okklusales Einschleifen vor restaurativen Maßnahmen soll deshalb über die Eliminierung der zum Zeitpunkt des Einschleifens bestehenden Interferenzen hinausgehen und Korrekturen der Abweichungen von einer annehmbaren Okklusionsebene einschließen. Die mögliche okklusale Beziehung nach der Restauration soll berücksichtigt werden, bevor die Restaurationen angefertigt werden, denn die funktionellen Beziehungen zwischen den Restaurationen und den gegenüberliegenden Zähnen können in hohem Maße durch Beschleifen und/oder kieferorthopädische Bewegung der verbleibenden Zähne bestimmt werden.

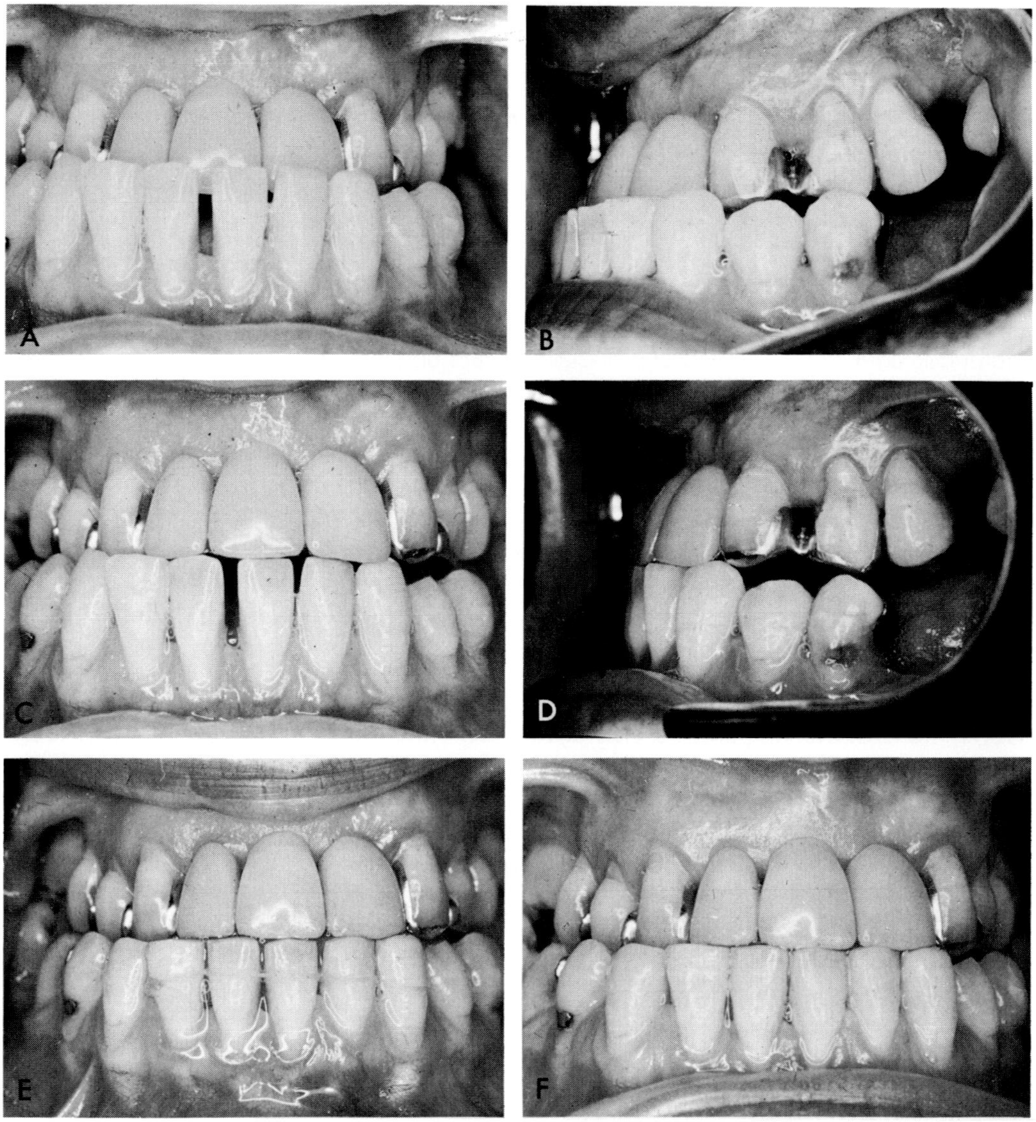

Abb. 15-1 A und B: Eine siebengliedrige Frontzahnbrücke wurde bei einer Patientin in IK eingegliedert, ohne daß die Malokklusion behandelt wurde. Die Patientin hatte in der Folge Kiefergelenkschmerzen und Schwierigkeiten, harte Nahrung zu kauen. C und D: In RK bestand für die meisten Frontzähne eine Kopfbißsituation. Die Okklusion wurde so weit eingeschliffen, bis eine stabile Situation in RK bestand. Die durch die Brücke protrudierten UK Frontzähne wurden durch „Grassline"-Ligaturen in die ursprüngliche Lage zurückgebracht. E: Okklusionsverhältnisse nach abgeschlossener Behandlung. F: Ohne Anwendung einer Retainers blieb die Okklusion über mehrere Jahre stabil. Nach den schlechten Erfahrungen mit der Oberkieferbrücke lehnte es die Patientin ab, die fehlenden Seitenzähne ersetzen zu lassen (37jährige Patientin).

Standardisierte okklusale *Führungseinsätze* sind in den meisten Fällen als Indikatoren der Okklusionsebene unbrauchbar, da es für jeden Patienten ein individuell optimales Okklusionsmuster gibt. Bei Patienten mit stark gestörter Okklusion bedarf es zur Bestimmung der optimalen Okklusionsbeziehung einer gründlichen Okklusionsanalyse und beträchtlicher klinischer Urteilskraft. Wie in Kapitel 10 gezeigt, ist es oft ratsam, Modelle in einem individuell einstellbaren Artikulator zu montieren. Ein versuchsweises Einschleifen der Okklusion mit nachfolgendem Probeaufwachsen der Restauration (diagnostisches Aufwachsen) und Ersetzen fehlender Zähne stellt eine Gelegenheit dar, das für den Patienten beste Okklusionsmuster zu bestimmen[3, 8].

Das Verfahren mit standardisierter Führungsplatte ist dann gerechtfertigt, wenn eine ungenügende Zahl von Zähnen verfügbar ist, um das frühere Okklusionsmuster zu reproduzieren. Führungseinsätze werden deshalb vorwiegend bei sehr ausgedehnten oralen Rehabilitationen verwendet, wenn der Patient nur noch wenige verbleibende Zähne hat. Selbst dann darf ein solcher Standardeinsatz nicht ohne gebührende Berücksichtigung des optimalen okklusalen Führungsmusters jedes einzelnen Patienten verwendet werden.

Bei Patienten mit schwerem Bruxismus und/oder Kiefergelenkschmerzen ist die Bestimmung der eigentlichen RK-Position bei der Erstuntersuchung oft unmöglich. Diese Patienten verändern die terminale Scharnierachsenposition des Unterkiefers häufig, nachdem okklusale Interferenzen und Schmerzen beseitigt worden sind. Okklusale Rekonstruktion sollte immer auf ein normal funktionierendes Kiefergelenk ausgerichtet sein. Bevor eine stabile oder die richtige RK-Position am Patienten registriert und als Basis für die Rekonstruktion verwendet werden kann, kann es erforderlich sein, Bißplatten oder Schienen für einige Wochen oder auch länger einzugliedern sowie okklusal etwas einzuschleifen.

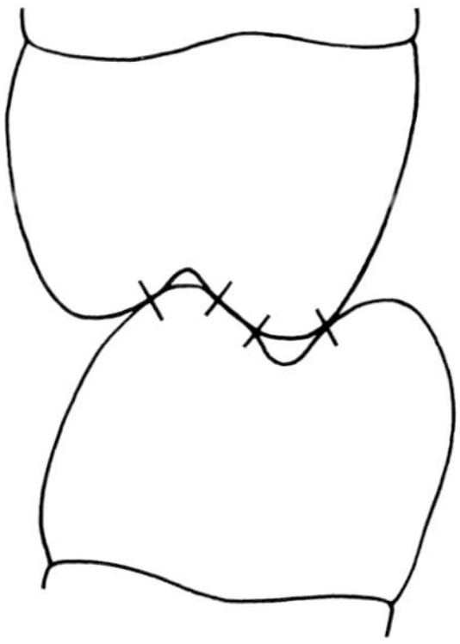

Abb. 15-2 Stabilität nichtabradierter Zähne mit zentrischen Stops auf den sich gegenüberliegenden Höckerabhängen.

Einzelzahnrestaurationen und Okklusion

Eine stabile Zahnstellung wird dadurch bedingt, daß die Resultierende der Kaukräfte in zentrischer Okklusion axial auf die Prämolaren und Molaren gerichtet ist. Im Frontzahnbereich muß ein Gleichgewicht herrschen zwischen den funktionellen Kräften und dem Lippen- und Zungendruck. In Gebissen mit offensichtlich minimaler okklusaler Abrasion liegen die Kontakte in RK oft auf gegenüberliegenden Abhängen und Randwülsten (Abb. 15-2). Solche Kontaktsituationen sind auf okklusalen Restaurationen schwer zu reproduzieren, vor allem wenn diese direkt im Mund modelliert werden. Liegen die zentrischen Stops oder Kontakte auf Schrägflächen, die die okklusalen Kräfte nicht ausgleichen, neigen die Zähne dazu, sich zu bewegen, und neue okklusale Interferenzen können entstehen (Abb. 15-3). Deshalb ist es am einfachsten, den zentrischen Stop für den gegenüberliegenden Höcker auf eine flache Ebene auf dem Grund der Fossa zu verlegen (Abb. 15-4),

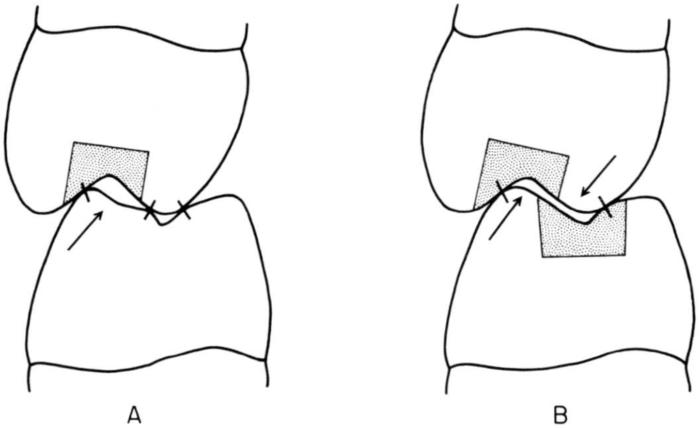

Abb. 15-3 Obwohl zentrische Stops für den bukkalen Höcker des Unterkiefermolaren und den palatinalen Hökker des Oberkiefermolaren vorhanden sind, ist die Okklusion instabil, wenn sich die Stops und Kontakte auf Abhängen befinden, die die okklusalen Kräfte nicht ausgleichen.

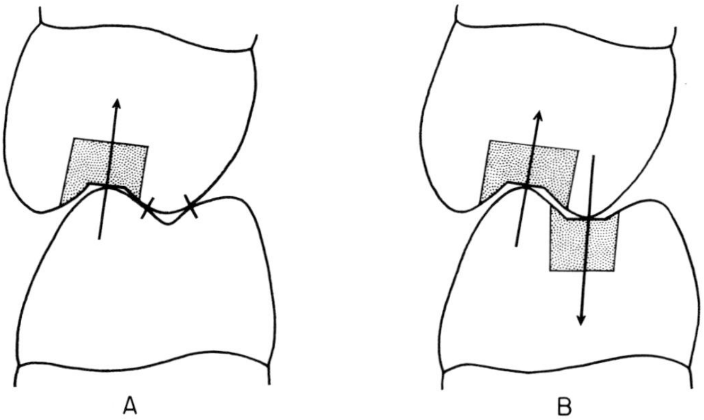

Abb. 15-4 Die funktionellen Kräfte in der Zentrik belasten die Füllungen in axialer Richtung.

so daß die Kaukräfte in IK in Richtung der Zahnlängsachse verteilt werden. Der häufigste Fehler besteht darin, okklusale Restaurationen so weit zu modellieren, bis zentrische Stops verlorengehen (Abb. 15-5), was zu Interferenzen bei Lateralexkursionen führt. Dieser Effekt kann verstärkt eintreten, wenn Restaurationen in gegenüberliegende Zähne eingegliedert und zentrische Stops durch „Überschnitzen" beider Restaurationen entfernt werden.

Ein anderer häufiger Fehler bei konservierender Behandlung besteht darin, daß vergessen wird, die Rückbißkontakte von IK und RK zu testen. Dieser Weg wird nicht registriert, wenn der Patient Kaubewegungen simuliert oder man ihn ohne Bolus schlucken läßt.

Auch neigt der Behandler dazu, Kontakte der Balanceseite durch die Aufwachstechnik in die Restaurationen zu übernehmen. Diese Balancekontakte müssen später entfernt werden, wenn eine balancierte Okklusion als Endresultat nicht erwünscht ist.

Okklusale Restaurationen sollten ungefähr die gleiche Härte und Abrasionseigenschaften aufweisen wie die natürlichen Zähne, sonst nutzen sich die Rekonstruktionen schneller ab als der sie umgebende Schmelz und führen dadurch zu okklusalen Interferenzen im Seitbiß. Ausgeprägte Höckerinterferenzen bei Lateralexkursio-

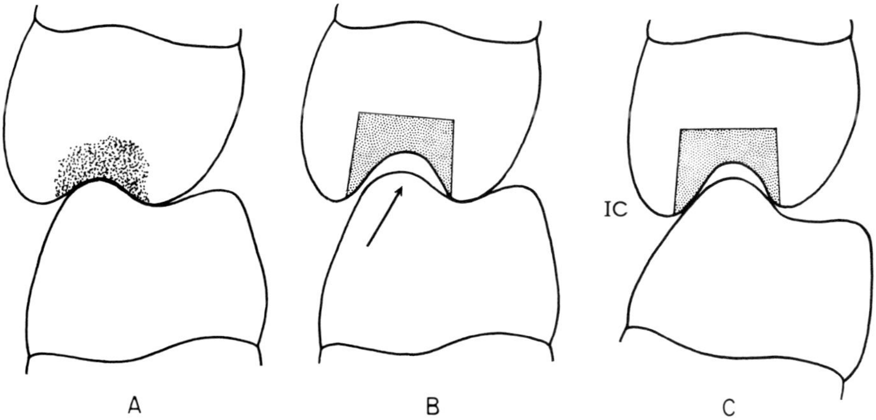

Abb. 15-5 A: Okklusale Karies. B: Die unterkonturierte Füllung führt zum Verlust okklusaler Stabilität. Der Unterkiefermolar kann kippen, und es kann bei Lateralexkursionen zu okklusalen Interferenzen kommen. C: Einer der interferierenden Höcker (JK) nach dem Kippen des Zahnes.

nen sieht man oft in Bezahnungen, die eine große Anzahl weicher, schlecht kondensierter Amalgamfüllungen aufweisen.

Fehlerhafte Approximalkontakte (zu schwach oder zu stark) können die okklusalen Beziehungen für eine Anzahl benachbarter Zähne stören. Die Verwendung von weichen Füllungsmaterialien für approximale Kontakte kann zu beschleunigter Abrasion und unharmonischer Mesialwanderung führen und für okklusale Interferenzen prädisponieren. Ist das Füllungsmaterial sehr hart (z.B. glasiertes Porzellan), kann diese Härte eine normale Abrasion verhindern und ebenfalls zu okklusalen Interferenzen führen.

Okklusale Restaurationen aus Materialien, die härter als die Zähne sind, führen in der Regel im Seitenzahnbereich nicht zu okklusalen Interferenzen. Hingegen bewirken Frontzahnkronen aus Porzellan oder einem anderen sehr harten Material, das nicht mit den übrigen Zähnen harmonisch abradiert werden kann, oft eine Verlagerung der Oberkieferzähne nach anterior. Im Endergebnis drückt die Lippe nun stärker auf die nach vorn verlagerten Zähne, und eine wackelnde, traumatische Okklusion kann die Folge sein.

Nach okklusalem Einschleifen in RK soll die hergestellte „Freiheit in der Zentrik" oder die „lange Zentrik" in jede neue Restauration übernommen werden, wenn okklusale Beziehungen betroffen sind[10]. Wenn der Patient aufgefordert wird, die Kiefer zu schließen oder die Zähne aus der Ruheposition heraus in Kontakt zu bringen, und die neue Restauration aufgrund dieses Musters modelliert wird ohne den Versuch, den Kiefer nach hinten in RK zu führen, interferiert die Restauration oft beim Schließen in RK. Werden solche Ursachen für Interferenzen beim Eingliedern einer oder mehrerer Restaurationen bei Patienten mit früherem Bruxismus oder Kiefergelenkbeschwerden außer acht gelassen, führt dies häufig zum Wiederauftreten solcher Störungen. Die „lange Zentrik" zwischen RK und der früheren IK-Position des Patienten soll in der Restauration reproduziert werden, und sichere okklusale Kontakte sollen hergestellt und erhalten wer-

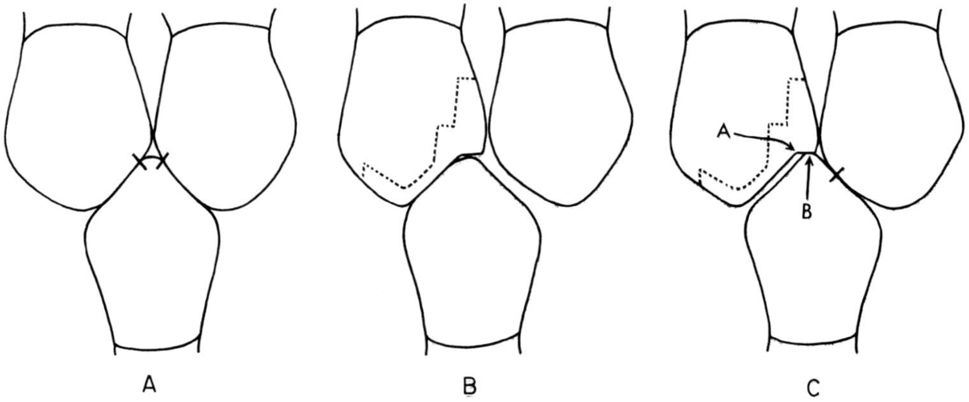

Abb. 15-6 A: Habituelle Okklusion (IK) vor dem Einschleifen. B: Retrudierte Kontaktrelation (RK) nach dem okklusalen Einschleifen. Wenn eine Füllung entsprechend der punktierten Linie gelegt wird, soll sie okklusal dem durch das vorherige Einschleifen entstandenen Oberflächenmuster entsprechen. C: Lage der maximalen Interkuspidation nach dem Legen der Füllung. Man beachte die „lange Zentrik" zwischen A und B.

den, ohne daß dadurch okklusale Vorkontakte in irgendeiner Kieferrelation zwischen IK und RK entstehen (Abb. 15-6).

Orale Rekonstruktion oder Rehabilitation

Bei der Herstellung einer normalen Kiefer-zu-Kiefer-Beziehung, entweder durch okklusales Einschleifen oder mit Hilfe von Bißschienen, müssen die früher besprochenen okklusalen Beziehungen auf die Restaurationen übertragen werden (Abb. 15-7). Eine große Anzahl von Artikulatoren und Techniken ist entwickelt worden, um diese Übertragung zu ermöglichen. Einige dieser Methoden führen zu annehmbaren Resultaten, wenn sie innerhalb der Grenzen der Instrumente und Techniken angewandt werden. Relativ einfache Verfahren mit einem *Hanau*- oder Dentatus-Artikulator können für jede Art von zahnärztlichen Rekonstruktionen angewandt werden. Diese Instrumente können nicht zufriedenstellen, wenn das Ziel darin besteht, eine bilaterale balancierte Okklusion mit gleicher Druckverteilung auf der Arbeits- und Balanceseite herzustellen; aber diese Art von Restauration ist nicht wichtig und vielleicht für das gute Funktionieren der natürlichen Bezahnung nicht einmal erwünscht. In dieser Hinsicht wird *Schuylers*[12,13] Konzept befolgt, nach dem die Arbeitsseitenkontakte die Zähne auf der Balanceseite leicht auseinanderheben, wenn laterale Exkursionen mehr als 1–2 mm von der Zentrik ausgeführt werden.

Zu Beginn wird ein provisorisches Inlay oder eine Krone für einen Unterkieferprämolaren oder Molaren angefertigt, der Antagonisten hat und in die Rekonstruktion einbezogen werden soll. Wenn die Rekonstruktion sowohl die rechte als auch die linke Seite des Unterkiefers einbezieht, werden gleiche Provisorien für beide Seiten angefertigt. Diese Kronen sollen so genau wie möglich in das vorher etablierte Okklusionsmuster des Patienten passen. Dann werden Referenzmarkierungen für

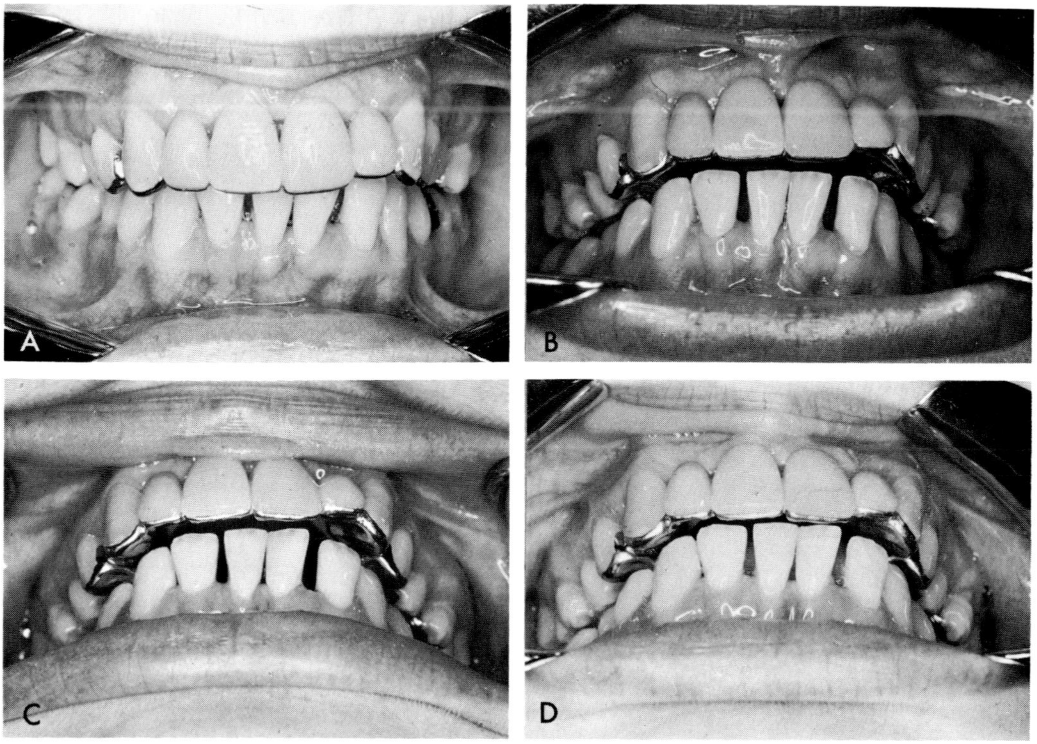

Abb. 15-7 A: Achtgliedrige Frontzahnbrücke, die ästhetisch recht gut befriedigt. Da die Patientin Kieferlenkbeschwerden gehabt hatte, war schon vor dem Eingliedern der Brücke ein okklusales Einschleifen durchgeführt worden. Sofort nach dem Zementieren der Brücke traten die Schmerzen wieder auf. B: In maximaler Interkuspidation (IK) gab es keine Vorkontakte. In der retrudierten Kontaktstellung (RK) hingegen bestanden Vorkontakte auf steilen nach vorn und seitlich gerichteten Abhängen. C: Die Kiefergelenkbeschwerden konnten nach dem Einschleifen der RK-Vorkontakte zum Abklingen gebracht werden. Nach einigen Monaten stellte sich jedoch erneut ein Rezidiv ein. D: Nach wiederholten okklusalen Feinkorrekturen und allmählichen Bewegen der Zähne wurde eine stabile Situation in RK erreicht. Während der letzten fünf Jahre war die Patientin beschwerdefrei. Das Auftreten der Schmerzen nach dem Eingliedern der Frontzahnbrücke hätte vermieden werden können, wenn bei der Rekonstruktion sowohl RK als auch IK berücksichtigt worden wären (36jährige Patientin).

die Beziehung zwischen diesen Kronen und den Antagonisten im Oberkiefer vorgenommen, wobei sich der Unterkiefer in RK befindet. Später werden alle Pfeiler im selben Kiefer beschliffen, und es können Abdrücke genommen werden. Bevor der Biß genommen wird, sollen die vorher angepaßten provisorischen Kronen eingesetzt werden. Dies geschieht, damit eine kontrollierte Lage des Kiefers in der vorher bestimmten RK-Position gesichert ist und die gleiche okklusale vertikale Dimension besteht wie vor der Präparation.

Die Modelle sollen in einem individuell einstellbaren Artikulator montiert werden, dann werden die provisorischen Kronen auf die Modelle gesetzt. Sie geben die Führung während des Modellierens der

anderen Kronen oder Inlays. Diese Verwendung provisorischer Kronen erlaubt die Übertragung sowohl der vertikalen Dimension als auch der funktionellen Bewegungsmuster innerhalb des Adaptationsbereichs fast aller Patienten.
Wenn die orale Rehabilitation sowohl den Ober- als auch den Unterkiefer umfaßt, können provisorische Kronen in gegenüberliegenden Regionen beider Kiefer angepaßt werden, bevor die restlichen Zähne präpariert werden und danach der Biß genommen wird. Die oberen und die unteren Restaurationen können dann gleichzeitig modelliert werden, wie es z. B. von *Lucia*[9] oder *Granger*[6] beschrieben wurde. Obwohl das ideale Vorgehen unbestreitbar darin besteht, die Restaurationen in beiden Kiefern gleichzeitig auszuführen, ist dies technisch weit schwieriger, als zuerst den Unterkiefer und dann den Oberkiefer zu rekonstruieren. Hat der Patient einen ausgeprägten Überbiß und eine gut ausgebildete Eckzahnführung, sollten temporäre Kronen oder Inlays auf diesen Zähnen an das okklusale Muster angepaßt werden, bevor die übrigen Oberkieferzähne präpariert werden. Die gewünschte Eckzahnführung kann dann mit Hilfe dieser Kronen auf den Artikulator übertragen werden. Auch wenn man funktionell gebildete Wachsmuster oder „Einbißmuster" verwenden möchte, ist es wichtig, temporäre Kronen für die richtige Führung bei Lateral- und Protrusionsexkursionen zu haben.
Es ist nicht zulässig, die okklusale vertikale Dimension am Artikulator zu heben oder zu senken, wenn nicht die stationären Scharnierachsen mit einem kinematischen Gesichtsbogen registriert und geeignete Instrumente verwandt werden, die eine genaue Übertragung gewährleisten. Wenn es jedoch aus irgendeinem Grund nötig sein sollte, die vertikale Dimension zu vergrößern und ein konventioneller *Hanau*- oder Dentatus-Artikulator mit einem nichtkinematischen Gesichtsbogen verwandt werden soll, muß die vertikale Dimension zuerst mit provisorischen Kronen um die gewünschte Größe angehoben werden, bevor der Biß genommen wird.
Eine orale Rehabilitation, die im Oberkiefer begonnen und im Unterkiefer fortgeführt wurde, kann zu schlechten funktionellen Beziehungen oder manchmal zu ärgerlichen und zeitraubenden Problemen führen, vor allem in früher zahnlosen Bereichen (Abb. 15-8).
Beginnt man eine orale Rehabilitation mit der Präparation aller verbliebenen Zähne im Ober- und/oder Unterkiefer, ohne zentrische Stops zu belassen oder provisorische Kronen einzugliedern, so ist das ein gefährliches Verfahren, das leicht zu unannehmbaren Ergebnissen führen kann. Sogar die Verwendung eines kinematischen Gesichtsbogens und die Bestimmung der stationären Scharnierachse können irreführende Resultate ergeben.
Temporäre Brücken oder Hilfsmittel müssen gut angepaßt sein, sonst können Zahnwanderungen, fehlerhafte okklusale Bahnen und gestörte Kiefergelenkfunktion während dieser kritischen Periode das Endergebnis gefährden.
Ob eine orale Rehabilitation gemäß den gnathologischen Prinzipien der RK-Position durchgeführt werden soll[6, 9] oder ob sie eine „Freiheit in der Zentrik" (lange Zentrik) erlauben soll, ist immer noch ein kontroverses Thema (Abb. 15-9A und B). Für keine der beiden Auffassungen wurde bis jetzt ein wissenschaftlich bewiesener Vorteil festgestellt.
Vom Standpunkt der klinischen Realität ist es viel einfacher, eine orale Rehabilitation mit einem kleinen Spielraum von 0,3–0,8 mm zwischen RK und IK (Abb. 15-9A) auszuführen als dabei gnathologische Prinzipien anzuwenden (Abb. 15-9B). Solange keine wissenschaftlichen Beweise dafür vorliegen, daß eine solche „lange Zentrik" (Abb. 15-9C bis E), verglichen mit einer gnathologischen Rekonstruktion, für den Patienten irgendwie von Nachteil ist, sind die „Freiheit in der Zentrik" und die in die-

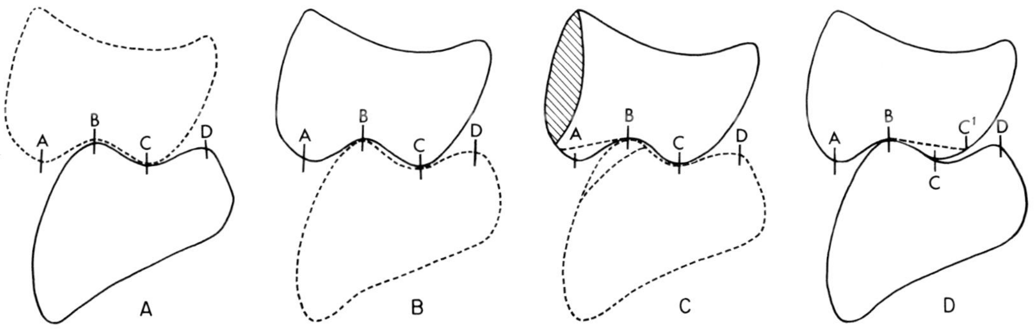

Abb. 15-8 A: Müssen Oberkiefer und Unterkiefer gleichzeitig rekonstruiert werden, so ist mit dem Unterkiefer zu beginnen. Für hindernisfreie Arbeitsbewegungen ist vor allem die Region A bis C wichtig; die Region von C bis D ist für die Kaufunktion von untergeordneter Bedeutung. Allerdings kann es vorkommen, daß der zentrische Stop bei C verlorengeht, wenn die zentrale Fossa der Unterkieferrekonstruktion zu tief modelliert wird. B: Es ist falsch, mit der Oberkieferrekonstruktion zu beginnen. In diesem Fall können Balancevorkontakte nur im Bereich von C bis D verhindert werden; der für die Funktion so wichtige Bereich A bis C ist schon festgelegt, und die Balancekontakte im Bereich A bis B können meist nicht mehr vermieden werden. C: Würde die Oberkieferrekonstruktion zuerst eingegliedert, könnte sich ein Balancevorkontakt im Bereich A ergeben. Durch Einschleifen desselben würde man den Kantenschutz für die Verblendung schwächen. Reduziert man jedoch den bukkalen Höcker der Unterkieferrekonstruktion, verliert man oft den unbedingt nötigen funktionellen Kontakt. D: Wenn der Unterkiefer zuerst rekonstruiert wird und erst dann der Oberkiefer hat man die Kontrolle über die ganze okklusale Fläche, nämlich über den Bereich C bis D bezüglich der Exkursionen zur Arbeitsseite sowie über den Bereich B bis C für die Balanceexkursionen. Wenn dann der Oberkiefer rekonstruiert wird, hat man die Kontakte über die Arbeitsseite von A bis C sowie über die Balancereihe von B bis C. Es bietet sich dann die Gelegenheit, ideale funktionelle Verhältnisse auch dort zu schaffen, wo durch okklusales Einschleifen zentrische Stops geopfert werden mußten. (Siehe, als Beispiel, die punktierte Linie von B. nach C^1, welche durch die Korrektur einer Balanceinterferenz entstanden sein könnte.) Falls die okklusalen Verhältnisse der zu rekonstruierenden Zähne gut sind, spielt es keine Rolle, ob zuerst der OK oder der UK rekonstruiert wird.

Wenn nur im Unterkiefer fehlende Zähne ersetzt werden müssen, können ähnliche Probleme wie unter C beschrieben auftreten. Es ist ratsam, die Modelle eines solchen Falles einzuartikulieren, um ein okklusales Einschleifen der Modelle und ein diagnostisches Aufwachsen der fehlenden UK-Zähne vorzunehmen. Dann kann das okklusale Einschleifen möglichst auf gleiche Weise im Mund durchgeführt werden, bevor die fehlenden Zähne im Unterkiefer ersetzt werden.

Wenn nur fehlende Oberkieferzähne ersetzt werden, ist die Situation ähnlich wie bei A. Ein funktionell annehmbares Resultat kann in der Regel erreicht werden, wenn Fehlstellungen von Okklusionsflächen im Unterkiefer bezüglich der Okklusionsebene eingeschliffen werden, nachdem die okklusalen Interferenzen beseitigt wurden.

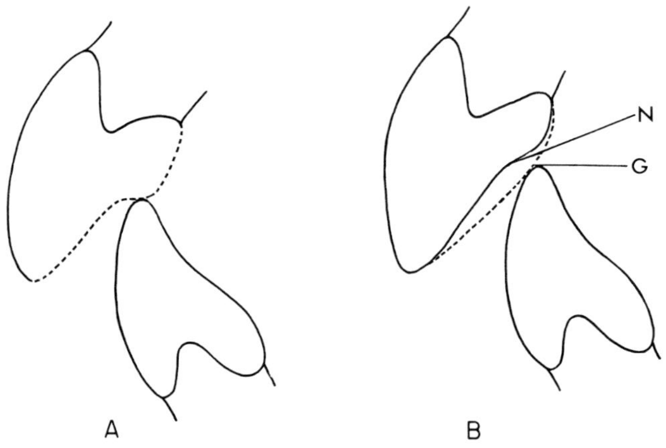

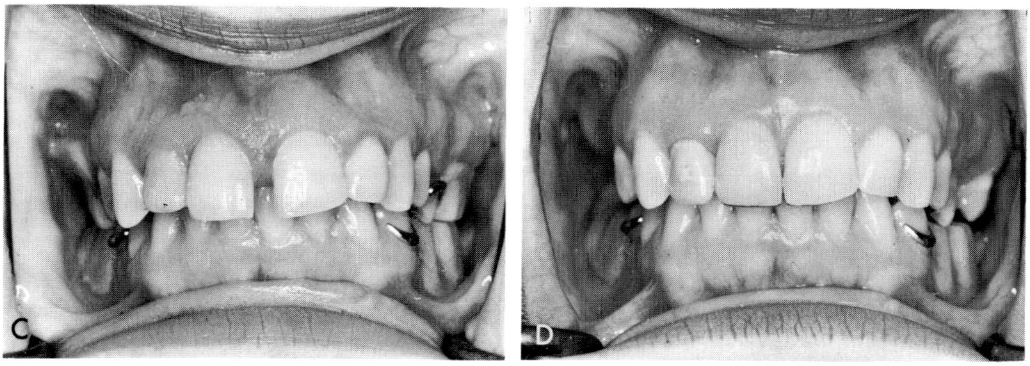

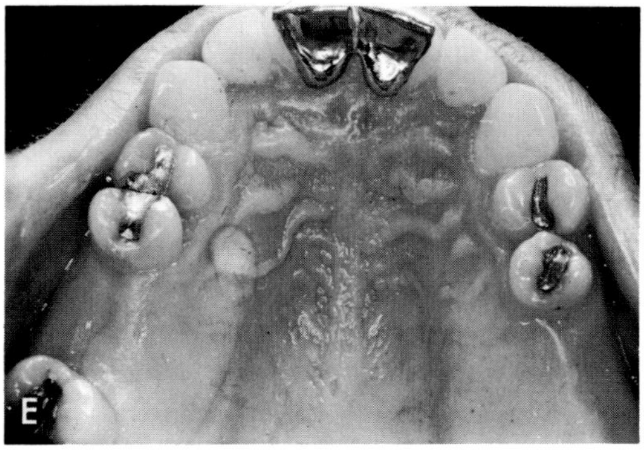

Abb. 15-9 A: Rekonstruktion von zentralen Oberkieferschneidezähnen mit Rücksicht auf „Freiheit in der Zentrik" oder „lange Zentrik". B: Eine Rekonstruktion, wie sie durch die punktierte Linie G dargestellt ist, erlaubt weder „Freiheit in der Zentrik" noch laterale Unterkieferbewegungen mit *Bennett*-Bewegung. Die Linie N zeigt die normale palatinale Konkavität des Schneidezahnes. C: Tiefer Überbiß mit Traumatisierung von Weichgeweben und zentrales Diastema nach dem Verlust von Molaren. Die Unterkieferschneidezähne wurden gekürzt und die Oberkieferschneidezähne in die ursprüngliche Lage zurückgebracht. D: Mit Pin-Ledge-Inlays wurden die beiden Frontzähne verbunden. E: Man beachte die „lange Zentrik" auf den Inlays, die dazu führt, daß die okklusalen Kräfte sowohl in RK als auch in IK axial gerichtet sind. Eine solche Rekonstruktion verhindert, daß die Zähne wieder nach labial kippen, und liefert zusätzliche Stabilität.

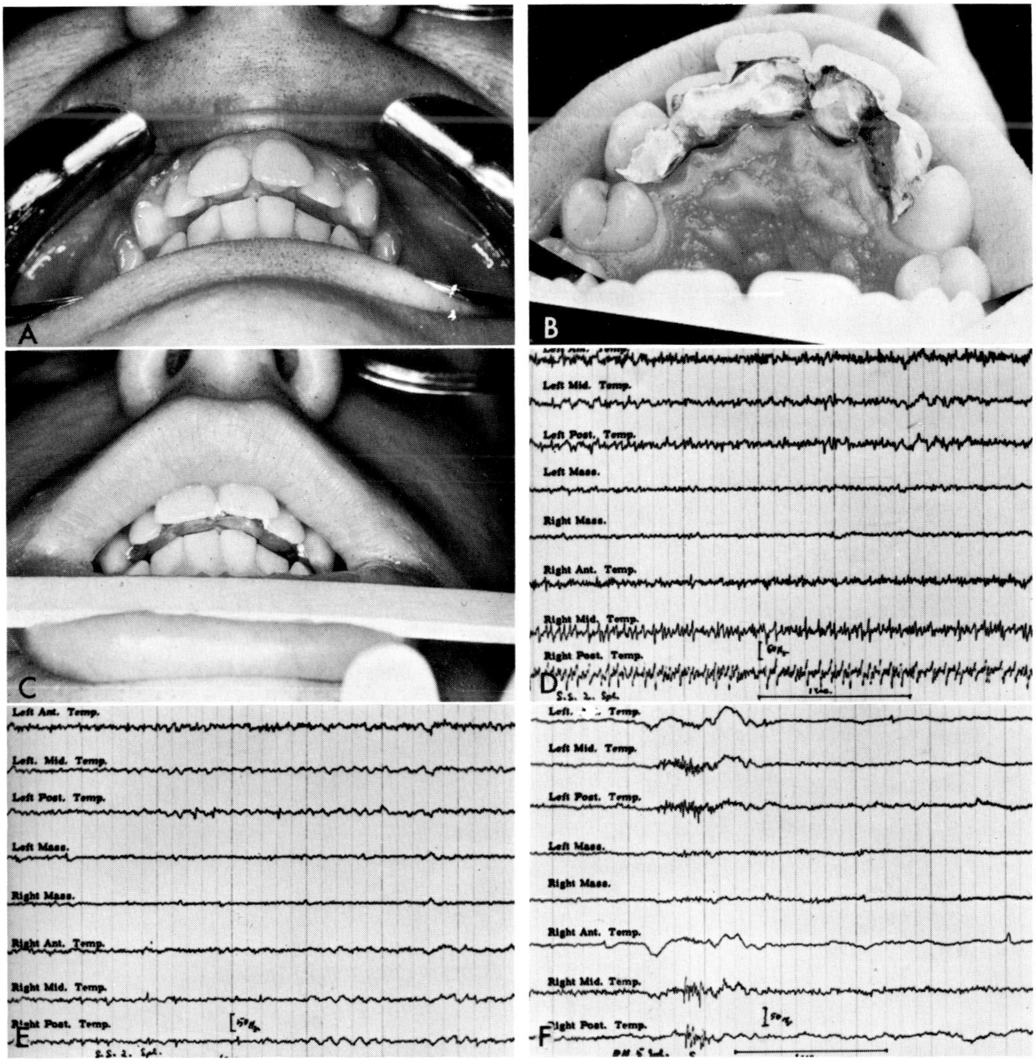

Abb. 15-10 Experimentelle Reposition des Unterkiefers nach RK (26jähriger Patient mit schwerem Bruxismus). A: Nach okklusalem Einschleifen bestand eine beträchtliche Nonokklusion im Bereich der Frontzähne in RK. Es wurde eine „lange Zentrik“ eingeschliffen, Lateralexkursionen waren nun auch von RK aus möglich. B: Auf in RK montierten Modellen wurden eine Schiene angefertigt. C: Mit der einzementierten Schiene konnte der Patient den Unterkiefer nur in RK schließen, und alle Lateralbewegungen führten nach RK zurück. Die Schiene wurde eingesetzt, nachdem die Elektroden für die elektromyographische Untersuchung angebracht worden waren. D: Durch Elektromyographie wurde die Reaktion der Muskeln auf die Schiene gemessen. Zuerst zeigte sich eine vermehrte Kontraktion der hinteren und mittleren Fasern des M. temporalis, selbst wenn der Patient saß und der Unterkiefer sich in Ruhelage befand. Anfangs empfand der Patient die Schiene als unangenehm. E: Nach 15 Minuten jedoch hatten sich die Muskeln adaptiert und entspannten sich in der Ruhelage. F: Nach okklusalen Kontakten beim Schlucken entspannten sich die Muskeln wieder. Der Kauvorgang war klinisch und elektromyographisch normal. (Die zeitweise beidseitige Erhöhung der Amplitude wird durch den Zahnkontakt beim Schluckvorgang hervorgerufen.)

sem Kapitel beschriebenen Prinzipien aus Gründen der Einfachheit in der allgemeinen Praxis wohl vorzuziehen. Rekonstruktion zur (gnathologischen) Punkt-Zentrik erfordert genaue Instrumente zur Messung der *Bennett*-Bewegung und der Scharnierachse; deshalb sind Versuche, solche Verfahren mit dem konventionellen *Hanau*- oder Dentatus-Artikulator durchzuführen, kein fairer Test für die Gültigkeit der gnathologischen Prinzipien[9]. Das Wiederauftreten eines slide in centric nach einer Rekonstruktion in Punkt-Zentrik ist ein Problem, das noch gelöst werden muß.

Begrenzte elektromyographische Untersuchungen haben ergeben, daß unmittelbar nach der Eingliederung einer Oberkieferplatte, die alle okklusalen Bewegungen nach RK führt, offenbar eine Spannung im hinteren Teil des M. temporalis und ein leichtes Unbehagen entstehen. Allerdings scheint diese Reaktion schnell zu verschwinden, und die muskuläre Adaptation an eine solche Okklusion ist gut (Abb. 15-10). Eine ähnlich gute Muskelbalance findet man auch bei der „langen Zentrik", und es ist noch viel mehr Forschung unter kontrollierten Bedingungen nötig, bevor diese alte Kontroverse über „lange Zentrik" und *(gnathologische) „Punkt-Zentrik"* gelöst werden kann.

Artikulatoren

Ein zahnärztlicher Artikulator ist oft ein Rätsel für Studenten, Oralbiologen und manchmal sogar für Kliniker. Ob einfach oder komplex, die Verfechter eines bestimmten Modells messen dem Instrument fälschlicherweise oft mehr Bedeutung zu als der Geschicklichkeit und Sorgfalt, mit der es angewandt wird. Sogar der „voll" einstellbare Artikulator kann die komplizierten Kieferbewegungen eines Patienten nicht zustande bringen, und die neuromuskulären Korrelate für die Programmierung eines dafür gebauten Artikulators müssen erst noch bestimmt werden. Somit sollte jede Kritik am Artikulator sich zuerst darauf beziehen, daß die neuromuskulären Faktoren der Okklusion, die zur Entwicklung eines mit diesen Faktoren programmierbaren Artikulators nötig wären, nicht ermittelt werden können. Allerdings ist Kritik daran angebracht, daß Kliniker nicht in der Lage sind, einen Artikulator richtig auszuwählen und zu benutzen.

Die Verfügbarkeit einer Anzahl von Artikulatortypen bietet die Möglichkeit, ein Instrument auszuwählen, das sowohl biologische Prinzipien – soweit im Augenblick möglich – befriedigt als auch jenen Aspekt der Praxis, der oft als klinische Eignung bezeichnet wird. Man soll den Artikulator verwenden, der den Anforderungen okklusaler Funktion und der Geschicklichkeit des Klinikers entspricht[14]. Das Ziel besteht darin, eine funktionelle Okklusion herzustellen und gleichzeitig jene kostbare Behandlungszeit auf ein Minimum zu beschränken, die gebraucht würde, um die durch einen ungeeigneten Artikulator verursachten Ungenauigkeiten zu korrigieren[1,7,14].

Bauart des Artikulators

Es gibt eine große Anzahl artikulierender Geräte, aber es scheint unmöglich, sie nach ihrer Verwendung zu klassifizieren; allerdings wurde eine Klassifikation aufgrund ihrer Funktion vorgeschlagen[4]. Obwohl ein Artikulator per definitionem[5] das Kiefergelenk und Kieferteile darstellt, an denen die Modelle angebracht werden können, erfüllen viele Geräte, die sich Artikulator nennen, diese Anforderungen nicht. Sie fallen in der generellen Klassifikation unter den Begriff *Okkludatoren*[4].

Um beispielsweise zu vermeiden, daß eine geradlinige Vorrichtung als Artikulator bezeichnet wird, wurde in einem Schema der Begriff Okkludator verwandt. Allerdings ist

der Gebrauch eines solchen Begriffes nicht verbreitet, und meist wird jede mechanische Vorrichtung, die Modelle des Ober- und Unterkiefers zueinander in Zentrik bringt, als Artikulator bezeichnet.
Eine Klassifikation, die auf der Bauart, der Registriermöglichkeit und der okklusalen Gestaltungsmöglichkeit basiert, umfaßt 4 größere Kategorien mit Untergruppen[4].
Klasse I *Untergruppe* A: Die Artikulatoren sind einfache Haltevorrichtungen, die nicht mit dem Kiefergelenk in Beziehung stehen. Eine vertikale Bewegungsmöglichkeit kann vorhanden sein. *Untergruppe* B: wie A, aber kiefergelenkbezogen.
Klasse II-Artikulatoren lassen horizontale und vertikale Bewegungen zu, richten sich aber nicht nach dem Kiefergelenk.
Klasse II *Untergruppe* A-Artikulatoren erlauben exzentrische Bewegungen, ohne Bezug zu Unterkieferbewegungen.
Klasse II *Untergruppe* B-Artikulatoren führen arbiträre Unterkieferbewegungen aus (Mittelwert-Artikulator).
Klasse II *Untergruppe* C-Artikulatoren lassen gewisse durch Schablonen bestimmte Exkursionsbewegungen zu; damit werden Mittelwerteinstellungen vermieden.
Klasse III *Untergruppe* A-Artikulatoren simulieren kondyläre Bewegungen durch mittelwertige oder mechanische Entsprechung für die gesamte Bewegung oder einen Teil davon (Anwendung eines Gesichtsbogens und interokklusales Registrieren nach der Protrusion).
Klasse III *Untergruppe* B-Artikulatoren unterscheiden sich von *Klasse* III A-Artikulatoren insofern, als eine lateral-protrusive Registrierung vorgenommen werden kann (laterale interokklusale Registration).
Klasse IV *Untergruppe* A-Artikulatoren erlauben eine dreidimensionale, dynamische Registrierung und erfordern eine RK-Kieferrelationsregistrierung, einen Gesichtsbogen und stereographische Unterlagen.
Klasse IV *Untergruppe* B-Artikulatoren sind die gleichen wie die der Untergruppe A, unterscheiden sich aber vor allem dadurch, daß sie eine pantographische Registrierung verlangen.
Eine andere Klassifizierung von Artikulatoren beschränkt sich darauf, die Beziehung der Kondylenelemente zum oberen Teil des Artikulators zu beschreiben. Die Bezeichnung *Arcon* stammt von einem sogenannten Artikulator, den *Bergstrom* entworfen hat (*Ar*ticulator, *Con*dylus). Obwohl manche es für besser halten, wenn der obere Teil entfernt werden kann (diese Möglichkeit ist nicht Bedingung für ein Arcon-Instrument), und dies auch für die Simulation der Kondylenbewegung als günstiger ansehen, scheint der Arcon-Artikulator keinen klinischen Vorteil gegenüber dem Nonarcon-(Condylator)-Artikulator aufzuweisen[2].
Die Prinzipien, nach denen die Nonarcon- und Arcon-Artikulatoren klassifiziert werden, zeigt Abbildung 15-11.

Die Wahl eines Artikulators

Die Wahl eines Artikulators für eine bestimmte restaurative Arbeit hängt von einer Reihe von Faktoren ab, einschließlich der Geschicklichkeit des Klinikers. Viele der möglichen Fehler beim Einartikulieren wurden an anderer Stelle beschrieben[1], und einige der wichtigeren werden hier dargestellt. Allerdings können solche Fehler bei der richtigen Wahl des Artikulators mit bedacht werden.

Einzelzahnrestaurationen

Die Wahl der richtigen Größe eines „einfachen" Artikulators bewirkt oft größere Fehler in der Okklusion einer auf solchen Geräten hergestellten Restauration[11]. Die Hauptmängel solcher Restaurationen sind Vorkontakte in RK und IK, Balanceinterferenzen und protrusive und Arbeitsinterferenzen. Wird eine interokklusale IK-Registrierung mit Hilfe eines Check-Bisses für

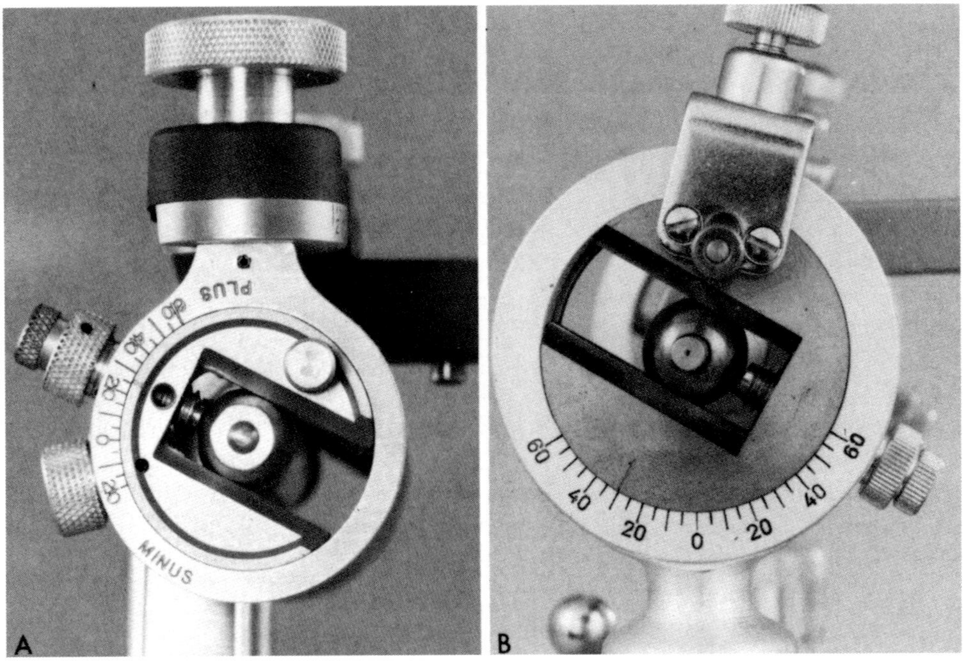

Fig. 15-11 Arcon- und Nonarcon-Ausführungen von kondylären Führungselementen.

das Montieren der Modelle in einen kleinen, geradlinigen Artikulator verwendet, ist die Scharnierachse des Artikulators sehr verschieden von derjenigen des Kiefers, und es besteht ein Mangel an zentrischen Stops, der sich von anterior nach posterior verstärkt (Abb. 15-12). Jede Restauration, die nach einer solchen okklusalen Beziehung hergestellt wird, wird im Mund zu „hoch" sein. Dieses Problem kann verringert werden, indem Modelle des ganzen Zahnbogens in IK-Position ohne interokklusale Registrierung direkt einartikuliert werden oder, wenn nötig, nur ein sehr dünner Wachsbiß genommen wird. Exzentrische okklusale Interferenzen können nur durch besser einstellbare Artikulatoren vermieden werden. Der Kliniker kann jedoch diese Interferenzen möglichst gering halten, indem er im Wachsmuster ihre Lokalisation abschätzt. Beispielsweise kann die Querleiste des ersten Oberkiefermolaren ein wenig distaler als üblich modelliert werden, die Abhänge der palatinalen Höcker können reduziert und der axiale Umfang der palatinalen Höcker verkleinert werden. Auch können Interferenzen auf dem ersten Unterkiefermolaren vermieden werden, indem die Höhe des distalen Abhanges am distolingualen Höcker und die lingualen Höcker selbst gekürzt werden sowie durch Kürzen des Dreieckswulstes des bukkalen Höckers und der lingualen Höcker.

Wenn ein einfacher Artikulator verwendet werden soll, muß man sich aufgrund zweier Überlegungen zwischen einem großen und einem kleinen Artikulator entscheiden. Ein größeres Instrument verringert die Fehler hinsichtlich des Scharnierachsenradius und der Interkondylardistanz. Eine flache Neigung der festen Kondylenbahnneigung (20 Grad) wird meist vorgezogen.

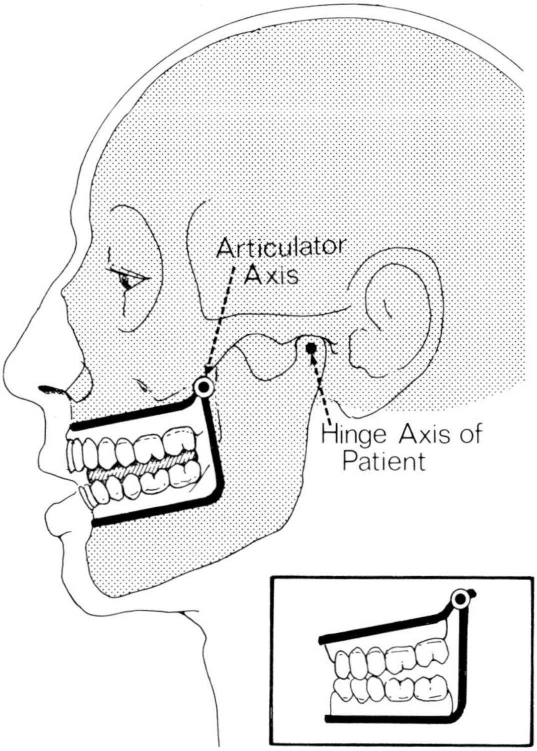

Abb. 15-12 Durch Verwendung eines kleinen Artikulators und Bißnahme mit Wachs entsteht ein Fehler, da die Scharnierachse des Artikulators nicht mit derjenigen des Patienten übereinstimmt.

Der große, einfache Artikulator ist für den Einsatz in vielen Dentallabors im allgemeinen nicht praktisch.

Es gibt einige einfache Artikulatoren, die beinahe genauso groß sind wie die größeren einstellbaren Geräte (Abb. 15-13). Ein größerer Artikulator kann jedoch unpraktisch sein, weil der Versand in ein Labor umständlich ist, die Lagerung viel Platz beansprucht und die Kosten für einen großen Artikulator höher ausfallen als für einen kleinen, einfachen. Dies alles besagt, daß ein einfacher, kleiner Artikulator mit vernünftiger Fehlerkontrolle zum Aufwachsen posteriorer Restaurationen verwendet werden kann, sofern das Gerät laterale Bewegungen zuläßt, irgendeine Kondylenbahnneigung aufweist und Modelle des ganzen Zahnbogens aufnehmen kann. Des weiteren müssen die Modelle mit einem sehr dünnen oder überhaupt ohne Checkbiß einartikuliert werden, und die Okklusionsebene wird für eine maximale Zahnführung gewählt (d. h. ungefähr parallel zum Winkel der Kondylenführung). Ein solches Gerät kann für Oberkieferfrontzähne verwendet werden, wenn man eine anteriore Führung erreichen kann. In manchen Fällen ist die Protrusionsbewegung so eingeschränkt, daß nicht einmal ein Schneidekantenkontakt möglich ist, vor allem bei starkem horizontalem Überbiß.

Eine Anzahl einfacher Artikulatoren ist für Einzelzahnrekonstruktionen erhältlich, z. B.:

- Simplex Articulator (Densply, York, Pa.)
- LTD Articulator (Teledyne, Buffalo, N.Y.) (Abb. 15-14)
- Steele's Articulator (Columbus Dental Mfg. Co., Columbus, Ohio)
- SKS Articulator (Pfingst Co., Inc., New York, N.Y.) (Abb. 15-13C)

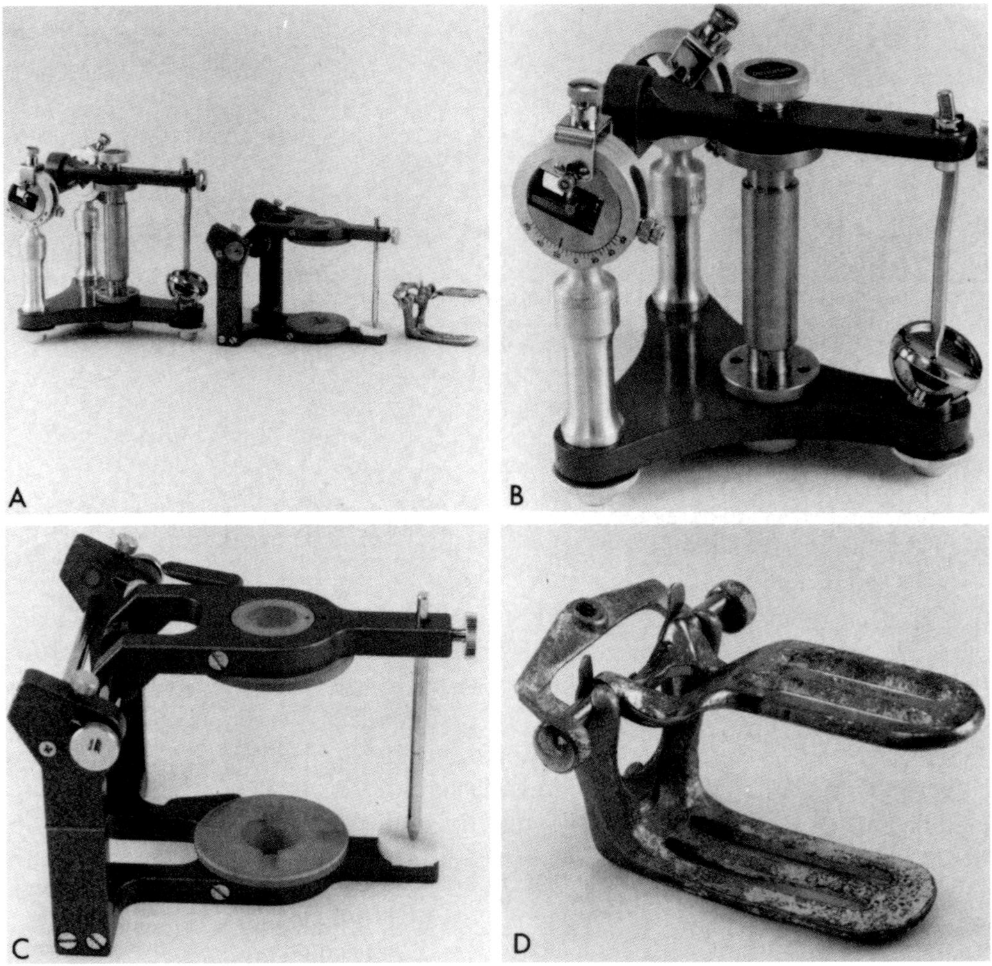

Abb. 15-13 A: Vergleich dreier Artikulatoren unterschiedlicher Größe. B: Halbeinstellbarer Artikulator, der vollen Größe mit montiertem „Nullstellungsblock". C: Eigentlich ein Artikulator voller Größe, aber ohne Einstellmöglichkeiten. D: Kleiner Artikulator mit fest eingestellten Führungen. Die Relation Zähne – Kiefergelenke ist mit diesem Artikulator überhaupt nicht reproduzierbar.

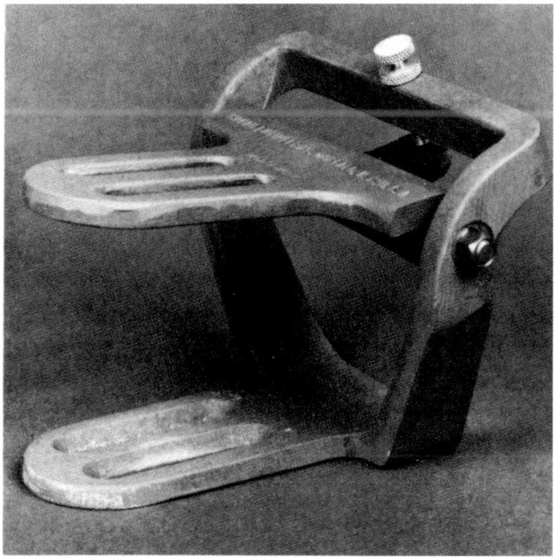
Abb. 15-14 Einfacher, mittelgroßer Artikulator mit festen kondylären Elementen.

Diese repräsentieren einen Bereich verschiedener Größen dieser Art von Artikulatoren.
Es ist hilfreich, wenn man die Arbeits-, Balance- und Protrusionsbeziehungen der Seitenzähne bei jedem Patienten erkennt und versteht. Wenn es überhaupt keine Arbeits- oder Balancekontakte gibt, können die Probleme im Zusammenhang mit der festen Kondylenbahnneigung vermieden werden, indem man die Anzahl der okklusalen Kontakte auf den einartikulierten Modellen so groß wie möglich hält. Dies kann bei Einzelrekonstruktionen bis zu einem gewissen Grad erreicht werden, indem der Artikulator mit einer flachen Kondylenbahnneigung verwandt und die Okklusionsebene der Modelle parallel zur Kondylenbahnneigung des Artikulators gebracht wird, um mehr Zahnführung zu erreichen. Sind in der Arbeits- und Balanceposition multiple Kontakte vorhanden, ist es nützlich, einen Wachseinbiß zu benutzen und diese Registrierung für die Führung der lateralen Bewegungen zu verwenden. Die Geschicklichkeit des Klinikers wird durch einen kleinen Artikulator nicht verbessert, vor allem wenn derjenige, der die Okklusion der Restauration aufwachst, sich der möglichen Fehler nicht voll bewußt ist. Das ungefähre Einartikulieren und Manipulieren der Modelle und der okklusalen Ebene ist für den routinemäßigen Gebrauch nicht zu empfehlen.

Multiple Restaurationen

Sind multiple Restaurationen einschließlich Brückenrekonstruktionen, aber keine Totalrekonstruktionen indiziert, so ist ein halbeinstellbarer Artikulator für die meisten Fälle akzeptabel. Allerdings kann eine restaurative Behandlung, die eine ausgedehnte Lateral- oder Gruppenfunktion enthält, die mechanischen Fähigkeiten des halbeinstellbaren Artikulators übersteigen.
Mehrere halbeinstellbare Artikulatoren werden durch interokklusale Registrierungen eingestellt, die mit dem Unterkiefer in lateraler Position (lateraler Checkbiß) vorgenommen werden und somit den Kondylenführungen erlauben, sich individuell ein-

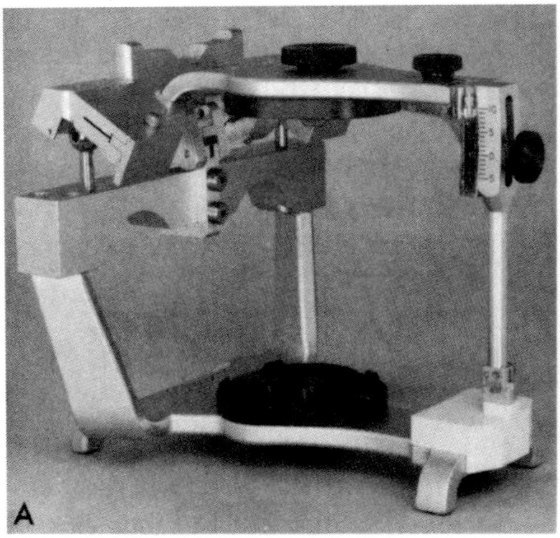

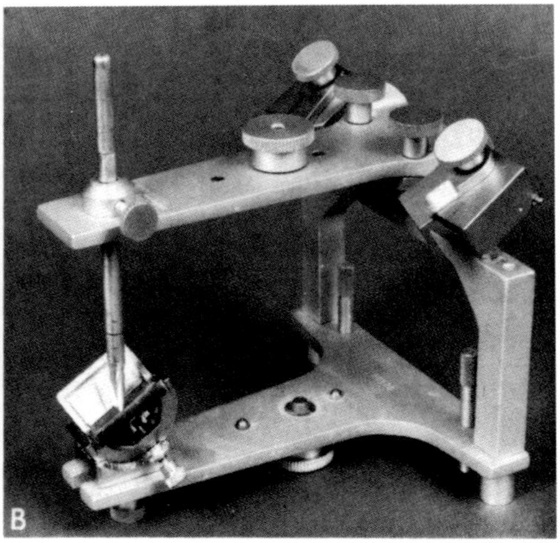

Abb. 15-15 Halbeinstellbare Artikulatoren. A: Denar Mark II. B: Whip-mix.

zustellen, wobei die Lateralbewegung berücksichtigt wird. Diese halbeinstellbaren Artikulatoren erfordern eine zentrische Kieferregistrierung und einen Gesichtsbogen. Obwohl bei Klasse III Untergruppe B-Artikulatoren laterale protrusive Registrierungen möglich sind, benutzen sie Äquivalente für die Restbewegungen.

Einige der erhältlichen halbeinstellbaren Artikulatoren sind:

- *Hanau* H-2 Articulator (vgl. Abb. 9-12) (Teledyne, Buffalo, N.Y.)
- ARH oder ARA Articulator (Dentatus, Almore Co., Portland, Ore.)
- Mark II (Abb. 15-15A) Articulator (Denar Corp., Anaheim, Ca.)
- Whip-mix (Abb. 15-15B) Articulator (Whip-mix Corp., Louisville, Ky.)
- NDU-77 (Abb. 15-16) Articulator (Takamiya Dental Mfg. Co., Ltd., Japan)

Bei umfassenden restaurativen Behandlungen, die Änderungen der vertikalen Dimension beinhalten, kann der Einsatz eines „voll" einstellbaren Artikulators erforderlich sein. Klasse IV Untergruppe B-Instrumente erlauben dreidimensionale Registrierungen. Die Kondylenbahnen werden angepaßt durch Auswahl aus einer Vielfalt von Neigungen, durch Modifikation oder durch beides. Die Registrierungen, die von diesen Artikulatoren verlangt werden, umfassen: zentrische Kieferrelation, Gesichtsbogen und Panthographie (siehe Kapitel 9). Die Klasse IV Untergruppe A-Artikulatoren verwenden eine stereographische Registrierung, d. h. eine modellierte und aufgezeichnete Kondylenbahn. Diese Klasse von Artikulatoren erfordert auch eine Registrierung der zentrischen Kieferrelation und eine Gesichtsbogenregistrierung.

Die Artikulatoren, die sich für multiple Restaurationen einschließlich Totalrekonstruktionen und gegenüberliegende Quadranten eignen, sind die folgenden:

- TMJ Articulator (Abb. 15-17A) (TMJ Instrument Co., Thousand Oaks, Ca.)
- D5-A Articulator (Abb. 15-15) (Denar Corp., Anaheim, Ca.)
- Aderer Simulator (Aderer Inc., Long Island City, N.Y.)
- Stuart Articulator (Abb. 15-17B) (C. E. Stuart, Ventura, Ca.)

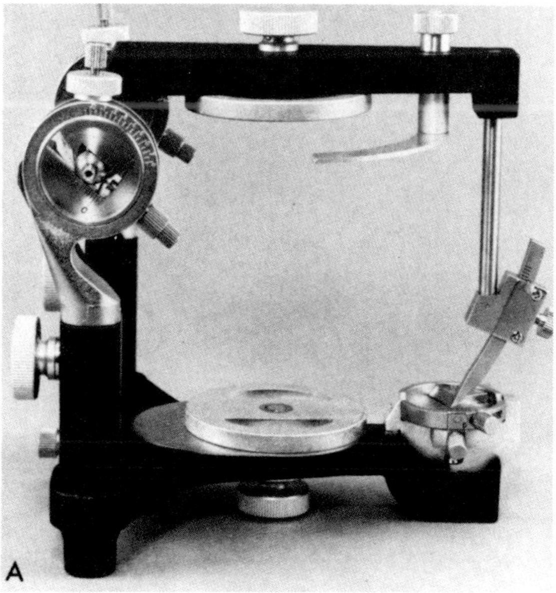

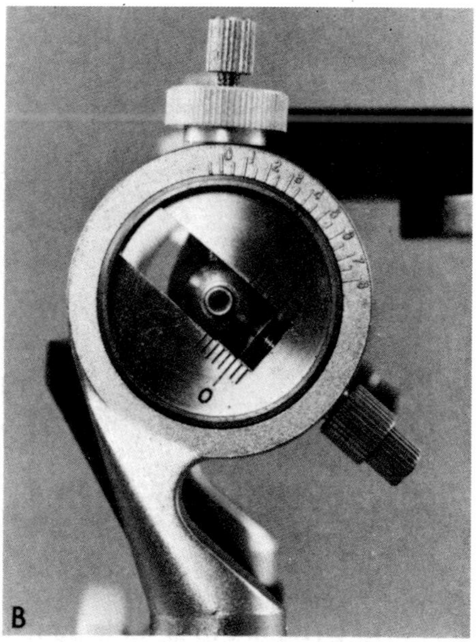

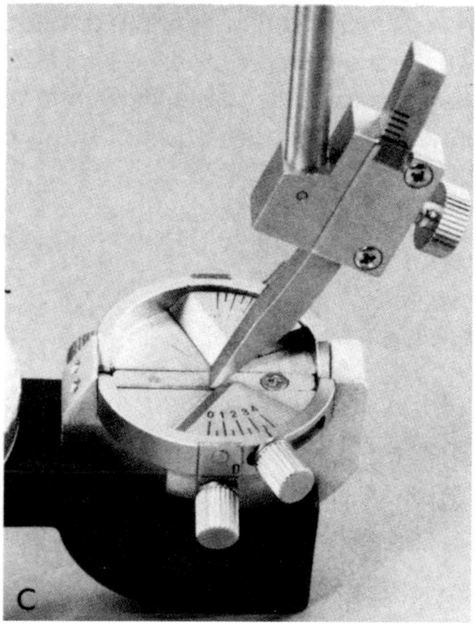

Abb. 15-16 Halbeinstellbarer Artikulator. A: NDU-77 Artikulator. B: Jede Stellung zwischen RK und IK kann am Gelenkmechanismus eingestellt werden. C: Einstellung der vertikalen Dimension am Stützstift.

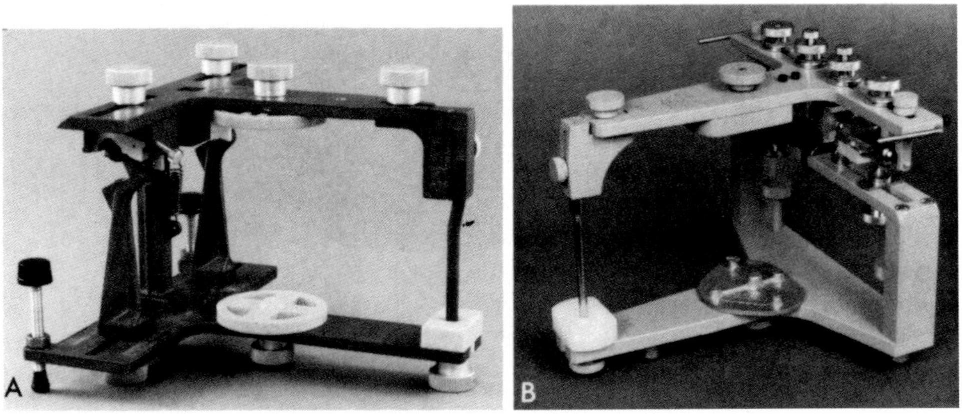

Abb. 15-17 „Voll" einstellbare Artikulatoren. A: TMJ-Artikulator, der anhand stereographischer Unterlagen eingestellt wird. B: Stuart-Artikulator, der durch pantographische Aufzeichnungen eingestellt wird.

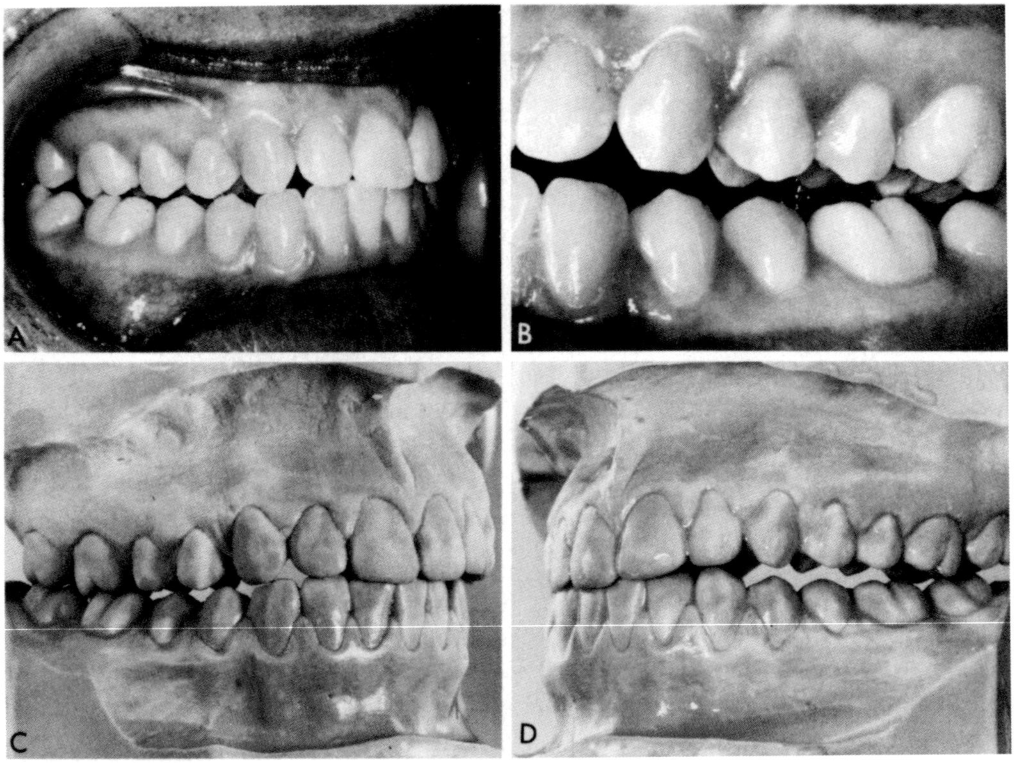

Abb. 15-18 Vergleich klinischer Kontaktrelationen mit denjenigen im Artikulator.

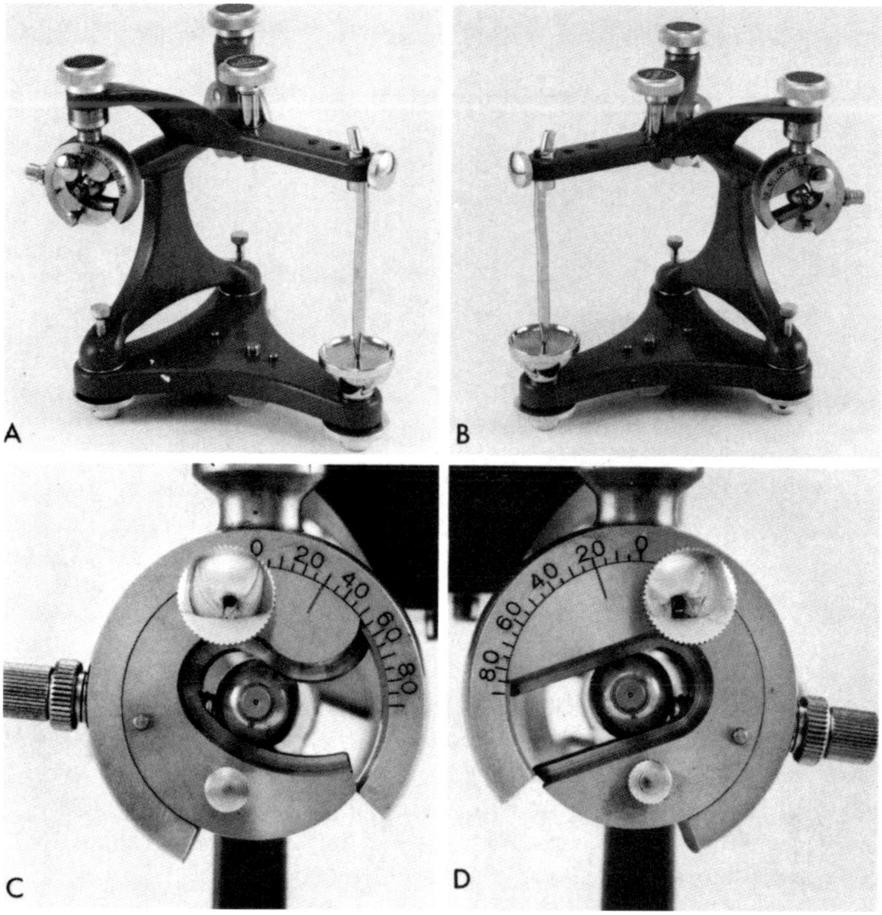

Abb. 15-19 Arcon-Artikulator (Dentatus). A und C: Rechte Seite mit gekrümmter Kondylenbahn. B und D: Linke Seite mit gerader Kondylenbahn (Demonstrationsmodell mit zwei verschiedenen Kondylenbahnen).

Zufriedenstellende Resultate können jedoch auch mit halbeinstellbaren Artikulatoren, wie dem *Hanau* H2 oder Dentatus, erreicht werden.

Die Auswahl eines Artikulators für restaurative Arbeiten muß entsprechend dem größten Nutzen für den Patienten, der Geschicklichkeit des Zahnarztes sowie nach wirtschaftlichen und praktischen Erwägungen erfolgen. Obwohl für multiple Restaurationen indiziert, kann ein individuell einstellbarer Artikulator in einem kommerziellen Dentallabor unpraktisch sein. Der Kliniker muß jederzeit wissen, ob ein bestimmter Artikulator den Anforderungen an eine funktionelle Okklusion genügt.

Die an einen Artikulator gestellten Anforderungen verlangen, daß der obere Teil die Bewegungen und Positionen des Unterkiefers simuliert. Retrusive, protrusive und laterale Bewegungen auf dem Artikulator sollen gut mit den Bewegungen des Patienten entsprechend den okklusalen Kontaktbeziehungen im Mund übereinstimmen (Abb. 15-18).

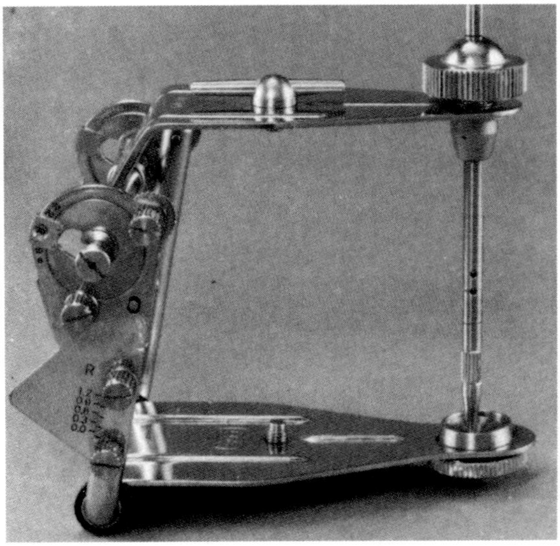

Abb. 15-20 *Gerber*-Artikulator mit Mechanismus zur Verstellung der vertikalen Dimension des kondylären Elementes (0,0–1,2 mm).

Kondylenführung

Die Kondylenbahn kann gerade oder gekrümmt verlaufen (Abb. 15-19), in Kunststoff modelliert (TMJ Artikulator) oder von einer Vielzahl von Krümmungen abgeleitet sein. Die meisten halbeinstellbaren Artikulatoren haben eine gerade Kondylenführung. Für die Mehrzahl der restaurativen Arbeiten bringt eine gekrümmte Kondylenführung keinen besonderen Vorteil, weil die Krümmung feststeht und nicht an die individuellen Gegebenheiten angepaßt werden kann. Bei einigen Artikulatoren kann die vertikale Dimension der Kondylenführung verändert werden (Abb. 15-20).

Inzisalführung

Bei den verschiedenen Artikulatoren wird eine Anzahl inzisaler Führungstische verwendet (Abb. 15-21). Einige können so angepaßt werden, daß sie den Krümmungen der Zahnkontakte bei lateralen und protrusiven Bewegungen folgen. Andere sind so konstruiert, daß sie ein Aufwachsen von Restaurationen in Freiheit in der Zentrik oder in langer Zentrik erlauben, oder sie erlauben eine Veränderung der vertikalen Dimension ohne Änderung der lateralen und protrusiven Bahnen. Die Neigung der Inzisalführung kann auf einen willkürlichen oder durchschnittlichen Wert festgelegt werden, oft stimmt sie mit der Neigung der Kondylenführung überein. Ein einstellbarer oder maßgefertigter inzisaler Führungstisch ist bei Aufwachsarbeiten nötig, wenn die vertikale Dimension während des ganzen Aufwachsvorganges erhalten bleiben soll.

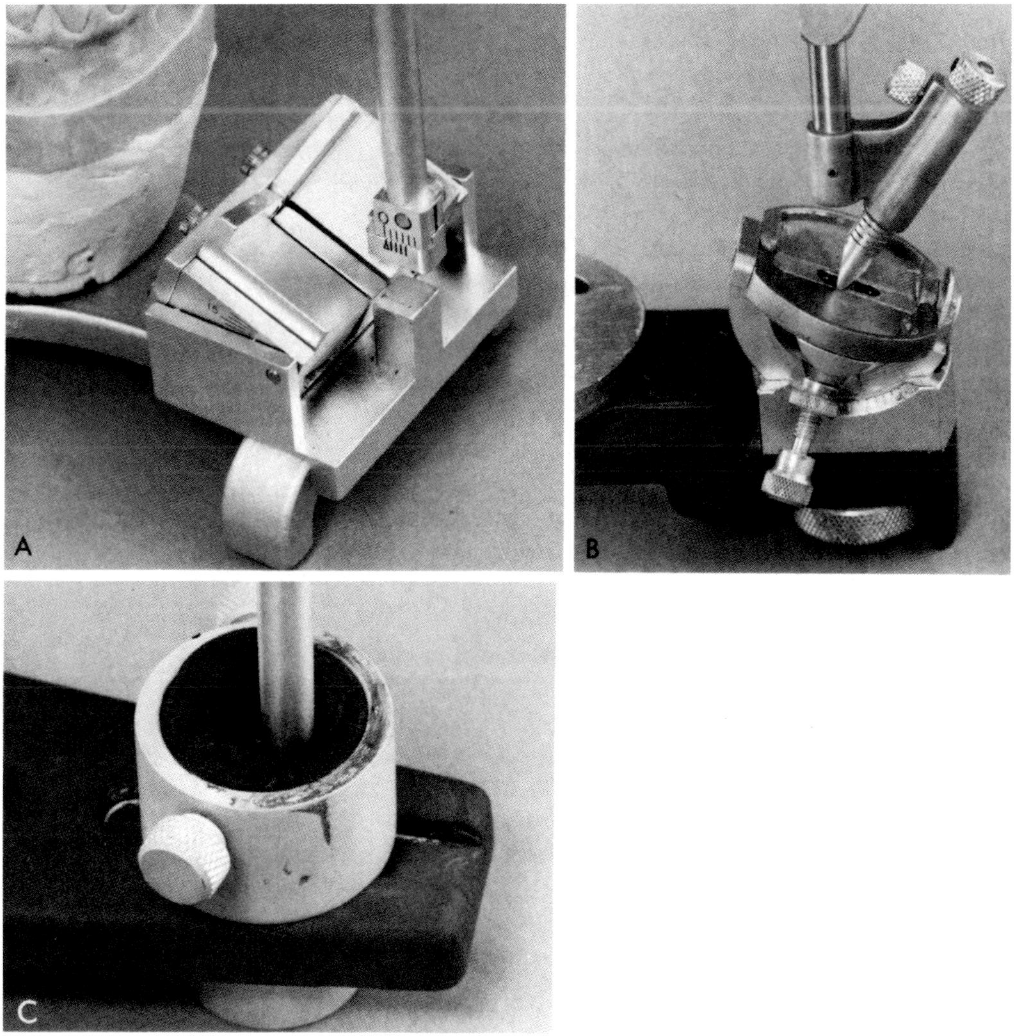

Abb. 15-21 Inzisalführungen. A: Denar-Führungstisch mit Verstellbarkeit der Führung in anterior-posteriorer und lateraler Richtung. Auch die Spitze des Führungsstiftes kann in anterior-posteriorer Richtung und in der Höhe verstellt werden. B: *Schuyler*-Stützstift und Inzisalführung für „Lange Zentrik“ und „Freiheit in der Zentrik“. Die anterior-posteriore Position des Stützstiftes wird beibehalten, auch wenn die vertikale Dimension des Artikulators geändert wird. C: Mit selbstpolymerisierendem Kunststoff kann eine individuelle Inzisalführung geschaffen werden.

Literatur

1. Ash, M. M., und Ramfjord, S. R.
An Introduction to Functional Occlusion. 3rd ed. Philadelphia, W. B. Saunders Company, 1982.

2. Beck, H. O.
A clinical evaluation of the arcon concept of articulation. J. Prosthet. Dent., 9: 409, 1959.

3. Beyron, H.
Det. adulta bettet och bettanalys. Nordisk Klinisk Odontologi. Vol. II. Copenhagen, 1959.

4. Celenza, F. V., et al.
Articulators and articulation, Section III. In Lang, B. R., und Kelsey, C. C. (Eds.): International Prosthodontics Workshop and Complete Denture Occlusion. Ann Arbor, The University of Michigan Press, 1973.

5. Glossary of Prosthodontic Terms. 3rd ed. J. Prosthet. Dent., 20: 443, 1968.

6. Granger, E. R.
Practical Procedures in Oral Rehabilitation. Philadelphia, J. B. Lippincott Company, 1972.

7. Hobo, S., Shillingburg, H. T., und Whitsett, L. D.
Articulator selection for restorative dentistry. J. Prosthet. Dent., 36: 35, 1976.

8. Lindblom, G.
Balanced occlusion with partial reconstructions. Int. Dent. J., 1: 84, 1951.

9. Lucia, V. O.
Modern Gnathological Concepts. St. Louis, The C. V. Mosby Company, 1961.

10. Mann, A. W., und Pankey, L.
Oral rehabilitation. Part I: use of the P-M instrument in treatment planning and in restoring the lower posterior teeth. J. Prosthet. Dent., 10: 135, 1960.

11. McPhee, E. R.
The simple Class II nonadjustable articulator: limitations, errors, and compensating procedures. J. Michigan Dent. Assn., 56: 68, 1974.

12. Schuyler, C. H.
An evaluation of incisal guidance and its influence in restorative dentistry. J. Prosthet. Dent., 9: 374, 1959.

13. Schuyler, C. H.
Freedom in centric. Dent. Clin. North Am., 13: 681, 1969.

14. Weinberg, L. A.
An evaluation of basic articulators and their concepts. Part I. Basic concepts. J. Prosthet. Dent., 1: 622, 1963.

Kapitel 16

Schienungen und okklusale Therapie

Eine Schienung kann flexibel oder starr sein und wird im allgemeinen dazu verwendet, verletzte Körperteile zu fixieren und zu schützen. Schienungen verbinden, umschließen und verstärken dislozierte oder bewegliche Teile. Im zahnärztlichen Bereich werden Schienungen dazu verwendet, zwei oder mehr Zähne miteinander zu verbinden, um okklusale Stabilität zu gewinnen.

Klassifizierung und Verwendungszweck von Schienungen

Schienungen, die der Zahnarzt verwendet, haben verschiedene Ziele:

Eliminierung okklusaler Traumen,
Verbesserung der funktionellen Stabilität,
Erhaltung der Ästhetik. Weil fortschreitende oder erhöhte Zahnbeweglichkeit bei Parodontitis mit verstärkter parodontaler Zerstörung einhergeht, ist die Schienung ein wichtiges Mittel zur Behandlung der fortgeschrittenen Stadien dieser Krankheit.

Es gibt temporäre, diagnostische oder provisorische und natürlich auch permanente Schienungen. Bei jeder Gruppe dieser Schienungen gibt es feste und abnehmbare Typen. Externe Schienungen befinden sich außerhalb der Zahnkronen; interne Schienungen sind in die Zahnkrone eingebaut[21].

Temporäre Schienungen werden dazu verwendet, um ungünstige okklusale Kräfte für eine begrenzte Zeit zu vermindern. Die temporäre Stabilisierung ist wichtig bei Lockerung der Zähne durch Unfall, als unterstützendes Element bei der Behandlung von fortgeschrittener Parodontitis und für die Stabilisierung von Zähnen während umfassender okklusaler Rekonstruktion. Eine Schienung verteilt in einem solchen Fall die funktionellen okklusalen Kräfte, bis alle Rekonstruktionen eingegliedert sind. Oft werden Schienungen auch als Verankerung während einer kieferorthopädischen Behandlung verwendet.

Diagnostische oder provisorische Schienungen verwendet man in Grenzfällen, bei denen das Endergebnis der Parodontalbehandlung zu Beginn der Behandlungsplanung nicht mit Sicherheit vorausgesagt werden kann.

Permanente Schienungen gewährleisten die Stabilität von Zähnen, die progressiv kippen oder deren Parodont soweit reduziert ist, daß sie einzeln ihre normale Funktion nicht mehr ausüben können. Auch in der Retentionsphase nach einer kieferorthopädischen Behandlung und zur Vermeidung von Elongationen bei Zähnen ohne Antogonisten werden permanente Schienungen eingesetzt.

Für den Ersatz fehlender Zähne werden feste wie auch abnehmbare Schienungen verwendet. Jede Schienung sollte die Stabilität und Funktion der natürlichen Zähne verbessern.

Die Biomechanik von Schienungen

Verringerung der Zahnbeweglichkeit

Der klinische Effekt von Schienungen ist die Verringerung der Zahnbeweglichkeit. Bedenkt man, daß die Zahnbeweglichkeit von der einwirkenden Kraft und dem entgegengebrachten Widerstand abhängt, so kann sie durch zwei Maßnahmen reduziert werden: Einerseits kann man die okklusalen Kräfte vermindern, andererseits kann das Parodont verstärkt werden. Verschiedene Faktoren sind für eine Analysierung der Kräfte in Betracht zu ziehen: der Kraftursprung, der Angriffspunkt der Kraft auf der Zahnoberfläche, die Kraftrichtung und die Größe und Frequenz der einwirkenden Kraft. Bei der Analysierung des parodontalen Widerstands muß die kraftauffangende Fläche des Parodonts mit der Gesamtfläche des Stützgewebes und dessen Zustand in Beziehung gebracht werden. In Kapitel 4 wurden diese Kräfte für einen einzelnen Zahn sowie die Reaktion der parodontalen Strukturen auf physiologische Kräfte beschrieben (S. 159).

Das Verblocken von Zähnen verändert die Einwirkung der okklusalen Kräfte auf das Parodont dramatisch. Die belastete parodontale Fläche wird durch die Schienung immer vergrößert. Dies bewirkt eine Reduktion der Kräfte, die auf die Stützgewebe einwirken.

Funktionelle Krafteinwirkungen auf das Parodont können durch verschiedene Maßnahmen möglichst klein gehalten werdenn, und zwar durch

1. effiziente (gut schneidende) okklusale Oberfläche,
2. Umlagerung der funktionellen Kräfte auf Zähne, die noch ein gut ausgebildetes Parodont haben,
3. Herstellen bequemer Kaumöglichkeiten in Regionen mit gutem Parodont.

Da die Kaufunktion von konditionierten Reflexen abhängig ist, wird auf denjenigen Zähnen gekaut, auf denen die Funktion am bequemsten und effizientesten ausgeführt werden kann.

Laterale oder Kippkräfte

Meist sind es laterale oder Kippkräfte, die ein Trauma mit nachfolgend erhöhter Beweglichkeit von Zähnen verursachen. Die Größe des Vorteils durch Schienung im Hinblick auf Kippkräfte hängt hauptsächlich von der Richtung der Kräfte im Verhältnis zur Anordnung der verblockten Zähne ab. Werden zwei einwurzelige Zähne miteinander verbunden, so wird eine eventuell von fazial oder lingual einwirkende Kippkraft auf das Parodont beider Zähne verteilt. Obwohl man dadurch etwas Stabilität gewinnt, sind die einwirkenden Kräfte noch Kippkräfte mit hauptsächlicher Belastung parodontaler Strukturen im Bereich des koronalen Alveolarknochens und der Apices. Deshalb ist das Verblocken zweier einwurzeliger Zähne nicht sehr sinnvoll, da die traumatisierenden Kräfte meist nach fazial oder lingual gerichtet sind.

Funktionelle Kontakte

Es ist wichtig, daß die funktionellen Kontakte zwischen den geschienten Zähnen, wenn immer möglich, in einer geraden Linie zwischen den Verankerungspunkten der Schienung verlaufen, um bei starkem Zubeißen Kippkräfte zu vermeiden. Lateralkräfte auf Zähne mit reduziertem parodontalem Halt können auch verringert werden, indem man die funktionellen Kontakte bei seitlichen Exkursionen wenn möglich vermeidet. Hat der Eckzahn im Vergleich zu den Seitenzähnen ein gutes Parodont, so soll Eckzahnführung angestrebt werden. Es ist aber zu bedenken, daß während des Kauens immer Lateralkräfte auftreten[6].

Mesiale oder distale Kräfte

Schient man zwei einwurzelige Zähne, verbessert sich die Stabilität gegenüber mesial oder distal wirkenden Kräften ganz wesentlich (Abb. 16-1). So gerichtete horizontale Kräfte sind gleichmäßig auf die parodontalen Strukturen verteilt und induzieren eher eine Parallelverschiebung des Zahnes als eine Kippung. Das Rotations-

Abb. 16-1 Das Verblocken von zwei einwurzligen Zähnen ergibt maximale Stabilität in mesiodistaler Richtung. Kräfte in dieser Richtung (A1 und A2) bewirken kein Kippen mehr, sondern belasten die Parodontalmembran gleichmäßig. Bukkolingual gerichtete Kräfte wirken noch immer kippend, wobei die Kräfte sich im Bereich des Alveolarkammes und des Apex konzentrieren. Kombinierte Okklusalkräfte B_1l und B_2 mit einer horizontalen Komponente haben einen gewissen Kippeffekt mit dem Rotationszentrum bei CR. Allerdings ergibt sich dadurch nie eine solche Konzentration kippender Kräfte auf das Parodont, wie zum Beispiel bei einwurzligen Zähnen, die als Ankerzähne für Freiendsattelprothesen dienen.

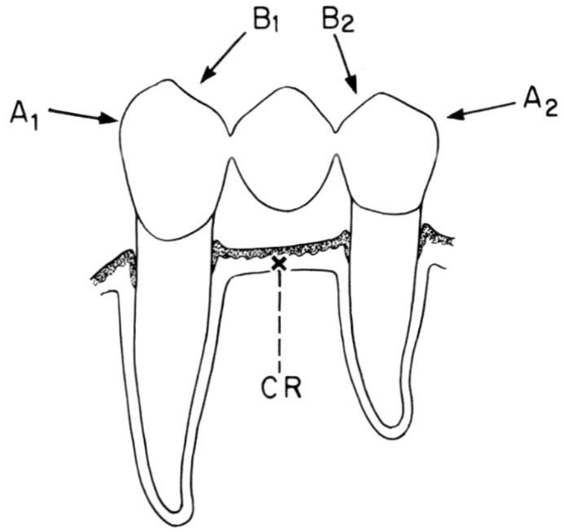

zentrum für die Schienung und die Zähne befindet sich genau zwischen den Zähnen; mesial und distal gerichtete Kräfte wirken so als stark intrudierende Komponente auf den Zahn.

Intrusionskräfte

Intrusionskräfte werden sehr gut toleriert, da eine größtmögliche Anzahl von parodontalen Fasern belastet wird. Wenn eine Kippkraft in mesialer Richtung auf eine Schienung einwirkt, könnte der distale Ankerzahn möglicherweise extrudiert werden, und die ganze Schienung könnte nach mesial kippen wie ein zweiwurzeliger unterer Molar. Hat jedoch der distale Molar einen Antagonisten im Gegenkiefer, müßte der Antagonist intrudiert werden, um eine Extrusion des geschienten Zahnes zu erlauben. Deshalb ist die Möglichkeit der Kippung einer Schienung nach mesial oder distal sehr gering, weil dies eine Intrusion der Zähne im Ober- und Unterkiefer voraussetzt.

Zur körperlichen Verschiebung einer Gruppe geschienter Zähne kann es kommen, wenn der horizontal wirkende Teil der Okklusionskräfte sehr groß oder der verbliebene parodontale Halt äußerst gering ist.

Um eine größtmögliche Stabilität in faziolingualer wie auch mesiodistaler Richtung zu erreichen, müssen posteriore und anteriore Zahnfragmente miteinander verbunden oder Zähne im gegenüberliegenden Teil des Zahnbogens als Abstützung mit einbezogen werden. Eine solche Verteilung der Kräfte auf verschiedene Pfeiler führt zu dem sogenannten Tripoden-Effekt, das heißt, daß eine Kippkraft als gut verträgliche Intrusionskraft auf einen oder mehrere Pfeiler wirkt. Die funktionelle Stabilität geschienter Zähne wird auch erhöht durch den stabilisierenden Effekt, der durch den Kontakt mit den Zähnen des Gegenkiefers entsteht[10].

Mechanische Stabilität

Die größte mechanische Stabilität wird offensichtlich mit einer starren, festsitzenden Schienung erreicht. Es wurde befürchtet, daß festsitzende Schienungen zu einer partiellen Degeneration und Atrophie des Parodonts führen könnten, da die funktionellen Stimuli unterdrückt werden. Dafür gibt es aber weder klinische noch histologische Beweise. Das einzige ungünstige biomechanische Phänomen starrer Schienungen ist die erhöhte Toleranz gegenüber okklusalen Kräften. Mit dieser Toleranzerhöhung kann ein Patient bei

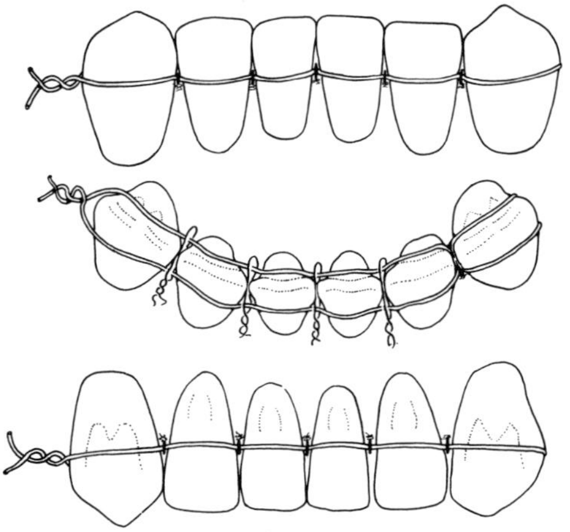

Abb. 16-2 Provisorische Schienung mit Draht und Komposit. Die horizontalen Drähte werden erst angezogen, wenn die interdentalen Schlingen fixiert und deren Enden in die Interdentalräume geboren sind.

gewohnheitsmäßigen Parafunktionen (mit oder ohne Objekt zwischen den Zähnen) den Kaudruck derartig erhöhen, daß Kiefergelenk(e) und Kaumuskeln über das tolerierbare Maß hinaus belastet werden.

Feste Schienungen sind wegen ihrer gegenüber abnehmbaren Schienungen viel größeren Stabilität bei Gebissen mit reduziertem Parodont vorzuziehen. Wenn aber genügend funktionelle Abstützung vorhanden ist, können andere Überlegungen, wie Vermeidung gingivaler Irritation, bessere Ästhetik und finanzielle Gründe, für die Konstruktion abnehmbarer Schienungen sprechen.

Parodontale Resistenz

Nach erfolgreicher Parodontalbehandlung kann das Parodont eine erhöhte Resistenz gegenüber okklusalen Kräften aufweisen. Gelegentlich kann durch Reattachment-Therapie etwas an funktionellem Halt gewonnen werden. Häufiger jedoch kann man feststellen, daß nach der Eliminierung von Irritation, Entzündung und okklusalem Trauma die funktionelle Kapazität des Parodonts erhöht ist. Eine leicht erhöhte Mobilität wird parodontal gut toleriert, wenn die Zähne saubergehalten werden[5]. Mobile Zähne sollen erst geschient werden, wenn sie die normale Kaufunktion behindern, wenn sie am Kippen gehindert werden sollen oder wenn ästhetische Gründe es erfordern.

Temporäre Schienungen

Festsitzende extrakoronale Typen

Temporäre Schienungen können für 2–6 Monate oder auch länger während parodontaler oder anderer zahnärztlicher Therapie eingesetzt werden. Die gebräuchlichste temporäre Schienung ist eine extrakoronal befestigte Draht-Kunststoff-Kombination (Abb. 16-2). Ein weicher, rostfreier Stahldraht von 0,25–0,3 mm Durchmesser wird einfach oder doppelt bukkal und lingual leicht unterhalb des Kontaktpunktes (inzisal vom Cingulum der Frontzähne) den Zähnen angepaßt. Die Drahtenden werden lose verdreht. Dann werden diese zwei Drähte mit Ligaturdrähten von 0,2–0,25 mm Durchmesser interdental verbunden und festgezogen, indem man in dem Interdentalraum beginnt, der am nächsten bei der Schlinge des horizontal verlaufenden Tragdrahtes liegt. Es ist wichtig, daß die Enden der Interdentalligaturen unter dem horizontalen Draht verschlungen werden, um eine gingivale Irritation zu vermeiden.

Nachdem alle Interdentalligaturen angebracht wurden, wird der horizontale Draht fest angezogen. Dann wird eine mäßig dicke Schicht selbsthärtenden Kunststoffs in der entsprechenden Zahnfarbe über alle Drähte gepinselt und interdental gut adaptiert. Der Kunststoff darf die Gingiva nicht berühren und keine okklusalen Interferenzen hervorrufen. Die Gingiva kann mit einer dicken Schicht Vaseline oder Silikonöl vor dem Aufpinseln des Kunststoffs auf die Zähne isoliert werden. Der Karies kann vorgebeugt werden, indem die Zahnoberfläche vor dem Auftragen sorgfältig getrocknet wird, um eine gute Adaptation des Kunststoffs zu erreichen.

Eine Drahtschiene ohne Kunststoff ist eine sehr schlechte Schienung; aber eine Drahtschiene, mit Kunststoff kombiniert, stellt eine wirksame Schienung für untere Frontzähne und einen guten Behelf als temporäre Schiene für obere Frontzähne dar. Auch erhöht bewegliche Prämolaren können so geschient werden, wenn die Molaren und Eckzähne noch fest sind. Zähne, die so geschient sind, können zeitweilig aus der Okklusion geschliffen werden, ohne zu elongieren, wenn im gegenüberliegenden Zahnbogen eine kieferorthopädische Behandlung erfolgt. Das Beschleifen der Zähne verkürzt den Hebelarm der okklusalen Kräfte; wenn der Antagonist bewegt wird, können die funktionellen Kräfte mehr axial einwirken und so die zukünftige Stabilität der Zähne erhöhen (Abb. 16-3).

Zähne sollten nie mit Ligaturen allein (Draht, Grassline, Nylon) geschient werden, da diese zuwenig stabilisieren und auch traumatisch wirken können.

Früher wurden häufig zusammengeschweißte orthodontische Bänder als temporäre Schienungen verwandt, aber sie haben kaum Vorteile gegenüber gut angepaßten Draht-Kunststoff-Schienungen. Schienungen aus orthodontischen Bändern sind mühevoller herzustellen und weniger ästhetisch als Kunststoffschienen. Sie erfordern auch interproximal Platz, weshalb eine Stabilisierung der Zähne in genau der gewünschten Position mit angepaßten Bändern nicht möglich ist.

Verschiedene gegossene Schienungen aus Gold oder Chrom-Nickel-Legierungen können temporär an die Zähne zementiert werden, wobei die bukkalen und lingualen Teile mit Ligaturdrähten zusammengehalten werden. Solche Schienungen haben üblicherweise ein offenes Ende und passen gerade über beide Seiten des Zahnäquators. Draht-Kunststoff-Schienungen haben auch diese Metallschienen verdrängt, wenigstens was temporäre Zahnschienung anbelangt.

Gegenwärtig die beliebteste Schienungsart ist die, die mit Autopolymerisat, Komposit und Säureätztechnik hergestellt wird (Abb. 16-4).

Lingual wird eine solche Schienung meist mit einem orthodontischen Drahtgitter[22] oder mit einem gegossenen Gerüst verstärkt. Diese reversible Schienung ist sehr belastbar, starr und auch ästhetisch befriedigend. Wird lingual ein Drahtgitter zur Verstärkung gebraucht, müssen die Interdentalräume nicht mit Komposit gefüllt werden. Eine solche Schienung kann über mehrere Jahre ihren Dienst tun. Zum Ersatz von einem oder zwei fehlenden Frontzähnen können Prothesenkunststoffzähne in eine solche Schienung inkorporiert werden.

Der parodontale Langzeitgewinn solcher Schienungen scheint jedoch illusorisch zu sein[19,20]; entfernt man eine solche Schie-

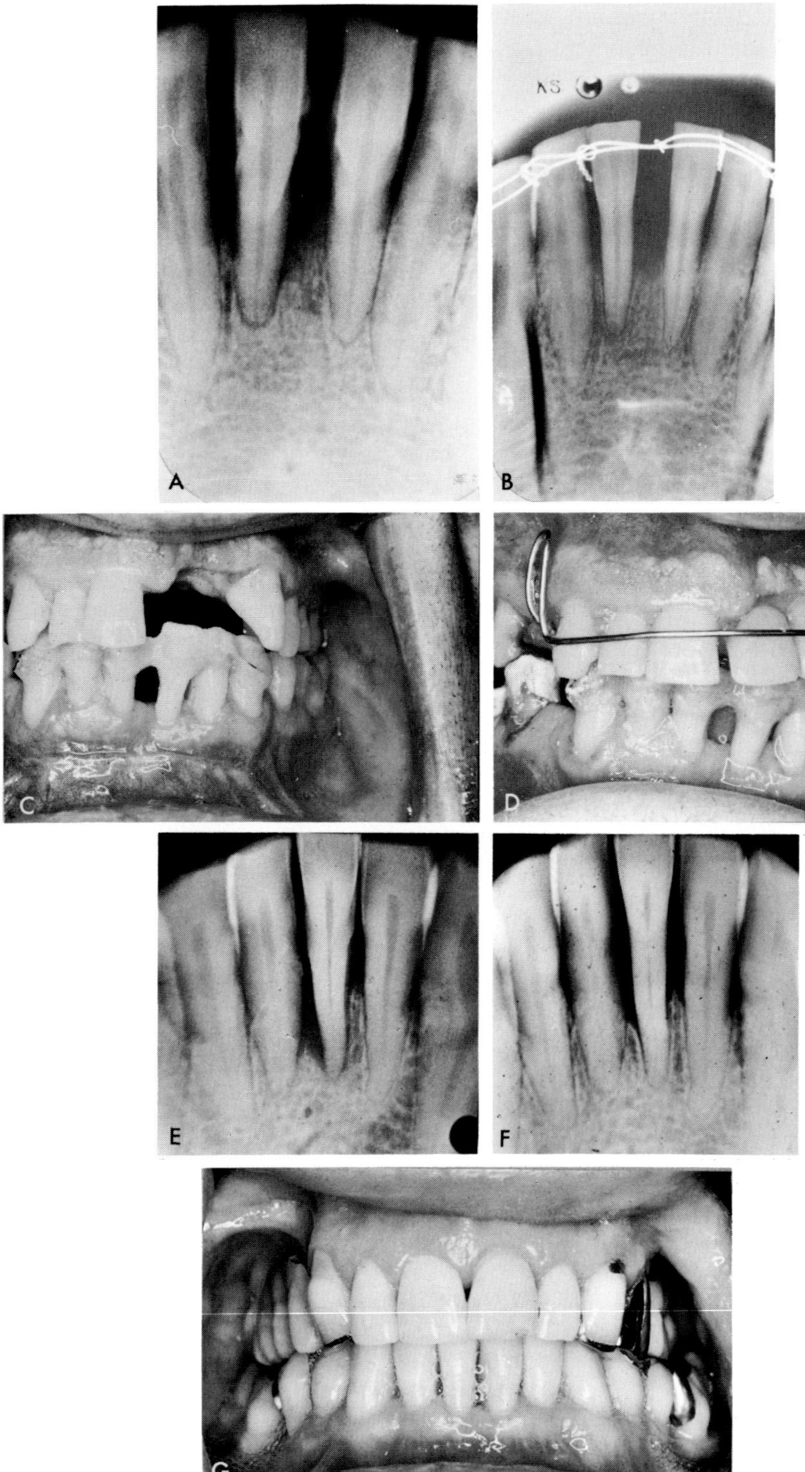
KS
A
B
C
D
E
F
G

Abb. 16-3 A: Röntgenbilder vor Parodontalbehandlung (42jähriger Patient). B: Vier Monate nach Eingliedern einer temporären Schienung. Die Parodontalbehandlung wurde durchgeführt und die Zahnkronen erheblich gekürzt. C: Klinische Ansicht der Schienung. Der Kunststoff, der den Draht verstärkt, soll die Gingiva nicht berühren. D: Durch das Kürzen der Unterkieferfrontzähne können die Oberkieferfrontzähne retrudiert werden. Dadurch wird die Ästhetik verbessert, gleichzeitig wirken die okklusalen Kräfte mehr in axialer Richtung. Schließlich wurden im Unterkiefer eine Teilprothese und im Oberkiefer eine Frontzahnbrücke eingegliedert. Nach temporärer Schienung und nachfolgender Parodontalbehandlung sind Zähne oft nicht mehr erhöht beweglich, wodurch sich permanentes Schienen erübrigt. E: Röntgenbild vor dem temporären Schienen 1949 (47jähriger Patient) F: Röntgenbild 12 Jahre nach der Therapie (1961). Man beachte die Knochenbildung und Funktionsstabilität, ohne daß permanent geschient wurde. G: Klinische Frontalansicht. Hervorragende Mundhygiene und Rekonstruktionen im Seitenzahngebiet tragen zum Behandlungserfolg bei.

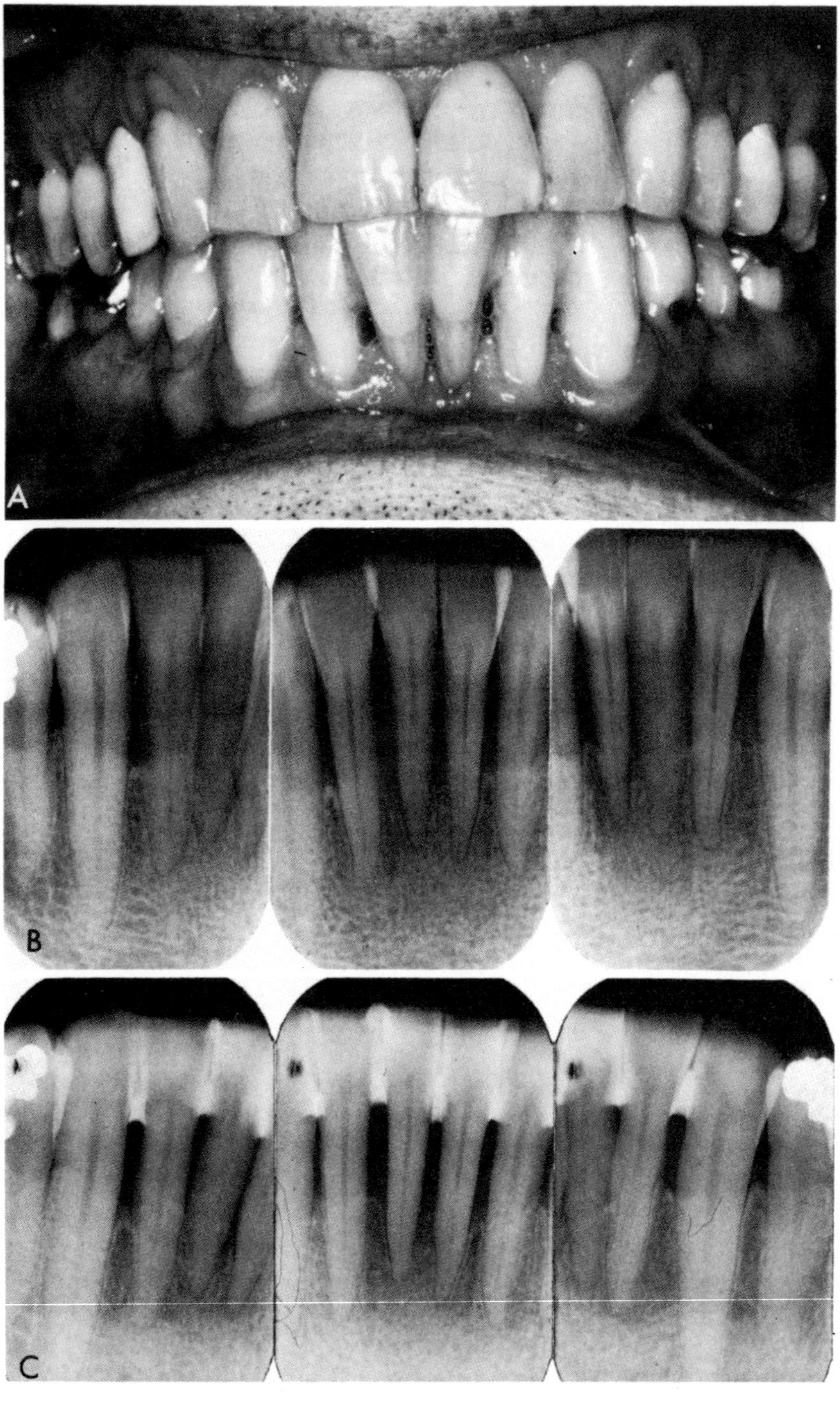

Abb. 16-4 Temporäre Schienung mit Autopolymerisat und Schmelzätztechnik. A: Klinische Frontalansicht einer Schienung im Unterkiefer. B: Röntgenbilder vor der Schienung. C: Röntgenbilder ein Jahr nach der Schienung.

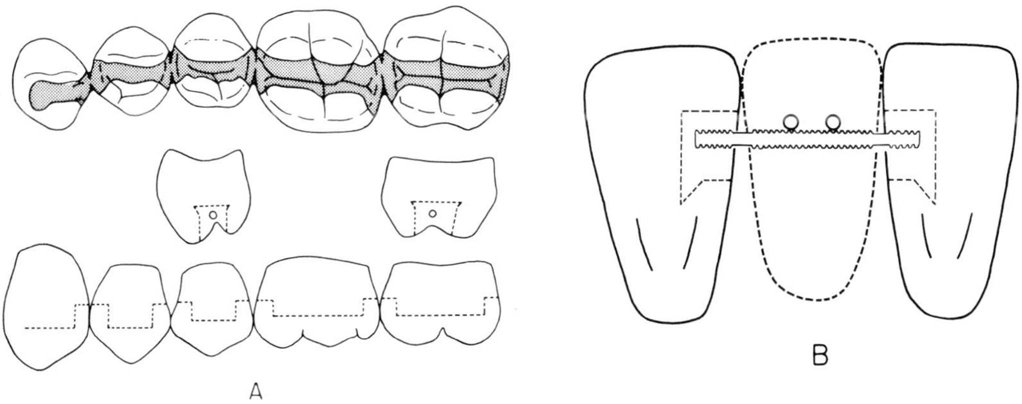

Abb. 16-5 A: Schienung mit Amalgam oder Komposit und Drahtverstärkung. Ein steifer Draht mit angerauhter Oberfläche wird den Kavitätenpräparationen angepaßt. Unterschnitte in den Präparationen verbessern die Stabilität dieser Schienung. B: Fehlende Zähne können temporär durch Kunststoffprothesenzähne ersetzt werden. Die Pfeilerzähne müssen lingual präpariert werden. Nach dem Anpassen des aufgetankten Verstärkungsdrahtes werden die präparierten Kavitäten von Pfeilerzähnen und Zwischenglied mit Komposit gefüllt.

nung, so zeigen die Zähne die gleiche Mobilität wie vor der Schienung. Daher dient eine Schienung nur dazu, die Behandlung zu erleichtern und zeitweilig die Funktion und die Ästhetik zu verbessern.

Festsitzende intrakoronale Schienungen

Festsitzende Schienungen mit intrakoronaler Befestigung an den Zähnen können 2–3 Jahre lang getragen werden. Da für alle solche Schienungen die Zähne präpariert werden müssen, sollten sie nur in Fällen angewandt werden, in denen später eine permanente Schienung vorgesehen ist. Das gebräuchlichste Beispiel temporärer intrakoronaler Schienungen sind verschiedene Typen von Kunststoff-Vollkronen, die zu Brücken verbunden wurden. Um die Stabilität zu verbessern, haben einige von ihnen Metallkerne oder Bänder, die auf die präparierten Zähne passen. Eine andere Möglichkeit besteht darin, approximale Kästen mit ausgeprägten Retentionsrillen zu präparieren und die Zähne mit Amalgam oder Komposit, verstärkt mit Drähten, zu verbinden (Abb. 16-5).

Abnehmbare temporäre Schienungen

Abnehmbare temporäre Schienungen bewirken eine geringere Stabilität als festsitzende Schienung, aber in Fällen, wo Stabilität nicht entscheidend ist, können sie verwendet werden, denn sie sind einfach herzustellen und erlauben eine gute Mundhygiene. Praktisch alle abnehmbaren temporären Schienungen gehören zum extrakoronalen Typ. *Hawleys* orthodontische Platten und verschiedene andere okklusale Schienen (sogenannte Bißschutz- oder Nachtschienungen) werden als stabilisierende Schienungen verwendet. Sie sind in den Kapiteln 9 und 14 beschrieben. Keine dieser Schienungen wird empfohlen für Patienten mit schweren parodontalen Erkrankungen oder wenn maximale Stabilisierung gefordert ist.

Gegossene Schienungen nach *Elbrecht*[4] können sowohl als temporäre wie auch als

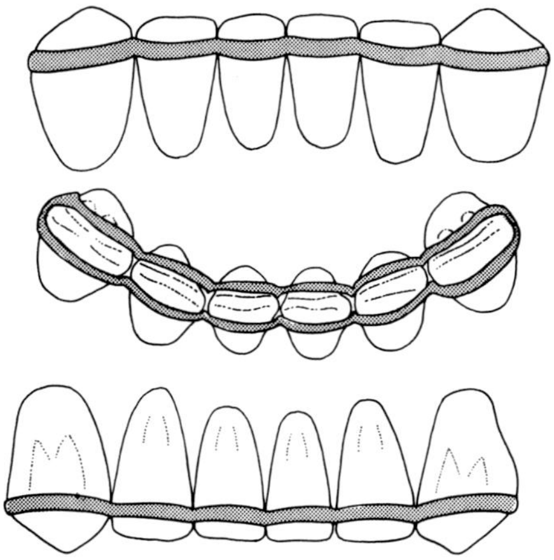

Abb. 16-6 Gegossene abnehmbare *Elbrecht*-Schienung. Mit dieser seit 30–40 Jahren verwendeten Schienung kann ein ganzer Zahnbogen geschient werden.

permanente abnehmbare Schienungen eingesetzt werden (Abb. 16-6). Diese Schienungen sind ästhetisch unbefriedigend und lassen eine erhebliche Zahnbeweglichkeit in der Schienung zu. Für temporäre Schienung sind ihnen Säureätztechnik-Schienungen überlegen.

Um den größtmöglichen Nutzen aus der Anwendung einer temporären Schienung ziehen zu können, soll der Patient die bestmögliche parodontale und okklusale Therapie erhalten, während er die Schienung trägt. Die okklusale Therapie enthält neben dem Einschleifen auch Rekonstruktionen für eine gleichmäßige Verteilung der einwirkenden Kräfte und größte Stabilität. Der Erfolg oder Mißerfolg der temporären Schienung zeigt sich erst einige Wochen nach dem Entfernen der Schienung. Werden die Zähne nach Entfernung der Schienung unangenehm locker oder erhöht sich ihre Beweglichkeit, muß permanent geschient werden.

Diagnostische oder provisorische Schienungen

Diagnostische Schienungen werden in Grenzfällen eingesetzt, wenn das Endresultat einer parodontalen und okklusalen Therapie bei Behandlungsbeginn nicht vorauszusehen ist. Die Anwendung einer diagnostischen, temporären Schienung für 6–12 Monate wird empfohlen, um sicherzugehen, daß die Zähne nach der Therapie den normalen funktionellen Anforderungen standhalten können.

Oft kommt es jedoch vor, daß Zähne mit einer hoffnungslosen parodontalen Prognose in diagnostische Schienungen einbezogen werden. Solche „heroischen" Rettungsversuche, um Zähne so lange wie möglich zu erhalten, stellen eine fragwürdige Therapieform dar. In der Parodontologie gibt es ziemlich eindeutige Richtlinien, die bestimmen, ob eine Parodontitis behandelt werden kann oder nicht. Bei Zähnen mit involvierter Bi- oder Trifurkation kann eine temporär eingesetzte Schienung das Fortschreiten der Parodontitis eventuell verlangsamen und die Möglichkeit des Auftretens parodontaler Abszesse verringern, da es weniger wahrscheinlich ist, daß ein okklusales Trauma solche Abszesse auslöst. Dies ist jedoch ein trügerischer Waffenstillstand, der nicht dazu führen sollte zu glauben, die Parodontitis sei geheilt. In den allermeisten Fällen ist es für den Zahnarzt und den Patienten besser, wenn Zähne mit hoffnungsloser Prognose nicht in eine Schienung einbezogen werden.

Es wird empfohlen, diagnostische Schienungen nur als temporäre, externe Schienungen für Zähne anzuwenden, die eine recht gute parodontale Prognose haben. Meist wird die Säureätztechnik vorgezogen.

Permanente Schienungen

Permanente Schienungen können festsitzend, halbstarr oder abnehmbar konstruiert und intra- oder extrakoronal an den Zähnen verankert werden. Es gibt verschiedene Techniken, um die verschiedenen Arten permanenter Schienungen herzustellen; in diesem Buch kann ihre Herstellung nicht im Detail beschrieben werden. Eine permanente Schienung ist indiziert, wenn die Zähne ihre funktionelle Stabilität nicht erhalten können, nachdem eine umfassende zahnärztliche und parodontale Therapie einschließlich einer temporären Schienung durchgeführt wurde. Auch Zähne mit progressiv erhöhter Beweglichkeit und Kipptendenz sollen permanent geschient werden.

Das Schienen solcher Zähne muß eine Hypermobilität nicht unbedingt gänzlich eliminieren; eine ganze geschiente Einheit kann in corpore erhöht beweglich sein. Mißerfolge stellen sich jedoch erst dann ein, wenn die Mobilität zunimmt[10].

Festsitzende permanente Schienungen

Wie bei den provisorischen Schienungen wird die größtmögliche Stabilität mit einer festsitzenden, starren Schienung erreicht. Dieser Schienungstyp ist meist die Schienung der Wahl. Bei der Konstruktion müssen einige Gesichtspunkte berücksichtigt werden:

1. Alle Quellen gingivaler Irritation durch die Schienung sollen vermieden werden.
2. Die Schienung muß für Mundhygienemaßnahmen gut zugänglich sein.
3. Alle Pfeilerpräparationen sollen sehr gute Retention aufweisen; dies ist vor allem bei erhöhter Zahnbeweglichkeit wichtig.
4. Ausreichende Materialdicke und groß bemessene Lötstellen sollen gewährleistet sein.

Der Druck auf eine Schienung ist oft ungleichmäßig verteilt; dies gilt vor allem für Bruxismuspatienten mit je einer Schienung im Ober- und Unterkiefer. So kann es zum Beispiel nach ein paar Jahren dazu kommen, daß sich die labialen zervikalen Ränder von Dreiviertelkronen öffnen als Folge einer wiederholten leichten Deformation der Schienung bei starker okklusaler Belastung. Auch besteht die Tendenz, daß Lötstellen nach mehreren Jahren funktioneller Belastung brechen[14].

Technische, ästhetische und ökonomische Überlegungen sprechen dafür, möglichst wenige Zähne für den Halt in eine Schienung einzubeziehen. Oft beruht diese Entscheidung auf schlecht definiertem und unantastbarem klinischem Urteil; ein gründliches Verständnis der Okklusion und der Prinzipien von Schienungen ist jedoch von unschätzbarem Wert. Manchmal kann die Entscheidung mit Hilfe diagnostischer oder provisorischer Schienen getroffen werden, indem anfangs nur wenige Pfeiler mit einbezogen werden und nach und nach immer mehr, bis Stabilität und Wohlbefinden erreicht sind.

Für permanentes Schienen empfiehlt sich das Eingliedern sogenannter „Pin-ledge"-Schienungen, wenn gewisse technische, funktionelle und ästhetische Voraussetzungen erfüllt sind (Abb. 16-7). Neuerdings werden wieder horizontale Stifte zur Befestigung von Schienungen verwendet, wie sie ursprünglich von *Köhler*[9] und anderen[7] benutzt wurden. Heute wird eine große Anzahl von verschiedenen Stiftsystemen angeboten, die eine konservative Präparation der Pfeiler erlauben.

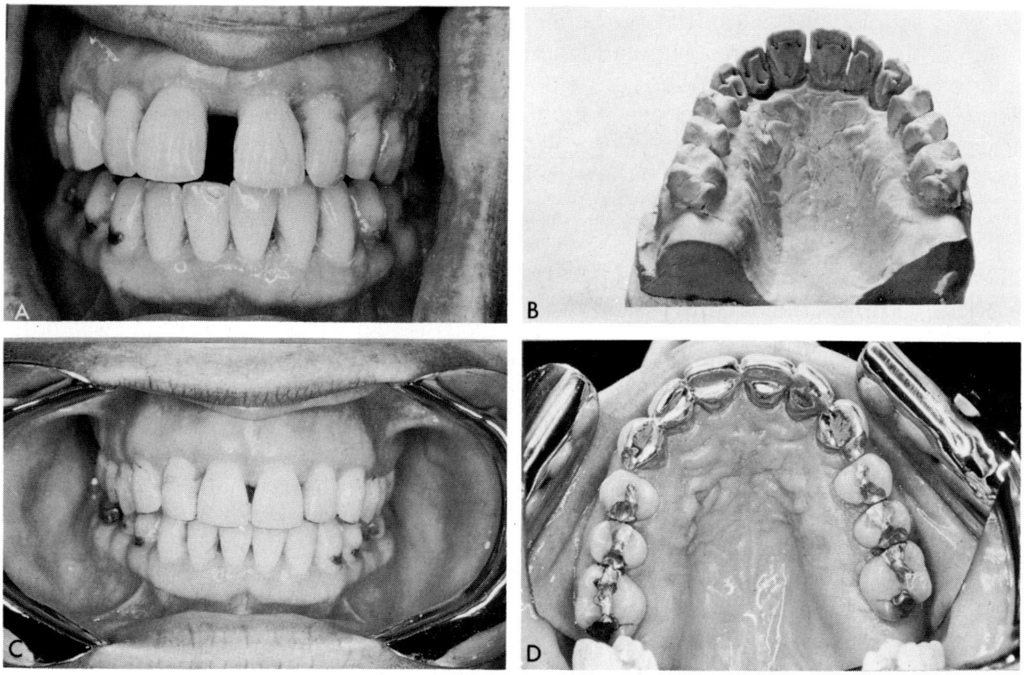

Abb. 16-7 Hypermobile Frontzähne mit langen Kronen und kurzen Wurzeln. B: Die Frontzähne wurden orthodontisch retrudiert und für eine „Pin-ledge"-Restauration präpariert.
C: Klinische Frontalansicht mit eingegliederter Schiene. D: Palatinalansicht der Schiene. Die „lange Zentrik" mit den Plateaus für die Unterkieferfrontzähne ist gut zu sehen. Dadurch werden die okklusalen Kräfte axial auf die Inzisiven übertragen. E: Röntgenbilder mit eingegliederter Schienung (38jährige Patientin).

Die Vollkronen-Präparation ist vom Standpunkt der parodontalen Verträglichkeit, Retention und Ästhetik auf lange Sicht die ungünstigste Wahl; sie sollte nur angewendet werden, wenn es unvermeidlich ist, zum Beispiel aus Gründen der Ästhetik oder bei hoher Kariesaktivität.

In bezug auf Stabilität und kontrollierte Druckverteilung kommen halbstarre oder Präzisionsattachment-Verbindungen zwischen den einzelnen Teilen der Schienung den starren, festsitzenden Schienungen am nächsten. Diese Verbindungen müssen stets tief, parallel und so starr wie möglich ausgeführt werden. Sie sollen nur dann verwendet werden, wenn aus technischen Gründen eine starre, feste Schienung nicht gut hergestellt werden kann.

Abnehmbare permanente Schienungen

Der beste Effekt bei abnehmbaren Schienungen wird mit Teleskopkronen und Präzisionsgeschieben erreicht. Manchmal können solche Schienungen sogar noch stabiler sein als feste Brücken. Bei solchen Rekonstruktionen unterstützt manchmal in zahnlosen Abschnitten der Alveolarkamm die Stabilität. Werden Palatinalbügel[12], Lingualbügel, Teleskopkronen und Präzi-

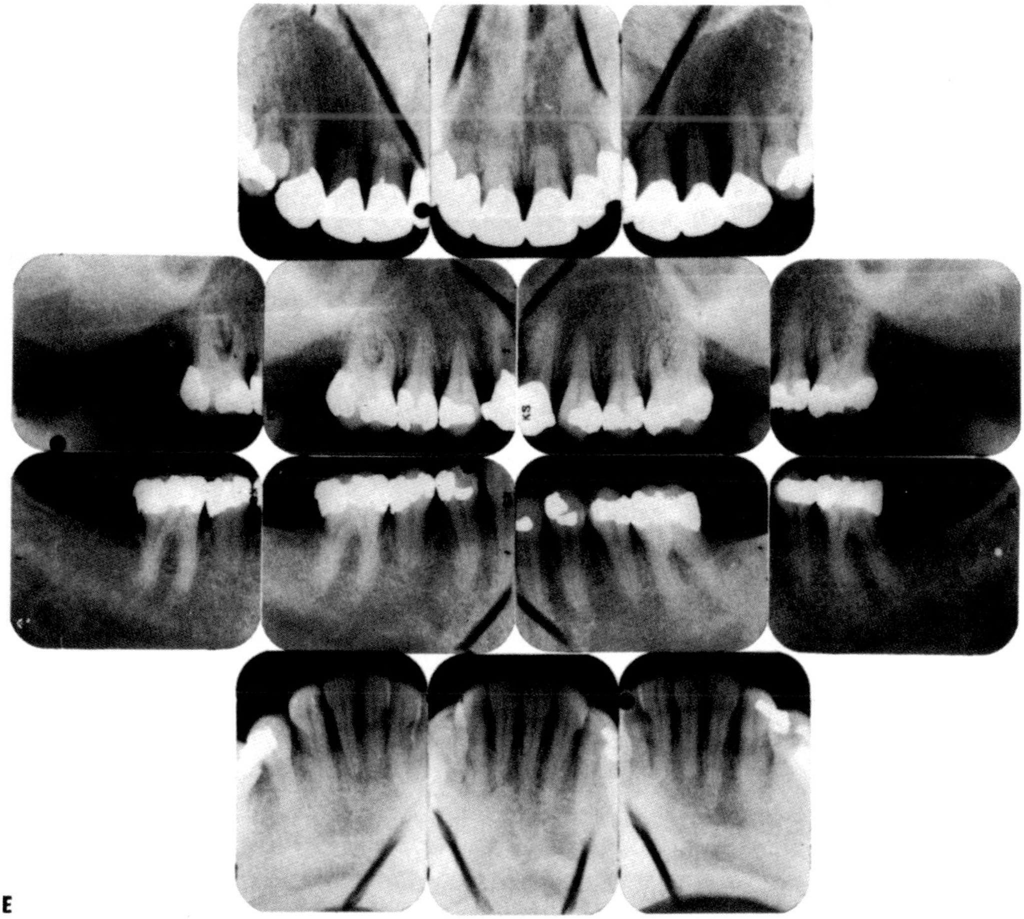

E

sionsattachments verwendet, so müssen oft die Frontzähne nicht einmal in die Rekonstruktion einbezogen werden, um genügend seitliche Abstützung für die hinteren Zähne zu erreichen.

Gegossene Metallschienungen mit kontinuierlich verlaufenden labialen und lingualen Klammern nach *Elbrecht*[4] wurden früher sehr oft als abnehmbare permanente Schienungen verwandt, mit oder ohne Ersatz fehlender Zähne. Diese Schienungen erlauben aber nur eine mittelmäßig gute Abstützung der Zähne und sind außerdem im Frontzahngebiet ästhetisch unbefriedigend.

Elbrecht-Schienungen[4] und andere Klammerschienungen sind als Schienungen nur dann befriedigend, wenn nur wenig Schienung erforderlich ist. Sobald größte Wirksamkeit verlangt wird, z. B. bei Patienten mit fortgeschrittenem Verlust des Parodonts, sind feste, starre oder halbstarre Konstruktionen immer zu bevorzugen.

Verschiedene Arten von Teilprothesen mit Stützklammern, fortlaufenden Lingualbügeln, Umfassungsklammern und anderen Stützelementen sind als Schienungen nicht sehr wirkungsvoll (Abb. 16-8). Oft werden Pfeilerzähne für Teilprothesen mit festen Brücken geschient, bevor sie als Pfeiler

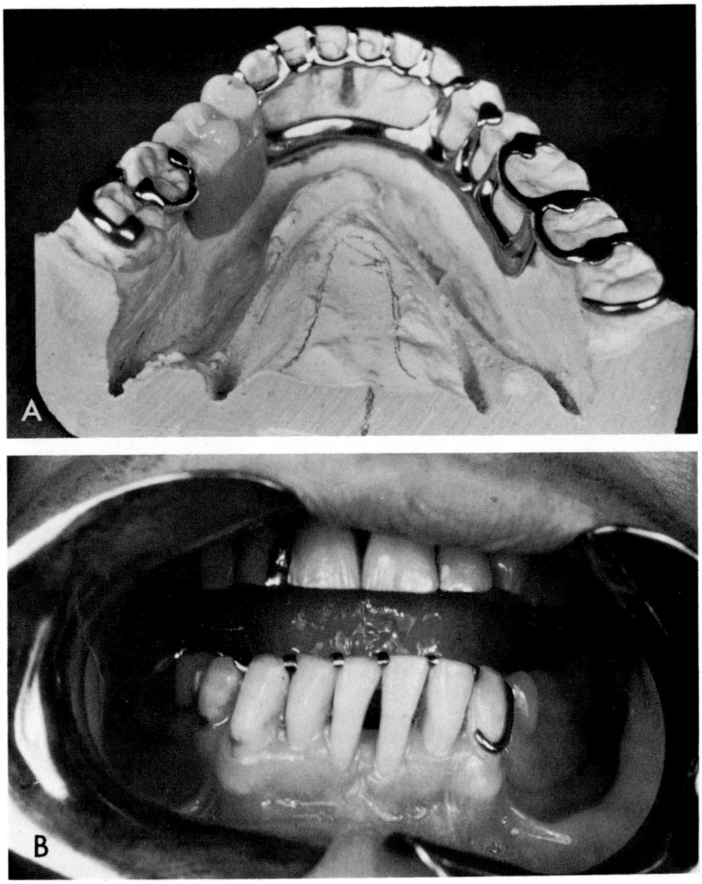

Abb. 16-8 A und B: Teilprothese kombiniert mit abnehmbarer Schienung. Die lockeren Unterkieferfrontzähne werden durch Krallen fixiert. Die Zähne müßten zur Aufnahme der Auflagen und der reziproken Klammerarme extensiv präpariert werden. Ebenso müßten vertikale Flächen für ein interferenzfreies Einführen der Schienung präpariert werden.

verwendet werden. Das Schienen von zwei Pfeilerzähnen auf jeder Seite einer Freiend-Sattelprothese erhöht die mesiodistale Stabilität der Pfeiler wesentlich. Die richtige Anordnung gut passender Klammerarme auf beiden Seiten der Teilprothese erhöht die Stabilität in faziolingualer Richtung.

Andere abnehmbare permanente Schienungen enthalten verschiedene Anordnungen von Bügeln und Geschieben, die in okklusale und linguale Inlays oder Kronen eingefügt werden[11]. Solche Schienungen sind nicht so wirksam wie feste oder abnehmbare Schienungen mit Präzisionsattachments und können kaum empfohlen werden.

Die okklusalen Kräfte, die der Patient ausübt, müssen auch berücksichtigt werden. Bei Personen mit Bruxismus übersteigen die bei der Parafunktion auftretenden Kräfte die funktionellen Kräfte meist bei weitem; deshalb benötigen solche Patien-

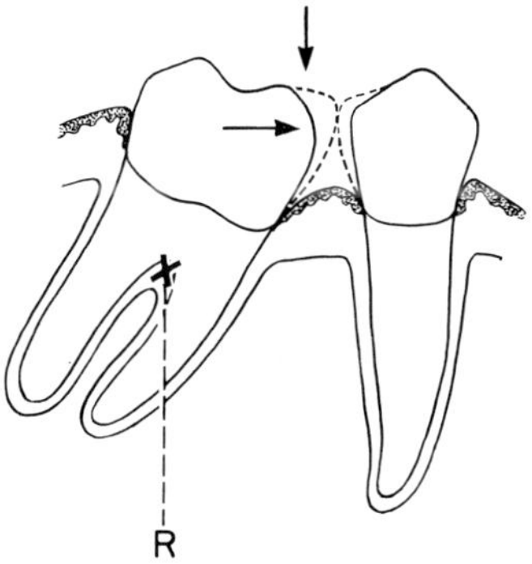

Abb. 16-9 Das Überkonturieren von Füllungen im Bereich der approximalen Randwülste gekippter Zähne kann nachteilige Folgen haben. Okklusalkräfte auf den Molaren können so eine horizontale Komponente auf den Prämolaren haben. R = Rotationszentrum des gekippten Molaren.

ten bessere Pfeiler und stärkere, starrere Schienungen als Patienten ohne Bruxismusneigung.

Flache Oberkiefer-Okklusionsschienen, die nachts getragen werden, können permanentes Schienen eventuell über mehrere Jahre vollständig ersetzen, wenn technische und finanzielle Einschränkungen weitergehende Lösungen ausschließen. Dies kann eine praktische Lösung zur Langzeiterhaltung von parodontal stark geschädigten Zähnen sein oder bei Patienten, die sich nicht von ihren Zähnen trennen wollen.

Häufige dysfunktionelle Probleme bei Schienungen und großen Rekonstruktionen

Gekippte Pfeilerzähne

Gehen im Unterkiefer die ersten Molaren verloren, so kippen der zweite und dritte Molar oft nach mesial. Okklusale Kräfte wirken dann nicht mehr axial, sondern üben eine deutliche Kippkraft auf den Zahn aus. Da kein mesialer Kontaktpunkt besteht, neigt der Zahn dazu, immer weiter zu kippen, und die Kippwirkung der Okklusionskraft nimmt stetig zu.

Da die Gesundheit der ganzen Bezahnung durch solche gekippten Molaren gefährdet wird, sollte eine Behandlung vorgenommen werden. Dies ist nur dann nicht nötig, wenn die Gesundheit des Kausystems stabil bleibt und keine Anzeichen von ungünstigen Folgen zeigt. Diese ungünstigen Auswirkungen auf das gesamte Kausystem wurden von *Hirschfeld*[8] klassisch beschrieben.

Aufrichten von Zähnen

Eine offensichtlich ideale Lösung des Problems gekippter Molaren scheint das Aufrichten in die ursprüngliche Lage zu sein. Darauf kann dann der Zahn als Pfeiler für eine feste Brücke oder eine abnehmbare Teilprothese dienen, die den verlorenen Zahn bzw. die Zähne ersetzt.

Wie in Kapitel 14 erwähnt, ist dies eine etwas mühsame Prozedur, da beim Aufrichten des Zahnes dessen distale Wurzel intrudiert werden muß, um die normale vertikale Dimension zurückzugewinnen. Glücklicherweise gibt es in den meisten Fällen andere annehmbare Alternativen zum Aufrichten gekippter Molaren. Eine orthodontische Behandlung wird nur dann empfohlen, wenn zweite oder dritte Molaren nach Verlust der ersten Molaren sehr stark nach mesial und zugleich nach lingual gekippt sind.

Überkonturierung

Besteht zwischen gekipptem Unterkiefermolaren und dem Prämolaren ein offener Abstand von nur 1–2 mm, so werden manchmal Füllungen überkonturiert, um durch Schaffung eines Approximalkontakts den gekippten Zahn zu stabilisieren (Abb. 16-9). In den meisten Fällen ist dies keine annehmbare Lösung, denn der gekippte Molar reagiert als selbständige Einheit. Die Ausdehnung der Restauration vergrößert das Kippmoment, denn ein Teil der okklusalen Kraft trifft nun noch weiter von der Rotationsachse des Zahnes entfernt auf diesen auf. Die Resultierende dieser Kippkraft wirkt auf den Prämolaren in ungünstiger horizontaler Richtung.

Auch wenn der Prämolar durch einen guten mesialen Kontakt gestützt sein mag, wird oft eine Bewegung eingeleitet, die die okklusale Beziehung der Zahnbögen stört. Da Unterkiefermolaren auch die Tendenz haben, nach lingual zu kippen, kommt es bei der Anwendung der Überkonturierung, um Kontakt herzustellen und die Mesialkippung zu stoppen, oft zu einer leichten Verstärkung der Lingualkippung.

Überkonturierte Restaurationen haben immer eine unerwünschte Wirkung auf das Parodont, weil tiefe gingivale Nischen und schlechte Selbstreinigung damit verbunden sind. Nur wenn folgende Voraussetzungen gleichzeitig erfüllt sind, kann eine überkonturierte Restauration benutzt werden, um einen gekippten Molaren zu stabilisieren: leichte Kippung nach mesial, keine Kippung nach lingual, kleiner offener Abstand, guter parodontaler Halt, gute okklusale Beziehung zu den Oberkieferzähnen. Eine ideale Kräfteverteilung kann durch dieses Verfahren jedoch nie erreicht werden.

Feste Brücken

Das wirksamste und wünschenswerteste Schienungsverfahren besteht darin, den gekippten Molaren in eine festsitzende Brücke einzubeziehen, die sich über einen oder zwei mesial stehende Zähne erstreckt (Abb. 16-10). Eine feste Brücke verändert die Resultierende der vertikalen Kräfte auf das Parodont des gekippten Zahnes radikal. Ohne Schienung werden die Kaukräfte auf einen gekippten Molaren horizontal übertragen; mit Schienung werden solche Kräfte größtenteils über die Schienung auf den mesialen Pfeilerzahn als vertikale oder intrudierende Kräfte übertragen. Vertikale Kräfte werden gut toleriert, sowohl in bezug auf Stabilität als auch auf potentielles Trauma. Außerdem bewirkt die Schienung eine gleichmäßige Druckverteilung auf die parodontalen Strukturen des gekippten Zahnes; die vormals konzentrierte Einwirkung von vertikalen Kräften mit traumatogenem Potential im Bereich des Alveolarkammes und in der Region des Apex ist beseitigt. Das gesamte mesiale Parodont beider Wurzeln des gekippten Molaren wird so gleichmäßig belastet, und alle Parodontalfasern der distalen Wurzelflächen stehen unter einer Zugwirkung, die gut toleriert wird. Was die Fähigkeit betrifft, vertikalen okklusalen Kräften standzuhalten, ist ein gekippter unterer Molar ein weit besserer Pfeiler für eine feste Brücke, als man gemeinhin annimmt.

Allerdings gibt eine solche Schienung keine sehr gute bukkolinguale Stabilität. Da die Pfeilerzähne sich auf einer Geraden befinden, wirken bukkolinguale Kräfte als Kippkräfte. Hat eine solche Brücke eine lange Spannweite oder sind die Pfeilerzähne stark beweglich, so sollten die auf sie einwirkenden bukkolingualen Kräfte durch Einschleifen reduziert werden, um posteriore Kontakte bei Lateralexkursionen zu eliminieren (linguale Abhänge der bukkalen Höcker im Oberkiefer und bukkale Abhänge der lingualen Höcker im Unterkiefer für die Arbeitsseite) und zur Entlastung von Balancekontakten (Abb. 16-11). Diese Entlastung von funktionellen lateralen Kontakten mag die Kapazität für eine ideale Kaufunktion etwas reduzieren, aber

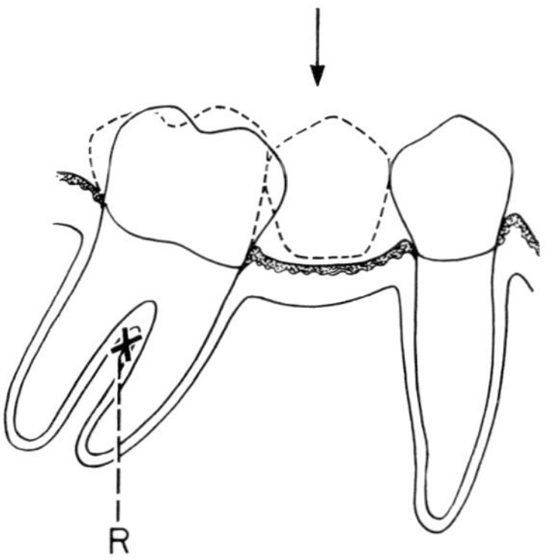

A

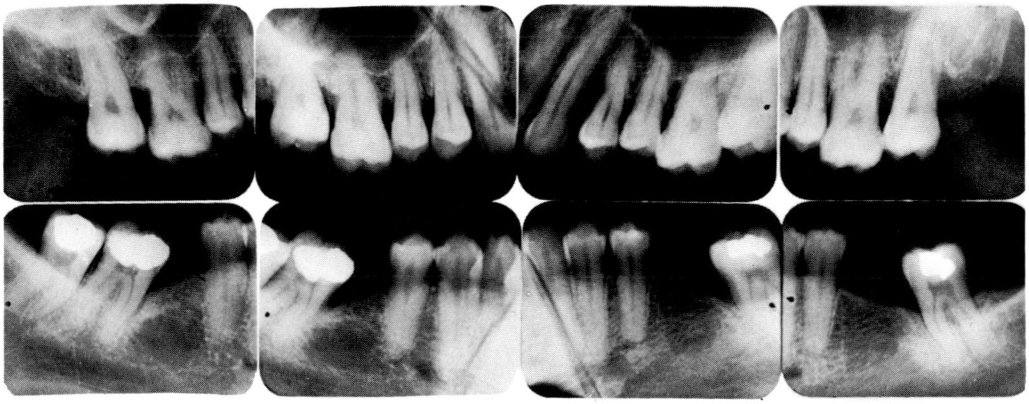

B

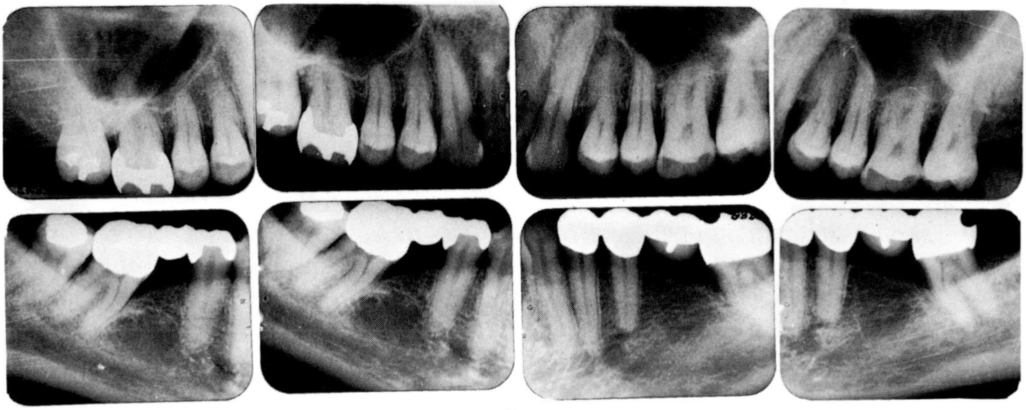

C

Abb. 16-10 A: Die punktierte Linie stellt eine dreigliedrige Brücke dar. Okklusale Kräfte (Pfeil) werden auf das gesamte Parodont der Pfeilerzähne übertragen, und das Rotationszentrum des gekippten Molaren bei R besteht nicht mehr. B: Kippen von Zähnen nach Verlust des ersten Molaren. C: Nach der Versorgung mit festsitzenden Brücken.

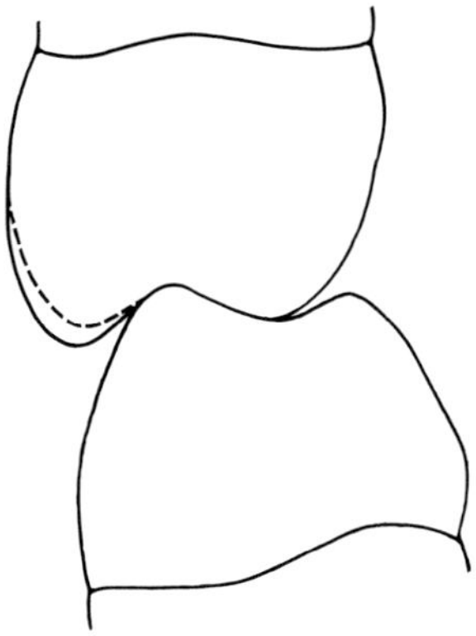

Abb. 16-11 Um die Lateralkräfte nach dem Eingliedern einer Unterkieferbrücke mit langer Spannweite klein zu halten, muß der bukkale Abhang des lingualen Höckers im Unterkiefer eher flach gestaltet werden. Im Oberkiefer sollten die bukkalen Höcker der Seitenzähne entsprechend der punktierten Linie beschliffen werden.

der Endeffekt an okklusaler Stabilität für beide Zahnbögen ist allem, was mit abnehmbaren Prothesen erreicht werden kann, weit überlegen.

Bei günstigen parodontalen Voraussetzungen können im Unterkiefer weitspannende Brücken mit besserer Prognose eingegliedert werden, als allgemein angenommen wird. Als weitspannende Brücken könnte man Brücken von einem gekippten zweiten oder dritten Molaren zu einem ersten Prämolaren oder Eckzahn betrachten. Dies ist ein Fall, wo Eckzahnführung bei Lateralbewegung empfohlen wird, um Lateralkräfte möglichst klein zu halten.

Ankerkronen

Technisch bieten stark gekippte Unterkiefermolaren beschränkte Möglichkeiten zur Retention von Pfeilerkronen oder Inlays. Das Präparieren von tiefen bukkalen und lingualen Rillen und die Verwendung von Stiftchen sollte immer die konventionelle Präparation ergänzen. Gelegentlich ist die Verwendung von Teleskopkronen indiziert, um stark gekippte Zähne als Pfeiler für feste Brückenkonstruktionen benutzen zu können.

Halbstarre Verbindungen

Ist die Distanz zwischen einem gekippten Molaren und dem mesial davon gelegenen Zahn klein (weniger als eine Molarenbreite), kann durch ein Geschiebe, das in den mesialen Pfeilerzahn eingebaut wird, ein befriedigender Schieneneffekt erreicht werden (Abb. 16-12). Dadurch ist es nicht nötig, die beiden Pfeilerzähne bei starker Kippung absolut parallel zu präparieren, und am vorderen Zahn müssen die Höcker nicht unbedingt überdeckt werden. Solche Geschiebeverbindungen sind jedoch nie ebenso wirksame Schienungen wie feste Brücken, und sie sollten deshalb nie bei Zähnen mit wenig oder fraglichem parodontalem Halt angewendet werden. Wenn solche Brücken hergestellt werden, sollten die Geschiebe so tief und parallelwandig wie möglich sein. Vorzuziehen sind flache Präzisionsattachments.

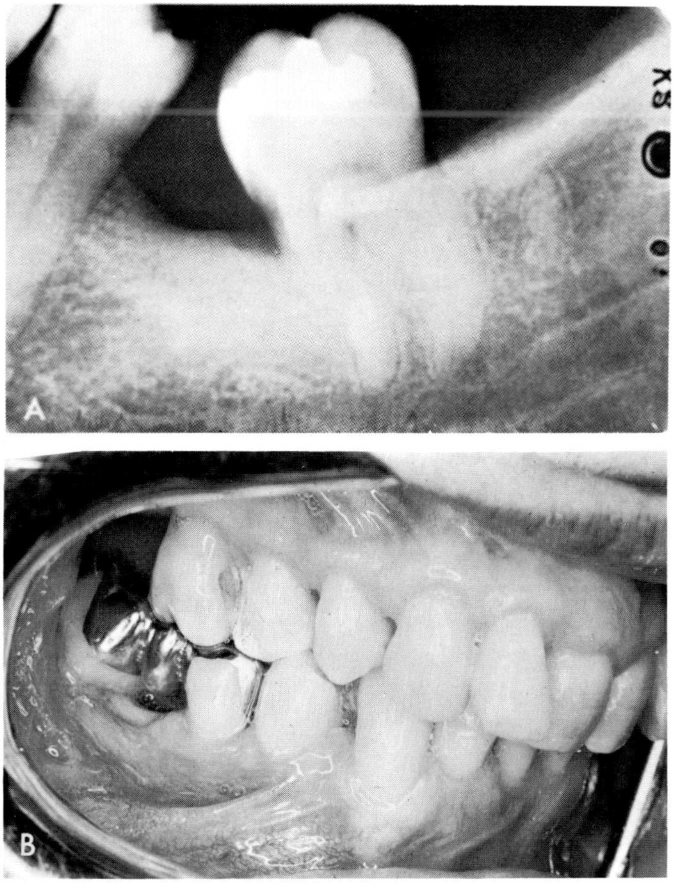

Abb. 16-12 A und B: Ein gekippter zweiter Molar wird durch eine dreigliedrige Brücke geschient, wobei distal am zweiten Prämolaren ein halbstarres Geschiebe eingebaut ist. Interdental soll für die Plaqueentfernung genügend Raum geschaffen werden.

Abnehmbare Schienungen

Abnehmbare Schienungen können auch gekippte Zähne als Pfeiler verwenden. Präzisionsattachments können einen beinahe ebenso guten Schienungseffekt bewirken wie festsitzende Brücken. Solche Konstruktionen übertragen auch einen Teil der okklusalen Kräfte auf den Kieferkamm. Abnehmbare Konstruktionen mit Präzisionsattachments sind dann den festsitzenden Brücken vorzuziehen, wenn die Pfeilerzähne nurmehr sehr wenig parodontale Abstützung haben oder wenn lange zahnlose Strecken zu überbrücken sind (Abb. 16-13).

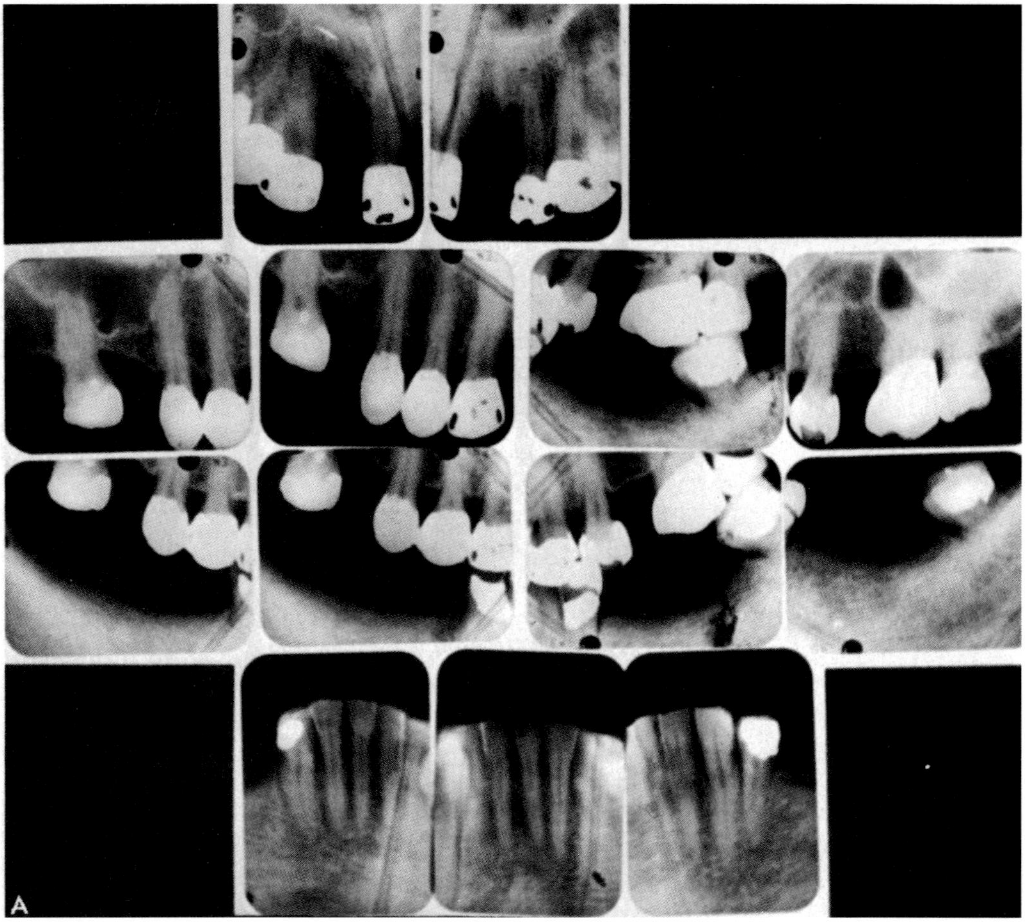

Abb. 16-13 A: Röntgenbilder nach Parodontalbehandlung 1951. Der dritte Unterkiefermolar war stark nach mesial gekippt, klinisch war eine erhöhte Mobilität und eine Druckempfindlichkeit festzustellen. Der Patient hatte Bruxismus. Der Unterkiefer wurde 1951 mit einer Teilprothese mit Präzisionsgeschiebe versorgt, im Oberkiefer wurde eine festsitzende Brücke eingegliedert. B: Dreizehn Jahre später (1964) zeigen die Röntgenbilder, daß kein weiterer Knochen abgebaut wurde und daß die Kortikalis des Knochens gut ausgebildet ist. C bis E: Klinische Ansicht der Rekonstruktionen. Die Oberkieferfrontzähne sind palatinal mit einem Plateau für die „lange Zentrik" versehen. E und F: Distal der Eckzähne hatte es keine funktionellen Kontakte bei Lateralexkursionen von mehr als 1 mm. Später wurden die Kunststoffzähne der Unterkieferteilprothesen durch Goldokklusalflächen ersetzt, um Abrasionen zu verhindern (37jähriger Patient). Da die Seitenzähne wenig parodontale Abstützung hatten, wurde die Okklusion sorgfältig ausgestaltet, um den Kaudruck auf den Seitenzähnen so gering wie möglich zu halten.

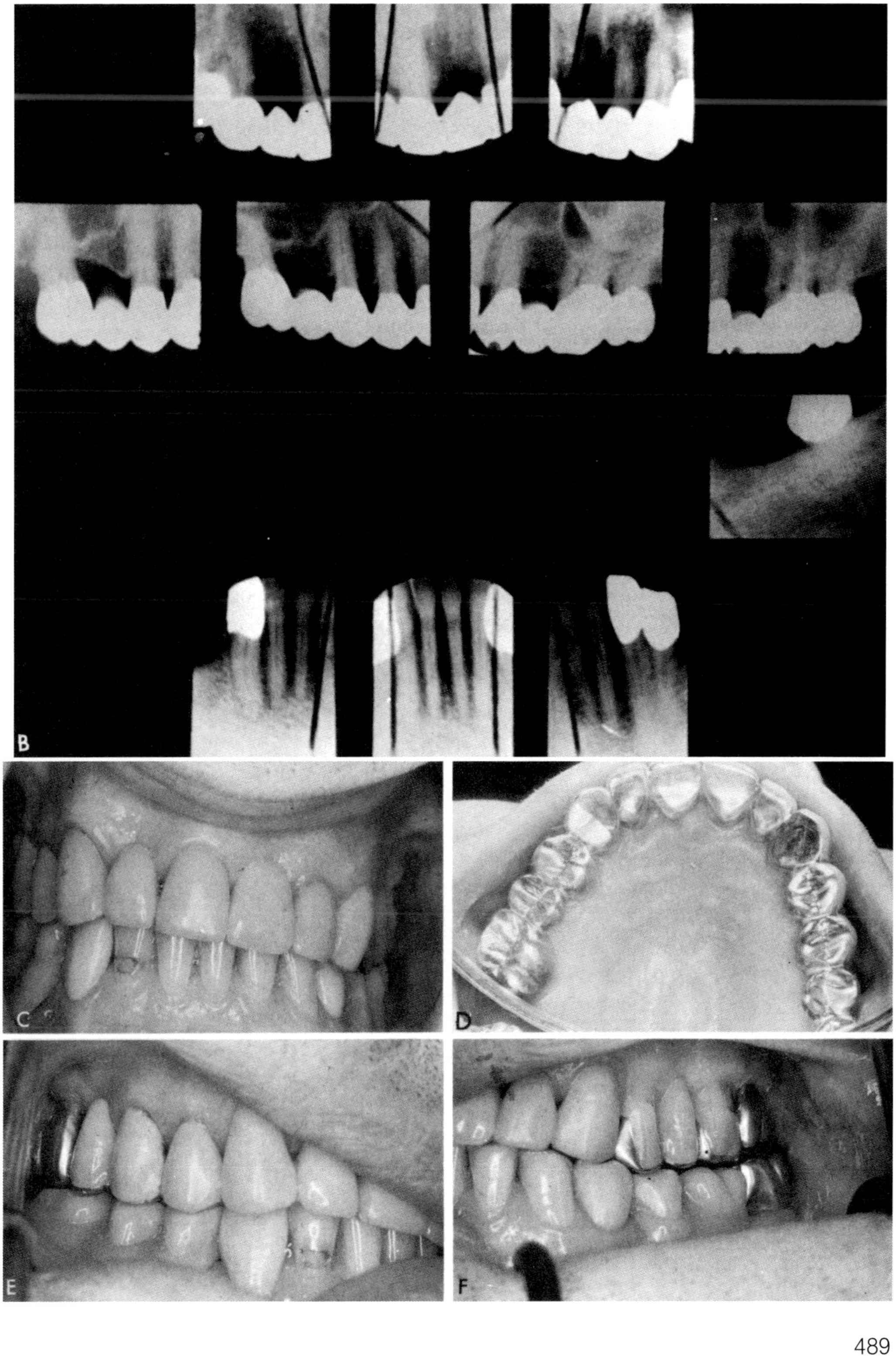
B
C
D
E
F

Teilprothesen

Teilprothesen mit konventionellen Klammern sind weit weniger geeignet, einen gekippten unteren Molaren zu stabilisieren, als alle bisher erwähnten Konstruktionen. Da der gekippte Zahn nicht fest geschient ist, wird er durch die okklusalen Kräfte wie ein Einzelzahn belastet. Mit gutsitzenden, starren, reziproken Klammern und Bügeln können kippende Kräfte aber auf mehrere Zähne verteilt und so der potentiell schädliche Effekt möglichst klein gehalten werden. Das Auflager kann auch auf den distalen Randwulst verlegt werden, um das Kippmoment beim Beißen auf die Prothese zu verringern. Allerdings kann der größte Vorteil der Schienung, nämlich die Übertragung von vertikalen okklusalen Kippkräften in axial wirkende Kräfte auf einen Prämolaren, wie sie bei einer festen Schienung gewährleistet ist, mit einer abnehmbaren Teilprothese dieser Art nicht erreicht werden. Auch ist in Betracht zu ziehen, daß sich die Paßgenauigkeit einer Teilprothese im Laufe der Zeit verschlechtert und so der Schienungseffekt weiter vermindert wird.

Ist ein Molar stark sowohl nach mesial als auch nach lingual gekippt, so muß eine Schienung zur Stabilität auch auf die gegenüberliegende Kieferseite extendiert werden. Dieser tripodisierte Halt ist wichtig für die Stabilisierung gegen bukkolinguale Kräfte und kann erreicht werden, indem man eine feste Brücke bis zur gegenüberliegenden Seite des Zahnbogens ausdehnt oder indem man abnehmbare Prothesen mit bilateraler Abstützung verwendet. Benötigen die Frontzähne keine ausgedehnte Rekonstruktion oder Schienung, ist es oft einfacher, abnehmbare Konstruktionen mit Präzisionsattachments zur Stabilisierung der Seitenzähne zu verwenden als feste Brücken.

Gelegentlich können feste Brücken im Seitenzahnbereich mit der gegenüberliegenden Zahnreihe durch Bügel mit Präzisionsattachments verbunden werden, die temporär zementiert werden.

Die parodontalen Strukturen eines gekippten Zahnes sind in der Lage, weitaus besser und stabiler auf okklusale Kräfte zu reagieren, als dies Kieferkämme unter Freiendsätteln von Teilprothesen können. Deshalb sollte man alles daran setzen, die parodontalen Strukturen solcher gekippter Zähne auszunutzen, anstatt die Zähne aus „praktischen" Gründen zu extrahieren.

Tiefbiß

Ein tiefer Überbiß (vertical overlap) ist eine okklusale Anomalie, die oft nicht richtig behandelt wird. Viele erwachsene Patienten hatten als Resultat einer versuchten Bißerhöhung schließlich mehr Probleme, als sie je gehabt hätten, wenn der tiefe Überbiß unbehandelt geblieben wäre. Der übliche Fehler besteht darin, den Biß im Seitenzahngebiet anzuheben und die Frontzähne zu kürzen, um „ideale" okklusale Beziehungen zu schaffen, die für den Behandler oft wichtiger sind als für den Patienten.

Bei vielen Patienten mit Tiefbiß funktioniert die Okklusion in der Zentrik und bei lateralen Exkursionen ausgezeichnet, und es sind möglicherweise keine pathologischen Veränderungen im Parodont, in den Kiefergelenken oder in den Kaumuskeln festzustellen. Ist die Funktion gut und keine schädliche Auswirkung des tiefen Überbisses erkennbar, sollte dem Patienten von einer Behandlung abgeraten werden. Die Behandlung selbst könnte möglicherweise nachteilige parodontale und ästhetische Auswirkungen haben.

Verletzung der Gingiva

Gewisse Arten von tiefem Überbiß müssen aber unbedingt behandelt werden. Wenn z.B. die Unterkieferinzisiven in den gingivalen Sulkus der Oberkieferinzisiven einbeißen (Abb. 16-4) oder wenn die Inzisalkanten der Oberkieferinzisiven auf die mar-

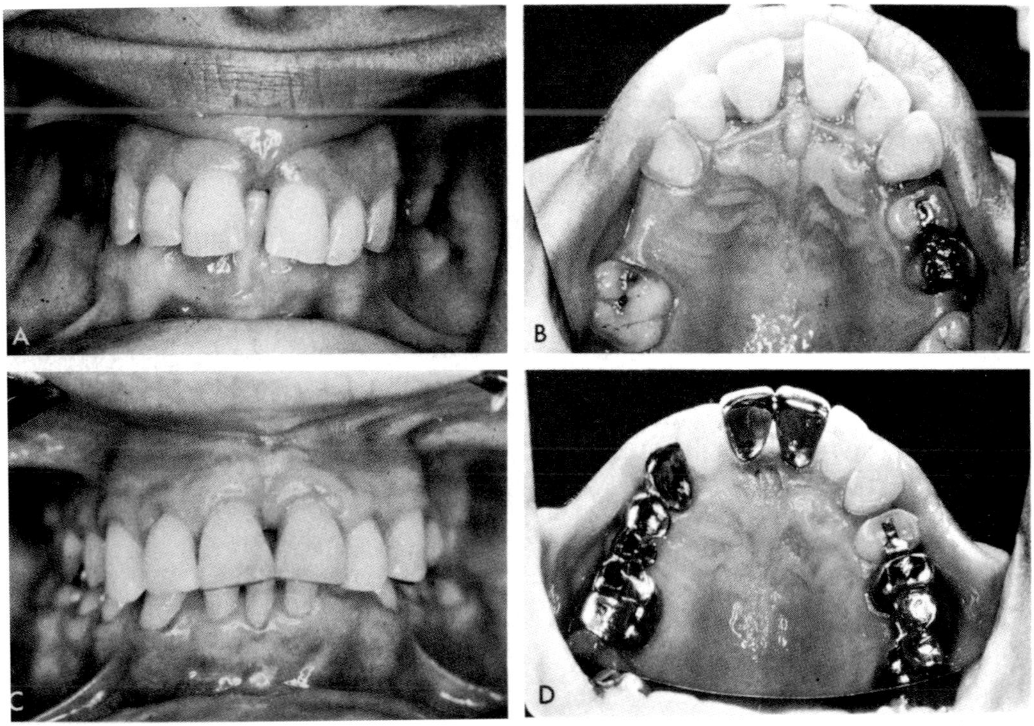

Abb. 16-14 A und B: Tiefer traumatisierender Überbiß. Die Unterkieferfrontzähne waren schon mehrfach gekürzt worden, was jeweils nur kurz eine Verbesserung gebracht hatte. Man beachte die Gingivarezession an den zentralen Unterkieferinzisiven. C und D: Klinische Ansichten 8 Jahre nach Parodontalbehandlung, Kieferorthopädie und Brückenversorgung. Die Unterkieferfrontzähne werden durch horizontale Plateaus der Oberkieferrekonstruktion abgestützt. Durch das Retrudieren der Unterkieferfrontzähne bildete sich die obenerwähnte Rezession zurück. E: Röntgenbilder vor der Behandlung. F: Röntgenbilder 8 Jahre nach der Behandlung. Im Bereich der Oberkieferfrontzähne fand eine Neubildung von Knochen statt (40jährige Patientin).

ginale labiale Gingiva der Unterkieferinzisiven beißen, dann ist eine Verletzung des Parodonts unvermeidlich, und eine Behandlung ist angezeigt.

Die Möglichkeit einer orthodontischen Behandlung sollte für solche Patienten immer in Betracht gezogen werden. Wenn eine solche Behandlung aus verschiedenen Gründen nicht durchführbar oder für den Patienten nicht tragbar ist, kommen okklusales Einschleifen und/oder restaurative Behandlung in Frage. Allerdings sollten die vertikale Dimension und der Freeway-space soweit wie möglich nicht verändert werden, auch dann nicht, wenn der Freeway-space viel größer ist als der meist erwähnte „Normalwert" von 2–3 mm.

Ein tiefer Überbiß wird zur großen Belastung, wenn Seitenzähne verlorengehen. Dieser Verlust kann zu einer Bißsenkung

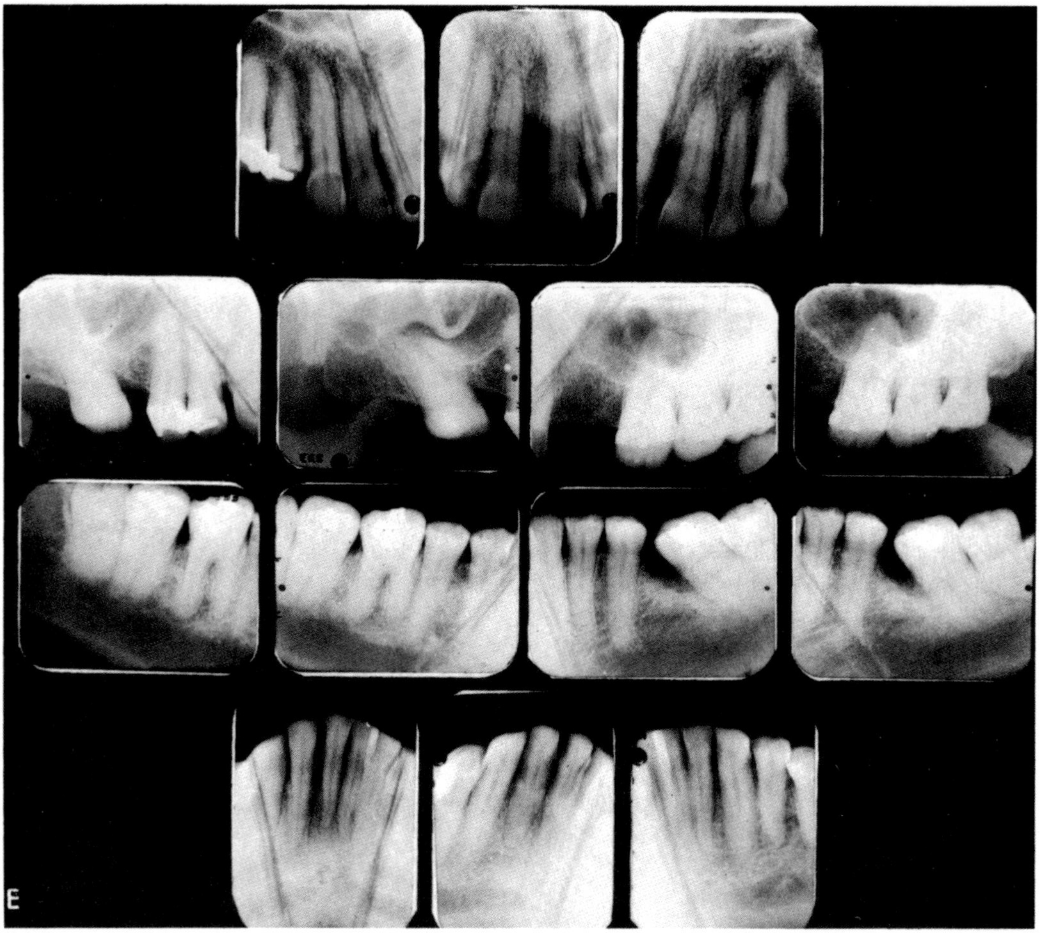

Abb. 16-14 E

mit nach vorn verlagertem Unterkiefer führen. Dies bewirkt verstärkten Druck auf die Frontzähne und/oder gingivale Traumatisierung.

Das Beschleifen der Inzisalführung und der Schneidekanten im Oberkiefer beendet die Traumatisierung der Unterkiefergingiva und erweitert oft eine zu stark eingeschränkte laterale Funktion.

Das Wegschleifen der Schneidekanten der Unterkieferinzisiven hingegen bringt nur vorübergehend Befreiung von palatinaler gingivaler Traumatisierung, wenn nicht eine Art zentrischer Stop auf die linguale Fläche der Oberkieferinzisiven gebracht werden kann. Dies wird manchmal erreicht, indem man Stiftchen-Goldinlays mit flachen zentrischen Stops auf die palatinale Seite der Oberkieferschneidezähne bringt, nachdem die Unterkieferschneide-

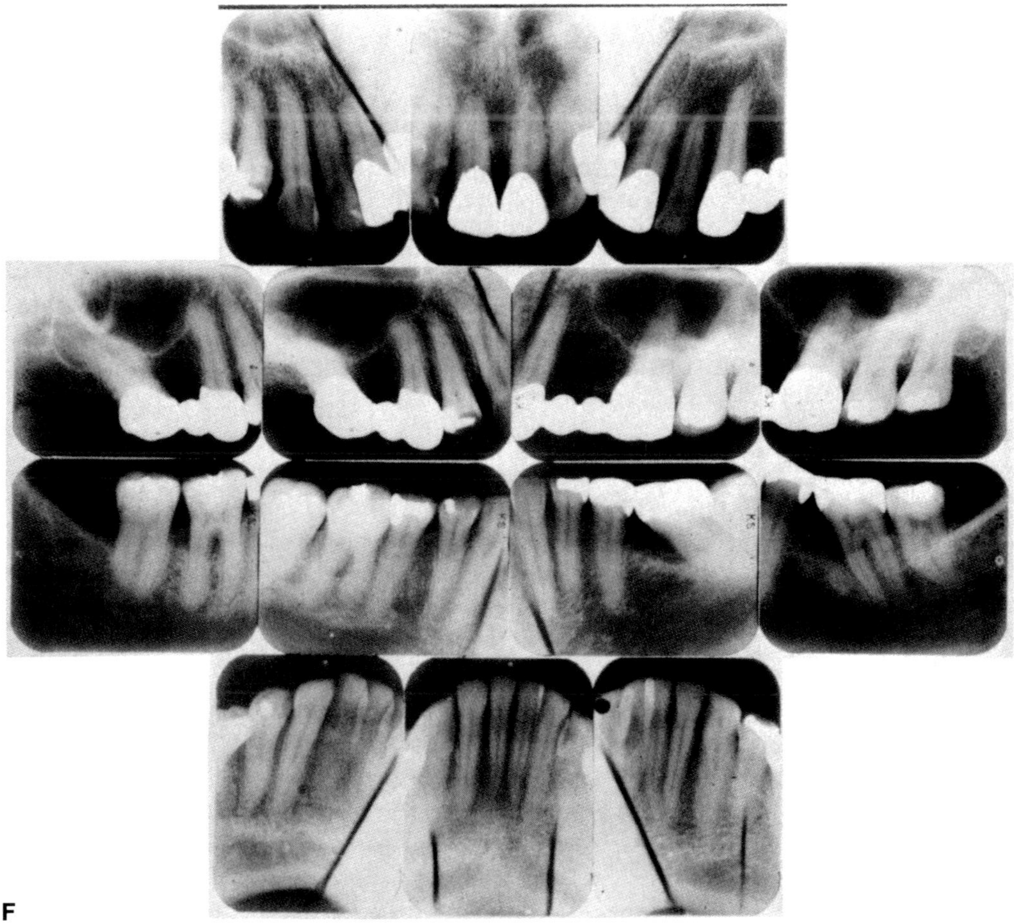

F

Abb. 16-14 F

zähne soweit wie möglich gekürzt worden sind.

Falls die Oberkieferfront Lücken hat, können die Zähne orthodontisch zusammengezogen und dann geschient werden (Abb. 16-15). Zur permanenten Stabilitätssicherung der Oberkieferfrontzähne nach der orthodontischen Therapie werden oft Pin-Ledge Inlayschienen verwendet.

Kann Freiheit in der lateralen Funktion und Stabilität der Okklusion in der Zentrik erreicht werden, ohne daß dabei der Gingivasulkus verletzt wird, kann die Prognose für die Bezahnung in bezug auf Funktion und parodontale Gesundheit auch dann sehr gut sein, wenn ein Tiefbiß bestehen bleibt.

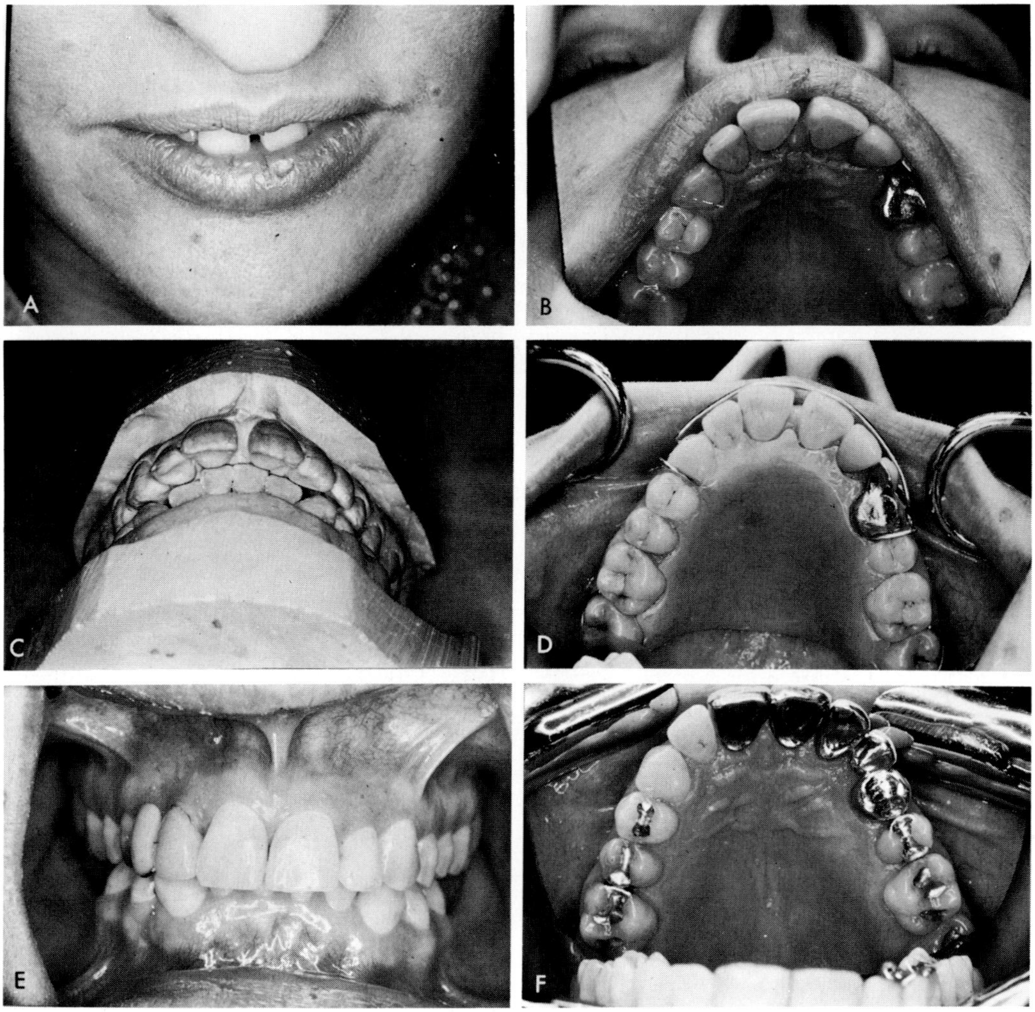

Abb. 16-15 A bis C: Tiefer traumatischer Überbiß mit Lippenbeißen. Das zentrale Diastema und die Traumatisierung des Gaumens ergaben sich nach dem Verlust von Unterkiefermolaren. Die Unterkieferfrontzähne wurden, soweit es die Ausdehnung der Pulpen erlaubte, gekürzt. D: Eine *Hawley*-Platte mit einem Plateau für die Abstützung der Unterkieferfrontzähne wurde eingegliedert. Der Biß wurde jedoch mit der Platte angehoben. E und F: Nach dem Lückenschluß wurden die Zähne mit Stiftchen-Inlays geschient. Die Unterkieferfrontzähne standen mit den palatinalen Stops der Rekonstruktion in Long-centric-Kontakt. Im Unterkiefer wurde eine Teilprothese eingegliedert, ohne die vertikale Dimension zu erhöhen. Das Behandlungsresultat blieb während der letzten 15 Jahre stabil (43jährige Patientin).

Schienung
Werden Oberkieferfrontzähne rekonstruiert oder geschient, so muß man darauf achten, daß die Schienung bei lateralen Exkursionen richtig artikuliert und durch Seitbewegungen nicht zu stark belastet wird. Wenn die Eckzähne ein belastungsfähiges Parodont haben, so ist es ratsam, diese Zähne die Hauptlast der okklusalen Kontakte bei lateralen Exkursionen tragen zu lassen. Sind hingegen die Seitenzähne gut verankert und haben die Frontzähne einen großen Teil ihres Haltes verloren, ist es oft besser, im Seitenzahngebiet steile Höcker zu konstruieren, damit diese die funktionelle Last sowie alle unvermeidbaren Belastungen in der Lateralbewegung bei möglichem Bruxismus tragen. Die Eckzahnführung zeigt gegenüber dem Gruppenkontakt keinen neuromuskulären Vorteil; die Hauptsache bleibt die optimale Verteilung der Belastung.
Diese Ansicht ist nicht unumstritten[3].

Horizontaler Überbiß
Bei tiefem Biß soll genügend horizontaler Überbiß (overjet) gewährleistet sein, damit die Funktion nach lateral nicht behindert wird. Ein Bruxismuspatient kann sonst die Schienung zerbrechen, Verblendungen frakturieren, die ganze Schienung nach vorn bewegen und Gelenk- und Muskelschmerzen entwickeln.

Erhaltung von Schneidezähnen
Bei Patienten mit einem tiefen Überbiß und einem im Frontzahngebiet stark gekrümmten Zahnbogen ist es für die Stabilität der Schienung sehr wichtig, daß die Oberkieferfrontzähne als Pfeiler erhalten bleiben, auch wenn sie weitgehend ihren Halt verloren haben und stark beweglich sind (Abb. 16-16). Der Verlust dieser Zähne bewirkt ein Drehmoment auf die Schienung und die posterioren Pfeilerzähne. Sind jedoch die oberen Schneidezähne gegenüber den Eckzähnen nicht protrudiert, kann im Falle des Verlustes der Schneidezähne ein hervorragendes funktionelles und ästhetisches Resultat erreicht werden, indem eine feste Brücke von Eckzahn zu Eckzahn eingegliedert wird, eventuell unter Einbeziehung der ersten Prämolaren. Befinden sich hinter dem Eckzahnpfeiler Extensionsglieder, sollte man eine balancierte Okklusion für die Extension anstreben, um die Stabilität zu erhöhen.

Nachteile von Schienungen

Alle Schienungen haben die Neigung, die Mundhygiene und die Selbstreinigung der Zähne und des Zahnfleischs zu erschweren[23]. Berühren die Schienungen gingivales Gewebe, so ist eine gingivale Irritation und Entzündung nicht völlig zu verhindern. Leider brauchen aber gerade Patienten mit Neigung zu destruktiven parodontalen Erkrankungen am häufigsten eine Schienung.
Auch ist es schwierig, die Schienung am Gingivarand richtig zu konturieren, vor allem in den Interdentalräumen. Wenn die Wurzeln der zu schienenden Zähne sehr eng beieinander stehen, kann es unmöglich sein, in den Interdentalräumen nach der Schienung gingivale Gesundheit aufrechtzuerhalten. Schienungen, besonders Kronenschienungen, lassen die Entwicklung von ausgedehnten kariösen Läsionen unter losen Kronen ohne Symptome zu. Deshalb ist es sehr wichtig, die Schienung regelmäßig zu kontrollieren und den Patienten auf Karies zu untersuchen.
Stark gelockerte Zähne haben die Tendenz, beim Zementieren der Schienung dem Druck des Zementes leicht nachzugeben; so können später zementgefüllte Randspalten zum Retentionsverlust der Krone führen. Nach einigen Jahren lockert sich dann der Zahn in der Schienung.
Die Konstruktion von Schienungen erfor-

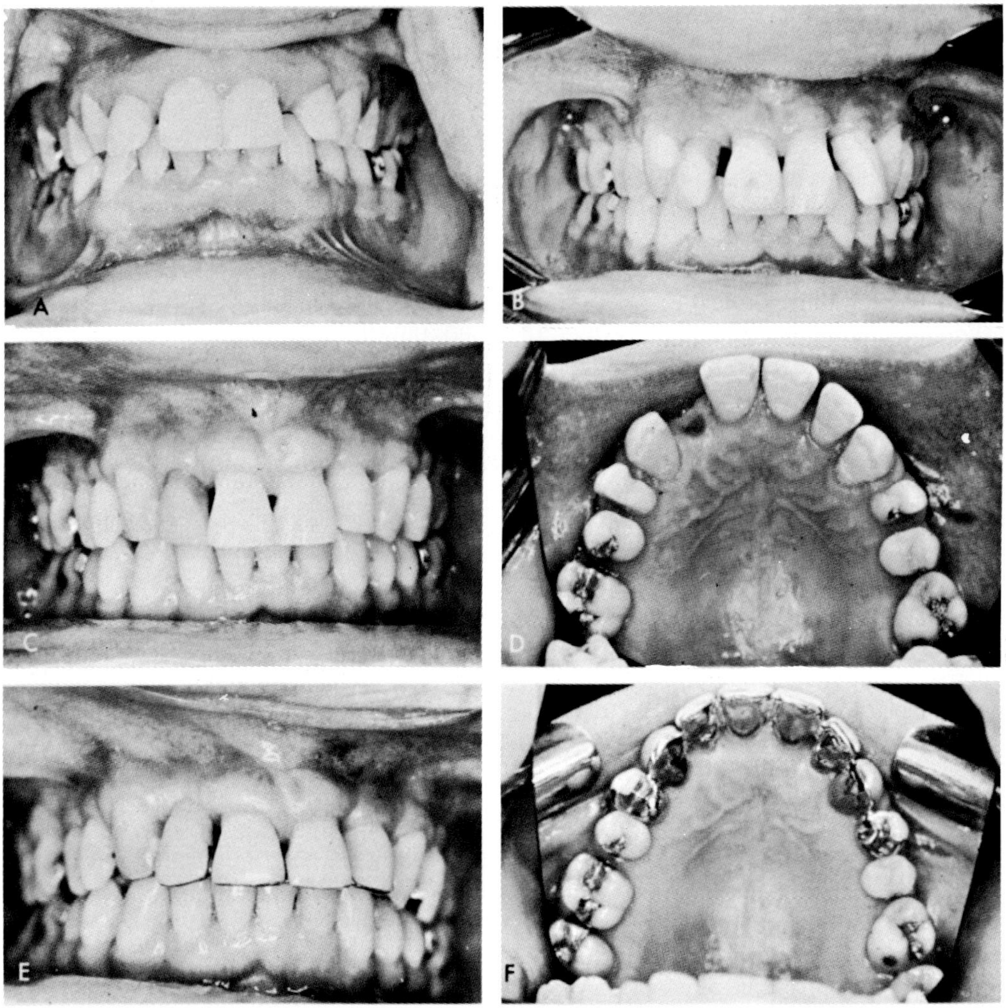

Abb. 16-16 A: Frontalansicht einer Bezahnung mit fortgeschrittener Parodontitis. B: Nach der Beseitigung der Taschen war die Ästhetik unbefriedigend. C: Die Frontzähne wurden gekürzt und mit einer *Hawley*-Platte retrudiert. D: Der verfärbte laterale Inzisive wurde extrahiert. Die Zähne wurden für eine Schienung mit Pin-ledge-Inlays präpariert. E und F: Die Rekonstruktion befriedigt ästhetisch wie auch funktionell. Hätte man alle oberen Inzisiven extrahiert und durch eine festsitzende Brücke ersetzt, so wären die Pfeilerzähne wegen des ausladenden Bogens Kippkräften ausgesetzt gewesen. Auch wurde so der Kieferkamm erhalten, was zum guten ästhetischen Resultat beiträgt. Solche komplexen Behandlungen sollten immer erst nach einem ausführlichen Gespräch mit dem Patienten in Angriff genommen werden (33jähriger Patient).

dert auch im Hinblick auf die Okklusion ein hohes Maß an Genauigkeit, da adaptive Zahnbewegungen nach dem Einzementieren okklusale Diskrepanzen nicht mehr ausgleichen können. Eine Schienung verhindert auch die normale interproximale Abnutzung und die Mesialwanderung. Wird nur in einem Kiefer eine große feste Schienung eingegliedert und im Gegenkiefer nicht, so kann das Fehlen gleichmäßiger interproximaler Abrasion möglicherweise zu okklusalen Interferenzen führen. Daher ist eine periodische Überprüfung der okklusalen Beziehungen angezeigt.

Es wurde behauptet, daß Einzelzähne mit reduziertem Parodont, die einer ausgedehnten, festen Schienung gegenüberliegen, stärker unter einem okklusalen Trauma litten als vor dem Einsetzen der Schiene; doch ist diese Behauptung offensichtlich nicht wahr[18].

In einer Langzeitstudie (5–8 Jahre) von 332 Brücken mit parodontal stark reduzierten Pfeilerzähnen löste sich bei 11 Brücken ein Pfeiler, und es wurden 7 Brückenfrakturen und 8 Pfeilerfrakturen festgestellt. Frakturen waren hauptsächlich bei großen Brücken, die über den ganzen Zahnbogen verliefen, anzutreffen. Zu einem Retentionsverlust kam es bei Teilkronen, nicht aber bei Vollkronen.

Schienungen können unter Umständen Sprachschwierigkeiten verursachen, da die Patienten ein Gefühl von Gewicht oder Völle im Mund haben. Bei einigen Patienten kann dieses Gefühl lange Zeit bestehen.

Da Schienungen neben ihrem offenkundig stabilisierenden Effekt auch viele Nachteile haben, sollte eine Schienung von Zähnen nur dann vorgenommen werden, wenn es zum Erreichen von okklusaler Stabilität und ausreichender Kaufunktion notwendig ist. Schienungen dürfen nie in „Schrotflintenmanier" als Ersatz für Genauigkeit und Präzision in der okklusalen Therapie der individuellen Zähne verwendet werden.

Für eine gute Prognose sind eine periodische professionelle Zahnreinigung und die Aufrechterhaltung guter Mundhygiene unerläßlich[15].

Literatur

1. Burch, J. G., und Barcheres, G.
   Method for study of mandibular arch width change. J. Dent Res., 49: 463, 1970.
2. Courtade, G. L., und Timmermans, J. J.
   Pins in Restorative Dentistry. St. Louis, The C. V. Mosby Company, 1971.
3. D'Amico, A.
   The canine teeth – normal functional relation of the natural teeth of man. J. So. Calif. State Dent. A., 26: 6, 49, 127, 175, 194 und 239; 1958.
4. Elbrecht, A.
   Systematik der abnehmbaren partiellen Prothese. Leipzig, Herman Meusser, 1937.
5. Flezer, T. J., et al.
   Tooth mobility and periodontal therapy. J. Clin. Periodont., 7: 495, 1980.
6. Graf, H.
   Occlusal forces during function. In Rowe, N. H. (Ed.): Proceedings of Symposium on Occlusion: Research in Form and Function. Ann Arbor, The University of Michigan, 1975.
7. Goldman, H. M., und Cohen, D. W.
   Periodontal Therapy. 4th ed. St. Louis, The C. V. Mosby Company, 1973.
8. Hirschfeld, I.
   The individual missing tooth: a factor in dental and periodontal disease. J. Am. Dent. A., 24: 67, 1937.
9. Köhler, G.
   Om frontalfixering vid parodontosbehandling. Odont. Rev., 2: 275, 1951.
10. Lindhe, J., und Nyman, S.
    The role of occlusion in periodontal disease and the biologic rationale for splinting in treatment of periodontitis. Oral Science Rev., 10: 11, 1977.
11. Munch-Hansen, E.
    The pin splint, a removable splint fixation: a modification of von Weissengluh's Hülsenstiftschiene. J. Periodontol., 32: 322, 1961.

12. Nilson, E.
Avlastningsbarens användning vid fasta och avtagbara broar. Sv. Tand. Tidsk., 49: 129, 1956.

13. Nyman, S., und Lindhe, J.
A longitudinal study of combined periodontal and prosthetic treatment of patients with advanced periodontal disease. J. Periodontol., 50: 163, 1979.

14. Nyman, S., Lindhe, J., und Ericsson, I.
The effect of progressive tooth mobility on destructive periodontitis in the dog. J. Clin. Periodont., 5: 213, 1978.

15. Nyman, S., Lindhe, J., und Lundgren, D.
The role of occlusion for the stability of fixed bridges in patients with reduced periodontal support. J. Clin. Periodont., 2: 53, 1975.

16. Overby, G. E.
Esthetic splinting of mobile periodontally involved teeth by vertical pinning. J. Prosthet. Dent., 11: 112, 1961.

17. Palson, A. M., und Bilen, J. R.
Temporary splinting of teeth using ultraviolet light-polymerized bonding materials. J. Am. Dent. A., 89: 1138, 1974.

18. Ramfjord, S. P., et al.
Subgingival curettage versus surgical elimination of periodontal pockets. J. Periodontol., 39: 167, 1968.

19. Renggli, H. H.
Splinting of teeth – an objective assessment. Helv. Odont. Acta, 14: 129, 1971.

20. Renggli, H. H., und Schweizer, H.
Splinting of teeth with removable bridges. Biological effects. J. Clin. Periodont., 1: 43, 1974.

21. Romine, E. R.
Relation of operative and prosthetic dentistry to periodontal disease. J. Am. Dent. A., 44: 742, 1952.

22. Rosenberg, S.
A new method for stabilization of periodontally involved teeth. J. Periodontol., 51: 469, 1980.

23. Simring, M., und Posteraro, F. F.
Hazards and shortcomings of splinting. New York J. Dent., 30: 19, 1964.

24. Trachlenberg, D.
A combined amalgam-wire-acrylic splint. J. Periodontol., 39: 255, 1968.

25. Vogel, R. I.
The use of a self-polymerizing resin with enamel etchout for temporary stabilization. J. Periodontol., 47: 69, 1976.

Kapitel 17

Die Behandlung des Kiefergelenk- und Muskeldysfunktionssyndroms

Trotz der umfassenden Literatur über Kiefergelenk- und Muskelstörungen und eines fast modischen Interesses an diesem Syndrom ist noch kein allgemein akzeptiertes Behandlungskonzept entwickelt worden.
Die augenfällige Ursache für diese Verwirrung ist das unvorhersagbare zyklische Auftreten der Krankheit. Auch ohne eine Behandlung können Symptome wieder abklingen, ohne daß sich eine Erklärung dafür finden läßt. Retrospektive Studien mit großem Patientengut[2] zeigen, daß mehr als die Hälfte der Erwachsenen gelegentliche Symptome dieser Dysfunktionen hat; die meisten Fälle bessern sich aber ohne jede Behandlung. Sogar Patienten mit schweren Symptomen waren einige Jahre später beschwerdefrei, ohne daß nach der Untersuchung eine Behandlung eingeleitet worden war[49]. Andere Berichte wiesen auf den eindeutigen Plazebo-Effekt gewisser Behandlungen hin[32]. Das zyklische Auftreten der Krankheit erklärt auch, daß jede auf rationalen oder irrationalen Faktoren basierende Behandlung mehr oder weniger Erfolg verspricht. Unglücklicherweise wurden Patienten mit schweren Symptomen schon oft mit chirurgischen oder falschen restaurativen Maßnahmen überbehandelt. Solche Behandlungen sind leider meist irreversibel.
Da die Ätiologie dieser dysfunktionellen Störungen komplex ist (vgl. Kap. 8) und es nicht immer einfach ist, eine Diagnose zu stellen (vgl. Kp. 11), bestehen große Unterschiede in der Lehrmeinung hinsichtlich der Ätiologie und Diagnose dieser Krankheit. Deshalb sind auch über den genauen Behandlungsablauf die Meinungen geteilt.

Obwohl das Erkennen und die Beseitigung der ätiologischen Faktoren die Grundlage einer jeden rationalen Therapie sind, ist dieses Ziel nicht leicht zu erreichen. Zum Glück ist es in den meisten Fällen von Dysfunktionen des Kausystems nicht nötig, die ätiologischen Faktoren vollständig zu eliminieren. Wie schon in Kapitel 8 erwähnt, hat die erhöhte Muskelaktivität beim Kiefergelenk- und Muskeldysfunktionssyndrom ihren Ursprung im Zentralnervensystem, wobei psychischer Streß und okklusale Disharmonien die Symptome verstärken. Die Dysfunktion tritt erst auf, wenn die adaptive Kapazität eines Patienten überschritten wird. Infolgedessen können die dysfunktionellen Manifestationen durch Verminderung des psychischen Stresses und/oder der okklusalen Dysharmonien behandelt werden, wobei beide ätiologischen Faktoren nicht notwendigerweise eliminiert werden müssen.
Psychischer Streß und die Aktivität der Formatio reticularis können zeitweise reduziert werden; die Möglichkeit einer erneuten Zunahme ist aber immer vorhanden. Für den Zahnarzt besteht die Herausforderung darin, daß die Behandlung innerhalb der Grenzen der adaptiven Kapazität des Patienten gegenüber unvermeidlichen Mängeln des Kausystems bleibt.
Arthritische Veränderungen können ein optimales Gleichgewicht des mastikatorischen Systems unmöglich machen. Auch sind viele Patienten nicht in der Lage, den auf sie einwirkenden Streß auf ein annehmbares Maß zu reduzieren. Daher muß sich eine Behandlung, die Erfolg haben soll, dem Patienten individuell anpassen.

Die Behandlung des akuten Kiefergelenk- und Muskeldysfunktionssyndroms

Verletzungen von außen

Die Diagnose des akuten Kiefergelenk- und Muskeldysfunktionssyndroms ist meist aufgrund der Anamnese leicht zu stellen. Im Falle einer akuten Verletzung sind für eine Untersuchung auch noch Röntgenbilder nötig, um Frakturen auszuschließen.
Es gibt Patienten, die dysfunktionelle okklusale Störungen und Schmerzen nach Schlägen auf den Unterkiefer oder nach langen zahnärztlichen Sitzungen entwikkeln. Obwohl eine traumatische Verletzung nicht die direkte Folge von psychischem Streß oder atypischer Okklusion ist, können diese beiden Faktoren für den Heilungsverlauf eine wichtige Rolle spielen. Die durch die Verletzung verursachten Schmerzen erhöhen den Muskeltonus generell und ganz speziell im Verletzungsgebiet. Oft ergibt sich durch eine solche Verletzung eine psychische Reaktion mit Aggressionen und Frustrationen, die den Muskeltonus erhöht und somit eine Dysfunktion im Kausystem begünstigt. Nach Verkehrsunfällen klingen die Symptome erst vollständig ab, wenn alle mit dem Unfall verbundenen administrativen und Schadensprobleme erledigt sind.
Durch die Erhöhung der allgemeinen Muskelaktivität können okklusale Interferenzen, die bisher innerhalb der adaptiven Kapazität lagen, plötzlich als störend empfunden werden und eine Muskeldysfunktion auslösen. Durch eine Verletzung können sich auch der funktionelle Bewegungsablauf und die Beziehungen zwischen Ober- und Unterkiefer verändern. Daraus ergeben sich unter Umständen neue okklusale Interferenzen mit dazugehörigen Dysfunktionen. Auf diese Weise kann sich die Heilung der ursprünglichen Verletzung durch die fortdauernde Traumatisierung verzögern.
Dabei soll noch einmal erwähnt werden, daß der Diskus und der, die Gelenkoberfläche bedeckende Knorpel, avaskuläre Strukturen mit geringem Reparationspotential sind und daher eine Restitutio ad integrum nicht immer möglich ist. Oft bleibt auch nach dem Abklingen der Schmerzen noch ein klickendes oder knackendes Geräusch bei der Funktion zurück. Aufgrund von Symptomen, die keine Schmerzen verursachen, soll sicher keine chirurgische oder extensive okklusale Therapie eingeleitet werden, solange die Kaufunktion befriedigend ausgeführt werden kann.

Behandlungsmethoden

Jede Behandlung von dysfunktionellen Störungen hat zum Ziel, Schmerzen zu reduzieren, psychischen Streß abzubauen und die Okklusion zu verbessern[89].
Solange keine Fraktur vorliegt, ist ein Ruhigstellen des Unterkiefers auch bei starken Schmerzen nicht nötig. Der Schmerz soll medikamentös z. B. mit Aspirin behandelt werden, in schweren Fällen kommen codeinhaltige Präparate in Frage. Zusätzlich kann zwei- bis dreimal 10–15 Minuten lang feuchte Wärme mit 5- bis 10minütigen Unterbrechungen zwischen den Anwendungen appliziert werden.
Meprobamat oder Valium sollten nur kurzzeitig gegeben werden, um den allgemeinen Muskeltonus zu reduzieren und es dem Patienten zu ermöglichen zu schlafen. Dabei ist es bei der Behandlung nach einer akuten Verletzung äußerst wichtig, daß die verletzte Stelle während der Heilungsphase nicht erneut traumatisiert wird. Der Patient sollte angewiesen werden, für einige Tage nur weiche Nahrung zu sich zu nehmen. Sind große Balanceinterferenzen vorhanden, können diese ohne weiteres eingeschliffen werden, wenn der Patient die Kiefer weit genug öffnen kann; eine vollständige okklusale Einschleiftherapie

sollte jedoch unterlassen werden, solange die Bewegung des Unterkiefers eingeschränkt ist und der Patient noch Schmerzen verspürt. Starke Schmerzen und Verspannungen können für kurze Zeit durch lokale Injektion von Xylokain gelindert werden[76]. Dadurch ist der Patient im allgemeinen in der Lage, den Mund so weit zu öffnen, daß große Interferenzen beseitigt werden können und man eine Okklusionsschiene des Kunststoff zur Verringerung der Muskelhyperaktivität einsetzen kann.
Die Injektion von Kortison in ein akut entzündetes Kiefergelenk ist nicht ratsam, da sich dadurch eine erneute Traumatisierung und Verstärkung der Schmerzen ergeben kann.
Einige Tage nach der initialen Behandlung sollte ein Patient wieder schmerzfrei und frei von Bewegungseinschränkungen sein. Sind nach ein paar Wochen immer noch Symptome vorhanden, so muß ein solcher Patient wie Patienten mit chronischen Kiefergelenk- und Muskeldysfunktionssyndromen behandelt werden.

Innere Verletzungen

Ein akutes Kiefergelenk- und Muskeldysfunktionssyndrom kann plötzlich mit oder ohne Veränderung in der Okklusion auftreten. Die Schmerzen können durch eine Zerrung der Kiefergelenkbänder oder der Kaumuskeln hervorgerufen werden. Ein plötzlicher Schmerz im Kiefergelenk wird oft durch ein weites Öffnen des Mundes verursacht, z. B. beim Gähnen oder beim Beißen in einen Apfel, wobei es zu einer solchen Zerrung auch im Schlaf kommen kann.
Viele Patienten mit plötzlich auftretenden Kiefergelenk- oder Muskelschmerzen haben schon früher Subluxationen des Unterkiefers oder Symptome von Bruxismus gehabt[66].

Behandlungsmethoden

Wie bei der Behandlung von Verletzungen von außen müssen auch hier Kiefergelenke und Muskeln vor weiterer Traumatisierung geschützt werden, um einen schnellen Heilungsverlauf zu ermöglichen. Eine Initialbehandlung sollte so palliativ wie möglich durchgeführt werden; nach ein paar Tagen oder Wochen klingen die Schmerzen meist von selbst ab, solange das Kausystem durch eine Behandlung nicht erneut gereizt wurde.
Beim Dysfunktionssyndrom aufgrund innerer Verletzung gibt es jedoch eine hohe Zahl von Rezidiven. Klingt eine akute Phase ab, so muß unbedingt eine vollständige Therapie der Okklusion durchgeführt werden. Danach sollte ein Patient für mindestens 2–3 Jahre beobachtet werden. Es ist jedoch nie sicher, ob ein Erfolg auf die Behandlung oder ein spontanes Abklingen der Symptome zurückzuführen ist.
Die Prognose für eine dauerhafte Beseitigung von Schmerzen ist bei akut auftretenden Schmerzen auf jeden Fall besser als bei Schmerzen im Zusammenhang mit chronischen Formen der Dysfunktion.

Die Behandlung des chronischen Kiefergelenk- und Muskeldysfunktionssyndroms

Das Hauptanliegen des Patienten ist normalerweise die Beseitigung der Schmerzen. Daher soll eine Behandlung darauf ausgerichtet sein, den Schmerz nicht nur symptomatisch, sondern durch Beseitigung der Schmerzursachen zu behandeln. Auch sollte die Behandlung den ungünstigen psychodynamischen Prozeß, der mit chronischen Schmerzen verbunden ist, beeinflussen[71].
Die Schmerzursachen beim Kiefergelenk- und Muskeldysfunktionssyndrom sind Mikrotraumen im Gelenk, im Bänderapparat und in den Muskeln, die am mastikatori-

schen System beteiligt sind. Solche Mikrotraumen werden oft durch die Muskelhyperaktivität des Patienten verursacht, hervorgerufen durch den psychischen Streß, Schmerzen, arthritische Schmerzen im Kiefergelenk, Zahnschmerzen oder funktionelle Dysharmonien.

Die Pathophysiologie chronischer Schmerzen ist außerordentlich verwirrend. Schmerz korreliert normalerweise nicht mit dem Ausmaß der physischen Verletzung, sondern wird von Faktoren, wie Angst, Suggestion und frühere Erlebnisse, beeinflußt[54].

Grundsätzlich kann die Behandlung des chronischen Kiefergelenk- und Muskeldysfunktionssyndroms auf die drei folgenden Arten angegangen werden; eine vierte Möglichkeit, die der chirurgischen Behandlung, wird später besprochen.

Symptomatische Therapie

Medikamente

Medikamente können das fusimotorische System beeinflussen und auf die peripheren neuromuskulären Mechanismen einwirken, um den Muskeltonus zu erniedrigen und so zeitweilig Schmerzfreiheit zu erreichen. Eine Therapie sollte jedoch nie ausschließlich medikamentös sein.

Einige Patienten haben aber oft Schwierigkeiten, außer den Medikamenten noch zusätzliche Behandlungen, wie Okklusionsschienen, zu akzeptieren, wenn doch die Schmerzen durch Medikamente beseitigt werden können. Sie suchen daher oft immer wieder einen anderen Zahnarzt auf und beklagen sich, daß niemand ihnen helfen könne.

Eine Studie hat ergeben, daß die Therapie mit Meprobamat in einer Gruppe von Patienten mit Dysfunktionen ohne dentalen Ursprung in 58% der Fälle erfolgreich war[32]. In derselben Untersuchung zeigte ein Plazebo in 31% der Fälle Erfolg. Es ist schwierig zu entscheiden, inwieweit der Erfolg der Meprobamat-Therapie auf die Abgabe des Präparates zurückzuführen war und auf der Zeit, die verstrichen war, und wie groß der Erfolg gewesen wäre, wenn man sich mit dem Patienten nur eine Zeitlang unterhalten hätte.

Patienten mit sehr starken Schmerzen können mit Analgetika für kurze Zeit von ihren Symptomen befreit werden. Das gebräuchlichste Produkt dieser Art ist Aspirin, das bei Arthritis und Myofibrositis verschrieben werden kann. Aspirin hemmt auch die Abgabe von Serotonin und kann so eine traumatische Myofibrositis lindern[3]. Auf die Verwendung von Narkotika bei chronischen Schmerzen sollte man verzichten.

Barbiturate, Muskelrelaxantien und verschiedene Tranquilizer wurden alle schon für die Behandlung von Dysfunktionen empfohlen[7, 32]. Dabei wurde in den letzten Jahren Valium (Diazepam) schon sehr oft bei Patienten mit chronischen Dysfunktionen als einzige Therapie angewandt. Zahnärzte zögern im allgemeinen, Patienten mit chronischem Kiefergelenk- und Muskeldysfunktionssyndrom Tranquilizer zu verschreiben, weil dadurch andere Symptome, wie psychoneurotische Störungen, maskiert werden, die andernorts zu behandeln wären. Patienten mit psychoneurotischen Störungen fühlen sich oft unter medikamentösem Einfluß sehr wohl und wollen deshalb mehr Tranquilizer. Andere Patienten benutzen echte oder vorgetäuschte Schmerzen, um zu solchen Medikamenten zu gelangen. Da sie unbewußt gar nicht geheilt werden wollen, kann keine okklusale oder andere Therapie Erfolg haben.

Eine andere Form medikamentöser Therapie ist die lokale Injektion oder oberflächliche Applikation von Anästhetika[27, 74, 84]. Eine solche Therapie kann Muskelspasmen und Trismen lösen und so eine Untersuchung und Behandlung der Okklusion

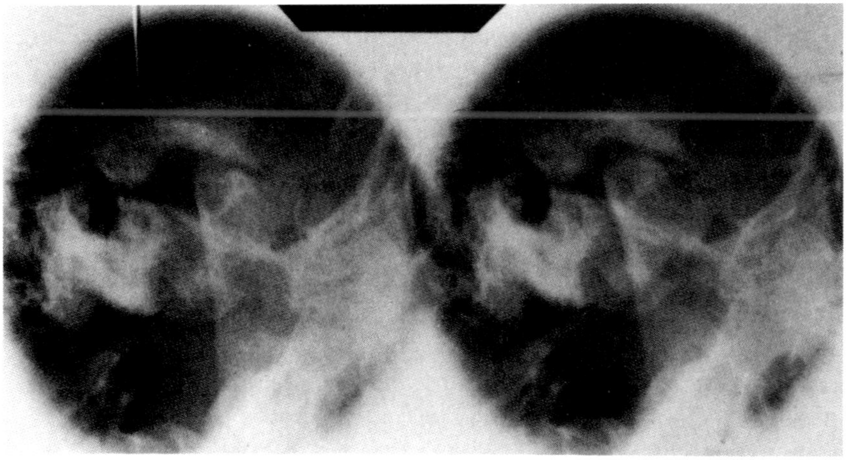

Abb. 17-1 Resorption eines Kondylus nach der Injektion einer sklerosierenden Lösung. Das Gebiß der 32jährigen Patientin ist vollständig und intakt. Die Kieferöffnung (linkes Bild) ist behindert; der Kieferschluß (rechtes Bild) bringt die Zähne nicht in die zentrischen Kontakte.

überhaupt erst zulassen. Eigentliche Muskelspasmen sind bei Patienten mit Dysfunktionssyndromen seltener als die häufig mit der Muskelhyperaktivität einhergehenden Schmerzen. Wird eine Behandlung der Okklusion unterlassen, so können die Symptome und dadurch der psychische Streß früher oder später wieder auftreten, da die Auslösefaktoren noch immer vorhanden sind.

Die Injektion von Hyaluronidase und Hydrokortison in oder um das schmerzhafte Kiefergelenk herum wurde schon seit jeher empfohlen[18, 25, 37, 38]. *Toller* veröffentlichte 1976 die Ergebnisse einer Langzeitstudie über die Kortikosteroid-Behandlung von 150 Patienten mit verschiedenen Formen schwerer Kiefergelenkdysfunktionen[83]. Von diesen Patienten betrachteten sich 69% durch die Behandlung als gebessert oder geheilt. Bei 31% zeigte sich keine Besserung. Bei älteren Patienten ergab sich eine höhere Erfolgsrate als bei jüngeren, da viele der älteren Patienten an Osteoarthritis litten. Mehrere kurz aufeinanderfolgende Injektionen von Kortikosteroid können schädlich sein. Eine schmerzhafte Osteoarthritis jedoch, die auf eine funktionelle Therapie nicht anspricht, kann mit gutem Gewissen mit Kortikosteroiden behandelt werden.

Hyaluronidase-Injektionen sind heute nicht mehr üblich. Auch die Verwendung von sklerosierenden Lösungen ist nicht mehr zu verantworten.

Solche nekrotisierenden Agenzien können im Kiefergelenk irreversibel Deformationen verursachen (Abb. 17-1) und eine funktionelle Therapie überhaupt unmöglich machen.

Wärmeanwendung

Die Applikation von Wärme, Diathermie oder Ultraschall – zwei- bis dreimal täglich 10–15 Minuten – hat eine erstaunliche Wirkung. Dadurch wird die Blutzirkulation und möglicherweise der Metabolismus lokal erhöht.

Meist wird feuchte Hitze empfohlen, da sie das Gewebe besser durchdringt als trokkene Hitze. Ultraschall läßt die Wärme in tieferliegende Strukturen dringen; deshalb wurde er für die schmerzvolle Kiefergelenkarthritis empfohlen[34]. Kryotherapie, das Auflegen von Eispackungen vier- bis achtmal pro Tag, hat eine ähnliche Wirkung wie Ultraschall[26].

Obwohl die Anwendung von Wärme vorübergehend schwere Schmerzen lindern kann, werden damit die Ursachen der Dysfunktion nicht beseitigt. Deshalb sollte Wärmeapplikation nie die einzige Behandlungsmaßnahme sein.

Lockerungsübungen

Schon vor mehr als 20 Jahren wurden von *Schwartz*[75] und *Travell*[85] Muskelübungen für die Behandlung von Kiefergelenk- und Muskeldysfunktionen empfohlen.

Das gebräuchlichste Konzept ist das der isometrischen Übungen. Der Patient wird aufgefordert, den Unterkiefer aktiv gegen den Druck der eigenen Hand oder derjenigen des Behandlers zu öffenen. Die Kontraktion der Öffnungsmuskeln verhindert die Spannung in den Schließmuskeln. Diese Übungen werden in Kombination mit aktiven oder geführten Bewegungen des Unterkiefers durchgeführt, wobei der Patient sich selbst im Spiegel kontrolliert. Die Übungen werden zweimal täglich je 25mal wiederholt.

Da solche Unterkieferübungen normalerweise nur einen Teil der Behandlung darstellen, ist schwierig zu bestimmen, wieviel sie zum Behandlungsresultat beitragen. Die Besserung der Beschwerden ist mehr auf psychologische als auf physische Veränderungen zurückzuführen, da die Übungen den Patienten ja auch von den psychischen Spannungen ablenken. Ob diese Therapie einer Behandlung mit Okklusionsschienen überlegen ist, ist fraglich. In einer Studie wurde berichtet, daß bei mehr als der Hälfte von 150 Patienten mit myofazialem Schmerzdysfunktionssyndrom Schmerzen und Geräusche im Gelenk zum Abklingen gebracht werden konnten[13]. Den Patienten wurden auch zusätzliche Anweisungen gegeben und nach Bedarf Valium verschrieben. Aber auch in dieser Studie wurde von rezidivierenden Fällen berichtet.

Psychotherapie und Änderung von Verhaltensmustern

Da Angstzustände und andere Formen von Streß zu erhöhter Aktivität von Kau-, Gesichts- und Halsmuskeln führen können und dysfunktionelle Störungen mit Muskelhyperaktivität zusammenhängen, würde die ideale Behandlung von Dysfunktionen darin bestehen, den psychischen Streß eines Patienten zu verringern. Mit Hilfe der Psychoanalyse läßt sich erklären, daß Schmerzsymptome ohne das Vorhandensein physischer Verletzungen auftreten können[60]. Eine andere Interpretation ist die, daß die Psyche bedeutungslose Wahrnehmungen okklusaler Interferenzen überbewertet[47, 55, 75]. Die dritte Erklärung wird hauptsächlich von Klinikern gegeben und besagt, daß Streßfaktoren zwar ernst zu nehmen sind, daß aber die meisten Patienten mit okklusaler Therapie behandelt werden können.

Wie schon bei der Beschreibung der Ätiologie von Kiefergelenk- und Muskeldysfunktionssyndromen erwähnt (vgl. Kap. 11), ist es offensichtlich, daß die Gründe für die Dysfunktion irgendwo zwischen ungünstigen psychischen und okklusalen Faktoren liegen. Leider gibt es kein allgemein anwendbares Rezept, um psychische oder okklusale Faktoren auszuscheiden. Deshalb müssen bei einer Behandlungsplanung alle Faktoren in Betracht gezogen werden[71].

Überweisung zum Psychiater

Für den Zahnarzt ist der psychische oder psychoneurotische Zustand eines Patienten, der unter starken Gesichts- und Kopfschmerzen leidet, oft schwierig zu interpretieren. Zeigt es sich schon zu Beginn der Behandlung, daß ein Patient eine schwere Psychoneurose hat, so soll er möglichst frühzeitig zum Psychiater überwiesen werden, noch bevor eine lokale Therapie durchgeführt wird. In einigen wenigen Fällen kann auch nach einer erfolglosen funktionellen Therapie eine psychiatrische Behandlung notwendig sein. Der Zahnarzt soll dem Psychiater genaue Angaben über den Behandlungsverlauf machen.

Obwohl die meisten Patienten mit Dysfunktionssyndrom irgendwie unter Streß leiden, haben nicht alle eine Psychotherapie nötig; die meisten Patienten wären auch gar nicht bereit dazu. Oft werden auch Patienten mit Dysfunktionssyndrom vom Psychiater wieder zurücküberwiesen mit der Begründung, daß keine psychiatrische Behandlung nötig sei. Weiter ist zu bedenken, daß ein Psychiater keinem Patienten helfen kann, der zu einer psychiatrischen Behandlung nicht bereit ist.

Ein Zahnarzt ist allgemein schlecht dafür ausgebildet, mit emotionalen Ausbrüchen solcher Patienten umzugehen. Er sollte sich nicht dazu verleiten lassen, instabile Patienten psychologisch zu beraten. Vor allem muß er vermeiden, Schuldgefühle, die bei vielen Patienten vorhanden sind, zu verstärken. Solche Patienten müssen von einem Spezialisten behandelt werden.

Beratung durch den Zahnarzt und Plazebo-Effekt

Die meisten Patienten mit Dysfunktionssyndrom brauchen keine Psychotherapie; sie brauchen eher Verständnis für ihr Leiden als eine genaue Erklärung ihrer Krankheit. Viele dieser Patienten wurden schon früher durch andere Zahnärzte behandelt und eventuell für Hypochonder gehalten, weil keine organischen Veränderungen festgestellt werden konnten. Diese Patienten, die unter unerklärlichen Schmerzen im Hals- und Kopfbereich leiden, haben oft Angst, vor Krebs oder Geisteskrankheiten. Daher besteht die Aufgabe des Zahnarztes bei der Behandlung des Dysfunktionssyndroms zuerst darin, diesen Patienten klarzumachen, daß sie keinen Einzelfall darstellen, daß sie physisch und psychisch gesund sind und daß es Möglichkeiten gibt, ihre Symptome zu behandeln. Oft können Streßfaktoren nicht vollständig eliminiert werden, da sie mit familiären oder wirtschaftlichen Verhältnissen oder nicht überschaubaren Gesundheitsproblemen zusammenhängen.

Die Beratung durch den Zahnarzt darf nicht als Plazebo verstanden werden; sie hat eine echte therapeutische Wirkung. Versteht ein Patient die Zusammenhänge zwischen Muskelspannung und Dysfunktion, kann sich eine Verspannung spontan verringern.

Die Beratung durch den Zahnarzt soll jedoch noch durch andere Therapien unterstützt werden. Eine gute Arzt-Patient-Beziehung ist aber für eine Therapie unbedingt notwendig. Versuche, Patienten mit Dysfunktionssyndrom allein mit Beratungen zu behandeln, haben nur sehr begrenzten Erfolg, verglichen mit einer Kombination verschiedener Behandlungen[23]. Eine angedeutete Behandlung der Okklusion oder eine Plazebo-Schienung können zum Erfolg der beratenden Behandlung beitragen[30, 48]. Doch ist eine funktionelle Okklusionstherapie in jedem Fall der nur beratenden Behandlung überlegen.

In einer Studie konnte durch eine Plazebo-Therapie allein bei 40% einer Patientengruppe eine Verbesserung der Symptome gezeigt werden[48]. Eine andere Untersuchung demonstrierte bei 60% der Patienten eine subjektive Verbesserung nach einer Beratung, ohne daß eine nachfolgende Untersuchung eine Veränderung der klinischen Daten ergeben hatte. Nachdem bei denselben Patienten ein okklusales Einschleifen durchgeführt worden war, verbesserten sich die klinischen Daten bei 67% der Patienten. Das Problem der subjektiven Daten besteht darin, daß bei nachfolgenden Befragungen solche Patienten in 40% der Fälle andere Symptome angeben, ohne daß überhaupt eine Behandlung erfolgt ist[42]. Die klinischen Daten müssen sich also um mehr als 40% verbessern, um den therapeutischen Erfolg einer Behandlung zu beweisen.

Biofeedback, Hypnose und Meditation

Biofeedback hilft vermutlich, durch Lernen eine bewußte Kontrolle über die Muskelaktivität auszuüben. Der Lernprozeß kann durch das EMG unterstützt und überprüft werden. Das Verfahren wird vor allem zur Behandlung von Hyperaktivität der Kopf- und Halsmuskeln eingesetzt[8, 26, 39, 71]. Obwohl sich damit auch kurzzeitige Verbesserungen bei Bruxismuspatienten erreichen lassen[39], ist es doch schwierig, mit Biofeedback eine langzeitige Lockerung der Muskeln herbeizuführen. Von vielen Seiten wird daher bezweifelt, daß diese Methode bei der Behandlung des Kiefergelenk- und Muskeldysfunktionssyndroms überhaupt einen praktischen Wert hat.

Hypnose wurde schon vor allem zur Lokkerung der Muskeln und Ablenkung von den Schmerzen angewandt[26]. Vermutlich können Patienten durch Selbsthypnose lernen, mit dysfunktionellen Schmerzen umzugehen. Es gibt aber keine weiteren Studien, die etwas über den Wert der Hypnose bei der Behandlung der Dysfunktion aussagen. Das gleiche gilt für die transzendentale Meditation und andere Entspannungstrainingsprogramme. Viele Patienten berichten allerdings, daß ihnen transzendentale Meditation und andere geistige Übungen helfen, mit den dysfunktionellen Problemen fertigzuwerden[26].

Okklusale oder funktionelle Therapie

Die okklusale Therapie des Kiefergelenk- und Muskeldysfunktionssyndroms hat zum Ziel, optimale Beziehungen zwischen allen anatomischen Gegebenheiten, die an der Funktion des mastikatorischen Systems beteiligt sind, zu schaffen; optimale anatomische Voraussetzungen begünstigen auch eine optimale neuromuskuläre Funktion. Der schwierigste Teil bei der Behandlung der okklusalen Dysfunktion ist die Bestimmung der optimalen Lage des Unterkiefers, auf die sich die Okklusion beziehen soll[36], und die Herstellung einer idealen Okklusion in bezug auf die neuromuskulären Faktoren.

Die okklusale oder funktionelle Therapie umfaßt die folgenden Gebiete:

1. Verwendung von Okklusionsschienen
2. Okklusales Einschleifen
3. Kieferorthopädische Therapie
4. Rekonstruktionen
5. Vollprothesen

Okklusionsschienen

Da die Verwendung von Okklusionsschienen und deren verschiedene Arten schon in Kapitel 12 beschrieben wurden, soll hier nur auf die Apparaturen eingegangen werden, die zur Behandlung des Kiefergelenk- und Muskeldysfunktionssyndroms eingesetzt werden.

Seit *Karolyi*[40] um die Jahrhundertwende die Okklusionsschiene bei der Behandlung von Bruxismus verwendet hat, wurden schon viele verschiedene Typen von Schienungen[59] für die Behandlung von Patienten mit dysfunktionellen okklusalen Problemen konstruiert. Diese Apparaturen sollen dazu dienen, Zähne mit okklusalen In-

terferenzen zu disokkludieren, die vertikale Dimension zu erhöhen und die Kondylen zu reponieren, ohne die Zahnstellung zu verändern oder die Funktion und Ästhetik wesentlich zu beeinträchtigen.
Einige elektromyographische Studien beweisen, daß eine Lockerung der Kaumuskeln bei Patienten mit Dysfunktionssyndrom unmittelbar nach dem Eineglieder der Schienung erfolgt[4, 12, 31, 35, 72]. Okklusionsschienen normalisieren auch die Dauer der elektromyographischen „silent period"[4, 45, 79]. Es ist schwierig herauszufinden, ob die Erhöhung der vertikalen Dimension oder die Eliminierung der störenden okklusalen Kontakte wichtiger ist, da Kaumuskeln bei 8 ± 2 mm Kieferöffnung die niedrigste elektromyographische Aktivität haben[51, 70]. Dysfunktionen können aber auch sehr gut ohne die Erhöhung der vertikalen Dimension behandelt werden[66].
Der Erfolg der Behandlung mit Okklusionsschienungen wird damit erklärt, daß der durch die okklusalen Interferenzen erzeugte Input auf das Zentralnervensystem unterbrochen wird. Nachdem die Interferenzen durch die Schienung beseitigt und Muskel- und Gelenkschmerzen verringert sind, kann der Unterkiefer eine normale Position einnehmen. Diese Unterkieferreposition kann manchmal sehr langsam vor sich gehen, wobei die Okklusionsschienung eventuell mehrmals den neuen Gegebenheiten angepaßt werden muß, bis stabile Kieferbeziehungen erreicht sind[21, 87]. Meist muß jedoch nach zwei bis drei Monaten noch eine andere Form okklusaler Therapie durchgeführt werden, wie etwa okklusales Einschleifen oder Rekonstruktionen. Der Behandlungserfolg von Okklusionsschienungen kann auch mit einem Pantographen nachgewiesen werden[16, 69].

Die Michigan-Schienung und die *Sved*-Platte: Die flache Okklusionsschienung wird vielerorts Michigan-Schienung genannt[29]; ihre Herstellung wird in Kapitel 12 beschrieben[67].
Auch die *Sved*-Platte wird häufig verwendet[63, 82]. Studien zeigen, daß mit beiden Apparaturen dysfunktionelle Symptome etwa gleich effizient behandelt werden können.
Die flache Schienung, die die ganze Zahnreihe bedeckt, scheint die besseren Langzeitresultate aufzuweisen[11, 33]; 80% der Patienten oder mehr konnten langfristig von den hartnäckigen Symptomen befreit werden[10, 33]. Allerdings waren diese Patienten auch beraten worden, und in vielen Fällen waren Okklusionsschienungen erst verwendet worden, nachdem andere Methoden versagt hatten.
Patienten mit dysfunktionellen Schmerzen sollten die flache Oberkieferschienung in den ersten 3–6 Tagen 24 Stunden lang und sogar während des Essens tragen. Nur zur Durchführung der Mundhygiene soll die Apparatur aus dem Mund genommen werden. Die Okklusionsschienung wird in der zentrischen Relation CR eingeschliffen, die der Behandler durch Führung des Unterkiefers erreicht, und nicht in der IK-Stellung, die der Patient angibt. Freiheit in der Zentrik soll gewährleistet sein, und die Eckzahnführungen der Schienung sollten erst bei Exkursionsbewegungen über 0,5–1,0 mm von CR entfernt die Seitenzähne diskludieren lassen. Sind nach dieser Zeit noch immer Schmerzen vorhanden, so soll die Schiene weiter rund um die Uhr getragen werden. Sonst kann dazu übergegangen werden, die Schienung nur noch nachts und in Streßsituationen, z. B. beim Autofahren zu tragen.
Sobald alle Symptome, wie Schmerz und Verspannungen, verschwunden sind, kann der Unterkiefer des Patienten vom Behandler besser nach RK geführt werden. Sind auf der Schienung keine Schliffacetten auszumachen, die auf fortgesetzten Bruxismus hinweisen, so kann die Therapie mit okklusalem Einschleifen oder der Eingliederung von Rekonstruktionen weitergeführt werden[90]. Das Tragen der Schienung ist dann möglicherweise nicht

mehr notwendig. Manchmal kann aus technischen oder finanziellen Gründen keine ideale Okklusion geschaffen werden, der Patient muß dann die Schienung nachts für unbestimmte Zeit tragen.

Okklusionsschienungen können auch bei Patienten von Nutzen sein, die an den Fingernägeln knabbern, sowie bei Wangen- und Zungenbeißen. Sie helfen dem Patienten, daran zu denken, daß er sich die schlechte Angewohnheit abgewöhnen muß.

Hat man mit flachen Okklusionsschienungen (Michigan-Typ) keinen Erfolg, so können folgende Faktoren dafür verantwortlich sein:

1. Die Schienung hat eine schlechte Politur oder wurde nicht genau in der zentrischen Relation des Unterkiefers mit Freiheit in der Zentrik (0,5–1,0 mm) angepaßt.
2. Die Eckzahnführung der Schienung ist ungenügend und läßt noch Balancekontakte zu.
3. Es wird nicht lange genug gewartet, bis sich die Gelenke an eine neue Lage angepaßt haben. Da sich eine Behandlung mit einer Schienung über mehrere Jahre erstrecken kann[50], verlieren oft Patient und Zahnarzt die Geduld, worauf dann häufig Zuflucht zu einer anderen Behandlung genommen wird.
4. Aufgrund einer falschen Diagnose wird die Behandlung mit einer Okklusionsschienung bei Patienten begonnen, deren Symptome gar nicht durch eine Dysfunktion verursacht wurden. In solchen Fällen kann die Okklusionsschienung ein gutes diagnostisches Hilfsmittel sein.

Für kurzzeitige Resultate (1–2 Wochen) scheint die *Sved*-Platte effizienter zu sein als die Michigan-Schienung[11, 33]. Wird die Behandlung mit der *Sved*-Platte noch mit anderen Therapien kombiniert, so ist die Erfolgsquote auch langfristig genauso hoch wie bei der Verwendung der Michigan-Schienung[23]. Obwohl verschiedene wissenschaftliche Artikel der *Sved*-Platte eine gute Tauglichkeit zuschreiben[11, 23, 64], ist sie doch eine Apparatur mit orthodontischen Nebenwirkungen[82]. Bei einer lange dauernden Behandlung können die Seitenzähne elongieren und so die Okklusion wesentlich verändern.

Viele Autoren und auch wir[33] empfehlen daher für die Behandlung der Dysfunktion die Oberkieferschienung mit vollständiger Bedeckung der Okklusalfläche. Eine solche Schienung ist jedoch viel schwieriger herzustellen als eine *Sved*-Platte. Die Indikation der *Sved*-Platte beschränkt sich daher auf die initiale Behandlung von Notfällen, bei denen die Mundöffnung ja oft eingeschränkt ist, bis nach ein paar Tagen nach Abklingen der Schmerzen eine Michigan-Schienung angefertigt werden kann.

Viele Arten von Okklusionsschienungen haben zum Ziel, dem Patienten eine ideale Okklusion in der Kunststoffoberfläche zu verschaffen[21, 59, 78]. Dabei ist es jedoch sehr schwierig, alle okklusalen Interferenzen zu beseitigen und Bruxismus zu verhindern.

Onlay-Schienungen: Da schon immer vermutet wurde, daß dysfunktionelle Störungen und Schmerzen durch einen Verlust an vertikaler Dimension verursacht werden[57], wurden zur Behandlung solcher Störungen schon verschiedene Apparaturen zur Bißhebung vorgeschlagen. Sehr verbreitet ist die Anbringung von Onlays auf den Unterkieferseitenzähnen. Damit wurden schon viele Patienten von ihren Schmerzen befreit. Als Nebenwirkungen werden jedoch die Seitenzähne intrudiert, während die Frontzähne elongieren können. Es ist ja bekannt, daß Zähne langsam und schmerzlos intrudiert werden können, ohne daß ein okklusales Trauma auf sie einwirkt[68]; sogar die Kaumuskeln können sich an eine solche neue Situation gewöhnen. Durch die Elongation der Frontzähne entstehen jedoch ernst zu nehmende Interferenzen und Veränderungen der Okklusion, die oft eine größere Behandlung notwendig machen.

Um die Risiken von Onlays darzulegen, soll der nachfolgende Fall vorgestellt werden.

Anamnese Frau X, eine 43jährige Patientin, wurde zur Diagnose und Behandlung ihrer Kiefergelenkschmerzen überwiesen. Ihr Hauptanliegen bestand darin, die Schmerzen in beiden Gelenken, aber vor allem im linken Kiefergelenk, behandeln zu lassen. Diese Schmerzen hatte sie mit Unterbrechungen schon 10 oder 11 Jahre lang, und es war schon mehrmals versucht worden, den Biß anzuheben. Nach jeder Bißhebung war die Patientin jeweils für 3–6 Monate schmerzfrei. Im Verlauf dieser Behandlungen mußten sogar einige Seitenzähne, die sich unter den Apparaturen gelockert hatten, extrahiert werden.

Frau X wurde empfohlen, die Apparaturen zur Bißhebung weiterhin zu tragen und sich nicht zu sehr über ihren Zahnverlust zu beunruhigen. Als Alternativtherapie wurde der Patientin empfohlen, nach Extraktion aller oberen Zähne eine Oberkiefervollprothese und für den Unterkiefer eine Teilprothese oder dann eine Vollprothese machen zu lassen, um die chirurgische Behandlung der Kiefergelenke zu verzögern. Die Patientin konnte diesen Behandlungsvorschlag nicht akzeptieren und litt 1½ Jahre unter ständigen Schmerzen, bis sie zu uns überwiesen wurde.

Klinische Untersuchung: Frau X trug sowohl im Oberkiefer als auch im Unterkiefer bißhebende Apparaturen (Abb. 17-2A bis C). Ohne diese Onlays bestand in der Prämolarenregion ein offener Biß von 4–5 mm (Abb. 17-D). Die Prämolaren waren hypermobil und perkussionsempfindlich. Der Sulcus dieser Zähne war infolge der Intrusion vertieft, das epitheliale Attachment befand sich jedoch noch im Bereich der Schmelz-Zement-Grenze.

Das linke Kiefergelenk war druckempfindlich. Die Öffnungsbewegungen des Unterkiefers waren abgehackt und asymmetrisch, wobei in beiden Gelenken ein Klikken zu hören war. Bei weiter Kieferöffnung war eine Deviation nach links festzustellen; dies war für die Patientin sehr schmerzhaft. Auf den Röntgenbildern zeigten beide Kiefergelenke keine Besonderheiten.

Diagnose: Chronische traumatische Kiefergelenkarthritis.

Behandlung: Die bestehenden Apparaturen wurden vernichtet; danach wurde eine Kunststoffschiene konsturiert (Abb. 17-2E). Diese flache Okklusionsschienung wurde so oft wie möglich getragen. Die Prämolaren konnten unter der Schienung in ihre ursprüngliche Position zurückelongieren. Die Schienung war so konstruiert, daß die Frontzähne immer in Okklusion standen. Die Prämolaren waren nach 3 bis 4 Wochen wieder fest, nach weiteren 3 bis Wochen okkludierten sie wieder mit ihren Antagonisten (Abb. 17-2F). Die Oberkieferzähne elongierten mehr als die Unterkieferzähne, aber nur soviel, wie es die Schienung zuließ.

Kaum war die Schienung eingesetzt worden, verschwanden die Schmerzen. Auch die Öffnungsbewegungen normalisierten sich in den nachfolgenden drei Monaten. Als alle Seitenzähne miteinander okkludierten, wurde die Okklusion eingeschliffen, und alle Seitenzähne wurden überkront (Abb. 17-2G–I). Diese Kronen wurden in der RK-Position eingegliedert und paßten zur Eckzahnführung bei lateralen Exkursionen. Es waren keine Balancekontakte vorhanden.

In bezug auf ästhetische und funktionelle Anforderungen genügte die verbleibende Prämolarenokklusion den Bedürfnissen der Patientin. Die Rekonstruktion war 6 Monate nach Behandlungsbeginn abgeschlossen. In der 5jährigen Beobachtungszeit hatte Frau X kein Rezidiv von Kiefergelenkschmerzen oder Funktionsstörungen. Ihr Kausystem funktionierte auf Dauer hervorragend.

Pivotierung: Eine andere Methode, die auf ähnlichen Prinzipien beruht wie die Onlay-

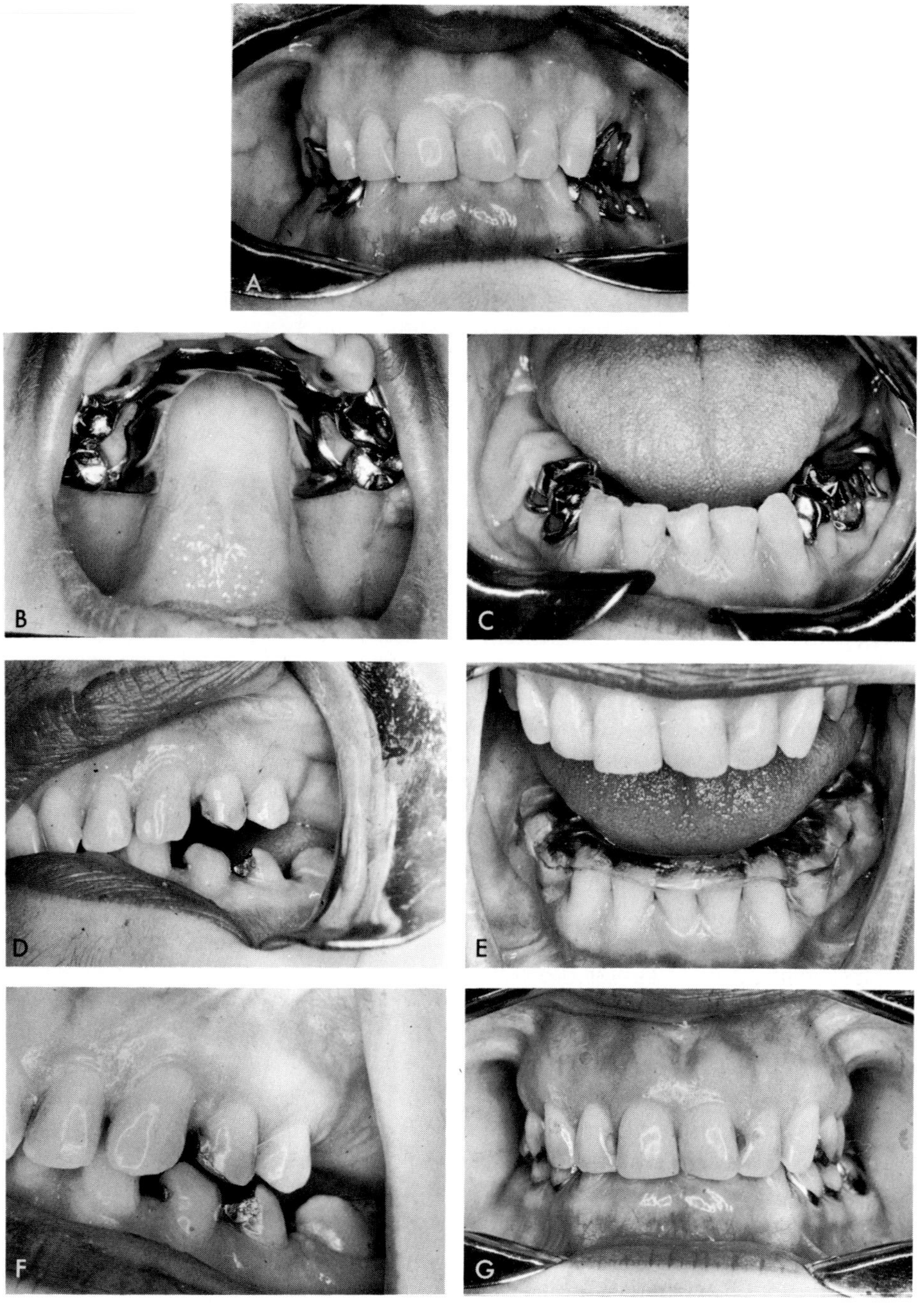
A
B
C
D
E
F
G

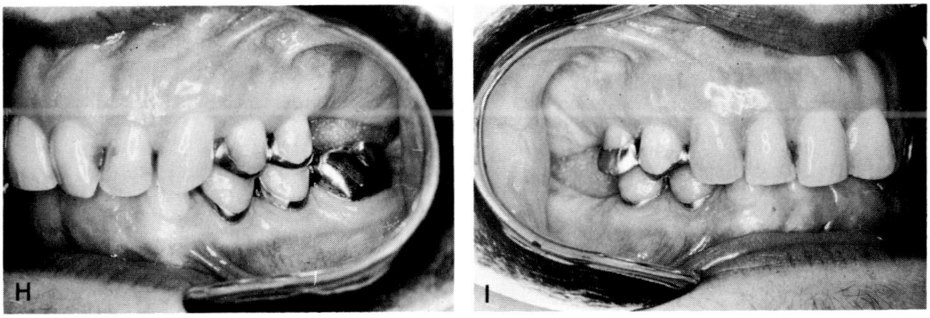

Abb. 17-2 Traumatische Kiefergelenkarthritis. A bis C: In diesem Fall brachten Onlay-Apparaturen, die im Verlauf der letzten acht Jahre mehrmals neu angefertigt worden waren, jeweils nur vorübergehende Schmerzlinderung. D: Ohne Apparaturen ist im Bereich der Prämolaren ein offener Biß von 4–5 mm vorhanden. E: Für den Unterkiefer wurde eine Okklusionsschienung konstruiert; gleichzeitig wurde den Seitenzähne ermöglicht, in ihre ursprüngliche Lage zu elongieren. F: Nach 3–4 Monaten standen die Prämolaren wieder in Okklusion. G bis I: Definitive Rekonstruktion mit verlorenen Goldkronen (43jährige Patientin).

Schienung, ist das Eingliedern einer Pivotierung. Beidseitig werden auf den zweiten Unterkiefermolaren auf Onlays Erhöhungen konstruiert, so daß die Seitenzähne beim Kieferschluß nur auf diesen Zähnen Kontakt mit den Oberkieferzähnen haben. Dieser Therapie liegen rein mechanische Überlegungen zugrunde: Das Kiefergelenk soll beim Beißen auf die Apparatur entlastet werden. Derselbe schmerzverhindernde Mechanismus kann imitiert werden, indem man einem Patienten Watterollen zwischen die Molaren legt und ihn zubeißen läßt. Die Pivotierung beseitigt die Ursache der Dysfunktion jedoch nicht. Wie vorher dargelegt, ist die Ursache für Muskeldysfunktion nicht eine verringerte vertikale Dimension, sondern Störungen der okklusalen Verhältnisse, welche ohne unerwünschte Veränderungen in der Okklusion des Patienten korrigiert werden sollten.

Andere Okklusionsschienungen: Man hat auch schon versucht, den Biß mit Komposit (Säureätztechnik) zu erhöhen. Der Schmerz mag zwar kurzzeitig verschwinden, doch verändern solche Komposit-Inlays die Okklusion traumatisch und verursachen auch Hypermobilität.

Apparate zur Reposition des Unterkiefers: Es wurden auch schon Kunststoffschienungen empfohlen, die das Unterkiefergelenk in eine durch das Röntgenbild bestimmte optimale Lage führen sollen[28]. Danach wird eine Unterkieferschienung mit sogenannt idealer „point centric"-Okklusion konstruiert. Solche Repositionsmaßnahmen der Kondylen aufgrund von Röntgenbildern scheinen sinnlos. Dasselbe gilt für Schienungen, die den Unterkiefer bei Diskusdislokationen nach vorn und unten plazieren sollen[46]. Manchmal ist ein Patient nach Verwendung einer solchen Vorbißschienung nicht mehr in der Lage, den Unterkiefer zu retrudieren oder die IK-Position einzunehmen. Solch ein Ergebnis rechtfertigt jedoch keinen umfassenden orthodontischen oder restaurativen Behandlungen.

Schienen aus weichbleibendem Kunststoff[19] und Schutzschienungen für Sportler sind untauglich für die Behandlung des Dysfunktionssyndroms.

Okklusales Einschleifen

Die Rolle des okklusalen Einschleifens bei der Behandlung des Kiefergelenk- und

Muskeldysfunktionssyndroms ist umstritten[17, 30, 43]. Dies erstaunt nicht, wenn man die sehr unterschiedlichen Arten dieser Behandlung in Betracht zieht. Dazu kommt, daß verschiedene zusätzliche Effekte, wie die Beratung durch den Zahnarzt, der Plazebo-Effekt des Schleifens, relevant oder irrelevant für die Verbesserung der Okklusion[30], schwierig von der eigentlichen Korrektur der okklusalen Dysharmonie zu trennen sind.

Patienten mit dysfunktionellen Symptomen können nach den in Kapitel 13 beschriebenen Grundsätzen behandelt werden. Eine Okklusion kann erst belassen werden, wenn sie stabil ist[86] und wenn die Symptome und Schmerzen nachgelassen haben[6].

Offensichtliche grobe Interferenzen, wie etwa ein elongierter dritter Molar, können gleich zu Anfang eliminiert werden, auch wenn Schmerzen vorhanden sind. Im allgemeinen sollen aber bei Schmerzen und verspannten Muskeln die feinen Korrekturen der Okklusion unterlassen werden[14]. Die Scharnierachsenposition kann sich während des Tragens einer Schienung um mehrere Millimeter verändern, bevor die Schmerzen nachlassen, und der Behandler kann so Probleme mit dem richtigen Einschleifen haben. Obwohl manchmal auch ein gutes Resultat in einer falschen Unterkieferstellung erreicht wird[66], ist dies nicht der geeignete Weg einer Behandlung. Auch das Manipulieren des Unterkiefers eines Patienten mit Schmerzen in die RK-Position soll unterlassen werden, obwohl einige erfahrene Kliniker dies schon empfohlen haben[17].

Ist ein Patient einmal symptomfrei, so soll man ihn die Okklusionsschienung noch für drei bis vier Wochen weiter tragen lassen, bevor das okklusale Einschleifen durchgeführt wird. Die Okklusionsschienung kann erst abgesetzt werden, wenn die Okklusion stabil ist. In zwei- bis dreiwöchentlichen Abständen wird darauf die Okklusion sorgfältig kontrolliert, um eventuell neu auftretende Interferenzen zu korrigieren. Kann keine stabile Okklusion durch Einschleifen erreicht werden, so kann der Patient die Okklusionsschienung weiter tragen, bis die notwendigen Rekonstruktionen durchgeführt werden können.

Ein häufiger Behandlungsfehler besteht darin, eine funktionelle Behandlung der Okklusion nach dem Verschwinden der Symptome sofort abzuschließen. Vielmehr soll die Behandlung weitergeführt werden, bis die Position der Scharnierachse reproduzierbar und die Okklusion stabil ist. Patienten mit dysfunktionellen Symptomen sind schwer zu behandeln; man braucht dazu große Genauigkeit, viel Zeit und Geduld. Oft sind Patienten und Behandler entmutigt, bevor sich ein gutes Resultat einstellt.

Eine neuere Studie hat gezeigt, daß ein okklusales Einschleifen die Symptome besser beseitigt als die nur beratende Behandlung[43]. Knackgeräusche im Gelenk konnten durch okklusales Einschleifen besser zum Verschwinden gebracht werden, eine Ausnahme sind Fälle von osteoarthritischen Deformationen der Gelenkstrukturen. Sowohl knackende Geräusche als auch asynchronische Kontraktionen der Kaumuskeln sprechen auf die Okklusionstherapie gut an. Reibgeräusche im Gelenk, die auf die Rauhigkeit der Gelenkstrukturen zurückzuführen sind, können allmählich über einen Zeitraum von 4–6 Monaten abnehmen, wenn die Gelenkstrukturen nach und nach regenerieren. Diese avaskulären Strukturen haben jedoch ein sehr beschränktes Heilungspotential. Durch die funktionelle okklusale Therapie wird das Gelenk entlastet; dadurch können die Unterkieferbewegungen druckfreier und besser koordiniert ablaufen, und ein Kiefergelenkknacken ist weniger gut hörbar. Die Lockerung der Kaumuskeln ist ebenfalls dafür verantwortlich, daß das Knacken weniger häufig vorkommt.

Die Kombination von zahnärztlicher Beratung, Therapie mit Okklusionsschienung und nachträglichem okklusalem Einschleifen kann auf jeden Fall für die Behandlung des Kiefergelenk- und Muskeldysfunktionssyndroms empfohlen werden[1, 23, 50, 58, 89, 90]. Andere Therapiearten sind selten indiziert.

Orthodontische Behandlung

Einige Patienten mit Dysfunktionssyndrom haben große okklusale Probleme, die nicht durch Einschleifen oder Restaurationen korrigiert werden können. Manchmal kann nur mit orthodontischer Therapie ein zufriedenstellendes Resultat erreicht werden. Es ist auch zu bedenken, daß bei orthodontischer Therapie zeitweise okklusale Interferenzen auftreten können, die dysfunktionelle Symptome hervorrufen[62]. Spezielle Schienungen müssen dann die Zähne disokkludieren lassen und den Unterkiefer stabilisieren, bis durch die orthodontische Behandlung akzeptable Verhältnisse in der Bezahnung entstanden sind.

Ist in Extremfällen orthognatische Kieferchirurgie notwendig, muß die orthodontische Therapie zur Behandlung oder Prävention dysfunktioneller Symptome angewandt werden.

Restaurationen

Oft müssen bei Patienten mit Dysfunktionssyndrom okklusale Restaurationen durchgeführt und verlorene Zähne ersetzt werden, um die Okklusion wiederherzustellen und zu stabilisieren. Damit soll jedoch erst 1–2 Monate nach dem Abklingen eventueller Schmerzen und dem Einschleifen begonnen werden.

Nur den Biß anzuheben, wie dies noch oft getan wird, ist meist kontraindiziert. In einer qualifizierten Therapie der Okklusion können die Symptome ohne Veränderung der Bißhöhe beseitigt werden[75]. Mit der Bißhebung hat man den unerwünschten Nebeneffekt, daß die Seitenzähne intrudiert werden, woraus sich nachteilige Folgen für die Okklusion ergeben. Auch die neuromuskuläre Anpassung an einen verkleinerten interokklusalen Abstand ist noch vorauszusagen; je mehr ein Biß angehoben wird, desto mehr Probleme können sich ergeben. Daher soll die vertikale Dimension – wenn immer möglich – beibehalten werden (Abb. 17-3). Muß trotzdem eine Bißhöhe einmal verändert werden, um Raum für Restaurationen zu schaffen oder um ein besseres ästhetisches oder funktionelles Resultat zu erzielen, so soll dies minimal auf der gesamten Zahnreihe geschehen.

Es wurde schon über hervorragende Langzeitresultate nach oralen Rehabilitationen bei Patienten mit dysfunktionellen Symptomen berichtet[90]. Der wichtigste Grundsatz aber ist, mit der rekonstruktiven Therapie erst zu beginnen, wenn keine dysfunktionellen Schmerzen mehr vorhanden sind[36]. Da solche Patienten offensichtlich eine niedrige Toleranzschwelle gegenüber okklusalen Interferenzen haben, muß der Gestaltung der Okklusion solcher Rekonstruktionen große Aufmerksamkeit geschenkt werden[6].

Vollprothesen

Die Beziehung zwischen Dysfunktion und den verschiedenen Arten der Prothesenokklusion wurde nie systematisch untersucht; deshalb gibt es darüber nur persönliche Meinungen. In einer Nachuntersuchung von Vollprothesenträgern sagten 25% der Patienten aus, daß sie dysfunktionelle Probleme hätten[5]. Allerdings sind diese Dysfunktionen in den meisten Fällen nicht mit Schmerzen verbunden.

Die klinische Erfahrung zeigt aber, daß die einfachste Behandlung dysfunktioneller Symptome darin besteht, die Prothesen für einige Tage nicht zu tragen. Haben die Symptome dann nachgelassen, führt man eine Bißregistrierung durch, worauf die alte Prothese einartikuliert und eingeschliffen oder aber eine neue Prothese mit einer

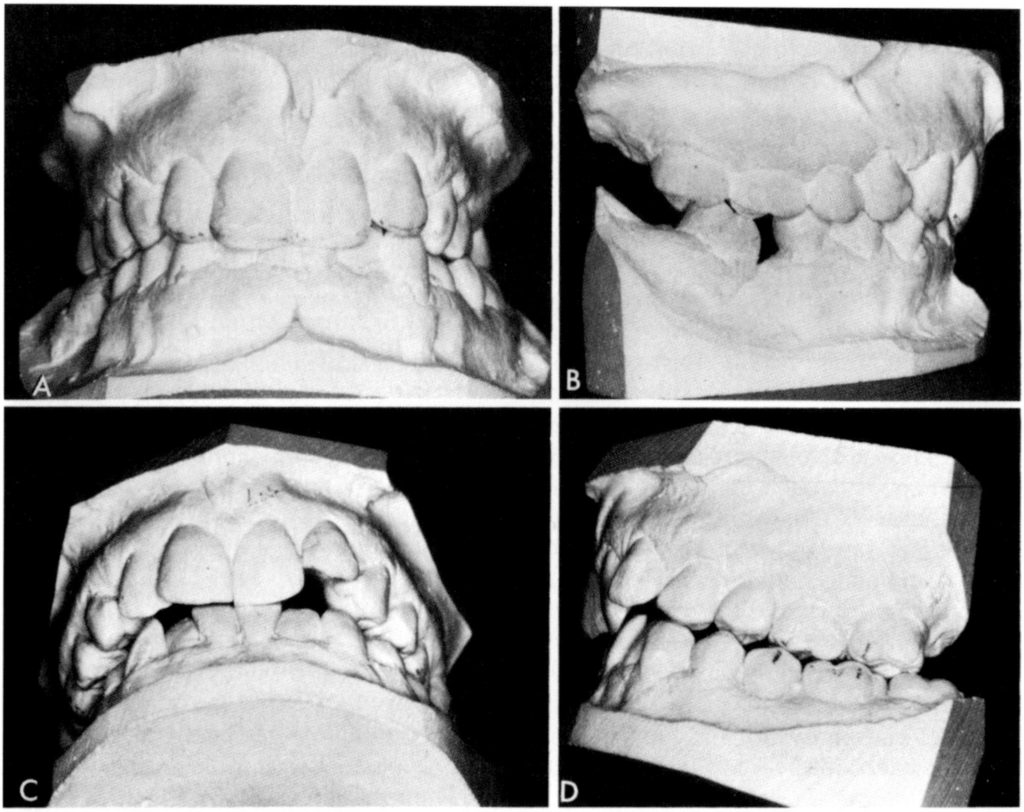

Abb. 17-3 A und B: Gipsmodelle vor der Behandlung einer 54jährigen Patientin, die mit 14 Jahren einen ersten Molaren verloren hatte. Ein Zahnarzt diagnostizierte später eine Bißsenkung und rekonstruierte darauf die Okklusion mit gleichzeitiger Erhöhung des Bisses. C und D: Zwei Jahre nach Bißerhöhung: Die Patientin hatte nun Kiefergelenkbeschwerden, ästhetische Nachteile und Intrusion von Seitenzähnen mit Taschenbildung.

harmonisch balancierten Okklusion angefertigt wird. Der Versuch, eine alte Prothese direkt im Munde einzuschleifen, ist jedoch selten erfolgreich.

Kann ein Patient aus sozialen Gründen nicht auf das Tragen einer Prothese verzichten, so können die Seitenzähne durch flache Kunststoffebenen ersetzt werden, die im Artikulator eingepaßt und dann im Munde des Patienten in RK, IK und bei den Exkursionsbewegungen überprüft werden. Nach dem Abklingen der Symptome können neue Prothesen angefertigt werden, die eventuell eine flache Okklusion aufweisen. Verringert sich bei einer Prothese mit flacher Okklusion die vertikale Dimension, so ändert sich die IK-Stellung des Unterkiefers, die RK-Stellung wird davon jedoch nicht betroffen. Die vertikale Dimension selbst ist hinsichtlich der Dysfunktion kein Problem.

Bevor aber neue Prothesen angefertigt werden, muß ein Patient für 1–2 Monate beschwerdefrei sein, um eine zuverlässige RK-Registrierung zu gewährleisten. Dies kann überprüft werden, indem man feststellt, ob entweder die Scharnierachsenposition oder aber die Pfeilwinkelspitze (gotischer Bogen) reproduzierbar ist.

Chirurgische Behandlung des Dysfunktionssyndroms

Bis vor kurzem beschränkte sich die chirurgische Behandlung der Kiefergelenke auf die Korrektur von schweren arthritischen Deformationen, habituellen Dislokationen, Ankylose, Hyperplasie, ungewöhnlichen Frakturen und Neoplasmen[65]. Patienten mit Dysfunktionssyndrom wurden nie chirurgisch behandelt. Eine neuere schwedische Studie berichtet, daß nur bei 0,1–0,2% von 7000 Patienten mit Kiefergelenk- und Muskeldysfunktionsproblemen eine chirurgische Behandlung durchgeführt wurde[9]. In einer großen amerikanischen Klinik aber waren es in einer Gruppe von 2110 Patienten 7,8%[20].

Mit dem neu aufgekommenen Interesse an diesen „inneren Störungen" des Kiefergelenks ist in den USA eine gestiegene Tendenz zur chirurgischen Behandlung festzustellen. In einer Gruppe von 4000 Patienten wurden 350 chirurgische Eingriffe durchgeführt[52]. Bevor man jedoch nicht alle konservativen Therapiearten bei der Behandlung des Dysfunktionssyndroms versucht hat, soll man keine chirurgische Behandlung vornehmen[65]. Symptome, wie schmerzloses Knacken des Kiefergelenks, kommen ja bei 50% der Erwachsenenpopulation vor[2]. Ein chirurgischer Eingriff zur Beseitigung der Gelenkgeräusche ist in solchen Fällen überhaupt nicht gerechtfertigt, unabhängig davon, ob nach Injektion eines Kontrastmittels in das Gelenk auf dem Röntgenbild eine Gelenkstörung festgestellt wird oder nicht. Dieses diagnostische Verfahren ist im übrigen äußerst fragwürdig.

Die Resultate konservativer Behandlung variieren je nach der Art und der Dauer der Behandlung; daraus erklären sich auch die unterschiedlichen Prozentzahlen einer chirurgischen Indikation, die bei 0,1–0,2%[9], 7,8%[20] oder 18%[52] liegen. Aufgrund einer 30- bis 40jährigen klinischen Erfahrung mit konservativen Behandlungsmethoden, die auf ähnlichen Prinzipien beruhen wie die in der schwedischen Studie[9], können wir eine chirurgische Behandlung einer so hohen Prozentzahl von Patienten nicht rechtfertigen.

Ein chirurgischer Eingriff in das Kiefergelenk beeinträchtigt die Nervenversorgung der Gelenkstrukturen und beseitigt somit auch die Schmerzempfindlichkeit für mindestens ein halbes Jahr; ferner wird durch die Narbenbildung die Beweglichkeit eingeschränkt, was eventuell zum Verschwinden der Gelenkgeräusche beiträgt. Die Langzeitresultate nach chirurgischer Behandlung sind aber oft unbefriedigend.

Behandlungen, bei denen der Discus articularis entfernt oder reponiert wird, sind sehr umstritten. Die Erfolgsrate von 94% bei Reposition des Diskus 4% mit teilweisem Erfolg, 1% ohne Erfolg und 1% Verschlimmerung des Zustandes, bleibt noch zu beweisen[53]. Auch nach Diskusektomie wurde eine unglaubwürdige Erfolgsrate von 88% beschrieben[65]. Leider fehlen auf diesem Gebiet gut überprüfte Langzeitstudien. Myotomie der hypertonen Kaumuskeln[15] wurde speziell bei Patienten mit habitueller Luxation des Unterkiefers empfohlen (von dieser nur symptomatischen Behandlung ist jedoch unbedingt abzuraten.

Die Behandlung der Kiefergelenkarthritis

Auch Patienten mit Arthritis zeigen dysfunktionelle Symptome und benötigen dieselbe Behandlung wie Patienten mit Dysfunktionssyndrom. Patienten mit infektiöser Arthritis sollten jedoch sofort medikamentös behandelt werden. Sind klinische und röntgenologische Anzeichen von Arthritis vorhanden, so brauchen solche Patienten eine Behandlung, die über Beratung und funktionelle Therapie hinausgeht. Die Prognose hängt von dem arthritischen Prozeß innerhalb der Kiefergelenke ab.

Osteoarthritis

Osteoarthritis ist die häufigste arthritische Erkankung des Kiefergelenks mit Knochenveränderungen. Die Diagnose basiert auf klinisch und röntgenologisch erkennbaren Gelenkdeformationen[88]. Solche Patienten sind in der Regel älter als 50 bis 60 Jahre[61]. Die Krankheit kann symptomatisch oder asymptomatisch verlaufen, wobei das Ausmaß der Gelenkveränderungen nicht unbedingt die Schwere oder Symptome bestimmt[44]. Die Gelenkdeformationen werden oft auf übermäßige Abnutzung zurückgeführt, doch sind Ätiologie und Pathogenese der Krankheit unbekannt.

Osteoarthritis des Kiefergelenks konnte im Experiment nicht durch ein Trauma hervorgerufen werden, sondern kann offensichtlich auch bei einer idealen Okklusion auftreten.

Es ist aber wahrscheinlich, daß traumatische Verletzungen der Gelenkstrukturen bei der Pathogenese der Krankheit eine Rolle spielen und daß die Heilung solcher Verletzungen durch eine okklusale Therapie die Verschlimmerung der Krankheit verhindert. Eine funktionelle Therapie der Okklusion ist deshalb zur Behandlung von Osteoarthritis des Kiefergelenks – selbst wenn keine Schmerzsymptome vorhanden sind – immer gerechtfertigt.

Es wurde empirisch festgestellt, daß die subjektiven Symptome der Osteoarthritis durch eine funktionelle Therapie wesentlich verringert oder ganz beseitigt werden konnten.

Manchmal können sich durch eine funktionelle Therapie selbst Verbesserungen der knöchernen Strukturen ergeben[56], Geräusche persistieren aber oft. Nach einer schwedischen Studie[61] sind solche Gelenkveränderungen im höheren Alter öfter anzutreffen. Die avaskulären Kiefergelenkstrukturen haben ein geringes Heilungspotential.

Bestehen aber nach einer funktionellen Therapie immer noch starke Schmerzen, so muß eine Kortison-Injektion[83] oder aber eine chirurgische Behandlung[9] erfolgen. Die chirurgische Behandlung soll so konservativ wie möglich durchgeführtt werden; Diskusrepositionen und Arthroplastik sind einer Kondylektomie vorzuziehen. Chirurgische „Korrekturen“ von Gelenkdeformationen, die keine Schmerzen verursachen oder die Kaufunktion nicht wesentlich beeinträchtigen, sind nicht gerechtfertigt.

Rheumatoidarthritis

Rheumatoidarthritis ist eine systemische Erkrankung mit knöcherner Veränderung des Gelenks von unbekannter Ätiologie; daher kann eine funktionelle Therapie, z. B. mit Schienen, höchstens die Schmerzen etwas lindern und dem Patienten ermöglichen, mit der eingesetzten Schiene zu essen. Die knöchernen Veränderungen des Gelenks treten normalerweise erst im späteren Krankheitsstadium auf. In schweren Fällen erodieren die Kondylen vollständig, was zu einem frontoffenen Biß führt. Es gibt verschiedene chirurgische Techniken, fehlende Kondylen zu ersetzen[65]. Auch eine bei dieser Krankheit häufig auftretende Ankylose sollte chirurgisch behandelt werden.

Zusammenfassung

Jede Behandlung des Kiefergelenk- und Muskeldysfunktionssyndroms sollte eine

zahnärztliche Beratung und eine ausführliche Erklärung der Zusammenhänge enthalten. Darauf kann mit der funktionellen Behandlung begonnen werden.
Eine flache, alle Oberkieferzähne bedeckende Okklusionsschiene mit Eckzahnführung reduziert Schmerzen und Dysfunktionen sehr wirkungsvoll. Apparaturen, die keine Stabilität gewährleisten können, sollten nie verwendet werden. Mit Patienten, die Schmerzen haben, sollte man keine Experimente anstellen, sondern lieber auf bewährte Behandlungsmethoden zurückgreifen.
Sind die Schmerzen und die Dysfunktion beseitigt, so sollte mit okklusalem Einschleifen und/oder einer anderen Okklusionstherapie begonnen werden, damit die Okklusion stabilisiert wird. Eine konservative chirurgische Behandlung sollte nur in ganz seltenen Fällen in Betracht gezogen werden, wenn Schmerzen oder funktionelle Probleme nach einer langdauernden funktionellen Therapie immer noch vorhanden sind.

Literatur

1. Agerberg, G., und Carlsson, G. E.
Late results of treatment of functional disorders of the masticatory system. J. Oral Rehabil., 1: 309, 1974.
2. Agerberg, G., und Carlsson, G. E.
Symptoms of functional disturbances of the masticatory system. A comparison of frequencies in a population sample and in a group of patients. Acta Odont. Scandinav., 33: 183, 1975.
3. Awad, E. A.
Interstitial myofibrositis: hypothesis of the mechanism. Arch. Phys. Med. Rehabil., 54: 449, 1973.
4. Beemsterboer, P. L., et al.
The effect of the bite plane splint on the electromyographic silent period duration. J. Oral Rehabil., 3: 349, 1976.
5. Bergman, B., und Carlsson, G. E.
Review of 54 complete denture wearers. Patient's opinion 1 year after treatment. Acta Odont. Scandinav., 30: 399, 1972.
6. Beyron, H.
Occlusion: point of significance in planning restorative procedures. J. Prosthet. Dent., 30: 641, 1973.
7. Block, L. S.
Tensions and intermaxillary relations. J. Prosthet. Dent., 4: 204, 1964.
8. Budzynski, T., und Stoyra, J.
An electromyographic feedback technique for teaching voluntary relaxation of the masseter muscle. J. Dent. Res., 52: 116, 1973.
9. Carlsson, G. E., et al.
Surgical treatment of temporomandibular joint disorders. Swed. Dent. J., 5: 41, 1981.
10. Carraro, J. F., und Caffesse, R. G.
Effect of occlusal splints on TMJ symptomatology. J. Prosthet. Dent., 46: 563, 1978.
11. Casteyde, J. P.
Contribution a l'étude des dysfunctions de l'appareil masticateur. Experimentation de leur traitement par les plans de morsure. Thesis. Universite René Descartes, Paris, 1975.
12. Clark, T. G., et al.
Nocturnal electromyographic evaluation of myofascial pain-dysfunction in patients undergoing occlusal splint trherapy. J. Am. Dent. A., 99: 607, 1979.
13. Cohen, S. R.
Follow-up evaluation of 105 patients with myofascial pain-dysfunction syndrome. J. Am. Dent. A., 97: 825, 1978.
14. Cohn, L. A.
Factors of dental occlusion pertinent to the restorative and prosthetic problem. J. Prosthet. Dent., 9: 256, 1959.
15. Cooper, E. H.
Partial myotomy in temporomandibular pain dysfunction. Br. J. Oral Surg., 10: 154, 1972.
16. Crispin, B. J., Myers, G. E., und Clayton, J. A.
Effects of occlusal therapy on pantographic reproducibility of mandibular border movement. J. Prosthet. Dent., 40: 29, 1979.
17. Dawson, P. E.
Evaluation, Diagnosis and Treatment of Occlusal Problems. St. Louis, The C. V. Mosby Company, 1974.
18. Dessner, L.
Hyaluronidasbehandling av Käkledsarthroses. Svensk Tand. Tidsk., 49: 187, 1956.

19. Drum, W.
Die Drum-Miniplast-Schiene. D.Z.Z., 21: 109, 1966.

20. Dunn, M. J., et al.
Temporomandibular joint condylectomy: a technique and posteroperative follow-up. Oral Surg., 51: 363, 1981.

21. Dyer, E.
Dental articulation and occlusion. J. Prosthet. Dent., 17: 238, 1967.

22. Ericsson, S., und Lundberg, M.
Alterations in the temporomandibular joint at various stages of rheumatoid arthritis. Acta Rheum. Scandinav., 13: 257, 1967.

23. Franks, A. S. T.
Conservative treatment of temporomandibular joint dysfunction: a comparative study. Dent. Prac., 15: 205, 1965.

24. Freese, A. S., und Scheman, P.
Management of Temporomandibular Joint Problems. St. Louis, The C. V. Mosby Company, 1962.

25. Gärtner, F., und Preis, H.
Die Intra-artikuläre Hydrocortisontherapie bei Erkrankungen des Kiefergelenkes. D.Z.Z., 11: 953, 1956.

26. Gelb, H.
Clinical Management of Head, Neck and TMJ Pain and Dysfunction. Philadelphia, W. B. Saunders Company, 1977.

27. Gelb, H., und Arnold, G. E.
Syndromes of the head and dental origin. I. Pain caused by mandibular dysfunction. J. Dent. Med., 14: 201, 1959.

28. Gerber, A.
Die funktionelle Gebißanalyse als Grundlage der okklusalen Rehabilitation. D.Z.Z., 21: 28, 1966.

29. Gerring, A. H., und Lang. N. P.
Die Michigan-Schiene, ein diagnostisches und therapeutisches Hilfsmittel bei Funktionsstörungen im Kausystem. Schw. Monatschr. Zahnh., 88: 32, 1978.

30. Goodman, P., Greene, C. S., und Laskin, D. M.
Response of patients with myofascial pain-dysfunction syndrome to mock equilibration. J. Am. Dent. A., 92: 755, 1976.

31. Graf, H.
Bruxism. Dent. Clin. North Am., 13: 659, 1969.

32. Greene, C. S., und Laskin, D. M.
Meprobamate therapy for the myofascial pain-dysfunction (MPD) syndrome: a double-blind evaluation. J. Am. Dent. A., 82: 587, 1971.

33. Greene, C. S., und Laskin, D. M.
Splint therapy for the myofascial pain dysfunction syndrome: a comparative study. J. Am. Dent. A., 84: 625, 1972.

34. Grieder, A., et al.
Evaluation of ultrasonic therapy for temporomandibular joint dysfunction. Oral Surg., 31: 25, 1971.

35. Griffin, C. J., und Munro, R. R.
Electromyography of the masseter and anterior temporalis muscle in patients with temporomandibular joint dysfunction. Arch. Oral Biol., 16: 929, 1971.

36. Helkimo, M., und Ingervall, B.
Recording of the retruded position of the mandible in patients with mandibular dysfunction. Acta Odont. Scandinav., 36: 167, 1978.

37. Henkel, G. H.
The role and applicability of hyaluronidase in clinical dentistry. Oral Surg., 9: 463, 1956.

38. Henny, F. A.
Intra-articular injection of hydrocortisone into the temporomandibular joint. J. Oral Surg., 12: 314, 1954.

39. Kardachi, B. J., Bailey, J. O., Jr., und Ash, M. M., Jr.
A comparison of biofeedback and occlusal adjustment on bruxism. J. Periodontol., 49: 367, 1978.

40. Karolyi, M.
Beobachtungen über pyorrhea alveolaris. Österr.-ungar. Vrtljschr. Zahnh., 17: 279, 1901.

41. Kesling, H. D.
Co-ordination of the predetermined pattern and tooth position with conventional treatment. Am. J. Orthod. Oral Surg., 32: 285, 1946.

42. Kopp, S.
Constancy of clinical signs in patients with mandibular dysfunction. Community Dent. Oral Epidemiol., 5: 94, 1977.

43. Kopp, S.
Short term evaluation of counselling and occlusal adjustment in patients with mandibular dysfunction involving the temporomandibular joint. J. Oral Rehabil., 6: 101, 1979.

44. Kopp, S., und Rockler, B.
Relationship between clinical and radiographic findings in patients with mandibular pain or dysfunction. Acta Radiol. Diagn., 20: 465, 1979.

45. Kovaleski, W. C., und DeBoever, J.
Influence of occlusal splints on jaw position and musculature in patients with temporomandibular joint dysfunction. J. Prosthet. Dent., 33: 321, 1975.

46. Kubein, D. V., Stachniss, V., und Krüger, W.
Zur Frage der physiologischen Kondylenpositionierung. Zahnärztl. Welt, 88: 422, 1979.

47. Laskin, D. M.
Etiology of the pain dysfunction syndrome. J. Am. Dent. A., 79: 147, 1969.

48. Laskin , D. M., und Greene, C. S.
Influence of the doctor-patient relationship on placebo therapy for patients with myofascial pain-dysfunction (MPD) syndrome. J. Am. Dent. A., 85: 892, 1972.

49. Lindblom, G.
Disorders of the temporomandibular joint. Causal factors and the value of temporomandibular joint radiographs in their diagnosis and therapy. Acta Odont. Scandinav., 11: 61, 1953.

50. Magnusson, T., und Carlsson, G. E.
Treatment of patients with functional disturbances in the masticatory system. A summary of 80 consecutive patients. Swed. Dent. J. 4: 145, 1980.

51. Manus, A., Miralles, R., und Guerrero, F.
The changes in electrical activity of the postural muscles of the mandible upon varying the vertical dimension. J. Prosthet. Dent., 45: 438, 1981.

52. McCarty, W.
Diagnosis and treatment of internal derangement of the articular disc and mandibular condyle. In Solberg, W. K., und Clark, G. T. (Eds.): Temporomandibular Joint Problems. Chicago, Quintessence, 1980.

53. McCarty, W. L., und Farrar, W. B.
Surgery for internal derangement of the temporomandibular joint. J. Prosthet. Dent., 42: 191, 1979.

54. Melzack, R.
Psychological concepts and methods for the control of pain. In Bonica, J. J. (Ed.): Advances in Neurology: International Symposium on Pain. New York, Raven Press, 1974.

55. Molin, C., Edman, G., und Schalling, D.
Psychological studies of patients with mandibular pain dysfunction syndrome (MDS). II. Tolerance for experimentally induced pain. Swed. Dent. J., 66: 15, 1973.

56. Mongini, F.
Condylar remodelling after occlusal therapy. J. Prosthet. Dent. 43: 568, 1980.

57. Monson, G. S.
Impaired function as a result of a closed bite. Nat. Dent. A. J., 8: 833, 1921.

58. Moran, J. H., Kaye, L. B., und Fritz, M. E.
Statistical analysis of an urban population of 236 patients with head and neck pain. III. Treatment modalities. J. Periodontol., 50: 66, 1979.

59. Motsch, A.
Die Vorbehandlung des funktionsgestörten Kauorgans mit Schienen. W./Drücke und Klemt, B. (Hrsg.): Kiefergelenk und Okklusion. Berlin, Quintessenz Verlag, 1980.

60. Moulton, R.
Psychiatric considerations in maxillofacial pain. J. Am. Dent. A., 51: 408, 1955.

61. Öberg, T., Carlsson, G. E., und Fayers, C. M.
The temporomandibular joint. A morphologic study on a human autopsy material. Acta Odont. Scandinav., 29, 349, 1971.

62. Perry, H. T.
Relation of occlusion in temporomandibular joint dysfunction: the orthodontic viewpoint. J. Am. Dent. A., 79: 137, 1969.

63. Posselt, U.
Physiology of Occlusion and Rehabilitation. Philadelphia, F. A. Davis Company, 1962.

64. Posselt, U., und Wolff, J. B.
Treatment of bruxism by bite guards and bite planes. J. Can. Dent. A., 29: 773, 1963.

65. Poswillo, D.
Surgery of the temporomandibular joint. Oral Sci. Rev., 6: 87, 1974.

66. Ramfjord, S. P.
Dysfunctional temporomandibular joint and muscle pain. J. Prosthet. Dent., 11: 353, 1961.

67. Ramfjord, S. P., und Ash, M. M., Jr.
Occlusion, Philadelphia, W. B. Saunders Company, 1966.

68. Ramfjord, S. P., und Blankenship, J. R.
Increased occlusal vertical dimension in adult monkeys. J. Prosthet. Dent., 45: 74, 1981.

69. Roura, M., und Clayton, J. A.
Pantographic records on TMJ dysfunction subjects treated with occlusal splints: a progress report. J. Prosthet. Dent., 33: 442, 1975.

70. Rugh, J. D., und Drago, C. J.
Vertical dimension: a study of clinical rest position and jaw muscle activity. J. Prosthet. Dent., 45: 670, 1981.

71. Rugh, J. D., und Solberg, W. K.
Psychological implications in temporomandibular pain and dysfunction. Oral Sci. Rev., 7: 3, 1976.

72. Schubert, R., und Mayrle, F.
Elektromyographische Nachtschlafuntersuchungen zur Frage der Aufbißplattengestaltung bei Patienten mit Myoarthropathen. D.Z.Z., 36: 42, 1981.

73. Schüle, H.
Elektromyographische Untersuchungen über die Wirkung von Myotonalytika auf die Kaumuskulatur. D.Z.Z., 19: 495, 1964.

74. Schwartz, L.
Ethyl chloride treatment of limited painful mandibular movements. J. Am. Dent. A., 48: 497, 1954.

75. Schwartz, L.
Disorders of the Temporomandibular Joint. Philadelphia, W. B. Saunders Company, 1959.

76. Schwartz, L., und Tousig, D. P.
Temporomandibular joint pain-treatment with intramuscular infiltration of tetracaine hydrochloride: a preliminary report. New York, J. Dent. 20: 219, 1954.

77. Sears, V. H.
Occlusion-pivots. J. Prosthet. Dent., 6: 332, 1956.

78. Shore, N. A.
A mandibular autorepositioning appliance. J. Am. Dent. A., 75: 908, 1967.

79. Skiba, T. J., und Laskin, D. M.
Masticatory muscle silent periods in patients with MPD syndrome before and after treatment. J. Dent. Res., 60: 699, 1981.

80. Spirgi, M.
Les plaques et gouttières occlusales dans le diagnostic et le traitment des troubles foncionnels des ATM. Rev. Mens. Swisse, Odont. Stomatol., 83: 91, 1973.

81. Spirgi, M., Brender, P., und Chevrolet, S.
Plaques et gouttières de libération occlusale. Schw. Monats. Zahnheilk., 87: 1004, 1977.

82. Sved, A.
Changing the occlusal level and a new method of retention. Am. J. Orthod. Oral Surg., 30: 527, 1944.

83. Toller, P. A.
Non-surgical treatment of dysfunction of the temporomandibular joint. Oral Sci. Rev., 7: 70, 1976.

84. Travell, J.
Ethyl chloride spray for painful muscle spasms. Arch. Phys. Med. Rehabil., 33: 291, 1952.

85. Travell, J.
Temporomandibular joint pain referred from muscles of the head and neck. J. Prosthet. Dent., 10: 745, 1960.

86. Vale, F. J., und Ash, M. M., Jr.
Occlusal stability following occlusal adjustment. J. Prosthet. Dent., 27: 515, 1972.

87. Williamson, E. H., et al.
The effect of bite plane use on terminal hinge axis location. Angle Orthod., 47: 25, 1977.

88. Worth, H. M.
The role of radiological interpretation in disease of the temporomandibular joint. Oral Sci. Rev., 6: 3, 1974.

89. Zarb, G. A., und Speck, J. E.
Treatment of mandibular dysfunction. In Zarb, G. A., und Carlsson, G. E. Temporomandibular Joint Function and Dysfunction. St. Louis, The C. V. Mosby Company, 1979.

90. Zarb, G. A., und Thompson, G. W.
Assessment of clinical treatment of patients with temporomandibular joint dysfunction. J. Prosthet. Dent., 24: 542, 1970.

Sachregister